全国高等学校"十三五"医学规划教材

（供临床·基础·预防·护理·口腔·药学·法医等专业用）

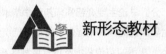

临床药理学

Linchuang Yaolixue

第 4 版

主 编　王怀良

副主编　王　韵　刘克辛　刘艳霞

编　者（按姓氏笔画排序）

王　韵（中国医科大学）　　　　王怀良（中国医科大学）

王寒明（锦州医科大学）　　　　尹永强（天津医科大学）

石　卓（吉林大学）　　　　　　朴莲荀（延边大学）

曲卫敏（复旦大学）　　　　　　刘克辛（广东药科大学）

刘艳霞（天津医科大学）　　　　杜智敏（哈尔滨医科大学）

李　涛（齐齐哈尔医学院）　　　李晓辉（陆军军医大学）

杨宝学（北京大学）　　　　　　张明升（山西医科大学）

陈　立（吉林大学）　　　　　　陈莉娜（西安交通大学）

娄海燕（山东大学）　　　　　　姚继红（大连医科大学）

聂　红（暨南大学）　　　　　　菅凌燕（中国医科大学）

谢和辉（海军军医大学）

高等教育出版社·北京

内容简介

　　本教材是全国高等学校"十三五"医学规划教材。全书分为总论和各论两大部分。总论主要介绍临床药理学基本知识、基本理论。各论按系统介绍主要疾病的药物治疗学,每章包括疾病研究进展简介、相关治疗药物分类、常用的防治药物及该章所列疾病的临床合理用药等内容。本教材侧重于指导临床合理用药,避免与基础药理学内容重复,采用纸质教材配数字课程的形式出版,数字课程中包含各章教学 PPT 和思考题及参考答案,方便教师教学和学生学习。

　　本教材适合临床、基础、预防、护理、口腔、药学、法医等专业本科生、研究生使用,能够满足全国各医药院校对教学时数和教学内容方面的要求,同时也可作为临床医师、药师日常工作的参考书和继续教育教材。

图书在版编目(CIP)数据

临床药理学 / 王怀良主编 . --4 版 . -- 北京:高等教育出版社,2020.12(2022.2重印)

供临床、基础、预防、护理、口腔、药学、法医等专业用

ISBN 978-7-04-054743-6

Ⅰ.①临… Ⅱ.①王… Ⅲ.①临床药学 – 药理学 – 高等学校 – 教材 Ⅳ.① R969

中国版本图书馆 CIP 数据核字(2020)第 148187 号

| 策划编辑 | 瞿德竑 | 尹 璐 | 责任编辑 | 瞿德竑 | 封面设计 | 张 志 | 责任印制 | 刁 毅 |

出版发行	高等教育出版社		网　　址	http://www.hep.edu.cn	
社　　址	北京市西城区德外大街4号			http://www.hep.com.cn	
邮政编码	100120		网上订购	http://www.hepmall.com.cn	
印　　刷	山东百润本色印刷有限公司			http://www.hepmall.com	
开　　本	787mm×1092mm　1/16			http://www.hepmall.cn	
印　　张	22		版　　次	2004 年 8 月第 1 版	
字　　数	680 千字			2020 年 12 月第 4 版	
购书热线	010-58581118		印　　次	2022 年 2 月第 2 次印刷	
咨询电话	400-810-0598		定　　价	49.80元	

数字课程（基础版）

临床药理学

（第4版）

主编　王怀良

登录方法：

1. 电脑访问 http://abook.hep.com.cn/54743，或手机扫描下方二维码、下载并安装 Abook 应用。
2. 注册并登录，进入"我的课程"。
3. 输入封底数字课程账号（20 位密码，刮开涂层可见），或通过 Abook 应用扫描封底数字课程账号二维码，完成课程绑定。
4. 点击"进入学习"，开始本数字课程的学习。

课程绑定后一年为数字课程使用有效期。如有使用问题，请点击页面右下角的"自动答疑"按钮。

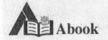

临床药理学（第4版）

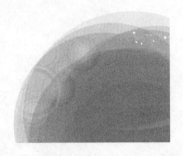

　　临床药理学（第4版）数字课程与纸质教材一体化设计，紧密配合。数字课程分教学PPT、思考题等资源。充分运用多种形式媒体资源，丰富了知识的呈现形式，拓展了教材内容。在提升教学效果的同时，为学生提供思维与探索的空间。

用户名：	密码：	验证码：	5360	忘记密码？	登录	注册

http://abook.hep.com.cn/54743

扫描二维码，下载Abook应用

前言 PREFACE

　　社会的发展和现代科学技术的进步为医学和药学提供了广阔的发展空间。医学与药学的迅速发展,也对临床医师和药师实施合理的药物治疗提出了更高的要求。世界卫生组织(WHO)早在 1985 年提出合理用药(rational drug therapy)的概念,即"Rational use of drugs requires that patients receive medications appropriate to their clinical needs, in doses that meet their own individual requirements, for an adequate period of time, and at the lowest cost to them and their community"。该描述可以概括为临床用药须符合安全、有效、经济、规范的基本原则。但目前不合理用药已成为世界范围普遍存在的问题。据报道,在发达国家不合理用药比率达45%以上,在发展中国家这个比率超过 60%,甚至更高。因此,合理用药是一个亟待解决的问题。

　　作为医学与药学之间的桥梁,临床药理学正是适应医学、药学需要而发展起来的,是近年来迅速发展的学科。该学科的发展对促进临床合理用药、提高药物治疗水平、促进新药研究与开发、提高药品管理水平具有重要作用。临床药理学的教学目标是为学生构建临床药理学的基本知识结构,从而为临床合理用药、提高药物治疗水平奠定基础。本教材正是围绕上述教学目标而编写和修订的。

　　本教材立足于我国临床药理学教学的实际情况,结合国内外相关领域的进展,注重教材的思想性、科学性、先进性、启发性和适用性,体现基本理论、基本知识和基本技能,以适应高等医药院校的教学需要。

　　本教材在内容上,系统而简明地介绍了临床药理学的基本理论和应用问题,内容新颖,反映了现代临床药理学的进展。总论部分包括临床合理用药和新药临床研究的基本问题,介绍了临床药理学的研究内容、学科任务、临床药物代谢动力学、临床药物效应动力学、治疗药物监测、新药临床研究、肝肾功能障碍患者的合理用药、遗传药理学、药物经济学与药品分类管理、药物不良反应与药源性疾病、药物滥用与药物依赖性、药物相互作用,以及特殊人群临床用药等。各论按疾病系统介绍临床药理学的主要内容。教材注重培养学生法律法规意识和伦理道德规范。

　　本教材适用于高等学校临床医学、药学专业本科生使用,也可作为参考书供医学、药学、法医等专业人员和研究生使用。本教材内容涵盖了执业医师和执业药师资格准入标准,因此也适于继续教育之用。

　　中国医科大学和高等教育出版社的领导对本教材的编写给予了大力支持。参加本教材编写的各位教授精诚合作,严肃认真,一丝不苟。限于我们的学识和水平,难免存在不足之处,恳请各位同道、同学、临床药师和其他读者批评指正。

王怀良

2020 年 8 月

目录 CONTENTS

第一章 绪 论

■ 重点内容提要

　　临床药理学是以人体为对象,研究药物与人体相互作用规律的学科。临床药理学与基础药理学的区别在于其研究对象是人,而不是实验动物。临床药理学的基础是基础药理学和临床医学,其研究范围涉及临床用药科学研究的各个领域,包括临床药效学、临床药动学、新药临床试验、临床疗效评价、不良反应监测、药物相互作用及病原体对药物的耐药性等方面。

　　药物治疗是临床治疗的重要组成部分,临床药理学为药物治疗学提供理论基础。从新药研究的角度看,临床药理学是新药研究的最后阶段,对新药的临床疗效、体内过程及安全性等做出评价,为制订给药方案,药物生产、管理及指导临床合理用药提供科学依据等。

　　临床药理学(clinical pharmacology)研究药物与人体相互作用规律,是为临床合理用药奠定基础的学科。它与基础医学、临床医学和药学联系密切,与其他学科具有广泛交叉。其范围涉及临床用药的各个领域,包括临床药效学、临床药动学、药物代谢、新药临床药理研究与评价、药物不良反应、药物相互作用、药物遗传学与基因组学、药物经济学、药学研究伦理学、药物信息学、治疗药物监测等诸多方面。临床药理学的主要任务包括:指导临床合理用药、提高药物治疗水平;通过临床药理学研究,对新药的有效性与安全性做出科学评价;进行治疗药物监测,为制订和调整药物治疗方案提供依据。

第一节　临床药理学的发展概况

　　临床药理学的概念最早于 20 世纪 30 年代由美国康奈尔大学 Harry Gold 教授提出。他指出医学界需要一个研究群体,该群体成员不仅要接受实验药理学的理论与实践训练,还应具备临床医学知识。20 世纪 50 年代起,美国、日本及欧洲国家先后建立临床药理机构并开设临床药理学课程。现代科学技术的进步推动了医药工业的发展,提高了新药研制水平和开发速度。

　　20 世纪 60 年代先后发生了欧洲的沙利度胺灾难(thalidomide disaster)和日本的亚急性脊髓视神经病(subacute myelo-optic neuropathy,SMON)事件。这两起事件使人们认识到新药安全性研究的重要性。1964 年,《赫尔辛基宣言》问世;1968 年,世界卫生组织(World Health Organization,WHO)制定了《药物临床评价原则》;1975 年,WHO 又进一步提出《人用药物评价指导原则》。一些国家药品管理部门先后将新药临床药理研究列为新药审评的重要内容。美国食品与药品管理局(Food and Drug Administration,FDA)规定,新药上市申请需报送临床药理研究结果,并对药物临床评价制定了一系列指导原则。英国、瑞典、日本等国家也都有类似的新药临床药理评价要求。一些国家药政管理部门和新药研制单位开始重视临床药理学研究,培训临床药理学专业人员,加强对药品安全性的研究和监督,从而加速了临床药理学的发展。

　　我国临床药理学研究始于 20 世纪 60 年代,并在 80 年代以后迅速发展。目前,全国各医学院校已较普遍地建立了临床药理学组织机构,开设临床药理学课程。为适应新药审评与市场药物再评价的需要,促进临床药理学的发展,中华人民共和国卫生部(以下简称卫生部)自1983年以来,在全国研究力量较强、人员素质较高、设备条件有基础的研究机构中先后建立了三批卫生部临床药理基地,用于承担各类新药的临床药理研究。国家食品药品监督管理总局建立之后,逐步修订与补充了卫生部药政局制定的法规和技术指导原则。临床药理基地的建立,汇集了药理学、临床医学、药学、生物统计学等相关学科专业人员共同参与临床药理学的研究,在我国新药研究与开发、药品评价、教学、医疗、技术咨询与服务及开展学术交流中发挥着重要的作用。

科学技术发展为临床药理学研究提供了丰富的理论基础和先进的研究手段。临床药理学也为适应药政部门加强药品管理和新药研究开发部门的需要,迎合临床医生提高药物治疗水平的需求,得到迅速发展。

第二节 临床药理学的研究内容与学科任务

一、临床药理学的研究内容

临床药理学以人体为研究对象,其内容包括安全性研究、临床药动学研究和临床药效学研究。

(一)安全性研究

安全性研究是临床药理学研究的重要任务之一。通过安全性研究可充分认识药物不良反应,寻找避免或减少药物不良反应的途径和方法,保障临床药物治疗的有效性与安全性。在新药研究中,I期临床试验的主要目的是在健康受试者中观察药物不良反应及机体对药物的耐受性,其他各期临床试验均将安全性研究作为重要内容之一。对于药物临床试验中出现的不良事件,应仔细分析其与用药的关系,排除非药物因素对结果判断的影响。药物引起的常见不良反应较易被发现,而罕见不良反应在一般的临床试验中很难被观察到,通过上市后药物不良反应监测可能被发现。潜伏期很长的药物不良反应,如药物引起子代生长发育异常,往往难以从复杂的影响因素中被确定。为做好药物安全性研究,临床医生应在日常医疗活动中注意药物不良反应的发生,并按规定及时上报,还应经常浏览相关文献,了解各种药物不良反应的信息,树立安全用药意识,提高识别药物不良反应的能力。

(二)临床药动学研究

现代仪器分析技术和计算机技术为临床药动学研究奠定了基础。临床药动学根据血药浓度测定结果,分析药物在体内代谢的过程和规律,预测用药后体内浓度及疗效,从而指导药物治疗方案的制订或调整。临床药动学研究的临床应用主要有以下方面:①在I期临床试验中,测定健康受试者药动学参数;②用于新药的生物利用度及生物等效性(bioequivalence,BE)研究,生物等效性系指两种不同制剂具有相同的生物利用度;③用于治疗药物监测(therapeutic drug monitoring,TDM),对于毒性大、血浆药物浓度个体差异大、疗效与血浆药物浓度依赖程度高等药物,通过监测血浆药物浓度并结合临床药效观察,指导临床制订或调整用药方案;④用于研究疾病状态及药物相互作用对药物体内过程的影响等。

(三)临床药效学研究

临床药效学研究与临床前药效学研究关系十分密切,但存在明显差异。差异主要包括:①药物的作用对象存在着明显的种属差异,前者作用对象为人体,后者作用对象为实验动物,两者有很大区别;②影响情感、行为等方面的药物对实验动物的效应与对人的效应存在明显区别;③药物对人体的作用相当复杂,许多因素诸如疾病、生理状态、性别、年龄、药物相互作用、心理行为、社会、环境等均会对药物的作用产生影响;④药物的人体试验存在着法律法规及试验技术、伦理道德等方面的法规和规范,应严格遵守(见第十二章)。

二、临床药理学的学科任务

临床药理学的学科任务包括:为临床合理用药提供依据、为新药临床药理研究与评价奠定基础、用于市场药物再评价、指导治疗药物监测、协助药物不良反应监察。

(一)为临床合理用药提供依据

过度用药、滥用抗菌药等不合理用药现象在世界范围内普遍存在。有报道称,在主要发达国家不合理用药发生率达40%,在发展中国家甚至超过60%。因此,临床合理用药已经成为国内外瞩目的问题。世界卫生组织(WHO)在1985年提出临床合理用药的概念如下。

"Rational use of drugs requires that patients receive medications appropriate to their clinical needs, in doses that meet their own individual requirements, for an adequate period of time, and at the lowest cost to them and their community."

WHO 关于合理用药的描述,可以概括为临床用药须符合安全、有效、经济、规范的基本原则。

临床药理学对医学与药学的发展均有重要意义,各国教育部门与医学院校都很重视临床药理学的教学与培训工作。学生通过接受系统教育,掌握临床药理学理论与研究方法。临床药理学课程内容包括总论与各论两部分。总论包括临床药效学、临床药动学、治疗药物监测、新药临床药理研究与评价、药学研究伦理学、药物相互作用、药物遗传学与基因组学、药物经济学、药物信息学等内容。各论包括各系统主要疾病的临床药理学和药物治疗学的基本内容。

基础药理学主要研究药物的基本作用和作用机制。与基础药理学不同,临床药理学紧密联系临床实际用药问题,为实现安全、有效、经济、规范的临床合理用药提供坚实的专业知识和理论基础。因此,临床药理学是指导医学生和临床医生掌握合理用药的原则,实现合理用药的学科。我国临床药理学课程已成为医学生的必修课,并参与建立和完善医学硕士和博士的研究生培养体系。

临床医生在临床医疗、科研与教学中都迫切需要临床药理学知识及临床药理学培训,并进行知识更新。通过培训临床医生和相关领域的医学或药学研究人员,使他们掌握临床药理学的基本理论和研究方法,提高临床医生的药物治疗水平和新药临床试验研究水平。

(二) 为新药临床药理研究与评价奠定基础

新药临床药理研究与评价包括新药各期临床试验,以及根据临床试验结果对新药的安全性和有效性进行评价。新药临床药理评价是新药评价的最后阶段,是新药研制单位向国家药品监督管理局药品审评中心进行注册申请和技术审评必须呈报的内容之一。各国对新药临床药理评价与新药审批均有具体要求与规定。我国《新药审批办法》规定新药的临床试验必须经过国家药品监督管理局批准,并在已确定的临床药理研究基地进行,新药的临床研究必须遵循赫尔辛基宣言原则,必须符合我国临床试验管理规范的要求等。

(三) 用于市场药物再评价

市场药物再评价是对已批准上市的药物在社会人群中的不良反应、疗效、用药方案、稳定性及费用等方面是否符合安全、有效、经济、规范的用药原则做出的科学评价,为药品管理部门(国家药品监督管理局药品评价中心)的相关决策提供科学依据,并为药品研制与使用部门提供信息,指导和规范临床合理用药。

市场药物再评价工作主要有两种情况:其一是根据上市药物已存在的问题,如疗效欠佳或毒性较大等,设计临床研究方案进行临床对比研究;其二是进行药物流行病学调查研究,对市场药物再评价品种的安全性或有效性进行评价,通常包括前瞻性研究与回顾性研究。根据调研结果进行评价,然后确定药物是继续应用还是淘汰。市场药物再评价也为药品管理部门对药物进行分类管理,例如遴选国家基本药物、处方药及非处方药物等提供依据。

在我国,由国家药品监督管理局药品评价中心负责全国新药试产期的临床试验(Ⅳ期)、市场药物再评价等工作。

(四) 指导治疗药物监测

治疗药物监测是在药物代谢动力学、药物效应动力学原理的指导下,应用现代化检测、分析技术,测定患者血液中或其他体液中药物浓度,根据血药浓度与药效的相关模式,阐明血药浓度与药效的关系,从而通过指导临床合理用药、拟定合理的给药方案、诊断药物过量中毒、判断患者的用药依从性等达到提高疗效、避免或减少药物不良反应的目的。

对某些治疗范围较窄的药物应该进行血药浓度测定,从而获得最佳治疗剂量范围,以制订"个体化"给药方案。常见的需要进行血药浓度监测的药物日益增多,例如,抗癫痫药(苯二氮䓬类、巴比妥类、苯妥英钠和丙戊酸钠等)、强心苷类(如地高辛、洋地黄毒苷)等。

(五) 协助药物不良反应监察

药物不良反应所造成的药源性疾病是一个严重问题。药物不良反应监察是保障临床安全用药的重要措施。各国医药管理部门都非常重视药物不良反应监察,以便早期发现问题,及时采取措施,保护人民用药安全,减少国家经济损失。由于药物品种繁多,应用广泛,因而对药物进行不良反应监察是一项难度较大的系统工程,需要强有力的组织领导、严密计划、科学设计及群体协作精神。从事这项研究工作的主要研究人员应有较好的药理学、临床药理学、临床医学、统计学及流行病学的理论基础和工作经验。对参加人员应进行技术培训,统一标准,预先明确监察目标,制定药物不良反应的判断标准和科学的观察记录方法。国家药品监督管理局设立的国家药品不良反应监测中心负责此项工作,隶属于世界卫生组织的药物不良反应国际监察系统对各国不良反应监察系统进行技术指导。联合国教科文组织与世界卫生组织下设的国际医学科学委员会（Council for International Organizations of Medical Science，CIOMS）也一直非常重视药物不良反应监察。

应当指出，通过国家药品监督管理部门审批上市的药物虽经过临床试验，但毕竟试验数量有限。罕见的药物不良反应，例如发生率在千分之一以下的药物不良反应，通常在审批前不易被发现，即使在新药上市后的几年内也很难被发现。因此，包括我国在内的许多国家明确规定，监测药物疗效并及时向药品监督管理部门报告药物不良反应是所有医疗卫生工作者的责任。近年来研究表明，遗传基因和环境因素也与某些药物不良反应甚至严重的不良事件有关。预计将来可能实现通过对遗传基因和环境因素的全面监测，进一步改善药物治疗的安全性。

第三节　药物治疗学

药物治疗学（pharmacotherapeutics）和临床药理学都是研究药物与人体相互作用的科学，但各有侧重。临床药理学是药物治疗学的理论基础，侧重于药物作用的实验研究。药物治疗学侧重于研究药物的应用问题，着重研究在疾病防治中选择药物和用药方法及制订药物治疗方案等实际问题。药物治疗学是研究在临床治疗实践中，科学地选择药物并制定和实施合理的药物治疗方案的学科。药物治疗要根据医学与药学的基本理论和知识，结合患者疾病的临床资料，针对患者的具体情况，制订并实施"个体化"的治疗方案，以获得最佳疗效和最低治疗风险。

一、药物治疗学的内容

药物治疗学主要任务是指导临床医生根据疾病的病因、病情、发病机制、患者个体差异、药物特点和药物经济学原理，实施合理用药。药物治疗学内容包括：①根据药物的药效学和药动学特点，选择针对疾病病因和病理生理改变发挥药效学作用，能够转运到病灶部位，并维持有效浓度的药物；②根据疾病和药物特点设计给药方案、给药途径和方法；③根据基因多态性与药物反应多态性，优化药物的选择和治疗方案；④对药物产生的不良反应有明确的诊断指标和应对措施；⑤明确药物、机体、疾病等因素对药物作用的影响；⑥在选药和制订给药方案

时，遵循药物经济学的原则。药物、机体、疾病等方面因素均能影响药物治疗作用的效果。在药物方面，药物本身的理化性质、生产质量、药理作用特性、与其他药物相互作用以及给药剂量、途径、时间、疗程等都能影响药物疗效。在机体方面，机体的遗传因素、心理、年龄、性别、生理病理状态等都影响药物疗效；在疾病方面，病因、病理变化、疾病类型、病程及同时患有的其他疾病也影响机体对药物的反应。因此，对疾病的药物治疗不能简单地将疾病和药物对号入座，而是在对有关药物、具体患者生理特征和疾病情况进行综合分析的基础上，实施个体化的药物治疗。

二、药物治疗原则

药物治疗学作为一门科学，不仅应用于新药临床试验、观察和评价，而且应用于临床患者的个体化治疗。药物治疗应符合安全、有效、经济、规范的基本原则。

（一）药物治疗个体化原则

药物治疗的"个体化"是保障用药安全和有效的需要。任何上市的药物必须经过严谨的药学、药理学、临床药理学等多方面的实验研究，通过严格的审评、批准程序，并得到新药证书，才能获准生产上市，以保证用药人群的安全性和有效性。但是，由于药动学与药效学的多样性等因素引起的个体差异，不能保证每位患者的用药都安全有效，因而需要优化给药方案，实现药物治疗个体化。一项治疗方案实质上就是一项进行临床试验或验证的科学设计，这种设计的基础是药物研制时的有对照的临床试验及药品上市后应用的经验。在开始药物治疗之前，必须明确临床用药目的和判断疗效的指标。药物治疗的个体化需要掌握药物应用于具体患者时的药动学和药效学情况，了解年龄、肝肾功能、食物、药物相互作用、耐药性、影响药动学和药物毒性的多种遗传因素等对药效的影响。开展血浆药物浓度监测有助于了解药物的药动学特点和出现药效多样性的可能性。药效多样性的监测，需要预先确定药效与毒性作用的标准并密切观察患者的反应性。有些不良事件是药效作用的延伸，而药物相互作用的多样性也能引起严重的不良事件。药物治疗个体化有利于避免因药物相互作用引起的不良事件的发生。

实现合理用药还应运用药物经济学的观点和方法，进行成本－效果分析，提高卫生资源的使用效率，提高药品和临床药学服务价值，使药品在临床治

疗中被安全、有效、经济、规范地使用。

(二) 循证治疗

循证医学是遵循证据的临床医学。20世纪80年代初,David L. Sackett教授的工作对循证医学的发展起了重要作用。自1994年他在英国牛津大学建立了世界第一个循证医学中心以来,循证医学诊断和循证治疗获得了迅速发展,对提高医疗质量,指导临床科学研究发挥重要作用。循证治疗是指临床针对患者所选用的任何治疗方法,必须建立在当前最佳研究结果所获得的证据和最佳临床专业知识的基础上,使所治疗的患者获得最大利益。一项合理的药物治疗方案应当在遵循有关法律、法规、规范和指南的基础上,同时实现循证治疗。

三、药物治疗的法律法规依据

20世纪以来,各国政府为了加强药品监督管理,均在药品法中规定了药品的定义。《中华人民共和国药品管理法》中关于药品的定义是:"用于预防、治疗、诊断人的疾病,有目的地调节人的生理机能并规定有适应证或者功能主治、用法和用量的物质,包括中药、化学药和生物制品等。"常用的药物包括中成药、抗生素、生化药品、避孕药、保健药品、放射性药品、血清疫苗、血液制剂和诊断药品等。近年来随着生物技术的发展,出现了应用基因工程技术生产的基因工程药,例如人胰岛素、人生长激素、干扰素类、组织纤溶酶原激活剂、重组链激酶、白介素类、促红细胞生成素、乙肝疫苗、嗜血性流感嵌合疫苗等。

药品定义本身具有明确的法律意义。临床药物治疗要遵守法律和法规,严格执行有关规定。临床药品信息来源很多,临床用药时要有法律法规意识。在我国,临床用药具有法律法规意义的依据是:①国家药典委员会编撰的《中华人民共和国药典临床用药须知》;②国家食品药品监督管理总局审批的药品

说明书;③中华人民共和国卫生部颁发的《处方管理办法》《抗菌药物临床应用指导原则》《麻醉药品临床应用指导原则》《精神药品临床应用指导原则》等有关法律、法规和规范。

第四节 临床药理学与药物治疗学的学习方法

临床药理学与药物治疗学都是以人体为对象的学科。以人体为对象的任何实践,乃至试验研究必须遵循有关法律法规、伦理道德规范和科学性的原则。因此,学习临床药理学与药物治疗学应当既要注重掌握专业的科学内容,培养科学的思维方法,又要熟悉国家颁布的法律法规,了解国际有关公约、规定和有关的伦理道德规范。

临床药理学与药物治疗学是在现代医学与药学的基础上,近年来迅速发展的学科,其学科内容丰富、关联知识广泛。临床医学、药学及相关专业的学生通过本学科学习掌握临床用药的基本知识和重要原则,为临床合理用药和开展临床药学服务奠定基础。在学习中应准确掌握专业内容,建立扎实的知识结构,注意理论联系实际。

随着科学的进步,医学与药学得到迅速发展。一方面,新药大量涌现,使临床可选择药物的范围不断发生变化。人类对新、旧药物与机体之间的相互作用的规律乃至作用机制的认识在不断更新。另一方面,随着社会发展和环境变化,以及人类对疾病认识和诊治水平的不断提高,疾病谱也在发生变化。因此,学习临床药理学与药物治疗学不仅要注意培养科学思维方法,掌握专业知识,了解有关法律法规,注重理论与临床实际的联系,还应当树立终身学习的观念,不断提高临床合理用药水平。

(王怀良)

数字课程学习

⬇ 教学PPT   ✏ 思考题

第二章

临床药物代谢动力学

临床药物代谢动力学是应用药动学原理,阐明临床用药过程中药物在人体的吸收、分布、代谢、排泄的体内过程及体内药物浓度随时间变化规律的一门学科。本章要求学生掌握药物体内过程及各种因素对药物体内过程的影响,熟悉临床药动学的基本原理、通过房室模型的确立和速率过程求出各种药动学参数并阐明其临床意义,了解药动学的临床应用及疾病对临床药动学的影响。

第一节 药物体内过程及其影响因素

临床药物代谢动力学(clinical pharmacokinetics)简称临床药动学,是药动学的分支。它应用动力学原理与数学模型,定量、动态地描述药物的吸收(absorption)、分布(distribution)、代谢(metabolism,又称生物转化,biotransformation)和排泄(excretion)过程随时间变化的规律,即药物的体内过程,又称为机体对药物的处置(disposition)。利用吸收、分布、代谢、排泄的英文字头,常将体内过程简称为 ADME。掌握药物体内过程动态变化的规律,对新药设计、改进药物剂型、设计合理的给药方案、提高药物治疗的安全性和有效性及评价疾病状态下临床药动学的变化和药物相互作用均具有重要的临床意义。作为临床治疗的重要工具,临床药动学广泛应用于医学和药学的多学科领域,是医学生必须掌握的一门课程。

一、吸收

药物由给药部位进入血液循环的过程称为吸收。吸收速率和程度受药物的理化性质、给药途径、剂型等因素影响。

(一)药物的理化性质

除血管内给药外,通过其他途径给药药物都要经过跨膜转运,且多以被动转运方式吸收。药物经被动转运吸收受下列因素影响。

1. 脂溶性 脂溶性药物可溶于生物膜的脂质而被扩散,故较易被吸收。水溶性药物单纯经被动扩散,不易被吸收,但如果能经主动转运机制吸收,如经转运体(transporter)转运,则易被吸收。如临床上水溶性 β- 内酰胺类抗生素是因为其可经胃肠道寡肽转运体(peptide transporter 1,PEPT1)主动转运而易被吸收。

2. 解离度 对弱酸性或弱碱性药物而言,由于受到胃肠道内 pH 的影响,药物以非解离型(分子型)和解离型(离子型)两种形式存在。两者所占的比例由药物的解离常数 pK_a 和吸收部位的 pH 决定。弱酸性药物在碱性环境下解离度大,不易被吸收,因此临床上如遇口服弱酸性药物中毒,应该采用弱碱性药物洗胃,减少弱酸性药物吸收。如口服弱酸性药物苯巴比妥过量引起中毒时,应该用碳酸氢钠洗胃,减少苯巴比妥的吸收而处理药物中毒。

3. 相对分子质量 相对分子质量大的水溶性药物不易被吸收,相对分子质量小的水溶性药物可以自由通过生物膜的膜孔而被吸收。相对分子质量大的药物,尽管是脂溶性药物,吸收也受限。

(二)给药途径

除静脉给药外,其他给药途径都有吸收过程。各种给药途径吸收快慢不同,特点各异。不同给药途径吸收速度依次为:气雾吸入 > 腹腔注射 > 吸入给药 > 舌下给药 > 肌内注射 > 皮下注射 > 口服给药

>直肠给药>皮肤给药。根据给药方法和吸收部位的不同,可将吸收途分为消化道内吸收和消化道外吸收。

1. 消化道内吸收

(1) 口服给药(oral administration) 是最常用、最安全的给药途径,其吸收部位为胃肠道。影响药物经胃肠道吸收的因素如下:

1) 药物方面 药物的理化性质(脂溶性、解离度、相对分子质量等)、剂型(包括药物粒径的大小、赋形剂种类等)等因素均能影响药物的吸收。

2) 机体方面

① 胃肠道内pH 胃内容物的pH为1.0~3.0,肠内容物的pH为4.8~8.2,胃肠道pH决定胃肠道中非解离型的药量。弱酸性药物对乙酰氨基酚基本以非解离型存在,易在胃被吸收;而弱碱性药物如地西泮或麻黄碱在胃中则大部分以离子型存在,不易被胃吸收,但易从小肠被吸收。改变胃肠道pH可以改变药物的解离度,从而改变药物的胃肠道吸收率。如水杨酸类药物与碳酸氢钠同时服用时,可因为碳酸氢钠升高胃内的pH而使弱酸性药物水杨酸的解离度增大,因此吸收减少。

② 胃排空和肠蠕动速度 胃排空和肠蠕动速度能显著影响药物在小肠的吸收。胃排空速度慢,药物在胃中停留时间延长,与胃黏膜接触机会和接触面积增大,主要在胃中被吸收的弱酸性药物吸收会增加。由于大多数药物的主要吸收部位在小肠,故加快胃排空,使药物到达小肠部位所需时间缩短,有利于药物在小肠的吸收。肠蠕动加快能促进固体制剂的崩解与溶解,溶解的药物与肠黏膜接触,使药物吸收增加。

③ 胃肠内容物 胃肠中食物可使药物吸收减少,这可能与食物稀释、吸附药物或延缓胃排空有关。如牛奶和地美环素同服时,可使地美环素的吸收明显减少。

④ 首过效应(first-pass effect) 又称首过消除(first-pass elimination),是指某些药物首次通过肠壁或肝时被其中的酶代谢,使其进入体循环的药量减少的现象。某些药物尽管已全部被肠黏膜上皮细胞吸收,但其进入体循环的药量仍然很少,原因就是这些药物具有明显的首过效应。首过效应明显的药物不宜口服给药,如硝酸甘油,首过灭活约95%。

⑤ 转运体 胃肠道存在很多影响药物吸收的转运体。按转运机制和方向的不同,转运体可分为摄取性转运体(uptake transporter)和外排性转运体(efflux transporter)。摄取性转运体的主要功能是促进药物自肠腔向细胞内转运,促进药物吸收;而外排性转运体的主要功能则是将药物从细胞内排出,限制药物的吸收,其功能类似排出泵。药物经转运体转运属于主动转运过程。小肠的PEPT1为摄取性转运体,主要转运二肽、三肽等肽类物质。水溶性β-内酰胺类抗生素也可由PEPT1介导经小肠吸收。P糖蛋白(P-glycoprotein, P-gp)为外排性转运体,临床上很多药物都是P-gp的底物,如抗肿瘤药多柔比星、柔红霉素、长春新碱、依托泊苷等。P-gp促进药物排出,对某些药物解毒有重要的临床意义。

(2) 舌下给药(sublingual administration) 舌下给药的优点是舌血流丰富,吸收较快。加之该处药物可经舌下静脉直接进入体循环,避免首过效应,因此破坏较少、作用较快,特别适合经胃肠道吸收易被破坏的药物,如硝酸甘油、异丙肾上腺素等。但因舌吸收面积小,对药物的吸收量有限,故舌下给药不能成为常规的给药途径。

(3) 直肠给药(rectum administration) 直肠给药的优点在于:①防止药物对上消化道产生刺激;②部分药物可避开肝的首过效应,从而提高药物的生物利用度。药物经肛管静脉和直肠下静脉吸收后进入下腔静脉,可避开首过效应,但如果栓剂插入过深,药物吸收后进入直肠上静脉,则可经过门静脉入肝而不能避开首过效应(图2-1)。直肠黏膜上的水性微孔分布数量较少,相对分子质量300以上的极性分子难以通过。直肠给药时,因肠腔吸收表面积小,液体量少,pH为8.0左右,对许多药物溶解不利,故吸收不如口服给药迅速和规则。直肠中粪便的存在也影响直肠给药的药物吸收,如成人在直肠灌洗后在直肠纳入林可霉素栓剂,药物的生物利用度可与口服胶囊剂相似,但未经直肠灌洗者,药物的生物利

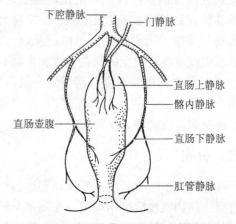

图2-1 直肠给药与首过效应的关系

用度仅为口服胶囊剂的 70%。

2. 消化道外吸收

(1) 经皮肤黏膜吸收 完整皮肤吸收能力很差，在涂布面积有限时，对药物吸收较少。脂溶性较强的药物可以通过皮肤的角质层，但亲水性物质则因皮脂腺的分泌物覆盖而难以进入皮肤。由于皮肤黏膜局部给药可使局部的药物浓度增高，所以主要发挥局部的治疗作用。身体各部位皮肤渗透性强弱依次为：阴囊＞耳后＞腋窝区＞头皮＞手臂＞腿部＞胸部。角质层厚度与年龄、性别等因素有关，老年人较儿童皮肤渗透性弱，男性较女性皮肤渗透性弱。

(2) 经注射部位吸收 肌内注射或皮下注射时，药物先沿结缔组织扩散，再经毛细血管和淋巴管内皮细胞进入血液循环。肌内注射与皮下注射的药物吸收速度远比口服给药快。在皮下或肌内注射时，药物吸收速度受药物的水溶性及注射部位血流量的影响，油剂、混悬剂或胶体制剂比水溶液吸收慢。在外周循环衰竭时，皮下注射的药物吸收速度极缓慢。每单位重量的肌肉和皮下组织相比，前者血流较丰富，因此肌内注射的药物吸收速度较皮下注射快。

(3) 经鼻黏膜、支气管或肺泡吸收 鼻黏膜极薄，黏膜内毛细血管丰富，药物吸收后可直接进入体循环，避免首过效应，还可避免药物在胃肠道内被降解。临床上有些口服首过效应较强的药物如黄体酮，经鼻黏膜给药后，其生物利用度与静脉给药相当。

(三) 剂型

药物的剂型（dosage form）对药物的吸收有很大影响。剂型不同，给药部位和吸收途径会有很大差异，直接影响药物的生物利用度。缓释剂（sustained release formulation）和控释剂（controlled release formulation）可调控药物吸收的程度和速度。缓释剂利用无药理活性的基质或包衣阻止药物迅速溶出，以达到非恒速缓慢释放药物的效果，而控释剂可以控制药物按零级动力学恒速或近恒速释放，以保持药物恒速吸收。各种剂型的药物吸收和生物利用度取决于剂型释放药物的速度与药量。一般认为，口服药物的剂型生物利用度高低顺序为：溶液剂＞混悬剂＞颗粒剂＞胶囊剂＞片剂＞包衣片。

二、分布

分布指药物被吸收后随血液循环到达各组织器官的过程。药物吸收后可不均匀分布到多个组织器官，各组织器官的药量是动态变化的。药物作用的快慢和强弱主要取决于药物分布进入靶器官的速度和浓度。药物的分布速率主要取决于药物的理化性质、器官血流量以及膜的通透性。药物分布不仅与药物效应有关，而且与药物毒性关系密切，对安全、有效用药有重要意义。影响药物分布的因素如下。

(一) 血浆蛋白结合率

药物吸收入血后都可不同程度地与血浆蛋白结合，弱酸性药物主要与血浆中白蛋白结合，弱碱性药物主要与血浆中 α1 酸性糖蛋白结合。血浆蛋白结合率常用血浆中结合型药物浓度与总药物浓度的比值来表示，比值大于 0.9（90%）表示高度结合，比值小于 0.2（20%）则表示药物与血浆蛋白结合差。结合型药物无药理活性，不能通过细胞膜。游离型药物有药理活性，能通过细胞膜分布至体内组织。药物与血浆蛋白结合通常是可逆的，游离型药物与结合型药物经常保持动态平衡。血浆蛋白结合的临床意义在于：①当一个药物与血浆蛋白的结合达到饱和以后，再继续增加药物剂量，游离型药物会迅速增加，导致药理作用增强或药物不良反应发生；②在血浆蛋白结合部位上，药物之间可能发生相互竞争，使某些药物的游离型增加，导致其药理作用或药物不良反应明显增强。如口服抗凝血药双香豆素（与血浆蛋白的结合率为 99%）与解热镇痛药保泰松（与血浆蛋白的结合率为 98%）合用时，前者被后者置换，使前者血浆蛋白结合率下降 1%，具有药理活性的游离型双香豆素的浓度在理论上可增加 100%，导致抗凝过度，增加出血风险；药物与内源性化合物也可在血浆蛋白结合部位发生竞争性置换，如磺胺异噁唑可将胆红素从血浆蛋白结合部位置换而导致新生儿胆红素脑病（又称核黄疸）的发生；③当血液中血浆蛋白过少，如患者存在慢性肾炎、肝硬化、尿毒症时，可与药物结合的血浆蛋白量下降，也容易导致药理作用的增强和中毒。药物在血浆蛋白结合部位上的相互作用并非都有临床意义。一般认为，对于血浆蛋白结合率高、分布容积小、消除慢或治疗指数低的药物，血浆蛋白结合率的变化才有临床意义，此时应注意对药物剂量进行调整。

(二) 细胞膜屏障

1. 血脑屏障（blood-brain barrier） 是指血管壁与神经胶质细胞形成的血浆与脑细胞外液间的屏障和由脉络丛形成的血浆与脑脊液间的屏障。它们对药物的通过具有重要屏障作用。血脑屏障能阻止许多大分子、水溶性或解离型药物进入脑组织，但脂溶性较高的药物仍能以简单扩散的方式穿过血脑屏障。应注意,急性高血压或静脉注射高渗溶液可以降低血脑屏障的功能,炎症也可改变其通透性。例如磺胺噻唑(sulfathiazole,ST)与血浆蛋白结合率高,则很难进入脑脊液,而磺胺嘧啶(sulfadiazine,SD)与血浆蛋白结合率低,进入脑脊液较多,故治疗化脓性脑膜炎时可首选磺胺嘧啶。

2. 胎盘屏障(placental barrier)　是指胎盘绒毛与子宫血窦间的屏障。它能将母体与胎儿的血液分开。胎盘屏障能阻止水溶性或解离型药物进入胎儿体内,但脂溶性较高的药物仍能通过胎盘屏障。由于有些能通过胎盘屏障的药物对胎儿有毒性甚至可以导致畸胎,因此孕妇用药应特别谨慎。

其他生理屏障还有血眼屏障、血关节囊液屏障等,使药物在眼和关节囊中难以达到有效浓度,对此应该采用局部注射给药才能达到治疗目的。

(三) 器官血流量与膜的通透性

肝、肾、脑、肺等高血流量器官,药物分布快且含量较多;皮肤、肌肉等低血流量器官,药物分布慢且含量较少。例如静脉注射高脂溶性麻醉药硫喷妥钠,该药首先大量进入血流量大的脑组织而发挥麻醉作用,而后再向血流量小的脂肪组织转移,使患者迅速苏醒,此现象被称为药物的再分布。膜对药物通透性不同也影响药物的分布。例如肾毛细血管内皮膜孔大,在流体静压作用下药物容易通过肾毛细血管。肝静脉窦缺乏完整内皮,药物也容易通过肝的毛细血管。药物相对分子质量越大,可通过的膜孔越大。一般认为相对分子质量在 200～800 之间的药物容易透过血管微孔。

(四) 体液的 pH 和药物的解离度

在生理情况下,细胞内液 pH 为 7.0,细胞外液 pH 为 7.4,由于弱酸性药物在弱碱性环境下解离型多,故细胞外液的弱酸性药物不易进入细胞内。因此,弱酸性药物在细胞外液的浓度高于细胞内,弱碱性药物则相反。改变血液的 pH,可相应改变药物原有的分布特点。

(五) 药物与组织的亲和力

药物与组织的亲和力不同可导致药物在体内选择性分布,这是某些药物在特定组织中的浓度远高于在血浆中浓度的根本原因。如碘对甲状腺有高度亲和力,使其在甲状腺中的浓度超过在其他组织中浓度的 1 万倍左右。所以放射性碘可用于甲状腺功能的测定和对甲状腺功能亢进的治疗。氯喹在肝内的浓度比在血浆中浓度高出 700 多倍,故常选氯喹治疗阿米巴性肝脓肿。

(六) 药物转运体

药物转运体可影响药物的分布。特别是在药物发生相互作用时,其对分布的影响有时可导致患者出现危险。抗心律失常药奎尼丁与止泻药洛哌丁胺均为 P-gp 的底物。洛哌丁胺单用时通过在外周作用于肠道的阿片受体而产生止泻作用,其之所以不能进入中枢是由于中枢 P-gp 的外排作用所致。但当其与奎尼丁合用后,由于奎尼丁抑制了中枢的 P-gp,使得洛哌丁胺避开 P-gp 的外排而进入中枢并作用于中枢的阿片受体,产生严重的呼吸抑制作用。

三、代谢

代谢是指药物在体内发生化学结构的改变。

(一) 代谢的方式与步骤

代谢过程一般分为两个时相进行: I 相反应(phase I reaction)是氧化(oxidation)、还原(reduction)、水解(hydrolysis)过程。主要由肝微粒体混合功能氧化酶(细胞色素 P450)以及存在于细胞质、线粒体、血浆、肠道菌丛中的非微粒体酶催化。II 相反应(phase II reaction)为结合(conjugation)反应,该过程中,药物分子暴露出极性基团,与体内的化学成分如葡糖醛酸、硫酸、甘氨酸、谷胱甘肽等经共价键结合,生成易溶于水且极性高的代谢产物,以利于迅速排出体外。

(二) 代谢的部位及其催化酶

代谢的主要部位是肝。肝外组织如胃肠道、肾、肺、皮肤、脑、肾上腺、睾丸、卵巢等也能不同程度地代谢某些药物。药物在体内的代谢必须在酶的催化下才能进行。这些催化酶又分为两类:一类是专一性酶,如胆碱酯酶、单胺氧化酶等,它们只能转化乙酰胆碱和单胺类等一些特定的药物或物质;另一类是非专一性酶,它们是一种混合功能氧化酶系统(mixed-functional oxidase system),一般称为"肝微粒体细胞色素 P450 酶系统",简称"肝微粒体酶",该系统中主要的酶为细胞色素 P450(cytochrome P450,CYP450),此酶存在于肝细胞内质网上。由于该酶能促进数百种药物的代谢,故又称"肝药酶"。现已在人体中分离出 70 余种 CYP450。近年还发现在肾上腺、肾、肺、胃肠黏膜及皮肤等组织中也有少量CYP450 存在。

现已明确,CYP450 是一个基因超家族,根据这些基因所编码蛋白质的相似程度,可将其划分为不同的基因家族和亚家族。一般认为,同一家族的氨基酸序列应有 40% 以上是一致的,而同一亚家族内蛋白质的氨基酸序列应有 55％以上是一致的。CYP450 基因超家族的命名是以 CYP 开头,后面的阿拉伯数字表示基因家族,其后的大写英文字母表示亚家族,最后的阿拉伯数字表示某个 CYP450 酶的基因号码,如 CYP3A4。在人类肝中,与药物代谢密切相关的 CYP450 主要是 CYP1A2、CYP2A6、CYP2C9、CYP2C19、CYP2D6、CYP2E1 和 CYP3A4,它们占肝中 CYP450 总量的 75％以上。CYP450 催化底物有一定的特异性,但并不十分严格,不同的 CYP450 能催化同一底物,而同一底物也可被不同的 CYP450 所代谢。了解每一个 CYP450 所催化的药物,对于在临床上合理用药以及阐明在代谢环节上发生的药物相互作用有重要的意义。

Ⅱ相反应催化酶主要包括和葡糖醛酸结合的尿苷二磷酸葡糖醛酸转移酶、谷胱甘肽 S- 转移酶、磺基转移酶、甲基转移酶和 N- 乙酰基转移酶等。Ⅱ相反应催化酶与药物的结合反应和解毒功能关系密切。

(三) 代谢的影响因素

1. 遗传因素　遗传因素对代谢影响很大。最重要的表现是遗传决定的氧化反应及结合反应的遗传多态性。药物代谢酶的遗传多态性是由同一基因位点上存在多个等位基因引起,使药物代谢酶的表达或活性产生差异,并进而导致人群药物代谢能力的多种表现型,这是药物反应存在个体差异的主要原因。通常根据代谢能力的强弱可以将人群分为四种表现型:弱代谢者、中间代谢者、强代谢者和超强代谢者。遗传因素所致代谢差异将改变药物的疗效或毒性。不同种族和不同个体间由于遗传因素的影响,对同一药物的代谢存在极为显著的差异。

2. 环境因素　环境中存在的许多化学物质可以使药物代谢酶活性增强或减弱,改变代谢速度,进而影响药物作用的强度与持续时间。

(1) 酶的诱导　某些化学物质能提高肝药酶的活性,从而提高代谢的速率,此现象称酶的诱导。具有药物代谢酶诱导作用的化学物质称为酶的诱导剂。酶的诱导剂能促进自身代谢,连续用药可因自身诱导而使药效降低。酶的诱导剂包括苯巴比妥和其他巴比妥类药物、苯妥英钠、卡马西平、利福平、水合氯醛等,这些药物的共同特点是:亲脂、易与 CYP450 结合并具有较长的半衰期。

(2) 酶的抑制　是指某些化学物质能抑制肝药酶的活性,使药物代谢的速度减慢。在体内灭活的药物经酶抑制剂作用后,代谢减慢、作用增强、作用时间延长。具有临床意义的酶抑制剂有别嘌呤醇、氯霉素、异烟肼、磺胺苯吡唑及西咪替丁等。

3. 生理因素与营养状态　年龄不同,药物代谢酶活性也不同。胎儿和新生儿肝药酶活性很低,对药物的敏感性比成年人高,常规剂量就可能出现很强毒性。老年人肝代谢药物的能力明显降低。肝药酶还有昼夜节律性变化。很多研究表明,夜间的肝药酶活性较高,使药物的代谢加快;而昼间肝药酶活性较低,使药物的代谢减慢。故在一天内的不同时间给药,可使血药浓度水平有一定的差异,导致药物疗效不同。食物中不饱和脂肪酸含量增多,可增加人的肝药酶含量。食物中缺乏蛋白质、维生素 C、钙或镁,可降低肝对某些药物的代谢能力。高糖饮食可使肝代谢药物的速率降低。

4. 病理因素　疾病状态能影响药物代谢酶活性。如肝炎患者的葡糖醛酸结合反应和硫酸结合反应受阻,有研究发现,肝炎患者使用对乙酰氨基酚时,药物的半衰期比正常患者长 33％。

(四) 代谢的意义

绝大多数药物经过生物转化后,药理活性都减弱或消失,称为灭活(inactivation),但也有极少数药物被转化后才出现药理活性,称为活化(activation)。如乙酰水杨酸钠只有在体内脱去乙酰基,转化为水杨酸钠才具有药理活性。原形药经代谢生成的代谢产物通常水溶性加大,易从肾或胆汁排出,而且生成的代谢产物常失去药理活性。因此,代谢是许多药物消除的重要途径。应注意代谢也可能是活化过程,有的活性药物经代谢后可转化成仍具有活性的代谢产物,甚至有时可能生成有毒物质,因而代谢过程并不等于解毒过程。

四、排泄

排泄指药物及其代谢产物通过排泄器官被排出体外的过程。排泄是药物最后彻底消除的过程。肾是最主要的排泄器官,非挥发性药物主要由肾随尿排出;气体及挥发性药物则主要由肺随呼气排出;某些药物还可从胆汁排泄,或通过乳腺、汗腺、唾液腺、泪腺、毛发、皮肤、肺等组织排出体外。

(一) 肾排泄

药物及其代谢产物经肾排泄有三种方式:肾小球滤过、肾小管分泌和肾小管重吸收。前两个过程是血中药物进入肾小管腔内,后一个过程是将肾小管腔内的药物再转运至血液中。影响药物从肾小球滤过的主要因素是药物与血浆蛋白的结合程度及肾小球滤过率。结合型药物相对分子质量较大,一般超过 50 000,不能从肾小球滤过。游离型药物相对分子质量较小(多数药物相对分子质量小于 1 000),容易通过具有较大筛孔的滤过膜。肾小球滤过率降低时(如肾病患者、新生儿、老年人等),从肾小球滤过的药量也随之减少。肾小管分泌主要在近端肾小管细胞进行,分为有机酸分泌系统与有机碱分泌系统。两类分泌系统分别分泌有机酸类药物和有机碱类药物。肾小管腔内药物因水重吸收而被浓缩,并通过简单扩散的方式从肾小管远端重吸收。重吸收的程度主要取决于药物本身的理化性质如极性、pK_a 等,也受机体生理学改变(如尿量或尿 pH 改变)的影响。水溶性药物难以通过肾小管上皮细胞的类脂质膜,易从尿中排出。肾小管腔内尿液的 pH 能影响药物的解离度。酸化尿液时,碱性药物在肾小管中大部分解离、重吸收减少、排泄增加。碱化尿液时,酸性药物在肾小管中大部分解离、重吸收减少、排泄增加。在临床上改变尿液 pH 是解救药物中毒的有效措施。如苯巴比妥、水杨酸等弱酸性药物中毒时,碱化尿液可使药物的重吸收减少、排泄增加而解毒。丙磺舒与青霉素合用使青霉素血浆浓度升高、疗效增强的原因是丙磺舒竞争性地抑制了肾小管分泌青霉素的有机阴离子转运体(organic anion transporter,OAT),从而抑制了青霉素自肾小管的分泌。

(二)胆汁排泄

某些药物经肝转化为极性较强的水溶性代谢产物,也可经胆汁排泄。药物从胆汁排泄是一个复杂的过程,包括肝细胞对药物的摄取、贮存、转化及向胆汁的主动转运过程。药物的理化性质及某些生物学因素能影响上述过程。能从胆汁排泄的药物,除需要具有一定的化学基团及极性外,其相对分子质量也需符合一定的阈值要求,通常相对分子质量大于 500 的化合物可从胆汁排出,相对分子质量超过 5 000 的大分子化合物较难从胆汁排泄。

由胆汁排入十二指肠的药物可从粪便排出体外,但也有的药物再经肠黏膜上皮细胞吸收,经门静脉、肝重新进入体循环,这个反复循环的过程称为肝肠循环(hepato-enteral circulation)。肝肠循环明显的药物口服后其血药浓度-时间曲线呈现"双峰"或"多峰"现象,这是由于药物经胆汁排泄进入小肠后再被吸收入血所致。经胆瘘术后,"双峰"或"多峰"现象可消失。肝肠循环的临床意义视药物经胆汁的排出量而定。药物从胆汁排出量多,肝肠循环能延迟药物的排泄,使药物作用时间延长。若中断肝肠循环,药物半衰期和作用时间都可缩短,利于某些药物解毒。如洋地黄毒苷中毒后,口服考来烯胺可在肠内与洋地黄毒苷形成络合物,中断后者的肝肠循环,加快其从粪便排出而发挥解毒作用。胆汁清除率高的药物在临床用药上有一定的意义。如氨苄西林、头孢哌酮、利福平、红霉素等主要经胆汁排泄,其胆汁浓度可达血药浓度的数倍至数十倍,故可用于抗胆道感染。主要经胆汁排泄而非肾排泄的药物,在肾功能不全时应用,常可不必调整用量。如替莫普利和依那普利均为血管紧张素转化酶抑制药(ACEI),依那普利主要经肾排泄,因此肾功能不全的患者服用后可导致依那普利的排泄受阻,血药浓度升高,有发生药物中毒的危险。替莫普利不仅可经肾排泄,还可经胆汁排泄,因此合并肾功能不全的高血压患者服用替莫普利可避免肾负担过重,血药浓度不会像服用依那普利那样明显升高。

(三)肠道排泄

药物也可经肠道排泄,即药物可经肠道壁脂质膜自血浆以被动扩散的方式排入肠道内。位于肠上皮细胞膜上的 P-gp 也可将药物及其代谢产物直接从血液外排至肠道。经肠道排泄的药物主要有以下几种:①未被吸收的口服药物。②随胆汁排泄到肠道的药物。③由肠黏膜主动排泄到肠道的药物。

(四)其他途径

许多药物还可通过唾液、乳汁、汗液、泪液以及毛发、皮肤、肺等排泄。乳汁 pH 略低于血浆,因此弱碱性药物在乳汁的浓度可能高于血浆,弱酸性药物则相反。如碱性药物(如吗啡、阿托品等)可以较多地自乳汁排泄。此外,非电解质类(如乙醇、尿素等)易进入乳汁达到与血浆相同浓度,故哺乳期妇女使用这些药物前应严加注意。胃液 pH 低,某些生物碱(如吗啡)即使注射给药,也可向胃液扩散,洗胃是针对该类药物中毒的治疗措施。某些药物可自唾液排泄,且唾液中的药物浓度与血药浓度平行。由于唾液容易采集,因此临床上常以唾液标本代替血液标本进行血药浓度的监测。药物还可经毛发和皮肤排泄,虽排泄量很少,但是用高度灵敏的检测方法仍可检测到。挥发性药物,如麻醉性气体、可挥发的液体药物,由肺呼出是其重要的排泄途径。

第二节　药动学基本原理及其参数的计算

一、药动学基本原理

（一）药动学模型

房室模型（compartment model）是药动学研究中按药物在体内转运速率的差异，以实验数据和理论计算相结合而设置的数学模型。该模型将机体视为一个系统，系统内部按动力学特点分为若干房室。房室是一个假想的空间，它与解剖部位和生理功能无关，只要体内某些部位的药物转运速率相同，均可归为同一房室。在多数药动学模型中，设定药物既可进入该房室，又可从该房室流出，故称为开放系统（open system）。常见的有一室模型、二室模型和三室模型，分别有相应的数学方程式，求得一系列的药动学参数，用于指导临床合理用药。

1. 一室模型（one-compartment model）　该模型假定机体由一个房室组成。给药后药物可立即均匀地分布在整个房室（全身体液和组织），并以一定速率（速率常数为 K_e）从该室消除。单次静脉注射的药物属于一室模型的药物，用血药浓度的对数对时间作图可得一条直线，即血药浓度－时间曲线（药－时曲线）呈单指数递减（图 2-2A）。

2. 二室模型（two-compartment model）　该模型假定机体由两个房室组成，即中央室与周边室。药物首先进入中央室，并在该室瞬间均匀地分布，而后才较慢地分布到周边室。一般认为，中央室包括血液、细胞外液及血流丰富的肝、肾、心、肺等。周边室代表脂肪、皮肤或肌肉等血流供应较少的组织。该

模型还假定，药物仅从中央室消除。单次快速静脉注射药物属于二室模型的药物，用血浆药物浓度的对数对时间作图可得双指数递减曲线（图 2-2B）。血药浓度－时间曲线的初段血药浓度下降很快，称分布相（α 相），它主要反映药物自中央室向周边室的分布过程。当分布平衡后，曲线进入递减相对缓慢的消除相（β 相），它主要反映药物从中央室的消除过程。药物从中央室消除的速率常数用 K_{10} 来表示；药物从中央室转运到周边室的一级速率常数用 K_{12} 表示；药物从周边室转运到中央室的一级速率常数用 K_{21} 表示。二室模型比一室模型更符合大多数药物的体内情况。

（二）消除速率过程

按药物转运速度与药量或浓度之间的关系，药物在体内的消除速率过程可分为一级动力学过程、零级动力学过程和米－曼速率过程。

1. 一级动力学过程（first-order kinetic process）又称一级速率过程，是指药物在某房室或某部位的转运速率 $\left(\dfrac{dC}{dt}\right)$ 与该房室或该部位的药量或浓度的一次方成正比。描述一级动力学过程的公式是：

$$\frac{dC}{dt}=-K_eC \qquad (2-1)$$

公式中 C 为药物浓度，K_e 为一级速率常数，表示单位时间内药物的转运量与药物现存量之间的比值。将公式（2-1）积分，得：

$$C_t=C_0e^{-K_et} \qquad (2-2)$$

公式中 C_t 是 t 时间的药物浓度，C_0 为药物初始浓度。将公式（2-2）改为常用对数式，则：

$$\lg C_t=\lg C_0-\frac{K_e}{2.303}t \qquad (2-3)$$

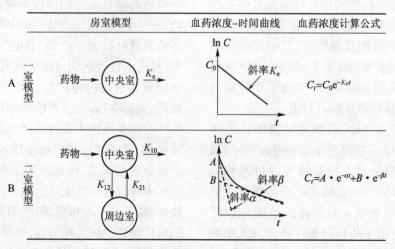

房室模型	血药浓度–时间曲线	血药浓度计算公式
一室模型 A　药物→中央室 K_e	$\ln C$，C_0，斜率 K_e，t	$C_t=C_0e^{-K_et}$
二室模型 B　药物→中央室 K_{10}，K_{12} K_{21}，周边室	$\ln C$，A，B，斜率 β，斜率 α，t	$C_t=A\cdot e^{-\alpha t}+B\cdot e^{-\beta t}$

图 2-2　药动学的房室模型

将 t 时药物浓度的对数对时间作图,可得一条直线,其斜率为 $-K_e/2.303$。而 t 时的药物浓度与时间在普通坐标纸上作图可得一条曲线。

一级动力学过程有被动转运的特点,只要是按浓度梯度控制的简单扩散都符合一级动力学过程。由于多数药物的转运都是简单扩散,故多数药物的消除过程属一级动力学过程。它的特点是:

(1) 药物转运呈指数衰减,每单位时间内转运的百分比不变,即等比转运,但单位时间内药物的转运量随时间下降。

(2) 半衰期恒定,与剂量或药物浓度无关。

(3) 血药浓度-时间曲线下面积与所给予药物的单一剂量成正比。

(4) 按相同剂量、相同间隔时间给药,约经 5 个半衰期达到稳态浓度,再约经 5 个半衰期,药物在体内消除完全。

一级动力学过程又称线性动力学过程。由于该过程的 K_e、半衰期等药动学参数与剂量无关,故又称剂量非依赖性速率过程。

2. 零级动力学过程(zero-order kinetic process)又称零级速率过程,是指药物自某房室或某部位的转运速率与该房室或该部位的药量或浓度的零次方成正比。描述零级动力学过程的公式是:

$$\frac{dC}{dt}=-K_0C^0=-K_0 \qquad (2\text{-}4)$$

将其积分则:

$$C_t=C_0-K_0t \qquad (2\text{-}5)$$

公式(2-5)中 K_0 为零级速率常数。将 t 时的药物浓度与时间在普通坐标纸上作图可得一条直线,其斜率为 $-K_0$,而 t 时的药物浓度与时间在半对数坐标纸上作图可得一条曲线。零级动力学过程的特点是:

(1) 转运速度与剂量或浓度无关,按恒量转运,即等量转运。但每单位时间内转运的百分比是可变的。

(2) 半衰期不恒定,剂量加大,半衰期可超比例延长。

(3) 血药浓度-时间曲线下的面积与药物剂量不成正比,剂量增加,其面积可超比例增加。

零级动力学过程有主动转运的特点,任何耗能的逆浓度梯度转运的药物,因剂量过大均可超负荷而出现饱和限速,成为零级动力学过程。如乙醇、苯妥英钠、阿司匹林、双香豆素和丙磺舒等可出现零级动力学过程。按零级动力学过程消除的药物,在临床上剂量增加时,有时可使血药浓度突然升高而引起药物中毒,因此对于这类药物,临床上增加剂量给药时一定要加倍注意。

3. 米-曼速率过程(Michaelis-Menten rate process) 是一级动力学与零级动力学互相移行的过程。米-曼速率过程在高浓度时是零级动力学过程,而在低浓度时是一级动力学过程,描述米-曼速率过程的公式是:

$$\frac{dC}{dt}=-\frac{V_mC}{K_m+C} \qquad (2\text{-}6)$$

公式中 $\dfrac{dC}{dt}$ 是指 t 时的药物消除速率,V_m 是该过程的最大消除速率,K_m 表示消除速率达到 V_m 一半时的药物浓度。

当药物浓度明显低于 K_m 时,即 $C \ll K_m$ 时,C 可忽略不计,公式(2-6)可简化为:

$$\frac{dC}{dt}=-\frac{V_m}{K_m}C \qquad (2\text{-}7)$$

该公式与描述一级动力学过程的公式(2-1)相似,显然,在低浓度时为一级动力学过程。

而当药物浓度明显高于 K_m 时,即 $C \gg K_m$ 时,K_m 可忽略不计,公式(2-6)可简化为:

$$\frac{dC}{dt}=-V_m \qquad (2\text{-}8)$$

该公式与描述零级动力学过程的公式(2-4)相似,即高浓度时为零级动力学过程。

在临床上有些药物具有米-曼速率过程的特点,如乙醇、苯妥英钠、阿司匹林、乙酰唑胺、茶碱、保泰松等。

零级动力学过程与米-曼速率过程又称非线性动力学过程,由于该过程半衰期等动力学参数随剂量增加而改变,故又称剂量依赖性速率过程。认识和掌握非线性动力学特点对指导临床安全用药具有极其重要的意义。

二、药动学参数及其基本计算方法

(一) 半衰期

半衰期(half-life,$t_{1/2}$)是血浆药物浓度降低一半所需的时间,是表述药物在体内消除快慢的重要参数。按一级动力学过程消除的药物,其 $t_{1/2}$ 可根据前述公式(2-3)计算:

$$\lg C_t=\lg C_0-\frac{K_e}{2.303}t$$

经变换为:

$$t=\lg\frac{C_0}{C_t}\times\frac{2.303}{K_e} \qquad (2\text{-}9)$$

因为 $t_{1/2}$ 时：

$$C_t = \frac{C_0}{2} \qquad (2-10)$$

将公式(2-10)的 C_t 带入公式(2-9)

$$t_{1/2} = \lg 2 \times \frac{2.303}{K_e} = 0.301 \times \frac{2.303}{K_e} = \frac{0.693}{K_e}$$

即：

$$t_{1/2} = \frac{0.693}{K_e} \qquad (2-11)$$

按一级动力学过程消除的药物,给药后经过1个 $t_{1/2}$ 后,体内尚存给药量的50%;经过2个 $t_{1/2}$ 后,尚存给药量的25%;经过5个 $t_{1/2}$ 后,尚存给药量的约3.13%,可以认为体内药物基本被消除。公式(2-11)表明,按一级动力学过程消除的药物,其 $t_{1/2}$ 与消除速率常数 K_e 有关,与血浆药物初始浓度无关,即与给药剂量无关。

按零级动力学过程消除的药物,其 $t_{1/2}$ 可根据前述公式(2-5)计算：

当 $\dfrac{C_t}{C_0} = \dfrac{1}{2}$ 时,此时的 t 为药物消除 $t_{1/2}$,因此公式(2-5)可转换为：

$$t_{1/2} = 0.5 \frac{C_0}{K_0} \qquad (2-12)$$

公式(2-12)表明,按零级动力学过程消除的药物,其 $t_{1/2}$ 和血浆药物初始浓度成正比,即与给药剂量有关,给药剂量越大, $t_{1/2}$ 越长,药物越容易在体内蓄积引起中毒,故在临床上使用按零级动力学过程消除的药物时要多加注意。

了解半衰期对临床合理用药具有重要意义。它有助于设计最佳给药间隔、预计停药后药物从体内消除时间及预计连续给药后达到稳态血药浓度的时间。

(二) 表观分布容积

表观分布容积(apparent volume of distribution, V_d)是指体内药物总量按血浆药物浓度推算时所需的体液总容积。其计算式为：

$$V_d = \frac{D}{C} \qquad (2-13)$$

公式中 D 为体内总药量, C 为药物在血浆与组织间达到平衡时的血浆药物浓度。

表观分布容积是一个假想的容积,它并不代表体内具体的生理空间。表观分布容积的意义在于：①可计算出达到期望血浆药物浓度时的给药剂量；②可以推测药物在体内的分布程度和在组织中的摄取程度。

(三) 血药浓度 – 时间曲线下面积

血药浓度 – 时间曲线下面积(area under the concentration-time curve, AUC)是指血药浓度(纵坐标)对时间(横坐标)作图,所得曲线下的面积。它可由积分求得,最简便的计算是用梯形法求得。从给药开始到给药时间为 t 时的面积用 $AUC_{0 \to t}$ 表示,从给药开始到时间为无穷大时的面积用 $AUC_{0 \to \infty}$ 表示。它是计算生物利用度的基础数值。 AUC 与吸收后体循环的药量成正比,反映进入体循环药物的相对量。

(四) 生物利用度

生物利用度(bioavailability, BA, F)是活性物质从药物制剂中释放并被吸收后,在作用部位可利用的速度和程度。通常,活性物质的吸收程度用 AUC 表示,而其吸收速度是以用药后到达血药峰浓度(C_{max})的时间即峰时间(T_{max})来表示。

生物利用度可分为绝对生物利用度和相对生物利用度。一般认为,静脉注射药物的生物利用度是100%,如果把血管外途径给药(ev)时的 AUC 值与静脉注射(iv)时的 AUC 值进行比较,计算前者的生物利用度,即为绝对生物利用度,按公式(2-14)计算。生物利用度也可在同一给药途径下对不同制剂进行比较,这就是相对生物利用度,按公式(2-15)计算：

$$F(\%) = \frac{AUC_{ev}}{AUC_{iv}} \times 100 \qquad (2-14)$$

$$F(\%) = \frac{AUC_{受试制剂}}{AUC_{标准制剂}} \times 100 \qquad (2-15)$$

值得强调的是,某些药物口服时由于首过效应的影响,可使生物利用度降低。两者之间的定量关系以下式表示：

$$F = F_a \times F_g \times F_h = F_a \times (1 - E_g) \times (1 - E_h) \qquad (2-16)$$

公式中 F_a 代表口服药物吸收至肠黏膜内的量与给药剂量的比值, F_g 及 F_h 分别代表避开肠(g)首过效应和肝(h)首过效应的量与给药剂量的比值。 E_g 及 E_h 分别代表肠、肝对药物的摄取比(代表肠道和肝的首过效应)。如图2-3所示,口服某药后 F_a 、 F_g 和 F_h 分别为0.9、0.9和0.5,根据公式(2-16),则该药的口服生物利用度为40.5%。

(五) 总体清除率

因为总体清除率(total body clearance, $TBCL$)是根据血浆药物浓度计算的,故又称血浆清除率

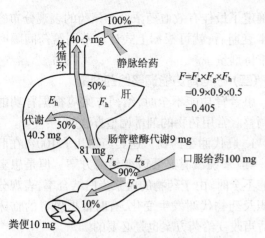

图2-3　药物生物利用度计算的模式图

（plasma clearance, CL），是指体内诸器官在单位时间内清除药物的血浆容积，即单位时间内有多少毫升血浆中所含药物被机体清除。它是肝、肾及其他途径清除率的总和。其计算公式为：

$$TBCL = V_d \times K_e \qquad (2-17)$$

$$或 \quad TBCL = \frac{D}{AUC} \qquad (2-18)$$

式中 V_d 为表观分布容积，K_e 为消除速率常数，D 为体内药量，AUC 为血药浓度－时间曲线下面积。总体清除率以单位时间的容积（mL/min 或 L/h）表示。

（六）稳态血药浓度与平均稳态血药浓度

如按固定间隔时间给予固定药物剂量，在每次给药时体内总有前次给药的存留，多次给药形成多次蓄积。随着给药次数增加，体内总药量的蓄积率逐渐减慢，直至在剂量间隔内消除的药量等于给药剂量，从而达到平衡，这时的血药浓度称为稳态血药浓度（steady-state concentration, C_{ss}），又称坪值（plateau）。假定按半衰期给药，则经过 5 个半衰期后血药浓度基本达到稳态。

稳态血药浓度是一个"篱笆"形的血药浓度－时间曲线，它有一个峰值（稳态时最大血药浓度，$C_{ss,max}$），也有一个谷值（稳态时最小血药浓度，$C_{ss,min}$）。由于稳态血药浓度不是单一的常数值，故有必要从稳态血药浓度的起伏波动中，找出一个特征性的代表数值，来反映多剂量长期用药的血药浓度水平，即平均稳态血药浓度（$C_{ss,av}$）。$C_{ss,av}$ 是指血药浓度达稳态时，在一个剂量间隔时间内，血药浓度－时间曲线下面积除以给药间隔时间的商值，其计算公式为：

$$C_{ss,av} = \frac{AUC}{\tau} \qquad (2-19)$$

$$或 \quad C_{ss,av} = \frac{FD}{K_e \tau V_d} \qquad (2-20)$$

公式中 τ 为两次给药的间隔时间，AUC 为血药浓度－时间曲线下面积，F 为生物利用度，D 为给药剂量，K_e 为消除速率常数，V_d 为表观分布容积。

达到 C_{ss} 的时间仅决定于半衰期，与剂量、给药间隔及给药途径无关，但剂量与给药间隔能影响 C_{ss}，剂量大，C_{ss} 高，剂量小，C_{ss} 低。缩短给药间隔时间能提高 C_{ss}，并使其波动减小，但不能缩短到达 C_{ss} 的时间（图2-4A）；增加给药剂量能提高 C_{ss}，但也不能缩短到达 C_{ss} 的时间（图2-4B）；首次给予负荷剂量（loading dose），可缩短到达 C_{ss} 的时间（图2-4C）。临床上首剂加倍的给药方法即为了缩短到达 C_{ss} 的时间。

第三节　药动学的临床应用

药动学的基本原理及参数的临床意义是临床设计给药方案的基础，是临床合理用药、提高治疗效果、避免药物不良反应和中毒的关键环节。药动学基本原理及参数可以揭示药动学特性，而这种特性存在着一定程度的变异性，即不同个体之间有时存在明显

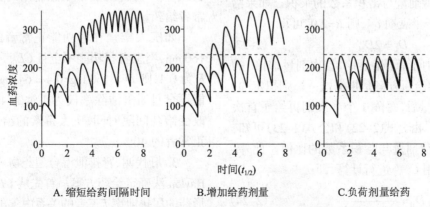

A. 缩短给药间隔时间　　　　　B. 增加给药剂量　　　　　C. 负荷剂量给药

图2-4　给药方式与到达稳态血药浓度时间的关系

15

的差异。对这种个体差异进行统计学的分析、研究不同药物在患者体内药动学特征的群体分布特点,则为群体药动学的重要内容。因此,在药动学的临床应用中,给药方案设计和群体药动学是不可或缺的,它们将药动学的基本原理与临床应用紧密结合,是应用于临床药物治疗学和临床药理学的重要内容。

一、给药方案设计

(一)蓄积系数、负荷剂量与维持剂量

蓄积系数(R)又称蓄积因子或蓄积比,表示多次给药后药物在体内的蓄积程度,系多次给药达稳态后平均稳态血药浓度与单次给药后的平均血药浓度之比值,或稳态血药浓度与第一次给药后的血药浓度之比值。计算公式如下:

$$R=\frac{1}{1-e^{-K\tau}} \quad (2-21)$$

公式中 K 为消除速率常数,τ 为给药间隔时间。已知药物的半衰期即可计算出该药任一给药间隔时间在体内的蓄积系数。由上式可知,当 $\tau=t_{1/2}$ 时,$R=2.0$;$\tau<t_{1/2}$ 时,$R>2.0$;当 $\tau>t_{1/2}$ 时,$R<2.0$,即当 τ 变小时,药物蓄积程度变大;当两种药物给药间隔时间相同时,药物半衰期较大的药物蓄积程度较大。了解这些原理有助于在长期给药时防止药物的蓄积中毒。

血药浓度达到稳态血药浓度往往需要较长时间,如欲达稳态血药浓度的 99%,需 6.64 个半衰期,这对于半衰期长的药物来说需时过长,不利于治疗。为及早达到稳态血药浓度,可给予负荷剂量(D_L),令第一次剂量就能使血药浓度达到稳态水平,然后再给予维持剂量(D_M)。D_M 即稳态时每一给药间隔时间 τ 内消除的药量,按定义 $D_L=C_{ss,max}V_d$,可得负荷剂量与维持剂量的关系式为:

$$D_L=D_M\left(\frac{1}{1-e^{-K\tau}}\right)=D_M R \quad (2-22)$$

即负荷剂量为维持剂量与蓄积系数的乘积。如果给药间隔时间 τ 等于半衰期 $t_{1/2}$,则 $R=2.0$,可得:

$$D_L=2D_M \quad (2-23)$$

此即"给药间隔时间等于半衰期,首次剂量加倍"的原则。某些药物的给药方案是根据这一原则拟定的,即在给予首次剂量后,每隔 1 个半衰期再给予首次剂量的一半剂量。由公式(2-22)和公式(2-23)可知,维持剂量应为负荷剂量与蓄积系数的比值。此外,维持剂量还可利用 $C_{ss,av}$ 进行计算,即:

$$D_M=\frac{C_{ss,av}V_d\tau}{1.44\,t_{1/2}} \quad (2-24)$$

当确定了最佳有效血药浓度和该药的表观分布容积及半衰期后,就可根据上式计算不同给药间隔时间的维持剂量了。

(二)根据肾功能调整给药剂量

患者肾功能不全时,给药方案应根据肾功能进行调整。常用药物的剂量调整方法如下:

1. **肝代谢型药物** 这类药物几乎 100% 在肝代谢,一般来说没有必要改变给药方案。但是患者肾功能不全时,由于药物的血浆蛋白结合率、表观分布容积及药物代谢发生变化,有时根据患者的临床症状适当改变给药方案也是必要的。

2. **肾排泄型药物** 这类药物几乎 100% 以原形从肾排泄。肾功能不全患者在服用这类药物时,给药方案有以下两种:

(1)剂量不变,给药间隔时间延长 首先求出肾功能不全患者的肌酐清除率 $CL_{Cr(p)}$ 和肾功能正常者的肌酐清除率 $CL_{Cr(n)}$ 比值 R:

$$R=\frac{CL_{Cr(p)}}{CL_{Cr(n)}} \quad (2-25)$$

然后再根据 R 和肾功能正常者的给药间隔 t 求出肾功能不全患者的给药间隔 T:

$$T=\frac{t}{R} \quad (2-26)$$

例如对肾功能正常者,庆大霉素每 8 h 给药一次。$CL_{Cr(n)}$ 为 100 mL/min,肾功能不全时,患者 $CL_{Cr(p)}$ 为 40 mL/min,代入公式(2-25)和公式(2-26),则 T 为 20 h。即当患者存在肾功能不全,且肌酐清除率仅为肾功能正常者的 40% 时,给予主要经肾排泄的庆大霉素,若不改变给药剂量,其给药间隔时间应延长至 2.5 倍。

(2)减小剂量,给药间隔时间不变 根据公式:

$$D=dR \quad (2-27)$$

公式中 D 为肾功能不全患者给药量,d 为肾功能正常者给药量。

如庆大霉素在肾功能正常者的每次给药量为 160 mg,当患者肾功能不全且 $CL_{Cr(p)}$ 为 40 mL/min 时,R 为 0.4,则 $D=160\text{ mg}\cdot0.4=64\text{ mg}$。即当患者肾功能不全且肌酐清除率仅为正常的 40% 时,此时若不改变给药间隔时间,庆大霉素的给药量应为肾功能正常者的 40%。

3. **肝代谢、肾排泄混合型药物** 一般根据 Giusti-Hayton 法确定给药方案。首先从 $CL_{Cr(p)}$、$CL_{Cr(n)}$ 及原形药的尿排泄率 f 三者的关系中求出校正系数 G。

$$G=1-f\left(1-\frac{CL_{Cr(p)}}{CL_{Cr(n)}}\right) \quad (2-28)$$

给药方案有两种:

(1) 剂量不变,给药间隔时间延长。

$$T=\frac{t}{G} \quad (2-29)$$

公式中 t 为肾功能正常者的给药间隔,T 为肾功能不全患者的给药间隔。

(2) 减小剂量,给药间隔时间不变。

$$D=dG \quad (2-30)$$

公式中 D 为肾功能不全患者给药量,d 为肾功能正常者给药量。

例如某混合型药物的肾功能正常者给药量 d 为 10 mg,给药间隔 t 为 6 h,尿中排泄率 f 为 0.6(60% 从肾排泄)。$CL_{Cr(p)}$ 为 50 mL/min,$CL_{Cr(n)}$ 为 100 mL/min。根据公式(2-28),G 为 0.7。当剂量不变,给药间隔时间延长时,$T=8.57$ h,为肾功能正常者给药间隔时间的 1.43 倍;当给药间隔时间不变,减小剂量时,$D=7$ mg,为肾功能正常者给药量的 70%。

调整肾功能不全患者给药量的方法有很多,但这些调整方法都建立在一些条件假设基础之上,因此在应用时有时受到条件假设的限制。然而,无论哪一种方法,都不应该生搬硬套,应与患者的临床表现紧密结合,配合临床治疗药物监测等手段,以期达到减少药物不良反应、提高药物疗效、安全合理用药的目的。

二、群体药动学

(一) 基本概念

群体(population)是根据观察目的所确定的研究对象或患者的总体。群体药动学(population pharmacokinetics,PPK)即药动学的群体分析法,它应用药动学基本原理结合统计学方法研究某一 PPK 参数的分布特征,即群体典型患者的药动学参数和群体中存在的变异性。PPK 要依据被称为固定效应(fixed effect)和随机效应(random effect)的许多因素对群体患者固有的药动学差异进行描述。固定效应又称确定性变异,是指药动学参数的平均值,包括年龄、体重、身高、性别、种族、肝肾等主要脏器功能、疾病状况及用药史、合并用药、吸烟和饮酒等对药物体内过程的影响;随机效应又称随机性变异,包括个体间和个体自身变异,指不同患者间、不同实验者、实验方法和患者自身随时间的变异。固定效应通过固定效应模型估算,随机效应由统计学模型确定。PPK 中固定效应和随机效应的目的是:①设计适合特定患者群体如

老年人、儿童以及肝肾功能障碍者的给药方案;②设计并借助反馈技术优化患者的给药方案。

(二) PPK 研究的方法

分析方法通常有三种:①单纯聚集法:用所有个体的同一时间点的血药浓度数据计算平均值,然后将平均血药浓度-时间资料拟合到适当的动力学模型,从而求得参数,该法精确度较差;②两步法:先将个体的血药浓度-时间数据拟合到适当的动力学模型,求出个体的药动学参数,然后再求出所有个体药动学参数的平均值及标准差,该法目前应用较多,但采样次数多,且费用多;③非线性混合效应模型(nonlinear mixed effect model,NONMEM)法:根据药动学群体参数以及新病例的临床常规数据如年龄、体重、身高、化验值等,利用计算机程序初步推算个体化给药方案,并预测可能达到的血药浓度,然后根据实测血药浓度,对比修正个体药动学参数,通过反复反馈、修正,直至达到需要的血药浓度,该法因采样次数少,患者容易接受。

(三) PPK 在临床上的应用

1. 治疗药物监测 NONMEM 法已用于治疗药物监测并推算其 PPK 参数。如苯妥英钠、茶碱、地高辛、利多卡因、华法林、环孢素、氨基糖苷类抗生素等。表 2-1 列出 74 名服用地高辛患者(男 40 名,女 34 名)的血药浓度实测值和 NONMEM 法计算的推定值。可见后者与前者极为相近,说明 NONMEM 法用于治疗药物监测的可信度高。

表 2-1 NONMEM 法推算地高辛的 PPK 参数

	平均值 ±SD (ng/mL)	范围 (ng/mL)
地高辛血药浓度实测值(A)	1.02 ± 0.67	0.30 ~ 2.01
地高辛血药浓度推定值(B)	1.00 ± 0.31	0.38 ~ 1.99
(A)-(B)	0.05 ± 0.05	0.00 ~ 0.28
地高辛清除率	170.2 ± 88.0 (L/d)	29.3 ~ 408.2 (L/d)

2. 优化个体给药方案 根据 NONMEM 法推算的 PPK 参数及新病例的临床常规数据如身高、体重、肾功能等,初步推算个体化给药方案,并预测可能达到的血药浓度,而后根据实测血药浓度,对比修正个体药动学参数。通过反馈、修正,可快速、准确地获得个体药动学参数,制订合理的个体化给药方案。该方法较常规剂量法和经验法更有针对性和准确性。

3. 特殊群体分析 特殊群体包括老年人、新生儿、儿童、孕妇及危重患者等。NONMEM法仅需采血2~4次,即可得到较理想的群体参数,很适用于开展特殊群体的药动学研究。

4. 生物利用度研究 生物利用度研究用NONMEM法能发挥其处理稀疏数据的优势,并可获取较多信息。例如Graves等利用生物利用度测定的常规数据,对伪麻黄碱的控释制剂用NONMEM法测定其群体生物利用度。NONMEM法具有经典法不具有的一些优点:①可以比较单次及多次给药试验中的个体自身变异。②可以比较速释及控释制剂间的变异。③统计分析中的假设检验可直接根据血药浓度数据进行。

5. 合并用药的定量化研究 NONMEM法可以定量研究药物相互作用的影响。例如Williams等采用NONMEM法定量考察了合用奎尼丁对地高辛药动学参数的影响。结果表明,合用奎尼丁可使地高辛的清除率明显降低。

6. 新药的临床评价 在新药Ⅰ、Ⅱ期临床试验中,目前所采用的方法在下列情况下存在着一定的局限性:①受试对象是健康志愿者,或病情较稳定的患者;②受试人数较少;③受试对象为患者,一般少有并发症,且很少合并用药。上述基本上属匀质群体的临床试验受试对象,与Ⅲ、Ⅳ期中大量试验群体比较,存在较大的差异。如某些病理生理状态常可改变药物剂量与血药浓度的关系,某些特殊群体如老年人、新生儿、妇女等又具有某些特殊的药动学特征。因此采用NONMEM法开展上述群体的药动学研究,对设计与修正给药方案至关重要。

第四节 疾病对药动学的影响

在诸多的疾病中,肝、肾功能障碍及充血性心力衰竭、内分泌系统的疾病等对药动学的影响较大,因此在对上述患者用药时要加倍注意。充分了解药物在疾病状态下的药动学变化,采取血药浓度监测等必要手段对临床安全合理用药、减少不良反应有着十分重要的临床意义。

一、肝疾病对药动学的影响

一般来说,肝疾病时药动学的改变主要与下述因素有关:①CYP含量和活性下降。②肝清除率下降和肝血流量减少。③药物与血浆蛋白结合率降低。④首过效应低下和生物利用度增加。

(一) CYP含量和活性下降

有研究报道,脂肪肝、酒精性肝炎和肝硬化患者肝CYP含量分别下降为正常生理水平的63%、36%和47%。肝疾病时除了CYP含量减少外,CYP的活性也明显下降。由于肝疾病时CYP含量和活性下降,导致某些药物的清除率下降、AUC增大、C_{max}增高,因此在肝疾病,特别是肝硬化时,药物的剂量应视肝的损害程度而相应减少,避免出现药物不良反应。

(二) 肝清除率下降和肝血流量减少

肝硬化时由于肝细胞被广泛破坏,导致CYP的含量和功能明显降低,肝清除率下降。此外,肝硬化时还会导致肝血流量大幅度减少。非洛地平、戈洛帕米、尼卡地平、硝苯地平、尼莫地平、尼索地平及尼群地平等药物的肝清除率在肝硬化患者中明显下降,肝血流量减少时,利多卡因的肝清除率也明显降低。AUC及C_{max}明显增加,半衰期显著延长,从而加大了药物中毒的危险性。

(三) 药物与血浆蛋白结合率降低

肝疾病时由于肝功能障碍,肝蛋白合成功能下降,多数药物的血浆蛋白结合率降低,致使血浆中游离型药物增多而使表观分布容积增大。如慢性肝疾病时,普萘洛尔的游离型药物浓度与表观分布容积呈正相关。

(四) 首过效应低下和生物利用度增加

肝疾病时首过效应低下和生物利用度增加的原因主要是肝清除率下降、肝血流量减少。如肝硬化时利多卡因的首过效应低下,导致C_{max}升高2倍,AUC增高3倍,使生物利用度明显升高。同为α_1受体拮抗药和β受体拮抗药的拉贝洛尔易从肝清除,慢性肝疾病患者静脉注射该药后,药动学参数无明显变化,但口服后由于首过效应低下,拉贝洛尔的C_{max}和AUC分别增加4倍和2.9倍,生物利用度也增加了33%~63%。而甲苯磺丁脲、茶碱等几乎无首过效应的药物,其AUC和生物利用度变化不明显,因此在用药时一定要区别对待。

二、肾疾病对药动学的影响

肾功能异常能影响肾小球滤过率及肾血流量,还会影响肾小管分泌及肾小管重吸收等功能,从而改变药物的吸收、分布、代谢和排泄过程。

(一) 肾小球滤过减少

某些主要经肾小球滤过而排出体外的药物排泄变慢。一般来说,当原形药物或其代谢产物的40%以上经肾排出时,有效肾单位数的减少就会使药物血浆半衰期延长。如地高辛、普鲁卡因胺、利尿药、氨基糖苷类抗生素和大环内酯类抗生素等。

（二）肾小管分泌减少

尿毒症患者体内蓄积的内源性有机酸与弱酸性药物在有机酸转运系统发生竞争，使药物经肾小管分泌减少而导致药物血浆半衰期延长。利尿药呋塞米可抑制尿酸经肾小管的 OAT 分泌，使其在体内蓄积，诱发痛风。临床上非甾体抗炎药可增加甲氨蝶呤的毒性，与非甾体抗炎药抑制甲氨蝶呤经肾小管的 OAT 分泌有关。如果临床需要合用非甾体抗炎药和甲氨蝶呤，则甲氨蝶呤的剂量应减半，此外，还应密切观察骨髓毒性反应。

（三）肾小管重吸收增加

肾功能不全时由于体内酸性产物增加，尿液 pH 下降，解离型的弱酸性药物减少、重吸收增加，使药物血浆半衰期延长，当尿液 pH 上升时则相反。如肾小管性酸中毒，即使使用正常剂量的弱碱性药物麻黄碱和伪麻黄碱，由于持续性碱化尿液而使解离型的麻黄碱和伪麻黄碱减少、重吸收增加，肾清除率下降而导致血浆半衰期延长。临床上，奎尼丁与地高辛合用时，地高辛的血药浓度明显升高。这是由于奎尼丁抑制肾近端小管上皮细胞的外排性转运体 P-gp，使地高辛经 P-gp 的外排性分泌受到抑制，重吸收增加，因此导致地高辛的血药浓度明显升高。

（四）肾血流量减少

肾血流量减少可使肾小球滤过功能及肾小管分泌功能发生障碍，药物排泄减少，导致血浆半衰期延长。

在肾功能不全时，主要经肾排泄的药物或其活性代谢产物易蓄积在体内，使其消除变慢、血浆半衰期延长、C_{max} 和 AUC 增大、药理作用增强，甚至产生毒性反应。一般来说，经肾排泄比例高的药物，在肾功能不全时其排泄受到的影响较大，而经肾排泄比例低的药物，其排泄量所受影响较小。如主要经肾排泄的庆大霉素在肾功能降低至正常的 1/6 时，其血药浓度可增加 3 倍，血浆半衰期可延长近 6 倍，此时极易产生药物毒性反应，一定要严加注意。

三、充血性心力衰竭对药动学的影响

充血性心力衰竭时，心肌收缩无力、心输出量明显减少、交感神经功能亢进、水钠潴留、静脉压升高等原因导致一系列病理改变，使药物的吸收、分布、代谢和排泄均受到不同程度的影响。

（一）药物吸收减少

充血性心力衰竭时，由于肠黏膜水肿、淤血，胃排空速度减慢，肠蠕动减弱，胃肠道分泌液减少等导致口服药物在胃肠道的吸收减少、生物利用度降低。例如，充血性心力衰竭患者口服普鲁卡因胺，其吸收量可减少 50%，吸收速率也明显减慢。心功能正常者口服该药后，T_{max} 约 1 h，而充血性心力衰竭患者则需 5 h。充血性心力衰竭时，由于循环血量减少而导致肌肉组织血流灌注减少，因此肌内注射药物的吸收可能减少，如地高辛、奎尼丁或地西泮等。

（二）表观分布容积减少

充血性心力衰竭时，由于有效循环血量明显减少，而使药物的表观分布容积减少比较常见。如双氢奎尼丁、利多卡因、普鲁卡因胺和奎尼丁等。

（三）药物的代谢能力下降

充血性心力衰竭时，由于肝淤血、低氧血症及营养不良等原因导致 CYP 活性下降，肝清除率下降。如氨基比林的脱乙酰化活性和苯胺类的氧化活性减少 25%~40%。此外，安替比林的血浆清除率下降 19%、半衰期延长 40%、AUC 增大 32%。由此可见，充血性心力衰竭导致的代谢能力下降可引起药物的清除率下降，使药物在体内蓄积，严重者可导致药物中毒。

（四）药物消除变慢、排泄降低

一般来说，充血性心力衰竭时器官血流量减少，肝药酶活性降低，体内药物的消除速率下降，总体清除率减少，如对普萘洛尔、哌替啶、利多卡因、普鲁卡因胺、奎尼丁、喷他佐辛、哌唑嗪等的清除。心力衰竭患者的非洛地平和利多卡因的消除速率均可降低约 50%，使血浆药物浓度及 AUC 明显增加、半衰期延长，容易导致药物在体内蓄积。在充血性心力衰竭初期，由于代偿功能未被破坏，心输出量的减少和肾血流量的降低对肾小球滤过率影响不大。随着病情的加剧，肾局部的肾素、血管紧张素被激活，使肾小球出球小动脉的收缩程度大于入球小动脉，导致肾小球高压、肾小球滤过率明显减少而使药物的排泄率降低。

（刘克辛）

数字课程学习

⬇ 教学PPT　　✎ 思考题

第三章

临床药物效应动力学

药物效应动力学是研究药物对人体的生化、生理效应,作用机制以及药物浓度与效应之间关系规律的科学,同时探索药物、机体和环境条件各种因素对药物作用的影响。为了做到合理用药,应对所选用的药物的药效学知识有全面的了解,以制订适当的给药方案。这样使所用药物作用的性质、强度和用药时间符合临床需要,以达到增强疗效、防止或减轻药物不良反应的目的。

药物效应动力学(pharmacodynamics)简称药效学,是研究药物对机体的效应及作用机制的科学。多数药物的效应是由于药物与机体大分子成分相互作用而引起的。研究药物效应动力学的目的是指导临床的合理用药,发挥药物的最佳疗效和避免药物不良反应。

第一节 药物作用与临床疗效

药物对机体的初始作用称为药物作用,药物作用后所继发的各种机体变化称为药理效应,前者如肾上腺素与受体结合,后者如肾上腺素与受体结合后引起血管收缩、血压上升等机体变化。对药物作用与药理效应的区分有助于分析药物的作用机制,但在药理学中,药物作用与药理效应是作为同义词而相互通用的。

药物对机体的作用具有选择性。某些药物在适当的剂量时,对某一组织或器官发生作用,而对其他组织或器官很少或几乎不发生作用,这就是药物作用的选择性,对前者选择性高,对后者选择性低。例如地高辛主要兴奋心肌,苯巴比妥(phenobarbital)主要抑制中枢神经系统。药物作用又有特异性。特异性强的药不一定选择性高。例如阿托品(atropine)特异性地阻断 M 胆碱作用,而此受体存在于很多组织、器官中,如心脏、血管、平滑肌、腺体、眼、中枢神经系统,阿托品对它们都可产生作用,当临床用药时,既显示其临床疗效,同时又出现较多的副作用。因此选择性高、特异性强的药物在应用时效果好,而效应广泛的药物,副作用则较多。

药物必须有明确的药理效应,但是有药理效应的物质不一定能被投入临床应用。例如能降低动物模型血压的物质不一定能成为抗高血压药。这是由于高血压动物模型只能反映一种情况,不能反映高血压的发病机制。另外还受药物毒副作用和药动学的限制。有药理效应的药物不一定产生临床疗效,如具有扩张冠状血管效果的药物不一定能用于治疗心肌缺血。例如双嘧达莫(dipyridamole)是较强的冠状血管舒张药。它主要扩张非缺血区血管,对改善缺血区的血液供应不利而产生冠状动脉窃血,临床上只作为心绞痛的诊断用药,而不用于治疗心绞痛。一般认为有强心作用或降压作用的药物可以用于治疗心力衰竭或高血压。肾上腺素有显著的增强心肌收缩力的作用,但是它同时增加心率,增加心肌氧耗量,不宜用于治疗心力衰竭。有些快速抗高血压药主要用于控制性降压,作为外科手术辅助用药,而不用于一般高血压治疗,所以应弄明白药理效应与临床疗效的区别和联系。

药物有治疗作用和不良反应。影响机体生理生化功能或病变的病理过程,以防病治病,叫作治疗作用;药物也可引起生理生化的功能紊乱或形态变化等,不利于患者或者给患者带来痛苦的反应,称为不良反应。医生用药时要充分发挥药物的治疗作用,而避免或减少其不良反应。

有些药物的不良反应与药物作用密切相关,介绍如下:

I型抗心律失常药有奎尼丁(quinidine)、普鲁卡因胺(procainamide)、利多卡因(lidocaine)、普罗帕酮(propafenone)等,用于治疗心律失常。这些药物剂量过大时都有致心律失常的不良反应。奎尼丁血浆浓度过高时患者可出现房室传导阻滞、室性心动过速、心室颤动甚至死亡。普鲁卡因胺浓度过高时可引起传导阻滞、窦性停搏、室性心动过速、心室颤动。利多卡因剂量过大时患者可出现心率减慢、窦性停搏、室内传导阻滞。普罗帕酮偶尔可引起严重的心动过速。

胰岛素(insulin)和其他降血糖药如格列齐特(gliclazide)、二甲双胍(metformin)、醋酸普兰林肽(pramlintide acetate)等用于降低血糖,治疗糖尿病。当应用剂量过大时,会使患者出现低血糖,这是不良反应。预防方法为控制所用的剂量,使用最小有效量,同时监测血清葡萄糖浓度,调节患者糖类的摄入量。

抗凝血药肝素(heparin)、华法林(warfarin)、链激酶(streptokinase)、尿激酶(urokinase)、瑞替普酶(reteplase,rPA)等严重的不良反应是出血。用肝素治疗的患者,约有33%发生出血反应,其中10%的患者是大出血。

强心苷的药理效应和不良反应都是由于抑制Na^+-K^+ATP酶。洋地黄类药物用于治疗充血性心力衰竭的主要不良反应之一是心律失常,如窦性期前收缩、二联律、三联律、房性或室性心动过速、房室传导阻滞。

抗肿瘤药甲氨蝶呤(methotrexate)通过抑制二氢叶酸还原酶(dihydrofolate reductase)而抑制DNA的合成,用于治疗肿瘤和急性白血病。同时由于它对该酶的抑制也可引起严重不良反应——骨髓抑制,出现白细胞及血小板计数下降、贫血等。

糖皮质激素具有抗炎作用,可用于严重感染。但必须注意糖皮质激素不仅没有抗菌作用,还会降低机体的免疫功能,诱发、加重感染。因此,应用糖皮质激素治疗严重感染时,应与足量、有效的抗生素合用,以防出现严重后果。治疗免疫性疾病时,糖皮质激素与其他免疫抑制剂一起应用,这样不仅可以降低糖皮质激素的剂量,还可以减轻免疫抑制剂的毒性。用糖皮质激素治疗哮喘时可以改变给药途径,如用气雾剂以增加药物的疗效,减少全身不良反应。

阿司匹林(aspirin)等非甾体抗炎药(nonsteroidal anti-inflammatory drugs,NSAIDs)有退热、镇痛、抗风湿、抗炎等作用。这类药物有胃肠道的不良反应,有时可引起胃痛、胃出血,长期应用可引起胃溃疡。少见的肾不良反应为肾炎、肾功能不全。NSAIDs抑制前列腺素合成的环加氧酶(cyclo-oxygenase,COX)。该酶有两个同工酶,分别为COX-1、COX-2。COX-1参与机体的一些生理反应,COX-2主要参与炎症反应。因此认为NSAIDs的药理效应依赖于COX-2的抑制,而其对器官的毒性,如对消化道、肾的毒性,则与COX-1有关。因此,多年前针对这类药物的新药发展研究认为,选择性抑制COX-2的药物既具有NSAIDs的药理效应又可避免其不良反应。但是情况并非如此。长期应用COX-2抑制剂塞来昔布(celecoxib)可引起心肌梗死(与对照组比较),也能引起急性肾衰竭。COX-2抑制剂罗非昔布(rofecoxib)引起心肌梗死或卒中的概率为3.5%,而安慰剂为1.9%,说明此药危险性高,罗非昔布已于2007年11月9日被全球召回。

根据以上情况,临床医生应根据药物的药理效应来用药,选择最佳药物,避免不良反应,以达到最佳临床疗效。

第二节 药物作用机制

药物发挥作用是通过干扰或参与机体内在的各种生理或生化过程的结果。因此,药物的作用机制是多种多样的。目前对药物作用机制的认识已从器官水平深入到细胞、亚细胞水平甚至分子水平。

一、受体学说与临床用药

药物先与细胞膜上或细胞内的某些特殊分子结合,才能发挥效应。这些特殊分子被称为受体(receptor)。受体是有严格专一性的,能识别和结合特异分子(配体)的位点,多数受体具有蛋白质分子结构。

药物与受体的相互作用首先为药物与受体结合形成复合物,进而改变受体的蛋白质构型,引起一系列细胞内变化,最终产生药理效应。

(一)受体学说

1. 占领学说(occupation theory) 该学说认为:

受体只有与药物结合才能被激活而产生效应,而效应的强度与占领受体的数量成正比,全部受体被占领时出现最大效应。当50%受体被占领时,所产生的效应就是最大效应的一半。但实际上,作用于同一受体的药物其最大效应并不都相等。

有学者修正了占领学说,把决定药物与受体结合时产生效应的大小称为内在活性(intrinsic activity)。药物与受体结合不仅需要有亲和力,还需要有内在活性才能激动受体而产生效应。只有亲和力而没有内在活性的药物,虽可与受体结合,但不能激动受体,故不产生效应。

根据占领学说,可将与受体相互作用的药物分为:激动药、拮抗药、部分激动药。激动药(agonist)为既有亲和力又有内在活性的药物,它们能与受体结合并激动受体而产生效应。拮抗药(antagonist)为有较强的亲和力,而无内在活性的药物。部分激动药为有较强的亲和力,但内在活性不强的药物。

2. 速率学说(rate theory) 由 Paton 于 1961 年提出。该学说认为,药物作用最重要的因素是药物分子与受体结合与分离的速率。药物作用的效应和药物与受体的解离速率成正比,而与其占有的多少无关。效应的产生是一个药物分子和受体相碰时产生的一定量的刺激传递到效应器的结果。

3. 二态模型学说(two model theory) 认为受体的构象分活化状态(R^*)和失活状态(R)。两种状态处于动态平衡,可相互转变。在不加药物时,受体系统处于无自发激活的状态。加入药物时则药物与 R^* 态和 R 态受体均可结合,其选择性决定于亲和力。激动药与 R^* 态的受体亲和力大,结合后可产生效应;而拮抗药与 R 态的受体亲和力大,结合后不产生效应。当激动药与拮抗药同时存在时,两者竞争受体,效应取决于 R^*– 激动药复合物与 R– 拮抗药复合物的比例。当后者较多时,则激动药的作用被减弱或阻断。部分激动药对 R^* 与 R 有不同程度的亲和力,因此它既可引起较弱的效应,也可阻断激动药的部分效应。

(二)临床用药

1. 选择药物 多数情况下,可根据疾病过程中所涉及受体的具体情况及药物的特性选择药物。例如哮喘可用 β 受体激动药治疗。考虑到支气管上分布的受体是 β_2 亚型,因此选择 β_2 受体激动药如特布他林(terbutaline)、沙丁胺醇(salbutamol),则可避免异丙肾上腺素(可兴奋心脏 β_1 受体)所产生的心脏兴奋作用。同样在应用 β 受体拮抗药治疗高血压、

心律失常和心绞痛时,如上述患者有支气管哮喘,则应禁用 β 受体拮抗药如普萘洛尔(propranolol),因为它同时可阻断支气管上的 β_2 受体而诱发或加重哮喘,患者甚至可因呼吸困难而死亡。

2. 机体对药物的敏感性、耐受性及依赖性 因长期、大量用药可引起受体的增加或减少,使机体对药物的敏感性改变,产生耐受性。受体拮抗药长期应用会引起受体增加或增效,一旦停用拮抗药,则低浓度的激动药也会产生过强反应。所以临床上高血压患者长期应用普萘洛尔,可使患者的 β 受体增加,突然停止用药时会引起患者血压骤然上升。

某些药物引起的依赖性可能与激动受体的类型有关,例如吗啡类镇痛药的作用与激动阿片受体有关,而阿片受体可分为 μ、κ、δ 等亚型,其中 μ 受体被激动后有镇痛作用并与成瘾性有关。因此可选用部分激动药喷他佐辛,它对 κ 受体(镇痛)、δ 受体(兴奋效应)有激动作用,而对 μ 受体(成瘾、呼吸抑制)有轻度拮抗作用,成瘾性很小。目前,依据此理论已合成了一些成瘾性更小的新型镇痛药。

3. 内源性配体对药效学的影响 运动员心率缓慢,表明其内源性配体乙酰胆碱作用较强。阿托品对运动员心率的影响比对缺少体育锻炼、心率较快者的影响大。普萘洛尔应用于内源性儿茶酚胺水平高的患者时,其减慢心率的作用显著,而当患者体内儿茶酚胺浓度不高时作用不明显。对于部分激动药,这种影响更需注意。例如,沙拉新(saralasin)有微弱的血管紧张素Ⅱ受体激动作用,能竞争性拮抗血管紧张素Ⅱ的作用。此药对高肾素型高血压有效,而对肾素水平不高的高血压无效,对低肾素型高血压患者甚至有升高血压的现象,因而其临床应用受限制。应用拟内源性配体作用的受体激动药时,应注意受体的正常反馈对药效的影响。例如,儿茶酚胺类除作用于突触后膜受体发挥作用外,又可同时作用于突触前膜受体而减少内源性配体的释放。这种负反馈调节在连续用药时可使药效降低,这也可能与某些药物的依赖性有关。例如,内源性脑啡肽类作用于阿片受体,属于自身镇痛机制。应用吗啡类药物能增强脑啡肽的镇痛作用,但是连续应用时可通过负反馈而使有关神经元合成释放脑啡肽减少。此时如突然停止使用吗啡类药物,则会出现戒断症状。阿片受体拮抗剂纳洛酮(naloxone)也是内啡肽拮抗剂,主要用于阿片类及其他镇痛药的急性中毒。近年认为内啡肽释放增多是引起休克的一个重要诱因。休克时大量内啡肽释放,会加剧血压下

降、循环阻碍和心脏抑制。纳洛酮可对抗内啡肽的作用,用于治疗感染中毒性休克。

4. 受体与药物不良反应 药物与受体相互作用所产生的效应或不良反应,往往与它们对受体的选择性不强有关。例如氯丙嗪对受体的选择性很低,除了阻断多巴胺受体以外,还对乙酰胆碱受体、肾上腺素受体和 5-羟色胺(5-HT)受体有阻断作用,因此应用氯丙嗪有直立性低血压、鼻塞、口干、便秘、嗜睡、淡漠、反应迟钝等不良反应。

长期用药后突然停药而引起的停药反应(如"反跳")是常见的不良反应。它与药物受体相互作用后的受体调节有密切的关系。可发生停药反应的有下列药物:①心血管系统药物,如抗高血压药(特别是可乐定)、β受体拮抗药等;②神经系统药物,如镇静催眠药、乙醇、阿片类镇痛药、抗癫痫药、抗帕金森病药、三环类抗抑郁药;③肾上腺皮质激素类。

5. 联合用药 对于作用于同一受体或不同受体(或亚型)的激动药与拮抗药的联合用药,需根据用药目的进行具体分析。

(1) 激动药与激动药 一般情况下,不将激动同一受体或同一亚型受体的激动药合用,因为有时合用后疗效得不到增强,反而降低。

(2) 激动药与拮抗药 不能将激动或拮抗同一受体或亚型受体的激动药与拮抗药同用,因为它们的效应可相互抵消。β受体拮抗药可降低β受体激动药沙丁胺醇、特布他林的效应,这样会影响对哮喘患者的疗效。在激动药中毒时,可以利用拮抗同一受体的拮抗药消除激动药的毒性。去甲肾上腺素(noradrenaline,NA)与α受体拮抗药酚妥拉明(phentolamine)可联合用于抗休克治疗。酚妥拉明可对抗 NA 强大的 α_1 受体激动作用,保留对心脏 β_1 受体的激动作用,提高其抗休克的疗效。

(3) 完全激动药与部分激动药 作用于同一受体的完全激动药与部分激动药不得合用,因部分激动药可抵消完全激动药的效应,如喷他佐辛与吗啡合用,反而减弱吗啡的镇痛效应。

根据上述情况,在临床用药时必须考虑所用药物对各方面的影响,以免出现意想不到的药物协同或拮抗作用,导致不良反应。

6. 相互作用 治疗帕金森病的左旋多巴(levodopa)的作用可被多巴胺阻断药氟哌啶醇(haloperidol)和甲氧氯普胺(metoclopramide)所拮抗,抗高血压药利血平(reserpine)因可减少递质的释放,使左旋多巴的作用减弱。

三环类抗抑郁药能阻断神经元对胺类的再摄取,可以协同去甲肾上腺素和肾上腺素的作用。因此当应用三环类抗抑郁药的抑郁症患者需要做手术时,所用局部麻醉药中不可加肾上腺素,否则会引起明显的血压上升。

很多药物如抗组胺药、镇吐药、吩噻嗪类药和三环类抗抑郁药与阿托品一样具有阻断 M 胆碱受体的作用。它们有较弱的抗胆碱作用,单独应用时是安全的,联合应用时则可产生很强的抗胆碱能综合征,而引起精神紊乱,记忆丧失。

有些药物如氨基糖苷类、多黏菌素、局部麻醉药对神经肌肉接头的传递有很弱的抑制作用。有些药物对神经肌肉传递正常者没有影响,安全范围很大。但是对于手术时接受过神经肌肉阻滞药或患有重症肌无力的患者来说,上述药物可以引起神经肌肉麻痹、呼吸肌麻痹和呼吸暂停。

二、影响内源性活性物质

内源性激动剂有内啡肽、脑啡肽、强啡肽、肾上腺素、去甲肾上腺素、多巴胺、乙酰胆碱、胰岛素、肾上腺皮质激素、甲状腺素、雌激素等。有些药物通过影响内源性活性物质转运与转化过程发挥作用。

(一) 促进释放

有些药物通过促进神经末梢释放递质而发挥作用。如卡巴胆碱,除直接作用于胆碱受体外,还可促进胆碱能神经末梢释放乙酰胆碱而发挥拟胆碱作用。麻黄碱(ephedrine)和间羟胺(metaraminol)除直接激动肾上腺素受体外,还可通过促进去甲肾上腺素能神经末梢释放 NA 而发挥作用。瑞格列奈(repaglinide)为短效口服降血糖药,主要是通过刺激胰岛 B 细胞释放胰岛素而发挥降血糖作用。

(二) 抑制再摄取

抑郁症按照单胺假说是由于特定脑区单胺(主要是 NA 和 5-HT)功能降低所致。抗抑郁药抑制 NA 和(或)5-HT 在突触处的再摄取而起治疗作用。如马普替林(maprotiline)为 NA 再摄取抑制药。5-HT 再摄取抑制药如三环类抗抑郁药丙米嗪(imipramine)、阿米替林(amitriptyline)也抑制 NA 的再摄取。选择性 5-HT 再摄取抑制药如氟伏沙明(fluvoxamine)等都用于治疗抑郁症。

可卡因(cocaine)可有效地抑制多巴胺(dopamine,DA)和 NA 的再摄取,它能兴奋中枢神经系统,引起情绪高涨。可卡因过去作为局部麻醉药应用于临床,其游离生物碱制剂 crack cocaine 为近年头号毒品之一。

（三）影响合成、代谢

单胺氧化酶（monoamine oxidase，MAO）是单胺类递质（去甲肾上腺素、多巴胺、5-HT）及其他单胺物质（如酪胺）的重要失活酶。新型 MAO 抑制药（MAOI），如吗氯贝胺（moclobemide），通过抑制 MAO，减少单胺类递质的失活，增加突触部位单胺类递质的含量而产生抗抑郁作用，用于治疗抑郁症。司来吉兰（selegiline）可选择性抑制中枢神经系统的 MAO，降低脑内 DA 的代谢，用于帕金森病的治疗。非甾体抗炎药阿司匹林可通过抑制环氧合成酶而减少前列腺素的合成，从而产生解热、镇痛、抗炎作用。

（四）抑制释放

碳酸锂（lithium carbonate）用于治疗躁狂症。躁狂症的病因为突触间隙 NA 和 DA 浓度增高。治疗浓度的锂盐能抑制去极化，抑制 Ca²⁺ 依赖的 NA 和 DA 从神经末梢释放，从而降低突触间隙 NA 和 DA 的浓度。

三、影响转运过程

钠通道阻滞药影响 Na⁺ 转运。局部麻醉药主要作用于神经细胞细胞膜。在正常情况下，神经细胞细胞膜的去极化有赖于 Na⁺ 内流，局部麻醉药可直接与电压控制的钠通道相互作用而抑制其内流，阻止动作电位的产生和神经冲动的传导，产生局部麻醉作用。

利尿药影响钠重吸收。高效利尿药呋塞米（furosemide）的利尿作用是由于它阻断髓袢升支粗段髓质和皮质部管腔膜面 Na⁺-K⁺-2Cl⁻ 同向转运体介导的同向转运（symport）系统，抑制其转运能力，使尿中 Na⁺、K⁺、Cl⁻ 浓度增高，NaCl 的排出量明显增加。中效能利尿药噻嗪类（thiazides）增强 NaCl 和水的排出，产生利尿作用。它们的作用部分在远曲小管的近端，抑制 Na⁺-Cl⁻ 同向转运体，使 NaCl 的重吸收受抑制。

钙通道阻滞药影响 Ca²⁺ 转运。钙通道阻滞药（calcium channel blocker）又称钙通道拮抗药，是指选择性地作用于电压依赖性钙通道上，抑制 Ca²⁺ 经电压依赖性钙通道进入细胞内的药物。钙通道阻滞药与钙通道结合的结果是明显地降低跨膜 Ca²⁺ 内流，发挥心肌和平滑肌的松弛作用。常用的钙通道阻滞药有维拉帕米（verapamil）、硝苯地平（nifedipine）和地尔硫䓬（diltiazem）。它们的适应证为心绞痛、高血压、心律失常、脑动脉痉挛、脑卒中等。

钾通道开放药米诺地尔（minoxidil）、二氮嗪（diazoxide）为 ATP 敏感性钾通道开放药（钾外流促进药）。它们能开放钾通道促进 K⁺ 外流，直接作用于血管平滑肌，舒张血管平滑肌而降压，用于治疗严重高血压。

依折麦布（ezetimibe）与小肠上皮刷状缘上的 NPC 1L1 蛋白结合，选择性地抑制饮食及胆汁中胆固醇的转运吸收，从而起到降低血浆胆固醇的作用。丙磺舒（probenecid）竞争性抑制肾小管对有机酸的转运，抑制肾小管对尿酸的重吸收，增加尿酸的排泄，可用于治疗慢性痛风。

四、影响酶活性

酶是生物催化剂，能加速体内生化反应的速度。药物可以通过影响酶的活性而起作用。乙酰胆碱酯酶（acetylcholinesterase，AChE）是水解乙酰胆碱的酶。乙酰胆碱酯酶抑制药能抑制 AChE。如新斯的明（neostigmine）通过抑制 AChE 活性而发挥其拟胆碱作用，即通过乙酰胆碱兴奋毒蕈碱和烟碱受体而起作用。

1. 黄嘌呤氧化酶 黄嘌呤氧化酶催化次黄嘌呤生成尿酸。此酶同时催化别嘌呤醇（allopurinol）生成别黄嘌呤。别嘌呤醇和别黄嘌呤抑制黄嘌呤氧化酶，因此别嘌呤醇抑制尿酸的生成，用于治疗痛风。

2. 单胺氧化酶（MAO） 单胺氧化酶分为 MAO-A 和 MAO-B。MAO-A 主要代谢 NA 和酪胺。MAO-B 代谢 DA。吗氯贝胺是一个选择性、可逆的短效 MAO-A 抑制药，降低 NA 和 5-HT 的代谢，可提高脑内 NA 和 5-HT 的浓度，用于治疗抑郁症。MAO-B 抑制药司来吉兰选择性地抑制 MAO-B，使脑内 DA 不被代谢，而增加其含量，延长其作用。司来吉兰与左旋多巴联合应用，用于治疗帕金森病。

3. Na⁺-K⁺ATP 酶 强心苷能抑制 Na⁺-K⁺ATP 酶而产生正性肌力作用。此酶被抑制时，细胞内 Na⁺ 量增多，K⁺ 量减少。使细胞内 Na⁺ 量增多是正性肌力作用的关键。此时，通过双相性 Na⁺-Ca²⁺ 交换机制使 Na⁺ 内流减少，Ca²⁺ 外流减少，或 Na⁺ 外流增多而 Ca²⁺ 内流增多，结果使细胞质内 Ca²⁺ 量增多，较多的 Ca²⁺ 与收缩蛋白相互作用而增加心肌收缩力。

4. 磷酸肌醇酶 躁狂症可能与神经细胞内第二信使肌醇三磷酸（IP3）和二酰甘油（DAG）增高有关。锂（lithium）通过抑制磷酸肌醇酶，阻止磷酸肌

第三节 影响药物作用的因素 ■

醇(IP)释放肌醇(I),这样使 IP3 和 DAG 的前体磷酸酰肌醇二磷酸(PIP2)明显减少,从而发挥抗躁狂作用。

5. 磷酸二酯酶(PDE) 环鸟苷酸(cGMP)是鸟苷三磷酸(GTP)经鸟苷酸环化酶(GC)作用而产生。cGMP 的功能是使血管平滑肌舒张、腺体分泌、阴茎海绵体舒张,可被磷酸二酯酶灭活。西地那非(sildenafil)通过抑制磷酸二酯酶 V 型而增加 cGMP 的含量,用于治疗勃起功能障碍。

6. α–葡糖苷酶抑制药 各种糖类食物必须经小肠黏膜刷状缘上的 α–葡糖苷酶消化,产生葡萄糖等单糖,才能被吸收。α–葡糖苷酶抑制药(α–glucosidase inhibitors)能延缓糖类食物的消化吸收。药物有阿卡波糖(acarbose)、伏格列波糖(voglibose),可作为治疗糖尿病的辅助药。

7. 谷氨酸脱羧酶 丙戊酸钠(sodium valproate)可增加谷氨酸脱羧酶活性,增加 γ–氨基丁酸(γ–aminobutyric acid,GABA)的生成。由于谷氨基通过谷氨酸脱羧酶形成 GABA,丙戊酸和丙戊酸钠可用于治疗癫痫大发作、小发作、精神运动性发作等。

8. 链激酶 链激酶溶解血栓的作用机制是它与内源性纤溶酶原结合成复合物,并促使纤溶酶原转变为纤溶酶,纤溶酶迅速水解血栓中的纤维蛋白而使血栓溶解。尿激酶可直接使纤溶酶原转变为纤溶酶,而起溶解血栓的作用。组织型纤溶酶原激活物(tissue-type plasminogen activator,tPA)的作用机制是激活内源性纤维蛋白溶酶原转变为纤维蛋白溶酶,纤维蛋白溶酶可溶解纤维蛋白,用于治疗血栓栓塞性疾病。

9. 抗凝血酶Ⅲ 肝素的抗凝机制是促进抗凝血酶Ⅲ的活性,用于防治血栓栓塞性疾病、心肌梗死、脑血栓形成、弥散性血管内凝血(DIC)等。

10. 胆碱酯酶 碘解磷定(pralidoxime iodide,PAM)为乙酰胆碱酯酶复活药,可使 AChE 复活,恢复其水解乙酰胆碱的活性,使乙酰胆碱水解为胆碱和乙酸。PAM 与阿托品合用可用于治疗中度或重度有机磷酸酯类中毒。

五、其他

(一)改变细胞周围环境的理化性质

如抗酸药氢氧化铝(aluminium hydroxide)、碳酸氢钠(sodium bicarbonate)能中和胃酸,可用于治疗消化性溃疡。静脉注射甘露醇高渗溶液可产生利尿作用。

(二)补充机体所需的各种物质

补充机体所需的维生素、激素等物质。

(三)对神经递质、激素的影响

对神经递质的影响,如麻黄碱促进肾上腺素能神经末梢释放 NA。药物也可通过增加或减少激素分泌的量而发挥治疗作用,如甲苯磺丁脲(tolbutamide)可促进胰岛素的分泌而降低血糖,用于治疗糖尿病。

第三节 影响药物作用的因素

影响药物作用的因素包括机体方面的因素、药物方面的因素和其他因素。

一、机体方面的因素

(一)年龄

1. 儿童 儿童各器官和组织正处在生长、发育阶段,肝、肾、中枢神经系统的发育尚未完全,这使儿童在使用通过肝代谢、肾排泄的药物时受到影响,可产生药物不良反应或毒性。如早产儿及新生儿服用氯霉素后因药物在体内不能形成葡糖醛酸酯而排泄,易产生灰婴综合征。婴儿的血脑屏障尚未发育完全,所以对吗啡特别敏感,易出现呼吸抑制,而尼可刹米、氨茶碱、麻黄碱等容易使婴儿出现中枢兴奋而致惊厥。主要由肾排泄的药物如氨基糖苷类抗生素,由于经儿童肾排泄较慢,使血中药物存留时间延长,易产生耳毒性。有些药物对儿童生长发育有较大的影响,如激素可致发育异常和障碍;四环素可影响儿童钙代谢,使牙齿黄染或骨骼发育停滞,儿童禁用。喹诺酮类是一种含氟的抗菌药,其中氟离子容易对骨骼和牙齿生成造成影响,因此婴幼儿应慎用。儿童体液占体重比例较大,对水盐代谢的调节能力较差,故对利尿药特别敏感,易发生水盐代谢障碍或中毒。

2. 老年人 老年人的组织器官及其功能随年龄增长出现生理性衰退,在药效学和药动学方面会产生一些变化。老年人体液相对减少,脂肪增加,蛋白质合成减少。由于老年人的某些器官功能衰退,如中枢神经系统及心血管系统对作用于这些系统的药物的耐受性降低。肝、肾功能也随年龄增长而衰退,故药物清除率逐渐下降。各种药物血浆半衰期有不同程度的延长,例如地西泮的血浆半衰期在普通成年人为 20~24 h,在老年人可延长 4 倍;由肾排泄的氨基糖苷类抗生素的血浆半衰期在老年人可延长 2 倍以上。在药效学方面,老年人对许多药物特

25

别敏感,例如老年人应用地西泮等药可出现较强的中枢抑制作用,次日出现宿醉的后遗效应。应用心血管药物易引起血压下降和心律失常;应用非甾体抗炎药易致胃肠出血;应用抗 M 胆碱药易致尿潴留、便秘和青光眼等。因此,对老年人用药需慎重,用药剂量应适当减小。另外,老年人记忆力差,对用药的依从性较差,故对老年人用药种类宜少,同时必须交代清楚用药方法。

(二) 性别

性别对药物作用的影响并不显著,但由于男女的生理功能不同,其对药物的敏感度略有差异。男性对阿司匹林和对乙酰氨基酚的清除率分别高于女性的 60% 和 40%。女性患者在月经期、妊娠期和哺乳期用药应注意,月经期和妊娠期子宫对泻药和其他强烈刺激性药物比较敏感,有引起月经过多、流产、早产的危险。有些药物可以通过胎盘进入胎儿体内,对胎儿生长发育造成影响,严重的可致畸胎,故女性妊娠期用药应十分慎重。另外,有些药物可经乳汁排出,被乳儿摄入可引起中毒。例如女性哺乳期禁用苯二氮䓬类,因为母亲若长期、大量应用这类药物可使乳儿畏寒、嗜睡、生长缓慢。

(三) 精神因素

精神状态和情绪对药物的疗效有很大影响,如精神振奋和情绪激动时可影响抗高血压药、镇静催眠药的效果。精神委靡和情绪低落可影响抗肿瘤药和抗菌药的疗效,严重者甚至可引起机体内分泌失调、抵抗力降低、导致或加重疾病。

精神因素对药物作用有明显影响,医护人员的鼓励性语言、良好的诊治态度、患者对医护人员的信任以及患者的乐观情绪对疗效都能产生良好的影响,医护人员应重视此因素的影响,尽量发挥其积极作用。安慰剂(placebo)是不具药理活性的物质,对头痛、心绞痛、手术后疼痛及神经症等功能性疾病能获得 30%～40% 的疗效,这是通过精神因素作用取得的。安慰剂对精神因素控制的自主神经系统功能影响较大,可调控如血压、心率、胃分泌、呕吐、性功能等。在新药临床研究时,常采用双盲法安慰剂对照试验,安慰剂有时可以产生与药物作用一致的阳性效果。同时,安慰剂也可产生与药物相同的不良反应。

(四) 病理因素

病理因素会影响药物作用。中枢神经系统抑制时,如巴比妥类药物中毒时,机体能耐受较大剂量中枢兴奋药而不致惊厥,惊厥时则能耐受较大剂量苯巴比妥。肝功能不全时,药物的肝代谢受到影响,使

药物消除减少、血浆半衰期延长,临床可以适当延长给药间隔时间和(或)减小剂量。在严重肝功能不全时,对需要使用肾上腺皮质激素的患者,应使用氢化可的松或泼尼松龙而不宜使用可的松或泼尼松,原因是后两药需转化为前两药方能生效。肾功能不全时,经肾排泄的药物,如氨基糖苷类抗生素的排泄速率减慢,而使半衰期延长。胃肠道疾病也可影响药物的作用,胃排空时间延长或缩短可使小肠吸收药物时间延长或缩短。腹泻常使药物吸收减少,而便秘使药物吸收增加。另外,要注意患者有无影响药物作用的潜在性疾病,例如非甾体抗炎药可诱发或加重溃疡病,氢氯噻嗪加重糖尿病,抗 M 胆碱药可诱发青光眼等。

(五) 遗传因素

药物作用的差异有些是由遗传因素引起的。遗传基因组成差别构成人对药物反应的差异,主要包括种属差异(species variation)、种族差异(race variation)和个体差异(individual variation)。遗传因素亦是产生特异质反应(idiosyncratic reaction)的原因。研究机体遗传因素对药物反应影响的学科称为遗传药理学(pharmacogenetics)。它是药理学与遗传学、生物化学、分子生物学等多学科相结合的边缘学科。

1. 遗传因素对药物代谢动力学的影响 药物代谢动力学在个体之间的差别主要来自遗传因素。在同卵双生子和异卵双生子中研究下列药物的反应,如异烟肼、保泰松、双香豆素、去甲替林、氟烷、苯妥英钠、水杨酸、乙醇等发现:同卵双生子在用药时,药物半衰期非常相近,而异卵双生子用药时的药物半衰期有很大变异性。许多药物代谢酶具有遗传变异性,其中大多数表现为遗传药理学多态性。这些有变异的酶包括细胞色素 P450、拟胆碱酯酶、过氧化氢酶、单胺氧化酶、乙醇脱氢酶、乙醛脱氢酶、异喹胍氧化酶、美芬妥英羟化酶、N-乙酰基转移酶、儿茶酚氧位甲基转移酶等。药物代谢分为慢代谢型和快代谢型,或称为弱代谢型和强代谢型。弱代谢型药物易引起副作用,强代谢型药物在标准剂量下,因其活性成分被很有效代谢而不易引起副作用。N-乙酰基转移酶催化的乙酰化反应有快代谢型和慢代谢型,在服用同样剂量的异烟肼后,快代谢型患者的血药浓度较低,药物半衰期较短,慢代谢型患者易发生多发性外周性神经炎。乙醛脱氢酶(ADH)的底物是乙醇代谢产物——乙醛。乙醛在肝内由 ADH 氧化而生成乙酸。ADH 具有遗传多态性,有的人由于

缺乏此酶，不能代谢乙醛，而使血液中乙醛浓度升高，儿茶酚胺释放增多，引起面部潮红等饮酒后的不良反应。

2. **遗传因素对药理效应的影响**　在血药浓度一致的前提下，机体对药物的反应存在差异。如葡糖-6-磷酸脱氢酶缺乏者使用伯氨喹、氯喹、磺胺类、阿司匹林、奎尼丁等药物时易发生溶血性贫血。高铁血红蛋白还原酶缺乏的患者，当接触氧化剂如硝酸酯类药物时，不能将高铁血红蛋白还原为血红蛋白，易出现高铁血红蛋白蓄积，引起组织缺氧，出现发绀。香豆素耐受是一种罕见的情况，该异常属于常染色体杂合子显性遗传。香豆素耐受的患者需要很大剂量（5~20倍）的香豆素类药物才能发挥抗凝作用。硝酸甘油扩张血管平滑肌的作用与生成具有生物活性的一氧化氮（NO）有关，此过程中线粒体的乙醛脱氢酶（ALDH）可催化NO产生过程中的重要环节，当编码ALDH的基因发生突变时，会导致硝酸甘油无法释放NO，从而无法发挥抗心绞痛作用。

（六）昼夜节律性

许多生物学现象都有时间节律性。受生物节律的影响，药物作用也存在节律性。在生物活动时间节律周期中被研究最多的是昼夜节律，即生物活动以24 h为周期的节律性变化。时辰药理学（chronopharmacology）是研究生物节律与药物作用之间关系的学科。如肾上腺皮质激素分泌高峰出现在清晨，血药浓度在8：00左右最高，而后逐渐下降，直到午夜零时左右降到最低值。临床上根据这种节律变化，将皮质激素类药物由原来每日分次用药改为每日早晨给药一次，或隔日早晨给药一次（隔日疗法），既可提高疗效，又可大大减轻不良反应，使药物效应规律与体内生物节律同步。机体在不同时辰处置药物的能力可有不同，如在7：00口服吲哚美辛（消炎痛），其血药浓度的峰值最高，而在19：00服药，则峰值较低。又如胃酸pH在8：00左右最高，在夜间低，某些弱酸性或弱碱性药物的吸收量因之而受影响。患者分别于9：00和21：00服用茶碱，早晨服药后的血药浓度明显高于晚间服药。

二、药物方面的因素

药物的剂量，剂型，给药途径，用药时间、给药间隔时间、疗程以及药物相互作用等都可影响药物的作用。

（一）剂量

不同药物剂量产生的药理作用是不同的。在一定范围内，剂量愈大，药物在体内的浓度愈高，作用也愈强。应用的剂量应在治疗范围之内，剂量太小无效，超过极量则易产生毒性。不同个体对同一剂量的药物反应也存在差异性。

（二）剂型

药物有不同的剂型，如溶液剂、胶浆剂、片剂、胶囊、颗粒剂、注射剂、气雾剂、栓剂等，同一药物的不同剂型吸收速率和分布的范围可以不同，剂型还影响药物的起效时间、作用强度和维持时间等。口服给药时溶液剂吸收最快，片剂和胶囊等需先崩解，故吸收较慢。

为了达到不同目的，药物存在多种剂型。如糖衣片可避免苦味，肠溶片或胶囊可减少药物对胃的刺激。缓释制剂（sustained-release preparation）利用无药理活性的基质或包衣阻止药物迅速溶出以达到非恒速缓慢释放的效果。控释制剂（controlled-release preparation）可以控制药物按零级动力学恒速或近恒速释放，以保持药物恒速吸收。还有经皮肤全身给药的剂型，如将硝酸甘油透皮贴剂贴在前胸，药物可透皮缓慢吸收，这类制剂有作用持久和无首过效应的特点。"贮库剂型"指将药物小片植入皮下，使药物缓慢释放，发挥持久作用，如长效避孕药。

不同药厂生产的同种药物制剂由于制剂工艺配方不同，药物的吸收和药效也有区别，为了保证药物吸收和药效发挥的一致性，需要评价其生物等效性。

（三）给药途径

给药途径不同，可以影响药物吸收、分布、代谢、排泄，从而影响药物作用的强弱，甚至可以改变药物作用的性质，如硫酸镁肌内注射可抑制中枢神经系统，而口服则导泻。

1. **消化道给药**

（1）**口服**　是最常用的给药方法。其优点是方便、经济、安全，适用于大多数药物和患者。其缺点是易受胃肠内容物的影响，有的可发生首过效应，使生物利用度降低。口服给药不适用于昏迷、抽搐、呕吐等患者。

（2）**舌下给药**　舌下给药可避免胃肠道消化酶和酸碱的破坏以及首过效应。有些药物由舌下口腔黏膜吸收快，是快速生效的给药途径，但只适用于少数用量较小的药物，如硝酸甘油片剂舌下给药可缓解心绞痛急性发作。

（3）**直肠给药**　将栓剂或药液导入直肠由直肠黏膜血管吸收，可避免胃肠道刺激和首过效应。因此给药途径应用不便，吸收受限制，所以很少应用。

2. 注射给药

(1) 皮下注射　药物经注射部位的毛细血管吸收,吸收较快且完全,但注射量有限,只适用于水溶性药物。皮下注射不适用于刺激性药物或油类,特别是矿物油,因为其易使局部产生疼痛、炎症、硬化或脓肿。

(2) 肌内注射　因为肌内组织血管丰富,其吸收较皮下注射快。混悬液或油类常作肌内注射,吸收缓慢,作用持久。

(3) 静脉给药　静脉给药的药物可立即或连续地进入血液,从而迅速起效,适用于急重症的治疗,但静脉给药有一定危险性,需慎用。

(4) 椎管内给药　将药物注入蛛网膜下腔的脑脊液中产生局部作用。临床上将局部麻醉药注入蛛网膜下腔作椎管内麻醉。也可将药物注入关节腔、胸腔、腹膜腔。

3. 吸入给药　挥发性或气雾性药物常用此方法给药,药物主要是通过肺泡扩散进入血液而迅速生效。如全身麻醉药、异丙肾上腺素气雾剂。

4. 局部给药　若需药物发挥局部治疗作用,可采用局部给药。如滴眼、滴鼻、喷喉、敷伤口、搽皮肤。另外,有的药物通过皮肤吸收可发挥全身疗效,如硝酸甘油透皮贴剂贴敷心前区,药物可通过皮肤缓慢吸收而发挥预防心绞痛发作的作用。

(四) 用药时间、给药间隔时间、疗程

用药时间根据不同药物而定,需从药物的性质、吸收、对胃的刺激、患者对药物的耐受度和需要药物发生作用的时间等方面考虑。如易受胃酸影响的药物可于饭前服用,对胃刺激性强的药物应在餐后服用,镇静催眠药应在睡前服用,胰岛素应在餐前注射。对于一些受昼夜节律影响的药物应按其节律用药,如长期应用肾上腺皮质激素,应在早晨给药。

给药间隔时间可参考药物的半衰期($t_{1/2}$)。以 $t_{1/2}$ 为间隔时间恒量恒速给药 4~6 个 $t_{1/2}$ 后,血药浓度达到稳态。实际给药间隔时间有所调整,一般为每日 3~4 次或每 6~8 h 一次。有些抗菌药有抗生素后效应(post antibiotic effect,PAE),此时细菌尚未恢复活性,因此给药间隔时间可适当延长。

疗程指给药持续时间。对于一般疾病,症状消失后可停止用药,对于某些慢性病及感染性疾病应按规定时间持续用药,以避免疾病复发或加重。

(五) 药物相互作用

药物相互作用(drug interaction)是指联合应用两种或两种以上的药物时,由于药物代谢动力学或药效动力学的原因,而影响它们单独应用时所产生的作用,使药效增强或减弱。同时应用(或前后应用)两种或多种药物,由于药效动力学的影响,使原有的药效增强,称为协同作用(synergism),使原有的药效减弱,称为拮抗作用(antagonism)。

影响药代动力学的相互作用主要表现在吸收、分布、代谢和排泄上。服用抗酸药改变胃液 pH 可减少弱酸性药物的吸收。抑制胃排空的药物,如具有抗 M 胆碱受体作用的药物可延缓药物的吸收。四环素与 Fe^{2+}、Ca^{2+} 等因络合互相影响吸收。肝药酶诱导药如苯巴比妥、保泰松、苯妥英钠、灰黄霉素、利福平和乙醇等通过诱导肝药酶活性而增加在肝转化药物,使药效减弱;肝药酶抑制药如别嘌呤醇、氯霉素、异烟肼、西咪替丁等减慢肝转化药物,使药效增强。碱化尿液可加速酸性药物自肾排泄,减慢碱性药物自肾排泄,反之,酸化尿液可加速碱性药物排泄,减慢酸性药物的排泄。水杨酸盐竞争性抑制甲氨蝶呤自肾小管的排泄而增加甲氨蝶呤的毒性反应。奎尼丁可减少地高辛从肾消除,两药合用时奎尼丁能使地高辛的血药浓度增加一倍,因此两药合用时应减少地高辛的剂量。

影响药效动力学的相互作用主要发生在药物作用部位。激动药与激动药或拮抗药合用,前者增强药理作用而后者降低药理作用。抗凝血药华法林和抗血小板药阿司匹林合用可导致出血反应。磺胺药和甲氧苄啶合用,两者虽作用机制不同但抗菌作用增强。咖啡因与阿司匹林合用,可使阿司匹林镇痛作用增强。排钾利尿药可致低钾血症而加重强心苷毒性。拟肾上腺素药可提高心肌自律性,使心肌对强心苷敏感性增高,两药合用可致强心苷中毒。总之,掌握药物相互作用的规律可更好地提高药物临床疗效,减少不良反应。

三、其他因素

(一) 耐药性

病原体对长期应用的抗菌药可产生耐受,此时药物疗效降低,称为耐药性(drug resistance)或抗药性。当不合理地使用抗生素时,可引起耐药菌株的产生。肿瘤细胞对化学治疗药物产生耐药性是化疗失败的主要原因。

(二) 吸烟

烟叶在吸燃过程中可产生很多化合物,主要有烟碱、焦油、CO、NO、氰氢酸、丙烯醛等。它们对机体有不同程度的药理、毒理作用,并与多种疾病的

发生有关。吸烟能诱导多种代谢酶,特别是细胞色素 P450 酶系统,使相应药物代谢加强、消除加速。例如吸烟者应用咖啡因、氨茶碱时,药物的消除速率明显高于不吸烟者,临床表现为对药物产生耐药性。

(三) 嗜酒

酒的主要成分为乙醇,它对中枢神经系统、心血管系统和消化系统均有药理作用。乙醇和很多中枢神经系统药物(如苯二氮䓬类等)有协同作用,使后者作用加强。糖尿病患者饮酒后口服降血糖药,可使降血糖药的作用加强,引起明显的低血糖反应,甚至引发昏迷、死亡。

(四) 外界环境

氯丙嗪(chlorpromazine)对体温调节中枢有很强的抑制作用。氯丙嗪可使正常体温下降,并且它的降温作用受外界温度的影响,环境温度愈低,降温作用愈明显。氯丙嗪、异丙嗪(promethazine)、哌替啶(pethidine)组成冬眠合剂,用于人工冬眠治疗,可降低机体的体温、代谢、耗氧和器官活动,增加机体耐受性,减轻机体对伤害性刺激的反应。人工冬眠疗法可用于严重创伤、感染中毒性高热、惊厥、甲状腺危象等。

(五) 外源性物质

污染空气中的铅微粒,长期被吸入后可以抑制药物代谢相关的酶,使相关药物代谢变慢,药物消除半衰期延长。农药、促植物生长剂、住宅装修中各种有机溶媒和多环芳香烃类化合物等,均有对药酶的诱导作用,从而影响相应药物的代谢过程。

(尹永强)

数字课程学习

📥 教学 PPT   📝 思考题

第四章

治疗药物监测

治疗药物监测是在药物代谢动力学、药效动力学原理的指导下,应用现代化检测、分析技术,测定患者血液或其他体液中的药物浓度,根据血药浓度与药效的相关模式,阐明血药浓度与药效的关系,从而通过指导临床合理用药、拟定合理的给药方案、诊断药物过量中毒、判断患者的用药依从性等达到提高疗效、避免或减少不良反应的目的。本章要求掌握治疗药物监测的原理和基础知识,掌握治疗药物监测的指征,熟悉治疗药物监测在临床调整给药方案时的应用,了解治疗药物监测的常用方法。

治疗药物监测(therapeutic drug monitoring, TDM)又称临床药动学监测(clinical pharmacokinetic monitoring, CPM),是近 30 年来在临床药理学和临床药代动力学领域内兴起的一门新的边缘学科。TDM 是用药动学的方法对治疗方案及药效学进行综合评价的重要手段,也是临床个体化用药的重要根据。

第一节　治疗药物监测的原理和基础

一、血药浓度对药效发挥的重要性

(一) 血药浓度与其作用部位浓度的关系

药物进入机体后到达作用部位,与药物受体形成可逆性的结合而产生药理作用。对大多数药物而言,药理作用的强弱和持续时间与其在作用部位的浓度呈正比,但事实上,由于技术上的困难,要直接测定作用部位的药物浓度,样本的采集难度大,不具备临床可行性,只能通过测定血液中的药物浓度间接了解药物在作用部位的浓度。因此,测定药物的血液浓度可作为判断药物在受体部位浓度的间接指标。

血液中的药物有两种形式,一是与血浆蛋白结合的结合型药物,另一种是游离型药物。由于只有游离型的药物才能通过细胞膜到达作用部位,产生药物疗效,因此测定游离型药物浓度才能较好地反映药物在作用部位的浓度。然而由于测定技术上的困难,目前普遍以血浆药物浓度作为药物在作用部位浓度的检测指标。

(二) 药物剂量、浓度、效应间的关系

研究表明,相同的药物剂量在不同的群体之间给药后其血药浓度各异,即使在同种群体不同个体之间也会产生很大的血药浓度差异。有人对 42 例癫痫患者每天服用 300 mg 苯妥英钠后同一时间的血药浓度进行了研究,发现患者苯妥英钠血药浓度在有效血药浓度(治疗浓度)范围(10 ~ 20 μg/mL)内的患者有 11 例(26.2%),血药浓度低于治疗浓度(10 μg/mL)的有 23 例(54.8%),血药浓度高于治疗浓度(20 μg/mL)的有 8 例(19%,包括血药浓度超过 30 μg/mL 的中毒浓度的 3 例)。由此可见,服用药物剂量虽然相同,但药物对不同个体可表现为无效、有效或中毒等效应间的差异。相比之下,虽然不同个体尤其是不同群体间服用的药物剂量相差很大,只要产生的血药浓度相同,其药理效应就极为相似。如保泰松对兔和人的剂量分别为 300 mg/kg 及 10 mg/kg,两者相差 30 倍,但 10 ~ 20 μg/mL 是保泰松产生抗炎作用的共同有效血药浓度。因此,与剂量相比,血药浓度和药理效应的相关性更强。

(三) 有效血药浓度范围

有效血药浓度范围(therapeutic drug range)是指

最小有效浓度(minimum effective concentration, MEC)与最小中毒浓度(minimum toxic concentration, MTC)之间的血药浓度,临床上常将此范围称为治疗窗。一个好的药物治疗方案是给予合理剂量后,在给药间隔内的血药谷浓度与峰浓度维持在治疗窗内,从而可以达到最佳疗效并且避免中毒反应。如果给药后血药浓度低于 MEC 则达不到疗效,超出 MTC 则发生药物中毒。如苯妥英钠的有效血药浓度范围是 10~20 μg/mL,血药浓度在此治疗窗内时有抗癫痫及抗心律失常作用,当血药浓度低于 10 μg/mL 时无药理效应,达 20~30 μg/mL 时出现眼球震颤,达 30~40 μg/mL 时出现运动失调,超过 40 μg/mL 时出现精神异常甚至致死。因此,有效血药浓度范围在 TDM 中是判断有效、无效和中毒的重要标志。

(四)目标浓度

血药浓度与药理效应之间的相关可能因某些因素(如衰老、疾病、合并用药等)而产生变异,致使有效血药浓度范围在某个患者体内可能与一般人明显不同。为了避免生搬硬套有效血药浓度范围导致的个别患者治疗失误,近年来有人提出目标浓度这一新概念。目标浓度指的是根据具体病情和药物治疗的目标效应为具体患者设定的血药浓度目标值。与有效血药浓度范围不同,目标浓度既没有绝对的上下限也不是大量数据的统计结果。

二、血药浓度与药效的相关模式

(一)血药浓度与药效呈直接关系

在多剂量给药达到稳态的情况下,血液中药物浓度与作用部位浓度达平衡状态,这时可以用纯粹的药效学模型来描述血药浓度－药效关系。例如对数线性模型,该模型提示在 20%~80% 最大效应范围内,效应强度和血药浓度的对数呈近似线性的关系,即:

$$E=A\lg C+B \tag{4-1}$$

公式中 E 为效应强度,C 为血药浓度,A 为直线斜率,B 为常数。用图来描述该模型为 E-$\lg C$ 曲线(图4-1)。E-$\lg C$ 曲线为 S 形曲线,公式(4-1)可近似描述图中呈直线(实线)的部分,此时,可以通过监测血药浓度的经时变化来预测药理效应的变化规律,从而阐述血药浓度与药效呈线性正相关关系。但随血药浓度不断升高,药理效应的增加趋向一个坪值,表现为非线性状态。对于图形中虚线部分,不能用公式(4-1)来描述。

如图4-1所示,随着血药浓度不断升高,药理效

应的增加趋势逐渐减小,最终趋向于一个恒定的最大值,这种变化是非线性的,可用 S 形 E_{max} 模型来描述:

$$E=\frac{E_{max}C^n}{EC_{50}^n+C^n} \tag{4-2}$$

公式中 E 为效应强度,C 为血药浓度,E_{max} 为可能的最大效应强度,EC_{50} 为产生 50% 最大效应时所对应的血药浓度,n 为描述 E-$\lg C$ 曲线峭度的参数。S 形 E_{max} 模型可以更精确地拟合药效随血药浓度的变化,对于最大药理效应的预测、有效血药浓度范围及药理效应变化幅度等的分析具有较大的指导意义。

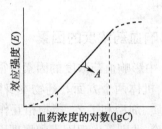

图4-1 药理效应强度和血药浓度的对数的线性关系

(二)药效滞后于血药浓度

药理效应和血药浓度之间的关系不一定都符合上述公式(4-1),某些药物的药理效应滞后于血药浓度的升高,即所谓滞后现象,如图4-2所示,药效增强滞后于血药浓度升高,形成典型的效应－血药浓度滞后环。某些药物在单剂量给药的情况下,药理效应滞后于血药浓度最为常见,这种滞后现象常由下述原因所致。

1. 药物向作用部位分布需要一定的平衡时间 如果作用部位处于血管分布较少、血流慢、血流量小的周边室,药物从中央室进入周边室就需要经过一定的时间,才能使药物浓度趋向平衡。在这种情况下,就会出现药理效应滞后于药物浓度的现象。例如地高辛静脉给药后血药浓度一开始便处于峰值状态,而地高辛向心肌的分布一般需要 6 h 左右才能达到平衡,此时血药浓度已经下降,但是地高辛却在血

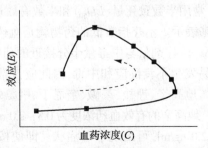

图4-2 效应－血药浓度滞后环

药浓度较低的时候呈现最大药理效应。

2. 药物的间接作用　很多药物到达作用部位很快，但起效很慢，这是由于药物要通过间接作用于某一活性介质而起作用，这个过程需要一定的时间。所以血药浓度的变化和药理效应的变化在时间上就可能不一致。在临床用药时，应根据药物作用机制来分析药效滞后于血药浓度的原因，如华法林的抗凝血效应。华法林可抑制凝血酶原复合物的合成，使其在体内的浓度降低而产生抗凝作用，但华法林不影响凝血酶原复合物的分解，而这种分解过程速度很慢，所以通常在给药后数日华法林才呈现出最大抗凝血作用。

三、影响血药浓度的因素

在 TDM 中影响血药浓度的因素有很多，主要来自药物本身、机体两个方面。药物本身因素包括药物的理化性质、剂型和工艺、药物相互作用等；机体因素涵盖年龄、性别等生理因素和病理因素，还包括遗传、生活习惯如吸烟、饮酒等。在进行 TDM 时一定要考虑上述因素对血药浓度的影响。

第二节　治疗药物监测的指征

在药物治疗中 TDM 固然重要，但并非所有患者都需要进行 TDM，也并不是对任何药物都必须开展TDM。实施 TDM 的药物应该符合以下条件：①血药浓度变化可以反映作用部位血药浓度变化；②药效与血药浓度的相关性超过药物与剂量的相关性；③药理效应不能用临床间接指标评价；④已知有效血药浓度范围；⑤血药浓度监测方法的特异性、灵敏度、精确性高，简便、快速。在上述条件的基础上，为了安全、有效、合理用药，在下列情况下应该进行 TDM。

一、治疗指数低、毒性大、安全范围较窄的药物

治疗指数（therapeutic index）是衡量药物安全性的指标，常用半数致死量（LD_{50}）和半数有效量（ED_{50}）的比值来表示。治疗指数低的药物就是血药浓度安全范围窄、治疗剂量与中毒量十分接近的药物，这些药物容易发生不良反应和中毒，因此应该常规进行TDM。如地高辛、锂盐、茶碱、奎尼丁、甲氨蝶呤、环孢素等。地高辛的有效血药浓度为 0.5～2.0 ng/mL，但是超过 2.0 ng/mL 可出现中毒症状。即使按常规给药，地高辛的中毒发生率高达 35%，因此在使用地

高辛进行治疗时，主张进行 TDM。

二、体内消除按非线性药动学进行的药物

这类药物消除半衰期随剂量增大而明显延长，因为这类药物在体内的消除能力有一定的限度，即机体消除药物的能力易为药物所饱和。一旦达到饱和，药物剂量稍有增加，血药浓度有不按剂量比例急剧升高的危险，从而极易导致药物中毒（图 4-3），如苯妥英钠、普萘洛尔、阿司匹林、双香豆素等。因此对这类药物，临床上应该进行 TDM。

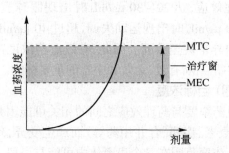

图 4-3　按非线性药动学消除的药物给药剂量与血药浓度的关系

三、患有肝、肾、心脏等疾病

肝功能损害可导致肝代谢药物能力下降，还可使血浆蛋白合成减少，导致游离型药物浓度增加；肾功能不全可导致肾排泄药物能力下降；心力衰竭患者的心输出量减少而导致肝、肾血流量下降，使药物的消除减慢。上述原因均可严重影响药物的体内过程，导致药物在体内蓄积而发生中毒，因此应该进行TDM，及时调整给药方案。

四、治疗作用与毒性反应难以区分

某些药物的治疗作用与毒性反应难以区分，此时进行 TDM 可以对其进行区别。如地高辛可治疗室上性心律失常，但也可由于其毒性反应而导致室上性心律失常，此时进行 TDM 可了解用药后的室上性心律失常是由于用药剂量不足还是给药过量所致。又如苯妥英钠中毒引起的抽搐与癫痫发作不易区别，应进行 TDM。

五、合并用药

合并用药时，有些药物可因相互作用而影响其吸收、分布、代谢和排泄，因此需要通过 TDM 对给药剂量进行调整。如奎尼丁和地高辛合用时，由于奎尼丁抑制了肾小管的外排性转运体 MDR1，使地高

辛不能正常经肾小管 MDR1 外排而导致地高辛血浆浓度升高,引起中毒。此时应根据 TDM 调整地高辛的剂量。

六、需要长期用药的患者

如精神病、癫痫患者需几年甚至几十年服用抗精神病药、抗癫痫药,在用药期间,患者的饮食习惯、生活习惯及环境因素的改变,年龄、体重、体脂肪量的变化都可能改变药物的体内过程。此外,由于长期用药,药物来源的改变等因素都可能改变血药浓度,因此对这些患者应该定期进行 TDM。

七、血药浓度个体差异大、具有遗传差异的药物

同一剂量的某些药物在不同个体可能出现较大的血药浓度差异,如三环类抗抑郁药。此外,用药后产生血药浓度个体差异是由于遗传差异导致药物代谢速率明显不同时,应该进行 TDM,如遗传因素导致普鲁卡因胺的乙酰化代谢差异。

八、其他

除了以上指征外,当常规治疗剂量无疗效及常规剂量下出现毒性反应时也应考虑进行 TDM;对一些已知易导致中毒但不得不用的药物,以及对儿童及老年患者用药也要进行 TDM;对依从性差的患者,需确定治疗效果不佳是由于患者不按医嘱服药时,也可进行 TDM;当法律上需要提供药物治疗依据或出现医疗纠纷时,出示 TDM 的结果非常重要。

TDM 也有其局限性,只有在上述情况下或对服用某些特定药物的患者进行 TDM 才有意义(表4-1)。对于下列情况一般不考虑进行 TDM:①药物本身安全范围大,不易产生严重不良反应的;②有效血药浓度不明确的药物;③药理作用持续时间远比药物在血中停留时间长的药物;④与作用部位的结合不可逆、血药浓度不能反映治疗效果的药物;⑤血药浓度不能预测药理作用强度或血药浓度与治疗作用无关的药物等。

表 4-1　临床需要进行 TDM 的部分药物

药物类别	药物名称
强心苷类	地高辛,洋地黄毒苷
抗心律失常药	普鲁卡因胺,丙吡胺,利多卡因,奎尼丁,胺碘酮
抗癫痫药	苯妥英钠,苯巴比妥,丙戊酸钠,卡马西平,扑米酮,乙琥胺
三环类抗抑郁药	阿米替林,去甲替林,丙米嗪,地昔帕明
抗躁狂药	碳酸锂
抗哮喘药	茶碱
氨基糖苷类抗生素	庆大霉素,妥布霉素,卡那霉素,阿米卡星,链霉素
其他抗生素	氯霉素,万古霉素
抗肿瘤药	甲氨蝶呤,氟尿嘧啶
免疫抑制剂	环孢素,他克莫司,西罗莫司,吗替麦考酚酯
抗风湿药	水杨酸

另外,开展 TDM 需要一定的人力和物力的支持,如需要灵敏、先进的检测仪器和有一定经验和水平的工作人员,这些限制了 TDM 在一些中小型医院的开展。

第三节　治疗药物监测的临床意义

一、指导临床合理用药

开展 TDM,根据血药浓度及患者药代动力学参数变化调整给药方案,对指导临床合理用药、提高临床治疗水平、减少或避免药物毒性反应具有重要的临床意义。如在 20 世纪 60 年代以前,抗心律失常药普鲁卡因胺采用固定剂量,即每天 2~3 g,分 3~4 次给药,此种给药方案经常导致临床不良反应或中毒。自 20 世纪 70 年代开展 TDM 以来,临床应用普鲁卡因胺改变了原有传统经验模式,即不再开固定剂量处方,而是根据 TDM 调整给药方案,使普鲁卡因胺在预防和治疗严重室性心律失常方面变得更加安全和有效。又如临床按常规剂量和经验应用氨

茶碱,患者的血药浓度大多高于或低于治疗水平,只有12%的患者的血药浓度处于治疗窗内,通过TDM调节给药剂量,可使95%的患者的血药浓度在治疗窗内,提高了药物疗效和安全性。有报道称,通过TDM及个体化给药,可使老年心力衰竭患者的地高辛中毒率由44%下降到5%以下。

二、个体化给药

药物剂量和所产生的药理作用存在很大的个体差异,并非所有的患者在根据教科书或药品说明书中规定的平均剂量用药后都能产生相同的疗效,因此,理想的给药方案是实现个体化给药(individualized drug therapy)。要做到个体化给药,必须掌握药物的有效血药浓度范围和患者的个体化资料,通过测定体液中的药物浓度,计算出各种药动学参数,然后根据患者的具体情况设计出针对个人的给药方案。个体化给药的目的就是有的放矢地调整个体患者给药方案,从而达到理想的治疗效果,避免药物毒性反应。

三、药物过量中毒的诊断

TDM可为药物过量中毒的诊断和治疗提供客观的监测依据,这对于只靠临床观察不易及时确诊的病例显得尤为重要。如对乙酰氨基酚的氧化代谢产物有肝毒性,可导致急性肝坏死甚至致死,如果早期使用乙酰半胱氨酸可保护肝。但服用中毒量的对乙酰氨基酚的初期中毒症状并不明显,通常在用药3天后才出现,而此时进行治疗已延误时机。因此,为了及时诊断和治疗,在服用对乙酰氨基酚的早期就应该进行TDM。相似的例子可见导致神经损害和肾损害的锂中毒。锂中毒的早期症状也不明显,易被临床忽略,因此在应用锂治疗的初期,即建议进行TDM。

四、确定合理的给药间隔时间

根据药动学理论设计合理的给药间隔时间,是TDM的一项重要工作。表4-2表明,常规每日3次的氨茶碱给药,往往顾及医护人员上下班或交接班的原因被定在8:00、11:30和17:00前,此时,用药患者的血药浓度常低于治疗浓度,不能很好地控制哮喘。此药8 h的给药间隔时间则可使血药浓度维持在治疗浓度范围,较好地控制哮喘。

五、药物遗传学监测

通过监测血药浓度进行的TDM,其前提条件是

表4-2　不同给药间隔时间口服氨茶碱后的血药浓度和疗效

给药时间	给药剂量(g/次)	血药浓度(μg/mL)	疗效
每日3次(8:00、11:30、17:00)	0.2	2.0~9.7	不能很好控制哮喘
8 h一次	0.2	6.2~8.7	可很好控制哮喘

血药浓度能反映作用部位的药物浓度。它只是简单地把药动学(药物浓度随时间变化的过程)和药效学(浓度-效应关系)以血药浓度为纽带联系起来,并不能说明产生个体疗效差异的原因,也不能预测药物给药后可能出现的反应。从分子水平来看,药物代谢酶在控制药动学过程中起着重要的作用,而药物作用的靶蛋白在调控药效学方面的作用不可或缺。因此,从遗传学角度讲,个体的药物代谢酶、转运体、靶蛋白或受体蛋白的遗传多态性是导致药物疗效和不良反应差异的真正原因。鉴于此,在临床药物治疗中,除了应对生物样品进行TDM以外,在有条件的医院,还应该提倡和强调进行药物遗传学监测。

药物遗传学监测,是指通过药物代谢酶表型分型或基因分型来筛选个体的遗传多态性。基本方法是运用药物探针测定药物的代谢产物,从生化水平上衡量个体药物遗传学的差异,将药物在个体的代谢过程分为慢代谢型、中间代谢型、快代谢型和极快代谢型。

与传统的TDM相比,药物遗传学监测在给予患者药物之前就可预测到个体对该药的反应,其优点如下:①取样多样化,对患者的创伤较小,如可利用唾液、发根或颊拭子等生物样品;②可随时取样,不需要等待稳态条件;③举一反三,即测定一个药物可预测多个遗传特性与其相关的药物;④可解释药物产生个体差异的分子机制;⑤对个体的监测结果可以用于此个体一生。

药物遗传学监测的结果可以指导"对异下药",即对有药物遗传特性的个体患者采用特异的治疗药物,避免在药物治疗中给个体患者使用无功效的药物,同时不仅避免了药物的浪费,也提高了患者对药物治疗的依从性。但药物遗传学监测不能取代传统的TDM,只有将两者有机结合起来,才能使临床药物治疗真正达到安全、有效、经济、规范的目的,并能

便于鉴别,使处理个体患者变得容易。例如,临床观察到某一个体与群体有药效学差异,在需要调整治疗药物给药方案时,传统的 TDM 是获得个体有效治疗浓度范围的唯一方法,而药物遗传学监测可以解释该药物对该患者无效的原因。

随着全国医疗保健进入个体化治疗时代,除了采用传统的 TDM 检测患者血药浓度是否在治疗窗内外,临床还应前瞻性地用患者的特异性遗传信息来监测药物治疗,即不仅对特殊个体采用最佳治疗药物,而且应在治疗全过程均确保使用剂量最有效、最安全。

六、判断患者的用药依从性

依从性(compliance)是指患者是否按医嘱用药。患者不按医嘱用药是治疗失败的原因之一。有人统计,大约有 60% 的患者不严格按医嘱用药。TDM 是判断患者是否按医嘱用药的重要手段。通过 TDM 的结果,可有理有据地劝说患者按医嘱用药,从而提高治疗效果。

七、医疗差错、医疗纠纷的法律依据

在与用药有关的医疗差错、医疗纠纷中,TDM 可提供有价值的鉴定依据。

第四节 治疗药物监测的临床应用

一、利用药动学原理设计给药方案

(一)根据负荷剂量和维持剂量设计给药方案

此部分内容见第二章第三节的给药方案设计。

(二)非线性动力学药物的给药方案

符合非线性动力学(零级动力学过程和米 - 曼速率过程)消除的药物在临床应用中要加倍提高警惕,因为呈非线性动力学消除的药物,其清除率、半衰期等药代动力学参数随给药剂量的增加而突然、无规律地增加,可能因药物过量而导致药物中毒(见第二章第二节的消除速率过程)。因此,治疗指数低的呈非线性动力学消除的药物是 TDM 的指征。

非线性动力学药物的动力学过程可用第二章第二节叙述过的米 - 曼速率过程予以描述,即:

$$\frac{dC}{dt} = -\frac{V_m C}{K_m + C} \tag{4-3}$$

公式中符号含义已在第二章中说明,此处 V_m 为最大消除速率,当多次给药或静脉滴注达稳态时,给药速率(R)与消除速率(dC/dt)相等,给药速率可理解为药量 / 时间,故公式(4-4)成立:

$$R = -\frac{V_m C_{ss}}{K_m + C_{ss}} \tag{4-4}$$

因此,当患者的 V_m 和 K_m 确定后,便很容易根据所预定的目标血药浓度由公式(4-4)计算出给药速率,即每日的给药剂量(mg/d)。

非线性动力学药物给药方案设计的关键在于确定患者的 V_m 和 K_m。由于该类药物的动力学参数 V_m 和 K_m 存在很大的个体间和个体内差异,因此,要确切计算某一患者的给药方案,应采用患者自身的 V_m 和 K_m 值。测定 V_m 和 K_m 值的方法有 Eisenthal 作图法和直接计算法。

例:某一患者苯妥英钠的 V_m=10.2 mg/(kg·d),K_m=11.5 μg/mL,如欲达到稳态血药浓度 15 μg/mL,试计算该患者每天的给药剂量。

解:由以上条件,得

$$R = -\frac{V_m C_{ss}}{K_m + C_{ss}} = \frac{[10.2\ mg/(kg·d)] \times 15\ μg/mL}{11.5\ μg/mL + 15\ μg/mL}$$

$$\approx 5.77\ mg/(kg·d) \tag{4-5}$$

即该患者每日给予苯妥英钠 5.77 mg/kg,可达到期望的稳态血药浓度 15 μg/mL。

二、利用血药浓度调整给药方案

(一)稳态一点法

稳态一点法是患者按医嘱多次服药,血药浓度达稳态后一次采集血样,测定血药浓度,根据测定结果调整剂量。如果此时测得的血药浓度与目标浓度相差较大,可根据下式对原有的给药方案进行调整。

$$D' = D \times \frac{C'}{C} \tag{4-6}$$

公式中,D' 为调整剂量,D 为原剂量,C' 为目标浓度,C 为测得的血药浓度。

值得提出的是,使用公式(4-6)的前提条件是:①血药浓度与剂量呈线性关系;②采血必须在血药浓度达到稳态后进行,通常在下一次给药前采血,所测得的血药浓度即为谷浓度。

按调整剂量 D' 用药后,经过 5~6 个半衰期以后又可达到新的稳态浓度,因此可多次重复,定期监测、调整,使血药浓度维持在安全、有效的水平。

例:某哮喘患者口服茶碱,每 8 h 一次,每次 100 mg,即每日剂量为 100 mg × 3 = 300 mg,测得的

血药浓度 C=4 μg/mL，2 天后测得谷浓度为 4 μg/mL，试调整至合适剂量。

解：已知茶碱的 $t_{1/2}$ 为 7.7 h，最低有效浓度为 7 μg/mL，2 天（48 h）后已达 6.23 个半衰期，故已达稳态浓度。设 C'=8 μg/mL，测得的血药浓度 C=4 μg/mL，原剂量 D=100 mg × 3=300 mg。带入公式（4-6），则：

$$D'=D \times \frac{C'}{C} = 300 \text{ mg} \times \frac{8 \text{ μg/mL}}{4 \text{ μg/mL}} = 600 \text{ mg}$$

调整剂量为每日 600 mg，若按每日 3 次给药，则该患者可改为每 8 h 服药一次，每次 200 mg。

此方法简便易行，采血次数少，目前在 TDM 中应用较为普遍。但是在应用这种方法时要慎重，要考虑使用这种方法的前提条件。该法的缺点是对于半衰期长的药物需耗费较长的时间。

（二）重复一点法

对于一些药代动力学参数偏离正常值或群体参数较大的患者，往往需要根据其个体参数值来设计给药方案。测定和求算患者药代动力学参数的系统方法是在给药后采取一系列血样，然后应用计算机拟合相应的房室模型求出药代动力学参数。所得参数虽然齐全、准确，但费时费力，采血点多，患者不易接受。Ritschel 在 1978 年提出了简便的方法，即重复一点法（repeated one-point method）。利用此方法只需采血两次，即可求算出与给药方案相关的两个重要参数：消除速率常数（K）和表观分布容积（V_d）。

具体方法：给患者两次相同试验剂量，每次给药后采血一次，采血时间须在消除相的同一时间。准确测定两次血样的血药浓度，按下述公式求算 K 和 V_d。

$$K=\ln\left(\frac{C_1}{C_2-C_1}\right) \div \tau \qquad (4-7)$$

$$V_d=D \times \frac{e^{-K\tau}}{C_1} \qquad (4-8)$$

公式中，C_1 和 C_2 分别为第一次和第二次所测血药浓度值，D 为试验剂量，τ 为给药间隔时间。

例：给患者静脉注射某药物试验剂量 100 mg，6 h 后采血，然后立即静脉注射第二次剂量 100 mg。在第二次给药后 6 h 采集第二个血样。测得 C_1 和 C_2 分别为 1.65 μg/mL 和 2.50 μg/mL，求 K 和 V_d。

解：已知 C_1=1.65 μg/mL，C_2=2.50 μg/mL，τ=6 h，根据公式（4-7）得

$$K=\ln\left(\frac{C_1}{C_2-C_1}\right) \div \tau$$

$$=\ln\left(\frac{1.65 \text{ μg/mL}}{2.50 \text{ μg/mL}-1.65 \text{ μg/mL}}\right) \div 6 \text{ h}$$

$$\approx 0.111 \text{ (h}^{-1}\text{)}$$

带入公式（4-8），得

$$V_d=D \times \frac{e^{-K\tau}}{C_1}$$

$$=100 \text{ mg} \times \frac{e^{-0.111(\text{h}^{-1}) \times 6 \text{ h}}}{1.65 \text{ μg/mL}}$$

$$=31.14 \text{ L}$$

即求得该患者的 K 和 V_d 分别为 0.111/h 及 31.14 L。

在应用重复一点法时需要注意以下事项：

（1）该方法只用于第一、第二次给予试验剂量后采血，而不能在血药浓度达稳态时采血。

（2）血管外给药时，应注意在消除相时采血。

（3）血样测定务求准确，否则计算的参数误差较大。

（4）如果已经给过药，但由于某些原因没有取到第一次或第二次血样，则本法不再适用。

（5）由于本法在计算中引入了 K 和 V_d 两个药动学参数，当患者有肥胖、水肿、心肌梗死、肝肾功能不全和低蛋白血症等时，V_d 可有较大的变化。此外在肝肾功能不全时还会引起 K 的变化，这些都会影响计算结果的准确性。但 K 和 V_d 两个药动学参数中如果其中一个有变化，另一参数无变化或变化很小，则重复一点法仍然适用。

（三）Bayesian 反馈法

该法建立在群体药动学基础上，将患者 1 点或 2 点血药浓度数据与已知的群体药动学参数信息相结合，估算出个体的药动学参数，然后根据个体的药动学参数调整给药方案。

1. 具体步骤

（1）根据大量患者 1~4 点血药浓度数据（分别在不论是否达稳态的不同时间采血），建立群体数据库，此数据应有代表性，如包括患者年龄、体重及心、肾、肝功能等数据，另外数据应包括吸收相、分布相、消除相等各时相信息。

（2）使用群体药动学计算机程序，如 NONMEM 程序，估算出群体药动学参数。

（3）取患者 1 或 2 点血药浓度数据，将相应血药浓度和时间输入 Bayesian 反馈程序，即可得到该个体患者准确的药动学参数。

（4）应用该个体的药动学参数重新调整给药剂量，如此反复至到达最佳剂量。

2. 优点

（1）取血点少、需要血标本数也少，使用一个以上标本即可拟合出比较可靠的结果，获得的个体药动学参数准确性高。

（2）对初始给药方案没有特殊的限制，单剂量或多剂量均可，对药代动力学模型也没有严格的限制，线性或非线性药动学特征的药物均适用。

（3）对血标本的采集时间无严格的限制，但一般在药物口服后的峰时间及1.44倍半衰期时采集血样最好。

（4）该方法可同时考虑心、肝、肾功能的影响，对于药动学参数偏离群体值的个体，如老年人、婴幼儿、孕妇或肝、肾、心功能不全患者尤为适用。

在应用本法时，常常借助一些应用程序。不同的药物需不同的程序软件。并不是所有药物都有相对应的程序软件，目前常用的程序软件可对应地高辛、苯妥英钠、利多卡因等少数药物。

三、疾病状态下调整给药方案

肝、肾、心脏等重要器官的疾病可明显影响药物在患者的体内过程，导致血药浓度发生改变，因此是TDM的指征之一。充分了解药物在疾病状态下的药物代谢动力学变化，采取TDM等必要手段及时根据患者的病情变化调整给药方案，对临床安全合理用药、减少不良反应、提高疗效有着十分重要的临床意义。在此仅介绍患者肾功能不全时给药方案的调整。

患者肾功能不全时，使用经肾排泄的药物容易导致药物在体内的蓄积和中毒反应。因此必须根据患者的肾功能，结合药物的特性调整给药方案。临床上常用肌酐清除率作为测定肾小球滤过率的指标。肌酐清除率正常值男性为85～125 mL/min，女性为75～115 mL/min。许多药物的肾清除率与肌酐清除率呈正比关系。临床上肌酐清除率的计算方式主要有两种：①仅根据血清肌酐值估算。②根据尿肌酐、尿量和血清肌酐值计算。

1. 仅根据血清肌酐值估算

成年男性：

$$CL_{Cr}(mL/min)=(140-年龄)\times\frac{体重}{(72\times血清肌酐值)}$$

$$(4-9)$$

成年女性：

$$CL_{Cr}(mL/min)=(140-年龄)\times\frac{体重}{(85\times血清肌酐值)}$$

$$(4-10)$$

（年龄：岁；体重：kg；血清肌酐值：mg/dL）

2. 根据尿肌酐、尿量和血清肌酐值计算

$$CL_{Cr}=U_{Cr}\times\frac{V_u}{(S_{Cr}\times t)}$$

$$(4-11)$$

公式中，U_{Cr}是尿肌酐浓度，V_u是尿量，S_{Cr}是血清或血浆肌酐浓度，t是收集样品的间隔时间。

肾功能不全时，调整给药方案考虑的因素较多，如肾功能损伤程度、原形药从肾排泄的比例、药物的治疗指数等。如果肾功能损害严重，药物从肾排泄的比例大或者治疗指数低，调整给药剂量是必要的。如果药物从肾排泄量低于给药剂量的25%，且生物转化是灭活反应，一般无须调整给药方案。如果患者肾功能是正常人的70%，也不必调整剂量。

常用的调整剂量方法有以下几种：①减少给药剂量而给药间隔时间不变；②延长给药间隔时间而剂量不变；③既减少给药剂量又延长给药间隔时间。无论哪一种方法都需计算出剂量调整系数（dosage adjustment coefficient），即病态时肾排出给药剂量的百分数（或分数），可由下式求得：

$$剂量调整系数=1-F\times\left(1-\frac{CL_{Cr}}{100}\right)$$

$$(4-12)$$

公式中，CL_{Cr}表示患者的肌酐清除率，F代表肾功能正常时经肾排出给药剂量的百分数（或分数）。剂量调整系数非常重要，通过计算剂量调整系数可了解肾功能异常时药物经肾排出给药剂量的百分数，将其与肾功能正常时相比，可间接了解肾功能损害的程度。如某男性肾功能不全患者的肌酐清除率降低，仅为30 mL/min，F值为0.9，即肾功能正常时该药物经肾排出给药剂量的90%。代入公式(4-12)，求得剂量调整系数为0.37，即肾功能不全时该药物仅经肾排出给药剂量的37%，为正常时的41%。剂量调整系数可经公式(4-12)计算出，也可在剂量调整系数表中查到。

第五节 治疗药物监测常用方法

体液药物浓度测定，特别是血药浓度测定是进行TDM的前提，而测定方法学的专一性、精密度、准确性、回收率、良好的线性关系及痕量的检测限等决定了方法学上的科学性、可信性和先进性。能用来进行TDM的方法有很多，应该根据药物的性质、特点及技术力量和仪器设备情况来有的放矢地选择切实可行的TDM方法。表4-3列举了临床常用的TDM方法，并进行了比较。

表 4-3 临床常用的 TDM 方法及其特性比较

分析方法	最低检测限量(ng)	精密度	专一性	价格	缺点
光谱法					
比色法	> 1 000	+	−	−	专属性差,灵敏度差
紫外分光光度法	100	++	−	−	专一性差,易被干扰
荧光分析法	1~10	++	±	−	易受环境因素影响
原子吸收分光光度法	1	++	+	+	仅用于无机元素分析,不能同时进行元素分析
色谱法					
薄层色谱法	1~10	+	++	+	重现性差,色谱板不易保存
气相色谱法	0.01~1	++	+++	+	要求待测物有挥发性和热稳定性
高效液相色谱法	0.01~1	+++	+++	++	待测物需达基线分离
色谱–质谱联用法	0.001	+++	++++	++++	流动相中盐干扰测定
高效毛细管电泳法	0.001	−	++++	++	重现性差,操作较繁琐
免疫法					
放射免疫法	0.001	+	++	++	抗体的特异性不稳定 抗体易受代谢产物干扰 需放射性核素防护设施
酶免疫法	0.001	++	++	++	样品中酶抑制剂干扰测定
荧光免疫法	0.001	++	++	+++	
荧光偏振免疫法	0.1~10	++	++	+++	局限于测定相对分子质量小于 160 000 的抗原;对于不同的抗原,首先要制备或得到相应的单克隆或多克隆抗体
核医学分子显像技术					
正电子发射断层成像(PET)	pm~fm	++++	++++	++++	费用昂贵,需放射性显影剂

注:由低到高的评价顺序为:−,±,+,++,+++,++++。

第六节 治疗药物监测的流程

目前,在我国有条件的医院中,TDM 已经作为临床药物治疗的常规手段。TDM 流程可分为:申请、采样、测定、数据处理及结果分析 5 个步骤。

一、申请

临床医生和临床药师根据患者的疾病特征及使用药物,确定患者是否需要进行 TDM。医生可提出 TDM 申请并填写申请单,申请单至少应包括下述内容:①患者的基本信息,如姓名、所在科室、门诊号或住院号等;②提出申请的医生姓名;③测定样本的类型;④申请的检测项目;⑤样本采集时间和实验室收到样本的时间;⑥患者的临床资料,包括性别、年龄、初步诊断等。设计完善的申请单应包含足够的信息

以利于药师对检测结果进行解释。

二、采样

临床医生提出 TDM 申请后,护士根据医嘱按照有关要求采集样本,并将其尽快送交 TDM 实验室,以保证药物在生物样本中的稳定性。不能及时送检时,一般根据样品的种类和药物的性质将样本放入 2~8℃冰箱冷藏;如需较长距离运送,应将标本密封装入聚乙烯塑料袋,放入冷藏箱内运输。TDM 中应用最多的是血液样本,包括全血、血浆、血清,其次是尿液样本。在特定情况下,TDM 也可采用其他体液样本,如唾液、脑脊液等。

三、测定

TDM 实验室收到样本后,应按要求对样本进行

验收,对于不合格的样本予以拒收,对于符合要求的样本应在规定时间内按照标准操作规程进行处理、测定。

四、数据处理

TDM 实验室对获得的药物浓度数据进行分析、判断,必要时采用药代动力学公式或软件进行处理,给出有关的药代动力学参数。

五、结果分析

临床药师根据 TDM 结果和患者的临床表现进行解释,并与临床医生一起制订个体化给药方案。TDM 的结果分析是非常重要的环节,正确地解释TDM 的结果,才能正确地指导临床用药。

（刘克辛）

数字课程学习

📥 教学 PPT　　📝 思考题

第五章

遗传药理学与药物基因组学

■ **重点内容提要**

遗传药理学是研究机体遗传变异引起的药物反应性个体差异的科学。遗传因素通过影响药物代谢动力学和药物效应动力学,从而导致药物反应个体差异。编码Ⅰ相药物代谢酶的基因如 *CYP2C9*、*CYP2C19*、*CYP2D6*,编码Ⅱ相药物代谢酶的基因如 *NAT2*、*TPMT* 和 *UGT1A1*,以及药物转运体基因如 *MDR1*、*MRP1*、*OATP1B1* 和 *SERT* 都存在功能性基因多态性现象。这些药物代谢酶或药物转运体基因的基因多态性主要通过影响药物在体内的吸收、分布、代谢和排泄等药物代谢动力学过程,影响药物在作用部位的浓度,影响药物的效应或不良反应的发生。编码一些重要药物受体(如 β_2AR、β_1AR、D_2、D_3、D_4、AT_1R、RyR)或药物作用靶点(如 ACE、5-LOX、ApoE、KCNMB1、KCNH2、KvLQT1 或 microRNA)的基因的功能性基因多态性主要通过影响机体对药物的敏感性而发挥作用。

第一节 概 述

一、遗传药理学与药物基因组学基本概念

药物反应性个体差异是临床用药中普遍存在的现象,这种差异可导致药物治疗出现多种截然不同的后果,例如不能产生预期的疗效,或出现严重的不良反应而引起疾病甚至是死亡、增加医疗费用。许多因素影响机体对药物的反应性,其中遗传因素是导致药物反应性个体差异最重要的原因之一。遗传药理学(pharmacogenetics)的概念最早在 1959 年被提出。广义的遗传药理学是研究任何有生命的物种因先天性遗传变异而发生的对外源物反应异常的一门学科。因此,遗传药理学适用于所有的生物体,包括哺乳动物、昆虫、植物和微生物等。狭义的遗传药理学仅研究人类机体遗传变异引起的对药物和化学物质反应异常。

20 世纪 90 年代以来,随着大规模基因组测序技术和生物信息学分析方法的进步,人类基因组学迅猛发展,药物基因组学(pharmacogenomics)应运而生。药物基因组学是功能基因组学与分子药理学有机结合而发展起来的一门科学,基因组的基因多态性是药物基因组学的基础。药物基因多态性表现为药物代谢酶的多态性、药物转运体的多态性、药物受体的多态性和药物作用靶点及下游信号分子的多态性等多个方面。遗传药理学侧重于研究单个基因的遗传变异对药物反应性的影响,而药物基因组学是研究人类基因组中所有与药物反应有关的基因,强调的是多个基因的相互作用与药物反应性。药物基因组学研究内容涉及遗传因素与药物反应性、药物作用靶点的确定,以及从表型到基因型的药物反应的个体多样性。目前,遗传药理学与药物基因组学的概念已互为包含。

遗传药理学和药物基因组学的任务是应用基因组序列变异的信息来阐明药物反应性个体差异产生的机制,并以药物有效性和安全性为目标,研究各种基因突变与药物效应及安全性之间的关系,并根据个体的基因型情况指导选择药物的种类和剂量,实现个体化用药和合理用药。

二、遗传因素与药物反应

药物产生药理作用和发挥临床疗效是药物与

机体相互作用的结果,受药物和机体多种因素的影响。其中,机体方面的因素包括年龄、性别、遗传因素、疾病状态和心理因素等。遗传因素在药物反应中的作用首先通过同卵双生子和异卵双生子对药物代谢或反应的显著差异而被证实,例如,异卵双生子安替比林和香豆素半衰期的变异程度比同卵双生子高 6～22 倍。广泛应用于单基因遗传病研究的系谱研究也可用于确定遗传因素对药物反应性的影响,如安替比林代谢产物的生成在家系中以常染色体隐性遗传的方式进行传递。

遗传因素通过影响药物代谢动力学或药物效应动力学,导致药物反应性的个体差异。遗传因素对药物代谢动力学的影响表现为通过引起药物代谢酶、药物转运体以及药物结合蛋白等的表达或功能发生改变,从而导致药物在体内的吸收、分布、代谢和排泄发生改变,最终影响药物在作用部位的浓度。遗传因素对药物效应动力学的影响主要表现为改变药物作用靶点对药物的反应性或敏感性,而不影响作用部位药物的浓度。

三、遗传药理学的发展与应用

遗传药理学研究始于 20 世纪 50 年代。1956 年,Carson 等发现对伯氨喹敏感的红细胞内谷胱甘肽浓度降低是由于其葡糖 -6- 磷酸脱氢酶(G-6-PD)缺乏所致;Kalow 和 Genest 于 1957 年证实血清胆碱酯酶的低亲和力变异是导致肌肉松弛药琥珀胆碱反应异常的原因;Evans 等于 1960 年发现异烟肼代谢速率受遗传控制,有快乙酰化代谢者和慢乙酰化代谢者之分,为药代动力学遗传性状研究提供了模板。此后,国内外科学家发现了很多支持遗传缺陷与药物反应异常关系的证据。

20 世纪 70 年代,Smith 和 Eichelbaum 等在研究肾上腺素能神经节阻断药和子宫兴奋药作用的个体差异时,首次发现细胞色素 P450(cytochrome P450,CYP450)家族成员 *CYP2D6* 基因存在基因多态性,这也是遗传药理学领域首次发现的可导致药物反应性个体差异的遗传变异。此后,随着人类基因组学的发展,越来越多的与药物代谢和反应相关的基因被相继克隆,导致多种药物代谢酶尤其是细胞色素 P450 家族成员同工酶缺陷的遗传机制被进一步阐明。近 10 年来,在药物转运体、药物受体和药物作用靶点等基于候选基因的遗传药理学研究方面也取得了一些重要的进展。这些遗传药理学研究主要集中于临床常用的药物,如抗高血压药、抗精神病药、抗肿瘤药、治疗哮喘药、治疗艾滋病药物及免疫抑制剂等。例如,发现编码肾上腺素 β 受体基因的基因多态性与哮喘、高血压和慢性心功能不全等疾病药物疗效的个体差异有关。此外,国内外目前已针对如细胞色素 P450 同工酶和 N- 乙酰基转移酶 2(NAT2)等开发出基因型诊断试剂盒或芯片,并初步用于新药开发或指导临床用药。

过去的遗传药理学研究主要集中于鉴定与药物代谢或作用机制等某个方面特异表型有关的遗传变异。然而,由于药物的反应性或毒性等与药物临床相关的表型往往受多个基因或多个旁路的复杂调控,同时考虑一系列基因的遗传变异与药物临床表型的关系可能更具有临床意义。近年来发展起来的基于全基因组扫描的药物反应性研究有助于在基因组水平同时鉴定多个影响药物临床复杂表型的遗传变异,大大提高了研究效率。尽管遗传药理学的研究成果向临床转化还有待时日,高通量生物技术的开发和应用无疑将加速遗传药理学的研究和临床推广,为临床根据个体基因组遗传变异信息选择药物的种类和剂量、实现个体化用药开辟新的途径。

第二节　基因多态性

基因多态性又称遗传多态性,是指在随机婚配的群体中,染色体同一基因位点上有两种或两种以上的基因型。基因多态性是自然选择的基础和人类进化的原始材料,同时也是决定人体对疾病的易感性、疾病临床表现多样性及药物反应差异性的重要因素。人类基因多态性通常分为三种形式:①限制性片段长度多态性(restriction fragment length polymorphism,RFLP),即由于单个碱基的缺失、重复和插入引起限制性内切酶位点的变化,而导致 DNA 片段长度的变化;② DNA 重复序列的多态性,主要表现为重复序列拷贝数的变异;③单核苷酸多态性(single nucleotide polymorphism,SNP),是指在基因组水平上由单个核苷酸的变异所引起的 DNA 序列多态性,通常是一种双等位基因或二态的变异,包括单个碱基的缺失和插入,但更多的是单个碱基的置换。在三种基因多态性中,SNP 是分布最广泛、含量最丰富、最稳定的一种可遗传的变异,广泛分布于基因的外显子、内含子或基因间区,通过影响基因的表达水平或所编码蛋白的氨基酸组成和功能而发挥作用。据估计,人类基因组中可能有 1 亿个 SNP 位点。除了单独影响基因的表达或功能,同一条染色体相邻的 SNP 位点之间还可通过连锁不平衡而形成单倍型,以单倍型的形式影响基因的表达或功能。

人类基因多态性通过影响药物在体内的吸收、分布、代谢、排泄及药物与作用靶点的相互作用,从药物代谢动力学和药物效应动力学两方面影响药物的反应性。目前发现大多数药物代谢酶、药物转运体和药物受体基因都具有基因多态性,这些多态性的存在导致不同的基因型和药物反应表型的出现。

一、药物代谢酶的基因多态性

药物代谢酶包括 I 相代谢酶和 II 相代谢酶。I 相代谢酶主要包括 CYP450 酶系、脱氢酶、氧化还原酶和酯酶等,通过使药物发生氧化、还原和水解,生成极性高的代谢产物易于排出。80% 氧化代谢的药物是由 CYP450 酶系所催化,CYP450 参与 50% 临床药物的代谢。目前已克隆出 CYP450 酶系 57 个基因,其中参与药物代谢的主要是 CYP1、CYP2 和 CYP3 家族,不同的同工酶具有不同的底物特异性。II 相代谢酶如 N- 乙酰基转移酶、尿苷二磷酸葡糖醛酸转移酶、甲基转移酶和谷胱甘肽 -S- 转移酶等,通过使药物及其 I 相代谢产物与内源性物质如葡糖醛酸、甘氨酸、硫酸和醋酸等结合,生成具有高度极性的结合物而排出。药物代谢酶基因的基因多态性是目前遗传药理学领域研究得比较清楚的,较重要的多态性药物代谢酶包括 CYP 超家族中的 CYP2C9、CYP2C19 和 CYP2D6、N- 乙酰基转移酶(N-acetyltransferase,NAT)和巯嘌呤甲基转移酶(thiopurine methyltransferase,TPMT)等。

CYP2C9 参与 S- 华法林、苯妥英钠、甲苯磺丁脲、格列吡嗪和氯沙坦等多种重要药物的代谢。CYP2C9*2(Arg144Cys)和 CYP2C9*3(Ile359Leu)是两种导致 CYP2C9 酶活性降低的基因多态性,CYP2C9*3 纯合子个体 CYP2C9 酶活性比野生型纯合子低 90%。口服抗凝血药华法林具有安全范围窄和剂量使用存在较大个体差异的特点,因此,剂量选择不当极易引发出血等药物不良反应。临床应用的华法林为消旋体,其中发挥药理学活性的 S- 华法林主要经 CYP2C9 代谢。长期应用华法林的患者,华法林的维持剂量受 CYP2C9 基因型的影响,野生型纯合子个体每天的用药剂量为 5 ~ 8 mg,而 CYP2C9*3 纯合子个体每天的用药剂量仅为 0.5 mg,且 CYP2C9*3 纯合子个体治疗初期和维持治疗过程中出血的风险增加。CYP2C9*2 等位基因在白种人群和东方人群中的频率分别为 22% 和 0,CYP2C9*3

等位基因在白种人群和东方人群中的频率均为 8% 左右。对 CYP2C9 进行基因分型可用来预测华法林的最佳用药剂量。此外,也有研究发现,CYP2C9*13 基因多态性可使解热镇痛药氯诺昔康的代谢减慢。

CYP2C19 参与 S- 美芬妥英、质子泵抑制剂(如奥美拉唑、兰索拉唑、雷贝拉唑和泮托拉唑)、地西泮、去甲地西泮、氟西汀、舍曲林、氯胍、阿米替林、丙米嗪和氯米帕明等多种药物的代谢,其中 S- 美芬妥英、奥美拉唑和氯胍可作为探针药物用来测定体内 CYP2C19 的活性。20 世纪 90 年代,国内外科学家发现 S- 美芬妥英的 4'- 羟化代谢在人群中呈二态分布,即存在 S- 美芬妥英的 4'- 羟化代谢强代谢者(extensive metabolizer,EM)和弱代谢者(poor metabolizer,PM)。S- 美芬妥英的 4'- 羟化代谢 PM 表型分布存在很大的种族差异,在黄种人群(包括中国人和日本人)中高达 15% ~ 20%,在黑种人群中为 6%,在白种人群中为 3% ~ 5%。目前已经证实 CYP2C19 就是 S- 美芬妥英羟化酶,CYP2C19 基因多态性及缺陷是 S- 美芬妥英羟化代谢呈多态分布和种族差异的分子基础。人类 CYP2C19 基因至少存在 CYP2C19*2、CYP2C19*3、CYP2C19*4、CYP2C19*5 和 CYP2C19*6 5 种导致酶活性丧失的基因多态性,其中 CYP2C19*2 导致剪接异常,CYP2C19*3 为终止密码子突变,CYP2C19*4 为起始密码子突变。东方人群 S- 美芬妥英 4'- 羟化代谢 PM 75% 是由 CYP2C19*2 突变所致,20% ~ 25% 由 CYP2C19*3 突变所致。白种人群 S- 美芬妥英 4'- 羟化代谢 PM 87% 是由于 CYP2C19*2 或 CYP2C19*3 突变所致,其余由 CYP2C19*4、CYP2C19*5 或 CYP2C19*6 突变所致。奥美拉唑和兰索拉唑治疗胃溃疡和十二指肠溃疡的治愈率呈 CYP2C19 基因剂量效应。CYP2C19 PM 应用兰索拉唑治疗胃食管反流的治愈率明显高于 CYP2C19 EM。在联合应用奥美拉唑和阿莫西林治疗感染幽门螺杆菌的溃疡患者时,CYP2C19 突变纯合子患者的治愈率和幽门螺杆菌的根除率高于野生型纯合子个体,杂合子患者的疗效介于突变纯合子和野生型纯合子个体之间,而 CYP2C19 EM 个体增加奥美拉唑的剂量后治愈率和幽门螺杆菌的根除率增加。

CYP2D6 参与 β 受体拮抗药(如美托洛尔、普萘洛尔等)、抗心律失常药(如奎尼丁、普罗帕酮和美西律等)、抗高血压药(如异喹胍、胍生等)、镇痛药(如可待因和曲马多)及抗抑郁药(如阿米替林、丙米嗪和帕罗西汀)等 50 多种药物的氧化代谢。CYP2D6

的基因多态性研究最早源自神经节阻断药异喹胍的代谢。异喹胍是 20 世纪用于治疗高血压的药物,临床发现部分患者在应用该药进行治疗时出现过度低血压的现象。后来的研究发现,异喹胍经肝 CYP2D6 代谢生成 4'- 羟异喹胍后经尿排泄,而小部分个体尿液中检测不到或只能检测到微量的 4'- 羟异喹胍。Mahgoub 等通过分析 4'- 羟异喹胍与异喹胍的代谢比值,首次发现异喹胍的 4'- 羟化代谢在人群中呈二态分布,有 EM 和 PM 之分(图 5-1)。PM 表型在白种人群中的发生率高达 5% ~ 10%,在黄种人群(中国人和日本人)中为 1%,而在黑种人群中为 0 ~ 2%。此外,系谱研究表明,异喹胍的 4'- 羟化代谢 PM 表型具有可遗传的特点。目前已经确定,异喹胍的 4'- 羟化代谢的基因多态性是由于 *CYP2D6* 基因的多态性所致,该基因存在至少 71 种导致功能改变的遗传变异。*CYP2D6* 基因的多态性大多数导致 CYP2D6 酶活性缺失,成为 PM,如 *CYP2D6*4*(剪接异常多态)、*CYP2D6*5*(基因缺失多态)和 *CYP2D6*41*(基因缺失多态),或酶活性降低,成为中间代谢者(intermediate metabolizer,IM)如 *CYP2D6*10* 多态和 *CYP2D6*17* 多态,也有部分基因多态性表现为 *CYP2D6* 基因多拷贝(通常可达 3 ~ 13 个拷贝),导致酶活性增高,成为超强代谢者(ultra-rapid metabolizer,UM),而基因型为野生型者酶活性正常,为 EM。*CYP2D6* 多态性的种类在不同种族间也存在一定的差异,例如 *CYP2D6*10* 多态主要存在于亚洲人群中,而 *CYP2D6*17* 多态主要存在于黑种人群中,而 CYP2D6 UM 主要出现在非高加索人群中。在应用经 CYP2D6 代谢的药物时,PM 个体药物代谢能力减弱,血浆药物浓度升高,更容易出现药物毒性反应,而 EM 或 UM 个体可能由于血浆药物浓度降低而不产生疗效。例如,CYP2D6 PM 个体应用常规剂量的 5-HT 再摄取抑制药文拉法辛和三环类抗抑郁药后不良反应的发生率明显高于 EM 个体。此外,CYP2D6 也催化可待因生成镇痛作用更强的吗啡,CYP2D6 PM 个体应用治疗剂量的可待因可能不能发挥镇痛效应,而 CYP2D6 UM 个体可能出现与吗啡类似的不良反应。

人 体 NAT 包 括 NAT1 和 NAT2 两 种 亚型。NAT2 是主要表达于肝的非线粒体药物代谢酶,参与异烟肼、磺胺类药、普鲁卡因胺、氨苯砜、肼屈嗪等 20 余种肼类化合物和具有致癌性的芳香胺和杂环胺类化合物的氮位乙酰化代谢。NAT2 的多态性是在研究异烟肼代谢过程中发现的。根据异烟肼乙酰化代谢的快慢,可将人群分为三类:慢型乙酰化代谢者、快型乙酰化代谢者和中间型乙酰化代谢者。人体肝中 NAT2 的蛋白含量与乙酰化表型有关,慢型乙酰化代谢者的蛋白含量比快型乙酰化代谢者低 10% ~ 20%。亚洲人群中慢型乙酰化代谢者的发生率为 10% ~ 30%,而白种人群可达 40% ~ 70%。目前,导致 NAT2 快型和慢型乙酰化代谢的遗传机制已基本确定,*NAT2* 基因至少存在 C282T、T341C、C481T、G590A、A803G 和 G857A 等 7 种突变,快型乙酰化代谢者的基因型为野生型纯合子或野生型等位与突变等位的杂合子,慢型乙酰化代谢者的基因型为上述各种突变等位基因的组合。现已明确,慢型乙酰化代谢基因型个体应用异烟肼后体内药物浓度高,结核分枝杆菌消失的时间早,但容易出现肝功能损害的不良反应;而快型乙酰化代谢基因型个体单用肼屈嗪进行降压治疗时用药剂量需增加,发生系统性红斑狼疮的概率小于慢型乙酰化代谢基因型个体。

TPMT 为肝和肾等组织中高表达的一种胞质酶,参与 6- 巯基嘌呤(6-mercaptopurine,6-MP)、咪唑硫嘌呤和 6- 硫鸟嘌呤(6-thioguanine,6-TG)等芳香和杂环类巯基化合物的甲基化代谢。白种人群中 TPMT 的活性呈三态分布,近 90% 的个体表现出较高的酶活性,约 10% 的个体酶活性中等,而约 0.3% 的个体表现出很低的酶活性。TPMT 活性在亚洲人群中呈单态或二态分布。目前已发现 *TPMT* 基因至少有 21 种改变氨基酸的基因多态性,其中包 括 *TPMT*2*(Ala80Thr)、*TPMT*3A*(Ala154Thr 和 Tyr240Cys)、*TPMT*4*(内含子 9 剪接异常)、*TPMT*5*(Leu49 Ser)和 *TPMT*6*(Tyr180Phe)等导致蛋白质稳定性降低的 SNP 或终止密码子突变。不同种族间 *TPMT* 突变等位基因的频率波动在 2.4% ~ 4.6% 之间,但不同种族突变等位基因发生的类型有一定的差异。在白种人群中,TPMT 中等酶活性或低酶活性 90% 是由于 *TPMT*2*、*TPMT*3A* 和 *TPMT*3C* 这三种多态性所致。抗肿瘤药 6-MP 和 6-TG 均为前药,需在体内经次黄嘌呤磷酸核糖转移酶等催化生成活

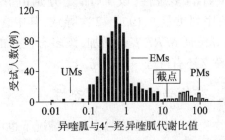

图 5-1 白种人群中异喹胍代谢比分布直方图

性代谢产物硫鸟嘌呤核苷(thioguanine nucleotides, TGN)后才能产生细胞毒性。细胞内 TGN 的水平是决定 6-MP 和 6-TG 的抗白血病疗效以及造血系统毒性的重要因素。然而,6-MP 和 6-TG 可同时被 TPMT 代谢生成甲基化代谢产物,从而与生成 TGN 的代谢途径发生竞争。在造血系统中,TPMT 催化的 6-MP 和 6-TG 甲基化代谢是 TGN 生成代谢的主要竞争途径。在由于基因多态性导致 TPMT 酶活性缺陷的患者,应用常规剂量的 6-MP 进行治疗可导致严重的造血系统毒性,而 TPMT 酶活性极高的患者在应用常规剂量的 6-MP 进行治疗时可能达不到预期疗效。

二、药物转运体的基因多态性

药物转运体在药物的吸收、分布和排泄过程中发挥重要的作用。近年来有关药物转运体的基因多态性研究也备受关注,很多参与药物体内转运的基因被相继克隆,其中包括 ATP 结合盒(ATP-binding cassette,ABC)转运体如 ABCB1、ABCC1、ABCC2 和 ABCG2,有机阴离子转运体(organic anion-transporting polypeptide,OATP)和 5-HT 转运体(serotonin transporter,SERT)等。

ABCB1 也称 P 糖蛋白(P-gp)或多药耐药蛋白-1(multidrug resistance protein 1,MDR1),其作用首先在肿瘤细胞中被发现。P-gp 作为 ATP 依赖的药物外排泵,其过量表达可降低肿瘤细胞内化疗药物的蓄积,导致肿瘤细胞多药交叉耐药。P-gp 也表达于肠黏膜上皮、肝细胞、血脑屏障和肾单位远曲小管刷状缘等多种正常的组织和细胞,其作用底物非常广泛,包括强心苷类如地高辛,钙通道阻滞药如尼卡地平、地尔硫䓬和维拉帕米,免疫抑制剂如他克莫司和环孢素,抗肿瘤药托泊替康、他莫昔芬和米托蒽醌等。P-gp 通过促进药物的外排,从而影响药物的吸收、分布和排泄,最终影响药物的生物利用度。MDR1 第 26 个外显子存在与 P-gp 表达相关的 C3435T 多态性,3435TT 基因型可使 P-gp 的表达水平增加,地高辛的生物利用度增加。在 P-gp 抑制药双嘧达莫存在的情况下,3435CC 基因型个体地高辛 AUC 低于 3435TT 基因型个体,双嘧达莫使 3435CC 基因型个体和 3435TT 基因型个体地高辛吸收率分别提高 55% 和 20%。

ABCC1 又称多药耐药相关蛋白 1(multidrug resistance-associated protein 1,MRP1),其在多种肿瘤化疗药物多药耐药中起重要作用,其转运底物包括多柔比星、长春新碱和秋水仙碱等。MRP1 基因核心启动子区存在 G260C 多态性,该位点 G 等位可使 MRP1 启动子活性降低,但其遗传药理学意义不十分清楚。

有机阴离子转运体(OATP)为一种肝特异性表达的摄取型药物转运体,表达于肝细胞膜上,在肝细胞摄取血液中的药物及其代谢产物中起重要作用。OATP1B1 为这类转运体的代表,其转运底物包括他汀类降血脂药如普伐他汀、瑞舒伐他汀、匹伐他汀、辛伐他汀及替米沙坦和瑞格列奈等。人类 OATP1B1 基因位点至少存在 17 种导致氨基酸改变的非同义突变,其中包括 Asn130Asp(OATP1B1*1b)和 Val174Ala(OATP1B1*5)多态,后两种合称为 SLCO1B1*15 多态。OATP1B1*1b 和 OATP1B1*5 等位频率存在显著的种族差异,在黑种人群、亚洲人群和高加索人群中分别为 74% 和 1%、63% 和 16%、40% 和 14%。OATP1B1 携带 SLCO1B1*15 等位基因的个体普伐他汀的血药浓度增加、清除减慢。也有研究发现,SLCO1B1*15 多态性可能与他汀类药物所致横纹肌溶解的不良反应有关。

5-HT 转运体(SERT)在主动转运 5-HT 进入神经细胞和血小板等细胞中起重要的作用,是 5-HT 再摄取抑制药如氟西汀、氟伏沙明、帕罗西汀、舍曲林、西酞普兰和依地普仑的作用靶点。SERT 也在芬氟拉明、对氯苯异丙胺和甲卡西酮等药物的跨膜转运中起重要的作用。SERT 基因表达受该基因转录起始上游 1.4 kb 处的可变长度重复元件或 5-HT 转运体基因连锁多态区域(5HTT gene-linked polymorphic region,5HTTLPR)调节。人类 5HTTLPR 等位主要由 14 次重复(短等位或 S 等位)和 16 次重复(长等位或 L 等位)构成,S 等位可使 SERT 的表达下降。欧洲人群和北美人群中 S 和 L 等位的频率分别为 47% 和 53%。5HTTLPR 位点 SS 纯合子个体氟西汀治疗后失眠和兴奋激动的发生率可分别增加 3.5 倍和 9.5 倍,应用 5-HT 再摄取抑制药后躁狂的发生率可增加 5.5 倍。SERT 基因第 2 个内含子存在可变数目串联重复(variable number tandem repeat,VNTR)多态性,该 VNTR 是分别由 16 bp 或 17 bp 的序列重复 9、10 或 12 次导致,其中含 12 次重复的等位使 SERT 表达增加,该多态位点的遗传药理学意义还有待进一步研究。

三、药物受体的基因多态性

药物受体的基因多态性在很多情况下也可影响机体对特定药物的反应性。G- 蛋白偶联受体(Gprotein-coupled receptor，GPCR）是目前 50% 以上药物作用的受体。编码合成 GPCR 家族成员的基因普遍存在多态性现象。目前在遗传药理学领域研究较多的 GPCR 包括 β_1 和 β_2 受体、血管紧张素 II 1 型受体（angiotensin II type 1 receptor，AT_1R）和多巴胺受体等。

β_2 受体（β_2AR）是一种典型的 G 蛋白偶联受体。人类 β_2AR 基因编码区发现至少存在 Arg16Gly、Gln27Glu、Val34Met 和 Val164Ile 4 种错义突变。Arg16Gly 多态性发生于 β_2AR 细胞膜外侧氨基端，Gly16 型受体可促进 β_2 受体激动药所致的 β_2AR 下调。人群中该多态性的发生频率较高，Gly16 纯合子可达 58%。由于受到体内儿茶酚胺类物质等内源性 β_2AR 激动药的作用，携带 Gly16 的个体出现 β_2AR 下调，导致支气管平滑肌胆碱能神经占优势，出现较高的反应性。携带 Gly16 型 β_2AR 的哮喘患者夜间哮喘的发生率增高且对组胺的反应性增加，而携带 Arg16 等位的个体对沙丁胺醇的反应性增强。Gln27Glu 多态也出现在 β_2AR 细胞膜外侧氨基端，抑制 β_2 受体激动药所致的 β_2AR 脱敏和受体的下调，但具体作用机制不明确，可能与其改变 β_2AR 的降解有关。人群中 Glu27 纯合子的发生率约为 28%。目前已经证实，Glu27 纯合子哮喘患者对甲基胆碱的反应性下降。

β_1 受体（β_1AR）也是一种 G 蛋白偶联受体，其在复杂心血管疾病如高血压和心力衰竭中的遗传学和遗传药理学研究中受到广泛关注。β_1AR 基因存在 Ser49Gly 和 Gly389Arg 这两种常见的基因多态性。Gly389Arg 多态性可导致 β_1AR 功能下降，是心力衰竭患者的风险因子，且可降低对 β 受体拮抗药的反应性。携带 Arg389 等位的高血压患者应用阿替洛尔后，安静时的血压和心率降低程度高于 Gly389 纯合子患者。

AT_1R 是介导血管紧张素 II 生物学效应的主要受体，同样也属 G 蛋白偶联受体，由 359 个氨基酸组成，含 7 个跨膜结构域。人类 AT_1R 基因 3′ 端非翻译区存在 $A1166C$ 多态性，从而使转录出的 mRNA 第 1166 位分别存在 A 或 C 两种等位基因，人群中 AT_1R 1166C 等位的频率约为 30%。含 AT_1R 1166A 等位的 mRNA 存在微小 RNA-155（microRNA-155，miR-155）结合位点，因此其表达受到 miR-155 的调节，而该位点为 C 等位的 mRNA 不受 miR-155 调节。与携带 AT_1R 1166C 等位的个体相比，携带 AT_1R 1166A 等位的个体 AT_1R 表达下降。AT_1R 1166CC 基因型个体的

末端冠状动脉缩血管效应和苯丙肾上腺素缩乳腺动脉血管的效应增加有关，而 C 等位基因与冠状动脉疾病的严重程度增加有关。

多巴胺受体是抗精神病药重要的作用靶点之一，分为 D_2、D_3 和 D_4 3 种亚型。人 D_2、D_3 和 D_4 基因都存在多态性现象。其中，D_2 启动子区的插入/缺失多态性与精神分裂症的发病相关，D_3 $Ser9Gly$ 多态性与药物诱导的迟发性运动障碍相关，而 D_4 位点的 48 bp 序列重复次数多态性与阿片类药物依赖性、酗酒以及强迫症的发生有一定的关系。

除了上述编码膜受体的基因具有基因多态性外，编码细胞内受体如兰尼碱受体（ryanodine receptor，RyR）、维生素 D 受体和维生素 K 受体等的基因也存在基因多态性。兰尼碱受体是存在于细胞内质网或肌质网上的一类 Ca^{2+} 释放通道。目前发现，RyR 基因多态性与某些个体应用氯化琥珀胆碱或吸入麻醉药引起的恶性高热有关，携带突变等位的个体对氟烷高度敏感，应用氟烷时会引起钙释放增多和肌肉收缩增强，从而发生严重甚至是致命的高热。维生素 K 受体或维生素 K 环氧化物还原酶复合物 1（vitamin K epoxide reductase complex，subunit 1，$VKORC1$）基因启动子区存在 1639G/A 多态性，该多态性影响华法林的用药剂量，1639AA 基因型个体用药剂量需增加 25%。

四、其他因素的遗传变异

（一）药物作用靶点及受体后信号通路分子遗传变异

除了药物作用的受体，药物作用靶点、药物靶点相关旁路或参与疾病发病机制的基因的遗传变异也可导致药物反应性个体差异。例如，血管紧张素 I 转化酶（angiotensin I converting enzyme，ACE）和 5-脂氧化酶（5-lipoxidase，5-LOX）等基因的多态性可影响药物的反应性。

ACE 是 ACE 抑制药的主要作用靶点。ACE 基因第 16 号内含子存在 287 碱基的插入/缺失多态性。研究表明，人体血浆中 ACE 活性变异 47% 源于该位点多态性，缺失纯合子（DD）基因型个体血浆 ACE 的活性增高，插入/缺失多态性可预测血浆 ACE 的水平，因而可以用来预测个体患心血管疾病的风险以及 ACE 抑制药的临床疗效。例如，肾病患者应用 ACE 抑制药依那普利后，该插入型纯合子基因型患者蛋白尿和血压可得到明显改善，而缺失型基因型患者的蛋白尿和血压无明显改善。

5-LOX 通过催化花生四烯酸生成 5-羟过氧化花生四烯酸，在白三烯的形成中起重要作用。5-LOX 基因启动子区转录因子 Sp1/Egr1 结合存在多态性现象，该多态性导致 Sp1/Egr1 结合模块数目减少或增加，突变等位基因分别含有 3 个、4 个和 6 个 Sp1/Egr1 结合模块。突变等位基因由于与 Sp1 或 Egr1 的结合减少，启动子活性下降 25%~30%。该多态性可影响 5-LOX 抑制药治疗哮喘的疗效，突变的纯合子应用 5-LOX 抑制药无效。

载脂蛋白 E（apolipoprotein E，ApoE）是乳糜微粒残余、极低密度脂蛋白的重要组成成分，其通过与细胞膜上的特异性受体结合，在富含三酰甘油的脂蛋白代谢中起重要的作用，其功能缺陷可导致Ⅲ型高脂蛋白血症。人类 ApoE 基因至少存在 29 个等位基因。其中，$Arg158Cys$（$\varepsilon2$ 突变）和 $Cys112Arg$（$\varepsilon4$ 突变）是 ApoE 最常见的两种多态性。人群中 ApoE 野生型（$\varepsilon3$）、$\varepsilon2$ 和 $\varepsilon4$ 等位的发生频率分别为：62%~87%、6%~13% 和 5%~29%。$ApoE$ 三种常见等位的存在导致 ApoE 出现 ApoE2/2、ApoE2/3、ApoE2/4、ApoE3/3、ApoE3/4 和 ApoE4/4 等 6 种表型，其中 ApoE4 与 ApoE2 在血浆脂蛋白的调节方面具有相反的生物学效应。ApoE4 比 ApoE3 降解速度快，因而 $\varepsilon4$ 等位基因携带者血浆总胆固醇和低密度脂蛋白胆固醇的浓度升高，容易发生高脂血症和冠状动脉粥样硬化。此外，$\varepsilon4$ 等位基因还可与 $ACE*D$ 等位发生协同作用，显著增加冠脉再狭窄的危险性。与此相反，$\varepsilon2$ 等位基因通过增加血清中高密度脂蛋白的浓度，降低患冠状动脉粥样硬化的危险性，因此是一个保护性的等位基因。

（二）离子通道基因的遗传变异

离子通道如钠离子通道、钾离子通道和钙离子通道是药物重要的作用靶点之一。研究发现，编码离子通道蛋白的基因也存在基因多态性，这些基因多态性与某些疾病的易感性有关，同时也可影响药物的反应性和不良反应。例如，编码电压依赖型 K^+ 通道 β 亚型蛋白的基因 $KCNMB1$ 存在的 $Lys65Gly$ 多态性影响维拉帕米的降压疗效，携带 $Lys65$ 等位的个体出现降压疗效的时间早于 $Gly65$ 纯合子基因型个体。此外，也有研究发现，编码心脏快成分延迟整流钾电流 I_{kr} 通道 α 亚单位基因 $HERG$（$KCNH2$）的多态性与奎尼丁引起的长 QT 综合征以及西沙必利引起的尖端扭转型室性心动过速有关，而编码 K^+ 通道 α 亚单位 $KvLQT1$ 基因 $K897T$ 多态性与特非那定和丙吡胺引起的长 QT 综合征有关，而编码心脏慢成分延迟整流钾电流 I_{ks} 通道 β 亚单位基因 $KCNE2$ 多态性与克拉霉素引起的药源性心律失常有关。

（三）microRNA 基因的基因多态性

以往研究发现的影响药物反应性的遗传变异主要来自编码蛋白质的功能基因，如编码药物代谢酶、药物转运体、药物受体等基因的遗传变异。微小 RNA（microRNA，简称 miRNA）是近年来发现的一类由人类基因组编码的含 20~23 个核苷酸的非编码小 RNA，通过与靶基因 mRNA3'UTR 区互补配对，导致 mRNA 的降解或翻译抑制，从而在转录后水平对基因的表达进行负调控。同一个 miRNA 分子可通过调节多种不相关的编码蛋白基因的表达，从而发挥不同的功能。研究表明，编码 miRNA 的基因也存在多态性现象，这类基因的基因多态性也可能通过影响相关靶基因的蛋白表达，从而影响药物的反应性。

第三节　遗传药理学与临床用药

一、心血管疾病的遗传药理学

（一）心血管疾病与基因多态性

心血管疾病是目前影响人类健康、引起致残和死亡的主要疾病，也是一类由遗传因素和环境因素共同作用所致的多基因疾病。双生子研究和家族聚集性研究结果表明，遗传因素与多种心血管疾病如原发性高血压、冠心病和慢性心功能不全的发生密切相关。心血管疾病易感基因的确定有助于确定心血管疾病发生的分子机制，为这类疾病的预防和治疗提供新的药物作用靶点，促进新药研发。目前，通过基于候选基因策略或全基因组扫描的关联研究已发现大量的与心血管疾病易感性或血压等表型相关的基因及其遗传变异。

目前有关心血管疾病易感性研究最多的基因是肾素-血管紧张素系统基因。研究表明，编码血管紧张素原（angiotensinogen，AGT）基因的 $M235T$ 多态性与高血压的发病风险相关。ACE 插入/缺失多态性是冠心病发生的风险因素，缺失纯合子 DD 基因型个体可增加冠心病的发病风险，且 DD 基因型冠心病患者的死亡率增加。此外，ACE 插入/缺失多态性也可影响慢性心功能不全患者的预后，在未经 β 受体拮抗药治疗的慢性心功能不全患者中，DD 基因型可降低无心脏移植患者的生存率。而 $AT1R$ $A1166C$ 多态性与插入/缺失多态性之间尚存在协同作用,携带 *AT1R* 1166*C* 等位可进一步增加 *ACE**D* 等位基因携带者患心肌梗死的危险性。在白种人群,*AT1R* 1166*CC* 基因型可增加原发性高血压的发病风险。此外,*Apoε*4 等位基因是动脉粥样硬化的风险因子,与 *Apoε*2、*Apoε*3 等位基因相比较,携带 *Apoε*4 等位基因的心肌梗死幸存者死亡的风险增加约 2 倍。

(二)基因多态性与心血管疾病药物疗效的关系

药物治疗是目前心血管疾病最主要的治疗措施。心血管病的遗传药理学研究主要集中于一些常见心血管疾病(如高血压、慢性心功能不全和高脂血症)的常用药物,而且研究的重点在于发现影响药物疗效而不是预测药物毒性的遗传变异。研究表明,大多数作用于心血管系统的药物如 β 受体拮抗药、ACEI、AT₁ 受体拮抗药、钙通道阻滞药、他汀类降血脂药、抗凝血药、抗心律失常药和地高辛等的临床疗效都不同程度地受到遗传因素的影响。

心血管药物遗传药理学研究最重要的发现是药物代谢酶基因的遗传变异可影响心血管药物的药代动力学。如前所述,*CYP2D6 PM* 基因型是导致部分个体应用抗高血压药异喹胍后出现严重低血压的主要原因,而 *CYP2C9* 基因的基因多态性是决定华法林用量的主要因素。与常规用药方案相比较,根据 *CYP2C9* 基因型情况来确定华法林的起始剂量可明显降低出血的风险。此外,*CYP2D6 PM* 基因型也与美多洛尔、卡维地洛、普萘洛尔、普罗帕酮、美西律以及氟卡尼不良反应的发生有关。普罗帕酮由 *R*- 和 *S*-消旋体组成,其 β 受体阻断作用主要由 *S*- 消旋体介导,而两种消旋体都具有 Na⁺ 通道阻滞活性。普罗帕酮在体内主要经 CYP2D6 代谢生成 5- 羟基普罗帕酮,后者有 Na⁺ 通道阻滞活性而 β 受体阻断作用则很弱。因此,*CYP2D6 PM* 基因型个体用药后 β 受体阻断作用更强,不良反应更严重。卡维地洛也是由 *R*- 和 *S*- 消旋体组成,两种消旋体都具有 β₁ 受体阻断作用,而其 α₁ 受体阻断作用主要由 *S*- 消旋体介导。卡维地洛的 *R*- 消旋体主要经 CYP2D6 代谢灭活,因此 CYP2D6 基因多态性可影响其对 α₁ 受体和 β₁ 受体的相对活性。抗心律失常药普鲁卡因胺在肝中经 NAT2 代谢生成 *N*- 乙酰普鲁卡因胺,携带 *NAT2* 慢乙酰化代谢基因型的患者在应用普鲁卡因胺后,由于 *N*- 乙酰普鲁卡因胺生成减少,普鲁卡因胺血药浓度升高,易出现系统性红斑狼疮。

β₁ 受体拮抗药广泛应用于高血压、冠心病和慢性心功能不全的治疗,基于 β₁*AR* 基因的基因多态性与 β₁ 受体拮抗药反应性的遗传药理学研究是近年来的研究热点。临床试验表明,健康受试者在应用美托洛尔后,血压的降低程度受 Ser49Gly 和 Gly389Arg 多态性的影响,389Arg 纯合子个体血压降低更为显著,此外,携带 389Gly 等位和 49 Ser 纯合子基因型的患者治疗慢性心功能不全时药物剂量需增加。在高血压患者进行的临床试验提示,β₁*AR* Ser49Gly 和 Gly389Arg 多态位点构成的单倍型可作为美托洛尔抗高血压疗效的预测指标。

内收蛋白(adducin, ADD)是由一种异二聚体形成的细胞膜骨架蛋白,在盐敏感型高血压的病理生理过程中起重要作用。形成 ADD 的亚基分别由 *ADD*1、*ADD*2 和 *ADD*3 三个位于不同染色体的基因编码。*ADD*1 基因位点存在 Gly460Trp 多态性,该多态性不仅与原发性高血压或盐敏感型高血压的易感性相关,同时也可影响利尿药的降压疗效,460Trp 杂合子患者对利尿药更敏感且血浆肾素水平更低。此外,一项为期 10 年的研究发现,携带 *ADD*1 460*Trp* 等位基因的患者在进行降压治疗时,利尿药对心肌梗死和脑卒中的预防作用比其他抗高血压药更明显,尽管在降压效应方面无明显的差别。利尿药可降低携带 *ADD*1 460*Trp* 等位基因的高血压患者心血管事件的发生率,且此作用与治疗前的血压无关;而在 *ADD*1 野生型基因型个体,利尿药对心肌梗死和脑卒中发生的预防作用与其他抗高血压药相似。

ACEI 类药物广泛应用于高血压和慢性心功能不全的治疗及糖尿病肾病的预防。研究发现,*ACE* 基因插入 / 缺失多态性可影响 ACEI 的疗效,在白种人群中,基因型为 *DD* 纯合子的个体应用 ACEI 治疗的疗效更佳,而在亚洲人群中,基因型为 *DD* 纯合子的个体应用 ACEI 的疗效更差。此外,*AGT* 基因 235T 等位与 ACEI 类药物的疗效相关。编码缓激肽 B₂ 亚型受体基因启动子区存在 T58C 多态性,该多态性导致表达增加,*CC* 基因型增加高血压的发病风险,但降低 ACEI 类药物引起咳嗽的风险。

此外,在抗高血压药方面,还发现内皮型 NO 合酶(endothelial NO synthase, *eNOS*)基因的基因多态性可影响抗高血压药的降压效应,编码钠通道 γ 亚单位基因的基因多态性可影响氢氯噻嗪的降压疗效,而 *AGT* 基因 T1198C 多态性、载脂蛋白 B 基因的 G10108A 多态性以及 α 肾上腺素 2A 亚型基因 A1817G 多态性可预测降压治疗过程中左心室体积的变化。

他汀类药物是目前应用最为广泛的降血脂药。

临床研究发现,*ApoE* 基因的基因多态性可影响此类药物的疗效,携带 *ApoE**2 等位的个体用药后降血脂作用更明显。胆固醇酯转移蛋白(cholesterol ester transfer protein,CETP)在调节血浆高密度脂蛋白水平中起重要的作用。*CETP* 存在 *Taq Ib* 多态性,从而导致 B1 和 B2 两种等位的产生。*B2B2* 纯合子个体血浆高密度脂蛋白和 CETP 水平升高,且应用普伐他汀进行治疗时动脉粥样硬化斑块面积缩小更明显。

二、抗精神病药的遗传药理学

抗精神病药的临床疗效和毒副反应的发生也存在很大的个体差异。例如,在情感障碍治疗方面,有 30% ~ 40% 的患者使用药物治疗无效。目前的研究发现,药物代谢酶和药物作用靶点的遗传变异是导致抗精神病药反应个体差异的主要原因。

(一)药物代谢酶的遗传变异

CYP450 同工酶 CYP1A2、CYP2D6 和 CYP3A4 是参与抗精神病药代谢的主要药物代谢酶。CYP2D6 参与抗精神病药(如氟哌啶醇、氯丙嗪、硫利达嗪、奋乃静、利培酮和阿立哌唑等),三环类抗抑郁药(如丙米嗪、地昔帕明等),以及大多数 5-HT 再摄取抑制药(如氟伏沙明、氟西汀和帕罗西汀等)多种抗精神病药的代谢。临床研究发现,*CYP2D6 PM* 基因型个体服用利培酮和阿立哌唑后血浆药物浓度升高,半衰期延长,应用利培酮和氟哌啶醇后不良反应发生率和停药率均明显增加。

(二)药物作用靶点的遗传变异

抗精神病药作用靶点如多巴胺受体、5-HT 受体和 5-HT 转运体基因的多态性可影响这类药物的疗效和不良反应。例如,*DRD2* 基因的 *TaqI* 多态性与抗精神病药的症状改善有关;*DRD3* 基因 Ser9Gly 多态性和 5-HT 受体 2A 亚型(5-hydroxytryptamine 2A receptor,5-*HT2A*)基因 His452Tyr 多态性与氯氮平的疗效相关。

迟发性运动障碍(tardive dyskinesia,TD)是长期应用抗精神病药所引起的最常见的不良反应,发生率为 20% ~ 30%。抗精神病药引起 TD 与多巴胺 D_2 受体阻断后受体上调及对多巴胺的敏感性增加有关。研究者对编码多巴胺受体家族的基因 *DRD2*、*DRD3* 和 *DRD4* 的基因多态性进行了系统的研究,发现 *DRD3* Ser9Gly 多态性与抗精神病药的不良反应发生有关,携带该位点 9Gly 等位的患者 TD 的风险增加,而该位点为 9Gly 纯合子的精神病患者应用氟哌啶醇后静坐不能的发生率增高。5-HT 转运体 *SERT* 基因的 *5HTTLPR* 多态性与 5-HT 再摄取抑制药不良反应的发生密切相关。5-HT 受体基因 *5HT2A* His452Tyr 多态性和 *5HT2C* -759C 等位可能与抗精神病药引起的 TD 和肥胖有关,但确切的结论还有待进一步的临床研究。

三、肿瘤化学治疗药的遗传药理学

肿瘤化学治疗药在作用于肿瘤细胞的同时,也可作用于人体正常的细胞,因此大多具有安全范围窄、治疗指数小的特点,部分药物甚至可产生威胁生命的毒性作用。如何使化学治疗药发挥最大的疗效同时又出现最小的毒性,是临床肿瘤化学治疗共同关注的问题。识别机体影响化学治疗药效应或毒性风险的遗传变异将有利于实现肿瘤化学治疗的个体化用药。然而,由于肿瘤细胞的体细胞突变也可影响药物的效应,这在一定程度上也增加了化学治疗药遗传药理学研究的难度。

(一)药物代谢酶遗传变异与肿瘤化学治疗

6- 巯基嘌呤是常用于治疗急性淋巴细胞白血病的前体药物,其在体内经次黄嘌呤鸟嘌呤磷酸核糖转移酶的作用生成有活性的 6- 硫代鸟嘌呤核苷(6-thioguanine nucleotides,6-TGN),后者可掺入 DNA 分子而发挥抗肿瘤作用。硫代嘌呤甲基转移酶(TPMT)可代谢灭活 6- 巯基嘌呤成甲基化产物,从而减少造血系统中 6-TGN 的生成,使得 6- 巯基嘌呤的毒性减小,疾病复发的风险增加。TPMT 的活性或基因型与 6- 巯基嘌呤的毒性和疗效相关,*TPMP* 突变等位纯合子个体在应用常规剂量硫代别嘌呤醇后出现严重的造血系统毒性。目前,临床上可通过对 *TPMT**2、*TPMT**3A 和 *TPMT**3C 多态性进行筛查,并根据 *TPMT* 基因型确定 6- 巯基嘌呤的用量。美国 FDA 2003 年建议在 6- 巯基嘌呤药品说明书中增加有关 *TPMP* 多态性的遗传药理学知识。最近对欧洲四国儿童急性淋巴细胞白血病患者应用 6- 巯基嘌呤治疗进行的成效分析表明,进行 *TPMT* 基因分型后每人年医疗费用可大大降低。

他莫昔芬为选择性雌激素受体调节剂,临床上用于乳腺癌的治疗已有 30 多年的历史。CYP2D6 可催化他莫昔芬代谢生成活性强于母药 100 倍的代谢产物,*CYP2D6* 基因多态性是影响他莫昔芬临床疗效和毒性的重要决定因素。与 CYP2D6 为中间代谢者(*CYP2D6**4/*4 杂合子)或强代谢者(*CYP2D6* 野生型等位纯合子)的女性乳腺癌患者相比,CYP2D6 为弱代谢者(*CYP2D6**4/*4 纯合子)的女性乳腺癌患者应用他莫昔芬治疗后生存时间明显缩短、生存率下降、复发率升高。也有研究发现,*CYP3A5*3* 多态性也可预测他莫昔芬的疗效。

伊立替康(irinotecan)主要用于结直肠癌和肺癌的治疗,然而 30% 的患者在用药后出现严重的腹泻和粒细胞减少,且这种不良反应与用药剂量有关。伊立替康在体内通过酯酶代谢生成活性更高的代谢产物 SN-38。尿苷二磷酸葡糖醛酸转移酶 1A1(UGT1A1)可催化 SN-38 与葡糖醛酸结合生成无活性的代谢产物。*UGT1A1* 基因启动子区的 TATA 盒存在 TA 重复次数多态性 *UGT1A1*28*,该多态性(TA_7,7 次 TA 重复)可降低 *UGT1A1* 的表达,从而减少 SN-38 与葡糖醛酸的结合。*UGT1A1*28* 纯合子个体的伊立替康的血药浓度 – 时间曲线下面积增加,用药后有出现严重粒细胞减少的风险增加。

5- 氟尿嘧啶(5-fluorouracil,5-FU)广泛应用于实体瘤的治疗,同时也是多种肿瘤联合化疗方案的主要成分,但本药可导致胃肠道和造血系统不良反应,甚至导致停药。5-FU 是一种前体药物,在体内代谢生成 5- 氟 -2- 氧尿苷单磷酸(5-fluoro-2-deoxyuridine monophosphate,5-FdUMP),后者通过抑制胸苷合成酶(thymidylate synthase,TS)而发挥作用。二氢嘧啶脱氢酶(dihydropyrimidine dehydrogenase,DPD)是催化 5-FU 分解代谢的限速酶,80% ~ 90% 5-FU 在肝中经 DPD 代谢灭活。DPD 活性降低可以导致 5-FU 活性代谢产物 5-FdUMP 生成过度,从而导致可能致死的造血系统、神经系统和胃肠道毒性。个体间 DPD 酶活性存在 8 ~ 21 倍的差异,而 *DPD* 基因位点至少存在 19 种导致酶活性降低的基因多态性。*DPD* 基因第 14 个外显子上存在导致该基因剪接异常的突变,使生成无功能的蛋白,增加 5-FU 的毒性。位于 *DPD* 基因第 4 个内含子的 *DPD*2A* 多态性可降低 DPD 的活性,5-FU 治疗出现 4 级粒细胞减少的患者中该多态性位点出现的频率可高达 40% ~ 50%,*DPD*2A* 等位是 5-FU 引起严重腹泻和粒细胞减少的风险因子。

谷胱甘肽硫转移酶(glutathione S-transferase,GST)通过促进药物与谷胱甘肽结合而参与抗肿瘤药及其氧化代谢产物的代谢。*GST* 基因多态性与抗肿瘤药引起的继发性肿瘤的形成有关。

(二)药物转运体变异与肿瘤化学治疗

药物转运体基因的遗传变异与肿瘤细胞耐药性的发生密切相关。目前已发现多个编码 ABC 转运体基因的基因多态性与相应转运体的蛋白表达和功能。例如,编码合成多药耐药蛋白 2(MRP2)的基因 *ABCC2* 存在 412 位由精氨酸到甘氨酸(R412G)多态性,该多态位点位于 MRP2 蛋白底物结合部位,因此可降低 MRP2 对其底物甲氨蝶呤的转运和消除。因此,携带该多态性的患者甲氨蝶呤代谢减慢,血浆中药物浓度升高,易出现严重的肾毒性,长期应用可导致血细胞减少。此外,阴离子转运体 *OATP* 基因的基因多态性也可影响伊立替康的清除,但还有待进一步证实。

(三)其他药物作用靶点变异与肿瘤化学治疗

胸苷合成酶 TS 是 5-FU 重要的药物作用靶点,TS 酶活性越低,5-FU 的抗肿瘤效果越好。*TS* 基因启动子 / 增强子内存在可变数目串联重复(variable number tandem repeat,VNTR)多态性,该多态性(2 次串联重复或 3 次串联重复)与 TS 的表达相关,3 次串联重复使 TS 的表达增加,纯合子患者对 5-FU 的反应性下降。目前已证实该多态性与 5-FU 引起的腹泻有关。亚甲基四氢叶酸还原酶(methylenetetrahydrofolate reductase,MTHFR)是叶酸代谢过程中的关键酶,可将还原型叶酸转变为 5- 甲基四氢叶酸,从而使 FdUMP、TS 与还原型叶酸组成的三元复合物减少,削弱 5-FU 的抗肿瘤作用。*MTHFR* 基因的 C677T 多态性使 MTHFR 活性降低,细胞增殖速度加快,因而使机体对 5-FU 的敏感性增高,可增强 5-FU 治疗晚期结肠癌的疗效。近年来也有研究发现,铂类化学治疗药如顺铂和奥沙利铂的抗肿瘤效应受到 X 线修复交叉互补组 1 基因(X-ray repair cross-complementation group 1,*XRCC1*)Arg399Glu 多态性、谷胱甘肽硫转移酶 P1 基因(glutathione S-transferase P1-1,*GSTP1-1*)Iso105Val 多态性以及 DNA 修复基因 *XPD* 基因多态性的影响。

癌细胞 DNA 的突变或体细胞突变在化学治疗药反应性中也发挥重要的作用。例如 *HER-2/neu* 基因扩增与曲妥珠单抗(trastuzumab)的疗效相关。曲妥珠单抗是一种用于治疗 *HER-2/neu* 阳性肿瘤的抗体。临床研究发现,患者由于肿瘤组织 *HER-2/neu* 基因扩增而导致 *HER-2/neu* 过表达,这样的患者在应用曲妥珠单抗治疗时生存率明显提高。小细胞肺癌患者应用酪氨酸激酶抑制剂吉非替尼(gefitinib)进行化学治疗时,表皮生长因子受体基因突变可预测其疗效。

尽管在临床药物治疗方面还有很多悬而未决的问题,但目前的遗传药理学研究已经在一定程度上促进了用药水平的提高。遗传药理学研究的最终目标是改变传统的“一药盖全、千人一量”的用药模式,采用"因人施药"的新的临床用药模式。随着越来越多的遗传分子标记的发现和鉴定,遗传药理学家和临床药理学家将有可能根据患者的基因组成情况选择治疗方案,以增加药物的疗效,使药物的毒副反应最小化,达到合理、安全、有效用药的目的。

(王　韵　胡长平)

数字课程学习

📥 教学 PPT　　📝 思考题

第六章　药物不良反应与药源性疾病

■ 重点内容提要

　　任何药物对机体都有潜在的危害性,药物不良反应是现代医学疗法带来的不良后果,尽管人们认真进行动物和人体试验,药物还是会引起不可预料和不能接受的反应。药源性疾病是药物引起的疾病,也是药物不良反应的延伸。随着上市药物的增多,药物不良反应和药源性疾病的发生率逐年上升,这应当引起医药工作者高度重视。本章重点介绍药物不良反应定义、分类及常见药源性疾病,也将介绍药物不良反应临床监测方法和引发原因。

第一节　药物不良反应

　　WHO 对药物不良反应(adverse drug reaction, ADR)的定义:ADR 是指药物在预防、诊断、治疗或调节生理功能过程中,在正常剂量下出现的与治疗目的无关的对机体有害的反应,但排除治疗失败、药物过量、药物滥用、不配合治疗和药物误投。

　　国家药品监督管理局(National Medical Products Administration)定义 ADR 为:药物在预防、诊断、治疗或调节生理功能的正常用法用量下,出现有害或意料之外的反应,它不包括无意或故意超剂量用药引起的反应以及用药不当引起的反应。

　　药物不良反应事件系指在使用医药产品过程中,患者身上发生的不期望出现的经历,它包括药物不良反应和其他与处方开具、调剂、发药或给药有关的事件(包括药物误投)。

一、药物不良反应的类型

(一) 根据药物不良反应出现的快慢分类

　　根据药物不良反应出现的快慢,ADR 可分为急性、亚急性和潜伏性不良反应。

　　1. 急性不良反应　给药后 60 min 内观察到的反应,包括过敏性休克、哮喘、恶心和呕吐等。

　　2. 亚急性不良反应　给药后 1~24 h 内出现的反应,包括皮疹、血清反应和胃肠道功能紊乱等。

　　3. 潜伏性不良反应　给药 2 天或者 2 天以上开始出现的反应,包括皮疹、器官毒性和迟发性运动障碍等。

(二) 根据药物不良反应的严重程度分类

　　根据药物不良反应的严重程度,可分为轻度、中度和重度不良反应,临床上处理的方法也不同。

　　1. 轻度不良反应　引起患者轻度不适,但不需要改变临床治疗方案。

　　2. 中度不良反应　通常需要改变治疗方案或需住院治疗。

　　3. 重度不良反应　有致残或危及生命的不良反应,需入院或延长住院时间。

(三) 根据药物不良反应与药物制剂有无关系分类

　　1. A 型药物不良反应(type A adverse drug reaction)　A 型药物不良反应与剂量大小有直接关系,是指由于药物的药理作用增强而引起的不良反应,其严重程度直接与所用药物的剂量成正比,一般容易预测,故可根据患者的需要和耐受程度调整剂量而起到防治作用。如镇静催眠药引起的中枢神经系统抑制性不良反应随剂量增加而加重。A 型药物不良反应是药理学作用的延伸,也是由于药物过量和药物之间的相互作用产生。A 型药物不良反应通常可在动物毒理学研究中被发现,可以为预测人体可能发生某些不良反应提供依据。例如，β受体拮抗药普萘洛尔引起的低血压，属于A型药物不良反应。

2. B型药物不良反应(type B adverse drug reaction) 此类药物不良反应与药物剂量无关，是较少见或不可预测的特殊反应，发生率低而死亡率高。这类不良反应在药物研究阶段的常规毒理学试验中难以被发现，可由患者的敏感性增高所引起。发生机制可能是遗传药理学变异，也可能为获得性药物变态反应。大多数具有遗传药理学基础的反应只能在患者接触药物后才能被发现，因而难以在首次用药时预防这类不良反应发生。例如氯霉素引起再生障碍性贫血，青霉素引起过敏性休克。

还有一些学者把这种分类系统拓展到C型、D型和E型药物不良反应，分别来描述化学性、迟发性和治疗末药物不良反应，但这种分类方法还没有被广泛接受。

(四) 根据药物不良反应的性质分类

1. 副作用 药物在正常用法、用量情况下，出现的与治疗目的无关的药理作用，如服用强心苷引起的心律失常现象。

2. 毒性反应 药物剂量过大或用药时间过长对机体产生的有害作用。可表现为急性毒性反应和慢性毒性反应。一般是可逆的，产生的原因大多与药物的剂量和用药的时间及给药途径有关，并且因人而异，有的患者服用剂量虽没超过正常范围，但也会出现毒性反应。例如关木通引起的泌尿系统毒性反应。

3. 后遗效应 停止用药后遗留下来的生物学效应。可以是短暂的，也可以是较持久的。如使用镇静催眠药后次晨出现的宿醉现象、氨基糖苷类抗生素引起的耳毒性。

4. 药物依赖性 反复使用某种药物后，如果停药，会出现一系列不适的症状，从而要求继续服用药物的现象，称为药物依赖性，可分为心理依赖性(精神依赖性)和生理依赖性(躯体依赖性)。心理依赖性指反复服用某一种药物，停药后心理上总还有继续服用这种药物的愿望，产生心理依赖性。生理依赖性是指反复用药后停药引起一系列生理功能障碍，发生戒断综合征，从药物角度说，这些药物具有成瘾性，临床开具时需慎重对待。易产生成瘾性的药物有哌替啶、吗啡等。

5. 特异性反应 指基因异常引起的药物不良反应，其对低剂量药物也有较高的敏感性，这些反应的出现与人的先天性、遗传性因素有关。如葡糖-6-磷酸脱氢酶缺陷患者服用磺胺、伯氨喹时，可引起溶血反应。

6. 变态反应 亦称过敏反应，指对服用某种药物出现过敏症状的反应，如青霉素过敏性休克。

变态反应是由药物治疗中免疫系统介导的超敏反应，Gell和Coombs建立了一种分类系统(从Ⅰ型到Ⅳ型)来描述此种反应。Ⅰ型超敏反应是由IgE介导的，由于释放组胺或三烯免疫介质而引起的明显过敏症状，如果不能迅速治疗，则会致命，如青霉素过敏。Ⅱ型超敏反应指IgG和IgM等细胞毒性抗体首先介导的针对细胞表面抗原的反应。例如奎宁引起溶血性贫血、急性移植排斥反应。Ⅲ型超敏反应是由免疫复合物造成的组织损伤引起的，通常机体的免疫系统可清除这些抗原-抗体复合物，但由于抗原的反复接触，致使免疫复合物在组织沉积，进而导致组织损伤。血清病是Ⅲ型超敏反应的典型例子。Ⅳ型超敏反应是T细胞对特殊的抗原物质敏感而引起淋巴因子的释放。机体最初可表现为皮疹，再次接触抗原也可发展为肝功能障碍、红斑狼疮样反应、肾损害等全身性反应。

7. 三致作用(致畸、致癌和致突变作用) 指由于药物使用而引起机体的致畸、致癌和致突变作用。在药物的发展史上，20世纪60年代，治疗妇女妊娠呕吐的沙利度胺(反应停)导致胎儿出现海豹肢畸形是典型的药物致畸作用。另一些药物则可能引起细胞的遗传物质(如DNA)发生异常，从而使遗传结构发生永久性改变。可引起胎儿畸形的药物见表6-1。

8. 停药反应 由于药物较长期应用，使机体对

表6-1 可引起胎儿畸形的药物

药物类别	临床报道可能致畸形的药物
中枢神经系统抑制药	巴比妥类、苯妥英钠、氟哌啶醇、氯丙嗪、地西泮等
激素类药物	肾上腺皮质激素、己烯雌酚、睾酮、黄体酮、炔雌二醇等
抗凝血药	双香豆素、华法林等
抗疟药	奎宁、乙胺嘧啶、磷酸氯喹等
抗肿瘤药	甲氨蝶呤、环磷酰胺、白消安、氟尿嘧啶、苯丁酸氮芥、丝裂霉素
降血糖药	甲苯磺丁脲
其他药物	沙利度胺、丙米嗪、四环素类、阿司匹林、氨茶碱、可待因、苯丙胺类、维生素A等

药物作用已经适应,突然停止治疗可能发生严重不良反应的现象。例如巴比妥类久服后突然停药易发生"反跳"现象。此时快速眼动睡眠(REMS)时相延长,梦魇增多,迫使患者继续用药,以致成瘾。

二、药物不良反应的发生机制

(一) A 型药物不良反应发生机制

1. 药代动力学方面的因素

(1) 药物的吸收　药物不良反应的影响因素与药物被吸收的量和速率密切相关,大部分药物经口服后,主要在小肠被吸收。脂溶性药物容易吸收,在较短时间内可达到较高的血浆浓度,引起 A 型药物不良反应。非脂溶性药物在消化道里的吸收不规则、不完全,且个体差异大。另外药物的吸收还与剂型、胃肠道的蠕动速度、首过效应等情况相关。

(2) 药物的分布　药物在体循环中的分布与局部的血流量和药物通过细胞膜的能力有关。个体差异对药物的分布产生很大的影响,它是不同个体服用药物后会产生不同药物不良反应的基础。

(3) 药物的生物转化　大部分药物进入人体以后主要在肝内进行代谢。代谢过程包括氧化、还原、水解、甲酰化、葡糖醛酸化等。由于遗传的关系,药物不仅表现出代谢速率的个体差异,还表现出代谢产物的个体差异。许多药物在使用同一剂量后,不同个体的稳态血浆浓度差别很大,因而有的个体可能因血药浓度过低而表现无治疗作用,但另一些个体则因血药浓度过高而出现严重的药物不良反应。而且有些药物的代谢产物还可能有药理作用和毒性反应。

(4) 药物的排泄　许多药物主要经肾排出。容易出现此类药物不良反应的是一些特殊人群,如婴儿、老年人、肾功能不全患者等。在肾小球的滤过功能减退时,主要经肾排泄的药物在体内滞留时间延长,不能及时排出体外,致使血药浓度升高,易产生 A 型药物不良反应。

2. 影响体内的离子平衡　有些药物不良反应的发生是由于药物干扰了体内的离子平衡。例如强心苷类药物可以增加心肌细胞中的 Ca^{2+} 浓度、增强心肌收缩力。有些药物同时又能降低 K^+ 的浓度,引起心律失常等不良反应。

3. 靶器官的敏感性增强　药物主要通过与受体的特异性结合而发挥作用。个体间不但受体的数量和敏感性不同,药物的相互作用也会影响靶器官的敏感性。如诺乙雄龙能增加华法林对肝受体部位的亲和力,从而增加后者的抗凝血作用,易产生 A 型药物不良反应。

(二) B 型药物不良反应发生机制

1. 药物因素　包括生产过程中使用的添加剂如稳定剂、着色剂、赋形剂、乳化剂、增溶剂等,或者是化学合成、生产过程中的杂质,亦或是药品在贮存、保管、运输过程中氧化、分解、降解、聚合的产物。如对羟基苯甲酸酯(防腐剂)、色素可引起荨麻疹等不良反应。

2. 机体因素　由于存在个体差异,一些在遗传、新陈代谢、酶系统等方面存在某些异常或缺陷的患者,平时不一定会表现出症状,但一旦接触某些药物以后就会暴露出来,出现一些药物不良反应。如有些患者肝细胞内缺乏乙酰化酶,使体内乙酰化过程减慢,服用异烟肼后容易引起多发性神经炎和维生素 B_6 缺乏病。

3. 环境因素　在我们的生活周围有许多物理、化学因素能间接或直接影响、危害人的生理功能。目前一些不负责任的供应商在家畜、家禽的饲料中加入克仑特罗(俗称瘦肉精)、己烯雌酚、抗生素、磺胺类药等,这些家畜、家禽的肉类中的残留物也能引起不良反应。

三、药物不良反应的监测

在经历了沙利度胺事件以后,世界各国大为震惊,纷纷重新修订了药品管理法,建立了药品安全委员会,并建立了药品不良反应监测报告制度,而且 WHO 的许多成员国提出应加强国际交流,要求当各国发现特定药品的不良反应时应做出禁止或限制使用的决定:药物不良反应应尽快通知 WHO,WHO 也应安排对 ADR 信息进行系统的收集。因此,WHO 从 1986 年开始进行国际药品监测计划的试点,参加的有当时已建立国家 ADR 自发报告制度的 10 个国家。1970 年世界卫生大会决定设立永久性的 WHO 药物监测中心。该中心现名 WHO 国际药物监测合作中心,地点在瑞典乌普萨拉,由瑞典政府提供经费。

(一) 药物不良反应监测作用

首先由于大多数药物在上市前只经过健康动物的毒性试验,而动物与人类对药物反应有所不同,健康人和疾病患者对药物的反应也有所不同;其次,参与临床试验的患者数目有限,用药条件不同于临床实际,且试验疗程也有限,这样就使得一些少见和罕见的药物不良反应只能在监测中被发现。目前无论中药还是西药,由药物选用不当造成的药物不良反应和药源性疾病屡见不鲜。下面是一些药物不良反应的案例：

1937年7月，美国 Massengill 公司，Walkins 药剂师用二甘醇作为溶剂生产磺胺酏剂，造成107人死亡。

1956—1961年，由于西欧国家普遍使用沙利度胺作为孕妇镇吐药，结果造成1万余海豹肢畸形儿出生。这一震惊世界的药物不良反应，促使各国严格新药的审批程序，并加强对药物不良反应的监测。

1970年，选择性β受体拮抗药普拉洛尔（心得宁）开始上市。1974年，英国报道该药可致眼干燥，累及黏膜、腹膜及皮肤，而最终导致失明，即眼－皮肤－黏膜综合征。至今，普拉洛尔造成双目失明的机制尚不清楚。

在美国，因药物不良反应与药源性疾病而住院的患者占所有医院住院病例的2.9%～15.4%，而同时使用7种及以上药物的患者其因不良反应而入院的风险明显升高。目前住院患者的死亡原因排行上，ADR排列第四到第六位，约有6.7%的入院患者经历过严重的药物不良反应。

尽管这些药物不良反应与药源性疾病具有特殊性和不可预知性，但在临床药理学的基础上，有30%～60%的药物不良反应和药源性疾病是可以预防的。

（二）药物不良反应监测方法

有时药物不良反应及药源性疾病因无法识别而未被报道，并且许多临床工作者不能将实验室检查或诊断研究中发现的新症状、体征与变化和药物不良反应联系起来，因而药物上市后的药物不良反应监测对及早发现那些罕见且严重的药物不良反应是非常重要的。这样就有必要建立科学的、规范的药物不良反应申报体系和方法。

1. 自发呈报系统（spontaneous reporting system）是药物上市后 ADR 监测最简单、常用的形式，可分为正式自发呈报和非正式自发呈报两种形式。

（1）正式自发呈报 是指国家或地区设有专门的 ADR 登记处，成立有关 ADR 专门的委员会或监测中心，当医务工作人员发现药物不良反应后填表、报告监测机构，监测机构收集、整理、分析、反馈信息，以提高临床安全、合理用药水平。正式自发呈报的优点是监测范围广，无时间限制，最为经济，便于推广，药物上市后不久便可自然而然地加入被监测行列。报告者得到反馈后可以改善处方以合理用药。

但它的缺点是会出现不报和漏报。

（2）非正式自发呈报 无正式登记处，也不设监测中心等组织，大多由医生发现可疑的 ADR 后向医药商或医药期刊投稿。

我国过去有关 ADR 的资料来源主要是医、药学杂志期刊的报道，如国外一些著名杂志《美国医学协会杂志》《英国医学杂志》等。这种文献报道主要是由医生在临床实践中把观察到的事件综合起来加以整理的，优点是其得出的结论较可靠，缺点是其时间滞后明显。

迄今为止，自发呈报系统仍然是上市药品安全性监测最主要的方法，临床医生应该是监测工作的主力军。我国应该更加重视提高临床医生对药物不良反应呈报的认识并且加强医务人员的培训，以促进更多的第一线医务工作者参与 ADR 的监测。

药物不良反应报告的主要内容应包括药品在预防、诊断、治疗疾病过程中，在正常用法用量下，出现与用药目的无关的有害反应。它包括：①患者资料；②可疑产品的名称和生产厂商；③有关的历史和既往医疗条件；④其他药物治疗和处理；⑤不良事件及其处理的详细描述、发作时间、可疑药物开始和停止使用的日期和时间，给药的次数、剂量和途径；⑥事件结果（如死亡、致残、延长住院时间）；⑦相关的实验室检查和诊断结果；⑧关于排除刺激试验和再刺激试验的信息；⑨存在的其他干扰因素。

2. 集中监测系统 在一定时间（如数月、数年）、一定范围（某一地区、几个医院或几个病房）内根据研究目的详细记录药物和 ADR 的发生情况以探讨 ADR 的发生规律，即集中监测。通过对集中监测资料的收集和整理，可以对 ADR 全貌有所了解。如 ADR 发生的日期、表现形式、轻重程度、类型、部位、持续时间、对不良反应的最终判定、预后等。由于集中监测是在一定的时间、范围内进行的，故其存在数据代表性较差、数据缺乏连续性、费用较高的缺陷。

3. 病例对照研究 是将患某病者与未患该病者进行对照研究，找出两组对先前的药物暴露的差异。病理对照研究最大的优点是能迅速进行，且费用不高，但易出现资料的偏差。在资料不全时，难以选择对照。因此在进行病例对照研究时，要有很好的设计和正确的解释。

4. 队列研究 是对曾暴露于某特殊药物的人群和未暴露于该药物的人群中发生一种或多种 ADR 的频率进行比较所作的研究。队列研究可以是前瞻性或回顾性的,也可以兼而有之。该方法的优点是:①可收集到所有的资料;②患者的随访可持续进行;③相对和绝对危险度可估算;④假设可产生,亦可得到检测。缺点是:研究成本较高;难以收集大量病例;进行前瞻性队列研究需要花若干年才能完成;研究结果可能存在偏倚,特别是在回顾性研究中。

5. 记录联结 是以一种独特方式把人的出生、死亡、婚姻、住院和处方等档案记载联结起来,有可能会从中发现与药物有关的事件。随着 ADR 研究的进一步深入,一些潜在的发生率较低的 ADR 已难以从小样本人群中被观察到,故药物与 ADR 的因果假设的检验常借助于大型的记录数据库。记录联结能监测大量的人群,并可能研究罕用药物和罕见的不良反应,计算不良反应发生率,也能避免回顾偏倚。缺点是需要依赖一些已成熟、专门的系统,而这种系统的建立需要昂贵的费用。

6. 记录应用 用于了解 ADR 在不同人群(老年人、孕妇、儿童等)的发生情况,计算 ADR 发生率,寻找 ADR 的易发因素,可用于假设检验,并在一定范围内研究用药的每位患者的所有相关资料。

四、药物不良反应信息资源

药物不良反应信息资源按来源可分为:原始来源、初级来源和次级来源。不同级别来源的信息资源可由多种内容构成。药物不良反应信息资源见表6-2。

表6-2 药物不良反应信息资源

原始来源	初级来源	次级来源
自发性报告或未公布的临床医生的个人经验	医学文献和检索系统	综合药物参考书
国家食品药品监督管理总局	医学文摘	医学、药学、预防、护理等教材、专著
制药厂商	国内外期刊	医药学数据库
无对照和描述性的报告(个案病例、系列病例)	生物医药摘要、SOD 科学引文索引	药物不良反应和药源性疾病的专门资源
观察研究(病例对照、队列研究、群组研究)		药物相互作用资源
试验和其他研究设计(临床试验图书馆、统计分析)		关于药物不良反应或药源性疾病的综述

第二节 药源性疾病

一、常见的药源性疾病

药源性疾病(drug-induced disease)是指由药物作为致病因子,引起人体功能或组织结构损害,并且有相应临床经过的疾病。一般不包括药物过量而导致的急性中毒。它是药物不良反应在一定条件下产生的后果。

(一)药源性肾疾病

肾是药物体内清除的重要脏器之一。其血流旺盛,约占心脏每搏量的25%,故通过肾的药物量相对较多,因此肾特别容易受到药物损害。强效并有肾毒性的药物单独或联合应用是导致药源性肾疾病发生率进一步上升的主要原因。

当药物在肾小管内的浓度升高至一定程度,可直接损伤肾小管上皮细胞。其毒性大小与药物剂量和疗程呈正比。最常引起肾毒性的药物有氨基糖苷类抗生素、非甾体抗炎药和造影剂等。药源性肾疾病主要临床类型有:急性肾衰竭、急性过敏性间质性肾炎、急性肾小管坏死、肾小管梗阻、肾病综合征等。大多数肾损害为功能性的,停用毒性药物后可以恢复正常。

1. 急性肾衰竭 引起肾前性急性肾衰竭的药物有:非甾体抗炎药、血管紧张素转化酶抑制药、环孢素等。非甾体抗炎药抑制前列腺素的合成、减弱肾血管的扩张作用而引起肾功能不全,多发生于肾功能主要依赖于肾前列腺素合成增加的患者。血管紧张素转化酶抑制药能阻断血管紧张素Ⅱ的形成,但在严重心力衰竭、双侧肾动脉狭窄等情况下,肾素 – 血管紧张素系统是决定肾血流量的重要因素,血管紧张素转化酶抑制药的应用能引起肾小球出球小动脉的扩张,降低肾小管毛细血管静水压,削弱促使肾小球滤过的力量,引起肾小球滤过率下降,导致功能性急性肾功能不全。环孢素与非甾体抗炎药或血管紧张素转化酶抑制药合用时发生急性肾衰竭的危险性增加。

2. 急性过敏性间质性肾炎 引起急性过敏性间质性肾炎的药物,最常见的为青霉素类、头孢类抗生素、磺胺类、噻嗪类利尿药。多为过敏反应所致。组织学主要表现为间质弥漫性单核细胞、嗜酸性粒细胞浸润,肾小管损害和间质水肿。其发生机制可能是药物分子引起Ⅳ型超敏反应或 IgE 介导的超敏反应,多与剂量无关。

3. **急性肾小管坏死** 是药源性肾疾病最常见的类型,其严重程度一般随剂量的增大或疗程延长而加重,一般若及时停药可缓解,但有时可造成严重后果。许多药物能导致急性肾小管坏死,最常见的为氨基糖苷类抗生素、两性霉素 B、造影剂和环孢素。氨基糖苷类抗生素的肾毒性比较:庆大霉素 > 妥布霉素 > 卡那霉素。

4. **肾小管梗阻** 尿酸或尿酸盐能引起急性肾衰竭,常发生于以细胞毒性药物治疗的淋巴瘤、白血病或实体瘤的患者,肿瘤细胞的快速溶解形成大量尿酸,尿酸盐沉淀后阻塞肾小管。

5. **肾病综合征** 药源性的肾病综合征可能为免疫学介导,作用机制可能为:药物进入体内作为半抗原,引起抗肾小球抗体生成,或者有些药物有免疫调节作用,可导致自身免疫病,引起机体药代动力学改变,使大量血浆蛋白从尿中丢失,因为与药物结合的蛋白量减少,致使游离型药物浓度升高,增强了药物的作用,也增加了药物中毒的风险。另外,肾病综合征还可导致药物在体内的蓄积,造成中毒。引起肾病综合征的药物有金盐、青霉胺、卡托普利等。

(二) 药源性肝疾病

肝是人体内进行解毒及药物转化的主要器官,最易遭受药物或毒物的损害,有些药物可通过直接干扰细胞功能或细胞膜完整性、免疫介导性膜损害等,造成肝细胞损害。其作用机制可能是药物或药物代谢产物的毒性作用、药物过敏反应、特异质反应、干扰微粒体酶代谢活性等或几种机制同时起作用。能引起药源性肝疾病的药物有:复方制剂如甲氧苄啶 – 磺胺甲噁唑、阿莫西林 – 克拉维酸、异烟肼 – 利福平,原因为其中一种药能诱导细胞色素 P450,增加另一种药物的毒性代谢产物生成。

(三) 药源性皮肤病

药源性皮肤病可发生于用药过程的任一阶段,其反应轻重程度不一,严重可致史 – 约综合征 (Stevens-Johnson syndrome)、血管性水肿等,可致残、致死。造成其不良反应的原因可能是药物本身或者其有效成分的降解物、外源性高分子杂质、药物的添加剂、增溶剂、稳定剂、着色剂、赋形剂等。

1. **史 – 约综合征和中毒性表皮坏死** 一般是由于表皮被活化的淋巴细胞、巨噬细胞浸润所致。这是细胞介导的抗角化细胞的细胞毒性反应。引起这类反应的药物有:磺胺类药、抗惊厥药、别嘌呤醇、非甾体抗炎药等。磺胺类药和抗惊厥药引起的史 – 约综合征和中毒性表皮坏死与药物的活性代谢产物降

解障碍有关。

2. **血管炎和血清病** 药源性的血管炎常累及小血管。此外,药物对血管壁产生的直接毒性作用,自身抗体与内皮细胞的反应和细胞介导的抗血管细胞毒反应也可能损伤血管。别嘌呤醇、青霉素、氨茶碱、磺胺类药、噻嗪类利尿药、丙硫氧嘧啶、雷尼替丁、喹诺酮类药和免疫抑制剂等可引起这类反应。头孢氨苄、二甲胺、四环素、普萘洛尔和链激酶等可导致血清病样反应。

3. **血管性水肿** 血管紧张素转化酶抑制药会引发迟发性血管性水肿,通常发生于治疗的最初数小时或治疗后一周,也可发生于治疗数月后甚至一年,引起这些反应的药物有卡托普利、依那普利、赖诺普利、喹那普利和雷米普利。

(四) 循环系统损害

有些药物能引起循环系统的损害,如能引起心律失常的药物有强心苷、胺碘酮、普鲁卡因胺、钾盐等,肾上腺素可引起室性期前收缩,新斯的明可引起心动过缓、血压下降或休克,肼屈嗪可引起窦性心动过速或心绞痛。其他药物还有麻黄碱、多巴胺、去氧肾上腺素、苯丙胺、酚妥拉明、异丙肾上腺素等。

还有些药物可引起尖端扭转型室性心动过速,如奎尼丁、利多卡因、美西律、恩卡尼、氟卡尼、胺碘酮、阿普林定、溴苄铵、硝苯地平、洋地黄类、异丙肾上腺素、氯丙嗪、异丙嗪、阿米替林等。

(五) 药源性耳鸣与听力障碍

氨基糖苷类抗生素、非甾体抗炎药、利尿药、抗疟药和抗肿瘤药等皆有潜在的耳毒性。药源性内耳损伤继发于组织的退化或药物对感觉器官的直接毒性作用。

氨基糖苷类抗生素的耳毒性与其在体液中的浓度有关,危险因素主要有:①用药时期长;②累积药量;③每日用药量的多少;④血药峰、谷浓度;⑤合用利尿药;⑥氨基糖苷类抗生素的品种。动物试验发现部分氨基糖苷类抗生素对前庭毛细胞破坏的严重程度依次为:新霉素 > 庆大霉素 > 双氢链霉素 > 阿米卡星 > 新霉胺 > 大观霉素。

此外,大环内酯类抗生素、万古霉素、四环素等也有致听力障碍的报道。非甾体抗炎药以布洛芬和萘普生的耳毒性最常见,发生机制与多种因素有关。其抑制前列腺素的合成,收缩耳蜗微血管,造成组织缺血和感觉细胞功能改变,这是导致耳毒性的重要原因。

药源性疾病严重威胁着人类的健康,只有重视

临床前及上市后药物不良反应监测,科学、客观地评价药物的作用和毒性,才可能减少或避免像海豹肢畸形儿和史-约综合征这样的药物不良反应事件。

二、药物不良反应和药源性疾病的诊断和处理

(一)诊断药物不良反应的主要依据

1. 以往是否有类似的文献报道,即是否以前在动物试验、临床研究或应用中有过相应的报道,或新的 ADR 是否符合该药的已知 ADR 类型。

2. 判断药物不良反应应考虑其时序性,即这种不良事件是否发生在被怀疑的药物应用之后,用药与不良反应首次出现的时间间隔是否符合该药的药代动力学参数,但若是 B 型药物不良反应中的超敏反应,则不完全符合药代动力学。

3. 发生事件后撤药、停药、减量或用了特异性对抗药后,症状是否得以改善。

4. 症状消除后,再用药时是否再次出现同样的结果。对于严重的药物不良反应,再次用药可能给患者带来危险,应慎用。

5. 是否有药物以外的可疑因素引起这种反应,是否是同时应用其他药物所致,是否是几种药物的不良反应相互作用,是否由患者的原患疾病所引起的,应尽可能排除这些因素造成的假象。

6. 在应用安慰剂后,这种反应是否仍然发生。

7. 是否从血液或其他体液内检测到了可引起毒性的药物浓度。

(二)药物不良反应和药源性疾病的治疗原则

原则上若怀疑出现的病征是由药物所引起,终止致病药物继续损害机体,而且有助于诊断的做法首先是停止应用所有药物,并采取及时的抢救措施。但对有些患者,在权衡利弊后,需要给药并且可以耐受的,则可不停药,通过对症治疗以减轻不良反应的症状。如抗肿瘤治疗时,药物引起的恶心、呕吐,可通过给予镇吐药,减慢滴速等方法来减轻。如致病药物已很明确,可选用特异性拮抗药。若是药物变态反应,应将致病药物告知患者防止日后再度发生。另一些药源性疾病多有自限性的特征,停药后无须特殊处理,待药物在体内消除后,可以缓解。

(三)药物不良反应和药源性疾病的诊断和处理

1. 药物过敏反应诊断和处理　见表 6-3。

表 6-3　药物过敏反应诊断和处理

过敏类型	诊断	处理
过敏性休克(这类过敏涉及抗体和抗原结合,释放包括组胺在内的化学物质,直接导致黏膜水肿和支气管收缩反应,可导致呼吸急促甚至停止)	荨麻疹,皮疹,呼吸困难,血压升高,瞳孔扩大,心率加快,呼吸抑制	给予肾上腺素 0.3 mL(1∶1 000),成年人 0.01 mg/kg
细胞毒反应[该过敏反应涉及血液中的抗体在细胞表面攻击抗原(药物),引起细胞死亡,该反应是间接的,但可持续数天]	血细胞如白细胞、血小板下降,氨基转移酶升高,肾功能下降	中断给药,观察,防止感染并补充能量,直到过敏反应消失
血清病反应(血液中的抗体沉积引起各种血管组织的破坏,该过敏反应可能在停止给药后持续数周)	皮肤发痒,高热,淋巴结肿大,关节疼痛,面部和四肢水肿	中断给药,采取措施处理症状(如物理降温,皮肤护理,关节冰敷,并给予解热和抗炎药物)
迟发型过敏反应(该反应发生在给药 12 h 后,抗体和特异的白细胞结合)	皮疹,荨麻疹,关节肿胀(类似于接触毒漆引起的皮疹)	停止给药,提供皮肤护理,给予抗组胺药和外用皮质激素类膏霜

2. 皮肤系统的不良反应

(1)皮疹,荨麻疹　普鲁卡因胺是治疗心律失常的药,许多患者使用该药时都会出现皮疹。此外,引起皮疹的还有抗生素、巴比妥类、β-内酰胺类、镇静催眠药。

临床诊治:轻症权衡利弊是否停药,给予皮肤护理,适当服用抗组胺药;重症停药并外用皮质激素类膏霜,服用抗组胺药,并且使用润肤剂。

(2)口腔炎　系黏膜炎症,由于药物或药物沉积在毛细血管末梢,引起炎症,某些患者由于应用抗肿瘤药(氟尿嘧啶)和磺胺类药而出现口腔炎。

临床诊治:经常用非刺激性溶液清洗,有时需合用抗真菌药和局部麻醉药。

（3）二重感染 长期或经常使用广谱抗生素,使得腔窝部位或肠道菌群失调,对抗生素不敏感,从而导致二重感染。

临床诊治:采取皮肤、口腔等部位护理,及时给予抗真菌药,严重病例应停药治疗。

3. 血液系统不良反应 药物引起骨髓造血抑制,如抗肿瘤药和抗生素。

临床诊治:监测血细胞,嘱患者休息、给予抗感染治疗、防止外伤出血。严重病例应停药使骨髓功能恢复正常。

4. 肝功能损伤不良反应 口服药物吸收必须经过肝首过效应,大多数药物在肝代谢,其中一些会引发肝毒性,这些药物包括氯丙嗪、氯磺丙脲、依托红霉素、丙米嗪、萘啶酸、对氨基水杨酸。

临床诊治:轻度损伤,监测氨基转移酶,权衡利弊是否停药;重症需要立即停药,并采取措施,因为严重者可导致肝坏死。

5. 肾功能损伤不良反应 肾小球有非常小的毛细血管网滤过血液进入肾小管,一些有一定体积的药物分子会堵塞毛细血管网,引起急性炎症和严重的肾损害。有些药物可以以原形从肾排出,直接刺激肾小管,从而改变吸收和分泌过程。例如庆大霉素具有肾毒性。

临床诊治:药物一旦出现肾毒性,应予停药处理,进行食物和液体限制,补充电解质,嘱患者休息,严重病例需进行透析治疗挽救生命。

6. 低血糖 一些药物会影响糖的利用和代谢,引发低血糖,如格列本脲。临床常用的降血糖药均可引发低血糖反应。

临床诊治:静脉注射或口服葡萄糖,控制光线和温度,嘱患者休息,采取措施防止跌倒。

7. 高血糖 一些药物会干扰糖原代谢,引发高血糖,如肾上腺素。

临床诊治:给予胰岛素治疗以降低血糖,采取措施对症治疗。

8. 低钾血症 钾是维持神经和肌肉正常功能的重要成分,一些药物会改变肾交换机制,引发低钾血症。如髓袢利尿药(呋塞米)会引起钾丢失。

临床诊治:补充钾并监测血钾,观察患者反应,防止患者外伤和跌倒。

9. 高钾血症 保钾利尿药(如螺内酯等)可引起高钾血症,其他一些引起细胞损伤和死亡的药,如许多抗肿瘤药,也会导致高钾血症。

临床诊治:采取措施降低血钾浓度,如使用聚磺苯乙烯钠,监测血钾和心脏功能,准备心脏抢救药,严重病例必须透析。

10. 眼毒性 一些药物会沉积在视网膜微动脉上,从而引起急性炎症,造成眼组织损伤,如氯喹(抗疟药),会引起视网膜损伤,甚至导致失明。

临床诊治:监测患者视力,采用有眼毒性药物时,适时停药,特别是视力还可逆时,控制阳光和其他光线进入眼睛。

11. 听力损害 某些药物影响第Ⅷ对脑神经,能引起听力损伤,如大环内酯类抗生素、阿司匹林。

临床诊治:监测患者听力,减少药物剂量或停药,采取相应措施减少药物影响。

12. 类阿托品样作用(抗胆碱药作用) 一些药物通过阻断交感神经系统,直接或间接阻断副交感神经系统,如阿托品及一些抗组胺药。可引起口干、便秘、尿潴留、视物模糊、鼻塞和头痛等系列症状。

临床诊治:权衡利弊,减少药量或停药,必要时提供一些对抗治疗用药,如通便药。减少活动,防止跌倒和损伤。

13. 帕金森样作用 药物直接或间接影响大脑多巴胺水平,会引起帕金森样作用,许多抗精神病药和镇静催眠药在大多数情况下,会产生该不良反应,停药后该作用即可消失。

临床诊治:停药或权衡利弊后用抗胆碱药或抗帕金森病药。

14. 致畸性 许多药物可致胎儿发育异常,能引起胎儿死亡或生长缺陷,包括四肢、骨骼发育障碍,中枢神经系统发育异常,心脏缺陷等。

第三节 中药不良反应

近年来,国内报道中药引起的不良反应病例也在增加,以引起肾衰竭事件为例,1960 年前 20例,1960—1969 年 147 例,1970—1979 年 398 例,1980—1989 年 2 217 例,1990—1999 年 4 869 例。这组数据说明人们对中药不良反应越来越重视。中药使用讲究辨证论治、合理组方、因人而异、随症加减。多数中药都经过炮制,有助于减少和避免不良反应。但近几年中药新剂型,尤其是注射剂引起的不良反应较多,严重者可致人死亡。如近期报道的双黄连注射剂致死事件。

一、中药引起的不良反应

1. 中枢神经系统不良反应 焦虑、抑郁、锥体外系反应、失眠、运动失调、疼痛、眩晕、肌张力障碍、虚弱、癫痫等。以乌头(含乌头碱)、马钱子(含士的宁)最为明显。

2. 心血管系统不良反应 心绞痛、心律失常、心悸、充血性心力衰竭、晕厥、出血、血栓,重者可出现心搏骤停,如乌头类药物,此时可用大剂量阿托品抢救。

3. 消化系统不良反应 胃炎、腹泻、吞咽困难、结肠炎、呕血、胰腺炎、腹水、黄疸、肝炎。如巴豆(含巴豆油 30% ~ 45%)内服可致腹泻,外用可致皮肤起疱;大黄对肝有毒性。

4. 肾和生殖泌尿系统不良反应 间质性肾炎、血尿、蛋白尿、尿潴留、阴道炎、性功能障碍等。如关木通(含马兜铃酸)可引起肾衰竭。

5. 血液系统不良反应 贫血、血小板减少等。

6. 过敏反应 皮肤瘙痒、荨麻疹、皮疹等,严重时可引起过敏性休克致死亡。如双黄连注射剂、鱼腥草注射液等。

7. 致畸、致癌、致突变作用 如半夏、水蛭、雷公藤、大黄等。

二、中药不良反应发生的原因

1. 中药材的质量 例如道地药材来源品种混乱,中药的品种、产地、采收时间、药用部位等不同,均可影响质量。同时,也存在同名异物的药物混淆问题等。

2. 药物剂型方面的原因 同种中药经不同工艺制成制剂后,可发生一系列的物理、化学变化。由于对其有效成分、药理、毒理、疗效等研究不充分,轻易改变剂型易引起不良反应,尤以改成注射剂的药物为常见。

3. 药物炮制 炮制方法不规范会产生严重毒性,此外,药物不纯、生产过程被污染也可引起不良反应。

4. 药物组分、成分复杂,配伍不当或禁忌,中西药合用等。

5. 过量长期服用 过量长期服用某种药物,易造成蓄积中毒。

6. 给药途径、时间、方法等不当,患者另自用非处方药物。

7. 个体差异 老人、儿童、孕妇、哺乳期妇女、易过敏人群,用药不当易造成不良反应。

8. 中药滥用、误用、自用、自采、自购、自制也常引发不良反应。

9. 运输、贮存不当,可使中药质量发生变化,增加药物不良反应发生率。

三、常用中药不良反应临床表现

常用中药不良反应临床表现见表6-4。

表6-4 常用中药不良反应的临床表现

药物名称	不良反应的临床表现
艾叶	由艾叶制成的艾条熏灸可致过敏,熏处奇痒、潮红、水肿、水疱,重者心悸、胸闷、气急
巴豆	可引起急性接触性皮炎,局部出现红斑,较重者出现皮肤水肿、水疱、脓疱
白芥子	外敷致败血症,敷处起疱、大片坏死、高热、昏迷、死亡
斑蝥	消化系统出现口腔糜烂,牙龈出血,吞咽困难,恶心等;泌尿系统严重者可致肾衰竭;还可能出现心悸、心动过缓、头晕、头痛、皮肤损害、外周血小板减少等
板蓝根	可致上消化道出血,出现黑便等;血液系统可出现溶血,巩膜及皮肤黄染,酱油样小便;肌内注射可致过敏反应
北豆根	煎服过量致中毒,可出现上腹胀痛,恶心、呕吐,大汗、乏力,抽搐,血压下降,脑神经损伤,上消化道出血
北五加皮	内服其酒浸品中毒致严重心律失常,易与南五加皮混淆
蓖麻子	外用致过敏性休克;皮疹,全身瘙痒;胸闷气短,呼吸困难;肝功能损害,氨基转移酶升高;泌尿系统可致无尿、少尿,甚至尿毒症;导致心肌损害,心律失常,代谢紊乱等
柴胡	肌内注射致过敏性喉梗阻或过敏性全身瘙痒,大汗,呼吸困难,胸背部荨麻疹,头晕,心悸
蟾酥	上腹不适、恶心、呕吐、口唇及四肢发麻,头晕目眩,呼吸急促,心悸、心动过缓,休克等
陈皮	内服可增加消化道穿孔风险
川芎	可出现过敏反应,大剂量可抑制延髓中枢和脊髓反射,致四肢麻痹,虚脱
穿心莲	过敏反应多为荨麻疹、药疹,严重者可致休克;腹部隐痛、心悸、心律失常

续表

药物名称	不良反应的临床表现
刺五加	静脉滴注致急性过敏性皮炎
大黄	可出现严重腹泻,导致脱水、酸中毒,甚至虚脱、休克、昏迷等;长期服用可引起继发性便秘
丹参	静脉滴注致过敏反应:头痛、心悸、胸闷、烦躁不安、双眼水肿、腰痛、全身出皮疹、瘙痒
冬虫夏草	过量服用致过敏,引起肾功能恶化,心包炎,心悸,恶心、呕吐,面色苍白,四肢水肿加重,少尿
番泻叶	腹胀、腹痛、呕吐、便血;神经系统可出现面部麻木、头晕等症;恶性贫血,严重者可致低血容量性休克
茯苓	过敏,全身红色丘疹,皮肤发热,身痒难忍
葛根	心悸、口干、神志不清、氨基转移酶及总胆红素升高
何首乌	皮肤红斑、瘙痒,大便稀溏,轻微腹痛和恶心、呕吐
黄芪	内服致过敏性瘙痒,黏膜水肿、红痒、红色皮疹
夹竹桃	煎服可致中毒,恶心、呕吐,头晕、乏力,胸闷,憋气;重者深昏迷,血压下降,心律失常
苦楝子	内服可致恶心、呕吐、腹泻、头晕、心悸、呼吸困难等急性中毒
雷公藤	起初可出现头晕、头痛、心悸、肝肾区疼痛、便血、少尿,严重时可发生急性肾衰竭致尿毒症等
藜芦	吞咽有针刺感,恶心、呕吐、头晕,神志不清,心率显著减慢,最后可因呼吸中枢麻痹而死亡

四、中药不良反应的防治

防止中药不良反应的发生,首先应对所应用的中药在安全性方面有全面认识,还应加强对中药制剂应用的临床监测,开展对中药的化学成分、药理、毒理、配伍变化、新剂型等方面的研究。深入探讨患者的药物代谢动力学特点和遗传背景的影响。严格按照我国《药品不良反应报告和监测管理办法》的要求,及时准确报告药物的不良反应。提高预防措施的针对性,从而做到防患于未然。

针对中药注射剂的安全性问题,国家食品药品监督管理局出台了《中药注射剂安全性再评价工作方案》等有关规定。《中药注射剂安全性再评价工作方案》为进一步规范中药注射剂的研制、生产、经营、使用秩序,消除中药注射剂安全隐患,确保公众用药安全提供了有力的保障。

防治中药不良反应发生应掌握如下原则:①辨证用药、合理配伍,实施个体化用药,并严格掌握适应证;②使用前应仔细询问患者药物过敏史,对药物有过敏史者慎用或禁用;③使用前仔细检查中药包装,看生产日期和有效期,注意中药变色等问题;④注意药物的合理给药途径及给药加工方法,不同药物给药途径产生作用不同,使用不当易造成不良后果,所以应严格按照说明书用药或遵医嘱,不得擅自更改用法、用量;⑤掌握配伍禁忌、药食禁忌、注射剂尽量避免与其他药物同时使用,注意滴注速度;⑥中药注射剂应密切观察患者给药后 30 min 的皮肤反应,尤其要注意 5 min 内发生的严重过敏反应,做好救助准备。建议部分药品做药敏试验,结果为阴性者方可使用。

(朴莲荀 李海涛)

数字课程学习

⤓ 教学PPT 📝 思考题

第七章　药物滥用与药物依赖性

■ 重点内容提要

　　药物滥用导致精神依赖性和躯体依赖性，已成为严重的公共卫生和社会问题。本章重点介绍的依赖性药物有阿片类、可卡因、大麻、镇静催眠药、苯丙胺类、致幻剂和酒精等。戒毒治疗包括控制戒断症状、预防复吸和回归社会。国际、国内均设置专门机构，并制定公约和管理办法指导药物滥用的管制工作。

　　自然界有很多物质可使人愉悦或摆脱烦恼，因此，在人类历史中始终有这些物质的使用。20 世纪 80 年代，以海洛因为代表的阿片类毒品逐渐波及我国，吸毒者给个人、家庭和社会带来了严重的危害。至 20 世纪 90 年代，苯丙胺类中枢兴奋药在西欧、北美、东南亚一些国家和地区滥用的势头迅猛增长，甚至超过了海洛因、可卡因等传统毒品，也迅速传入我国。此外，由于临床应用药物过程中对某些精神药品的管理不当，也造成相应精神药品的滥用。这些物质的滥用不仅给个人和家庭带来巨大的经济损失，也给国家安定、社会生产、公共卫生等各方面造成危害。对药物滥用和药物依赖性的预防、诊治是关系到民族昌盛的一项战略任务，也是一项系统工程。除需国家禁毒机构参加外，还必须依靠社会各界力量积极支持和配合。如何从医学角度解决精神活性物质引发的问题是当前广大医务工作者面临的重要课题。

第一节　药 物 滥 用

一、药物滥用概念

　　药物滥用（drug abuse）是指与医疗目的无关地反复使用具有依赖性潜力的药物，用药者采用自身给药形式，导致精神依赖性和躯体依赖性，出现精神错乱和其他异常行为。不少非药物的化学物质也具有依赖性特性，对这些非药物化学物质和能成瘾的药物的滥用统称为物质滥用（substance abuse）。因此，药物滥用是物质滥用的一部分，是物质滥用的特定类型。

　　药物滥用区别于药物误用（drug misuse）。药物误用是指错误或不适当用药引起的医疗问题，如不合理应用抗菌药、激素等。药物滥用少数由于不适当的医疗造成，更多的是由非医疗目的用药行为造成。药物滥用形式有：①为满足某种精神体验，非医疗目的用药；②烟、酒类等生活嗜好品过度使用而损害健康和社会生活；③非法获取和使用管制药品。

　　危害性严重的管制药品常称为毒品，毒品滥用是正在蔓延扩散的严重问题。药物滥用主要集中于毒品滥用（吸毒）以及过度使用烟、酒等生活嗜好品，其后果除了损害健康外，还带来严重的社会问题。目前，全球被滥用的依赖性药物主要包括阿片类、可卡因、大麻、镇静催眠药、致幻剂、挥发性溶剂及酒和烟草。

二、药物滥用的危害

　　药物滥用给个人、家庭和社会带来极大的危害。如果不采取有效的措施预防和控制，药物滥用及与之有关的疾病很快会在全球泛滥成灾，任何国家都可能处于这种危险之中。阿片类药物滥用、成瘾曾对我国人民产生广泛危害，至 1949 年，阿片类药物成瘾者有 2 000 万。中华人民共和国成立后，政府和有关部门历时两年多时间消灭了毒品和吸毒行为,这一巨大成绩引起了世界的关注。20世纪80年代后期,随着国门的打开,受境外毒品活动的影响,已经绝迹的阿片类烟毒再次殃及我国,严重影响吸毒者的身体和精神健康,诱发犯罪,成为社会发展的一大公害。

(一) 药物滥用对个人的危害

1. 急性中毒致死 依赖形成之后,一旦中断用药便会产生一系列戒断症状,使人难以忍受,最终患者将想方设法寻求药物。药物滥用者常因剂量掌握不准,用药过量造成中毒甚至引起死亡。主要的死亡原因是过量毒品引起呼吸抑制。有时,死亡案例发生在注射用药的数分钟之内。药物滥用还可不同程度地损害心、肺、肝、肾等重要器官。

2. 病原体的感染 滥用药物可削弱机体免疫功能,加之吸毒者自行注射毒品,很可能由于注射器不洁、溶液以及药品污染造成一系列病原体的感染,且使用抗菌药难以治愈。最常见的是细菌感染,如金黄色葡萄球菌造成的皮肤感染和深层感染、细菌性心内膜炎或骨髓炎等,最终会形成败血症或神经系统及肾并发症。艾滋病主要经血液传染,吸毒者交叉使用已污染的注射器,可使艾滋病迅速传播。此外,长期吸毒者易患结核病,酿成慢性消耗性病症,在营养不良和抵抗力低下的状况中死去。

3. 对女性生育影响 吸毒使人社会生活衰退、道德沦丧,众多的女性吸毒者最终走上卖淫的歧途。生理上,吸毒常造成女性闭经、不排卵致无法生育。孕妇吸毒可致胎儿发育迟缓,娩出的新生儿体重甚低。

(二) 药物滥用对家庭和社会的危害

1. 对家庭的影响 滥用麻醉药或酗酒成瘾势必影响家庭生活和家庭关系。吸毒成瘾导致家庭一贫如洗、夫妻感情失和。生活在这类家庭中的未成年子女心理的发展受到严重影响,他们在学校学习成绩普遍低下,其升学率和就业率低于正常家庭中的子女。

2. 对社会的影响 吸毒与犯罪直接关联又相互影响,即吸毒、酗酒导致犯罪,而犯罪者更容易吸毒、酗酒。长期吸毒者惯用诈骗的方式获得药物,甚至为了获取毒品铤而走险,非盗即抢。药物滥用者的增加将使国家在禁毒戒毒的管理工作中消耗大量资源。

第二节 药物依赖性

药物依赖性(drug dependence)是指某些精神活性物质(麻醉药或精神药品)直接作用于中枢神经系统,连续使用使机体产生依赖性。药物滥用与药物依赖性两者密切相关,精神依赖性是药物滥用的药理学基础,而滥用行为又会加重其依赖性状态,两者之间互为因果,但并不平衡,例如致幻剂麦角二乙胺,其依赖性潜力很小,但滥用性却很明显。

一、药物依赖性定义与分类

(一) 药物依赖性定义

药物依赖性是指药物长期与机体相互作用,使机体在生理机能、生化过程和(或)形态学发生特异性、代偿性和适应性改变的特性,停止用药可导致机体的不适和(或)心理上的渴求。药物依赖性是物质依赖性的一种。物质依赖性涉及的范围较广,包括药物和药物之外的各种化学物质,如生活嗜好品、有机溶剂等,在本章统称为药物依赖性。药物依赖性进一步分为躯体依赖性和精神依赖性。多数精神活性物质具有这两种特性,少数(如致幻剂)只有精神依赖性。

1. 精神依赖性(psychic dependence) 又称心理依赖性(psychological dependence),是药物对中枢神经系统作用所产生的一种特殊的精神效应,表现为对药物强烈的渴求和强迫性觅药行为,精神依赖性与成瘾同义。精神依赖者不服药感到难受,精神痛苦,但一般不出现躯体戒断症状。精神依赖的产生与药物种类有关,如长期服用镇静催眠药、某些中枢神经抑制药或兴奋药后可出现精神依赖性。

2. 躯体依赖性(physical dependence) 又称生理依赖性(physiological dependence),是指大多数具有依赖性特征的药物经过反复使用所造成的一种适应状态,用药者一旦停药,除精神上难以忍受外,还发生一系列生理功能紊乱,甚至强烈的躯体上的损害,称戒断综合征(withdrawal syndrome)。表现为精神和躯体出现一系列特有的症状:失眠、兴奋、焦虑、烦躁不安、流涎、流泪、流涕、出汗、打哈欠、嗜睡、腹痛、腹泻、背部和肢体疼痛、肌肉抽动,甚至出现惊厥、休克等症状,使人非常痛苦,严重者危及生命,再次用药后立即消失。吸毒者常会不择手段地获得该类药物,造成严重的社会治安问题。

(二) 依赖性药物的分类

联合国签订的《1961年麻醉品单一公约》和《1971年精神药物公约》,把成瘾药物分为两大类,即麻醉药品和精神药品。公约中规定的麻醉药品包括三大类,即阿片类、可卡因类和大麻类。1971年,公约中规定精神药品也分三大类,即苯丙胺类中枢兴奋药、镇静催眠药和致幻剂。1973 年,WHO 将三类精神活性物质:酒、烟草和挥发性溶剂也归入国际管制。

1. 麻醉药品(narcotic drug) 按照国务院 1987 年颁布的《麻醉药品管理办法》规定,麻醉药品的定义是:连续使用后易产生躯体依赖性,能成瘾癖的药品。麻醉药品与全身麻醉药或局部麻醉药的概念不同,后两者能使意识暂时丧失或局部感觉暂时缺失,但无依赖性。麻醉药品包括下述三类:

(1) 阿片类(opioids) 包括来源于植物罂粟的阿片;从阿片中提取的有效成分吗啡、可待因;将有效成分加工所得的产品,如海洛因等;人工合成品,如哌替啶(杜冷丁)、美沙酮、芬太尼等。

(2) 可卡因类(cocaines) 包括可卡因、古柯叶、古柯碱,都来源于植物古柯。

(3) 大麻类(cannabinoids) 包括大麻烟、大麻脂和大麻油,主要成分是四氢大麻酚。大麻植物中最广泛被滥用的品种是印度大麻。

2. 精神药品(psychotropic substances) 根据我国《精神药品管理办法》规定,精神药品的定义是:直接作用于中枢神经系统,使之兴奋或抑制,连续使用能产生依赖性的药品,包括下述三类:

(1) 镇静催眠药及抗焦虑药(sedative-hypnotics and anxiolytics) 如巴比妥类(barbiturates)、苯二氮䓬类(benzodiazepines,BZD)等。

(2) 精神兴奋药(psychostimulants) 如苯丙胺类(amphetamines)、(安非他明)、哌甲酯(methylphenidate)(利他林)、咖啡因(caffeine)等,本类药物中最普遍被滥用的是苯丙胺类,如甲基苯丙胺(methamphetamine)(俗称冰毒)。

(3) 致幻剂(hallucinogens) 如麦角酸二乙胺(lysergic acid diethylamide,LSD)、麦司卡林(mescaline)、赛洛西宾(psilocybin)等。另外,谷氨酸 NMDA 受体拮抗药苯环己哌啶(phencyclidine,PCP)和氯胺酮(ketamine)(俗称 K 粉)也有致幻作用。

3. 其他 包括酒(alcohol)和烟草(tobacco)、挥发性溶剂等。

二、常见的依赖性药物

(一) 阿片类

本类药物有严重的精神依赖性和躯体依赖性,也有严重的耐受性。使用阿片类药物可使人产生强烈的"飘然欲仙"的欣快感,发展成无法靠主观意志控制的用药渴求,最终导致沉迷、委靡不振、冷漠、嗜睡、行为与人格的一系列改变。滥用者对社会、家庭失去责任感,道德沦丧,为获得毒品而做出各种违法犯罪行为。对于具有潜在人格、情感异常或变态心理者可因吸毒而使其被强化或复杂化,如反社会人格者可出现犯罪;边缘性人格和某些情感异常者可因焦虑、抑郁,或情绪不稳定、疑心、幻觉等出现偏激行为等。

1. 急性中毒症状 昏迷、深度呼吸抑制以及瞳孔极度缩小(针尖样瞳孔)、心动过缓、体温降低、血压降低、休克等。呼吸麻痹是致死的主要原因。

2. 戒断症状 阿片类药物滥用者在停药后 6~8 h 出现戒断症状,24~72 h 达高峰,5 天后逐渐减轻,7~10 天平息。戒断症状表现在 3 个方面:①精神状态及行为活动异常:如忧虑、不安、好争吵、由困倦转为失眠;②躯体症状:如呼吸困难、关节与肌肉疼痛、肌强直、肌无力、意向震颤、斜视、脱水、体重减轻、发冷、体温升高;③自主神经系统症状:如频频哈欠、大汗淋漓、汗毛竖立、瞳孔散大、流泪、流涕、流涎、食欲不振、恶心、呕吐、腹泻、胃肠绞痛、皮肤苍白、心动过速、血压升高、高血糖等。滥用者如保持连续用药,就不会发生上述戒断症状,或在戒断症状发生期间适当应用阿片类药物,上述症状立即消失。戒断症状中有汗毛竖立的特征,类似去毛的火鸡皮肤,临床上习惯将未作处理的戒断症状称为"冷火鸡"。

(二) 可卡因

1860 年德国化学家尼曼从古柯树叶中分离出一种生物碱,经纯化为可卡因。1884 年,Freud 用可卡因戒掉了其同事对吗啡的依赖性,却产生了第一例可卡因依赖患者。可卡因有很强的精神依赖性,仅有轻微的耐受性和躯体依赖性。可卡因可抑制神经末梢突触前膜对去甲肾上腺素(noradrenaline,NA)的重摄取,增加突触间隙中 NA 的浓度,引起中枢神经系统兴奋,增强精神活动思维能力,使疲劳感减轻,但肌张力并不增加,使动作增多,不协调,称为行为兴奋药。可卡因是中枢兴奋药,但麻痹感觉神经和运动神经末梢,在 1:5 000 时能阻断感觉神经冲动的产生和传导,使痛觉消失。另外,可兴奋心血管系统,使心率加快、收缩压升高及兴奋呼吸。其急性中毒症状主要为:欣快、极度兴奋、过度健谈、焦躁不安、失眠、幻觉、恐惧妄想、敌视行为。大量服用可刺激脊髓,引起惊厥,甚至整个神经系统抑制,进而引发呼吸衰竭,可导致死亡。

(三) 大麻类

早在公元前 2800 年,中国就栽种大麻,现在美国、印度均种植较多。大麻中的主要有效成分为四氢大麻酚,在大麻花及顶部嫩叶中含量较高,收割后经干燥、切碎可掺入香烟中吸食。大麻类对人体可产生明显的精神依赖性,其躯体依赖性较轻,不易产生耐受性。一般剂量大麻可使人产生欣快感,短程记忆受损,视、听、触或味觉变得更加敏锐,对时间的感觉发生异常(觉得时间过得很慢),嗜睡,自发地发笑;剂量加大则引起幻觉与妄想、思维混乱、焦虑与惊慌感。长期服用大剂量的大麻,一旦停药会出现戒断症状,包括头痛、颤抖、出汗、胃痛和恶心,以及行为症状异常,如坐立不安,易怒,睡眠障碍,食欲下降等。

(四) 镇静催眠药和抗焦虑药

镇静催眠药及抗焦虑药包括巴比妥类、苯二氮䓬类(benzodiazepines,BZD)及其他催眠药。该类药有严重的耐受性、躯体依赖性及精神依赖性。

1. 急性中毒　临床表现相似,包括中枢神经系统抑制、不同程度的呼吸抑制、低血压、低体温、肺水肿等。BZD 中毒症状较轻,巴比妥类可造成严重呼吸抑制,甚至死亡,因此巴比妥类催眠与抗焦虑作用逐渐被 BZD 代替。水合氯醛除了对中枢有抑制作用,还对胃黏膜有刺激作用,引起恶心、呕吐,重者出现出血性胃炎,少数患者可有黄疸、蛋白尿、心律失常。甲丙氨酯中毒特征为持续的低血压,中枢神经系统抑制程度较轻。

2. 戒断症状　巴比妥类易形成耐受和依赖,短效巴比妥类在停药 2～3 天即可出现戒断症状,长效的同类药物可于停药后 10 天出现戒断症状。短效 BZD 类停药 1～2 天出现戒断症状,长效的 2～4 天出现戒断症状。停药后的戒断症状相似,表现为不安、焦虑、快速眼动睡眠反跳性加强、失眠、震颤、深部反射亢进、阵发性异常脑电图(高幅放电)、恶心、呕吐、食欲不振、直立性低血压,严重者出现高热、惊厥、谵妄等。

(五) 苯丙胺类

苯丙胺类为目前最普遍的滥用的药物种类之一,包括苯丙胺、甲基苯丙胺等。20 世纪 90 年代以来,全球范围内以甲基苯丙胺(冰毒)和亚甲二氧甲基苯丙胺(摇头丸)为主的兴奋剂娱乐性滥用的增长势头迅猛,超过海洛因、可卡因等传统毒品,滥用人数达 3 000 多万人,波及世界各大洲,以美国、欧洲和东南亚的一些国家和地区较为严重。我国近几年,

毒品滥用仍呈持续增长态势,除了传统的毒品海洛因外,国内大、中城市文化娱乐场所滥用"摇头丸"、氯胺酮的问题亦日益突出。2019 年 6 月,国家禁毒委员会发布了《2018 年中国毒品形势报告》,指出冰毒成为滥用"头号毒品",滥用冰毒者占现有吸毒人员 56.1%,冰毒已取代海洛因成为我国滥用人数最多的毒品。

苯丙胺类为中枢兴奋药,能促进去甲肾上腺素能神经末梢释放 NA 而兴奋中枢。本类药物有很强的精神依赖性和耐受性。苯丙胺的作用:使精神兴奋、消除疲劳、提高情绪,引起滥用者活动过度、情感冲动、欣快、偏执、妄想、自我约束力下降、幻觉、性欲亢进。中毒症状:烦躁易怒、不安、话多、头昏头痛、恶心、呕吐、无力、失眠、震颤、焦虑、精神错乱、幻觉、定向力障碍、惊恐、敌意、易致人身伤害。戒断症状:情绪抑郁、行动缓慢、动作拘泥、仔细、刻板、疲乏无力、嗜睡或多梦。

甲基苯丙胺是本类药物中毒性最大的,使用一次便会产生精神依赖性,久用可致精神失常甚至中毒性精神病。

(六) 致幻剂

致幻剂(hallucinogen)又称为迷幻药、拟精神病药,是在不影响意识和记忆的情况下,改变人的知觉、思维和情感活动的一类化合物。按致幻剂对神经递质的影响不同分为三类:

1. 胆碱能致幻剂　主要能增加脑内乙酰胆碱的含量,该类药物包括乙酰胆碱和毒扁豆碱。

2. NA 能致幻剂　主要能增加脑内 NA 的含量,该类药物包括麦司卡林、三甲氧基安非他明。

3. 5- 羟色胺能致幻剂　主要能增加脑内 5-HT 的含量,该类药物包括麦角酸二乙胺、赛洛西宾等。

本类药可产生欣快感、幻觉、反常的感觉,如"听见"颜色或"看见"声音,或感觉时间过得很慢(与实际情况不符),知觉上出现异常变化(视物显小或显大)、心境易变(忧郁变快乐,安全感变恐惧感)等。

(七) 酒

酒实际上是不同浓度乙醇(ethanol)的水溶液。其具有很强的耐受性、精神依赖性和躯体依赖性。戒断症状:抑郁焦虑、烦躁、易怒、失眠、妄想、幻觉、心悸、多汗、胸闷、定向障碍、意识错乱、记忆力下降、四肢抽搐、自主神经功能紊乱、震颤、虚脱等。

三、药物依赖性的治疗

药物或毒品滥用的治疗目标包括脱毒、预防复

吸与回归社会三个方面。目前,控制戒断症状的方法较为成熟,但消除精神依赖性来预防复吸尚缺少有效方法。对于吸毒者,要使他们回归到正常社会生活、脱离吸毒人群,存在很大的困难。因此,这不仅是医学问题,更多涉及心理、社会问题,必须引起全社会共同关注并采取综合措施。

(一) 治疗原则

1. 脱毒 在停用毒品后,设法促进体内毒品排出,并针对戒断综合征和其后的稽延症状采用相应的对症治疗和对因医疗措施。主要有替代治疗、非替代治疗和对症治疗。

2. 预防复吸与回归社会 是针对吸毒者对精神活性物质的心理渴求进行治疗。控制戒断症状后由于精神依赖性并未得到纠正,患者心理上极度渴求再次用药,加之稽延症状的存在和周围吸毒环境的干扰,患者复吸率极高,因此,如何预防复吸是戒毒工作中最困难的问题。

(二) 阿片类药物的依赖性治疗

目前有效的戒毒治疗主要是控制戒断症状,方法主要有以下几种。

1. 阿片类替代法 美沙酮(methadone)与阿片受体亲和力高,作用维持时间长,成瘾潜力小,可口服来控制戒断症状。治疗开始时每日1次口服10~20 mg,对成瘾时间长、用药量大的患者剂量可增加,但24 h内不能超过40 mg。一旦病情稳定,剂量逐渐递减,一般先递减50%,至剂量达到每日5 mg时,以每日1 mg递减;也有人推荐每日递减10%~20%至结束。后期出现戒断症状可用地西泮和可乐定治疗。美国FDA对美沙酮脱瘾治疗分为:①短期脱瘾治疗,时间不超过30天。②长期脱瘾治疗,时间不超过180天。

中华人民共和国卫生部制订的脱瘾治疗原则选用10天的脱瘾方案。美沙酮脱瘾法有助于海洛因和吗啡成瘾者在较短时间内在无太大痛苦的前提下进入无毒状态,也可用于哌替啶和可待因的脱瘾。接受美沙酮治疗后,一般患者对戒断反应能够忍受,而不能控制所有戒断症状。也有报道,美沙酮脱瘾治疗后10天,患者主观戒断症状没有减少,脱失率很高。阿醋美沙多、丁丙诺啡可用作美沙酮的替代品。

2. 可乐定(clonidine)疗法 1978年Gold等报道,α_2受体激动药可乐定可用于吗啡脱瘾治疗。可乐定可抑制NA释放,抑制戒断反应时蓝斑核NA神经元兴奋,控制部分戒断症状。可乐定起始剂量是0.1~0.3 mg,每日3~4次;后期剂量逐渐递减,必须强调治疗方案个体化。可乐定对一些戒断症状有抑制作用,但对戒断症状中的主观感受如肌肉酸痛、失眠、焦虑和觅药行为作用欠佳,脱瘾率较低。其不良反应有直立性低血压、嗜睡、乏力等。有些研究认为,只要密切注意血压变化,可乐定是安全有效的。目前,已有第二代α_2受体激动药洛非西定(lofexidine),国外用其作为美沙酮递减后的门诊脱瘾药物。

3. 东莨菪碱(scopolamine)综合戒毒法 应用此法是基于戒断反应时表现为迷走神经亢进症状的原理,随着研究深入,发现东莨菪碱戒毒不仅可控制吗啡成瘾猴和大鼠的戒断症状,减轻或逆转吗啡耐受,还可促进毒品的排泄。东莨菪碱戒毒较美沙酮和可乐定有明显优势,具有以下特点:控制戒断症状快,不成瘾;经心理和焦虑量表评分,表明可部分减轻精神依赖;住院治疗脱失率低;脱瘾同时或脱瘾后可迅速进行纳曲酮维持。东莨菪碱的不良反应为口干、眼花、尿潴留,使用剂量较大时需进行呼吸管理。

4. 复吸预防 纳曲酮(naltrexone)系长效阿片受体拮抗药,脱瘾后服用纳曲酮可以防止吸毒引起的欣快感,起到屏障作用。纳曲酮预防的成功依赖于坚持服药,有报道显示坚持服用纳曲酮半年以上者只占用药者的20%。另外,可采用美沙酮终身替代治疗。

5. 心理干预和其他疗法 成瘾者伴有不同程度的心理障碍和精神紊乱,通过厌恶疗法、认知疗法和心理矫治等有助于脱瘾和复吸预防。从中医辨证分析,海洛因成瘾者多以阴阳两虚或气虚为主要表现,因此,一些扶正固本、活血化瘀、清热解毒、补气、镇痛的中药对减轻戒断症状和促进机体康复等有一定功效。针灸中的电针治疗可改善睡眠,增进食欲,减轻肌肉酸痛等。

(三) 酒精依赖性的治疗

酒精依赖性的治疗(以下称戒酒治疗)包括控制戒断症状和防止再次饮酒。除轻症外,一般应住院戒酒,而且住院期间也应杜绝一切酒的来源,以保证戒酒成功。利用社会力量对酒精成瘾者进行宣传教育,加强其心理调控和治疗,这是戒酒成功非常重要的方面。

1. 控制戒断症状 戒酒治疗一般不用递减法。可用镇静催眠药或抗焦虑药,如地西泮等对抗戒酒引起的兴奋、焦虑、失眠、震颤等症状。有幻觉等精神症状者,可用小剂量氯普噻吨(泰尔登)等抗精神病药治疗。纳曲酮也可用于戒酒治疗。此外,应及时纠正水及电解质平衡失调;补充营养物质和维生素;对伴有严重脑功能障碍者,应用有脑代谢改善作用的药物。

2. 防止再次饮酒　1940年,美国胃肠病医生Voegtlin与精神科医生合作,首次应用阿扑吗啡和催吐药依米丁(吐根碱)的厌恶疗法,有2/3的患者取得明显的效果。1948年,丹麦学者首先介绍使用双硫仑(disulfiram)戒酒,到目前其仍然是戒酒药之一。双硫仑可将乙醇代谢阻断于乙醛氧化阶段,饮酒后血中乙醛浓度增高,5~10 min后出现发热感觉、面部潮红、搏动性头痛、心悸、心率加快等,使嗜酒者感到难受,为了避免这种难以忍受的感觉,可促进其形成戒酒的决心。这是一种厌恶疗法,可谨慎地用于健康状况较好又肯合作者的戒酒辅助治疗。对严重成瘾者,应在医疗监护下进行。有心血管疾病或年老体弱者应禁用或慎用。甲硝唑及呋喃类抗菌药也有相似的作用。

(四) 可卡因和苯丙胺类依赖性的治疗

本类药物戒断症状轻,一般不需要治疗戒断反应。可用5-HT$_3$受体拮抗药昂丹司琼(ondansetron)抑制觅药渴求,但疗效不满意。对出现的精神异常症状,可用多巴胺D$_2$受体拮抗药氟哌啶醇治疗。停药后的抑郁症状可用地昔帕明(desipramine)治疗。

(五) 镇静催眠药依赖性的治疗

镇静催眠药依赖性可用弱、长效类催眠药或抗焦虑药替代治疗,也可用递减法逐渐脱瘾。

第三节　药物滥用的管制

合理应用依赖性药物并防止滥用,早在第一次世界大战以前就受到关注和重视,为遏制药物滥用,国际、国内均设置了专门机构并制定了公约和管理办法。

一、国际药物滥用的管制

(一) 国际公约

1909年,在上海举行了13个国家参加的世界首次关于阿片问题的国际会议,会议通过了《管理烟毒四项原则》。1912年,中、美、日、英、德等国在海牙缔结《海牙禁止鸦片公约》。1925年,在日内瓦签署《国际鸦片公约》,建立管制阿片类和古柯叶麻醉品的统计制度。1931年7月,54个国家在日内瓦又缔结了《限制麻醉品制造及管制麻醉品运销公约》。1946年,联合国经社理事会指派中、法、美、英、苏联、

秘鲁等国家代表组成起草委员会,把以往的公约合并修订成9条。1961年,在美国通过《1961年麻醉品单一公约》,后经1972年修正,已有125个缔约国,这就是现行的国际麻醉品管理公约。此前1971年产生的《1971年精神药物公约》,已经有92个缔约国。这两个公约具有广泛的国际公认性,首先肯定麻醉药品和精神药物具有医疗和科学价值,并确认这些药物会产生公共卫生、社会和经济问题,对它们必须采取严格的管制措施,仅限应用于医疗和科研。必须开展国际合作,以便协调有关行动。国际公约对各国的要求是:对这类药物必须凭医生处方获得,对包装和广告宣传要加以控制,建立监督和颁发许可证制度,建立估计制度和统计制度对其合理医疗和科研应用加以管理,限制它们的贸易,建立向联合国的药品管制机构的报告制度,加强国家对药物的管理,与非法种植、生产和贩运毒品作斗争,采取有效措施减少药物滥用。1988年,联合国又通过了《联合国禁止非法贩运麻醉药品和精神药物公约》,是对上述两个公约的补充和发展。

(二) 国际管制机构

1. 麻醉药品委员会(Commission on Narcotic Drugs, CND)　为联合国经社理事会的六个职能委员会之一,是联合国制定药品政策的中央机构,主要协助经社理事会对麻醉药品国际公约的实施行使监督权,并提供有关麻醉药品的咨询意见,起草国际公约草案,每年开会一次。

2. 麻醉药品司(Division of Narcotic Drugs, DND)　为联合国秘书处的一部分,也是CND的秘书处,主要为CND准备文件,提出药物滥用报告,培训有关人员,下设麻醉药品实验室,收集各国药物滥用的资料,并出版《麻醉药品通报》和《情报通讯》两种刊物。

3. 国际麻醉品管制局(International Narcotics Control Board, INCB)　主要负责麻醉品的种植、生产、使用,保证合法供应,限制非法种植和贩运。

4. 联合国控制药物滥用基金(United Nations Fund for Drug Abuse Control, UNFDA)　1971年设立,由各成员国志愿捐助,向发展中国家提供资助,帮助其开展药物滥用的管制工作。

5. 世界卫生组织(World Health Organization, WHO)　为指导和协调全面卫生工作的国际性专门组织,协调各国政府进行有关药物滥用的流行病学调查、预防和治疗,并派出专家到各国办讲习班,安排专业人员出国进修等。

6. 其他有关组织　国际劳工组织、联合国教科

文组织、粮农组织、国际刑警组织也参与药物滥用的管制。

二、我国药物滥用的管制

我国于1985年加入《修正1961年麻醉品单一公约的议定书》和《1971年精神药物公约》两个公约,按照公约的要求,国务院分别于1987年和1988年制定了《麻醉药品管理办法》和《精神药品管理办法》,规定对麻醉药品和精神药品采取严格审批、定点控制等多项管制措施。这两个法规的实施对保证医疗用药合理需求,防止其流入非法渠道发挥了积极作用。但是,在实践中也出现了一些新情况、新问题:一是麻醉药品和精神药品的生产、经营、贮运、使用等环节都不同程度地存在管理不到位等情况,麻醉药品和精神药品流入非法渠道的情况时有发生;二是合理的用药需求难以得到保证。目前,麻醉药品、精神药品流通环节多,且层层加价,致使许多应当用药的患者用不起麻醉药品、精神药品。因此,在总结《麻醉药品管理办法》和《精神药品管理办法》实施经验的基础上,按照确保麻醉药品和精神药品"管得住,用得上"的总体思路,制定《麻醉药品和精神药品管理条例》,以更好地保证麻醉药品和精神药品的合法、安全、合理使用,防止其流入非法渠道。

国家对麻醉药品药用原植物以及麻醉药品和精神药品实行管制。除《麻醉药品和精神药品管理条例》规定外,任何单位、个人不得进行麻醉药品药用原植物的种植以及麻醉药品和精神药品的实验研究、生产、经营、使用、贮存、运输等活动。国务院药品监督管理部门负责全国麻醉药品和精神药品的监督管理工作,并会同国务院农业主管部门对麻醉药品药用原植物实施监督管理。国务院公安部门负责对造成麻醉药品药用原植物、麻醉药品和精神药品流入非法渠道的行为进行查处。国务院其他有关主管部门也在各自的职责范围内负责与麻醉药品和精神药品有关的管理工作。省、自治区、直辖市和县级以上人民政府药品监督管理部门负责本行政区域内麻醉药品和精神药品的监督管理工作。

麻醉药品和精神药品各环节的管理包括:对麻醉药品药用原植物的种植和麻醉药品、精神药品的生产实行总量控制;对其实验研究、生产、经营、使用单位实行审批制度,并设定严格的审批条件;严格限定其生产经营企业的销售渠道;实行专门处方资格和专用处方制度;确保麻醉药品和精神药品的运输安全;运用网络等现代技术手段,加强信息收集和部门间的信息交流,提高监管实效。

（曲卫敏）

数字课程学习

📥教学 PPT　　📝思考题

第八章 药物相互作用

■ **重点内容提要**

药物相互作用是指某一种药物的作用由于其他药物或化学物质的存在而受到干扰,使该药的疗效发生变化或产生不良反应。药物相互作用的方式有多种,临床表现为药效的加强或减弱。药物相互作用有三种方式:药动学方面的相互作用,药效学方面的相互作用和药物体外的相互作用。药物相互作用既可以产生有益的相互作用,也可以产生严重的不良反应,影响重要生命系统的不良反应需要特别受到重视。

药物相互作用(drug interaction)是指某一种药物的作用由于其他药物或化学物质的存在而受到干扰,使该药的疗效发生变化或产生不良反应。

同时或在一定间隔时间内使用两种或两种以上的药物,称为联合用药。当前药物的种类日益增多,联合用药的机会也随之增加,药物相互作用特别是不良的药物相互作用越来越引起人们的注意。对药物相互作用的研究已成为临床药理学的重要内容之一。

第一节 药物相互作用概述

药物相互作用的方式很多,临床表现为作用加强或减弱。作用加强包括疗效提高和毒性增加;作用减弱包括毒性减小和疗效降低。毒性增加和疗效降低属于不良的药物相互作用,疗效提高和毒性减小属于临床期望得到的药物相互作用。临床上在进行联合用药时,应注意利用各种药物的特性,充分发挥联合用药中各个药物的药理作用,以达到最好的疗效和最少的药物不良反应。

一、药物相互作用的类型

药物相互作用的分类方法较多,根据药物效应的变化,药物相互作用可分为四种类型:

(一)相加作用

相加作用(addition)是指联合用药时,作用强度

等于每种药物单独应用时作用强度之和。这种相互作用的实质并非真正的相互作用,而是一种药物对另一种药物同一效应的补充作用,两者作用相加的结果产生全量的单一药物同等的效应(表 8-1)。例如阿托品与氯丙嗪或抗组胺药合用引起的胆碱能低下,氨基糖苷类抗生素与硫酸镁联用对神经肌肉传递的抑制作用等。

(二)协同作用

协同作用(synergism)是指两种药物联合应用其效应大于任何一种药物单独应用的疗效,大于两种药物的相加作用,即联合用药产生的效果超过单独用药效应的总和。例如,镇静催眠药与抗精神病药合用的中枢抑制作用,单胺氧化酶抑制药与氯丙嗪合用以及抗高血压药之间的联用等,此时更应注意可能出现的毒副作用(表 8-1)。

(三)增强作用

增强作用(potentiation)是指两种药物合用时,一种药物无某种生物效应,却可增强另一种药物的作用,指一种药物可使组织或受体对另一种药物的敏感性增强的现象。例如,可卡因无拟交感神经药的作用,但它可增强肾上腺素的作用;排钾性利尿药可使心脏对洋地黄的敏感性增加,从而导致心律失常。

表 8-1　药物的相加作用或协同作用

A 药	B 药	相互作用结果
抗胆碱药	抗胆碱药(抗帕金森病药、丁酰苯类、吩噻嗪类、三环类抗抑郁药等)	抗胆碱作用增强,可引起湿热环境中中暑、麻痹性肠梗阻、中毒性精神病
抗高血压药	引起低血压的药物(抗心绞痛药、血管扩张药、吩噻嗪类)	降压作用增强,可引起直立性低血压
中枢神经抑制药	中枢神经抑制药(乙醇、镇吐药、抗组胺药、镇静催眠药等)	损害神经运动功能,降低灵敏性,可引起困倦、木僵、呼吸抑制、昏迷或死亡
甲氨蝶呤	甲氧苄啶-磺胺甲唑(复方新诺明)	骨髓巨幼红细胞症
肾毒性药	肾毒性药(庆大霉素、妥布霉素和头孢噻吩)	增加神经毒性
神经肌肉阻滞药	有神经肌肉阻滞作用的药物(如氨基糖苷类抗生素)	增强神经肌肉阻滞、延长窒息时间
补钾剂	保钾利尿药(氨苯蝶啶)	高钾血症

(四) 拮抗作用

拮抗作用(antagonism)是指一种药物部分或全部拮抗另一种药物的作用,合用时引起药效降低。两种药物的生理或药理作用相反(如硝普钠和甲氧明),或无活性药物降低有活性药物的效应(纳洛酮和麻醉性镇痛药);两药产生同样的药理作用,合用时小于两药效应之和(筒箭毒碱和琥珀胆碱的肌肉松弛作用,表 8-2)。

表 8-2　药物的拮抗作用

受影响药物	影响药物	相互作用结果
抗凝血药	维生素 K	抗凝血作用下降
甘珀酸(生胃酮)	螺内酯(安体舒通)	妨碍溃疡愈合
降血糖药	糖皮质激素类	影响降血糖作用
催眠药	咖啡因	阻碍催眠
左旋多巴	抗精神病药(有震颤麻痹不良反应的)	抗震颤麻痹作用下降

1. 按药物相互作用的机制　可以将拮抗作用分为化学性拮抗作用和生理性或功能性拮抗作用。

(1) 化学性拮抗作用(chemical antagonism)　一种对组织或受体起兴奋作用的药物与另一种具有拮抗作用的药物发生相互作用,形成无活性复合物,这种复合物不再具有兴奋组织或受体的作用,抵消了兴奋药物的作用。如鱼精蛋白硫酸盐和肝素钠形成无活性复合物,抵消肝素钠的抗凝血活性;琥珀胆碱和硫喷妥钠也是如此。

(2) 生理性或功能性拮抗作用(physiological or functional antagonism)　这种拮抗指作用明显相反的两种药物出现的拮抗作用,如苯丙胺和巴比妥类药

物的相互作用。

2. 按药物与受体的相互作用方式　可以将拮抗作用分为竞争性拮抗作用和非竞争性拮抗作用。

(1) 竞争性拮抗作用(competitive antagonism)　作用相反的两种药物,均与同一受体或部位进行可逆性结合而发挥作用,两种药物联合应用时,在受体或结合部位发生竞争。其效应与药物浓度和药物与受体或结合部位的亲和力有关,即浓度高的药物能取代浓度低的药物,与作用部位亲和力高的药物可以取代亲和力低的药物。如阿托品对乙酰胆碱的拮抗作用。

(2) 非竞争性拮抗作用(noncompetitive antagonism)　两种不同作用的药物,同时结合在同一受体的不同结合部位(位点),虽然两种药物在与受体结合时互不干扰,但拮抗药干扰了兴奋药的作用,这种拮抗作用不为兴奋药的剂量加大所逆转,如琥珀胆碱和乙酰胆碱的拮抗作用。

二、药物相互作用引起的严重不良反应

药物相互作用引起的严重不良反应涉及机体的各个系统,都可对机体造成损害,应予警惕。以下将介绍临床上由于药物相互作用引起的严重不良反应。

(一) 心血管系统的不良反应

1. 高血压危象

(1) 单胺氧化酶抑制药(帕吉林、呋喃唑酮等)与拟肾上腺素药(麻黄碱、间羟胺等)、三环类抗抑郁药、左旋多巴及胍乙啶合用,会引起去甲肾上腺素的大量堆积,出现高血压危象。

(2) 三环类抗抑郁药可阻止肾上腺素能神经末梢对去甲肾上腺素的重摄取,其与肾上腺素或去甲

肾上腺素合用可引起高血压危象；三环类抗抑郁药可抑制神经末梢上的胺泵，阻止胍乙啶等被摄取，使胍乙啶不能发挥降压作用而引起高血压危象。

2. 严重低血压反应

（1）氯丙嗪不宜与氢氯噻嗪、呋塞米等利尿药合用，因为这些药物均具降压作用，可以明显增强氯丙嗪的降压作用，引起严重的低血压。

（2）氯丙嗪与肾上腺素合用，可翻转肾上腺素升压作用，引起严重的低血压。

（3）β受体拮抗药不宜与氯丙嗪、哌唑嗪等合用，合用降压作用明显增强，引起严重的低血压。

3. 心律失常

（1）β受体拮抗药不宜与维拉帕米合用，两类药物均有心脏抑制作用，其效应可以相加，引起明显的心动过缓、房室传导阻滞、心力衰竭甚至心脏停搏。

（2）强心苷不宜与钙剂合用，特别是静脉注射钙剂，因为 Ca^{2+} 浓度升高可促进钙内流，从而使强心苷的作用增强，引起效应上的过洋地黄化，可引起严重的危及生命的心律失常。强心苷不宜与排钾利尿药或糖皮质激素合用，因为后两者均可使血钾降低，增敏强心苷的作用，易发生心律失常。必要时需补钾，或补充高钾低钠的食物（如香蕉、橘汁、桃、枣、麦胚、土豆），或换用保钾利尿药如氨苯蝶啶（triamterene）或螺内酯（spironolactone）。

（3）氯丙嗪不宜与奎尼丁合用，因为氯丙嗪对心脏具有奎尼丁样作用，两药合用可致室性心动过速。

（4）茶碱不宜与钙拮抗药、西咪替丁、红霉素等合用，合用后均可影响茶碱的代谢，引起血清茶碱浓度过高，发生心毒性反应。

（二）呼吸系统的不良反应

呼吸肌麻痹

（1）氨基糖苷类抗生素不宜与镁盐、全身麻醉药、肌肉松弛药合用，因为氨基糖苷类抗生素（阿米卡星、庆大霉素、卡那霉素、新霉素、链霉素和妥布霉素）可以阻碍运动神经末梢 Ca^{2+} 内流，减少或完全阻止突触前膜释放乙酰胆碱，从而产生神经肌肉接头传递阻滞作用，注射时对呼吸肌的作用更明显，合用可产生协同作用引起呼吸肌麻痹。

（2）多黏菌素 E、多黏菌素 E 甲磺酸钠、林可霉素和克林霉素等都具有神经肌肉传导阻滞作用，能抑制运动神经末梢释放乙酰胆碱，降低突触后膜的敏感性，和肌肉松弛药合用可引起肌无力和呼吸肌麻痹。

（3）吗啡与水合氯醛、喷他佐辛（镇痛新）、苯妥英钠、苯海拉明、乙醇、全身麻醉药、吩噻嗪类、三环

类抗抑郁药、巴比妥类药物合用，可增强麻醉及镇痛效果，但同时可引起严重的中枢抑制作用，应禁止合用或谨慎合用。

（三）血液系统的不良反应

1. 出血

（1）香豆素类抗凝血药不宜与氯霉素、西咪替丁、甲硝唑等肝药酶抑制药合用，因为合用能够抑制抗凝血药的代谢，使半衰期延长、增强抗凝血作用，易引起出血。

（2）香豆素类抗凝血药不宜与某些血浆蛋白结合率高的药物，如阿司匹林、磺胺类、呋塞米、水合氯醛、氯贝丁酯、保泰松等合用，因为这些药物可与香豆素类抗凝血药竞争血浆蛋白，使香豆素类血药浓度增加，导致出血、延长出血时间。

（3）香豆素类抗凝血药不宜与奎尼丁、甲状腺素、苯乙双胍、水杨酸类、氯丙嗪、布洛芬、苯海拉明等合用，因为合用后可增强香豆素类抗凝血作用，易引起出血。

（4）香豆素类抗凝血药不宜与广谱抗生素、液状石蜡或考来烯胺等合用，因为合用能减少维生素 K 吸收，而使香豆素类抗凝血作用增强，导致出血。

（5）阿司匹林不宜与水杨酸类、布洛芬、吲哚美辛、氯丙嗪、苯海拉明、糖皮质激素、尿酸化药及丹参、银杏制剂、甘草、鹿茸制剂、川芎、大蒜等中草药和葡萄柚、芒果、鱼油等食物及营养品合用，因为合用后可增强阿司匹林对造血功能的抑制，易引起出血。

2. 严重骨髓抑制

（1）甲氨蝶呤（MTX）不宜与非甾体抗炎药合用，因为非甾体抗炎药抑制前列腺素 E_2 造成肾血流量减少，肾滤过 MTX 的量减少；保泰松和水杨酸盐竞争性抑制 MTX 在肾小管的分泌，两者使 MTX 的清除大大减少，使 MTX 在体内蓄积；另外，保泰松和 MTX 均抑制骨髓，若同时使用有相加作用。因此，MTX 与非甾体抗炎药合用可导致发生严重骨髓抑制。

（2）甲氨蝶呤不宜与水杨酸类、磺胺类、呋塞米合用，因为后三种药物的血浆蛋白结合率高，可将甲氨蝶呤从血浆蛋白结合部位置换出来，导致血中游离型甲氨蝶呤的浓度升高，骨髓抑制作用明显增强，可引起全血细胞减少。

（四）神经系统的不良反应

听神经损害

（1）氨基糖苷类抗生素不宜与万古霉素、呋塞米、依他尼酸合用，因这些药物在听神经损害方面有相加作用，合用后耳聋的发生率明显增加。尿毒症

患者更易发生听神经损害。

（2）氨基糖苷类抗生素不宜与抗组胺药如苯海拉明合用，因抗组胺药可掩盖氨基糖苷类抗生素的耳毒性症状，使之不易被及时发觉。

（五）泌尿系统的不良反应

肾损害 氨基糖苷类抗生素不宜与两性霉素、头孢菌素、万古霉素、呋塞米、依他尼酸合用，因为上述药物一般在单独使用时即有肾毒性，药物联合应用时，明显增加氨基糖苷类抗生素的肾毒性，引起肾损害，甚至导致急性肾衰竭。对于肾功能不全的患者，如果大剂量联合应用，发生肾损害的风险非常大。在密切监测氨基糖苷类抗生素的血药浓度并将剂量减小到最小限度的条件下，联合用药才可行。

（六）内分泌系统的不良反应

低血糖

（1）口服降血糖药甲苯磺丁脲不宜与长效磺胺类、水杨酸类、保泰松、呋塞米等合用，这些药物与血浆蛋白结合率高，可将与血浆蛋白结合的甲苯磺丁脲置换出来，使血中游离甲苯磺丁脲浓度升高，降血糖作用明显增强，引起低血糖。

（2）氯霉素、保泰松能明显抑制肝微粒体酶对甲苯磺丁脲的代谢，使甲苯磺丁脲的血药浓度升高，降血糖作用明显增强，引起低血糖。

（3）降血糖药不宜与普萘洛尔合用，两者合用除可加重低血糖外，还可将降血糖药引起的急性低血糖先兆掩盖起来，因而危险性更大。胍乙啶也能加强降血糖药的降血糖作用，合用时降血糖药应减量，否则易引起低血糖。

三、不良药物相互作用的预防

1. 详细了解病史 尤其是用药史，包括患者自己的服药情况，不要忽略任何有关药物的有效信息。对重症患者，应询问一周内的用药情况。

2. 联合用药的种类和数量应减少，应尽量避免应用较难控制的药物或容易导致严重不良相互作用的药物 最好选择安全的替代药物，减少不良药物相互作用的发生。例如，使用单胺氧化酶抑制药或口服双香豆素的患者，应选择吲哚美辛替代保泰松；对乙酰氨基酚取代阿司匹林；地西泮、氟硝西泮或硝西泮替换巴比妥类镇静催眠药；当使用骨骼肌松弛药或强效吸入麻醉药时，最好选用万古霉素或竹桃霉素，而不用新霉素和链霉素等增强肌肉松弛作用的抗生素。尽量减少药物之间的相互干扰，以降低不良药物相互作用发生。重视婴幼儿、孕妇和老年患

者的用药问题，根据患者疾病和药物作用特点以及不同治疗措施等合理选择药物。

3. 充分考虑遗传因素、疾病或病理情况对药物相互作用的影响 如血浆胆碱酯酶缺乏的患者，同时应用琥珀胆碱和抗生素进行腹腔灌洗时，可能会引起严重呼吸抑制；另外，肝肾疾病可加重许多药物的相互作用。

4. 不宜频繁更换药物 在治疗或处理疾病过程中，必须改变药物并存在药物相互作用时，由于药物相互作用的时间、过程和程度随药物和患者不同而有所变化，应密切观察改变药物后的治疗效应和不良反应。

5. 当应用容易引起药物相互作用且治疗窗窄的药物及酶诱导剂和酶抑制药时，应特别注意 如双香豆素、口服降血糖药、镇静催眠药、抗癫痫药、抗惊厥药、三环类抗抑郁药、骨骼肌松弛药、强心苷类药、抗高血压药、抗心律失常药、磺胺类药、抗生素和抗肿瘤药以及自主神经药物等。

6. 必要时及时进行治疗药物监测 如重要器官衰竭的患者，当疾病本身影响药物的代谢和排泄时，应进行治疗药物监测，以便及时调整用药剂量和药物治疗方案，避免发生严重不良反应和药源性疾病。

第二节 药物相互作用的机制

药物相互作用一般发生在体内，少数情况下可能发生在体外，影响药物进入体内。药物相互作用有三种方式：①药动学方面的相互作用；②药效学方面的相互作用；③药物体外的相互作用。

一、药动学方面的相互作用

机体对药物的处理是药物与机体相互作用的一个重要组成部分，药物代谢动力学过程包括药物的吸收、分布、代谢（亦称生物转化）和排泄四个环节，药物相互作用在这四个环节上均有可能发生，其后果均能影响药物在其作用靶点的浓度，从而改变其作用强度（加强或减弱）。

（一）影响药物的吸收

药物通过不同的给药途径被吸收进入血液循环，因此，药物在给药部位的相互作用将影响其吸收，多数情况下表现为妨碍吸收，少数情况下可以促进吸收。胃肠道是药物吸收的主要部位，有关药物在胃肠道发生相互作用的例子最常见，少数情况亦见于其他给药部位。

1. 药物在胃肠道的相互作用

(1) 离子作用和吸附作用　四环素类抗生素若与含二价或三价金属离子(如钙、镁、铁、铋、铝)的药物同服,将在胃肠道内形成难溶解的络合物,使抗生素在胃肠道的吸收受阻,在体内达不到抗菌的有效浓度。例如,在口服四环素、美他环素或多西环素(强力霉素)时,同服硫酸亚铁,可导致以上三种四环素类抗生素的血药浓度明显低于其单独服用。因此,在服用四环素类抗生素时不宜与铁制剂或含钙、镁、铝、铋等金属离子的抗酸药或胃黏膜保护剂如碳酸钙、氧化镁、氢氧化铝凝胶、次枸橼酸铋等同服,以免降低这类抗生素的治疗效果。

考来烯胺(cholestyramine)(消胆胺)是一种阴离子交换树脂降血脂药,它对酸性分子有很强的亲和力,其在肠道内与洋地黄毒苷结合可使后者不能从肠道再吸收、降低其血药浓度,因此,在洋地黄毒苷过量中毒时可以用考来烯胺来促进洋地黄毒苷从肠道排泄。另外,甲状腺功能减退患者虽然常伴有血胆固醇增高,但在使用甲状腺素的同时却不宜使用考来烯胺来降低血胆固醇,因为甲状腺素会与考来烯胺结合而减少甲状腺素的吸收,降低治疗效果。

容易与考来烯胺结合的药物除洋地黄毒苷和甲状腺素外,还有阿司匹林、保泰松、地高辛、华法林等。

白陶土、药用炭和氢氧化铝凝胶均能吸附并减少药物吸收。林可霉素(洁霉素)与白陶土制剂同时服用,林可霉素的血药浓度只有单服时的 1/10;大剂量药用炭可明显减少对乙酰氨基酚在胃肠道的吸收。

(2) pH 的影响　药物在胃肠道的吸收主要通过被动扩散的方式。药物的脂溶性是影响被动扩散的重要因素。非解离形式的药物脂溶性较高,解离形式的药物脂溶性低,前者易通过膜扩散,后者的扩散能力差。pH 对药物的解离程度有重要影响:酸性药物在酸性环境以及碱性药物在碱性环境的解离程度低,非解离的药物占多数,脂溶性较高,较易通过膜进行被动扩散;反之,酸性药物在碱性环境或碱性药物在酸性环境的解离程度高,脂溶性较低,通过膜进行被动扩散的能力差,吸收减少。例如,水杨酸类药物在酸性环境的吸收较好,若同时服用碳酸氢钠,将减少水杨酸类药物的吸收。

必须指出,某些药物的吸收并不符合上述规律,例如,碳酸氢钠减少四环素(碱性药物)的吸收,原因可能是碱性环境降低四环素的溶解度,导致其不易被吸收。

(3) 胃肠运动的影响　药物吸收的速度和量关键不在于药物的剂量而在于药物在胃肠道内停留的时间。多数药物主要在小肠被吸收,胃排空的速度能影响药物到达小肠的时间,因而能影响主要在小肠被吸收的药物。抗胆碱药(阿托品、东莨菪碱、三环类抗抑郁药)和麻醉性镇痛药(吗啡、哌替啶)能延迟胃排空和减慢其他口服药的吸收,使血药峰浓度出现时间延迟。如丙胺太林与对乙酰氨基酚合用可延缓胃排空,使对乙酰氨基酚的吸收减慢;而甲氧氯普胺(胃复安)可加速胃排空,而使对乙酰氨基酚的吸收加快,但对于难溶解或只能在小肠上段部位被吸收的地高辛的影响却相反,由于药物在肠内通过过快,吸收量反而降低。小肠近端的吸收能力最强,增加小肠蠕动可减少药物的吸收。

(4) 肠吸收功能的影响　一些药物如新霉素、对氨基水杨酸和环磷酰胺等能损害肠黏膜的吸收功能,引起吸收不良。新霉素与地高辛合用时,后者的吸收减少,血药浓度降低;对氨基水杨酸合用利福平时,后者血药浓度降低一半;一些广谱抗生素能抑制胃肠道正常菌群,可引起维生素 K 合成减少,从而加强香豆素类抗凝血药作用。

(5) 胃肠道转运体的影响　参与药物转运的转运体主要包括 P 糖蛋白(P-gp)、多药耐药相关蛋白(MRP)、乳腺癌耐药蛋白(breast cancer resistance protein,BCRP)、有机阴离子转运多肽(organic anion transporting polypeptides,OATPs)、有机阴离子转运蛋白(organic anion transporter,OAT)、有机阳离子转运蛋白(organic cation transporter,OCT)和寡肽转运体(oligopeptide transporter,PEPT) 等。其中,OATP-A、OATP-B、OCT1 和 PEPT1 等转运体能促进小肠黏膜上皮细胞对药物的吸收,P-gp、MRP2 和 BCRP 等能促进药物经胆汁排泄。药物对转运体的抑制、诱导和竞争是联合用药时药物相互作用的机制之一。

2. 药物在注射部位的相互作用　局部麻醉药中加入血管收缩药(如肾上腺素)可减慢局部麻醉药的吸收速度,具有预防局部麻醉药中毒、延长麻醉作用时间和减少出血的作用。布比卡因对组织亲和力强,肾上腺素对布比卡因无以上作用,肾上腺素不延长布比卡因在黏膜的麻醉作用时间。机体在失血、休克等组织灌注减少时,肌内注射药物的吸收也会受到影响。

3. 药物在肺的相互作用　吸入麻醉药的摄取与血气分配系数、肺泡通气量、心输出量和肺泡与静脉血中麻醉药的气体分压差有关。麻醉前用药过量、静脉注入过多的巴比妥类药物或过早给肌肉松弛药,都能降低肺通气,延长肺泡内麻醉药达到有效浓度的时间。支气管扩张药可降低气道阻力,改善通气和血流比值,加快肺泡气、肺动脉血和肺静脉血内的吸入麻醉药物浓度上升;影响心输出量的药物对肺泡气内药物浓度的影响也很明显,尤其对可溶性吸入麻醉药更显著,心输出量减少,肺对药物的摄取也减少。

(二)影响药物的分布

吸收的药物通过血液循环被转运到作用部位、代谢及排泄器官通常有两种形式:溶于血浆和与红细胞或血浆蛋白结合。事实上,白蛋白与药物的结合能力几乎可以代表血浆与药物的结合能力。此外,极少部分药物还可与组织蛋白结合。药物结合的量取决于血浆及组织中结合物的量及各自的结合能力。只有游离药物才具有药理活性。

影响药物分布的方式,可表现为竞争血浆和组织中蛋白结合位点,改变游离药物的浓度;或者改变药物的组织血流量,从而影响药物消除。

1. 竞争血浆和组织中蛋白结合位点

(1) 竞争血浆蛋白结合位点　药物被吸收入血后,有一部分与血浆蛋白发生可逆性结合,称结合型,不与血浆蛋白结合的部分为游离型。在体内,游离药物与结合药物处于动态平衡。结合药物是游离药物的一种储备型,无药理活性,不能通过血脑屏障,不被肝代谢和肾排泄。在同时或先后使用两种或两种以上药物时,药物之间可在血浆蛋白结合位点发生竞争,结合力强的药物置换结合力弱的药物,使后者游离药物浓度增加,疗效加强甚至出现毒性。

置换作用仅对蛋白结合率很高、表观分布容积(V_d)小、清除率低的药物具有重要的临床意义,而对蛋白结合率低、V_d大、清除率高的药物影响不大。如

华法林,97%与血浆蛋白结合,仅有3%呈游离状态,当加用一种蛋白结合率高达99.8%的药物后,结合型华法林可部分被置换。若置换出3%,则游离的华法林将成倍地增加其抗凝血作用,有可能引起出血倾向。对蛋白结合率低的药物(50%~60%),若从结合药物中置换出3%,则仅增加原游离浓度(40%~50%)的6%~7.5%,这种置换作用不具有明显的临床意义。表8-3为临床常见血浆蛋白结合的药物相互作用及临床结果。

另外,血浆蛋白含量低的患者结合药物的能力减小,在使用药物常规剂量时,游离药物比例增加,可能发生不良反应。例如,血浆蛋白水平低于2.5 g的患者应用泼尼松(强的松)的不良反应发生率是正常者的2倍(表8-3)。

(2) 竞争组织蛋白结合位点　一般来讲,药物的组织置换现象较血浆蛋白置换少,仅有少数药物产生置换作用。奎尼丁与地高辛合用时,奎尼丁可置换与心肌组织结合的地高辛,使后者血浆药物浓度增加。豚鼠实验表明,奎尼丁可降低地高辛与Na^+-K^+ATP酶的结合浓度。

(3) 药物在转运中的作用　抗高血压药胍乙啶、异喹胍和阿来西定通过主动转运机制被肾上腺能神经摄取,而拟交感胺类药物和三环类抗抑郁药可抑制其主动转运机制,减弱其抗高血压效应,以致翻转为升高血压;三环类抗抑郁药亦通过阻断去甲肾上腺素的摄取而增强去甲肾上腺素的升压效应。

2. 改变药物的组织血流量　凡是影响心输出量和血流分布的药物,均可影响药物的传递速率和总量。一些作用于心血管系统的药物能改变组织血流量。例如,去甲肾上腺素可减少肝血流量,减少利多卡因在其主要代谢部位肝中的分布量,减

表8-3　药物在血浆蛋白结合位点的置换作用

被置换药物	结合力强的药物	临床结果
华法林	阿司匹林、保泰松、吲哚美辛、萘普生、氯贝丁酯、磺胺类药、吡罗昔康、苯妥英、奎尼丁、胺碘酮、利尿药	抗凝血作用增强,甚至引起出血
甲氨蝶呤	苯妥英钠、阿司匹林、磺胺类药、保泰松、呋塞米	白细胞减少,骨髓抑制
苯妥英钠	阿司匹林、磺胺类药、丙戊酸、硝苯地平、苯二氮䓬类	眼球震颤,共济失调
甲状腺素	地西泮、阿司匹林、保泰松、口服抗凝血药	心悸,肌肉颤动,心绞痛,心力衰竭
甲苯磺丁脲	磺胺类药、保泰松、阿司匹林、呋塞米	低血糖
维拉帕米	阿司匹林	血压下降
胆红素	磺胺类药、维生素K、水杨酸盐	胆红素脑病

少该药的代谢,使血中利多卡因浓度增高,疗效增加;反之,异丙肾上腺素可增加肝血流量,增加利多卡因在肝中的分布及代谢,使其血浓度降低,疗效减弱。

(三) 影响药物的代谢

肝是代谢药物的主要器官。肝微粒体酶是代谢药物的主要酶系,故亦称"药物代谢酶",简称"肝药酶",是一组混合功能氧化酶,其中的细胞色素P450(CYP450)在药物的生物转化过程中起重要作用。细胞色素 P450 是由结构和功能相关的基因编码调控的同工酶组成的超家族。现已确定的细胞色素 P450 家族有 17 个家族及 42 个亚家族。参与代谢的 CYP450 酶主要是 CYP3A4、CYP1A2、CYP2C9、CYP2C19、CYP2D6 5 种,占 CYP450 酶的 95%,其中,最重要的是 CYP3A4 和 CYP2D6。CYP3A4 参与约

55% 临床药物的代谢;20% 经 CYP2D6 代谢,主要参与心血管药、抗精神病药等代谢;15% 经 CYP2C9 和 CYP2C19 代谢。多年的研究表明,CYP450 亚型对代谢底物具有一定选择性,有些药物既是底物又是诱导剂或抑制药。表 8-4 列出了部分 CYP450 亚型及其底物、诱导剂和抑制药。

1. 酶诱导　一些药物能增加药酶的合成,即酶诱导(enzyme induction)。肝药酶的合成增加可以加速药物的代谢而干扰其作用。不少药物具有药酶诱导作用,如:巴比妥类(特别是苯巴比妥)、水合氯醛、格鲁米特、甲丙氨酯、苯妥英钠、扑米酮、卡马西平、保泰松、尼可刹米、乙氯维诺、灰黄霉素、利福平、螺内酯等。由于大多数药物在体内经过生物转化后,它们的代谢产物失去药理活性,因此药酶诱导的结果将使受影响药物的药效减弱或作用时间缩短。例

表 8-4　部分细胞色素 P450 亚型的底物、抑制药和诱导剂

细胞色素 P450 亚型	底物	抑制药	诱导剂
CYP1A2	他莫昔芬、他克林、氯氮平、非那西丁、丙米嗪、华法林、利多卡因、对乙酰氨基酚、氨基比林、双氯芬酸、萘普生、培氟沙星、阿米替林、氯米帕明、阿苯达唑、噻苯唑、司来吉兰、多塞平	氟伏沙明、环丙沙星、依诺沙星、红霉素、西咪替丁、维拉帕米、非那西丁、左氧氟沙星、洛美沙星、诺氟沙星、氧氟沙星、异烟肼、西酞普兰、司来吉兰、去甲西酞普兰、培氟沙星	奥美拉唑、咖啡因、苯巴比妥、灰黄霉素、利福平、苯妥英钠
CYP2C9	苯妥英钠、双氯芬酸、布洛芬、氯沙坦、甲苯磺丁脲、华法林、氧伐他汀、格列美脲、苯丙香豆素、R-醋硝香豆素	磺胺苯吡唑、氟康唑、胺碘酮、苯溴马隆、酮康唑、咪康唑、氟伐他汀、氯诺西康、舍曲林、磺胺甲二唑、磺吡酮	苯巴比妥、利福平
CYP2C19	地西泮、奥美拉唑、普萘洛尔、布洛芬、吲哚美辛、美沙酮、西酞普兰、氯米帕明、氟西汀、吗氯贝胺、舍曲林、文拉法辛、氯氮平、奋乃静、苯巴比妥、丙戊酸、特比萘芬、齐多夫定、氟硝西泮、唑吡坦、醋硝香豆素、胺碘酮、美托洛尔、维拉帕米、华法林、右美沙芬、西沙必利、雷尼替丁	奥美拉唑、氟西汀、氟伏沙明、酮康唑、异烟肼、去甲舍曲林、丙米嗪、吗氯贝胺、美芬妥英、托吡酯、氟康唑、甲巯咪唑、茚地那韦、利托那韦、地西泮、尼卡地平、噻氯匹定、华法林、西咪替丁、兰索拉唑	利福平
CYP2D6	奋乃静、可待因、右美沙芬、氟哌啶醇、美托洛尔、去甲替林、氟卡尼、恩卡尼、美西律、普罗帕酮、阿替洛尔、丙米嗪、地昔帕明、R(+)卡维地洛、利托那韦	氟西汀、美沙酮、氯喹、普罗帕酮、育亨宾、奎尼丁、胺碘酮、美西律、阿米替林、氯丙嗪、西酞普兰、舍曲林、氟伏沙明、地尔硫草、维拉帕米、拉贝洛尔、苯海拉明、羟氯喹、西咪替丁、奥美拉唑、利托那韦	利福平、地塞米松
CYP2E1	乙醇、茶碱、四氯化碳、氯唑沙宗、对乙酰氨基酚	双硫仑	乙醇、异烟肼
CYP3A4	环孢素、红霉素、酮康唑、可待因、可卡因、沙奎那韦、华法林、特非那定、卡马西平、胺碘酮、奎尼丁、尼卡地平、阿司咪唑、他莫昔芬、洛伐他汀、地塞米松、昂丹司琼、氟他胺、硫喷妥钠、雌激素、雄激素、咪达唑仑、三唑仑、阿普唑仑、硝苯地平、尼莫地平、尼群地平、非洛地平、辛伐他汀、丁螺酮、他克莫司	酮康唑、伊曲康唑、氟伏沙明、西咪替丁、红霉素、交沙霉素、沙奎那韦、地尔硫草、维拉帕米、克拉霉素、罗红霉素、环孢素、氟康唑、非洛地平、硝苯地平、米贝拉地尔、氟西汀、奈法唑酮、利托那韦、沙奎那韦	卡马西平、苯巴比妥、利舍平、苯妥英钠、地塞米松、泼尼松

如,患者在口服抗凝血药双香豆素期间加服苯巴比妥,后者可使双香豆素的血药浓度下降,抗凝血作用减弱,表现为凝血酶原时间缩短。

在个别情况下,药物被代谢转化为毒性代谢产物,如异烟肼产生肝毒性代谢产物,若与卡马西平合用,后者的药酶诱导作用将加重异烟肼的肝毒性。

2. 酶抑制 药酶的活性能被某些药物抑制,称酶抑制(enzyme inhibition)。药物的酶抑制过程是可逆的,只要药物的浓度适当,即可产生酶抑制作用。药酶被抑制后,可使药物的代谢减少,加强或延长药物作用。下列药物具有药酶抑制作用:氯霉素、西咪替丁(甲氰咪胍)、双硫仑、异烟肼、三环类抗抑郁药、吩噻嗪类、保泰松、胺碘酮、红霉素、甲硝唑、咪康唑、哌甲酯(利他林)、磺吡酮等。口服甲苯磺丁脲的患者在同服氯霉素之后可发生低血糖休克;氯霉素与双香豆素合用可使双香豆素的半衰期延长2~4倍,明显加强双香豆素的抗凝血作用。

(四)影响药物的排泄

肾是排泄药物的主要器官。药物在肾中的转运过程包括:肾小球滤过、肾小管分泌、肾小管主动重吸收、肾小管被动重吸收,不被肾小管重吸收的药物由尿排出体外。其中,药物的排泄主要取决于肾小球滤过、肾小管分泌和肾小管主动重吸收。

药物在肾排泄方面产生的相互作用,有以下作用方式:

1. 改变尿的酸碱度 排入肾小管管腔的药物,可以通过被动扩散方式被肾小管重吸收,这取决于药物的脂溶性。如前所述,药物脂溶性高低与它的解离程度有关,解离的药物脂溶性低,穿透肾小管细胞膜的能力差,则较少被肾小管重吸收,尿中排泄较多;相反,非解离的物质脂溶性高,较易穿透肾小管细胞膜被重吸收,尿中排泄较少。

酸性药物或碱性药物的解离度与所处环境的pH有关,酸性药物在酸性环境或碱性药物在碱性环境时,药物从肾小管的重吸收增加,尿中排泄量减少;相反,酸性尿及碱性尿分别促进碱性药物与酸性药物在尿中排泄。例如,碳酸氢钠可通过碱化尿液促进水杨酸类药物的排泄,在水杨酸类药物中毒时有实际应用价值。

2. 干扰药物从肾小管分泌 药物在肾小管分泌药物的两种特殊转运系统方面也有可能发生相互竞争。两种酸性药物或两种碱性药物同时使用,将分别竞争酸性转运系统或碱性转运系统,妨碍其中一药向肾小管管腔的分泌。丙磺舒与青霉素均为酸性药物,青霉素主要以原形从肾排泄,其中有90%通过肾小管分泌,只有10%通过肾小球过滤到肾小管管腔。若同时应用丙磺舒,后者竞争酸性转运系统,阻碍青霉素经肾小管的排泄,延缓青霉素的排泄,使青霉素作用较持久。

药物在上述转运系统的相互竞争还有如下例子:强效利尿药呋塞米(速尿)和依他尼酸(利尿酸)均能妨碍尿酸的排泄,造成尿酸在体内的堆积,引起痛风;阿司匹林妨碍甲氨蝶呤的排泄,使后者毒性增加;双香豆素与保泰松都能抑制氯磺丙脲的排泄,加强后者的降血糖效应。

二、药效学方面的相互作用

药效学方面的相互作用是由合用的药物竞争作用靶点,或作用于同一生理系统或生化代谢系统,引起药物效应改变,产生相加、协同或拮抗作用。

(一)影响药物对靶点的作用

突触是药物的主要作用靶点,以肾上腺素能突触为例来说明药物在突触部位可能产生的相互作用。

1. 干扰摄取过程 去甲肾上腺素作用的消除主要依赖于神经末梢的再摄取,释放至突触间隙中的大部分递质通过位于突触前膜的特殊转运系统(胺泵)经主动转运进入神经末梢。某些药物如胍乙啶、倍他尼定、异喹胍等亦依赖胺泵经主动转运进入神经末梢,作用于囊泡而发挥降血压作用。三环类抗抑郁药可抑制胺泵,妨碍递质的再摄取,从而妨碍上述药物进入神经末梢。

2. 抑制代谢酶 单胺氧化酶抑制药可防止去甲肾上腺素在神经组织内的灭活,引起该递质在神经末梢内的大量堆积。若在使用单胺氧化酶抑制药的情况下加用利血平,后者的递质释放作用将促使所堆积的递质大量进入突触间隙,使抑郁症患者转入躁狂状态。单胺氧化酶抑制药与三环类抗抑郁药均属抗抑郁药,但两者合用特别是在先服用一段时间单胺氧化酶抑制药的条件下合用丙米嗪,患者可出现意识丧失、惊厥、体温升高、心搏加快和发绀等严重不良反应。

3. 药物对受体的直接作用 肾上腺嗜铬细胞瘤患者同时使用α受体拮抗药与β受体拮抗药的效果优于单一使用α受体拮抗药,这是因为肿瘤组织所释放的大量肾上腺素既兴奋α受体也同时兴奋β受体,若单用α受体拮抗药,只能缓解高血压,不能减轻肾上腺素兴奋β受体所引起的心率加快,加用普萘洛尔就能对抗肾上腺素引起的β效应。氨基糖苷类抗生素和多黏菌素类抗生素通过阻断烟碱性受体，或减少乙酰胆碱的释放，轻度抑制神经肌肉传递作用，在神经肌肉传递正常情况下，这种作用不明显，但在用过肌肉松弛药的术后患者，则会引起肌肉麻痹和呼吸暂停。

药物也可改变受体的敏感性，如长期服用胍乙啶可使肾上腺素受体敏感性增强，去甲肾上腺素的升压作用大大增强，称为去交感神经后的增敏现象。

(二) 改变电解质平衡

噻嗪类利尿药或依他尼酸、呋塞米在发挥利尿效应时均会引起钾离子丢失。低钾血症会增强机体对强心苷的敏感性，增加强心苷的心毒性，因此，这类利尿药与强心苷合用容易引起强心苷中毒，必须注意补钾。

(三) 作用于同一生理系统或生化代谢系统

药物作用于同一系统有可能产生相加、协同或拮抗作用。氯丙嗪增强多种中枢神经抑制药的作用。依他尼酸或呋塞米都具有耳毒性，若与氨基糖苷类抗生素合用，会加速耳聋的出现。甲氧苄啶与磺胺类药合用，由于甲氧苄啶对二氢叶酸还原酶的抑制作用，使磺胺类药的抗菌作用明显增强。

三、药物体外的相互作用

药物体外的相互作用指在药物进入机体以前，由于理化性质相互影响而使药物性质或药效发生变化。有三种形式：①向静脉输液容器内加入药物（一种或多种），药物在输液容器内发生反应，使药效降低，即通常所称配伍禁忌（incompatibility）；②药物与容器相互作用；③固体制剂成分中所用赋形剂不同，影响药物的生物利用度。下面分别作简要介绍。

(一) 配伍禁忌

向静脉输液中添加药物是临床常用的用药方式，但不是任何药物都可以随意地加入任何静脉输液中。事实证明，某些药物单独或与其他药物一起加入某些静脉输液中时，由于药物与所输液体、药物与药物之间的相互作用，药物与所输液体均可发生降解，使药效降低，甚至产生不良反应。

药物降解的速度受温度、时间、pH、光线、电解质以及某些静脉输液（如乳剂）的固有不稳定性等因素的影响。在不同条件下，药物降解的速度和程度不同，降解产物可能是无活性的，也可能改变治疗效果，甚至产生毒性反应。配伍变化偶尔可产生明显可见的沉淀、混浊或变色，但多数情况下药物外观没有任何变化而反应仍在继续进行，这是非常危险的。

例如，在各种氨基酸营养液中都不得加入任何药物，因为一些酸性不稳定的药物在氨基酸营养液中容易降解；另外，氨基酸营养液有可能与青霉素形成变态反应性结合体，或者与其他药物形成复合体。在葡萄糖溶液中不能加入下列药物：氨茶碱、可溶的巴比妥类、维生素 B12（氰钴胺）、红霉素、氢化可的松、卡那霉素、新生霉素、可溶的磺胺类药、华法林；有的药物在滴注不超过规定时间的情况下可加入：氨苄西林滴注在 4 h 以内，甲氧西林滴注不超过 8 h。生理盐水中不能加入两性霉素 B。任氏注射液中不能加入促肾上腺皮质激素、两性霉素 B、间羟胺、去甲肾上腺素、四环素类抗生素（表 8-5）。

关于药物之间的配伍禁忌在这里不作详细介绍。

表 8-5 静脉输液与添加药物配伍禁忌

静脉输液	配伍禁忌
氨基酸溶液	不得添加任何药物
脂肪乳剂	不得添加任何药物
血液	不得添加任何药物
右旋糖酐溶液（低、中、高）	氨基己酸、氨苄西林、维生素 C、维生素 K1、氯丙嗪、异丙嗪、可溶性巴比妥类、链激酶
葡萄糖溶液	可溶性巴比妥类、维生素 B12、卡那霉素、新生霉素、可溶性磺胺类、华法林
复方氯化钠溶液	两性霉素、四环素、促肾上腺皮质激素、间羟胺、去甲肾上腺素
氯化钠溶液	两性霉素
葡萄糖氯化钠溶液	两性霉素
复方乳酸钠溶液、乳酸钠林格溶液	琥珀胆碱、硫喷妥钠、美索比妥、呋喃妥因、两性霉素、新生霉素、四环素
碳酸氢钠溶液	钙剂、促肾上腺皮质激素、多巴酚丁胺、氢化可的松、硫喷妥钠、普鲁卡因、去甲肾上腺素、胰岛素、戊巴比妥、链霉素、四环素、万古霉素
甘露醇	电解质、促肾上腺皮质激素、可溶性巴比妥类、去甲肾上腺素、间羟胺、琥珀胆碱、四环素

（二）药物与容器相互作用

静脉输液装置主要是塑料(聚氯乙烯,PVC)输液容器、输液管、注射器和滤器等。塑料对地西泮、硝酸甘油、利多卡因、硫喷妥钠、某些吩噻嗪类、胰岛素和华法林的临床治疗有较大影响。

另外,环丙烷与柔韧塑料或橡胶管具有不相溶性;甲氧氟烷能明显被橡胶管吸附,而且能部分溶解聚苯乙烯–丙烯腈聚合物。

（三）赋形剂对药物生物利用度的影响

药物在固体剂型(如片剂、胶囊剂)中有可能与赋形剂发生相互作用,使药物的生物利用度因其赋形剂的不同而改变。

有大量事实表明,不同药厂生产的同一品种和同一剂量单位的药物固体制剂可能有不同的生物利用度。20世纪60年代后期,澳大利亚发生暴发性苯妥英钠中毒事件,该事件是由于药厂将苯妥英钠胶囊剂的赋形剂由硫酸钙改为乳糖,提高了胶囊剂中苯妥英钠的生物利用度,使一批服用该制剂的癫痫患儿出现苯妥英钠毒性反应,这是药物制剂由于变更赋形剂引发不良后果的典型事例。

（王玉春　李　涛）

数字课程学习

⬇ 教学 PPT 　　✎ 思考题

第九章

特殊人群临床用药

■ 重点内容提要

不同年龄人群对药物的敏感性、反应性、耐受性各不相同。新生儿药动学、药效学与成年人差异极大，而青春期的青少年与成年人几乎无差异。老年人机体功能处于衰退中，中枢神经系统敏感性增加，肾功能明显下降，与青壮年时期有较大差异。临床药物选择，应考虑年龄差异、个体差异、性别差异，重视患者对药物的依从性，遵循相应原则，选用适宜的剂型，精确计算药量，以获得最佳药效，减少不良反应的发生。

第一节　新生儿与婴幼儿临床用药

儿童按年龄分为新生儿期、婴儿期、幼儿期、学龄前期、学龄期、青春期。自胎儿娩出、脐带结扎至28天，称为新生儿期。自出生28天到1周岁之前，称为婴儿期，这个阶段生长发育特别迅速。1周岁至满3周岁称为幼儿期。

一、新生儿与婴幼儿药动学特点

新生儿与婴幼儿的药物吸收、分布、代谢、排泄等过程具有特殊性。随着肺呼吸的建立，新生儿与婴幼儿的消化、血液循环等生理过程迅速发生改变，药动学过程也随之发生变化。

（一）药物吸收

影响新生儿与婴幼儿药物吸收的主要因素是胃肠道功能和给药途径。

1. 胃肠道功能对药物吸收的影响　新生儿与婴幼儿胃容量小，贲门较松弛，易发生呕吐。胃黏膜发育不成熟，胃酸分泌少，胃排空时间较成年人长，为6~8 h。肠道蠕动较快，肠道与身长之比约为1∶8，有利于消化吸收。肠道β-葡糖苷酸酶活性高，肠道内菌群较少，细菌代谢类型与成人差异大。胆汁分泌少，脂肪消化能力不足。

与成年人相比，新生儿在胃中的药物吸收率增加，在十二指肠中药物吸收率明显减少。由于胃酸缺乏，婴幼儿口服稳定的酸性药物，生物利用度下降；口服弱碱性药物、不稳定的酸性药物生物利用度提高；口服高清除率和有首过效应的药物生物利用度低，个体差异大。新生儿与婴幼儿口服青霉素、卡马西平混悬剂、地高辛、地西泮对药物吸收较好，对苯巴比妥、苯妥英钠、利福平等药物的吸收减少，对脂溶性维生素吸收较差，进餐后口服异烟肼、利福平、四环素、窄谱青霉素等药物的吸收减少。新生儿口服药物吸收的个体差异大，难以预测，故新生儿较少应用口服药。婴幼儿吞咽能力较差，不宜服用片剂、丸剂等固体制剂，可选用糖浆剂、颗粒剂。

2. 给药途径对药物吸收的影响

（1）注射给药　新生儿与婴幼儿多采用静脉给药，这也是危重病患儿可靠的给药途经。由于新生儿与婴幼儿皮下脂肪较少、肌肉血流量变化较大，肌内注射药物后对药物的吸收个体差异大，故应避免肌内、皮下注射给药。

（2）皮肤黏膜给药　新生儿与婴幼儿皮肤黏膜较薄，对药物的通透性好，体表面积与体积的比例较成年人高，因此新生儿与婴幼儿不宜进行长期或大面积皮肤给药。局部使用皮质激素类，若发生系统全身吸收，可能引起继发性肾上腺功能抑制及发育迟缓；硼酸用在损伤的皮肤上易引起全身毒性；新霉素软膏久用可引起肾损害；苯胺染料也可通过皮肤吸收，引起贫血；六氯酚通过皮肤吸收能引起神经毒性甚至死亡。

（3）直肠给药 直肠给药能部分避免肝的首过效应，多用于呕吐或依从性不好的新生儿与婴幼儿。直肠给药起效迅速，但吸收不稳定。临床常用的栓剂有镇吐药、解热药、镇静药、阿片类药物、抗惊厥药。栓剂的缺点是吸收个体差异大，且插入操作可能引起损伤。

（4）其他途径给药 除了一般的口服、注射、吸入、外敷等给药途径外，新生儿还可以进行脐带血管注射及哺乳给药。例如，红霉素可浓集于乳汁中，母乳中较血浆中红霉素的浓度高 4～5 倍，必要时可以采用哺乳给药。另外，弱碱性药物，如吗啡、丙硫氧嘧啶，在母乳中的浓度也较母体血药浓度高，哺乳后易造成新生儿呼吸抑制、甲状腺功能减退。

（二）药物分布

新生儿与婴幼儿体内总体液量较多，体液占体重百分比随年龄增长而减少，脂肪组织含量则与之相反。新生儿与婴幼儿服用水溶性药物，分布容积增大；服用脂溶性药物，分布容积相对较小，血中药物浓度高。新生儿尤其是早产儿的血浆蛋白结合率较成年人低，血中游离药物浓度相对较高。新生儿与婴幼儿的血脑屏障还不完善，使用脂溶性药物易发生神经系统不良反应。新生儿与婴幼儿患脑膜炎时，血脑屏障对某些抗生素的通透性可大大增加，如青霉素、氨苄西林、替卡西林、苯唑西林、哌拉西林、头孢噻肟、头孢他啶、头孢呋辛、利福平、万古霉素、氯霉素等，而氨基糖苷类抗生素、克林霉素、红霉素、四环素，即使在脑膜炎时也不易穿过血脑屏障。巴比妥类、吗啡、四环素在婴幼儿脑中浓度明显高于年长儿童。

（三）药物代谢

肝是药物代谢最重要的器官。多数药物经肝代谢，其代谢速率取决于肝的大小和酶系统的活力。新生儿肝重量和肝血流量相对偏大，但新生儿肝药酶代谢系统尚未成熟，I 相反应酶细胞色素 P450 活性在出生一周后逐渐达成年人水平，氧化和葡糖醛酸化作用较弱，II 相反应酶活性在满月时接近成年人。新生儿与婴幼儿对抗癫痫药和茶碱代谢较快，清除率大，半衰期短。

（四）药物排泄

肾是药物排泄的主要渠道。新生儿肾小球滤过率和肾小管分泌功能为成年人的 20%～30%，早产儿则更低。出生后 2.5～5 个月，婴儿肾小球滤过率达到成年人水平，出生后 7 个月，肾小管分泌达到成年人水平。由于代谢能力、疾病程度、肝肾功能等方面的个体差异，新生儿与婴幼儿的药物排泄变化较大。

（五）药物进入乳汁的影响

许多药物可以通过乳汁排泄。药物进入乳汁的能力与其性质相关。小分子、蛋白结合率低、脂溶性强的有机碱类药物易进入乳汁。例如母亲服用苯海拉明后可通过哺乳治疗乳儿的皮肤过敏性疾病。哺乳期母亲使用毒性药物或对新生儿与婴幼儿有特殊敏感性的药物时，需停止哺乳。

二、新生儿与婴幼儿药效学特点

新生儿与婴幼儿组织器官、功能尚未完善，对药物的反应与成年人不同。患儿对药物的反应因年龄而异，如吗啡对新生儿呼吸中枢的抑制作用明显高于年长儿童，麻黄碱的升压作用则与之相反。只有深入了解新生儿与婴幼儿对药物反应的差异性，才能更好地选择药物。

（一）神经系统与药效学

新生儿与婴幼儿脑相对大，脑沟、脑回还未完全形成，血脑屏障的通透性较高，中枢神经系统发育不完全。因此新生儿与婴幼儿对于中枢神经抑制药，如苯巴比妥、吗啡、水合氯醛、甲丙氨酯、氯丙嗪等较敏感，易致昏睡。需要注意的是，婴幼儿对药物的毒性反应，特别是中枢神经系统毒性，可能无明显征兆。如婴幼儿使用氨基糖苷类抗生素，在药物中毒早期很难被发现。因氨基糖苷类药物导致听神经受损的聋哑儿童占我国药物致聋儿童的 95% 以上。婴幼儿应用皮质激素类、四环素、维生素 A、氨硫脲，可能引起脑脊液压力增高，严重者可致脑水肿，故应慎用。

苯巴比妥治疗新生儿惊厥，静脉注射给药时应控制给药速度，同时监测血药浓度，不良反应为呼吸抑制、低血压。苯妥英钠可能引起注射部位及组织严重损伤。抗惊厥药有潜在的长期毒性，故不宜长期使用。

（二）消化系统与药效学

腹泻是多病原、多病因的儿科常见病。新生儿与婴幼儿急性腹泻，应在调整饮食的前提下进行口服补液或静脉补液，预防及治疗严重脱水。药物治疗对新生儿与婴幼儿腹泻起辅助作用。对感染性腹泻，应加用相应的抗菌药。对非感染性腹泻，选用微生态制剂或黏膜保护剂。由于新生儿与婴幼儿应用止泻药疗效不明显且不良反应较多，故不建议首选使用。对高热、患毒血症的患儿，应避免使用改变胃肠动力的药物。吸附剂能改善腹泻症状,但不能缩短腹泻病程,长期服用时应注意维生素、酶及营养物质的损失。新生儿与婴幼儿慢性腹泻应考虑吸收障碍、乳糖或蛋白质不耐受、炎症及药物因素,采用综合治疗措施,避免抗生素滥用导致的肠道菌群失调。

出生后第一年,新生儿与婴幼儿生长最为迅速。按比例适量补充钙、磷,可减少佝偻病的发生。婴幼儿常见营养性缺铁,可补充液体铁剂。患慢性肝、肾疾病的患儿需要调节饮食,减少含氮物质及尿素的排出。

(三) 其他系统与药效学

新生儿与婴幼儿呼吸系统不完善。由于气道狭窄、气道平滑肌收缩功能差、咳嗽反射不完全,新生儿与婴幼儿易发生气道阻塞性呼吸困难。呼吸系统用药应以祛痰、消炎为主,不宜使用中枢性镇咳药。

新生儿与婴幼儿的体温调节功能不完善。治疗剂量的阿司匹林可能引起患儿体温降低,中毒量的阿司匹林可能引起患儿体温升高。

新生儿血流动力学变化较大。新生儿应用磺胺类、亚硝酸类药物,可能引起高铁血红蛋白血症,临床表现为缺氧性全身发绀;应用奎宁易引发血小板减少,临床表现为皮肤稍挤压即出现局部青紫;应用伯氨喹易引起溶血性贫血,临床表现为呼吸急促、全身青紫、血尿。

有些药物的药效学个体差异是由遗传决定的。有葡糖-6-磷酸脱氢酶缺乏症家族史的新生儿,禁用新生霉素、磺胺类、维生素K等药物,避免溶血性贫血的发生。患有代谢性疾病如苯丙酮尿症、半乳糖血症、胱氨酸尿症、尿素循环障碍的新生儿,可通过饮食来控制疾病的发展。

三、新生儿与婴幼儿用药原则与注意事项

新生儿与婴幼儿处于急速生长期,体重、体表面积、水与脂肪比例的变化远大于其他时期,临床用药应慎重。目前,由于缺乏和新生儿与婴幼儿治疗相关的药物临床资料,新生儿与婴幼儿用药剂量多由成年人剂量推算而得,因此新生儿与婴幼儿药物种类及剂量选择更应慎重。

(一) 药物选择

新生儿与婴幼儿的药物治疗并非是绝对必需的。医生应该根据诊断,决定是否采用药物治疗。药物选择主要考虑年龄、病情、患儿对药物的特殊反应、药物的长期影响等因素。

1. 抗生素 新生儿与婴幼儿使用抗生素,应避免滥用。新生儿易发生二重感染、肾毒性、血液系统不良反应。

2. 呼吸系统 新生儿与婴幼儿呼吸道狭窄,发生炎症时黏膜肿胀,渗出物较多,可选用支气管扩张药和祛痰药,一般不用镇静剂。如果咳嗽剧烈、精神紧张而影响休息,可酌情配伍使用镇静剂。

3. 消化系统 新生儿与婴幼儿消化功能紊乱应选用饮食疗法、抗感染疗法,不宜过早使用止泻药,以免使肠毒素吸收增加,加重全身中毒症状。患儿便秘应改善饮食,必要时可使用轻泻药。

4. 敏感性 新生儿与婴幼儿对苯巴比妥、水合氯醛等镇静药耐受性较好。新生儿使用磺胺类药易发生核黄疸,应慎用。止泻药、吗啡、哌替啶等药物易引起中毒,应避免使用。

(二) 剂量确定

新生儿与婴幼儿用药剂量须准确,应按药品说明书推荐的儿童剂量按体重或体表面积计算。如药品说明书无儿童剂量,可根据年龄、体重、体表面积与成人剂量换算,也可通过换算表直接查出。

1. 按体重计算 如药品说明书按体重推荐了儿童剂量,按下列公式确定用药剂量。这是最常见的确定剂量方法。儿童体重应以实际测得值为准。

每次(日)剂量 = 儿童体重(kg) × 每次(日)剂量/kg

如药品说明书未提供儿童剂量,可根据成人剂量按体重计算。

儿童剂量 = 成人剂量 × 儿童体重(kg)/70 kg

如果儿童体重已超过成人,应以成人体重为上限。

2. 按体表面积计算 此方法较年龄、体重计算更为准确,各年龄阶段均可按体表面积计算用药剂量。

如药品说明书按体表面积推荐了儿童剂量,按下列公式确定儿童剂量。

儿童剂量 = 儿童体表面积(m^2) × 儿童每次(日)剂量/m^2

如药品说明书未按体表面积推荐儿童剂量,按下列公式确定儿童剂量。

儿童剂量 = 成人剂量 × 儿童体表面积(m^2)/1.73 m^2

儿童体表面积按下列公式计算。如儿童体重低于30 kg,儿童体表面积(m^2) = (年龄+5) × 0.07 m^2 或儿童体表面积(m^2) = 0.035(m^2/kg) × 体重(kg) + 0.1 m^2。

儿童体重在30~50 kg,在1.15 m^2基础上,体重每增加5 kg,体表面积增加0.1 m^2。儿童体重超过50 kg,体重每增加10 kg,体表面积增加0.1 m^2。

3. 按年龄计算 此方法简单易行,适用于剂量

大、不需要精确计算的药物,如营养类药物。

通过上述方法计算得到的药物剂量,还应考虑患儿的具体情况,酌情调整。新生儿用药,需考虑新生儿的胎龄和成熟程度,根据药物特点,按日龄计算剂量。若按成人的用药剂量直接折算,可能无效或引起中毒。新生儿药物剂量通常宜偏小,但对耐受性较强的药物,如苯巴比妥、水合氯醛等则可适当加大剂量。重症患儿用药剂量应比轻症患儿大。有严重肝、肾功能不全,多症并发、联合用药的患儿,计算药量后应酌情调整,也可根据血药浓度或尿药浓度,随时调整给药剂量与给药间隔时间,达到给药方案个体化。

(三)给药途径与剂型选择

对于新生儿与婴幼儿,适宜的给药途径和药物剂型,往往比药物的选择更为重要。

1. 给药途径　新生儿与婴幼儿常采用静脉给药、直肠给药。静脉给药时应注意避免注射部位药物外渗引起局部组织坏死。静脉滴注时,由于滴注位置的不同,远端滴注的药物浓度比近端滴注的药物浓度低,药物进入体内循环的时间可能出现明显延迟,因此重病患儿静脉滴注时必须考虑滴注针的位置。新生儿直肠给药较为方便,如地西泮溶液直肠灌注吸收快,能迅速控制新生儿惊厥。新生儿与婴幼儿皮肤较薄,局部用药可能导致全身性不良反应,应避免长期皮肤用药。新生儿与婴幼儿吞咽能力较差,应避免口服给药。幼儿对口味好的液体制剂依从性好。皮下注射可损害周围组织且吸收不良,不适用于新生儿。婴幼儿的肌肉组织较少,臀部注射易损伤坐骨神经,大腿外侧注射偶见继发性坏疽。因此新生儿与婴幼儿禁用肌内注射。

2. 药物剂型　新生儿与婴幼儿用药宜选用儿童剂型;如果无儿童剂型,须用成人剂型时,宜选用口服剂型。治疗窗窄的药物,如地高辛、氨茶碱、苯妥英钠等,若没有儿童剂型,为避免不良反应,需及时监测血药浓度。

新生儿宜选用水溶性制剂。为了解决喂药困难的问题,婴幼儿可选用糖浆剂,也可将药物混入果汁中。上述情况,应考虑药物在食物中的稳定性及两者的相互作用。在安全的前提下,可选用半衰期长的药物,减少婴幼儿服药次数,改善用药依从性。对于随年龄增长,服用剂量变化较大的药物,宜选用有多种剂量规格的药物。

(四)注意事项

新生儿与婴幼儿用药,必须避免出现剂量差错,因为这种错误可能危及患儿生命。正确、完整、清楚的处方及用药是非常重要的。另外,量器不准确也易引起投药错误。例如,家用汤匙的容积有多种规格,如果未说明汤匙规格会给取药带来困难。此外,使用高浓度液体制剂易发生量取错误。若液体制剂没有稀释,新生儿接受的药物容积很小,操作不当就会造成严重后果。例如,1 mL 注射器有 0.2～0.3 mL 的计量误差,如果使用 1 mL 注射器给患儿注射 0.1 mL 药物,可导致药物过量使用 2～3 倍。

新生儿与婴幼儿用药,应考虑药物佐剂可能引起的不良反应。如增溶剂丙烯乙二醇可能引起新生儿中毒,乳化剂聚山梨醇酯 20 和聚山梨醇酯 80 可能引起新生儿低血压、肾功能紊乱,大量山梨醇可能诱发渗透性腹泻、积气性小肠炎。另外,婴儿若吸入预防及治疗尿布皮炎时使用的粉剂,可能诱发化学性肺炎。

第二节　儿童临床用药

儿童处于连续不断的生长发育过程中。3 周岁至 6、7 周岁入学前,称为学龄前期。6、7 周岁至青春期(女 11、12 周岁,男 13、14 周岁)前,称为学龄期。青春期是儿童发育为成人的过渡阶段,一般为 10～20 周岁。各期之间既有区别,又有联系,应以动态的观点考虑儿童临床用药。

一、儿童药动学特点

学龄前期、学龄期、青春期阶段儿童的生长发育是一个连续过程。

(一)药物吸收

3 周岁后儿童胃液 pH 达到成人水平,胃排空时间较新生儿时期缩短。肠道相对较成人长,因此药物在儿童十二指肠的吸收快于新生儿。

(二)药物分布

随年龄增长,儿童体液总量占体重的比例、细胞内液和血浆的比例、血浆蛋白含量都逐渐接近成人。脂肪组织学龄前期至青春期前保持相对稳定。肌肉组织在学龄期发育迅速。

肝肾综合征、心力衰竭、恶性营养不良,可能影响患儿的药物与血浆蛋白结合率。学龄前期儿童血脑屏障功能较差,某些药物如青霉素,仍可进入脑脊液。

(三)药物代谢

1～10 周岁的儿童,肝重量与体重的比较成人大,代谢较人快。随年龄的增长,肝药酶的活性逐步接近成人水平。儿童服用经肝氧化代谢的药物,如苯巴比妥、苯妥英钠和茶碱等,应适当调整剂量及给药间隔时间。

(四) 药物排泄

10～12周岁以下儿童肾排泄率超过成人。作用于肾的药物,如利尿药呋塞米,儿童使用剂量易偏低。肾囊性纤维化儿童对青霉素、头孢菌素、氨基糖苷类药物的肾清除率高,表观分布容积增加,应适当调整剂量及给药间隔时间。

二、儿童药效学特点

儿童各系统、器官的生长发育是不平衡的。免疫系统学龄期发育迅速,于青春期前达到高峰。生殖系统青春期前发育基本停滞,至青春期迅速发育。随年龄增长,儿童体内的药物受体、离子通道、酶的活性逐渐与成人接近。

(一) 神经系统与药效学

学龄期儿童神经细胞数目接近成人。

儿童常用的手术前镇静剂有水合氯醛、巴比妥盐类、苯二氮䓬类和麻醉镇静剂,可根据手术类型和需要的镇静程度选择药物。水合氯醛较为常用。苯巴比妥较水合氯醛起效迅速、维持时间短。芬太尼含片与苯二氮䓬类合用,用于术前镇静,易发生呼吸抑制。丙泊酚作为镇静剂用于儿科检查时,应注意观察,避免发生一过性低血压及呼吸抑制。使用镇静剂前必须重视原发病的诊断,避免误诊。

(二) 消化系统与药效学

儿童消化系统用药接近成人,但选择药物时应考虑对儿童发育的影响。硫糖铝治疗胃食管反流,可导致骨量减少及神经毒性,故含铝制药不宜用于儿童。促动力药甲氧氯普胺是多巴胺拮抗药,常伴有呕吐、嗜睡、锥体外系反应。氯贝胆碱因其潜在的引起支气管痉挛和刺激胃酸分泌等不良反应,使用受到限制。儿童缺锌可导致生长发育滞后、智力发育延迟、消化功能减退和免疫功能降低,重症者出现夜盲,应适当补充锌剂,但过量则易造成贫血及胃肠道症状。

(三) 其他系统与药效学

儿童代谢速率较成人快,但对水、电解质调节能力差,易受到外界或疾病影响而引起平衡失调。利尿药可能引起低钠、低钾,应间歇给药,给药剂量不宜过大。

儿童骨骼发育迅速,可适量补充钙、磷、维生素D。维生素D能促进钙、磷经肠道吸收,维持血中钙、磷平衡,有利于骨的钙化。糖皮质激素、硫酸铝、考来烯胺、新霉素能减少维生素D的吸收,长期应用会影响儿童骨骼发育。学龄期及学龄前期的儿童不宜使用四环素,否则可引起牙釉质发育不全、黄染及骨骼生长迟缓。有研究表明,喹诺酮类药物能影响儿童骨发育,因此儿童禁用喹诺酮类药物。

与成人相比,儿童对部分药物有较强的敏感性。磺胺、四环素、青霉素、水合氯醛、异烟肼、头孢菌素、巴比妥、苯妥英钠、麻醉药、阿司匹林、吲哚美辛、碘、灰黄霉素、局部抗组胺药,易引起儿童皮肤变态反应。脱水、发热、酸中毒均能影响儿童对药物的敏感性。

三、儿童临床用药原则与注意事项

3～13周岁儿童,生长发育较婴幼儿期缓慢。学龄前期智力发展快,学龄末期生殖系统发育加快。随着第二性征开始出现,儿童进入青春期。学龄期与青春期是儿童体格发育的第二个高峰期。这一时期儿童的药物选择更接近于成人,但应考虑药物对发育的影响,关注儿童心理及用药依从性。

(一) 药物选择

学龄前期、学龄期儿童易发生传染性疾病,应注意预防近视和龋齿。儿童对镇静药、阿托品、磺胺类药、洋地黄、激素等耐受性较好,对兴奋剂、阿片类、利尿药、肾上腺素类等较敏感,使用时应谨慎。

1. 抗生素　儿童使用抗生素的基本原则与成人相同。治疗前应了解感染源的性质和药物敏感性,以临床、实验室诊断为依据,同时考虑治疗费用及相应的风险。氨基糖苷类抗生素可致耳聋和急性肾衰竭,儿童慎用。肝功能减退的患儿,使用主要经肾排泄的药物,可不需调整剂量;林可霉素、克林霉素等经肝代谢的药物,因其毒性较小,在严密监测肝功能情况下,仍可正常应用;青霉素、头孢菌素类等同时经肝、肾代谢的药物,可减量使用;红霉素酯化物、利福平、氯霉素等主要经肝代谢的药物,毒性较大,故应避免使用。肾功能减退的患儿,应根据肾功能减退程度及血药浓度监测调整给药方案。

2. 解热镇痛药　儿童常用的解热镇痛药对乙酰氨基酚,安全性高。布洛芬是长效、强效的解热镇痛药,疗效较好。但考虑上述药物潜在的肝、肾、胃肠道和血液系统毒性,用于治疗儿童高热时一般不宜超过3天。布洛芬易与其他药物发生相互作用,能增强抗凝血药肝素、双香豆素的药理作用,增加地高辛、甲氨蝶呤、口服降血糖药的血药浓度,降低呋塞米、抗高血压药的药效,故应避免合用。阿司匹林可能引起瑞氏综合征,故不宜用于患水痘、胃肠炎、病毒感染患儿。12周岁以下的儿童慎用阿司匹林。由于缺乏相关的临床资料,儿童退热应尽量避免解热镇痛药的联合应用。

3. 其他　长期使用肾上腺皮质激素,可抑制儿童骨骼生长,影响体格发育。使用性激素,可能导致儿童性早熟。皮质激素类、维生素A、维生素D、呋喃西林(硝基呋喃)可能引起颅内压增高。

(二)剂量确定

儿童用药剂量计算方法见上节。

儿童用药剂量,应根据体重、体表面积、发育阶段、代谢率、联合用药情况综合考虑。一般情况下,可根据体重计算药物剂量。正在发育及健康恢复期的儿童,其体重、生理功能变化迅速,必须及时调整剂量。身高、体重与同龄人差异较大的患儿也应适当调整药量。儿童伴有严重肝、肾功能不全,多症并发以及服用多种药物者,应酌情调整药量,也可根据血药浓度或尿药浓度,调整给药剂量,进行个体化给药。

青春期药物剂量可以参照成人,但一般不应超过成人给药剂量。

(三)给药途径与剂型选择

学龄前期及学龄期儿童常见口服给药,多采用味道好的糖浆剂、混悬剂及长效剂型。直肠栓剂因吸收不稳定,一般较少使用。静脉给药应考虑延迟与给药剂量的不准确性。延迟时间与注射部位、静脉流量、液体与药物的黏滞度、静脉滴注管的长度、半径、成分等因素有关。药物在静脉滴注管内的吸附或吸收、光分解反应、沉淀都可能影响给药剂量的准确性。

儿童用药需要注意给药位置特异性导致的毒性反应。例如,鼓膜有破损时,用1%庆大霉素滴眼液滴入耳中就会产生毒性反应。长效肌内注射剂可能穿入血管,但因黏性较大,针管无血,难以发现,也会导致毒性反应。

赋形剂常被认为是无活性的组分,但其也可能引起变态反应。例如,疫苗中的明胶或卵蛋白可能引起变态反应;不能耐受果糖的儿童,使用含有山梨醇的口服制剂可能引起致死性反应;防腐剂中的苯乙醇可诱发代谢性酸中毒,硫柳汞可能引起汞中毒等。

(四)血药浓度监测

血药浓度监测在儿童用药中发挥了重要作用。需进行血药浓度监测的有:非线性动力学代谢的药物,如苯妥英钠、茶碱和水杨酸类;治疗范围窄、个体

差异大的药物,如地高辛、环孢素、抗癫痫药;毒性大的药物,如甲氨蝶呤、氨基糖苷类抗生素。儿童心、肝、肾衰竭,血流量或蛋白结合率变化大时,也应监测血药浓度。

血药浓度监测时应考虑内源性物质的干扰,以及不同年龄、病情、治疗浓度范围的差异。

(五)依从性

依从性是指患儿对治疗药物的接受程度。儿童不遵照医嘱的形式多样,如自行减少剂量、增加剂量、不按时服药、中断服药等。影响患儿依从性的因素有:药物剂型、外观及味道、病情、医生与治疗环境等。一般而言,治疗时间越长,儿童依从性越差。例如患有哮喘、风湿性关节炎、糖尿病、癫痫、癌症等疾病的儿童,常表现不依从。年龄也影响儿童的依从性。婴幼儿期依从性差,口服给药较为困难。学龄前期儿童常在父母监督下服药,依从性较好。学龄期儿童在学校期间的依从性较差。青春期青少年叛逆性强,依从性差。

为改善用药依从性,给药方案需考虑患儿的日常生活及其家庭情况,尽可能选择合适的时间和适宜的剂型。在安全的前提下选用长效剂型,减少给药次数,也有助于提高依从性。

(六)药物不良反应

儿童用药过程中,怀疑或发现药物不良反应,应立即停药,及时采取治疗措施,针对原疾病换用其他治疗药物,对药物不良反应及时上报。不同发育阶段,儿童对药物耐受性和反应性也有所不同。成人能用的药物,儿童可能禁用或慎用。如硫喷妥钠6个月内儿童禁用,左旋多巴3周岁以下儿童禁用,四环素类8周岁以下儿童禁用,喹诺酮类18周岁以下儿童及青少年禁用。儿童用药必须依据药品说明书,临床医生应及时关注国家药品不良反应监测中心,以提高儿童用药的安全性。

(七)药物中毒

儿童药物中毒是一个常见问题。智力正常的6周岁以上儿童,如果发生药物中毒,应检查是否有保护不周或有自我破坏行为。将药物放入饮料瓶中或在暗处服药,易导致儿童偶然性中毒。看护人员给儿童服用了过量的药物,会导致治疗性中毒。青春期滥用药物、自杀企图,也是药物中毒的常见原因。

儿童药物中毒多见过量服用对乙酰氨基酚、布洛芬。抗组胺药、苯二氮䓬类、阿司匹林、三环类抗抑郁药、拟交感神经药,漂白剂和去污剂均易引起中毒。

怀疑服用过量药物的儿童应立即送往医院。采

用催吐、洗胃、导泻、全肠灌洗以减少药物吸收,利尿、酸化或碱化尿液、净化血液以加速药物排泄,对症治疗。

第三节　老年人临床用药

老年人体内药物进行生物转化的过程发生改变,药动学、药效学、毒理学也发生相应变化。此外,慢性疾病(心力衰竭及肝肾功能不全等)、健康程度、营养状态等因素也会影响药物作用。

一、老年人药动学特点

(一)药物吸收

影响药物吸收的主要因素有胃肠功能状态(胃酸分泌和胃肠排空速度)和胃肠道血流量。它们相互配合促进或延缓药物经胃肠道吸收。随着老年人胃肠道功能的变化,药物吸收也随之发生改变。

1. 胃酸减少　老年人胃黏膜萎缩,胃酸分泌减少。基础胃分泌和组胺刺激引起的最大胃分泌随年龄增加而减少,女性较男性更为显著。老年人胃黏膜 H^+ 产生明显减少,胃肠道 pH 升高,特别是饭后 pH 较青壮年高,升高时间也显著延长。从理论上讲,弱酸性药物在胃内吸收可能减少,弱碱性药物在胃内吸收可能增加,在胃酸中易降解的药物稳定性增加、生物利用度提高。在实践中,弱酸性药物如巴比妥类、水杨酸类等经被动扩散在胃中吸收的药物,pH 升高后解离增加,但胃排空速度减慢,药物在胃肠道中停留时间延长,吸收时间延长,因此吸收总量不减。需经主动转运吸收的药物,如铁、钙、氨基酸、葡萄糖,维生素 B_1、B_6、B_{12},维生素 C 等均可因载体减少而吸收降低。一般来说,服用等量药物,老年人血药浓度较青壮年低,胃肠道不良反应的发生率较高。

2. 胃肠排空速度　老年人肌张力下降,胃肠蠕动减慢,胃排空时间延长,药物吸收时间随之延长,表现为血药浓度 – 时间曲线滞后或达峰时间延迟。这种现象主要见于固体剂型药物,而液体剂型的药物受影响较少。在近端小肠吸收的药物,胃排空减慢,药物吸收增加。

3. 血流量　老年人胃肠道和肝的血流量较青壮年下降,药物的吸收量减少,例如对地高辛、奎尼丁、氢氯噻嗪的吸收明显减少。当药物与蛋白的结合率、肝代谢能力及表观分布容积不变时,肝血流量下降,可增加药物的生物利用度,降低清除率。例如普萘洛尔、利多卡因等药物因首过效应,血中药物浓度较青壮年高,易引起不良反应。老年人服用对乙酰氨基酚、保泰松、劳拉西泮后吸收减少,但因排泄速度减慢,血药浓度变化不大,因此老年人服用对乙酰氨基酚、保泰松、劳拉西泮的生物利用度与青壮年相比无显著差异。

老年人肌肉逐渐萎缩且局部血液循环差,因此应避免皮下注射、肌内注射。

(二)药物分布

影响药物分布的主要因素有:器官血流量、机体组成成分、药物与血浆蛋白结合程度等。与青壮年相比,老年人的机体组成成分、血浆蛋白结合率、器官血流量、药物与组织亲和力、体液 pH 均有不同程度的改变,从而影响药物在体内的分布。

1. 机体组成成分　机体组成成分的改变是影响药物分布的重要原因。老年人体内脂肪量增加,肌肉和水的比重减少。地西泮、巴比妥盐、利多卡因等脂溶性药物的表观分布容积增大,半衰期延长,易蓄积中毒。青霉素、乙醇、吗啡、西咪替丁等水溶性药物的表观分布容积减小,血药峰浓度增加。老年人服用奎尼丁、华法林、地高辛、普萘洛尔、劳拉西泮等药物,因影响因素较多,表观分布容积不变。

2. 血浆蛋白结合率　血浆蛋白的结合取决于血浆蛋白的含量、药物与血浆蛋白的亲和力及药物进入血液循环后与血浆蛋白结合的程度。与药物结合的血浆蛋白质主要是白蛋白、α1 酸性糖蛋白和脂蛋白。白蛋白主要与酸性和中性药物结合,α1 酸性糖蛋白和脂蛋白主要与碱性药物结合。老年人肝内蛋白质合成减少,血浆白蛋白含量随年龄增加而降低,蛋白结合力也减弱。当老年人呈营养不良或有肝肾疾病时,血浆白蛋白含量明显下降,因而游离药物浓度增加,进入机体靶组织的药物浓度增高。例如,血浆白蛋白轻度减少就可使华法林在血浆中的游离药物浓度有很大提高,可能引起出血。因此当老年人应用华法林、保泰松、苯妥英钠时应适当减少剂量。碱性药物如普萘洛尔、奎尼丁、氯丙嗪、利多卡因等主要与血浆中 α1 酸性糖蛋白结合。老年人血浆 α1 酸性糖蛋白较青壮年明显增加,故碱性游离药物浓度降低。当老年人患急性病时,α1 酸性糖蛋白血浆浓度更高。老年人同时应用两种至三种以上高蛋白结合率药物时,蛋白结合力稍弱的药物游离浓度可能骤然上升,易出现不良反应,应及时监测血药浓度。如胺碘酮、利福平、苯妥英钠等可与华法林竞争结合白蛋白,合用时应注意华法林剂量。此外,老年人体内药物达到均匀分布所需的时间较青壮年长,因此给予药物负荷剂量的给药次数应多于青壮年。

研究表明,老年人用药药物与血浆蛋白的结合分三种情况:①结合率下降,如地西泮、保泰松、水杨酸类、丙戊酸、洋地黄毒苷、头孢曲松、茶碱、甲苯磺丁脲、华法林等;②结合率增加,如氯丙嗪、利多卡因等;③结合率不变,如阿托品、阿米替林、阿替洛尔、苯巴比妥、咖啡因、青霉素 G、奎尼丁、吡罗昔康等。

3. 红细胞结合率 药物与红细胞的结合随年龄增加而下降,老年人服用哌替啶、喷他佐辛、地西泮等,血中游离药物浓度较青壮年高。青壮年红细胞与哌替啶的结合率为 50%,而老年人是 20%,因此老年人血中游离药物浓度明显增高。

(三)药物代谢

药物代谢主要在肝中进行。很多因素影响肝代谢,如营养状态、环境因素、病理状态、遗传因素、合并用药、多种酶反应系统等。老年人的肝重量逐年下降,肝细胞数与血流量也相应减少,肝血流量随年龄增长而下降的程度超过心输出量下降程度。老年人药物半衰期明显延长,生物转化率也下降。地西泮的半衰期 20 周岁时大约为 20 h,80 周岁时可延长至 90 h。肝的生物转化分为 I 相氧化还原水解反应和 II 相结合反应两个阶段。一般认为,I 相氧化还原水解反应中肝微粒体混合功能氧化酶系统随年龄增加而功能下降,细胞色素 P450 酶活性降低。大量经细胞色素 P450 酶代谢的药物半衰期延长,因此老年人易发生药物蓄积中毒。首过效应显著的药物,生物利用度有明显增加,如硝酸甘油、吗啡,70 周岁时的稳态血药浓度是 40 周岁的 4 倍。另一方面,参与 I 相氧化还原水解反应的非微粒体酶(如醇脱氢酶、乙酰化酶等)以及 II 相结合反应中的葡糖醛酸结合酶的活性不随年龄而变化。因此老年人应用经乙酰化酶、葡糖醛酸结合酶代谢的药物,药动学变化并不明显。老年人肝药酶活性个体差异大于年龄差异,应注重用药剂量的个体化。

(四)药物排泄

多数药物经肾排出体外。与青壮年相比,老年人的最大改变在于药物排泄能力的变化。肾重量、肾血流量、肾小球滤过率、肾小管分泌与再吸收功能均随年龄增加而下降。有研究表明,肾小球滤过率在 20 周岁到 50 周岁之间平均下降 35%。经肾排泄的药物如氨基糖苷类抗生素、四环素、地高辛、巴比妥类、乙胺丁醇、磺酰脲类降血糖药等,半衰期均明显延长。有一些药物是通过肝胆系统排泄的,老年人的肝胆功能也随年龄增加而下降。因此,老年人应监测血药浓度或肌酐清除率,以此来选择药物用量、用药间隔时间、疗程持续时间,达到合理用药的目的。

二、老年人药效学特点

药物的效应一方面取决于药物到达作用部位的速率、浓度及药物在作用部位停留的时间,另一方面也取决于组织对药物的反应性。老年人组织学改变,细胞膜结构和功能发生变化,受体数量及亲和力发生改变,对药物的反应性也随之改变。这种变化可能表现为作用强度的不同,也可能表现为质的差异。因此只有深入了解老年人对药物反应性的差别,才能更好地选择适宜的临床用药。一般来说,老年人对药物适应力、耐受性较青壮年低,女性比男性更低。老年人单一用药较多药合用耐受性好,口服较其他给药途径耐受性好。

(一)神经系统与药效学

老年人脑重量、脑神经细胞数、脑血流量均减少,脑内受体数目及亲和力、神经递质代谢和功能发生变化,药物效应随之改变。脑内多巴胺及儿茶酚胺合成减少,单胺氧化酶活性增强,胆碱酯酶活性降低,M 受体数量减少。老年人学习、记忆能力减退。中枢兴奋药作用减弱,中枢抑制药作用增强。老年人对镇静催眠药、抗抑郁药、抗惊厥药敏感性增加,应酌情减量以避免出现抑郁、自杀倾向等不良反应。老年人对作用于中枢神经系统的药物敏感,容易出现血压改变、脑缺血和精神紊乱等不良反应。

与青壮年相比较,老年人应用镇静催眠药和抗焦虑药容易引起记忆障碍,不良反应发生率显著增加。巴比妥类很早就用于治疗失眠,但由于老年人服用巴比妥类可产生反常的兴奋,引起躁狂、宿醉、噩梦、失眠等不良反应,长期使用易产生依赖性,停药易发生戒断症状,故应尽量避免使用此类药物。苯二氮䓬类药较巴比妥类安全。短效苯二氮䓬类较长效安全,但长期使用也可能产生依赖性,而且短效苯二氮䓬类停药反应明显。临床上常用的非苯二氮䓬类镇静催眠药咪唑吡啶类和环吡咯酮类,无苯二氮䓬类的肌肉松弛作用,极少产生依赖性,但缺点为起效慢,有时出现眩晕,易出现直立性低血压的老年人应慎用。

抗精神病药的药理作用与阻断多巴胺受体有关。老年人脑内多巴胺受体数目减少,多巴胺能的神经传递和信号传导作用部分缺失,老年人使用本类药物应减少剂量。老年人对吩噻嗪类、硫杂蒽类、丁酰苯类抗精神病药敏感性增高，不良反应增多，主要表现为直立性低血压和锥体外系反应，特别是缓慢性动作失调的发生率明显增高。

抑郁症在老年人中具有高发病率和高死亡率的特点。由于不良反应较轻，新一代抗抑郁药已取代了三环类抗抑郁药应用于临床。老年抑郁症患者应避免使用单胺氧化酶抑制药，此类药可能引起直立性低血压和肝毒性，严重者可致死。

（二）心血管系统与药效学

老年人心血管系统功能减退。每搏量、心脏指数、动脉顺应性下降，总外周阻力上升，循环时间延长，压力感受器敏感性降低。老年人对β受体敏感性降低，对α受体敏感性增加。对缺氧、高碳酸血症、β受体激动药及拮抗药的反应性均降低。

老年高血压具有发病率高、病程长、脏器损伤率高、并发症发生率高的特点。应选择平稳降压、效果温和、不良反应少而轻的药物。如果抗高血压药有保护靶器官、预防或治疗并发症的作用，可以优先选用。老年人最易发生的不良反应是直立性低血压，因此可乐定、甲基多巴、胍乙啶、利舍平很少用于治疗老年高血压。当单一用药效果不佳时，可以考虑联合治疗，通过不同的血压调节机制增加疗效，降低不良反应发生率。另外，老年人常常多病共存，大约有70%的老年高血压患者需要联合用药，因此选择抗高血压药时应考虑到对其他疾病的影响。合并慢性阻塞性肺疾病及二度以上心脏传导阻滞者，避免使用β受体拮抗药；合并痛风、低钠血症者慎用利尿药；有血管神经性水肿病史者，忌用血管紧张素转化酶Ⅰ抑制药。使用抗高血压药时应关注患者服药时间、饮食、情绪变化及药物耐受性，定时监测血压，避免突然停药引起反跳。

老年人肾功能下降，血清中药物浓度增高，半衰期延长，而老年人心脏对强心苷的正性肌力作用反应性降低、对毒性反应的敏感性增高，因此老年患者使用强心苷易发生中毒。临床应根据肌酐清除率调整剂量。老年人的身体状况对药效学也有影响，例如甲状腺功能减退者对强心苷敏感性增加，高钙血症和低镁血症时也易发生强心苷中毒。

（三）内分泌系统与药效学

老年人激素分泌能力的改变与各种激素、受体数目的改变相适应。老年人机体对激素的调节能力下降。女性更年期后体内雌激素明显下降，易引发骨质疏松。适量补充雌激素可以减少骨质疏松的发生，但因雌激素可能引起癌变，故不宜长期、大量使用。老年人松果体激素、褪黑激素分泌减少，因此夜间吗啡镇痛作用明显下降。

老年人糖皮质激素受体减少，机体对糖皮质激素的反应性降低，糖皮质激素对葡萄糖转运和代谢的抑制作用随之下降。老年人对胰岛素和葡萄糖的耐受性下降，当使用胰岛素或服用降血糖药时，易引起低血糖反应。香豆素类、吩噻嗪类、水杨酸类、磺胺类、β受体拮抗药、异烟肼、氯霉素等药物均可增强降血糖药的作用，诱发或加重低血糖。老年糖尿病患者宜选择降糖作用和缓的短效降血糖药。

（四）其他系统与药效学

老年人肾清除率下降，对利尿药敏感性增强。常见不良反应：低钙血症、低钠血症、尿酸增多、糖耐受不良、胆固醇升高、耳毒性等。老年人应用利尿药时应小剂量服用。

老年人免疫功能降低。有研究表明，老化导致T淋巴细胞、B淋巴细胞功能下降；且随年龄增加，自身免疫抗体更易产生。因此，老年人易患严重感染、自身免疫性疾病、肿瘤。但老年人对药物的变态反应发生率并未下降。

三、老年人临床用药原则与注意事项

老年人的临床用药具有一定的特殊性。根据老年人药动学、药效学特点，合理有效地应用药物对于减少不良反应的发生、提高我国老年人健康水平和生活质量具有重要意义。

（一）药物选择

老年人采用药物治疗之前，应先了解其疾病史、用药史、家族遗传史、病情。经过饮食和生活方式的调整、纠正不良习惯或危险因素，病情仍未得到有效控制时，应考虑进行药物治疗。

1. 以改善老年人生活质量为目标 首先应明确治疗目的，在权衡药物潜在的危险与治疗益处后，选择适当的药物。若非必须用药或无适当药物可用时，不应用药。

2. 用药方案应简明 为减少药物相互作用和不良反应的发生，应尽可能减少药物合用。一般合用药物不宜超过4种。临床上可优先选用具有双重疗效的药物以减少合用种类，如用α受体拮抗药治疗伴有前列腺增生的高血压。

3. 选药要安全 优先选择熟悉的老药，同类药物可按不良反应发生率和严重程度进行选择。老药可以避免未知的不良反应，同时减轻老年人的经济压力。

4. 避免使用未经验证的秘方、偏方。

（二）剂量确定

老年人对药物的敏感性和代谢能力存在着极大的个体差异，达到相同疗效的用药剂量可能相差数倍。一般认为，老年人用药应从小剂量开始，根据药效逐渐调整剂量，直至获得满意疗效，再以此剂量维持治疗。也可以通过肌酐清除率、血药浓度监测实现个体化给药。

肾功能下降者药物剂量及给药间隔时间的调整公式如下：

肾功能下降者给药剂量 = 正常人剂量 / 剂量调整系数

肾功能下降者给药间隔时间 = 正常人给药间隔时间 × 剂量调整系数

$$剂量调整系数 =1/ \left[F(K_f-1)+1 \right]$$

$$K_f = \frac{肾功能下降者肌酐清除率}{正常人肌酐清除率（120\ mL/min）}$$

F 为原形药经肾排泄百分率，剂量调整系数可通过表9-1直接查出。

表 9-1　剂量调整系数表

$F(\%)$	肌酐清除率（mL/min）						
	0	10	20	40	60	80	120
10	1.1	1.1	1.1	1.1	1.1	1.0	1.0
20	1.3	1.2	1.2	1.1	1.1	1.1	1.0
30	1.4	1.4	1.3	1.2	1.2	1.1	1.0
40	1.7	1.6	1.5	1.4	1.3	1.1	1.0
50	2.0	1.8	1.7	1.5	1.3	1.2	1.0
60	2.5	2.2	2.0	1.7	1.4	1.3	1.0
70	3.3	2.8	2.3	1.9	1.5	1.3	1.0
80	5.0	3.7	3.0	2.1	1.7	1.4	1.0
90	10.0	5.7	4.0	2.5	1.8	1.4	1.0
100	∞	12.0	6.0	3.0	2.0	1.5	1.0

（三）给药途径与剂型选择

随年龄增加，老年人记忆力、视力、吞咽功能呈现进行性衰退。老年人可以选用口味独特的糖浆剂、泡腾片及易于给药的栓剂，尽可能避免片剂和胶囊剂。老年人因胃肠功能不稳定，一般不宜使用缓释剂。药瓶或容器应易于打开，用法用量应用大字标识清楚。旧药应定期回收。

（四）注意事项

良好的依从性是治疗成功的重要因素。老年人注意力不集中、记忆力下降、易固执，依从性较差。

痴呆、抑郁症或独居的老年人表现得更为明显。因此，老年患者的药物治疗方案应简单易行，尽可能减少给药次数；对患者和护理者讲清治疗计划和措施，写出准确而简短的指导；阿尔茨海默病患者应在护理人员的监控下用药。

老年人服用药物后，受昼夜节律的影响药物动力学发生改变，药物作用随之发生节律性变化。因此了解昼夜节律变化、掌握最佳给药时间，是提高药物疗效和减少不良反应的有效途径。例如老年糖尿病患者注射胰岛素，上午10：00给药，其降血糖作用明显强于下午给药；患者长期应用皮质激素类，当病情控制后，宜在隔日早晨6：00—8：00一次性给予足量激素，这样对肾上腺皮质功能的抑制较弱且不良反应亦较少；老年收缩期高血压患者，昼夜间血压波动幅度很大，夜间血压可见显著性下降，因此应避免睡前给药及使用长效抗高血压药。

注意烟、酒、茶及日常饮食对药效的影响。烟、酒为肝药酶诱导剂，能影响多种药物如尼可刹米、咖啡因、茶碱、非那西丁、安替比林、巴比妥、华法林等在体内的分布与代谢。吸烟是脑卒中和心肌梗死发生的重要诱因。饮酒量则与高血压、心肌梗死发生率呈正相关。

第四节　妊娠期和哺乳期妇女临床用药

一、妊娠期妇女临床用药

（一）妊娠期药动学变化

在妊娠的整个过程中，母体、胎盘、胎儿组成一个生物学、药动学整体。因此，妊娠期妇女用药后，药物不仅存在于母体，也可通过胎盘进入胎儿体内，进而对胎儿产生影响。

1. 母体的药动学

（1）药物的吸收　采取口服给药，生物利用度与其吸收相关。妊娠期间胃酸分泌减少，胃排空时间延长，胃肠道平滑肌张力减弱、肠蠕动减慢，使口服药物吸收延缓，吸收峰值延迟且峰值偏低。早孕呕吐频繁对口服药物的吸收影响更大。

（2）药物的分布　妊娠期妇女血容量增加30%～50%，血浆增加多于红细胞增加，血液稀释，心输出量增加，导致妊娠期药物分布容积显著增加。若没有其他药代动力学的补偿，且希望得到相同的治疗效果，孕妇的药物剂量应高于非妊娠期妇女。

（3）药物与血浆蛋白结合　妊娠期白蛋白浓度

降低,同时妊娠期很多蛋白结合位点被内源性皮质激素和人胎盘激素所占据,导致药物与血浆蛋白结合能力下降,游离性药物比例增加,使药效增强。如地西泮、苯妥英钠、普萘洛尔、磺胺异噁唑等。

(4)生物转化 妊娠期雌激素和孕酮分泌增加,通过不同途径影响药物的肝代谢。妊娠期高雌激素水平使胆汁在肝淤积,药物消除减慢。妊娠期苯妥英钠等药物羟化过程加快,可能与妊娠期胎盘分泌的孕酮影响有关。

(5)药物的排泄 孕妇的心输出量和肾血流量增加,导致肾小球滤过率增加约50%,肌酐清除率也相应增加。因此妊娠期通过肾小球滤过而排泄的药物,排泄速度明显加快,如注射用硫酸镁、地高辛、氨苄西林、碳酸锂等。但妊娠晚期仰卧位时肾血流量减少又使经肾排出的药物作用延长。若孕妇采取侧卧位,可促进药物经肾排泄。

2. 胎盘的药动学

(1)胎盘结构 胎盘(placenta)是连接胎儿与母体、实现母体与胎儿间物质交换的器官。对胎儿有保护、营养作用,并具有代谢和内分泌等生理功能。胎盘由叶状绒毛膜和底蜕膜构成。前者为子体部分,后者为母体部分。与子宫壁绒毛膜紧密附着的还有一层羊膜,胎盘及羊膜对药物转运起重要作用。

(2)胎盘的药物转运

1)被动转运 是胎盘最主要的转运方式。按Frick原则,物质分子被动地从细胞膜的高浓度一侧向低浓度一侧移动,不消耗能量。药物转运速度与膜表面积及膜厚度有关。脂溶性高的药物容易通过胎盘扩散,强解离型药物一般不易通过胎盘。

2)主动转运 物质分子借助载体系统通过胎盘转运,需消耗能量。一些氨基酸、水溶性维生素、电解质K^+、Na^+及免疫球蛋白等均以这种方式通过胎盘。

3)胞饮作用 母体血浆中大分子物质被合体细胞吞裹入细胞内,直接进入胎儿血中。大分子物质(如蛋白质、病毒及抗体等)经此种方式被胎盘转运。

4)膜孔滤过 是一种少见的转运方式。在胎盘上有一些小的膜孔,膜孔与胃肠道及血脑屏障的小孔相似,直径约1 nm,只限于相对分子质量小于100的分子通过。

(3)药物通过胎盘的影响因素

1)药物分子大小 小分子药物比大分子药物扩散速度快。相对分子质量小于500者易通过胎盘,大于1 000者很少能通过胎盘。

2)药物的脂溶性 脂溶性高的药物(如类固醇类激素)容易通过胎盘,而肝素等脂溶性低的药物不易通过胎盘。

3)药物的解离程度 解离程度低的经胎盘扩散较快。而琥珀胆碱、筒箭毒碱等极性高的药物不易通过胎盘。

4)药物的蛋白结合力 药物与血浆蛋白结合率的高低与通过胎盘的量成反比。药物与血浆蛋白结合后相对分子质量变大,不易通过胎盘。

5)胎盘血流量 对药物经胎盘转运有明显影响。如合并先兆子痫、糖尿病的孕妇,胎盘可发生病理组织改变,使胎盘的转运及渗透减少。

(4)胎盘对药物的生物转化 胎盘除转运功能外,尚有很大的合成代谢活性。有些药物通过胎盘活性增加,而有些药物通过胎盘则活性降低。如泼尼松经胎盘转化为失活的11-酮衍生物,而地塞米松可不经生物转化直接进入胎儿体内。所以,治疗孕妇疾病可用泼尼松,而治疗胎儿疾病则用地塞米松。

3. 胎儿的药动学 胎儿各器官处于发育阶段,故药物在胎儿体内的药动学与成人有很大差别。

(1)药物的吸收 大多数药物经胎盘转运进入胎儿体内,也有少量药物经羊膜转运进入羊水中。羊水中蛋白质极少,故药物多呈游离型。羊水中的药物可被胎儿吞饮,进入胃肠道而被吸收。药物从胎儿尿中排出后,有可能因胎儿吞饮羊水而重新进入胎儿体内,形成羊水肠道循环(amniotic fluid intestinal circulation)。经胎盘转运进入脐静脉的药物,有的在进入胎儿全身循环前可经肝代谢,所以胎儿体内也存在首过效应。

(2)药物的分布 药物在胎儿体内分布受血液循环分布的影响。胎儿肝、脑等器官相对较大,血流多,药物进入脐静脉后,有60%~80%的血流入肝,故肝内药物分布较多;胎儿的血脑屏障发育尚不完善,药物易进入中枢神经系统;胎儿血浆蛋白含量较低,使进入组织的游离型药物增多;在妊娠32周前,胎儿体内脂肪组织较少,会影响一些亲脂性药物的分布,如硫喷妥钠等。

(3)药物的代谢 胎儿的肝是药物代谢的主要器官,但胎儿肝缺少氧化酶和醛化酶,对药物的代谢能力很低,因此,药物半衰期长于母体。胎儿体内原形药较多,而代谢产物较少。胎儿肝细胞中含有催化Ⅰ相反应的酶类,以氧化反应较活跃,还原和水解反应次之。自妊娠12~16周起,胎儿肝对某些药物(如氨基比林、氯丙嗪等)可进行氧化代谢,但代谢能力较成人弱。妊娠早期,胎儿肝缺乏催化药物代谢Ⅱ相反应的酶类,故对一些药物(如水杨酸盐、巴比妥类)解毒能力差,易达到中毒浓度。另外,多数药物经胎儿体内代谢后活性下降,但某些药物代谢后其降解产物具有毒性,如苯妥英钠在胎儿肝内经微粒体酶作用,生成对羟苯妥英钠,后者干扰叶酸代谢,竞争核酸合成酶,呈现致畸作用,尤其当合用苯巴比妥时,肝药酶被诱导,苯妥英钠转化量增多,更加强了致畸作用。

(4) 药物的排泄 胎儿的药物排泄方式与出生后明显不同。药物一旦进入胎儿肠道,就以胎粪的形式保留在原处直到出生。肾是药物排泄的主要器官,胎儿在胎龄 12 周左右肾开始发挥作用。胎儿肾排泄药物的方式也是肾小球滤过和肾小管转运。妊娠晚期时,胎儿肾结构和功能虽基本成熟,但经肾排泄的药物或代谢产物进入羊水后,又多被重吸收回胎儿血液,并经胎盘转运至母体,故胎盘是胎儿体内药物排泄的重要器官。脂溶性低的代谢产物不易通过胎盘屏障,使药物代谢产物易在胎儿体内蓄积,如地西泮的代谢产物去甲西泮可蓄积于胎儿肝,沙利度胺的代谢产物积蓄于胎儿体内可致胎儿产生畸形。

(二) 药物的致畸作用

据统计,全球约 3% 的新生儿出生时有严重先天性畸形,我国每年大约有 60 万缺陷新生儿出生,其中 1%~5% 的先天性缺陷与药物相关。

致畸原是指母体妊娠期间接触的可引起胚胎或发育个体结构或功能畸形的物质。许多药物或其代谢产物都可成为致畸原。畸形产生的主要因素,包括以下几方面:

1. 胎儿对致畸原的敏感性 主要决定于其基因型,引起何种畸形与药物的种类有关。

2. 致畸与胎龄的相关性 不同胎龄的胚胎对药物的敏感性差别很大。妊娠早期(即妊娠初始 3 个月)是胎儿胚胎器官和脏器的分化时期,最易受外来药物的影响而引起胎儿畸形。随着胎龄的增加,胎儿对致畸原的耐受性逐渐增强,但在临床实践中却较难确切掌握。另外,某些致畸原在妊娠的中、晚期也有可能引起致畸作用,新生儿甚至也可因受较强致畸原的影响出现神经系统发育缺陷或肿瘤等,应引起注意。

3. 药物致畸必须具备的条件 由于致畸因素较多,故致畸原因有时难以确定。伊藤(1973 年)提出下述条件作为判断药物致畸作用的参考:①产生的畸形是少见而独特的;②母体用药时间与胎儿器官分化的时间相吻合;③胎儿畸形与母体所患某些疾病之间的关系可能性极小;④文献有同样资料报

道;⑤动物实验结果表明药物与胎儿畸形有关。表 9-2 列举了部分有致畸作用的药物,引证的资料并不全面,未列入的药物不表明无致畸性,已列入的不表明其致畸性最强。另外,有致畸性的药物还存在致畸概率。

表 9-2 有致畸作用的药物

药物	致畸表现
乙醇(ethanol)	异常面孔、肢体及心脏畸形
沙利度胺(thalidomide)	海豹肢畸形
甲氨蝶呤(methotrexate)	多发畸形
己烯雌酚(diethylstilbestrol)	性别异化、男性睾丸发育不全、女性阴道癌
甲睾酮(methyltestosterone)	女性胎儿男性化
抗甲状腺药(antithyroid drugs)	甲状腺功能低下
苯妥英钠(phenytoin sodium)	唇裂及腭裂
放射性碘(radioiodine)	先天性甲状腺肿大、甲状腺功能低下
维生素 A(vitamin A)	泌尿道畸形、骨骼异常
可的松(cortisone)	腭裂
金刚烷胺(amantadine)	单心室、肺不张、骨骼肌异常
四环素(tetracycline)	牙齿、骨骼发育障碍
卡那霉素(kanamycin)	听力、肾损害
氯霉素(chloramphenicol)	再生障碍性贫血、灰婴综合征
环磷酰胺(cyclophosphamide)	肢体畸形、腭裂、耳缺损
香豆素类(coumarins)	早期:鼻骨发育不良、脊柱侧凸、软骨钙化 后期:胎儿华法林综合征

(三) 药物对胎儿危险度的分类

药物可能对胎儿产生不良的影响,1979 年,美国食品与药品管理局(FDA)根据药物对胎儿的致畸危险性,将药物分为 A、B、C、D、X 五类(表 9-3)。

A 类:已证实此类药物对人类胎儿无不良影响,是最安全的一类药物。

B 类:对人类无危害证据。动物实验证实无危害,但在人类尚无充分研究。大多数临床用药属于此类,如青霉素等。

C 类:对动物与人均未进行充分研究,或动物研究已获药物致畸资料,但在人类缺乏研究资料证实,如阿司匹林、利福平等。

D 类:在孕妇的治疗剂量时,对人类胚胎有一定的危害。但尚不能确定致畸作用为药物所致,还是疾病所致,如应用苯妥英钠治疗癫痫。

X 类:已确定对胎儿有危害的药物,为妊娠期禁用的药物,如抗代谢药、喹诺酮类等。

根据上述分类标准,在临床应用药物中,A 类仅占 0.7%,B 类约占 19%,C 类最多,约占 66%,D 类和 X 类分别约占 7%。上述标准并非绝对,临床用药时还应考虑到遗传、孕期保健和潜在疾病等多种因素的影响。

表 9-3 可能影响胎儿发育的药物

药物类别	可能损害
A、B、C 类药物	
青霉素(penicillin)、头孢菌素(cephalosporin)、制霉菌素(nystatin)、镇痛药(analgesic)、抗风湿药(antirheumatic agents)、抗过敏药(antiallergic agents)、肼屈嗪(hydralazine)、β 受体拮抗药(β-blockers)、支气管扩张药(bronchodilators)、平喘药(antiasthmatics)、甲状腺素(thyroxine,T₄)、维生素 B(vitamin B)、维生素 C(vitamin C)、红霉素(erythrocin)、阿奇霉素(azithromycin)、甲硝唑(metronidazole)、利多卡因(lidocaine)、利福平(rifampicin)、异丙嗪(promethazine)、地高辛(digoxin)、泼尼松龙(prednisolone)、α 受体拮抗药(α-blockers)、钙通道阻滞药(calcium channel blockers)	相对安全,但需谨慎用药
D 类药物	
庆大霉素(gentamicin)	导致胎儿耳损伤、先天性胃血管畸形和多囊肾
链霉素(streptomycin)	先天性耳聋,骨骼发育异常
镇痛药(analgesic)	抑制呼吸
四环素类(tetracycline)	牙齿黄染、骨骼生长迟缓
卡那霉素(kanamycin)	听神经损伤
氯喹(chloroquine)	视网膜色素沉着异常
三环类抗抑郁药(tricyclic antidepressant)	血细胞损害
口服降血糖药	畸形
糖皮质激素(glucocorticoids)	尚未证实致畸,但需谨慎
卡托普利(captopril)	胚胎致死、致畸
华法林(warfarin)	致畸、增加出血风险
阿替洛尔(atenolol)	早产、低体重儿
X 类药物	
抗代谢药(antimetabolite)	脑和四肢畸形
锂(lithium)	心血管畸形
碘(iodine)	甲状腺功能低下及甲状腺肿
香豆素类(coumarins)	畸形、智力发育障碍、流产、死胎等
乙醇(ethanol)	头骨畸形、生长及智力发育障碍等
雄激素(androgens)	女性性器官男性化
抗雄激素(antiandrogen)	男性性器官女性化
孕激素(progestogens)	心脏、四肢畸形
炔诺酮(norethisterone)	女性性器官男性化
己烯雌酚(diethylstilbestrol)	阴道腺瘤、宫颈病变、睾丸发育不全等
抗甲状腺药(antithyroid drugs)	甲状腺功能低下
青霉胺(penicillamine)	胎儿发育迟缓、四肢畸形、脑瘫
苯妥英钠(phenytoin sodium)	颜面畸形、发育迟缓、智力低下
丙戊酸(valproic acid)	发育迟缓、多发畸形
三甲双酮(trimethadione)	骨畸形、小头等
喹诺酮类(quinolones)	软骨损伤、骨骼发育障碍

(四) 常见的妊娠期临床用药问题

1. 贫血用药 贫血是最常见的妊娠并发症,以缺铁性贫血最多见,其次为巨幼细胞贫血、再生障碍性贫血等。贫血对妊娠期母儿均造成较大危害,故需合理预防、积极治疗。WHO 妊娠期贫血的诊断标准为血红蛋白 < 110 g/L,血细胞比容 < 33%。若诊断为缺铁性贫血,患者应补充铁剂,口服硫酸亚铁 0.3 g,每日 3 次,同时加服维生素 C 0.3 g 促进铁的吸收。巨幼细胞贫血应补充叶酸和维生素 B_{12}。

2. 抗生素 大多数的抗生素属于 A 或 B 类药物,一般对胚胎、胎儿的影响较小,可安全使用。但某些抗生素对胎儿的不良反应要引起重视。如氨基糖苷类抗生素可导致新生儿听神经的损害,四环素类药物可引起胎儿乳牙黄斑沉着、牙釉质的钙化不全和骨骼发育迟缓。妊娠期应用氯霉素可因药物蓄积引起"灰婴综合征"。这些药物妊娠期间不宜使用。

3. 甲状腺功能异常和抗甲状腺药 硫氧嘧啶类抗甲状腺药可使先天畸形发生率增加,表现为头皮和头发缺损;另外,在甲状腺功能低下的患者中,先天畸形的发生率也增加,故有人提出,先天畸形的发生可能与甲状腺功能异常有关。

4. 糖尿病和降血糖药 胰岛素的问世并成功应用于糖尿病患者的妊娠期治疗,使妊娠合并糖尿病的围生儿死亡率由 60% 降至 3% 左右。但妊娠糖尿病的母婴死亡率目前仍在高危妊娠中处于较高水平。药物治疗时不应使用磺酰脲类降血糖药,如甲苯磺丁脲(tolbutamide)可使畸胎率增高,第二代磺酰脲类降血糖药对胎儿的不良影响尚缺乏临床资料,也是孕妇禁用的药物。胰岛素属于 B 类药物,安全性好,目前是孕妇最常用的降血糖药。

5. 妊娠高血压的治疗 β受体拮抗药普萘洛尔常用于治疗妊娠期心动过速,至今无致畸报道。阿替洛尔、美托洛尔等药在英国被广泛使用,但其对孕妇及胎儿的安全性临床资料较少;α受体拮抗药(如哌唑嗪等)虽为治疗高血压的首选药物之一,但其对孕妇及胎儿的安全性缺乏证明,故妊娠期不宜选用;中枢性抗高血压药(如甲基多巴、可乐定)及钙拮抗药(如硝苯地平)同属于 C 类药物;血管紧张素转换酶抑制药如螺普利(spirapril)既是一线抗高血压药,也是治疗心力衰竭的一线用药,妊娠期可慎用;噻嗪类利尿药如氯噻嗪、氢氯噻嗪为 D 类药物;可适量应用硫酸镁治疗妊娠高血压,未见不良反应报道,但须严格掌握剂量。

6. 先兆子痫和子痫的治疗 先兆子痫和子痫对孕妇和胎儿的危害均很大,目前预防和控制先兆子痫和子痫的首选药物是硫酸镁。硫酸镁用药前及用药中应密切观察患者,有条件时应测定血镁浓度,以指导临床用药。治疗时要备好钙剂作为解毒用药。

7. 抗凝血药 临床常用的抗凝血药香豆素及其衍生物已被肯定具有致畸作用,故妊娠妇女应避免服用此类抗凝血药,如有必要应以肝素替代。育龄妇女使用香豆素类抗凝血药时,也应考虑到妊娠的可能性,最好先进行妊娠试验,以排除妊娠的可能。

8. 抗癫痫药 癫痫是育龄妇女的常见病,据统计,约 260 名妊娠妇女中就有 1 名癫痫患者。有癫痫病史的妇女,妊娠期间约 70% 患者病情恶化,因此妊娠期常需保持抗癫痫药的维持治疗。患癫痫的孕妇妊娠早期服用苯妥英钠,其子代畸胎发生率达 6%,而苯巴比妥则相对较安全,当二者合用时可增加畸胎的发生率,故患癫痫的孕妇在妊娠期间使用抗癫痫药治疗时,要慎重选药。

另外,抗癫痫药随妊娠发展出现血药浓度下降的现象(表观分布容积增加,消除加强),而产后血药浓度又随即上升。为取得较好的抗癫痫疗效,自妊娠开始,应定期进行血药浓度监测,根据其结果调整临床用药剂量。

9. 妊娠呕吐的治疗 有些妊娠早期的妊娠呕吐需要治疗,应注意选择用药。哌嗪衍生物美可洛嗪属于 B 类药物,动物实验及流行病学研究均未发现致畸作用;C 类药如吩噻嗪类应慎用;D 类药禁用。

二、哺乳期妇女临床用药

母乳成分全面、比例合理,是 6 个月内新生儿和婴儿的理想营养食品,母乳喂养不仅有利于乳儿的生长发育,还能增加其抵御病原微生物侵袭的能力、增进母婴感情。近年来母乳喂养已很普遍,由于很多药物可通过乳汁转运被乳儿吸收,故哺乳期妇女用药日益受到重视。

大多数药物可从乳汁中排出,但多数药物在乳汁中的浓度较低,乳汁中药物含量一般不超过母体摄药量的 1% ~ 2%,小于乳儿治疗剂量。故一般不至于对乳儿产生不良的影响。但有些药物由乳汁分泌较多,对乳儿产生明显影响。因此,哺乳期用药必须了解药物自乳汁的排出情况。

影响药物向乳汁转运的因素有:①药物方面:如药物相对分子质量大小、解离度、脂溶性、与血浆蛋白的结合程度等。由于乳汁脂肪含量比血浆高,pH

比血浆低,故脂溶性高、血浆蛋白结合率低、相对分子质量小、解离度低的弱碱性药物更容易进入乳汁。个别药物在乳汁中可达到较高浓度,如甲硝唑、异烟肼、红霉素和磺胺类药,它们在乳汁中的浓度可达到乳母血药浓度的50%。因新生儿肝的代谢能力和肾的排泄能力都较差,由乳汁所摄入的药物,可因蓄积而造成新生儿中毒。②母体方面:乳母所用药物剂量、用药次数及给药途径等。乳母用药后,药物在体内的吸收、分布、代谢、排泄等能决定乳汁中的药

物浓度。③乳儿方面:乳儿每日哺乳量和哺乳时间、胃肠黏膜成熟状态及胃、十二指肠的 pH 等均影响乳儿所摄入的药量。

目前,已知某些药物通过哺乳进入乳儿体内,可造成不良影响,如抗肿瘤药、锂制剂、抗甲状腺药及喹诺酮类药物等,在哺乳期应为禁忌药物。哺乳期允许应用的药物,也需掌握适应证,适时适量使用。表 9-4 列举了部分已知对乳儿有影响的哺乳期禁忌药物。

表 9-4　哺乳期禁忌药物

药物	对乳儿的影响
抗甲状腺药,甲巯咪唑(thiamazole)、丙硫氧嘧啶(propylthiouracil)等	甲状腺功能低下
碳酸锂(lithium carbonate)	恶心、呕吐、肢体震颤、中枢神经系统紊乱、心血管畸形等
喹诺酮类(quinolones)	影响软骨发育
苯二氮䓬类,地西泮(diazepam)等	镇静作用、肌张力减退
吗啡(morphine)	抑制呼吸中枢,甚至导致成瘾
氯丙嗪(chlorpromazine)	嗜睡等中枢抑制症状
H₂ 受体拮抗药,西咪替丁(cimetidine)、雷尼替丁(ranitidine)等	抑制胃酸分泌和药物代谢
抗肿瘤药,甲氨蝶呤(methotrexate,MTX)、环磷酰胺(cyclophosphamide,CTX)等	免疫抑制
抗偏头痛药,麦角胺(ergotamine)等	麦角类中毒,呕吐、腹泻、惊厥
氨基糖苷类抗生素,链霉素(streptomycin)、庆大霉素(gentamycin)	耳毒性
四环素(tetracycline)	乳儿骨骼、牙齿发育受损
氯霉素(chloramphenicol)	骨髓抑制
放射性制剂(radioactive drug)	乳汁有放射活性,影响乳儿
雌激素(estrogen)及口服避孕药(contraceptives)	男婴乳房女性化、女婴阴道上皮增生
抗高血压药,普萘洛尔(propranolol)等	乳儿低血压
降血糖药,如甲苯磺丁脲(tolbutamide)	乳儿低血糖
阿霉素(adriamycin)	抑制免疫功能,影响生长,有可疑致癌性
阿司匹林(aspirin)	影响血小板功能,皮疹,代谢性酸中毒
克林霉素(clindamycin)	婴儿假膜性肠炎
磺胺类(sulfonamides)	诱发婴儿核黄疸
金刚烷胺(amantadine)	抑制哺乳期女性催乳素分泌
胺碘酮(amiodarone)	影响乳儿心血管和甲状腺功能

(杜智敏　姚继红)

数字课程学习

⬇ 教学PPT　📝 思考题

第十章　时辰药理学

■ 重点内容提要

时辰药理学是研究药物的药效学和药动学随时间发生规律性变化的一门科学,从时辰的角度研究生物体昼夜节律对药物作用的影响,以及药物对生物体昼夜节律的影响。临床用药应考虑到时间因素,即选择最佳的给药时间,以期将药物的疗效和毒副作用分开,使疗效最佳而毒副作用最小。

第一节　概　述

时辰药理学(chronopharmacology)又称时间药理学,研究药物与生物的内源性周期节律变化的关系,是在对药物治疗效果进行研究的基础上,根据机体生物时间以及内源性周期变化,选择合理药物服用的药理学分支学科。近年来世界各国开展了广泛的药理效应、药物动力学和不良反应与时间周期性变化规律(生物节律)关系的研究,并迅速获得发展。

人类的各种功能活动、生长繁殖、乃至某些细微的形态结构,随着时间推移都可能呈现某种规律性的反复改变,即生物周期性(bioperiodicity),一天之内有昼夜节律性变化,即生物节律(biorhythm),生物节律在时辰药理学中有着极其重要的地位。

机体的代谢、呼吸及体内各种酶类、血糖、激素等含量的变化都会在生物节律的调控下进行有节律的波动变化,而且会在某个特定的时刻或者时间段内出现峰值,因此在一天当中的不同时间用药,机体的昼夜节律变化会影响药物在体内的生物利用度、血药浓度和转运代谢等药动学过程,而且药效、毒性反应也具有昼夜节律变化特点,因此,按照生物节律的特点设计特定的给药时间已成为目前药理学研究的新途径,时辰药理学应运而生。

时辰药理学主要研究内容包括时辰药动学和

时辰药效学。时辰药动学(chronopharmacokinetics)主要是研究药动学参数的昼夜节律性变化,主要阐明药物的生物利用度、血药浓度、吸收、代谢与排泄等过程中的昼夜节律性变化,根据已阐明的昼夜节律,设计更为合理的用药方法。时辰药效学(chronopharmacodynamics)主要阐明药物的治疗作用、不良反应及其所呈现周期性的节律变化。

临床医生根据时辰药理学的原理制定最佳给药方案,即根据人体的生物周期规律,制定合理的给药方案:合适的给药剂量、间隔时间及服用次数,从而顺应人体生物规律,充分调动人体的免疫力和抗病毒能力,获得最佳疗效、最小毒副作用,提高患者的依从性,因此时辰药理学的发展对临床治疗,尤其在提高疗效、降低毒副作用方面具有重大指导意义。

第二节　时辰对药动学的影响

时辰药动学是指在一天的不同时间给予药物可能产生不同的吸收、分布、代谢和排泄过程,导致药物体内过程及药动学参数等存在昼夜节律差异。血药浓度和药物在靶组织中的浓度也受昼夜节律变化的影响,从而使药物的药理学效应也受到一定的影响。

一、时辰对药物吸收的影响

生物节律对药物吸收和生物利用度均有一定的影响。口服给药后,药物吸收受胃酸分泌、胃液 pH、胃肠蠕动强度、胃排空时间及胃肠血流量的影响,许多研究证实肠道生理功能也受生物节律的影响,而这些因素均呈昼夜节律性,从而导致一些药物吸收存在时辰差异。如人体对多数脂溶性药物早晨服用较傍晚服用吸收快。如硝酸异山梨醇酯:早晨给药其达峰浓度时间显著短于傍晚给药。除口服外,肌内注射、透皮贴剂、眼部用药其吸收也受到昼夜节律的影响,如哌替啶在 06:00—10:00 时肌内注射较在 18:30—23:00 时肌内注射的吸收速率高 3.5 倍。

二、时辰对药物分布的影响

药物分布受多种因素影响,主要由血浆蛋白结合率及药物穿过细胞膜的分配系数决定。影响药物与血浆蛋白结合的因素有温度、pH、药物的理化性质及血浆蛋白的浓度。

一般健康成人血浆蛋白水平有较大幅度的昼夜节律改变,其峰值在 16:00 而谷值在 04:00,而老年人稍有不同,峰值大约在 08:00,谷值仍在 04:00,峰、谷浓度可相差 20%。药物被吸收进入体内后,与血浆蛋白结合形成复合物的部分会暂时失去活性,只有当药物与血浆蛋白解离成为游离型才能发挥药理作用。血浆蛋白结合率(PB)的昼夜节律变化将明显影响血浆蛋白结合率较高(>80%),而表观分布容积小的药物的治疗效果,因此研究药物与血浆蛋白结合的时间性变化,对血浆蛋白高结合率药物(结合率在 80% 以上)具有更显著的临床意义。如地西泮 09:00 口服给药血药峰浓度(C_{max})比 21:00 口服给药的 C_{max} 明显升高,峰时间(T_{max})明显缩短,血浆蛋白结合率明显提高,此与血浆蛋白含量的节律变化有关。

三、时辰对药物代谢的影响

药物在肝中的代谢取决于肝血流量和肝内药物代谢酶活性。一些消除速率高的药物(如利多卡因、普萘洛尔)的代谢主要与肝血流量有关,肝血流量的昼夜变化引起肝灌注的改变,从而使药物清除率存在时间性差异;另一些消除速率较低的药物其生物转化则主要依赖于肝内药物代谢酶活性。健康受试者肝血流量呈昼夜节律性,08:00 肝血流量最高,血药浓度坪值较高和(或)峰时间较短,药物代谢快,作用维持时间短,而傍晚肝血流量低于早晨,血流量少时,药物代谢慢,作用维持时间长,这可解释普萘洛尔 09:00 给药,半衰期($t_{1/2}$)为 3.3 h;20:00 给药,$t_{1/2}$ 为 4.9 h。

Ohno 等通过测定尿中 6β- 羟基可的松与可的松之比来研究人体细胞色素 P450 3A(CYP3A)活性的节律变化,发现该比值在 24 h 内变异显著,说明人体 CYP3A 活性存在一定的节律性。药物代谢酶的活性白天低,晚上高,因此白天药物代谢慢,作用维持时间长,晚上药物代谢快,作用维持时间短,所以巴比妥类药物引起的睡眠持续时间白天长而晚上较短。

四、时辰对药物排泄的影响

许多药物及其代谢产物都由肾排泄,肾排泄率因肾血流量、肾小球滤过率和尿液 pH 的节律变化而呈明显天夜节律性。在生物活动期肾功能比较高,因此人在白天肾排泄率较高,而啮齿动物的活动期在晚上,所以啮齿动物在晚上肾排泄率较高。药物的理化性质也是影响肾排泄的重要因素,例如亲水性药物主要以原形经肾排泄,受肾功能昼夜变化的影响,如阿替洛尔的肾排泄在生物活动期较快。肾排泄在一定程度上受尿液 pH 时间性变化的影响,如苯丙胺为碱性药物,在晚上或早晨尿液 pH 低的时候其尿排泄率高,而白天因尿 pH 高,其排泄率低。酸性化合物则相反,如二甲替嗪(pK_a=5.5)的血浆半衰期在白天为 13.5 h,晚上为 35.0 h。

第三节 时辰对药效学的影响

昼夜节律不仅仅影响药物代谢动力学,也调节药物的靶向受体、药物的靶向转运蛋白,细胞内信号转导系统和基因转录等,用基因突变鼠或打乱生物节律的鼠做实验,发现在靶向功能上和药物效应上都受到生物节律的影响。在中枢神经系统,包括肾上腺素受体、GABA 受体、胆碱能受体、阿片受体均具有昼夜节律性。

药物作用靶组织对药物的敏感性,机体正常组织对药物的耐受性,在一天不同时相也不同,因此时辰药理学有助于预测和验证药物的最佳给药时间和方式。高效低毒的药物治疗,如应用时辰化疗治疗恶性肿瘤时,患者至少可以在两方面受益:一是同等剂量可以减少不良反应、提高生活质量;二是可以适当增加耐受剂量,提高治疗效果。受益的程度每位患者有差异,因此个体化治疗有可能成为将来的研究方向。

因此当给予药物进行疾病治疗时,为获得良好的疗效,较少的不良反应,都应当考虑机体昼夜节律的影响。

第四节　时辰药理学的临床应用

时辰药理学研究证明:一日三次的传统服药方式并不适用于所有药物。

大量的临床实践表明,在临床用药中同一种药物,用药时间不同,其产生的疗效也不同。在临床用药中极易出现服药时间不对、用药次数不对的临床用药不合理现象。

一、糖皮质激素类药物

临床科学研究表明,糖皮质激素的分泌具有明显的昼夜节律性,人体激素分泌在早晨07:00—08:00会出现高峰,随后逐渐下降,在夜间00:00左右人体糖皮质激素分泌出现低峰期,根据此节律性,对于需要用糖皮质激素的疾病,要考虑到给药时间应与生理节律同步化,即早晨一次性给药,这样对下丘脑–垂体–肾上腺皮质系统的影响比平均分为3~4次的给药方法小得多,这样做不仅可获得最佳疗效,而且可使毒副反应和停药后的不良反应降至最低程度。如果在远离峰值时的夜间给药,则严重抑制糖皮质激素的分泌,使其在第二天仍处于很低的水平。

相反,如果欲抑制垂体–肾上腺皮质轴分泌的活性,应晚上给药,可有效提高肾上腺性征综合征的治疗效果。

二、抗高血压药

人的血压在一天中呈"长勺形"波动状态,会在白天出现2次较高值,在夜间出现一个较低值。所以,高血压患者最佳用药时间为血压自然升高的高峰前半小时,如早晨06:00正处于人体对去甲肾上腺素升压反应曲线的峰值(06:00—09:00)的开始,此时给药符合时辰药理学规律,有利于降低和缩短血压峰值的时间,减少血压波动,有效控制血压。建议治疗高血压服用长效抗高血压药的时间点为早晨06:00。使药物作用规律与血压自然波动规律相吻合,以达到最佳降压效果。另外,还有部分患者情况特殊,为夜间血压不降低的"非勺形"者。对这类高血压患者要调整给药时间,在午后或睡前进行用药,降低血压并改变患者血压的变化节律。有研究显示,高血压给药时间的选择,对有效治疗高血压及预防和减少并发症的发生有密切关系,应引起足够的重视。

三、降血糖药

降血糖药的服用时间与药物的特性及个人的饮食习惯密切相关。糖尿病患者在使用降血糖药的过程中,除了要了解药物的适应证、作用时间、用量范围、主要的不良反应等外,还要特别注意日常生活对血糖的影响,如饮食、活动增减情况等。在临床制订给药方案时,一定要针对病情,根据人体血糖水平的节律性变化,结合药物的药动学特点,科学、合理地选择给药时间,发挥药物的最大疗效,减少药物的毒副作用,节约药物,减轻患者的经济负担,提高患者的生活质量。

1. 胰岛素　糖尿病患者的空腹血糖和尿糖有明显昼夜节律变化,其高峰在早晨。胰岛素用于糖尿病患者降低血糖,其药物作用强度上午较下午强。据报道,早晨06:00给药较其他时间的作用强度都高,此时给予最小剂量可获得满意疗效。

2. 双胍类　双胍类药物有苯乙双胍(降糖灵)、二甲双胍(甲福明)等。双胍类药物应在就餐时服用,可以放在最后一口饭后服用,以免胃部不适,不可在餐后1~2h才服用,以免错过血糖高峰。为减少患者消化道反应,现已有肠溶二甲双胍上市,需在餐前半小时服用。

3. α–葡糖苷酶抑制药　常用的有:阿卡波糖、伏格列波糖和米格列醇等。应在饭前或吃第一口饭时服下,这样可以提高疗效。饭后葡萄糖已经被吸收,再服药则无效;如果过早服药,药物起效时食物还未到小肠,食物到小肠时药效已过,所以只能在饭前服用才有效,嚼碎可以使药效增加。需要注意的是:这类药一旦发生低血糖反应,必须口服葡萄糖解救,食用馒头、饼干等食物无效。

4. 胰岛素增敏剂　主要是噻唑烷二酮(格列酮)类,有罗格列酮、吡格列酮、曲格列酮等。这类药物的起效时间往往是服药后1~2周,而作用最强的时间是在服药后2~3个月。因此,服用这类药物在每天固定的时间即可。

5. 促胰岛素分泌剂　包括磺酰脲类和非磺酰

脲类,磺酰脲类宜饭前 30 min 服用。因磺酰脲类降血糖药经口服吸收后需要一定时间来刺激胰岛 B 细胞分泌胰岛素后,才能发挥降血糖作用,整个过程需要 15～30 min 的时间,所以在饭前 30 min 服用为宜。磺酰脲类药物只可以在饭前服用,严禁饭后服用。实验证实,早餐前服用小剂量格列苯脲 25 mg 比早餐中服 75 mg 疗效高 80%。

大鼠实验发现甲苯磺丁脲的降血糖作用具有时辰差异,研究人员分别于 06:00、14:00、18:00 给大鼠静脉注射甲苯磺丁脲,在 18:00 给药降血糖效果最好,而 06:00 给药效果最差,而且在 18:00 给药胰岛素抵抗得到明显改善。随着胰岛素水平的增加,大鼠的葡萄糖转运蛋白 4 转运子表达水平的增加具有节律差异性,从而使葡萄糖摄取率增加,这一特点可能是甲苯磺丁脲具有降糖时辰差异的原因。

四、抗肿瘤药

肿瘤细胞和正常细胞具有不同的生物节律,肿瘤细胞生长最快的时间为上午 10:00,而正常细胞在下午生长较快,在上午给药符合肿瘤细胞与正常细胞生长的生物节律,此时正常细胞分裂缓慢,在此时进行化学治疗,可最大限度提高肿瘤细胞杀伤率,并降低正常细胞的受损率,而下午给药在抑制和杀伤肿瘤细胞的同时也影响了正常细胞的快速分裂和生长。

不同类型的肿瘤对化学药物有特定的时间敏感性,即在一天中某一时刻相同剂量的药物可以杀灭的肿瘤细胞比其他时刻多;正常人体组织对化学药物毒性的耐受程度也存在时间差异性。赵文艳等对多西他赛和吉西他滨在不同时间点给药后其血药浓度、疗效和不良反应进行了比较,结果显示,在 20:00 给药后吉西他滨的疗效优于多西他赛,且该时间点多西他赛的不良反应略高,故若选择晚间化学治疗时,可以考虑采用吉西他滨化学治疗方案。

五、强心苷类药物

强心苷类药物安全范围较窄,要综合考虑药物的剂量和毒副作用,尽量减少给药量。心力衰竭的患者最好在凌晨 04:00 服用强心苷类药物,此时药物的强心作用远远高于其他时间段,如果还按照常规剂量给药则极易中毒。

六、平喘药

凌晨 00:00—02:00 哮喘患者最易发病。因此,平喘药应在睡前使用。支气管哮喘患者,晚饭后服用茶碱缓释制剂,如在 20:00 单次口服 800 mg 比每日 2 次各 370 mg 效果更明显,以使血药浓度从夜间到黎明保持在一定水平。

七、抗溃疡药

睡眠时人体的迷走神经兴奋,人的胃酸分泌从中午起开始缓慢上升,至 20:00 左右急剧升高,22:00 达到高峰。所以抗溃疡药,如西咪替丁、雷尼替丁、奥美拉唑等,要在午饭前 1～2 h 用药,中和胃酸,减少胃酸分泌对药物吸收的影响。为了更好地发挥药效,晚上 18:00—22:00 临睡前应加服 1 次。

八、他汀类降血脂药

例如普伐他汀,羟甲基戊二酰辅酶 A 还原酶(HNG–CoA 还原酶)抑制剂,抑制肝合成胆固醇的限速酶活性,使血脂降低的同时,增强肝低密度脂蛋白受体活性,促进低密度脂蛋白代谢,血清低密度脂蛋白被大量摄入肝而使血清胆固醇降低。他汀类药物,一般推荐傍晚服用,因为人的 HMG–CoA 还原酶活性在这个时段最为活跃,晚间服降血脂药降低血清胆固醇作用强。

九、钙剂和铁剂

后半夜和清晨是人体血钙水平最低的时间,所以,清晨和临睡前各服 1 次药物能保证最好的吸收和利用效果。故此类药在清晨和睡前服用为佳,还可以减少食物对钙吸收的影响。

十、解热镇痛药

实验发现用于治疗风湿性关节炎的药物中:①吲哚美辛晚上 20:00 给 3 mg/kg 无消炎作用,需 9 mg/kg 才能使炎症减少 37%,而上午 08:00 给 3 mg/kg 则可起同样的消炎作用;②阿司匹林上午 06:00 给药药效高,药物排泄所需时间长,而下午 18:00 给药药效差,排泄所需时间较短。

十一、其他类药物

利尿药氢氯噻嗪宜在早上 07:00 服用,10:00 为呋塞米最佳服用时间。为最大限度减少引起直立性低血压的不良反应,β受体拮抗药特拉唑嗪应在睡前服用。润肠通便类药物适合在睡前半小时左右服用。抗菌药宜空腹服用。

　　综上,临床医生应该合理运用时辰药理学原理设计给药方案,合理安排用药时间和剂量,力争用最小的剂量达到最好的治疗效果,最大限度减少药物带给人体的各种不良反应。

（朴莲荀　李琳琳）

数字课程学习

⤓教学 PPT　　📝思考题

第十一章 药物经济学与药品分类管理

■ 重点内容提要

　　药物经济学是研究如何以有限的药物资源实现最大限度的健康效果改善的科学,研究结果可以指导相关政策的制定和患者安全、有效、经济、适当地使用药物。常用研究方法有最小成本分析法、成本－效益分析法、成本－效果分析法、成本－效用分析法等。

　　药品分类管理是国际通行的药品管理办法,其核心目的是有效地加强对处方药的监督管理,防止消费者因自我行为不当导致滥用药物而危及健康,同时通过规范非处方药的管理,引导消费者科学、合理地进行自我药疗。

第一节 药物经济学

　　药物经济学(pharmacoeconomics,PE)是 20 世纪 70 年代后期发展起来的卫生经济学的一个分支学科,是研究如何以有限的药物资源实现最大限度的健康效果改善的科学。其研究目的是从整个人群来考虑如何合理地分配和使用有限的卫生资源和医药经费,使全社会获得最大收益,即努力使药物治疗达到安全、高效、经济地为患者服务,以最低的医疗费用收到最好的医疗保健效果的目的。药物经济学的研究起源于美国,目前已有 20 多个国家制定了本国的药物经济学指导原则,用于指导本国药品政策的制定和实施,发挥着日益广泛而深远的作用。

一、药物经济学的起源及定义

(一) 药物经济学的起源

　　长期以来,药品的研制、开发和使用首先考虑的是其安全性和有效性,很少有人考虑其经济性,随着人类社会老龄化进程的加快,疾病谱的快速扩大,慢性病、多发病不断向低龄蔓延,医疗保健费用的急剧增长已经成为社会的沉重负担。目前,世界各国都有一系列药物政策和措施,通过医疗保险制度、处方集制度、药物利用评价等来控制不合理用药费用的

增长;而另一方面,越来越多的制药企业和医疗机构开始认识到只有性价比高的药物才能真正在市场上立足,才能使医疗资源得到最大的利用,这也就需要以一种新的观点来看待药物的价值,即不仅要考虑药物的安全性和有效性,还要考虑药物的经济性及其对患者生活质量的影响。药物经济学正是在这样的背景下产生和发展起来的。

　　英国是最早开始进行药物经济学研究的国家之一,药物进入报销范围后进行药物经济学评价,通过比较项目的成本和效果,向国家卫生服务体系作出推荐和建议,为医生选择合理的治疗方案服务。澳大利亚是世界上最早制定药物经济学评价指南的国家,按照指南要求,制药企业必须提供所申请药品的经济学评价资料,证明其产品与同类药品相比具有同样的效果但费用较低。

(二) 药物经济学的定义

　　药物经济学是应用经济学等相关学科的知识,研究医药领域有关药物资源利用的经济问题和经济规律,研究如何提高药物资源的配置和利用效率,以有限的药物资源实现健康状况的最大程度改善的科学。它是一门为医药行业及其相关政策制定提供经济学参考依据的应用性学科。

　　药物经济学把经济学原理、方法和分析技术应

用于评价临床治疗过程,结合卫生学、流行病学、决策学、统计学等多门学科知识,对治疗方案、用药效果、用药成本及药效等因素进行分析与评价,指导临床医生制订合理的治疗方案,解决我国医疗卫生资源总体短缺、医疗资源配置不合理、医药资源浪费、医疗用药不经济等问题,制定国家医疗保险相关政策、指导新药的研发生产,以求最大限度地合理利用药物资源和社会资源。

药物经济学服务于一切对药物资源的配置和利用有经济性要求的组织和个人。如政府有关管理部门、医疗服务提供者(医疗机构或医生)、承办医疗保险业务的保险公司、医药企业、患者等,其主要目的不是片面地追求药物资源的最大节约,而是确保占社会全部资源合理比重的药物资源能够得到优化配置和充分利用,以实现全社会健康状况的最大程度改善。

二、药物经济学的研究对象及研究内容

(一) 药物经济学的研究对象

从药物经济学的定义不难看出,其研究对象十分广泛,归纳起来,主要有以下三个方面。

1. 研究药物资源利用的经济效果,对药物资源的利用程度进行评价——药物经济学评价,即对药物资源利用的现有经济学水平进行评价,从而选用经济性较好的药物及药物资源利用程度较高的途径与方法。

2. 研究提高药物资源利用程度与利用效率的途径与方法,从深层次提高药物资源的配置和利用效率。在这一研究领域,药物经济学主要研究在实现药物的安全性、有效性的同时,如何最大限度地提高药物资源的配置和利用效率,寻求提高药物资源利用程度的途径与方法,研究的重点是如何从根本上能动地提高药物资源的利用效率。

3. 研究医药和经济的相互关系,探讨医药与经济相互促进、协调发展的途径。从维护人力资源健康这一角度而言,医药成本是投资,但是人的社会角色是多样的,抛开生产力从其他角度来看,医药成本又是消费。无论将医药成本视为投资还是消费,医药投入的多少都与经济实力的强弱密切相关。医药投入与经济发展之间存在着相互作用、相互影响、相互制约、相互促进的关系。

(二) 药物经济学的研究内容

从目前药物经济学研究的实践来看,所研究的内容绝大多数属于药物经济学评价,即通过对比不同药物治疗方案及与其他治疗方案所产生经济效果的相对比值,优化治疗成本与效果的结构,使药物治疗达到最好的价值效应,指导临床合理用药,使药物治疗符合安全、有效、经济的三项要求。例如,有多种药物可以用于治疗某种疾病,患者用哪种或哪几种药最经济?哪些药物应列入基本药物目录?哪些药物应划入医疗保险报销范围?企业研究、开发、生产什么药物最经济等。其研究前提是:治疗药物必须符合临床指征且功效明确;其费用能让患者有能力支付且能保证市场供应;治疗药物的剂量、调配、用法、用药天数应准确无误;其质量要保证安全和有效。开展药物经济学研究,应用经济学原理、方法和分析技术评价临床治疗过程,是开展临床合理用药、做好药品资源优化配置、做好临床药学服务、使药物治疗达到最好价值效应的重要内容。

目前药物经济学研究内容尚未扩展到其应有的全部领域。随着药物经济学的不断完善和发展,药物经济学的研究领域与研究对象将更加广泛。

三、与药物经济学相关的概念

(一) 成本

成本(cost)是指社会在实施某项卫生服务方案的整个过程中所投入的全部财力资源、物质资源和人力资源的消耗,包括公共支付和个人支付。简而言之,成本就是一种消耗,即实施预防、诊断和治疗项目所消耗或付出的代价。成本包括直接成本和间接成本、固定成本和变动成本、医疗成本和非医疗成本、疾病成本和治疗周期成本、边际成本和平均成本、机会成本、隐性成本等。

成本是药物经济学研究与评价的两大要素之一,对被选方案成本的识别与计算是药物经济学研究与评价的主要内容之一。

由于所有的研究方法都要进行成本的计算,成本值的范围和大小将直接影响药物经济学的研究结果,从而影响人们做出正确的选择,因此如何准确测定治疗方案的成本成为药物经济学研究的关键问题。本部分主要介绍直接成本、间接成本和隐性成本。

1. 直接成本(direct cost)　指与特定的医疗服务项目直接相关的支出,包括疾病的直接医疗成本(如提供的药品和服务、诊断、治疗、检验等消耗的费用)和直接非医疗成本(如患者的差旅费、伙食费、营养食品费及其他费用)。

2. 间接成本(indirect cost)　指患者因病造成的

缺勤、劳动力下降或丧失甚至死亡所引起的损失。

3. 隐性成本(intangible cost) 一般是指因疾病引起的疼痛,精神上的痛苦、紧张和不安,生活与行动的某些不便或诊断治疗过程中的担忧、痛苦等。

(二)收益

在药物经济学的研究中,收益是指药物用于医疗卫生服务中对人体健康的促进和对卫生资源的节约。由于药物的使用,或某种药物与其他药物相比较,阻止了疾病的发展和节省了卫生资源就是收益。收益是指在一定医药卫生资源投入或消耗的情况下,人们的健康水平比原来提高的幅度,卫生资源比原来节省的数额,因此,收益指的是净收益。

1. 直接收益 指由于药物的使用使人的健康得以恢复或促进,减少了卫生资源的消耗。

2. 间接收益 指由于药物的使用使人的健康得以恢复或促进,因而减少了工资损失,减少了休工、休学,减少了生产的损失或增加了产值,这种由于药物的使用而引起的其他方面损失的减少或产值的增加可以看做间接收益。

3. 效果、效益和效用 在医疗卫生领域中,根据其计量指标的不同,可以将药品使用所获得的收益分为效果、效益和效用。

(1) 效果 当收益用一般医疗卫生服务的卫生统计指标或对疾病和健康影响的结果指标来表示时,人们称之为效果。效果是医疗卫生服务及药品治疗的直接结果,是有效劳动产生的有用效果。广义地看,效果也可以包括直接由货币形式表示的结果。效果指标可以分为中间指标和最终指标。效果用临床指标来表示,如有效率、好转率、治愈率等。

(2) 效益 效益是指有用效果的货币表现,即用货币表示医疗卫生服务或药品治疗的有用效果。一般来说,卫生资源的节省、工资损失的减少、产值的增加等用货币来表示比较容易,但是医疗卫生服务和药品治疗的卫生统计指标如死亡率、发病率和期望寿命等用货币来表示就不那么容易了。人们对效

益指标计量的方法进行了许多的研究,提供了有益的经验。

(3) 效用 效用是指人们通过医疗卫生服务和药品治疗后对自身健康状况改善和提高的满意程度。效用更多地考虑消费者或患者对医疗卫生服务和药品治疗结果的满意程度,并主要体现在对生活质量的判定上。

四、药物经济学的研究方法

药物经济学研究的主要目的在于如何以一定的成本取得较大的收益,进而使有限的药物资源得到最优配置和最佳利用,获得最大程度的健康状况改善。因此,药物经济学评价的两大要素是成本和收益。然而,由于医药领域的特殊性,造成临床药物经济学评价中的收益通常难以被货币化计量,使得在一般领域广泛使用的成本 – 效益分析受到限制与制约。为此,人们对难以被货币化计量的收益采用非货币化计量方式——效果或效用进行计量,这样就出现了药物经济学研究与评价中所特有的对评价方法的分类,即按照收益的不同计量方式而对药物经济学评价方法进行分类,具体包括:成本 – 效益分析(cost-benefit analysis,CBA)、成本 – 效果分析(cost-effectiveness analysis,CEA)、成本 – 效用分析(cost-utility analysis,CUA)、最小成本分析(cost-minimization analysis,CMA)、敏感度分析(sensitivity analysis)、成本 – 效率分析(cost-efficiency analysis)和效益 – 风险分析(benefit-risk analysis)。其中,前三种分析方法较为常用。几种研究方法的比较见表11–1。

1. 最小成本分析(CMA) CMA 是用于相同疗效的不同疗法的费用(成本)比较。也就是说对预防、诊断或干预的效果(效益)相同的两个或多个备选方案的成本核算进行比较,并选择成本最小方案的一种分析方法。由于在方案中备选方案的收益或结果无显著性差异($P > 0.05$),故其适用范围较为局限。但是最小成本分析方法计算简单,评价结果也易于

表 11–1 药物经济学研究方法比较

	最小成本分析	成本 – 效益分析	成本 – 效果分析	成本 – 效用分析
研究要求	药物效果相同	成本、效果	成本、效果	成本、效用
结果单位	货币单位	货币单位	临床效果指标	质量调整生命年
结果表示	成本差别	净效益	成本、效果比例	成本、效用比例
疾病间比较	不能	能	不能	能
与非医疗开支比较	不能	能	不能	不能

理解,如果在符合应用的情况下,CMA 应该是进行药物经济学评价的首选方法。

2. 成本－效益分析(CBA) CBA 是将成本和效益都转化为货币,以成本和效益的差或比值进行货币化了的成本和收益评价的一种方法,为多种预防、诊断和治疗方案的优化提供依据。其计算方法是:①净剩价值法(净效益法),以净剩价值作为评价结果的指标。净剩价值的总收益减去总成本的差值,净剩差值越大,则该方案越优;②投资回收率法,以投资回收率评价结果。投资回收率是用净剩差值除以总成本所得的百分数,投资回收率越大,该方案的实施意义就越大;③效益－成本比值法,以效益－成本比(benefit-cost ratio,B/C)评价结果,这是 CBA 评价中最常用的一种方法。应当指出,CBA 是以货币单位进行测量和评估的,但在实际应用中,有的方案和结果,如患病率、死亡率、残疾状态等指标是难以用货币来衡量的,所以限制了 CBA 的应用范围。

3. 成本－效果分析(CEA) CEA 主要用于评价达到同一治疗效果时不同药物治疗所需费用的多少。CEA 是对备选方案的成本以货币单位计量,收益或效果以临床指标、生命质量指标或健康指标表示,进而对两个或两个以上备选方案的成本和效果进行评价的一种方法。由于治疗效果采用非货币单位表示,如用健康效果或临床指标,因而降低了方案的可比性,使 CEA 局限于效果指标相同或相当的备选方案的评价与比较,缩小了其适用范围。如果在两种用药方案所产生的效果相同或无明显差异时,则应考虑如何降低预防、诊断、治疗费用问题,以减轻患者的经济负担。

4. 成本－效用分析(CUA) CUA 是将预防、诊治或干预项目的成本以货币单位计量,收益则以效用(即接受预防、诊治项目给其健康带来的结果或影响的满意程度)描述,并对备选方案的成本和收益进行比较的方法。CUA 是以提高生命质量年限为标准,比较不同方法费用的多少。其计算方法是:①成本－效用比值法(cost-utility ratio,C/U),C/U 比值越低,说明该方案取得的单位效用所需成本越少,其意义就越大;②增量成本－效用比值法(incremental cost-utility ratio,$\Delta C/\Delta U$),$\Delta C/\Delta U$ 越低,表示该方案为产生1 份增量效用所需增量成本越低,其实际价值也越大。应该说明,效果指标是一种单纯的生物指标,如延长生命的时间、增加的体重、降低的血压数值等,而效用指标是综合性的,注意患者对生活质量的要求,采用的效用函数变化,即常用单位是质量调整生命年(QALY),而不是单纯的生物指标。CUA 主要用于对慢性病和肿瘤等器质性病变治疗方案的评价。

5. 敏感度分析 敏感度分析是对药物经济学评价的初步结果进行可靠性检验的一种分析方法。在实际医疗服务过程中,随着时间、地点、条件不同,使干预措施的成本或收益也可能因某一因素波动,导致最初认为有效的措施出现与前者不同或相反的结果。敏感度分析,就是进一步了解不确定的因素变化的幅度,并根据不稳定因素的变化计算出不同的域值,以帮助作出最佳的决策。进行敏感度分析的目的是检验和评定结果的可靠性及其条件变化下的可行性。因此进行敏感度分析,首先要确定可变因素及变动范围,然后预测其对结果的影响程度。确定变动范围的上下限可以根据经验、文献数据和决策人的判断来进行。

无论上述哪种评价方法,其具体评价步骤基本相同。评价的特点都是对成本和收益进行全面考虑,追求的目标都是综合经济性最优,而不是单纯的成本最低或收益最大。从根本上说,药物经济学常用的成本－效益分析法、成本－效果分析法、成本－效用分析法的实质都是进行一般领域所采用的"成本－效益"分析,只是一般领域所谈的"效益"(等同于药物经济学中的"收益")指标在医药领域中的计量方法具有较大的特殊性,因而在药物经济学评价中针对收益的不同计量方法而将一般意义上的"成本－效益分析"细分而成了相应的三种具体分析方法。

五、药物经济学研究在医疗体系中的应用

随着药物经济学研究的不断深入和相关研究项目的广泛开展,其研究结果越来越多地被运用到了医疗卫生行业的实际工作中,指导政府医疗保险、药品价格等部门政策的制定,为医疗机构更经济的医药实践提供经济学依据,同时可以使药品研发机构迅速开发和投资更多有价值的新药,从而实现全社会药物资源的最优配置、高效利用。具体来说,药物经济学研究在医疗体系中有如下几个方面的应用。

1. 为政府相关政策的制定提供依据 澳大利亚、美国、加拿大、荷兰等国家应用药物经济学的研究成果制定医疗保险中药物报销管理政策和确定药品的价格,对新药的研发和合理治疗方案的制订起到了积极的推动作用。在我国,药物经济学的研究已经开始运用于制定医疗卫生体制改革的相关政策及国家基本药物制度,有助于确定《国家基本药物

目录》的原则；评价所制定的卫生保健制度及医疗保险制度的可靠性；推动新型农村合作医疗制度的建立与实施等方面。

2. 为临床医疗决策提供指导　在临床医疗实践中按照药物经济学原理，对临床治疗方案进行科学的评价，确定最经济的药物和诊疗方案，为医疗决策提供依据，实现以最小的成本获得最佳治疗效果的目的。

3. 评价药学服务的质量　开展药物经济学研究是评价药学服务质量的重要手段，临床药师对治疗方案的干预，有利于减少药物开支；治疗药物的监测有利于降低药物不良反应和缩短患者的住院治疗时间，节省医疗费用；同时也可以对医疗机构药物总投入和总产出进行经济学分析，对药学服务质量作出评价，指导医生、药师在临床决策过程中选择最佳治疗方案。

4. 使药品研发目标明确　药品的研发机构通过药物经济学研究，评估其产品对消费者的价值、引导药品的研发方向、节省不必要的损失，使更多有价值的新药得到迅速的开发和投资，最终引导整个行业的发展方向。

药物经济学的产生和迅速发展是人们对医疗卫生保健认识的深化、相关学科理论和方法的发展与成熟等多种因素共同作用和影响的结果，其中最为主要的因素是医药费用的不断攀升对政府组织机构和个人构成了日益沉重的经济负担。患者、第三方支付者及政府对经济合理消费医药产品和服务的需求不断增长。此外，全球经济意识的普遍提高，越来越多的领域对资源有限性的认识程度不断提高，以及各领域之间越来越多的学科交融等多方面因素，也是促进药物经济学产生和发展的重要原因。随着人们对这一新兴学科研究的不断深入，必将使之在药品研发、生产、流通、使用等多方面发挥越来越重要的作用。

第二节　药品分类管理

药品（medicine）是指用于预防、治疗、诊断人的疾病，有目的地调节人的生理功能并规定有适应证或者功能主治、用法和用量的物质，包括中药材、中药饮片、中成药、化学原料药及其制剂、抗生素、生化药品、放射性药品、血清、疫苗、血液制品和诊断药品等。在我国上市的药品数以万计，除了麻醉药品、精神药品、医疗用毒性药品、放射性药品及戒毒药品

外，其余药品均可在市场上自由购买使用，不仅带来药品不合理使用的问题，造成药品资源的浪费，还会增加不良反应的发生比例，甚至危及患者生命。

药品分类管理是国际通行的药品管理办法，指根据药品的安全性、有效性原则，依据其品种、规格、适应证、剂量及给药途径等的不同，将药品分为处方药和非处方药并做出相应的管理规定。其核心目的是有效地加强对处方药的监督管理，防止消费者因自我行为不当导致滥用药物，危及健康。另一方面，通过规范对非处方药的管理，引导消费者科学、合理地进行自我药疗。

一、药品分类管理制度简介

20 世纪 60 年代，西方发达国家出于用药安全和对毒性、成瘾性药品的销售、使用进行管理和控制的目的，将药品分为处方药和非处方药，并制定了相应的法规。随着这些国家对药品分类管理法规和监管的日趋完善，各国都认识到实行药品分类管理对人们用药的安全性和有效性具有十分重要的作用。世界卫生组织也向发展中国家推荐这一管理模式，并在 1989 年建议各国将这一管理制度作为药品立法议题。

中华人民共和国成立以来，我国虽然实行了麻醉药品、精神药品、医疗用毒性药品、放射性药品和戒毒药品的特殊管理，但在零售药店销售药品时，除对上述药品实行特殊限制外，其他药品基本上处于自由销售状态。这种状况必将带来消费群体的药品滥用，并危及人们的健康和生命。同时由于消费者用药不当导致产生机体耐受性或耐药性，使药物使用剂量越来越大，造成药品资源浪费的同时，更严重的后果是将直接影响我国的人口素质。

我国药品不良反应监测中心统计了近年 26 家医院 717 份药品不良反应报告，结果表明：抗感染类（以抗生素为主）的药品不良反应构成比例最高，占发病总数 41.28%；在引起不良反应的全部 47 种药品中，以目前已公布的《国家非处方药目录》划分，处方药为 42 种，占 89.4%，非处方药为 5 种，占 10.6%，处方药的不良反应远远高于非处方药。这些统计报告是医院在用药中发现的不良反应，而且是在医药专业人员指导下使用的。可以设想，在没有医药专业人员监督指导下，消费者自行使用这些药品后果的严重性。随着人们物质、文化、生活水平的日益提高，人民群众的医疗保健观念将由"健康由国家负责"向"个人健康自我负责"转变，消费者将

注意力和消费转向对自我保健的投入。从加强药品监督管理的核心出发，为确保人们用药安全有效，建立并实施药品分类管理制度势在必行。

1997年1月颁布的《中共中央、国务院关于卫生改革与发展的决定》中提出："国家建立并完善基本药物制度、处方药与非处方药分类管理制度和中央与省两级医药储备制度"。党中央、国务院从我国社会、经济发展实际出发所作出的这项决定，是适应我国社会主义市场经济体制发展和深化改革，加快医药卫生事业健康发展，推动社会医疗保险制度的建立与完善，增强人们自我保健、自我药疗意识的重大举措。鉴于我国药品生产经营企业状况和公众长期形成的传统就医购药状况，我国将采取"积极稳妥、分步实施、注重实效、不断完善"的方针推进药品分类管理的各项工作。1997年后，处方药与非处方药分类管理正式列入我国药品管理工作。1999年，《处方药与非处方药管理办法（试行）》规定我国2000年开始试行处方药与非处方药分类管理。2002年发布的《药品管理法实施条例》规定国家实行处方药与非处方药分类管理制度。2005年颁布的《关于做好处方药与非处方药分类管理实施工作的通知》和2007年2月卫生部颁布《处方管理办法》都是处方药和非处方药有关分类管理的规章和规范性文件。

二、处方药和非处方药

(一) 处方药和非处方药的概念

1. 处方药 必须凭执业医师或执业助理医师处方才可调配、购买和使用的药品。处方药（prescription drug）主要包括：具有依赖性潜力或者易导致滥用的药物；因药物的毒性或者其他潜在风险，患者自行使用不安全的药物；用药方法有特殊要求，必须在医药卫生专业人员指导下使用的药物；注射剂、上市不满5年的由新活性成分组成的新药；其他不适合按非处方药管理的药物。

处方药分为特殊管理的处方药和一般管理的处方药。特殊管理的处方药包括麻醉药品、精神药品、放射性药品、医疗用毒性药品、列入兴奋剂目录和易制毒化学品目录的药品等。

2. 非处方药 指由中华人民共和国国家食品药品监督管理总局（CFDA）公布的，不需要凭执业医师或执业助理医师处方，消费者可以自行判断、购买和使用的药品。非处方药应当符合下列条件：药品成分毒性低，无依赖性；适应证或者功能主治适于自

我判断，病症不严重，疗效易于观察；用药方法无特殊要求，可以自我使用；具有良好的安全性记录。非处方药多用于治疗感冒、发热、头痛、咳嗽、过敏症（如鼻炎）及关节、消化系统病症等。非处方药英语称 nonprescription drug，在国外又称之为"可在柜台上买到的药物（over the counter）"，简称 OTC，该简称已在全球范围内通用。

非处方药分甲、乙两类。甲类非处方药指应当在医师、药师的指导下购买和使用的非处方药，专有标识图案为红色；乙类非处方药指可由消费者自行选择、购买和使用的非处方药，专有标识图案为绿色。

(二) 处方药和非处方药的区别

处方药和非处方药不是药品本质的属性，而是管理上的界定。CFDA发布并定期更新已批准上市的处方药与非处方药目录，根据非处方药目录组织制定并定期发布《非处方药说明书规范细则》。《非处方药说明书规范细则》主要包括处方、规格、适应证或者功能主治、用法用量、禁忌、注意事项、不良反应、药物相互作用等规定，以及对非处方药管理的相关要求（表11-2）。

表11-2 处方药和非处方药的区别

	处方药	非处方药
疾病类型	疾病较重，需医生诊断	小伤小病或解除症状
疾病诊断者	医生	依靠患者自我认识和辨别自我选择
取药凭据	医生处方	不需要医生处方
主要取药地点	医院药房、药店	药店(甲类)、超市(乙类)
剂量	较大	较小，剂量有限定
服药天数	长，医嘱指导	短，有限定
品牌保护方式	新药保护、专利保护期	品牌
宣传对象	医生	消费者
广告	不可上广告	批准后可上大众传媒或广告

(三) 非处方药的遴选与审批

1. 非处方药的遴选

(1) 原则 应用安全、疗效确切、质量稳定、使用方便。

(2) 依据 西药选自《中华人民共和国药典》

《临床用药须知》《进口药品注册证号目录》等,共5 600余个品种。第一批中成药选自《药典》1995年版一部,中药成方制剂1~13册等共3 500余个品种。

(3) 注意 医疗用毒性药品、麻醉药品及精神药品原则上不能作为非处方药。

2. 非处方药的审批 申请注册的药品属于以下情形的,可同时申请为非处方药:

(1) 已有国家药品标准的非处方药的生产或者进口。

(2)《非处方药规范》收载的品种改变剂型,但不改变适应证、给药剂量及给药途径的药品。

(3) 使用《非处方药规范》收载的非处方药活性成分组成的复方制剂。

符合国家非处方药有关规定的注册申请,CFDA在批准生产或者进口的同时,将该药品确定为非处方药。不能按照非处方药申请注册的药品,经广泛临床应用后,方可申请转换为非处方药。

非处方药的说明书用语应科学、易懂,便于消费者自行判断、选择和使用,该药品必须经CFDA核准。非处方药的包装必须印有国家规定的非处方药专有标识(OTC)。经CFDA核准的非处方药,在使用中发现不适合继续作为非处方药的,CFDA可将其转化为处方药。进入药品流通领域的非处方药,其相应的忠告语应由生产企业醒目地印制在药品包装或药品使用说明书上。具体内容为:请仔细阅读药品说明书并按说明书使用或在药师指导下购买和使用!

(四) 处方药与非处方药在医疗机构的使用

处方药必须凭执业医师或执业助理医师开具的处方,经药师审核、调配处方,方可购买和使用。

1. 医疗机构应当向患者提供符合要求的纸质处方,药房应当凭此处方给患者调配药品。

2. 患者可以持处方在就诊的医疗机构或者其他药店购买药品,医疗机构应当为患者持方外购药品提供便利条件。

3. 处方应当由医疗机构按要求统一印制,并须注明医疗机构名称和联系电话。

4. 医疗机构印制处方,应当符合中华人民共和国卫生部2007年5月1日起施行的《处方管理办法》的有关规定。

5. 医师应当在执业范围内,根据诊疗需要,按照诊疗规范和药品说明书的要求开具处方。

6. 医师开具处方,应当符合国务院卫生行政部门的有关规定。

医疗机构根据需要可决定或推荐使用非处方药。医师和药师等医药卫生从业人员应当遵守药品分类管理要求,保障患者安全、合理用药。

三、实行药品分类管理的意义

实行处方药与非处方药分类管理,其核心目的就是有效地加强对处方药的监督管理,防止消费者因自我行为不当导致滥用药物而危及健康。另一方面,通过规范对非处方药的管理,引导消费者科学、合理地进行自我保健。概括起来说,重大意义有以下三个:①有利于保障人民用药安全有效,药品是特殊的商品,要合理使用,否则不仅浪费药品资源,还会给消费者带来许多不良反应,甚至危及生命,有的还会产生机体耐药性或耐受性导致以后的治疗困难。②有利于医药卫生事业健康发展,推动医药卫生制度改革,增强人们自我保健、自我药疗意识,促进我国"人人享有初级卫生保健"目标的实现;为医药行业调整产品结构,为医药工业发展提供良好机遇。③有利于逐步与国际上通行的药品管理模式接轨,有利于国际合理用药的学术交流,提高用药水平。

(菅凌燕)

数字课程学习

📥 教学PPT 📝 思考题

第十二章 药品临床试验与注册管理

■ 重点内容提要

　　药品是特殊商品。在我国药品和新药的定义均具有法律法规意义。《药品注册管理办法》明确规定了中药和天然药物、化学药品、生物制品注册分类及申报资料要求。药物临床试验分为 Ⅰ、Ⅱ、Ⅲ、Ⅳ 期和生物等效性试验,必须经过国家食品药品监督管理总局批准,且必须执行《药物临床试验质量管理规范》。药物临床试验批准后,申请人应当从具有药物临床试验资格的机构中选择承担药物临床试验的机构。药物临床试验必须执行《药物临床试验质量管理规范》,并参照国家食品药品监督管理总局发布的有关技术指导原则进行。药品监督管理部门应当对批准的药物临床试验进行监督检查。

　　《药品注册管理办法》(局令第 28 号)规定:新药申请,是指未曾在中国境内上市销售的药品的注册申请。对已上市药品改变剂型、改变给药途径、增加新适应证的药品注册按照新药申请的程序申报。仿制药申请,是指生产国家食品药品监督管理总局批准上市的已有国家标准的药品的注册申请,但是生物制品按照新药申请的程序申报。药物临床试验必须经过国家食品药品监督管理总局批准,且必须执行《药物临床试验质量管理规范》。

第一节　药物临床试验质量管理规范

　　《药物临床试验质量管理规范》(Good Clinical Practice,GCP)是药物临床试验全过程的标准规定,包括方案设计、组织实施、监察、稽查、记录、分析总结和报告。规范要求,所有以人为对象的研究必须符合《赫尔辛基宣言》原则,即公正、尊重人格、力求使受试者最大程度受益和尽可能避免伤害。凡进行各期药物临床试验、人体生物利用度或生物等效性试验,均须按规范执行。

　　世界各国对药品临床试验的规范化管理,随着医学研究和制药工业的发展而逐步形成并日臻完善。我国参照人用药品注册技术要求国际协调会议(ICH)的 GCP,经 7 次修订,于 1999 年 9 月颁布了我国《药品临床试验管理规范》。2003 年 9 月,国家食品药品监督管理总局再次修订颁布施行了《药物临床试验质量管理规范》,这反映了我国药物临床试验整体水平不断提高,药物临床试验不断与国际接轨,并走上法制化管理轨道。

　　《药品注册管理办法》规定,在我国进行药物临床试验必须经过国家食品药品监督管理总局批准,且必须执行《药物临床试验质量管理规范》。GCP主要包括药物临床试验前的准备与必要条件,受试者的权益保障,试验方案,研究者、申办者、监察员的职责,记录与报告,数据管理与统计分析,试验用药品管理,质量保证,多中心试验等方面的内容。

一、药物临床试验前的准备与必要条件

　　进行药物临床试验必须有充分的科学依据。在进行试验前,必须周密考虑该试验的目的及要解决的问题,应权衡对受试者和公众健康预期的受益及风险,预期的受益应超过可能出现的损害。选择药物临床试验方法必须符合科学和伦理要求。

　　药物临床试验用药品由申办者准备和提供。进行药物临床试验前,申办者必须提供试验药物的临床前研究资料,包括处方组成、制造工艺和质量检验

结果。所提供的临床前资料必须符合进行相应各期药物临床试验的要求,同时还应提供试验药物已完成和其他地区正在进行与药物临床试验有关的有效性和安全性资料。药物临床试验药物的制备,应当符合《药品生产质量管理规范》(GMP)。

药物临床试验机构的设施与条件应满足安全有效地进行药物临床试验的需要。所有研究者都应具备承担该项试验的专业特长、资格和能力,并经过培训。药物临床试验开始前,研究者和申办者应就试验方案、试验的监察、稽查和标准操作规程及试验中的职责分工等达成书面协议。

二、受试者的权益保障

在药物临床试验的过程中,必须对受试者的个人权益给予充分的保障,并确保试验的科学性和可靠性。受试者的权益、安全和健康必须高于对科学和社会利益的考虑。伦理委员会与知情同意书是保障受试者权益的主要措施。

(一) 伦理委员会

为确保药物临床试验中受试者的权益,须成立独立的伦理委员会(ethic committee),并向国家食品药品监督管理总局备案。伦理委员会应由从事医药相关专业人员、非医药专业人员、法律专家及来自其他单位的人员,至少 5 人组成,并有不同性别的委员。伦理委员会的组成和工作不应受任何参与试验者的影响。

试验方案需经伦理委员会审议同意并签署批准意见后方可实施。在试验进行期间,试验方案的任何修改均应经伦理委员会批准;试验中发生严重不良事件,应及时向伦理委员会报告。

伦理委员会对药物临床试验方案的审查意见应在讨论后以投票方式做出决定,参与该药物临床试验的委员应当回避。因工作需要可邀请非委员的专家出席会议,但不投票。伦理委员会应建立工作程序,所有会议及其决议均应有书面记录,记录保存至药物临床试验结束后五年。

伦理委员会应从保障受试者权益的角度严格按下列各项进行审议:

1. 研究者的资格、经验、是否有充分的时间参加药物临床试验,人员配备及设备条件等是否符合试验要求。

2. 试验方案是否充分考虑了伦理原则,包括研究目的、受试者及其他人员可能获得的风险和受益及试验设计的科学性。

3. 受试者入选的方法,向受试者(或其家属、监护人、法定代理人)提供有关本试验的信息资料是否完整、易懂,获取知情同意书的方法是否适当。

4. 受试者因参加药物临床试验而受到损害甚至发生死亡时,给予的治疗和(或)保险措施及补偿。

5. 对试验方案提出的修正意见是否可接受。

6. 定期审查药物临床试验进行中受试者的风险程度。

伦理委员会接到申请后应及时召开会议,审阅讨论,签发书面意见,并附出席会议的委员名单、专业情况及本人签名。

(二) 知情同意

知情同意(informed consent)指向受试者告知一项试验的各方面情况后,受试者自愿确认其同意参加该项药物临床试验的过程,须以签名和注明日期的知情同意书作为文件证明。

研究者或其指定的代表必须向受试者说明有关药物临床试验的详细情况:

1. 受试者参加试验应是自愿的,而且有权在试验的任何阶段随时退出试验而不会遭到歧视或报复,其医疗待遇与权益不会受到影响。

2. 必须使受试者了解,参加试验及在试验中的个人资料均属保密。必要时,药品监督管理部门、伦理委员会或申办者,按规定可以查阅参加试验的受试者资料。

3. 告知受试者试验目的、试验的过程与期限、检查操作、预期可能的受益和风险,可能被分配到试验的不同组别。

4. 必须给受试者充分的时间考虑是否愿意参加试验,对无能力表达同意的受试者,应向其法定代理人提供上述介绍与说明。知情同意过程应采用受试者或法定代理人能理解的语言和文字,试验期间,受试者可随时了解与其有关的信息资料。

5. 如发生与试验相关的损害时,受试者可以获得治疗和相应的补偿。

(三) 知情同意书

知情同意书(informed consent form)是每位受试者表示自愿参加某一试验的文件证明。研究者经充分和详细解释试验的情况后获得知情同意书。

1. 由受试者或其法定代理人在知情同意书上签字并注明日期,执行知情同意过程的研究者也需在知情同意书上签署姓名和日期。

2. 对无行为能力的受试者,如果伦理委员会原则上同意、研究者认为受试者参加试验符合其本身利益时,则这些患者也可以进入试验,同时应经其法定监护人同意并签名、注明日期。

3. 儿童作为受试者,必须征得其法定监护人的知情同意并签署知情同意书,当儿童能做出同意参加研究的决定时,还必须征得儿童本人同意。

4. 在紧急情况下,无法取得本人及其法定代理人的知情同意书,如缺乏已被证实有效的治疗方法,而试验药物有望挽救患者生命,恢复其健康或减轻病痛,可考虑纳入其为受试者,但需要在试验方案和有关文件中清楚说明接受这些受试者的方法,并事先取得伦理委员会同意。

5. 如发现涉及试验药物的重要新资料则必须将知情同意书作书面修改送伦理委员会批准后,再次取得受试者同意。

三、试验方案

药物临床试验开始前应制定试验方案(protocol),该方案应由研究者与申办者共同商定并签字,报伦理委员会审批后实施。药物临床试验方案应包括以下内容:

1. 试验题目。

2. 试验目的,试验背景,临床前研究中有临床意义的发现和与该试验有关的药物临床试验结果、已知对人体的可能危险与受益,及试验药物存在人种差异的可能性。

3. 申办者的名称和地址,进行试验的场所,研究者的姓名、资格和地址。

4. 试验设计的类型,随机分组方法及设盲的水平。

5. 受试者的入选标准、排除标准和剔除标准,选择受试者的步骤,受试者分配的方法。

6. 根据统计学原理计算要达到试验预期目的所需的病例数。

7. 试验用药品的剂型、剂量、给药途径、给药方法、给药次数、疗程和有关合并用药的规定,以及对包装和标签的说明。

8. 拟进行临床和实验室检查的项目、测定的次数和药代动力学分析等。

9. 试验用药品的登记与使用记录、递送、分发方式及储藏条件。

10. 临床观察、随访和保证受试者依从性的措施。

11. 中止药物临床试验的标准,结束药物临床试验的规定。

12. 疗效评定标准,包括评定参数的方法、观察

时间、记录与分析。

13. 受试者的编码、随机数字表及病例报告表的保存手续。

14. 不良事件的记录要求和严重不良事件的报告方法、处理措施、随访的方式、时间和转归。

15. 试验用药品编码的建立和保存,揭盲方法和紧急情况下破盲的规定。

16. 统计分析计划,统计分析数据集的定义和选择。

17. 数据管理和数据可溯源性的规定。

18. 药物临床试验的质量控制与质量保证。

19. 试验相关的伦理学。

20. 药物临床试验预期的进度和完成日期。

21. 试验结束后的随访和医疗措施。

22. 各方承担的职责及其他有关规定。

23. 参考文献。

四、研究者职责

研究者(investigator)是实施药物临床试验并对药物临床试验的质量及受试者安全和权益的负责者。

(一) 研究者的条件

负责药物临床试验的研究者应具备如下的条件:

1. 在医疗机构中具有相应专业技术职务任职和行医资格。

2. 具有试验方案中所要求的专业知识和经验。

3. 对药物临床试验方法具有丰富经验或者能得到本单位有经验的研究者在学术上的指导。

4. 熟悉申办者所提供的与药物临床试验有关的资料与文献。

5. 有权支配参与该项试验的人员和使用该项试验所需的设备。

(二) 研究者工作职责

1. 研究者必须详细阅读和了解试验方案的内容,并严格按照方案执行。

2. 研究者应了解并熟悉试验药物的性质、作用、疗效及安全性(包括该药物临床前研究的有关资料),同时也应掌握药物临床试验进行期间发现的所有与该药物有关的新信息。

3. 研究者必须在有良好医疗设施、实验室设备、人员配备的医疗机构进行药物临床试验,该机构应具备处理紧急情况的一切设施,以确保受试者的安全。实验室检查结果应准确可靠。

4. 研究者应获得所在医疗机构或主管单位的

同意,保证有充分的时间在方案规定的期限内负责和完成药物临床试验。研究者须向参加药物临床试验的所有工作人员说明有关试验的资料、规定和职责,确保有足够数量并符合试验方案的受试者进入试验。

5. 研究者应向受试者说明经伦理委员会同意的有关试验的详细情况,并取得知情同意书。

6. 研究者负责作出与药物临床试验相关的医疗决定,保证受试者在试验期间出现不良事件时得到适当的治疗。

7. 研究者有义务采取必要的措施以保障受试者的安全,并记录在案。在药物临床试验过程中如发生严重不良事件,研究者应立即对受试者采取适当的治疗措施,同时报告药品监督管理部门、卫生行政部门、申办者和伦理委员会,并在报告上签名及注明日期。

8. 研究者应保证将数据真实、准确、完整、及时、合法地载入病历和病例报告表。

9. 研究者应接受申办者派遣的监察员或稽查员的监察和稽查及药品监督管理部门的稽查和视察,确保药物临床试验的质量。

10. 研究者应与申办者商定有关药物临床试验的费用,并在合同中写明。研究者在药物临床试验过程中,不得向受试者收取试验用药所需的费用。

11. 药物临床试验完成后,研究者必须写出总结报告,签名并注明日期后送申办者。

12. 研究者终止一项药物临床试验必须通知受试者、申办者、伦理委员会和药品监督管理部门,并阐明理由。

五、申办者职责

申办者(sponsor)是发起一项药物临床试验,并对该试验的启动、管理、财务和监察负责的公司、机构或组织。申办者按国家法律、法规等有关规定,向国家食品药品监督管理总局递交药物临床试验的申请,也可委托合同研究组织(Contract Research Organization,CRO)执行药物临床试验中的某些工作和任务。

申办者的主要职责包括:

1. 申办者负责发起、申请、组织、监察和稽查一项药物临床试验,并提供试验经费。申办者按国家法律、法规等有关规定,向国家食品药品监督管理总局递交药物临床试验的申请,也可委托 CRO 执行药物临床试验中的某些工作和任务。

2. 申办者选择药物临床试验的机构和研究者,认可其资格及条件以保证试验的完成。

3. 申办者提供研究者手册,其内容包括试验药物的化学、药学、毒理学、药理学和临床的(包括以前的和正在进行的试验)资料和数据。

4. 申办者在获得国家食品药品监督管理总局批准并取得伦理委员会批准件后方可按方案组织临床试验。

5. 申办者、研究者共同设计药物临床试验方案,述明在方案实施、数据管理、统计分析、结果报告、发表论文方式等方面的职责及分工。签署双方同意的试验方案及合同。

6. 申办者向研究者提供易于识别、正确编码并贴有特殊标签的试验药物、标准品、对照药品或安慰剂,并保证质量合格。试验用药品应按试验方案的需要进行适当包装、保存。申办者应建立试验用药品的管理制度和记录系统。

7. 申办者任命合格的监察员,并为研究者所接受。

8. 申办者应建立对药物临床试验的质量控制和质量保证系统,可组织对药物临床试验的稽查以保证质量。

9. 申办者应与研究者迅速研究所发生的严重不良事件,采取必要的措施以保证受试者的安全和权益,并及时向药品监督管理部门和卫生行政部门报告,同时向涉及同一药物的药物临床试验的其他研究者通报。

10. 申办者终止一项药物临床试验前,须通知研究者、伦理委员会和国家食品药品监督管理总局,并述明理由。

11. 申办者负责向国家食品药品监督管理总局递交试验的总结报告。

12. 申办者应对参加药物临床试验的受试者提供保险,对于发生与试验相关的损害或死亡的受试者承担治疗的费用及相应的经济补偿。申办者应向研究者提供法律上与经济上的担保,但由医疗事故所致者除外。

13. 研究者不遵从已批准的方案或有关法规进行药物临床试验时,申办者应指出以求纠正,如情况严重或坚持不改,则应终止研究者参加药物临床试验并向药品监督管理部门报告。

六、监察员职责

监察员(monitor)是由申办者任命并对申办者负责的具备相关知识的人员,其任务是监察和报告试验的进行情况和核实数据。监察的目的是保证药物临床试验中受试者的权益得到保障,试验记录与报告的数据准确、完整,试验遵循已批准的方案和有关法规。

监察员的主要职责包括:

1. 在试验前确认试验承担单位已具有适当的条件,包括人员配备与培训情况,实验室设备齐全、运转良好,具备各种与试验有关的检查条件,估计有足够数量的受试者,参与研究人员熟悉试验方案中的要求。

2. 在试验过程中监察研究者对试验方案的执行情况,确认在试验前取得所有受试者的知情同意书,了解受试者的入选率及试验的进展状况,确认入选的受试者合格。

3. 确认所有数据的记录与报告正确完整,所有病例报告表填写正确,并与原始资料一致。所有错误或遗漏均已改正或注明,经研究者签名并注明日期。每一受试者的剂量改变、治疗变更、合并用药、间发疾病、失访、检查遗漏等均应确认并记录。核实入选受试者的退出与失访并已在病例报告表中予以说明。

4. 确认所有不良事件均记录在案,严重不良事件在规定时间内作出报告并记录在案。

5. 核实试验用药品按照有关法规进行供应、储藏、分发、收回,并做相应的记录。

6. 协助研究者进行必要的通知及申请事宜,向申办者报告试验数据和结果。

7. 应清楚如实记录研究者未能做到的随访、未进行的试验、未做的检查,以及是否对错误、遗漏作出纠正。

8. 每次访视后作一书面报告递送申办者,报告应述明监察日期、时间、监察员姓名、监察的发现等。

七、记录与报告

病历作为药物临床试验的原始文件,应完整保存。

病例报告表(case report form,CRF)指按试验方案所规定设计的一种文件,用以记录每一名受试者在试验过程中的数据。表中的数据来自原始文件并与原始文件一致,试验中的任何观察、检查结果均应及时、准确、完整、规范、真实地记录于病历和正确地填写至病例报告表中,不得随意更改,确因填写错误,作任何更正时应保持原记录清晰可辨,由更正者签署姓名和时间。

药物临床试验中各种实验室数据均应记录或将原始报告复印件粘贴在病例报告表上,在正常范围内的数据也应具体记录。对显著偏离或在临床可接受范围以外的数据须加以核实。检测项目必须注明所采用的计量单位。为保护受试者隐私,病例报告表上不应出现受试者的姓名。研究者应按受试者的代码确认其身份并记录。

药物临床试验总结报告内容应与试验方案要求一致,包括:随机进入各组的实际病例数,脱落和剔除的病例及其理由;不同组间的基线特征比较;对所有疗效评价指标进行统计分析和临床意义分析;安全性评价应有临床不良事件和实验室指标合理的统计分析,对严重不良事件应详细描述和评价;多中心试验评价疗效;对试验药物的疗效和安全性及风险和受益之间的关系做出简要概述和讨论。

药物临床试验中的资料均须按规定保存及管理。研究者应保存药物临床试验资料至试验终止后5年。申办者应保存试验资料至试验药物被批准上市后5年。

八、数据管理与统计分析

数据管理的目的在于把试验数据迅速、完整、无误地纳入报告,所有涉及数据管理的各种步骤均需记录在案,以便对数据质量及试验实施进行检查。用适当的程序保证数据库的保密性,应具有计算机数据库的维护和支持程序。

药物临床试验中受试者分配必须按试验设计确定的随机分配方案进行,每名受试者的处理分组编码应作为盲底由申办者和研究者分别保存。设盲试验应在方案中规定揭盲的条件和执行揭盲的程序,并配有相应处理编码的应急信件。在紧急情况下,允许对个别受试者紧急破盲而了解其所接受的治疗,但必须在病例报告表上述明理由。

药物临床试验资料的统计分析过程及其结果的表达必须采用规范的统计学方法。试验各阶段均需有生物统计学专业人员参与。试验方案中需有统计分析计划,并在正式统计分析前加以确认和细化。若需作中期分析,应说明理由及操作规程。对治疗作用的评价应将可信区间与假设检验的结果一并考虑。所选用统计分析数据集需加以说明。对于遗漏、未用或多余的资料须加以说明,试验的统计报告必须与药物临床试验总结报告相符。

九、试验用药品管理

试验用药品的使用由研究者负责,研究者必须保证所有试验用药品仅用于该药物临床试验的受试者,其剂量与用法应遵照试验方案,剩余的试验用药品退回申办者,上述过程需由专人负责并记录在案,试验用药品须有专人管理。研究者不得把试验用药品转交任何非药物临床试验参加者。试验用药品不得销售。

申办者负责对试验用药品作适当的包装与标签,并标明为药物临床试验专用。在双盲药物临床试验中,试验药物与对照药品或安慰剂在外形、气味、包装、标签和其他特征上均应一致。

试验用药品的使用记录应包括数量、装运、递送、接受、分配、应用后剩余药物的回收与销毁等方面的信息。所有上述过程应接受相关人员的检查。

十、质量保证

申办者及研究者均应严格遵循药物临床试验方案,采用标准操作规程,以保证试验的质量控制和质量保证系统的实施。药物临床试验中所有有关观察结果和发现都应加以核实,在数据处理的每一阶段必须进行质量控制,以保证数据完整、准确、真实、可靠。

药品监督管理部门、申办者可委托稽查员对药物临床试验相关活动和文件进行系统性检查,以评价试验是否按照试验方案、标准操作规程及相关法规要求进行,试验数据是否及时、真实、准确、完整地记录。稽查应由不直接涉及该药物临床试验的人员执行。

药品监督管理部门应对研究者与申办者在实施试验中各自的任务与执行状况进行视察。参加药物临床试验的医疗机构和实验室的有关资料及文件(包括病历)均应接受药品监督管理部门的视察。

十一、多中心试验

多中心试验是由多位研究者按同一试验方案在不同地点和单位同时进行的试验。各中心同期开始与结束试验。多中心试验应当根据参加试验的中心数目和试验的要求,以及对试验用药品的了解程度建立管理系统,由一位主要研究者总负责,并作为试验各中心间的协调研究者(coordinating investigator),协调研究者负责整个试验的实施。

多中心试验的计划和组织实施要考虑以下各点:

1. 试验方案由各中心的主要研究者与申办者共同讨论认定,伦理委员会批准后执行。

2. 在试验开始时及进行的中期应组织研究者会议。

3. 各中心同期进行试验。

4. 各中心试验样本大小及中心间的分配应符合统计分析的要求。

5. 保证在不同中心以相同程序管理试验用药品,包括分发和储藏。

6. 根据同一试验方案培训参加该试验的研究者。

7. 建立标准化的评价方法,试验中所采用的实验室和临床评价方法均应有统一的质量控制,实验室检查也可由中心实验室进行。

8. 数据资料应集中管理与分析,建立数据传递、管理、核查与查询程序。

9. 保证各试验中心研究者遵从试验方案,包括在违背方案时终止其参加试验。

第二节　药品临床试验

我国《药品注册管理办法》规定,药物的临床试验(包括生物等效性试验)必须经过国家食品药品监督管理总局批准,且必须执行《药物临床试验质量管理规范》。药品监督管理部门应当对批准的临床试验进行监督检查。申请新药注册,应当进行临床试验。仿制药申请和补充申请,根据本办法附件规定进行临床试验。

临床试验分为Ⅰ、Ⅱ、Ⅲ、Ⅳ期,并包括生物等效性试验。

一、Ⅰ期临床试验

Ⅰ期临床试验是初步的临床药理学及人体安全性评价试验,观察人体对于新药的耐受程度并进行药物代谢动力学研究,为制定给药方案提供依据。

(一) 耐受性试验

Ⅰ期临床试验中耐受性试验的目的是初步对新药的人体安全性进行评价,评价人体对药物的耐受程度。耐受性试验的剂量分为单剂量、多剂量的研究。

1. 受试者选择　Ⅰ期临床试验通常为非治疗目的,可能在健康志愿者或者某类患者中进行。从伦理学和科学性方面考虑,具有潜在毒性药物(如细胞毒性药物)的耐受性试验,通常选择患者作为研究对象。受试者的例数根据药物特性的不同可能有所区别,一般来说用药的例数可为20~30例,年龄差别最好在10岁之内,男女各半,如选择正常受试者,进行体格检查应无严重心、肝、肾、血液系统功能障碍,有怀孕高度可能性的妇女、怀孕妇女和儿童应排除(儿科方面有特殊要求的除外)。

2. 剂量及给药途径 起始剂量应由有经验的临床药理研究人员和临床医生制定。对于有同样药物临床耐受性试验参考文献所提供的信息,取其起始剂量的 1/2 作为起始剂量;具有同类药临床耐受性试验参考的取其起始剂量的 1/4 作为起始剂量;具有同类药临床应用的取其临床治疗剂量的 1/10 作为起始剂量;如没有上述参考,一般根据动物药效学试验的结果、动物毒性试验的结果推算起始剂量。按改良 Blackwell 方法,可用两种敏感动物急性毒性试验 LD_{50} 的 1/600,及长期毒性试验有毒量的 1/60 计算,以其中最低者为起始剂量。但由于人与动物存在明显的种属差异,因此也不可机械套用。应事先规定最大剂量,最大剂量根据动物毒性试验的结果或同类产品应用的剂量来确定,应相当于或略高于拟临床常用剂量的高限。组间剂量距离视药物毒性大小及试验者的经验而定。一般分为 6~8 组,每组 2~4 人,接近临床剂量组 6~10 人。给药途径应根据试验药物的剂型、用药目的,并参考临床前药理毒理试验的给药途径而定,应与临床拟用药途径一致。

3. 观察指标 观察指标要全面,除必须有一般的临床症状、生命体征观察及实验室检查外,还应该根据动物试验的毒性靶器官、可能出现或已经出现毒性的器官、同类药物的毒性靶器官来考虑增加特殊观察指标。

4. 试验步骤 受试者用药前后应进行体格检查和实验室检查,筛出异常者。实验室检查包括:血常规、尿常规、肝功能、肾功能、空腹血糖(或餐后 2 h 血糖)、心电图和与药物有关的其他检查。对于需要重复给药者,应进行葡糖 -6- 磷酸脱氢酶缺乏症的筛查。所有受试者,在试验前必须停用原用药物至少 2 周,如果试验前所用药物是作用时间较长的药物,就应该有更长的洗脱期。由于主观因素的关系,服药受试者之间的症状可能产生相互影响,所以在必要的时候也可以采用安慰剂对照。

在剂量递增的单剂量试验中,如果在某一剂量组发生了一定程度的不良反应,则不能继续进行高于此剂量的研究。

当研究药物需要长期给药时,除非受药物的毒性或药理作用所禁忌,通常可进行 4~6 周的连续给药试验。耐受性试验的受试者应住院观察。试验应从小剂量组开始逐组进行,在确定前一剂量组安全、耐受前提下,开始下一剂量组,每人只能接受一个剂量,不得在同一受试者中在单次给药耐受性试验时,进行剂量递增的连续试验。耐受性试验应在有经验的临床药师指导下,并在有条件进行细致观察的医疗单位中进行,紧急情况下应能采取及时和必要的医疗抢救措施。

5. 试验的终止 在达到设计的最大剂量仍无毒副反应时,一般即可终止试验,如在剂量递增过程中出现较重的不良反应,虽未达到规定的最大剂量也应终止试验。

6. 试验结果 试验结果应包括受试者一般状况分析,如用药前后的症状、体征、实验室检查,要说明各剂量组各项观察指标结果、毒性反应结果及原因分析,最后得出结论,如耐受剂量、毒性反应。

(二)药代动力学研究

新药的药代动力学研究旨在阐明药物在人体内的吸收、分布、代谢和排泄的动态变化规律。对药物上述处置过程的研究,是全面认识人体与药物间相互作用不可或缺的重要组成部分,也是临床制定合理用药方案的依据。

在药物临床试验阶段,新药的药代动力学研究主要涉及健康志愿者药代动力学研究。健康志愿者药代动力学研究包括单次给药的药代动力学研究、多次给药的药代动力学研究、进食对口服药物药代动力学影响的研究、药物代谢产物的药代动力学研究及药物 – 药物的药代动力学相互作用研究。目标适应证患者药代动力学研究和特殊人群药代动力学研究包括肝功能损害患者的药代动力学研究、肾功能损害患者的药代动力学研究、老年患者的药代动力学研究和儿童患者药代动力学研究。

二、Ⅱ期临床试验

Ⅱ期临床试验是治疗作用初步评价阶段。其目的是初步评价药物对目标适应证患者的治疗作用和安全性,也包括为Ⅲ期临床试验研究设计和给药剂量方案的确定提供依据。此阶段的研究设计可以根据具体的研究目的,采用多种形式(具体要求见本章第三节)。试验样本数一般为 100 对(即试验组和对照组各 100 例)。在Ⅱ期临床试验中,要认真评估试验的利益与风险,确保试验设计中充分考虑到受试者的权利、利益、安全与隐私。试验设计也必须由有经验的临床医生和临床药理研究人员共同拟定,包括病例选择标准、对照组的设置、各项检验指标、剂量与疗程、给药方法、疗效标准和统计处理方法等。

三、Ⅲ期临床试验

Ⅲ期临床试验是治疗作用确证阶段，是新药临床评价中最关键的一期试验。本期试验目的是在有对照组的试验条件下，确定新药的临床疗效，包括确定其适应证；评价药物的安全性；观察短期应用时的不良反应；验证短期应用的最适剂量；确定新药在患者身上的药物代谢动力学和生物利用度参数；适当研究剂量与效应的关系；初步研究可预期的药物相互作用，最终为药物注册申请的审查提供充分的依据。Ⅲ期临床试验中对照试验的设计要求原则上与Ⅱ期临床试验相同，但Ⅲ期临床试验的对照试验可以设盲也可以不设盲，进行随机对照开放试验。试验是在既往经验的基础上扩大试验范围，进行大样本（多发病一般不少于300例，其中主要病种不少于100例）、多中心（3个及以上）的临床试验。

四、Ⅳ期临床试验

Ⅳ期临床试验是新药得到主管部门批准试生产之后进行的扩大的临床试验，其目的是考察在广泛使用条件下的药物的疗效和不良反应，评价在普通或者特殊人群中使用的利益与风险关系，改进给药剂量，重点了解长期和广泛使用后出现的不良反应、药物相互作用、致畸、致突变、致癌作用，并继续考察新药的疗效。试验可采用随机对照法，并应尽可能采用双盲法。试验单位不少于30个，病例数一般不少于2000例，根据需要样本数还可适当扩大。

Ⅳ期临床试验虽为开放试验，但有关病例入选标准、排除标准、退出标准、疗效评价标准、不良反应评价标准、判定疗效与不良反应的各项观察指标等都可参考Ⅱ期临床试验的设计要求。

五、生物等效性试验

生物利用度（bioavailability，BA）是指药物活性成分从制剂释放吸收进入全身循环的程度和速度。一般分为绝对生物利用度和相对生物利用度。绝对生物利用度是以静脉制剂为参比制剂获得的药物活性成分吸收进入体内循环的相对量；相对生物利用度则是以其他非静脉途径给药的制剂为参比制剂获得的药物活性成分吸收进入体循环的相对量。

生物等效性（bioequivalence，BE）是指药学等效制剂或可替换药物在相同试验条件下，服用相同剂量，其活性成分吸收程度和速度的差异无统计学意义。通常意义的生物等效性试验是指用生物利用度研究方法，以药代动力学参数为终点指标，根据预先确定的等效标准和限度进行的比较研究。通过测量不同时间点的生物样本（如全血、血浆、血清或尿液）中药物浓度，获得药物浓度－时间曲线来反映药物从制剂中释放吸收到体循环中的动态过程。并经过适当的数据分析，得出与吸收程度和速度有关的药代动力学参数，如血药浓度－时间曲线下面积（AUC）、血药峰浓度（C_{max}）、峰时间（T_{max}）等，通过统计学比较以上参数，判断两制剂是否生物等效。

在新药研究阶段，为了确定新药处方、工艺合理性，通常需要比较改变上述因素后制剂是否能达到预期的生物利用度；开发新剂型，要对拟上市剂型进行生物利用度研究以确定剂型的合理性，通过与原剂型比较的生物利用度研究来确定新剂型的给药剂量，也可通过生物等效性试验来证实新剂型与原剂型是否等效；在临床试验过程中，可通过生物等效性试验来验证同一药物不同时期产品的前后一致性；在仿制生产已有国家标准药品时，可通过生物等效性试验来证明仿制产品与原创药是否具有生物等效性，是否可与原创药替换使用。

以药代动力学参数为终点指标的研究方法是目前普遍采用的生物等效性试验方法。一个完整的生物等效性试验包括生物样本分析、实验设计、统计分析、结果评价四个方面内容（具体参见《化学药物制剂人体生物利用度和生物等效性研究技术指导原则》）。

第三节　药品临床试验基本原则与研究方法

我国的《药品注册管理办法》规定："药物研究参照国家食品药品监督管理总局发布的有关技术指导原则进行"。相关技术指导原则包括临床试验设计基本原则和研究方法内容等，对保证临床试验的结果能够或足以评价新药的安全有效性具有重要意义。

一、药品临床试验设计基本原则

药品临床试验设计须遵循随机性（randomization）、合理性（rationality）、代表性（representativeness）和重复性（replication）的基本原则。

1. 随机性　是临床试验乃至科研设计的基本原则，要求试验两组患者分配均匀，不随主观意志转移。由于随机对照双盲试验实施，使主客观偏差排除,因而解决的不仅是分配误差,还使试验可信度明显提高。

2. 合理性　指药品临床试验设计既要符合专业要求与统计学要求,又要有可操作性。

3. 代表性　指确定受试对象应符合统计学"样本抽样符合总体"原则。

4. 重复性　要求试验结果准确可靠,经得起重复验证。试验时应尽量克服各种主观及客观误差,设计时要注意排除系统误差,如病例分配时应避免分配不均匀误差,询问病情和患者回答时注意主观误差,试验或检查先后应消除发生顺序误差等。

二、药品临床试验研究方法

在药品临床试验方案的设计、执行及分析评价阶段,常由于各种因素导致系统误差而产生偏倚,干扰试验得出正确的结论。为避免研究结果的偏倚,试验常采用盲法、随机和对照等研究方法。

1. 盲法(blind method)试验　是为了控制在执行或者解释试验中有意、无意的偏倚的发生。由于已知处理情况,研究者在受试者的招募、分配和后续处理,受试者对处理的态度、终点的评价、撤药的处理、分析数据的剔除等均会受到影响而发生偏倚。试验中根据实际情况选择适当的盲法并严格执行可以避免这些偏倚或使之最小化,使试验结果更加科学、客观、可靠。盲法试验根据设盲的程度不同分为双盲试验和单盲试验。

双盲试验就是受试者和任何研究者或参与处理和评价的申请者都不知道受试者所接受的处理。这种盲法在整个试验执行期间一直保持,直到数据剔除达到可接受的质量水平才可揭盲。如果任何未参与处理或临床评价的主办单位人员需要知道设盲情况(如生物统计分析人员、稽查员、严重不良事件报告者),主办者应当有标准操作程序以避免处理密码的不适当传播。这种方法的优点:可以在很大程度上减少受试者和研究者主观因素对研究结果的影响,可以获得准确的试验数据。缺点:与单盲比较,设计复杂,需要制定严格管理制度和保密措施;由于种种原因双盲可遭到破坏;不适用于危重病例。

单盲试验中的研究者或其同事知道处理,但受试者不知道。优点:可以减少或避免来自受试者或研究者的偏倚;此法相对简单,比较容易实施。缺点:只能避免研究者或受试者中一方面的偏倚来源。

对于药品临床试验中盲法的选择,双盲试验是比较理想的要求,如条件许可,应尽可能采用双盲试验,尤其在试验的主要观察指标易受主观因素干扰时。新药申请注册的药品临床试验大部分都执行双盲试验。但是达到理想盲态也存在很多困难:处理可能是两个完全不同的自然状态,例如外科手术和药物治疗;两种药物可能有两种不同的形式,例如注射剂和喷鼻剂;尽管药品能被制成外观不能区分的胶囊,但改变了剂型有可能也改变了药品的药代动力学和药学特性,并需要证明不同剂型间的生物等效性;两种药物每日给药的形式也可能不同,例如有的一日 2 次,有的一日 3 次。在这些情况下达到双盲的方法之一为双模拟技术,受试药物和阳性对照药都可制作安慰剂以利于设盲。

2. 随机分组(random allocation)　是指将受试者按照随机的原则进行分组,是实验设计中保证非处理因素均衡的一个重要手段。随机分组的目的是使试验中的受试者有同等的机会被分配到试验组或对照组中,而不受研究者和(或)受试者主观意愿的影响,排除分配误差。随机分组也是统计检验假设用于推论因果关系的基础。进行随机分组可利用随机数字表、随机排列表或者用计算机软件等。

3. 对照试验　对照试验是比较两组患者的治疗结果。一组用受试药物,另一组用已知有效药物作为阳性对照,或用无药理作用的安慰剂作为阴性对照,两组患者条件相似。

安慰剂(placebo)是指不含任何药理成分的制剂或剂型,其物理特性如外观、大小、颜色、剂型、重量、味道和气味都要尽可能与受试药物相同。安慰剂用于试验对照组,因能可靠地证明受试药物的疗效,并可反映受试药物的绝对有效性和安全性,所以在很多需要证明受试药物绝对作用大小的临床试验中选择安慰剂作对照,只有证实受试药物显著优于安慰剂时,才能确定受试药物本身的药效。

药品临床试验中采用安慰剂最大的问题是伦理学的原因。一般认为,安慰剂适用于轻症或功能性疾病患者。在急性、重症或有较严重器质性病变的患者,通常不用安慰剂进行对照;当一种现行治疗已知可以防止受试者疾病发生进展时,一般也不宜用安慰剂进行对照。一种新药用于尚无已知有效药物可以治疗的疾病进行临床试验时,对新药和安慰剂进行比较试验通常不存在伦理学问题,可以选择安慰剂作为对照药;在一些情况下,停用或延迟有效治疗不会造成受试者较大的健康风险时,即使可能会导致患者感到不适,但只要他们参加临床试验是非强迫性的,而且他们对可能有的治疗及延迟治疗的后果完全知情,要求患者参加安慰剂对照试验可以认为是合乎伦理的。

为观察受试药物作用是否存在或比较两种药物疗效和安全性,试验通常采用阳性对照药进行对照。阳性对照药必须能被试验所在国家或地区接受,必须是得到相关专业学术界公认的,而且适应证和疗效最为肯定且是最安全的药物。原则上应选择与受试药物有相同结构、相同药理作用、相同作用机制、相同剂型、相同给药途径的已在国内上市的同一类别药物。

在选择阳性对照药进行试验时,需特别注意阳性对照药剂量和给药方案的选择,因为它足以影响试验的成败,例如,是否选用了药物作用效果较差而且剂量过低的阳性对照药,是否使用了耐受性较差而且剂量过大的阳性对照药。

总之,安慰剂或阳性对照药的选择既要符合伦理学要求,也要符合相关的法规要求,可根据受试药的类别、临床试验的不同背景、临床试验的不同阶段等情况进行综合判断加以选择。

第四节 药品临床试验申请与注册

为保证药品的安全、有效和质量可控,规范药品注册行为,国家食品药品监督管理总局根据《中华人民共和国药品管理法》等有关法律法规,制定《药品注册管理办法》。《药品注册管理办法》规定"在中华人民共和国境内申请药物临床试验、药品生产和药品进口,以及进行药品审批、注册检验和监督管理,适用本办法"。因此,药品临床试验申请与注册均须按《药品注册管理办法》有关规定进行。

一、药品与新药的定义

药品是特殊商品。在我国药品的定义具有法律法规意义。《中华人民共和国药品管理法》关于药品的定义是:"指用于预防、治疗、诊断人的疾病,有目的地调节人的生理机能并规定有适应证或者功能主治、用法和用量的物质,包括中药、化学药和生物制品等"。常用的药物包括中成药、抗生素、生化药品、避孕药、保健药品、放射性药品、血清疫苗、血液制剂和诊断药品等。近年来随着生物技术的发展,又出现了应用基因工程技术生产的基因工程药,例如人胰岛素、人生长激素、干扰素类、组织纤溶酶原激活药、重组链激酶、白介素类、促红细胞生成素、乙肝疫苗、流感嗜血杆菌b结合疫苗等。

在我国新药的定义亦具有法律法规意义。我国的《药品注册管理办法》明确规定"新药申请,是指未曾在中国境内上市销售的药品的注册申请。对已上市药品改变剂型、改变给药途径、增加新适应证的药品注册按照新药申请的程序申报"。

二、药品注册分类

《药品注册管理办法》明确规定了中药和天然药物、化学药品、生物制品注册分类及申报资料要求,并规定"药物研究参照国家食品药品监督管理总局发布的有关技术指导原则进行,申请人采用其他评价方法和技术的,应当提交证明其科学性的资料"。

(一)中药和天然药物注册分类

注册分类中的中药是指在我国传统医药理论指导下使用的药用物质及其制剂,天然药物是指在现代医药理论指导下使用的天然药用物质及其制剂。

1. 未在国内上市销售的从植物、动物、矿物等物质中提取的有效成分及其制剂。

2. 新发现的药材及其制剂。

3. 新的中药材代用品。

4. 药材新的药用部位及其制剂。

5. 未在国内上市销售的从植物、动物、矿物等物质中提取的有效部位及其制剂。

6. 未在国内上市销售的中药、天然药物复方制剂。

7. 改变国内已上市销售中药、天然药物给药途径的制剂。

8. 改变国内已上市销售中药、天然药物剂型的制剂。

9. 仿制药。

(二)化学药品注册分类

1. 未在国内外上市销售的药品。

(1)通过合成或者半合成的方法制得的原料药及其制剂。

(2)天然物质中提取或者通过发酵提取的新的有效单体及其制剂。

(3)用拆分或者合成等方法制得的已知药物中的光学异构体及其制剂。

(4)由已上市销售的多组分药物制备为较少组分的药物。

(5)新的复方制剂。

(6)已在国内上市销售的制剂增加国内外均未批准的新适应证。

2. 改变给药途径且尚未在国内外上市销售的制剂。

3. 已在国外上市销售但尚未在国内上市销售

的药品。

(1) 已在国外上市销售的制剂及其原料药和(或)改变该制剂的剂型,但不改变给药途径的制剂。

(2) 已在国外上市销售的复方制剂和(或)改变该制剂的剂型但不改变给药途径的制剂。

(3) 改变给药途径并已在国外上市销售的制剂。

(4) 国内上市销售的制剂增加已在国外批准的新适应证。

4. 改变已上市销售盐类药物的酸根、碱基(或者金属元素),但不改变其药理作用的原料药及其制剂。

5. 改变国内已上市销售药品的剂型,但不改变给药途径的制剂。

6. 已有国家药品标准的原料药或者制剂。

(三) 生物制品注册分类

生物制品注册分为治疗用生物制品和预防用生物制品两部分。

1. 治疗用生物制品

(1) 未在国内外上市销售的生物制品。

(2) 单克隆抗体。

(3) 基因治疗、体细胞治疗及其制品。

(4) 变态反应原制品。

(5) 由人、动物的组织或者体液提取的,或者通过发酵制备的具有生物活性的多组分制品。

(6) 由已上市销售生物制品组成新的复方制品。

(7) 已在国外上市销售但尚未在国内上市销售的生物制品。

(8) 含未经批准菌种制备的微生态制品。

(9) 与已上市销售制品结构不完全相同且国内外均未上市销售的制品(包括氨基酸位点突变、缺失,因表达系统不同而产生、消除或者改变翻译后修饰,对产物进行化学修饰等)。

(10) 与已上市销售制品制备方法不同的制品(例如采用不同表达体系、宿主细胞等)。

(11) 首次采用 DNA 重组技术制备的制品(例如以 DNA 重组技术替代合成技术、生物组织提取或者发酵技术等)。

(12) 国内外尚未上市销售的由非注射途径改为注射途径给药,或者由局部给药改为全身给药的制品。

(13) 改变已上市销售制品的剂型但不改变给药途径的生物制品。

(14) 改变给药途径的生物制品(不包括上述13项)。

(15) 已有国家药品标准的生物制品。

2. 预防用生物制品

(1) 未在国内外上市销售的疫苗。

(2) DNA 疫苗。

(3) 已上市销售疫苗变更新的佐剂,偶合疫苗变更新的载体。

(4) 由非纯化或全细胞(细菌、病毒等)疫苗改为纯化或者组分疫苗。

(5) 采用未经国内批准的菌毒种生产的疫苗(流感疫苗、钩端螺旋体疫苗等除外)。

(6) 已在国外上市销售但未在国内上市销售的疫苗。

(7) 采用国内已上市销售的疫苗制备的结合疫苗或者联合疫苗。

(8) 与已上市销售疫苗保护性抗原谱不同的重组疫苗。

(9) 更换其他已批准表达体系或者已批准细胞基质生产的疫苗,采用新工艺制备并且实验室研究资料证明产品安全性和有效性明显提高的疫苗。

(10) 改变灭活剂(方法)或者脱毒剂(方法)的疫苗。

(11) 改变给药途径的疫苗。

(12) 改变国内已上市销售疫苗的剂型,但不改变给药途径的疫苗。

(13) 改变免疫剂量或者免疫程序的疫苗。

(14) 扩大使用人群(增加年龄组)的疫苗。

(15) 已有国家药品标准的疫苗。

三、新药申请与注册

新药申请是指未曾在中国境内上市销售的药品的注册申请。对已上市药品改变剂型、改变给药途径、增加新适应证的药品注册按照新药申请的程序申报。新药申请与注册的主要程序如下。

为申请药品注册而进行的药物临床前研究,包括药物的合成工艺、提取方法、理化性质及纯度、剂型选择、处方筛选、制备工艺、检验方法、质量指标、稳定性、药理、毒理、动物药代动力学研究等内容。药物临床前研究应当执行有关管理规定,其中安全性评价研究必须执行《药物非临床研究质量管理规范》。申请人完成药物临床前研究后,应当填写《药品注册申请表》,向所在地省、自治区、直辖市药品监督管理部门如实报送有关资料。省、自治区、直辖市药品监督管理部门应当对申报资料进行形式审查,符合要求的,出具药品注册申请受理通知书;不符合要求的,出具药品注册申请不予受理通知书,并说明理由。省、自治区、直辖市药品监督管理部门应当在规定的时限内对药物研制情况及原始资料进行现场核查,对申报资料进行初步审查,将审查意见、核查报告及申报资料送交国家药品监督管理局药品审评中心,并通知申请人。

国家药品监督管理局药品审评中心收到申报资料后,应在规定的时间内组织药学、医学及其他技术人员对申报资料进行技术审评,必要时可以要求申请人补充资料,并说明理由。完成技术审评后,提出技术审评意见,连同有关资料报送国家食品药品监督管理总局。国家食品药品监督管理总局依据技术审评意见作出审批决定。符合规定的,发给《药物临床试验批件》;不符合规定的,发给《审批意见通知件》,并说明理由。

申请人获得《药物临床试验批件》后,应当根据《药品注册管理办法》规定和有关技术要求进行临床试验,且必须执行《药物临床试验质量管理规范》。

申请人完成药物临床试验后,应当填写《药品注册申请表》,向所在地省、自治区、直辖市药品监督管理部门报送申请生产的申报资料,并同时向中国药品生物制品检定所报送制备标准品的原材料及有关标准物质的研究资料。

详细内容见《药品注册管理办法》(局令第 28 号)。

附录　健康志愿者药代动力学研究

健康志愿者药代动力学研究包括单次给药的药代动力学研究、多次给药的药代动力学研究、进食对口服药物药代动力学影响的研究、药物代谢产物的药代动力学研究、药物－药物的药代动力学相互作用研究。

1. 单次给药的药代动力学研究

(1) 受试者的选择标准　①健康状况:健康受试者应无心血管、肝、肾、消化道、精神神经等疾病病史,无药物过敏史。在试验前应详细询问受试者既往病史,进行全面的体格检查及实验室检查,并根据试验药物的药理作用特点相应增加某些特殊检查。AIDS 和 HIV 病毒感染者,药物滥用者,最近三个月内献血或作为受试者被采样者,嗜烟、嗜酒者和近两周曾服过各种药物者均不宜作为受试者。②基因多态性:如已知受试药物代谢的主要药物代谢酶具有基因多态性,应查明受试者该酶的基因型或表型,使试验设计更加合理、结果分析更加准确。③性别:原则上应男性和女性兼有,一般男、女各半,这样不仅可了解药物在人体的药代动力学特点,同时也能观察到该药的药代动力学是否存在性别的差异。但应注意,女性作为受试者往往受生理周期或避孕药的影响,因某些避孕药具有药酶诱导作用或抑制作用,可能影响其他药物的代谢、消除过程,因而改变试验药物的药代动力学特性。所以在选择女性受试者时必须对此进行询问和了解。另外,一些有性别针对性的药物,如性激素类药物、治疗前列腺肥大的药物、治疗男性性功能障碍药物及妇产科专用药等则应选用相应性别的受试者。④年龄和体重:受试者年龄应为年满 18 岁以上的青年人和成年人,一般在 18～45 岁。正常受试者的体重一般不应低于 50 kg。按体重指数＝体重(kg)/ 身高 ^{2}(m^2) 计算,一般在 19～24 范围内。因临床上大多数药物不按体重计算给药剂量,所以同批受试者的体重应比较接近。⑤伦理学要求:按照 GCP 原则制订试验方案并经伦理委员会讨论批准,受试者必须自愿参加试验,并签订知情同意书。

(2) 药物剂量　一般选用低、中、高三种剂量。剂量的确定主要根据 I 期临床试验的结果,并参考动物药效学、药代动力学及毒理学试验的结果,以及经讨论后确定的拟在 II 期临床试验时采用的治疗剂量推算。高剂量组剂量必须接近或等于人最大耐受的剂量。

(3) 研究步骤　受试者在试验日前一天进入 I 期临床试验病房,晚上进食统一清淡饮食,然后禁食 10 h,不禁水过夜。次日晨空腹用 200～250 mL 水口服药物。如需收集尿样,则在服药前排空膀胱。按试验方案在服药前、后不同时间采取血样或尿样。原则上试验期间受试者均应在 I 期临床试验病房内,避免剧烈运动,禁服茶、咖啡及其他含咖啡和醇类饮料,并禁止吸烟。

(4) 采样点的确定　采样点的确定对药代动力学研究结果具有重大的影响。用药前采空白血样,一个完整的血药浓度－时间曲线应包括药物各时相的采样点,即采样点应包括给药后的吸收相、峰浓度附近和消除相。一般在吸收相至少需要 2～3 个采样点,峰浓度附近至少需要 3 个采样点,消除相至少需要 5 个采样点。一般不少于 12 个采样点。应有 3～5 个消除半衰期的时间,或采样持续到血药浓度为 C_{max} 的 1/20～1/10。

如果同时收集尿样时,则应收集服药前尿样及服药后不同时间段的尿样。取样点的确定可参考动物药代动力学试验中药物排泄过程的特点,应包括开始排泄时间、排泄高峰及排泄基本结束的全过程。

(5) 药代动力学参数的估算和评价　根据试验

中测得的各受试者的血药浓度、时间数据绘制各受试者的血药浓度 – 时间曲线及平均血药浓度 – 时间曲线,进行药代动力学参数的估算,求得药物的主要药代动力学参数:T_{max}、C_{max}、AUC_{0-t}、$AUC_{0-\infty}$、V_d、K_{el}、$t_{1/2}$、MRT、CL 或 CL/F。对药代动力学参数进行分析,说明其临床意义,并对 II 期临床试验研究方案提出建议。

2. 多次给药的药代动力学研究　当药物在临床上将连续多次应用时,需明确多次给药的药代动力学特征。根据研究目的,应考察药物多次给药后的稳态浓度(C_{ss}),药物谷、峰浓度的波动系数(DF),是否存在药物蓄积作用和(或)药酶的诱导作用。多次给药药代动力学研究受试者的选择标准、例数要求均同单次给药的药代动力学研究。

3. 进食对口服药物药代动力学影响的研究　许多口服药物制剂的消化道吸收速率和程度往往受食物的影响,它可能减慢或减少药物的吸收,但亦可能促进或增加某些药物的吸收。

本研究通过观察口服药物在饮食前、后服药时对药物药代动力学,特别是对药物的吸收过程的影响,旨在为后续药物临床研究制订科学、合理的用药方案提供依据。因此,研究时所进的试验餐应是高脂、高热量的配方,以便使得食物对胃肠道生理状态的影响达到最大,使进食对所研究药物的药代动力学的影响达到最大。进行本试验时,受试者的选择、例数的要求均同健康志愿者单次给药的药代动力学研究。

4. 药物代谢产物的药代动力学研究　根据非临床药代动力学研究结果,如果药物主要以代谢方式消除,其代谢产物可能具有明显的药理活性或毒性作用,或作为酶抑制剂而使药物的作用时间延长或作用增强,或通过竞争血浆和组织的结合部位而影响药物的处置过程,则代谢产物的药代动力学特征可能影响药物的疗效和毒性。

对于具有上述特性的药物,在进行原形药单次给药、多次给药的药代动力学研究时,应考虑同时进行代谢产物的药代动力学研究。

5. 药物 – 药物的药代动力学相互作用研究　当所研究的药物在临床上可能与其他药物同时或先后应用,由于药物间在吸收、与血浆蛋白结合、诱导 / 抑制药酶、存在竞争排泄或重吸收等方面存在相互作用,可能导致药物血浆浓度明显变化,使药物疗效和(或)毒性发生改变需调整用药剂量时,应进行药物 – 药物的药代动力学相互作用研究,并尽可能明确引起相互作用的因素或机制,为制订科学、合理的联合用药方案提供依据。大多数药代动力学相互作用研究可在健康志愿者中进行。

（王怀良）

数字课程学习

⬇ 教学 PPT　　✎ 思考题

第十三章

神经系统疾病临床用药

第一节　帕金森病的临床用药

┌■ **重点内容提要** ├─────────────────

　　帕金森病的病因为脑内黑质－纹状体处的多巴胺(DA)能神经元变性,使 DA 减少所致。其治疗主要采用提高 DA 能神经元活性的药物和中枢抗胆碱药。左旋多巴在中枢脱羧酶作用下转化为 DA 而起作用;卡比多巴为芳香族氨基酸脱羧酶抑制药,不能进入中枢,合用时可抑制左旋多巴在外周脱羧,增加其进入中枢的量而增强其疗效,减少其外周不良反应。左旋多巴和卡比多巴合用是治疗帕金森病的标准疗法。提高 DA 能神经元活性的药物对少动和肌强直的疗效较好,对震颤效果较差;中枢抗胆碱药对震颤、肌强直疗效好,但对少动效果差或无效。

一、概述

(一)帕金森病与帕金森综合征

　　帕金森病(Parkinson disease)又称震颤麻痹,指发病原因不明的特发性帕金森病,是中枢神经系统(CNS)锥体外系进行性、退行性功能紊乱引起的一种慢性疾病。患者主要为中老年人,60`岁以上人群患病率为 1/100,我国约有 150 万帕金森病患者。帕金森病的主要症状和体征有:①非自主的震颤,以手、踝常见;②肌强直、肌无力、运动迟缓;③少动。震颤、肌强直和少动被称为帕金森三征。患者可表现出头前倾,臂、腕、膝弯曲,重心前移;步伐快而小,用脚前半部分行走,似小跑状;眼睛死盯,面部表情呆滞,咀嚼、吞咽困难,说话模糊、单调;手精细运动困难。

　　帕金森综合征(Parkinsonism)是指某些明确因素引起的类似帕金森病的一组症状。可引起帕金森综合征的因素有:①某些疾病,如脑缺血性疾病、病毒性脑病、中枢神经系统变性疾病等;②某些化学物质,如一氧化碳、锰、二硫化碳中毒;③某些药物,如

利舍平、吩噻嗪类抗精神病药、氟哌啶醇等引发的毒副作用。由其他原因引起的帕金森综合征亦被称为继发性帕金森病。

(二)帕金森病的病因与病理学基础

　　帕金森病的病因尚未完全清楚,病理学检查表明,可能是患者脑内黑质－纹状体处的多巴胺(DA)能神经元发生变性和(或)脱失等退行性病变,使 DA 减少所致,就此提出了被普遍接受的 DA 学说,支持该学说的证据有:① DA 受体激动药可明显缓解帕金森病的症状;②长期大量使用 DA 受体拮抗药(如抗精神病药),或使用破坏黑质－纹状体 DA 能神经元的神经毒素 MPTP(1-甲基-4-苯基-1,2,5,6-四氢吡啶)可致帕金森综合征;③大多数帕金森病患者的黑质－纹状体处的 DA 含量为正常人的 10%左右,有的几乎无 DA;④ DA 递质的减少程度与患者症状的严重程度一致。引起黑质－纹状体处神经损伤的病因是多方面的,可能与氧化应激、炎症反应、线粒体损伤和细胞内蛋白堆积有关。

　　在脑内黑质－纹状体处存在着 DA 能神经元和胆碱能神经元,分别为抑制性神经元和兴奋性神经

元,两者相对平衡对维持肌张力、协调肌肉运动起着极其重要的作用。DA 在黑质细胞内生成,经黑质 - 纹状体通路运送至纹状体 DA 能神经末梢。当 DA 能神经元变性,DA 释放减少,胆碱能神经元活动相对占优势时则出现震颤麻痹症状。

二、药物治疗原则

该病早期运动障碍症状不明显,一般不采用药物治疗,可采用体育锻炼、健康教育、营养疗法。一般来讲,当帕金森病影响患者工作或日常生活时就应开始药物治疗。药物治疗应从小剂量开始,缓慢增加剂量,尽量以较小剂量取得较好的疗效。治疗方案应个体化。

根据其病因可知,帕金森病的药物治疗应从恢复 DA 和乙酰胆碱(ACh)之间的平衡入手,因而可从两个方面治疗此病:一是提高 DA 活性,二是抗胆碱。提高 DA 活性可通过以下途径和药物实现:①补充 DA,如左旋多巴;②抑制 DA 代谢,如单胺氧化酶抑制药司来吉兰;③激动 DA 受体,如溴隐亭(溴麦角环肽)、培高利特、罗匹尼罗、普拉克索;④促进 DA 释放,抑制其再摄取,如金刚烷胺。左旋多巴和卡比多巴合用是治疗帕金森病的标准疗法。

提高 DA 活性的药物对少动和肌强直的疗效较好,对震颤效果较差。中枢抗胆碱药对震颤、肌强直疗效好,但对少动效果差或无效。对抗精神病药引起的帕金森综合征,中枢抗胆碱药疗效较好,而左旋多巴和金刚烷胺疗效差或无效,因抗精神病药对 DA 受体有阻断作用。DA 受体激动药对帕金森病的疗效持续时间均比左旋多巴长,疗效肯定,且在治疗作用和不良反应方面与左旋多巴有较强的互补性,因而常作为左旋多巴治疗的辅助药物。

目前药物治疗并不能完全治愈帕金森病,但合理、正确的治疗可显著改善患者的生活质量,延长其生存时间。

三、临床常用药物

左旋多巴

【药理作用与作用机制】　左旋多巴(levodopa, L-dopa)口服在小肠吸收很快。胃排空缓慢、胃液 pH 降低可减少其吸收。其他氨基酸可与左旋多巴竞争氨基酸跨膜转运系统,因而高蛋白饮食和餐后服用可减少左旋多巴的吸收。口服后 $0.5 \sim 2\, h$ 血药浓度达峰值。左旋多巴为 DA 的前体,吸收入血后,

95%左旋多巴在外周(主要在肝)芳香族氨基酸脱羧酶的作用下脱羧转化为 DA,小部分 DA 可进一步转化为去甲肾上腺素和肾上腺素。DA 不易通过血脑屏障,在外周激动 α、β 受体和 DA 受体而产生心血管系统不良反应,如低血压、短暂性心动过速、轻度心肌收缩力增强、轻度心律失常等。较长期连续用药后这些外周不良反应可自行减轻或消失,必要时可用 β 受体拮抗药对抗。此外,DA 直接作用于腺垂体细胞,刺激催乳素释放抑制素释放,进而减少催乳素的分泌。口服后 $8\, h$,$2/3$ 的药物以代谢产物形式从尿中排出,$t_{1/2}$ 为 $1 \sim 3\, h$。进入中枢的左旋多巴为 $1\% \sim 3\%$,入脑后脱羧转化为 DA,使黑质 - 纹状体处的 DA 与 ACh 两种神经递质趋于平衡。大剂量左旋多巴可使纹状体 DA 含量增高 $5 \sim 10$ 倍。目前认为该药对帕金森病的治疗作用主要是通过其激动多巴胺 D_2 受体而实现的。

【临床应用与评价】　左旋多巴对帕金森病患者的治疗有效率可达75%。对少动和肌强直疗效较好,对震颤疗效较差,但长期大量用药对震颤可有效。对震颤疗效差可能与 DA 在外周激动肌肉上的 β 受体引起肌肉震颤有关。用药后患者的运动功能如姿势、步态、言语、书写、吞咽等明显改善,面部表情也会渐渐丰富;感情淡漠可逐渐减轻甚至消失。本药对轻度患者及年轻患者效果好,但治疗抗精神病药(如氯丙嗪)所致的帕金森综合征无效。本药明显提高帕金森病患者生活质量,延长生存时间。随着用药时间的延长,本药疗效可降低。有研究表明,服药 6 年后,50%的患者不能维持疗效或不能耐受其不良反应,只有 25%的患者仍可获得良好疗效,疗效降低可能与疾病本身进展有关。患者的服药依从性对疗效很重要,突然停药可导致病情复发。左旋多巴起效慢,$2 \sim 3$ 周见效,$1 \sim 6$ 个月达最大疗效,连用 6 周无效者可考虑更换其他药物。

临床应用时,开始为口服 250 mg,每日 $2 \sim 4$ 次。以后根据患者耐受情况,每隔 $3 \sim 7$ 天每日剂量可增加 $125 \sim 750$ mg,直至最理想的疗效为止。成人最大剂量可用每日 6 g,分 $4 \sim 6$ 次口服。老年及脑炎后患者敏感性增强,应酌情减量。目前,临床上常采用卡比多巴和左旋多巴复合制剂,剂型有 25 mg/100 mg、25 mg/250 mg、10 mg/100 mg,还有 50 mg/200 mg 的控释剂型。

【常见不良反应与处理】　本药不良反应多,75%的患者可有多种不良反应。

1. 胃肠反应　DA 刺激催吐化学感受区,单

用左旋多巴约 80% 患者出现恶心、呕吐、厌食等胃肠反应。分次用药、饭后用药、配伍用抗酸药、饭前 30 min 服用抗组胺药赛克力嗪(cyclizine)50 mg 可有效减轻胃肠反应。DA 受体拮抗药多潘立酮(domperidone)不能通过血脑屏障,可用于对抗左旋多巴引起的外周不良反应;而甲氧氯普胺可通过血脑屏障,则不能用于此目的。与外周芳香族氨基酸脱羧酶抑制药(如卡比多巴)合用,其胃肠反应发生率可低于 20%。

2. 心血管反应　用药初期约 30% 的患者可出现轻度直立性低血压,少数患者可出现眩晕甚至晕厥,继续服药这些症状减轻或消失。DA 激动外周 β 受体可引起心动过速、心律失常等,一般仅见于老年人和心脏病患者,必要时可用 β 受体拮抗药治疗。

3. 运动障碍　左旋多巴治疗 2~4 个月时约 50%、治疗 1 年时约 80% 患者可出现傻笑、咀嚼、转动舌头、伸腿、皱眉等非自主异常动作。左旋多巴与外周性脱羧酶抑制药合用时运动障碍发生率较高。降低左旋多巴剂量可减轻运动障碍,但同时也可降低疗效。药物处理这些运动障碍常难取得满意效果。

4. 精神异常　临床表现多种多样,可出现抑郁、激动不安、失眠、焦虑、幻觉、噩梦、判断障碍、过度自信等症状。当左旋多巴与外周性脱羧酶抑制药合用时精神异常发生率较高。抗精神病药奥氮平(olanzapine)、利培酮(risperidone)、氯氮平(clozapine)可用于治疗这些精神异常。

5. 药效波动(response fluctuation)　随着治疗时间的延长,左旋多巴对帕金森病的疗效发生波动的可能性增大,药效波动常表现为耗损现象(wearing-off phenomenon)或(和)开关现象(on-off phenomenon)两种形式。耗损现象:每次用药后一段较短时间(1~2 h)内疗效好,服药间隔末震颤麻痹症状加重,这种现象也被称为剂末症状加重(end-of-dose deterioration)。耗损现象可能与 DA 能神经元储存 DA 能力逐渐降低有关。增大左旋多巴剂量可减轻耗损现象,但易引发非自主异常运动。为防止耗损现象,常采用缩短给药间隔和选用药物控释剂型。开关现象:治疗期间表现出 on 和 off 期,on 期时患者从用药中获益,但伴有明显的运动障碍;off 期时表现出运动不能,药物不能体现出积极的疗效,on 期和 off 期可快速交替出现。加用 DA 受体激动药可减轻开关现象。

6. 甲硫氨酸缺乏　左旋多巴在体内代谢需儿茶酚 -O- 甲基转移酶(COMT),此酶需甲基,甲基来源于甲硫氨酸,长期用药可导致甲硫氨酸缺乏,故用药期间应适当补充甲硫氨酸。

7. 其他　左旋多巴可加重思维障碍,故精神病患者禁用;闭角型青光眼患者、黑色素瘤患者、孕妇禁用;溃疡病患者慎用;心脏病患者最好采用左旋多巴与卡比多巴合用。

【药物相互作用】

1. 维生素 B6 为多巴脱羧酶的辅酶,可增强外周组织脱羧酶的活性,使外周 DA 生成增多,副作用加重。

2. 非选择性单胺氧化酶抑制药(如苯乙肼和异卡波肼)可减慢 DA 的灭活,增强 DA 的外周副作用,应禁止与左旋多巴合用。已用非选择性单胺氧化酶抑制药的患者应在停药 14 日后再用左旋多巴。

3. 抗精神病药阻断 DA 受体,利舍平耗竭神经元内 DA,它们均可降低左旋多巴的中枢作用。

4. 抗胆碱药可延缓胃排空时间,减慢左旋多巴的吸收。

卡 比 多 巴

卡比多巴(carbidopa)是 α- 甲基多巴肼的左旋体,为较强的 L- 芳香族氨基酸脱羧酶抑制药,它不能通过血脑屏障。因此与左旋多巴合用可减少外周的 DA 生成,从而减少左旋多巴的不良反应,同时使更多的左旋多巴进入脑内而增强其疗效。卡比多巴与左旋多巴的剂量按 1:10 合用时,左旋多巴的有效剂量可减少 75%。单用卡比多巴并不产生抗震颤麻痹作用。卡比多巴 100~125 mg/d 可达最大效应。苄丝肼(benserazide)的作用与卡比多巴相似。

多巴胺受体激动药

溴隐亭(bromocriptine)(溴麦角环肽)和培高利特(pergolide)(硫丙麦角林)均为麦角胺的衍生物,有相似的治疗作用和不良反应。溴隐亭对 D2 受体有较强的激动作用,对 D1 受体有部分激动作用;培高利特对 D2 和 D1 受体均有激动作用。与溴隐亭比,培高利特对帕金森病的疗效较好,不良反应较少。起始治疗时,溴隐亭和培高利特易引起严重高血压、恶心和疲劳,因而起始剂量应小,增加剂量速度应慢,需数周或数月。溴隐亭:开始 1.25 mg/d,每隔 1 周增加剂量 1 次,每次增加剂量幅度为 1.25~2.5 mg/d,大多数患者在 30 mg/d 以下即可取得较好疗效。培高利特:开始 0.05 mg/d,用 2 日,以后每隔 3 日增加剂量 1 次,每次增加剂量幅度为 0.1~0.15 mg/d,直至症状消失或不良反应出现,3 mg/d 对大多数患者有效。

罗匹尼罗(ropinirole)和普拉克索(pramipexole)为选择性 D_2 受体激动药,对 D_1 受体几乎无作用。此两种药的胃肠反应较轻,可引起恶心和疲劳,起始用药 1 周内可增至理想剂量。另外有报道罗匹尼罗和普拉克索可引起白日突发睡意。罗匹尼罗和普拉克索被越来越多地单独用于治疗帕金森病,不再仅仅作为辅助用药,这是因为:①患者对此两种药的耐受良好,较少出现开关现象和运动障碍;②越来越多的人认为左旋多巴可引起氧化应激反应,加重 DA 能神经元损伤和缺失。普拉克索:开始每次 0.125 mg,每日 3 次,每隔 5~7 日增加剂量 1 次直至耐受剂量,常用量为 0.375~4.5 mg/d,一般 1.5 mg/d 即可出现最大疗效,继续增加剂量疗效不再增加,而不良反应增加。罗匹尼罗:开始每次 0.25 mg,每日 3 次,间隔 1 周增加剂量 1 次,可增加剂量至每次 1.5 mg,每日 3 次,最大剂量为 8 mg,每日 3 次。

上述四种药对帕金森病的疗效持续时间均比左旋多巴长。单药疗法,溴隐亭和培高利特的疗效不如左旋多巴,而罗匹尼罗和普拉克索疗效较好。与左旋多巴合用对开关现象有效,可减少 off 期的发生频率,降低药效波动发生的可能性。

司来吉兰

司来吉兰(selegiline)为单胺氧化酶(MAO)抑制药。体内的 MAO 有两种,分别为存在于肠道的 MAO-A 和主要存在于中枢的 MAO-B,它们参与酪胺和 DA 的降解。在中枢,纹状体的 MAO-B 含量较高。司来吉兰对 MAO-B 有高度选择性,可有效抑制纹状体中的 DA 降解,还可抑制 DA 再摄取。此外,本药有抗氧化作用,可抑制 DA 氧化应激过程中 OH⁻ 自由基的形成,从而保护黑质 DA 能神经元,延

缓帕金森病的发展。司来吉兰与左旋多巴合用时,可使左旋多巴的疗效增强,作用持续时间延长,用药剂量和副作用减少,并对耗损现象和开关现象有效,但可加重运动障碍和精神症状。本药常用剂量为 10 mg/d,分 2 次服用。

金刚烷胺

金刚烷胺(amantadine)为抗病毒药,用于预防 A_2 型流行性感冒,1972 年,研究者意外地发现它能缓解帕金森病患者的症状。本药对各型帕金森病均有效,其疗效强于中枢抗胆碱药,弱于左旋多巴。该药与左旋多巴有协同作用。其抗帕金森病作用可能与促进患者黑质 - 纹状体内仍残存的 DA 能神经末梢释放 DA,抑制神经元的 DA 再摄取有关。本药起效快,2~3 天起效。连续用药 6~8 周后疗效减弱。对少动、僵直效果较好,对震颤的效果较差。本药不良反应较轻,且是暂时和可逆的,可出现失眠、食欲下降。与中枢抗胆碱药合用可引起幻觉、精神错乱、噩梦等。起始剂量 50 mg,每日 2~3 次,1 周后增至 100 mg,每日 2~3 次。一般不宜超过 300 mg/d,老年人不宜超过 200 mg/d。

苯海索

苯海索(benzhexol),又称安坦,为抗胆碱药,通过阻断胆碱受体而减弱黑质 - 纹状体通路中 ACh 的作用,用于帕金森病轻度患者,亦用于不耐受或禁用左旋多巴的患者。缓解震颤效果好,改善僵直、动作迟缓疗效较差。可与左旋多巴合用。常见的不良反应有口干、瞳孔散大、睫状肌麻痹、心动过速、便秘、尿潴留等。闭角型青光眼、前列腺肥大患者慎用。本药常用口服剂量为 1~2 mg,每日 3 次。

(张明升　张轩萍)

第二节　癫痫的临床用药

■ 重点内容提要

　　癫痫发作有多种类型,大多数抗癫痫药仅对某些类型或某型癫痫发作有效。大多数癫痫患者需要长期治疗,治愈后应逐渐减量至停药,以防止复发。更换药物应逐渐过渡。应尽量采用单药疗法,必要时采用附加疗法。治疗时应从小剂量开始,逐渐增量。大发作可选苯妥英钠或苯巴比妥、卡马西平、扑米酮;小发作可选乙琥胺或氯硝西泮、丙戊酸钠;癫痫持续状态可选静脉注射地西泮或苯妥英钠、苯巴比妥。抗癫痫药均有较大毒性,用药期间应密切观察。

一、概述

癫痫在人群中的发病率为4‰~9‰。癫痫患者的脑内有局部病灶,灶内神经元同时去极化产生同步暴发式放电,并向周围正常组织扩散,导致更广泛的兴奋。癫痫临床症状取决于病灶所在的部位、病灶异常放电所累及神经组织的种类和所波及的范围,因而癫痫的临床表现具有多样性。可导致脑内形成病灶的原因很多,如脑损伤、感染、遗传、化学物质(如铅、CO、某些农药)中毒等。癫痫治疗的药物选择与病因之间没有密切的关系,而主要取决于发作的类型,如乙琥胺对小发作有良好的治疗作用,而苯妥英钠和卡马西平对大发作有疗效却可使小发作恶化。因此,癫痫发作类型的准确诊断对指导癫痫的药物治疗尤为重要。

(一)癫痫的临床分类

癫痫发作具有反复性和突发性,其临床表现多样,发作时表现为短暂的运动、感觉或(和)精神失常,多伴有脑电图异常。癫痫的分类较复杂,1981年,国际抗癫痫联盟根据临床表现和脑电图特征将癫痫分为部分性发作、全身性发作和不能分类的癫痫发作三类。部分性发作指从局部起始的发作,又进一步分为单纯性、复杂性(原称精神运动性发作)和继发泛化性发作。全身性发作又分为强直-阵挛性发作(原称大发作)、失神发作(原称小发作)、不典型小发作、强直发作、阵挛发作和无张力发作。不能分类的癫痫发作包括婴儿痉挛、偏侧性发作等。

(二)抗癫痫药概述

1. 癫痫药物治疗的有效性 癫痫为慢性疾病,治疗具有长期性,一般要治疗2~3年或更长时间。多数抗癫痫药有一定毒副作用,患者的用药依从性对药物疗效有相当大的影响。如能正确选药,合理治疗,50%的癫痫可完全控制,另25%可明显改善。

2. 常用抗癫痫药 一般情况下,对中枢神经系统的抑制作用足够强大且作用足够广泛的抑制药均可产生抗癫痫作用,但本章所讲的药物在抑制癫痫发作剂量时,无镇静作用或仅产生轻微的镇静作用,即对癫痫发作有一定选择性。临床常用的抗癫痫药有:苯妥英钠、卡马西平、丙戊酸钠、乙琥胺、苯巴比妥、扑米酮以及苯二氮䓬类的地西泮、硝西泮、氯硝西泮和氯巴占。为提高疗效,减轻药物毒副作用,新的抗癫痫药不断被开发上市,但大多数新药有待于临床试验的考验,这些药物有氨己烯酸、拉莫三嗪、加巴喷丁、托吡酯、噻加宾、非尔氨脂等。

3. 筛选抗癫痫药的动物癫痫模型 主要有三种:①最大电休克(MES)动物模型,用于筛选对大发作和复杂部分性发作有效的药物;②戊四氮(PTZ)惊厥大鼠或小鼠模型,用于筛选对小发作有效的药物;③电点燃(electrical kindling)引起的大鼠边缘系统癫痫发作模型,可作为筛选对复杂部分发作有效药物的模型。

二、药物治疗原则

1. 根据病情、发作类型和药物特点选药 对癫痫发作首先应考虑是否用抗癫痫药。一年发作1~2次者一般无须用药。对复发可能性较低的新发病患者可以不用药。无癫痫家族史、无脑电图异常、磁共振成像检查无异常的健康年轻初发癫痫患者,第二年复发的危险性为10%左右;而有癫痫家族史、有脑电图异常、磁共振成像检查有异常者第二年复发的危险性为60%;后者应该用药。其次考虑如何选药。总的说来应根据癫痫类型和药物特点选药:①依癫痫发作类型选药:大多数抗癫痫药具有明确的适应证,有些抗癫痫药可以治疗某类型的发作,但对另一类型发作可能无效,甚至加重病情。发作类型决定药物选择,因此对发作类型正确的诊断对癫痫药物治疗的有效性至关重要。②权衡利弊选药:要掌握药物作用特点,权衡药物的治疗作用和不良反应,作出适当的药物选择。简单来讲,大发作可选苯妥英钠或苯巴比妥、卡马西平、扑米酮,小发作可选乙琥胺或氯硝西泮、丙戊酸钠,癫痫持续状态可选静脉注射地西泮或苯妥英钠、苯巴比妥。

2. 尽量采用单药疗法 为避免不良反应,癫痫药物治疗最好采用单药疗法。传统抗癫痫药毒性大,均经肝代谢,且对肝药酶影响明显,药物相互作用突出,一般不主张联合用药。单药疗法可使65%的癫痫患者得到完全的控制,在控制不满意的35%中,10%的患者可通过两药联合疗法得到控制,其余只有考虑其他治疗方法如外科治疗。只有在常用抗癫痫药疗效不理想时才考虑在原药的基础上加一个抗癫痫新药,一般可作为附加药物的抗癫痫药有拉莫三嗪、加巴喷丁、托吡酯、噻加宾等。联合用药应选择作用机制不同的药物,应充分考虑两药的不良反应和相互作用。两药或更多药物合用时,为尽量减轻不良反应切记从小剂量开始。单药疗法对孕妇和哺乳期妇女尤为重要,因为与多药疗法相比,单药疗法引起胎儿畸形的概率较小,对婴儿影响亦较小。

3. 适当的用法和用量 ①逐渐增量:治疗从小

剂量开始,逐增剂量到出现理想疗效,而不产生严重不良反应的有效剂量。剂量一般从维持剂量的 1/3～1/2 开始,每周增量 1 次,3～4 周达维持剂量。如加至最大耐受量仍无效,应更换药物。②更换药物应逐渐过渡:苯妥英钠、苯巴比妥和卡马西平等从开始用药至达到稳态血药浓度或达最佳疗效需要一定时间,因此更换药物时两药应合用一定时间。③维持治疗,防止复发:症状完全控制后,一般还要维持治疗 2～3 年以防复发,然后逐渐停药。癫痫治愈后复发情况受多种因素的影响,一般 3 年内复发率为 30% 左右。④切忌骤然停药:久服抗癫痫药骤停可使癫痫发作加剧,甚至诱发癫痫持续状态,因而应逐渐减量至最后停药,一般从逐渐减量到完全停药需要 1 年左右。

4. 监测血药浓度,及时调整剂量　苯妥英钠、卡马西平、丙戊酸钠和乙琥胺等抗癫痫药的有效浓度和中毒浓度较接近,且有些药物的血药浓度的个体差异较大,故用药时最好监测血药浓度。根据血药浓度,结合患者对药物的反应调整剂量。

5. 警惕药物毒副作用,注意药物相互作用　抗癫痫药均有较大毒性,且癫痫需长期甚至终身用药,因此应密切观察,定期进行有关检查。苯妥英钠、苯巴比妥和卡马西平等有较强的肝药酶诱导作用,可影响很多药物(如口服抗凝血药、性激素类避孕药等)的代谢,合用时应注意调整剂量。孕妇服用抗癫痫药,其胎儿畸形发生率增高 2.5 倍,一般以腭裂、唇裂和心脏畸形多见。

6. 基础病因明确者应对因治疗　脑内占位性病变首选手术治疗,但术后残余病灶或术后瘢痕仍可使部分患者癫痫继续发作,此时仍需药物治疗;低血糖和低钙血症引起的癫痫发作应及时纠正相应紊乱。

7. 提高患者用药依从性　应使患者和其家属了解癫痫的相关知识、药物治疗的疗程和按时规律用药的重要性。

三、临床常用药物

苯妥英钠

【药理作用与作用机制】　动物实验表明苯妥英钠(phenytoin sodium)(大仑丁)可抑制 MES,但不能提高 PTZ 的致惊阈。苯妥英钠的抗癫痫机制尚未完全明了,可能涉及多方面、多层次:①降低 Na^+、K^+、Ca^{2+} 跨细胞膜的能力,对许多可兴奋细胞具有抑制

作用。苯妥英钠对钠通道有阻滞作用,抑制 Na^+ 跨细胞膜内流,降低细胞的兴奋性。苯妥英钠对处于异常兴奋状态的细胞钠通道的亲和力增高,阻滞作用增强。细胞培养实验结果表明,苯妥英钠在治疗浓度可阻滞神经细胞持续重复高频放电。②阻止异常放电向周围神经元扩散,这主要与它可抑制突触传递的强直后增强(posttetanic potentiation,PTP)即上位神经元连续冲动时,下位神经元更易兴奋有关。③可改变许多脑内神经递质(如 GABA、去甲肾上腺素、乙酰胆碱、5-羟色胺、多巴胺等)的浓度,这些作用与其抗癫痫作用之间的关系尚不清楚。

苯妥英钠有以下药物代谢动力学特点:①口服吸收情况随药物制剂和患者个体不同而有相当大的差异。一般口服后吸收较完全,但血药浓度达峰时间差异较大,为 3～12 h。口服治疗剂量(0.3～0.6 g/d),需 6～10 天才能达到有效血药浓度(10～20 μg/mL)。鉴于此,临床常先用苯巴比妥等作用较快的药物控制癫痫发作,然后换苯妥英钠。更换药物常在加给苯妥英钠的同时,逐步撤除之前用的药物,更换过程需要两药合用 7～10 天。如急需本药迅速起效可采用静脉给药,但不可采用肌内注射(因其具有局部腐蚀作用)。此外,苯妥英钠的血药浓度的个体差异较大,因而临床用量应注意个体化。②本药的血浆蛋白结合率为 85%～90%,新生儿和老年人血浆蛋白结合率降低,其与血浆蛋白的结合易被丙戊酸钠和水杨酸盐排挤出。③95% 药物被细胞色素 P450 的 CYP2C9/10 和 CYP2C19 代谢为无活性的羟基苯妥英,再与葡糖醛酸结合自肾排出。肝对苯妥英钠的代谢能力有饱和性。④本药的消除速率与血药浓度密切相关,在低或中血药浓度的治疗剂量时,按一级动力学过程消除,$t_{1/2}$ 为 12～36 h;而较高血药浓度的治疗剂量时按零级动力学过程消除,此时如进一步增加苯妥英钠剂量,其血药浓度和 $t_{1/2}$ 将随给药剂量的增加而较大幅度增高和延长。

【临床应用与评价】　临床研究表明,苯妥英钠在无明显镇静作用的剂量时即有抗癫痫作用,阻止惊厥症状的发生,但不能取消癫痫的先兆症状。它对大发作效果最佳,对精神运动性发作和单纯部分性发作亦有效。对小发作和肌阵挛发作无效,甚至会增加发作频率。临床上将其作为大发作的首选药,也用于精神运动性发作及部分性发作。静脉注射用于治疗癫痫持续状态。此外,还可用于外周神经痛和心律失常的治疗。

成人常用量为 300 mg/d,分 2 次口服,此剂量所

产生的稳态血药浓度一般在 10 μg/mL 以下,如仍不能制止癫痫发作可缓慢增加剂量,每次增幅以日剂量增加 25～50 mg 为宜。最大剂量为 600 mg/d。鉴于苯妥英钠的代谢特点,增幅一定要小。由于苯妥英钠一般需 7～10 天连续口服用药才能达到稳态血药浓度,因而确定其是否有效、是否需增加剂量都应等待 7～10 天。同理,要用本药替换其他抗癫痫药时也需要 7～10 天的交替过程。本药呈强碱性,刺激大,不宜肌内注射,治疗癫痫持续状态时宜静脉注射。静脉注射时应进行心电和血压监测。成人静脉注射量为 10～15 mg/kg,最大速度为 50 mg/min。儿童按每日 5 mg/kg 开始给药,剂量探索调整方法同成人,其静脉注射量为 15～20 mg/kg,最大速度为 30 mg/min。

【常见不良反应与处理】 不良反应较多。

1. 一般刺激症状 本药局部刺激性较大,口服可引起厌食、恶心、呕吐和腹痛等胃肠道症状,饭后服用可减轻这些症状。静脉注射可致静脉炎。

2. 剂量相关性中枢神经系统症状 本药的治疗血药浓度与中毒血药浓度较近。血药浓度为 20～40 μg/mL 时,可出现眼球震颤、共济失调、眩晕、复视;大于 40 μg/mL 时可致精神错乱;大于 50 μg/mL 时可出现昏睡、昏迷。由于治疗剂量个体血药浓度差异悬殊,故有条件时应监测血药浓度,以保证疗效、防止中毒。

3. 慢性毒性反应 长期应用苯妥英钠可引起诸多慢性毒性反应:①牙龈增生,多见于儿童和青少年,发生率约 20%,这可能与从唾液排出的药物刺激胶原组织增生有关,良好的口腔卫生可减轻此反应。一般停药 3～6 个月后可自行消退。②低钙血症、佝偻病、骨软化和骨质疏松,与其诱导肝药酶而加速维生素 D 的代谢有关。③巨幼细胞贫血,这与其干扰叶酸的吸收和代谢,以及抑制二氢叶酸还原酶活性有关。④女性多毛症、男子乳房发育、致胎儿畸形。

4. 过敏反应 较少见,可出现皮肤瘙痒、皮疹(2%～5%)、粒细胞减少、血小板减少和再生障碍性贫血。

小儿中毒症状不易被发现,故不宜使用;偶致畸胎,故孕妇禁用。

【药物相互作用】 保泰松、磺胺类和水杨酸类等药物可通过竞争血浆蛋白的结合部位,使苯妥英钠的游离型血药浓度增加,但此时血浆总药物浓度可降低。肝药酶抑制药如氯霉素、异烟肼可提高苯妥英钠的血药浓度,而肝药酶诱导剂如巴比妥类药物、卡马西平可加速苯妥英钠的代谢而降低其血药浓度和药效。苯妥英钠具有较强的肝药酶诱导作用,可使多种药物(包括自身)、内源物质(如维生素 D 和叶酸)的代谢加快。

卡 马 西 平

【药理作用与作用机制】 卡马西平(carbamazepine)(酰胺咪嗪)的血药浓度在 4～12 μg/mL 可降低神经元细胞膜对 Na^+ 和 Ca^{2+} 的通透性,提高神经元的兴奋阈,抑制 PTP,因而对癫痫病灶的异常放电及其放电扩散均有抑制作用。此外,卡马西平抗癫痫作用可能与促进 GABA 神经元传递,增强其突触后抑制有关。

口服一般吸收率为 70%～85%,但个体吸收速度差异较大。一般用药后 6～8 h 血药浓度达峰值,食物可减慢卡马西平的吸收。口服 3～6 天达稳态血药浓度,表观分布容积约为 1 L/kg。98% 被肝药酶 CYP3A4 代谢,单剂 $t_{1/2}$ 平均为 36 h。由于其肝药酶诱导作用可加速自身的代谢,长期用药 $t_{1/2}$ 缩短,一般成人为 10～25 h,小儿为 7～20 h。长期用药其稳态血药浓度可下降 50%。本药的最低有效血药浓度为 4 μg/mL,安全治疗有效血药浓度为 4～12 μg/mL。

【临床应用与评价】 本药是一种高效的广谱抗癫痫药,对各类型癫痫均有效,其中对单纯部分性发作和精神运动性发作疗效最好,为其首选药,对大发作疗效较好,对小发作和肌阵挛发作效果差或无效。本药还用于治疗三叉神经痛、舌咽神经痛和躁狂症。成人开始用量一般为 200～400 mg/d,每日 3 次;必要时可每隔 1～2 周日剂量增加 200 mg,分 3～4 次服用;维持剂量为 600～1 200 mg/d,日剂量不得超过 1.6 g。儿童日剂量为 15～25 mg/kg,分 3 次给药。

【常见不良反应与处理】 卡马西平可引起多种不良反应,常见的有复视、共济失调、恶心、呕吐、眩晕、头痛、嗜睡、皮疹等。本药的有效血药浓度与中毒血药浓度接近甚至重叠,血药浓度大于 12 μg/mL 即可引起中毒反应,可出现骨髓抑制、粒细胞减少、心律失常、肝损害、幻觉等;血药浓度大于 20 μg/mL 时可引起抽搐。因此用药期间应监测血药浓度。本药对认知的损害比苯妥英钠轻。

【药物相互作用】 卡马西平的肝药酶诱导作用还可加快口服抗凝血药(如华法林)、口服避孕药、苯妥英钠、丙戊酸钠、苯二氮䓬类等药物的代谢,丙戊酸钠和西咪替丁等肝药酶抑制药抑制卡马西平代谢。

乙 琥 胺

乙琥胺(ethosuximide)最突出的特点为能对抗PTZ所致的惊厥,只有在麻醉剂量时对MES才有效。其作用机制可能与抑制神经元T型钙通道有关。临床为治疗小发作的首选药,对其他类型癫痫无效。对难控制的小发作可与丙戊酸钠合用。口服吸收完全,1~7 h血药浓度达峰值,连续服药7~10天达稳态血药浓度。有效血药浓度为40~100 μg/mL,患者一般可耐受的血药浓度为160 μg/mL。80%~90%在肝内代谢、灭活。血浆 $t_{1/2}$ 成人为60 h,儿童为30 h。本药毒性低,一般不良反应有厌食、恶心、呕吐等胃肠症状(40%)和倦怠、乏力、头晕、头痛等中枢神经系统症状。偶见粒细胞缺乏症和再生障碍性贫血。成人用量:从每次250 mg,每日2次,每隔一周每日剂量增加250 mg,直至有效控制,最大日剂量为1.5 g/kg。6岁以下儿童日剂量为20 mg/kg,最大日剂量不超过1.0 g。

丙 戊 酸 钠

【药理作用与作用机制】 基础研究表明,丙戊酸钠(sodium valproate)明显不同于其他抗癫痫药,本药对三种常用的癫痫模型(MES、PTZ和电点燃)均有抑制作用。口服吸收迅速、完全,1~2 h血药浓度达峰值。连续服药1~3天达稳态血药浓度。血浆蛋白结合率约为90%,表观分布容积为0.12~0.25 L/kg。90%在肝内代谢。血浆 $t_{1/2}$ 为9~18 h,肝病时 $t_{1/2}$ 延长。

【临床应用与评价】 临床证实丙戊酸钠为一广谱抗癫痫药,对各型癫痫均有效。对小发作疗效优于乙琥胺,因有肝毒性,一般不作为首选;对精神运动性发作疗效与卡马西平相似;对大发作的疗效不如苯妥英钠和苯巴比妥。其抗癫痫机制不清,可能与抑制神经放电,促进脑内GABA生成,抑制其转化,提高突触后膜对GABA的反应性有关。成人每日600~1 200 mg,分2~4次饭后服用,或按15~20 mg/kg给药。宜从小剂量开始,逐渐增量,最大日剂量为1.8 g。同剂量不同个体的血药浓度差异较大,故应监测血药浓度。

【常见不良反应与处理】 丙戊酸钠的毒性反应发生率与其他抗癫痫药相比相当低,一般有胃肠道刺激症状如恶心、呕吐、食欲减退,发生率为20%,宜饭后服用。偶有镇静、头痛、共济失调等中枢神经

系统症状。用药3~6个月约有40%患者可出现严重程度不一的肝损害,一般无症状,用药期间应注意查肝功能。极少数可发生急性重型肝炎,2岁以下儿童在合用其他抗癫痫药时较易发生。

肝病、肾病、血液病患者及孕妇和哺乳期妇女禁用。

【药物相互作用】 丙戊酸钠抑制肝药酶,可使一些药物如苯巴比妥、乙琥胺的血药浓度增加;可与苯妥英钠竞争血浆蛋白,使其血浆游离型药物浓度增高;肝药酶诱导剂或抑制药可影响丙戊酸钠的代谢。

苯二氮䓬类

苯二氮䓬类(benzodiazepines)药物可抑制病灶放电向周围扩散,但不能消除这种异常放电。地西泮静脉注射(10~20 mg,速度不应超过2 mg/min;5岁以下不超过每次5 mg)是治疗癫痫持续状态的首选药,静脉注射显效快,安全性较高。硝西泮主要用于小发作和非典型失神性发作等,成人维持剂量每日0.5 mg/kg,小儿每日1 mg/kg。氯硝西泮和氯巴占的抗癫痫谱较广,对各型癫痫均有效,尤其对小发作、非典型失神发作和肌阵挛发作疗效突出。

苯 巴 比 妥

苯巴比妥(phenobarbital)(鲁米那)低于镇静剂量即能抑制癫痫病灶神经元的高频异常放电,并阻止异常放电的扩散。其抗癫痫作用机制主要是激动突触后膜上的 $GABA_A$ 受体,促进 Cl^- 经氯通道跨细胞膜内流,使细胞膜超极化。此外可能还与以下作用有关:①抑制突触前膜 Ca^{2+} 的摄取,减少一些神经递质(去甲肾上腺素和乙酰胆碱等)的释放;②减弱或阻断谷氨酸受体作用。苯巴比妥起效快(口服1~2 h起效),疗效好,毒性低,价格低。临床对大发作和癫痫持续状态效果良好,对单纯部分性发作及精神运动性发作亦有效,但对小发作无效。由于苯巴比妥通过血脑屏障需要一定时间,静脉注射也需十余分钟起效,因而癫痫持续状态时宜先用异戊巴比妥或苯二氮䓬类起效迅速的抗癫痫药迅速控制惊厥,然后用本药维持治疗。不良反应较轻,常有一过性嗜睡和困倦。小儿可出现兴奋不安、活动增多等反常现象。对儿童智力发育是否有影响尚无定论。因本药可通过胎盘屏障,亦可通过乳汁泌出,故孕妇和哺乳期妇女慎用。

一般成人每日 3 次,每次 30 mg,最大日剂量为 500 mg。儿童 3 ~ 5 mg/kg,分次服用或顿服。口服需 3 周才能产生最大疗效,因此更换药物时应有相应的交替过程。治疗血药浓度一般为 10 ~ 40 μg/mL,低于 15 μg/mL 对发热性惊厥无效。

扑米酮(primidone)(去氧苯巴比妥)口服吸收快而完全,除小发作外对所有癫痫均有效。有时对使用其他药无效者仍有效。与苯妥英钠合用效果更佳。

其他抗癫痫药

氨己烯酸(vigabatrin)可特异性、不可逆地抑制 GABA 氨基转移酶(降解 GABA 的酶),使脑内 GABA 浓度增高。本药易通过血脑屏障,使脑内 GABA 氨基转移酶的活性迅速下降80%。临床用于复杂部分性发作、继发性全身性发作、婴儿痉挛。单药疗法其有效性和安全性与卡马西平相近,对难治性癫痫常有效。用法用量:成人 1 ~ 3 g/d,从小剂量开始。小儿从 40 mg/kg 开始,必要时可加至 80 ~ 100 mg/kg。其 $t_{1/2}$ 为 7 ~ 14 h,但由于其对 GABA 氨基转移酶的抑制作用持久,本药可每日用药 1 次或 2 次。患者对氨己烯酸耐受良好,最常见的不良反应为镇静、疲劳和体重增加(40%),2% ~ 4%患者可出现易激动、抑郁等。

加巴喷丁(gabapentin)化学结构与 GABA 相似,原设计为 GABA 激动药,其分子结构为一个 GABA 分子以共价键与一个亲脂环己烷环相连。但本药作用机制不清,它并不能直接产生拟 GABA 作用。其作用机制可能与促进 GABA 释放,通过抑制细胞外 Ca^{2+} 内流降低神经元兴奋性有关。基础研究表明,它抑制 MES 动物模型的强直性后肢伸展,也抑制 PTZ 引起的阵挛性发作。加巴喷丁可单用,也可以采用附加疗法用于治疗部分性发作或其继发性全身性发作。附加疗法是指在一个抗癫痫药治疗的基础上加用另一药物,以增强疗效。加巴喷丁与其他一线抗癫痫药合用时安全有效。此外,本药还用于治疗偏头痛和慢性钝痛。加巴喷丁在人体内不被代谢,主要以原形从尿中排出体外。单药治疗时其 $t_{1/2}$ 为 5 ~ 9 h,合用时对其他抗癫痫药的血药浓度无影响。不良反应很轻,患者耐受良好,可出现嗜睡、头晕、共济失调、眼颤等。用法用量:成人起始剂量为 600 ~ 900 mg/d,分 2 次服用,必要时每隔 1 周增加剂量 1 次,每次日剂量增加 300 mg。最大日剂量为 1.8 g。

托吡酯(topiramate)对三种常用的癫痫模型均

有抑制作用,其抗癫痫机制可能与抑制神经元电位依赖性 Na^+ 内流,促进 GABA 功能有关。临床研究表明,对难治性部分性发作和继发性大发作疗效显著。本药多作为附加用药,也可以单用控制癫痫。口服吸收迅速,血药浓度峰时间为 1.4 ~ 3 h。主要以原形从尿排出,$t_{1/2}$ 为 25 ~ 47 h。最佳治疗血药浓度可能为 3.4 ~ 5.2 μg/mL。不良反应有嗜睡、疲乏、体重减轻、皮疹等,血药浓度过高可引起厌食、思维减慢、注意力不集中、认知障碍。本药可降低雌二醇血浆浓度。成人剂量为 600 mg/d,最高可达 800 mg/d。

拉莫三嗪(lamotrigine)抗癫痫机制可能与抑制兴奋性神经递质谷氨酸释放有关。拉莫三嗪单药或作为附加药物用于治疗成人部分性发作、继发性全身性大发作、小发作等。对新发的部分性发作和继发性全身性大发作,拉莫三嗪和卡马西平的疗效相近,但患者对拉莫三嗪耐受较好。拉莫三嗪不良反应较少,可见皮疹、头晕、复视、恶心。现认为本药广谱、低毒,对原发性和症状性癫痫均有效。口服吸收完全,在肝代谢。血浆 $t_{1/2}$ 在单用药时为 24 ~ 35 h。与苯妥英钠、卡马西平、苯巴比妥或扑米酮合用时血浆 $t_{1/2}$ 可缩短为 15 h,血药浓度也相应下降。拉莫三嗪与丙戊酸钠合用数周可使丙戊酸钠血浆浓度降低 25%,而丙戊酸钠可减慢拉莫三嗪的代谢。在同时使用苯妥英钠、卡马西平、苯巴比妥或扑米酮等肝药酶诱导剂的成年患者,拉莫三嗪的起始剂量为 50 mg/d,用 2 周后增至每次 50 mg,每日 2 次,再用 2 周;然后可每周增加剂量 1 次,每次日剂量增加 100 mg;增至成人维持剂量 125 ~ 500 mg/d,分 2 次服用。在同时使用丙戊酸钠的成年患者,拉莫三嗪的起始剂量为 25 mg/d,用 2 周;而后增至每次 25 mg,每日 2 次,连用 2 周;然后可每周增加剂量 1 次,每次日剂量增加 25 ~ 50 mg;增至成人维持剂量 100 ~ 150 mg/d,分 2 次服用。小儿维持剂量为每日 3 ~ 6 mg/kg,以维持剂量的 1/4 开始治疗。

噻加宾特异性抑制 GABA 的再摄取,增加神经元和神经胶质细胞中 GABA 的浓度。口服吸收快,血药浓度峰时间为 0.5 ~ 1.5 h。被肝药酶 CYP3A 代谢,$t_{1/2}$ 约为 8 h。苯妥英钠、卡马西平、苯巴比妥等肝药酶诱导剂加速本药的代谢,可使其 $t_{1/2}$ 缩短 2 ~ 3 h。目前本药仅作为附加药物,治疗难治性部分性发作和继发性全身性发作。不良反应有嗜睡、头昏、震颤等。成人剂量 8 ~ 56 mg/d。

(张明升 张轩萍)

第三节　老年痴呆的临床用药

■ 重点内容提要 ┣

　　老年痴呆是指已获得的智能在本质上出现持续的损害、缺失及社会适应能力降低的慢性进行性疾病，一般在老年期出现。目前，对于老年痴呆的临床用药，主要针对患者的临床症状，包括：①改善认知障碍。②缓解痴呆的心理和行为障碍。本节重点介绍老年痴呆的临床用药原则及胆碱酯酶抑制药（多奈哌齐）与 N- 甲基 -D- 天冬氨酸受体拮抗药（美金刚）。

一、概述

　　痴呆是由慢性进行性脑疾病所致的综合征，患者通常意识清晰，但多种高级皮质功能（包括记忆、思维、定向、理解、计算、学习能力、语言和判断功能）受到损害，偶尔以情绪控制、社会行为或动机的衰退为前驱症状。

　　老年痴呆一般指老年期出现的痴呆，是已获得的智能在本质上出现持续的损害、缺失及社会适应能力降低的慢性进行性疾病。

　　老年痴呆的分类方式有很多，可按照病因分成以下几种：

　　1. 原发性脑变性　阿尔茨海默病（Alzheimer disease）、路易体痴呆、额颞叶痴呆、匹克病痴呆、帕金森病痴呆、亨廷顿病性痴呆、肝豆状核变性等。

　　2. 脑血管疾病　多发梗死性痴呆、皮质下白质脑病、脑淀粉样血管病等。

　　3. 其他病因　脑外伤、中毒、感染性疾病、占位性病变、癫痫等引起的痴呆。

　　在上述的老年痴呆中，阿尔茨海默病和脑血管疾病引起的血管性痴呆（如多发梗死性痴呆）较常见，且前者多于后者。有时，二者混合存在，临床上称其为混合性痴呆。

二、药物治疗原则

　　尽管老年痴呆的发病原因、病理过程、临床表现等诸多方面因患者而异，药物治疗方法也不尽相同。但是，目前老年痴呆的药物治疗可主要针对患者的临床症状：①认知障碍，如记忆力、定向力以及语言等方面障碍；②痴呆的心理和行为障碍。用药后可以达到一定效果：①改善认知功能，减少并发症；②抑制或逆转痴呆早期部分关键性病理改变，延缓或阻止痴呆的进展，延长生存时间；③提高患者日常生活能力和生活质量，减轻看护者的负担。

（一）老年痴呆的临床用药基本原则

　　1. 全面评估，确定合适的用药方案　老年痴呆患者的临床症状包括认知障碍、精神行为障碍等多个方面，并且每位患者的痴呆严重程度均不相同。因此，对于老年痴呆患者的治疗，首先需要全面评估临床症状和疾病状况，遵循个体化给药的原则。

　　2. 根据病情进展调整用药方案　老年痴呆是进行性疾病，在每一阶段需密切关注可能出现的症状。针对症状的变化，有所侧重地调整治疗方案。比如，动态调整药物剂量：症状加重适当加药，症状减轻或消失则适当减药或酌情停药；又如，多种治疗药物并用时，若症状持续存在或出现新发症状，最好每次仅对一类药物进行变动，以便及时评估变动效果。

　　3. 以改善认知障碍为主　各种类型、不同阶段的老年痴呆均有不同程度的认知障碍，目前主要采用胆碱酯酶抑制药与 N- 甲基 -D- 天冬氨酸受体拮抗药进行治疗。治疗时，药物起始剂量宜小。如果病情变化，剂量调整的幅度宜小，剂量调整间隔的时间宜长。

　　4. 严重的老年痴呆需要使用治疗精神疾病的药物　是否使用治疗精神疾病的药物应根据患者的痛苦水平及症状对患者与他人的危险程度来确定。如果症状使患者痛苦或伴随激越、冲动、攻击行为等，则需要使用。

　　5. 联合用药需要权衡利弊　老年痴呆的患病人群主要是老年人，需格外注意老年人用药特点，原则上应尽量避免多药合用。但是，由于老年痴呆患者常出现多种行为和精神症状，有时不得不合用多种药物，这就要权衡利弊，慎重选择，警惕药物的不良反应及药物相互作用。

（二）常见老年痴呆的临床用药原则

　　1. 阿尔茨海默病的治疗　阿尔茨海默病以胆碱酯酶抑制药与 N- 甲基 -D- 天冬氨酸受体拮抗药治疗为主，用其改善认知功能或延缓认知功能的衰减。轻、中度阿尔茨海默病可以选用胆碱酯酶抑制

127

药(如多奈哌齐、卡巴拉汀等)治疗,如某一种胆碱酯酶抑制药治疗无效或因不良反应不能耐受,可根据病情或不良反应,选择停药或调换其他胆碱酯酶抑制药;中、重度阿尔茨海默病可以选用 N-甲基-D-天冬氨酸受体拮抗药(如美金刚)或美金刚联合多奈哌齐、卡巴拉汀治疗。对于出现的严重精神症状,使用抗精神分裂症药、抗抑郁药、抗焦虑药等治疗精神疾病的药物对症治疗。

2. 血管性痴呆的治疗 血管性痴呆是由脑血管疾病引起的痴呆,主要针对三个方面进行治疗:①改善认知功能(胆碱酯酶抑制药与 N-甲基-D-天冬氨酸受体拮抗药);②控制脑血管疾病危险因素,如高血压、高脂血症、高血糖等(脑血管扩张药、脑代谢赋活药);③预防脑卒中(抗血小板药)。如有需要,可用抗精神病药对症治疗。

3. 额颞叶痴呆的治疗 目前尚无特殊方法治疗额颞叶痴呆,主要采取对症治疗和支持治疗。胆碱酯酶抑制药治疗无效,甚至加重精神症状。

4. 帕金森病痴呆与路易体痴呆的治疗 帕金森病痴呆和路易体痴呆的治疗均采取对症治疗,包括对认知障碍、精神症状及运动症状的治疗。避免使用可引起锥体外系不良反应的药物,可选用氯氮平等锥体外系反应较小的抗精神病药。

三、临床常用药物

(一)维持认知功能药物

1. 胆碱酯酶抑制药 老年痴呆患者大脑中胆碱能神经元坏死,导致此类神经元所分泌的与学习和记忆有关的乙酰胆碱含量减少。使用胆碱酯酶抑制药可通过抑制大脑中的胆碱酯酶的活性,减少胆碱酯酶对乙酰胆碱的降解,改善老年痴呆患者的学习和记忆能力。

多奈哌齐

【药理作用与作用机制】 多奈哌齐(donepezil)可口服给药,服药后 3~4 h 血药浓度达峰值。食物和服药的时间对本药吸收影响很小。如果重复用药,血药浓度可升至单次用药的 4~7 倍,15 日内达稳态血药浓度。血药浓度在 2~1 000 ng/mL 时,血浆蛋白结合率约为 96%。本药在肝内经 CYP3A4 和 CYP2D6 代谢,转化成 4 种主要代谢产物,其中 2 种具有药物活性。以药物原形和代谢产物两种形式从肾排出体外。给药剂量在 1~10 mg 时,药物呈线性动力学消除,半衰期约 70 h,血浆清除率约 0.13 L/(kg·h)。

多奈哌齐为特异性、可逆性胆碱酯酶抑制药。

血药浓度为 50 ng/mL 时,对胆碱酯酶的抑制率达到峰值,为 76%~84%。

【临床应用与评价】 多奈哌齐主要用于治疗轻、中度老年痴呆,不用于重度阿尔茨海默病。本药起始剂量为每日 2.5~5 mg,在 4~6 周内,如患者可耐受本药,剂量可增至每日 10 mg。晚上睡前服药可减少胃肠道不适等症状,但对失眠的患者,则建议白天服药。原则上,如患者没有认知功能的持续下降,应该持续用药。一旦病情恶化,应停止用药。

【常见不良反应与处理】 多奈哌齐不良反应主要表现为典型的胆碱能神经元功能增强,如恶心、呕吐、腹泻、厌食等,其他不良反应还有失眠、疲乏、肌肉痉挛、头晕、头痛等,大部分不良反应均短暂且轻微,通常是一过性的。对多奈哌齐和哌啶衍生物过敏的人应禁用本药。对患有室上性心动过速、胃溃疡和哮喘的患者,应慎用本药。

【药物相互作用】 体外实验发现 CYP2D6 抑制药奎尼丁和 CYP3A4 抑制药酮康唑可抑制多奈哌齐的代谢。多奈哌齐不影响茶碱、华法林、地高辛、西咪替丁的药物代谢动力学。本药不应与其他抑制乙酰胆碱降解的药物同时应用,包括中草药,如一些石松属的苔藓植物。

卡巴拉汀

卡巴拉汀(rivastigmine)又称利凡斯的明,是一种假性不可逆性胆碱酯酶抑制药,用于治疗轻、中、重度各期的老年痴呆。推荐起始剂量是每次 1.5 mg,每日 2 次,前 4 周为剂量调整期,每次增加剂量至少应持续 2 周,推荐的最大剂量是每次 6 mg,每日 2 次。卡巴拉汀一般在餐中使用。如果因不良反应停药,重新服药时应将用药量降至前一个剂量水平,甚至更低的剂量水平。

加兰他敏

加兰他敏(galanthamine)是一种选择性高的竞争性胆碱酯酶抑制药。推荐治疗剂量为每日 30~60 mg。不良反应主要为胃肠道反应,以治疗开始的 2~3 周多见,以后逐渐消失。

石杉碱甲

石杉碱甲(huperzine-A)是一种高选择性的胆碱酯酶竞争性和非竞争性的混合型抑制药。通常给药剂量为每次 100~200 μg,每日 2 次,每日服用量不可超过 450 μg。

2. N-甲基-D-天冬氨酸受体拮抗药 在老年

痴呆患者大脑中,皮质层和离皮层纤维系统的锥体细胞发生了神经纤维混乱和退化,谷氨酸是皮质层和离皮层锥体细胞的兴奋性神经递质,当谷氨酸兴奋过强时,产生兴奋性毒性,引起神经元死亡,造成神经退行性病变。N- 甲基 -D- 天冬氨酸受体拮抗药可减少谷氨酸释放,降低谷氨酸神经毒性作用,改善老年痴呆患者的认知功能。

美 金 刚

【药理作用与作用机制】　美金刚(memantine)口服给药吸收良好,且不受食物影响,口服后 4 ~ 8 h 血药浓度达峰值。给药剂量每日 20 mg 时,脑脊液中美金刚浓度约 0.5 mmol/L。本药在人体内大部分以原形存在,血浆蛋白结合率 42% ~ 45%。美金刚主要经肾排出体外,治疗剂量范围内呈线性动力学特征,半衰期 60 ~ 80 h。

美金刚可非竞争性阻断 N- 甲基 -D- 天冬氨酸受体,降低谷氨酸引起的 N- 甲基 -D- 天冬氨酸受体过度兴奋,从而改善患者认知功能。美金刚与 N- 甲基 -D- 天冬氨酸受体亲和力呈低、中度,因此,在阻断谷氨酸兴奋的同时,不妨碍谷氨酸参与正常学习和记忆的生理作用。

【临床应用与评价】　美金刚主要用于中、重度老年痴呆。每日最大剂量为 20 mg。为了减少不良反应,应从小剂量开始用药:第 1 周每日 5 mg(晨服),第 2 周每日 10 mg(每次 5 mg,每日 2 次),第 3 周每日 15 mg(早上服 10 mg,下午服 5 mg),第 4 周开始每日 20 mg(每次 10 mg,每日 2 次)。

【常见不良反应与处理】　美金刚常见不良反应有幻觉、意识混沌、头晕、头痛和疲倦。偶见焦虑、肌张力增高、呕吐、膀胱炎和性欲增加。癫痫患者、有惊厥病史的患者应用美金刚时应慎重。

【药物相互作用】　美金刚与 CYP450、胆碱酯酶抑制药无相互作用,食物不影响其吸收,有良好的安全性和耐受性。

3. 其他维持认知功能的药物　脑循环改善剂(二氢麦角碱、尼麦角林、尼莫地平、氟桂利嗪等)、脑代谢激活药(吡拉西坦、奥拉西坦、茴拉西坦)、抗氧化药物(维生素 E、褪黑激素等)、抗炎药(布洛芬、耐普生等)、神经营养因子(神经生长因子等)、雌激素等对认知功能均有一定的改善作用,但均无法治愈老年痴呆。

此外,近二十年来,围绕 β 淀粉样蛋白、Tau 蛋白等假说,研究者研制出许多治疗老年痴呆的药物,它们通过了临床前研究的检验,但是都终结于临床研究。值得庆幸的是,2019 年年底,甘露特钠胶囊获国家药品监督管理局批准上市,该药可恢复肠道菌群平衡、减少肠道有害代谢产物的增多、抑制炎症、降低 β 淀粉样蛋白沉积和 Tau 蛋白过度磷酸化,可用于轻、中度阿尔茨海默病,改善患者认知功能;另有阿杜卡马单抗(aducanumab)成功完成临床试验,在 10 mg/kg 的剂量下,该药可显著改善患者认知功能。虽然这两种药物给老年痴呆的治疗带来了曙光,但其安全性和有效性仍需要时间去验证。

(二)改善非认知功能症状药物

随着老年痴呆的进展,逐渐会出现多种非认知功能症状,可采用相应的药物进行改善。

1. 抗精神分裂症药　抗精神分裂症药主要治疗幻觉、妄想、冲动攻击行为等症状,常用氯丙嗪、奋乃静、氯氮平、利培酮等。此类药物主要容易引起锥体外系不良反应,在治疗帕金森病痴呆与路易体痴呆时要格外注意。详见第十四章第一节。

2. 抗抑郁药　抗抑郁药主要治疗无食欲、失眠、失望、自杀欲望等症状,常用氟西汀、帕罗西汀、曲唑酮、米氮平等。详见第十四章第三节。

3. 抗焦虑药　抗焦虑药主要治疗明显的焦躁不安、失眠等症状,常用劳拉西泮、奥沙西泮、丁螺酮等。详见第十四章第三节。

(王寒明)

第四节　常见疼痛的临床用药

■ 重点内容提要

疼痛可分为急性疼痛、癌性疼痛和慢性非癌性疼痛。临床常用的治疗药有非阿片类镇痛药、阿片类镇痛药和辅助镇痛药(包括用于镇痛的抗癫痫药、抗抑郁药、局部麻醉药及其他镇痛药)。镇痛药治疗原则包括:①鉴定并控制疼痛的来源。②选择最简单的疼痛治疗方案。③通过联合用药及调整剂量优化给药方案。④观察并防治不良反应。

一、概述

疼痛是机体受到损伤时发生的一种不舒适的感觉和情绪性体验,是一组复杂的病理、生理改变的临床表现,疼痛可以是局部的症状,也可以是全身性疾病的反映。

(一)疼痛分类

疼痛按神经生理学可分为伤害感受性疼痛和非伤害感受性疼痛。伤害感受性疼痛又分为躯体疼痛和内脏疼痛,非伤害感受性疼痛又分为神经病理性疼痛和心理性疼痛。疼痛按其持续时间及性质可分为急性疼痛、癌性疼痛和慢性非癌性疼痛。

1. 急性疼痛　主要是疾病或损伤的一个症状,如外伤痛、烧烫伤痛、炎症痛、神经刺激或压迫痛等,疼痛程度通常与组织的损害程度有关,当损伤治愈时疼痛得以解除。常伴有自主神经系统和其他的保护性防御反射,如肌肉痉挛和肌肉僵直等。此外,接受手术治疗的人还常常发生急性术后疼痛。

2. 癌性疼痛　癌性疼痛程度与组织病理呈强相关,应用世界卫生组织推荐的癌症三阶梯止痛的原则,可使 70%~90% 患者的疼痛得到有效缓解。

3. 慢性非癌性疼痛　指的是持续 6 个月以上、对常规治疗反应不佳的一类疼痛,疼痛程度与组织病理呈弱相关,最常见的慢性非癌性疼痛有背痛和颈痛、肌筋膜痛 / 纤维肌痛、头痛、关节炎痛和神经痛。

(二)病因和抑痛机制

疼痛由能使机体组织受损伤或破坏的伤害性刺激引起,有关疼痛的病因和发病过程涉及许多不同因素,其中主要的因素有:

1. 主观因素　患者不同的性格、情绪或精神状态,过去对疼痛的经历或体验等均可影响医生对于疼痛性质和程度的评估。

2. 客观因素　患者所处不同的环境、区域或社会文化和其受教育背景,不同的性别或年龄也明显影响疼痛诊疗过程中评估的准确性。

伤害性刺激经快 Aδ 或慢 C 纤维传入脊髓背角,痛觉冲动经脊髓丘脑束传入中枢,从中脑导水管周围灰质发出的下行神经通路激活脊髓背角的神经元,其末梢释放脑啡肽,后者与阿片受体结合,抑制兴奋性递质(如 P 物质)释放,最终减弱或阻滞痛觉冲动的传递。阿片类药物通过模拟内源性阿片肽对痛觉的调制而产生镇痛作用,而非甾体抗炎药主要在外周通过抑制环氧化酶活性,阻断花生四烯酸转化为前列腺素(图 13-1)。

常见疼痛的临床用药如表 13-1 所示,主要有非阿片类镇痛药、阿片类镇痛药和辅助镇痛药(包括用于镇痛的抗癫痫药、抗抑郁药、局部麻醉药及其他镇痛药)。

此外,还可辅助镇痛的药物有:①糖皮质激素:地塞米松;②选择性 5-HT 再摄取抑制药:氟西汀;③选择性 5-HT$_{1B/1D}$ 受体激动药:佐米曲普坦;④β 受体拮抗药:普萘洛尔;⑤ GABA$_B$ 受体激动药:巴氯芬;⑥ N 型钙通道阻滞药:齐考诺肽。

二、药物治疗原则

(一)鉴定并控制疼痛的来源

只要有可能,无论任何情况都要先尽可能鉴定

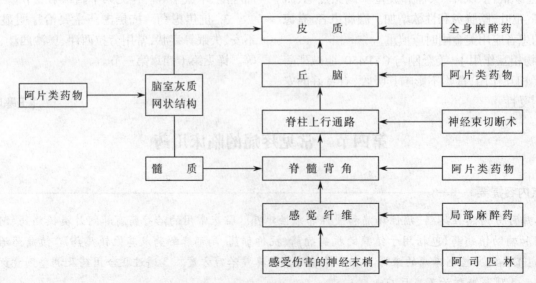

图 13-1　与痛觉相关的神经传导及部分镇痛药作用位点举例

表 13-1　非阿片类镇痛药、阿片类镇痛药和辅助镇痛药

非阿片类镇痛药	阿片类镇痛药和辅助镇痛药	非阿片类镇痛药	阿片类镇痛药和辅助镇痛药
对氨基苯酚类	阿片类镇痛药	吲哚乙酸衍生物	苯妥英钠（phenytoin sodium）
对乙酰氨基酚（paracetamol）	吗啡（morphine）	吲哚美辛（indomethacin）	丙戊酸钠（sodium valproate）
水杨酸盐类	布桂嗪（bucinnazine）	苯并噻嗪衍生物	抗抑郁药
阿司匹林（aspirin）	氢吗啡酮（hydromorphone）	吡罗昔康（piroxicam）	阿米替林（amitriptyline）
二氟尼柳（diflunisal）	芬太尼（fentanyl）	美洛昔康（meloxicam）	多塞平（doxepin）
三水杨酸胆碱镁（choline magnesium trisalycylate）	羟考酮（oxycodone）	吡咯乙酸衍生物	氯米帕明（clomipramine）
水杨酸三乙醇胺（triethanolamine salicylate）	哌替啶（pethidine）	双氯芬酸（diclofenac）	局部麻醉药
	氢可酮（hydrocodone）	酮咯酸（ketorolac）	利多卡因（lidocaine）
丙酸衍生物	可待因（codeine）	选择性 COX-2 抑制剂	布比卡因（bupivacaine）
布洛芬（ibuprofen）	辅助镇痛药	塞来昔布（celecoxib）	普鲁卡因（procaine）
萘普生（naproxen）	抗癫痫药	反式胺苯环醇类	外用镇痛药
酮洛芬（ketoprofen）	加巴喷丁（gabapentin）	曲马多（tramadol）	辣椒素（capsaicin）
氟比洛芬（flurbiprofen）	普瑞巴林（pregabalin）		
奥沙普秦（oxaprozin）	卡马西平（carbamazepine）		
	α- 正丙基戊酸钠二聚物（divalproex sodium）		

疼痛的原因,然后处理潜在可能发生的疼痛,特别是急腹症疼痛尚未确诊前,不可轻率地应用镇痛药。

（二）选择最简单的疼痛治疗方案

很多疼痛是可以通过简单的方法缓解的（如针灸或服用解热镇痛药）。个体化的疼痛治疗由选择合适的药物开始,可根据疼痛的特征（如持续时间、强度、特性）、药物的特性（如镇痛上限、期望起效时间和镇痛持续时间）、可行的给药途径（大多阿片类药物都可通过舌下和阴道吸收,静脉注射是迅速镇痛的最有效给药方法）、剂量间隔时间、不良反应、毒性代谢产物的潜在积蓄、依赖性的趋势、患者的因素（如年龄、并发症、其他药物治疗、个人偏好）等制订治疗方案,但应避免使用安慰剂。

（三）联合用药及优化给药剂量

联合使用镇痛药可以减少其中单一药物的剂量从而减少不良反应,从多水平或多环节发挥镇痛作用,增强镇痛效果,适用于对单一用药无效的患者。常见的联合用药有:口服布洛芬 + 口服氢吗啡酮;静脉注射酮咯酸 + 硬膜外给药芬太尼和布比卡因;静脉注射酮咯酸 + 手术部位利多卡因浸润 + 静脉注射吗啡;手术中麻醉药 + 静脉注射酮咯酸 + 术后硬膜外给药芬太尼和布比卡因。

应用镇痛药时应考虑如何在缓解疼痛和控制毒性反应两者间获得最佳平衡,根据患者个体差异及病情确定最佳剂量。

（四）观察并防治副作用

耐药性通常在应用阿片类药物时产生,它的早期症状是镇痛持续时间缩短和(或)程度减弱,可以通过提高用药剂量和(或)频率而得以改善,阿片类与非阿片类合用,或改用另一种低剂量阿片类药物能延迟耐药性的发生。躯体依赖性的表现包括由于突然停药或减少长期用药剂量而出现的戒断症状,此类症状产生的性质和时间随药物的作用和半衰期而定,缓慢地减少用药剂量（如每天或隔天减少剂量 10% ～ 15%）通常能避免戒断症状的发生。常用的副作用防治方法有:改变给药剂量或途径（以达到稳态血药浓度）,试用同类的不同药物和(或)增加一种解毒药（如瘙痒症用抗组胺药,便秘用缓泻药）,联合用药。

三、临床常用药物

（一）恶性肿瘤终末期顽固性疼痛临床用药

恶性肿瘤终末期顽固性疼痛称癌性疼痛（癌痛）,在正确判断疼痛的原因、程度后,首选癌症三阶梯止痛方案进行治疗。癌痛镇痛药主要分三大类:非阿片类、阿片类及辅助用药。对癌痛的治疗可由非阿片类镇痛药开始,此类药物与其他一般方法合用时能起到一定的疗效。如果疼痛进一步恶化,需给予口服阿片类镇痛药,可使用合成阿片类药物,如美沙

酮,但多数人趋向于使用吗啡。

1. 轻度癌痛 给予非阿片类(非甾体抗炎药)加减辅助镇痛药。

对乙酰氨基酚

【药理作用与作用机制】 对乙酰氨基酚(paracetamol)是非那西丁在体内的代谢产物,其抑制中枢神经系统前列腺素合成的作用与阿司匹林相似,但抑制外周前列腺素合成作用弱,故解热镇痛作用强,抗风湿作用弱,对血小板凝血机制无影响。口服吸收迅速,大部分在肝代谢,中间代谢产物对肝有毒性,以葡糖醛酸结合物形式从肾排泄,半衰期一般为 $1 \sim 4$ h。

【临床应用与评价】 用于感冒发热、关节痛、神经痛及偏头痛、癌痛及术后止痛(尤其针对阿司匹林不耐受或过敏者)。胃刺激性小,对儿童相对安全,对软组织疼痛的抑制作用较阿司匹林弱,对有肝、肾疾病患者或酗酒者有害。每次口服 $0.25 \sim 0.5$ g,一日 $3 \sim 4$ 次。一日量不宜超过 2 g,疗程不宜超过 10 日。儿童按年龄计: $2 \sim 3$ 岁,160 mg; $4 \sim 5$ 岁,240 mg; $6 \sim 8$ 岁,320 mg; $9 \sim 10$ 岁,400 mg;11 岁;480 mg。每 4 h 或必要时再服一次。

【常见不良反应与处理】 可引起恶心、呕吐、汗出、腹痛等,剂量过大可引起肝损害,严重者可致昏迷甚至死亡。3 岁以下儿童因肝、肾功能发育不全,应避免使用。

【药物相互作用】 ①长期饮酒或正在应用其他肝药酶诱导剂时(尤其是巴比妥类药物),发生肝毒性的危险性更高;②与抗凝血药合用,可增加抗凝血作用,故要调整抗凝血药的用量;③长期大量与阿司匹林、其他水杨酸盐制剂或其他非甾体抗炎药合用时(如每年累积用量 1 000 g,应用 3 年以上),可明显增加肾毒性;④与抗病毒药齐多夫定合用时,会增加毒性,应避免同时应用。

2. 轻、中度癌痛 用阿片类药物与非甾体抗炎药的联合片剂进行治疗。

用于联合片剂的阿片类药物有可待因、氢可酮或羟考酮。辅助镇痛药也可用于此类疼痛。

可 待 因

【药理作用与作用机制】 可待因(codeine)为 μ 受体激动药,能直接抑制延髓的咳嗽中枢,止咳作用迅速而强大,其作用强度为吗啡的 1/4,镇痛作用为吗啡的 $1/12 \sim 1/7$,但强于一般解热镇痛药,其呼吸抑制、便秘、耐受性及成瘾性等作用均较吗啡弱。口

服吸收快而完全,其生物利用度为 40% ~ 70%。一次口服后,约 1 h 血药浓度达高峰, $t_{1/2}$ 为 $3 \sim 4$ h。主要在肝与葡糖醛酸结合,约 15% 经脱甲基变成吗啡。其代谢产物主要经尿排泄。

【临床应用与评价】 有镇痛作用,可用于中度疼痛及各种原因引起的剧烈干咳和刺激性咳嗽,尤适用于伴有胸痛的剧烈干咳者。口服或皮下注射:成人每次 15 ~ 30 mg,每日 3 次。极量一次 100 mg,一日 250 mg。儿童镇痛:口服每次 0.5 ~ 1 mg/kg,一日 3 次。

注意事项:①属麻醉性镇痛药,有依赖性和耐受性,不能长期应用。②多痰患者禁用,以防因抑制咳嗽反射,使大量痰液阻塞呼吸道,继发感染而加重病情;有少量痰液的患者,宜与祛痰药合用。③可通过胎盘屏障,使用后致胎儿产生药物依赖,引起新生儿的戒断症状,如过度啼哭、打喷嚏、打呵欠、腹泻、呕吐等,故妊娠期禁用。分娩期应用本品可引起新生儿呼吸抑制;本品可自乳汁排出,哺乳期妇女应慎用。

【常见不良反应及处理】 口服一次剂量超过 60 mg 时,有些患者可出现兴奋及烦躁不安。偶有恶心、呕吐、眩晕、便秘等不良反应,无须特殊处理。

【药物相互作用】 与中枢神经抑制药合用时,可致相加作用。

盐酸曲马多

【药理作用与作用机制】 盐酸曲马多(tramadol hydrochloride)是一种人工合成的非阿片类强效镇痛药,镇痛效应为吗啡的 1/10,纳布啡的 1/5,与哌替啶、羟考酮、氯胺酮、非甾体抗炎药相当,兼有弱阿片类和非阿片类双重性质(既有阿片类 μ、δ 和 κ 受体激动作用,又有抑制去甲肾上腺素能及 5-HT 能神经纤维释放介质与突触前再摄取,从而参与调节伤害性刺激传入的下行抑制通路的激活作用)。口服吸收迅速、完全,生物利用度高,口服后,20 ~ 30 min 起效,在肝内代谢,24 h 约有 80% 的盐酸曲马多及代谢产物从肾排出, $t_{1/2}$ 为 6 h。

【临床应用与评价】 用于癌痛、骨折或术后疼痛等各种急、慢性疼痛。口服,一次 50 ~ 100 mg,必要时可重复,日剂量不超过 400 mg。

注意事项:①肝、肾功能不全、有心脏疾病者酌情减量使用或慎用;②不得与单胺氧化酶抑制药同用;③长期使用不能排除产生耐药性或药物依赖性的可能,但不能作为对阿片类有依赖性患者的代用品,因其不能抑制吗啡的戒断症状。

【常见不良反应与处理】 偶见汗出、恶心、呕

吐、头晕、无力、嗜睡等。罕见皮疹、心悸、直立性低血压,在患者疲劳时更易产生。

【药物相互作用】 与乙醇、镇静剂、镇痛药或其他精神药物合用会引起急性中毒,与中枢神经系统抑制药(如地西泮)合用时强化镇静作用和镇痛作用,应适当减量,与巴比妥类药物合用可延长麻醉时间。

此外,可用于癌症第二阶梯的治疗药还有可待因与对乙酰氨基酚或萘普生等解热镇痛药的复方制剂。

3. 中、重度癌痛 给予阿片类加减非甾体抗炎药和辅助镇痛药。

常用癌症第三阶梯镇痛药有:硫酸吗啡控释片(美施康定、路泰)、硫酸吗啡缓释微丸(爱使伦)、盐酸吗啡缓释片(美菲康)、硫酸吗啡普通片、盐酸吗啡片、盐酸丁丙诺啡(舌下含片、针剂)、盐酸二氢埃托啡(舌下含片、针剂)、芬太尼透皮贴剂等,最好运用高剂量阿片类药物非联合剂型,辅助镇痛药、非甾体抗炎药也可使用。

硫酸吗啡控释片

【药理作用与作用机制】 硫酸吗啡控释片(morphine sulfate controlled-release tablet)为纯粹的阿片受体激动药,可激动 μ、κ 及 δ 受体,产生镇痛、镇静、呼吸抑制、欣快成瘾。兴奋平滑肌,增加肠道平滑肌张力引起便秘,并使胆道、输尿管、支气管平滑肌张力增加。可使外周血管扩张,尚有缩瞳、镇吐等作用。硫酸吗啡控释片口服后由胃肠道黏膜吸收,与普通片剂相比,口服控释片血药浓度峰时间较长,一般为服后 2~3 h,峰浓度也稍低,$t_{1/2}$ 为 3.5~5 h,在达稳态时血药浓度的波动较小,主要用于晚期癌症患者镇痛。

【临床应用与评价】 硫酸吗啡控释片必须整片吞服,不可截开或嚼碎,用量应根据疼痛的严重程度、年龄及服用镇痛药史决定,宜从每 12 h 服用 10 mg 或 20 mg 开始,根据镇痛效果调整剂量。吗啡过量可致急性中毒,成人中毒量为 60 mg,致死量为 250 mg。对于重度癌痛患者,吗啡使用量可超过上述剂量(即不受《中华人民共和国药典》中关于吗啡极量的限制)。

注意事项:①根据 WHO《癌症三阶梯止痛治疗原则》中关于癌症疼痛治疗用药个体化的规定,对癌症患者镇痛使用吗啡应由医师根据病情需要和耐受情况决定;②可干扰对脑脊液压升高的病因诊断,因可使二氧化碳滞留,脑血管扩张;③能促使胆道括约肌收缩,引起胆管系统的内压上升,可使血浆淀粉

酶和脂肪酶均升高;④有发绀、颅内压增高和颅脑损伤、支气管哮喘、肺源性心脏病心功能失代偿、甲状腺功能减退、皮质功能不全、前列腺肥大、排尿困难及严重肝功能不全、休克尚未纠正控制前、炎性肠梗阻等患者禁用。

【常见不良反应与处理】 ①连用 3~5 天即产生耐药性,1 周以上可成瘾;②恶心、呕吐、呼吸抑制、嗜睡、眩晕、便秘、排尿困难、胆绞痛等,偶见瘙痒、荨麻疹、皮肤水肿等过敏反应;③急性中毒的主要症状为昏迷、呼吸深度抑制、瞳孔极度缩小呈针尖样、血压下降、发绀、尿少、体温下降、皮肤湿冷、肌无力,由于严重缺氧致休克、循环衰竭,可致死亡。

中毒解救:口服 4~6 h 内应立即洗胃以排出胃中药物,采用人工呼吸、给氧,对症治疗,补充液体促进排泄,静脉注射拮抗剂纳洛酮 0.005~0.01 mg/kg,成人 0.4 mg。

【药物相互作用】 ①与吩噻嗪类、镇静催眠药、单胺氧化酶抑制药、三环类抗抑郁药、抗组胺药等合用,可加剧及延长吗啡的抑制作用;②可增强香豆素类药物的抗凝血作用;③与西咪替丁合用,可能引起呼吸暂停、精神错乱、肌肉抽搐等。

羟 考 酮

羟考酮(oxycodone)适用于中、重度的癌痛患者,涵盖了 WHO 癌症三阶梯止痛治疗的第二和第三阶梯,是一种从二阶梯中度疼痛跨越到三阶梯重度疼痛的合理用药,其间不需进行药物转换。

【药理作用与作用机制】 羟考酮为纯阿片受体激动药,对脑和脊髓的阿片受体具有亲和力,羟考酮的作用类似吗啡,主要药理作用是镇痛,其他药理作用包括抗焦虑、止咳和镇静。无极量限制,镇痛作用无封顶效应,只受限于不能耐受的副作用,盐酸羟考酮控释片活性成分是羟考酮,口服后出现两释放相,即提供快速镇痛的早期快释放相和随后的持续释放相,药物持续作用 12 h,口服生物利用度为 60%~87%。用药剂量与血药峰值浓度及用药剂量与血药浓度-时间曲线下面积(AUC)成比例变化,$t_{1/2}$ 为 4.5 h,用药后约 1 天内达稳态。羟考酮的主要代谢产物是去甲羟考酮和羟氢吗啡酮,代谢产物主要经肾排泄。

【临床应用与评价】 羟考酮按麻醉药品管理,诊断明确的非癌性慢性疼痛(如骨关节疼痛、腰背痛、神经血管性疼痛、神经源性疼痛等)经非阿片类药物治疗无效时,可使用本品,必须整片吞服,不得

掰开、咀嚼或研磨,否则会导致羟考酮的快速释放。首次服用阿片类药物或用弱阿片类药物不能控制其疼痛的中、重度疼痛患者,初始用药剂量一般为 5 mg,每 12 h 服用一次,每次剂量调整的幅度是在上一次用药剂量的基础上增加 25% ~ 50%。大多数患者的最高用药剂量为 200 mg/12 h。

注意事项:可出现耐受性和躯体依赖性,羟考酮与其他强阿片受体激动药具有相同的被滥用特性。羟考酮可能改变患者的反应能力,因此患者服药后不得从事驾驶或操作机器等工作。禁忌证:呼吸抑制、颅脑损伤、麻痹性肠梗阻、急腹症、胃排空延迟、慢性阻塞性呼吸道疾病、肺源性心脏病、慢性支气管哮喘、高碳酸血症、已知对羟考酮过敏、中重度肝功能障碍、重度肾功能障碍、慢性便秘、同时服用单胺氧化酶抑制药者,孕妇或哺乳期妇女禁用或慎用。

【常见不良反应与处理】 可能出现阿片受体激动药的不良反应。可能产生耐受性和依赖性。

【药物相互作用】 类似其他阿片类药物,可以与下列药物有叠加作用:镇静剂、麻醉药、催眠药、酒精、抗精神病药、肌肉松弛药、抗抑郁药、吩噻嗪类和抗高血压药。部分羟考酮经细胞色素 P450-2D6 酶作用,代谢成为羟氢吗啡酮。羟氢吗啡酮的浓度不足给药总量的 15%。某些药物(如抗抑郁药,胺碘酮和奎尼丁等心血管药物)可能阻断该代谢途径。可能抑制羟考酮代谢的其他药物包括:西咪替丁、酮康唑和红霉素等细胞色素 P450-3A 酶抑制药。

4. 癌症三阶梯止痛治疗中的辅助治疗——癌症姑息治疗的重要组成部分 辅助药物治疗应当是有选择性的、视患者特殊需要的用药。这种药物本身不是镇痛药,但可辅助治疗某种癌痛,或通过治疗癌灶周围组织的炎性水肿从而减轻癌痛。如镇静催眠药和布洛芬类药可解除横纹肌的痉挛。抗抑郁药能解除忧虑和抑郁而增强镇痛效果。同时心理治疗对上述精神心理因素的纠正十分有益。

(二)术后镇痛临床用药

手术创伤和刺激直接或间接作用于神经末梢,导致大量的局部致痛物质释放,引起血管舒张和通透性增高等炎症反应,随即发生痛觉敏感,进而影响循环、呼吸功能及导致内分泌、代谢等改变,如处理不及时,可发生呼吸功能障碍、心肌梗死等并发症,严重者可发生休克甚至死亡,是临床最常见和最需要处理的急性疼痛,其相关影响因素有:①手术;②术后各种导管的刺激;③麻醉;④术后感染;⑤社会心理因素。治疗术后疼痛的传统方法为口服、肌内注射或静脉滴注镇痛药,但用量偏大,不良反应较多,且镇痛效果不确切,可控性差。近年来,由患者根据自身的镇痛需要自行控制给药时机和速度(次数)达到按需给药目的的患者自控镇痛(patient-controlled analgesia,PCA)技术、椎管内(硬膜外和鞘膜内)给药(封闭神经轴)和其他的干预技术受到患者青睐。PCA 对于间隔 12 h 后需要给予阿片类药物的患者尤为适用。

在术后疼痛的药物治疗中主要以阿片类镇痛药为主,非麻醉性镇痛药及其他药物仅起辅助作用,而阿片类镇痛药最常用的有吗啡、芬太尼、舒芬太尼、阿芬太尼、瑞芬太尼、二氢埃托啡等和阿片受体激动 – 拮抗药(喷他佐辛、丁丙诺啡、烯丙吗啡、布托啡诺、纳布啡等)。

芬 太 尼

【药理作用与作用机制】 芬太尼(fentanyl)为苯基哌啶类药物,静脉注射芬太尼,其药代动力学变化为二室模型,为强阿片受体激动药,对 μ 受体有高度亲和力和内在活性,芬太尼的镇痛作用是吗啡的 100 ~ 180 倍,是哌替啶的 550 ~ 1 000 倍。芬太尼在肝内代谢,代谢产物正芬太尼无生物活性。约 75% 药物以代谢产物形式、10% 以原形由尿排泄,9% 的代谢产物由粪便排出。芬太尼具有高效、相对分子质量低(336.5)、高脂溶性的特点,适宜透皮吸收。贴于皮肤后,首先在表皮层存储,然后经过真皮层的微循环到达全身,在皮肤中不发生代谢损失。芬太尼经胸、腹、股部皮肤转运吸收是相同的,皮肤渗透系数约为 $0.012\ 5\ mL/(h\cdot cm^2)$,远远小于皮肤局部的血液供应,贴用后约 2 h 血浆中即可检测出芬太尼,6 ~ 16 h 可达峰浓度水平,有效血药浓度可维持约 72 h,连续使用两贴后达到稳态血药浓度,停药后皮下蓄积的芬太尼继续缓慢吸收,但速率下降,血药浓度也缓慢下降。长期使用停药后 $t_{1/2}$ 约为 34 h,单次应用后 $t_{1/2}$ 为 16 ~ 21 h。

【临床应用与评价】 芬太尼适用于处理重度急性疼痛、癌痛、慢性非癌性疼痛,芬太尼透皮贴剂仅用于需连续用药且其他药物无效的慢性疼痛,使用阿片类药物的治疗原则同样适用于芬太尼透皮贴剂,包括用药剂量、副作用处理、治疗药物与辅助药物的合用。静脉注射芬太尼起效快,常与地西泮联用以渐进镇痛、镇静。肌内注射或静脉注射一次 0.05 ~ 0.1 mg,于手术前 30 ~ 60 min 肌内注射诱导麻醉,静脉注射 $0.05 \sim 0.1$ mg,$2 \sim 3$ min 重复注射,维持麻醉静脉注射或肌内注射 $0.025 \sim 0.05$ mg,一般镇痛、术后镇痛肌内注射 $0.05 \sim 0.1$ mg。芬太尼还有透皮贴剂和经口腔黏膜吸收剂型,包括口腔黏膜吸收枸橼酸芬太尼。芬太尼缓释透皮贴剂应用于临床治疗癌痛,可避免口服药的首过效应,降低峰谷效应带来的副反应,是疼痛综合治疗方案中的新选择。

注意事项:确保患者严格按照正确的贴剂使用方法贴用,以防由于药物过量而导致死亡或其他严重副作用。贴药部位应避免直接暴露于热源下。此外,芬太尼透皮贴剂独特的药理学特点,包括达到峰浓度所用的时间、延长的消除半衰期、皮肤蓄积等在使用时都应引起注意。透皮吸收芬太尼禁用于 40 岁以下非癌性慢性疼痛患者,禁用于急性疼痛、术后疼痛、对常规给药方案或非阿片类药物敏感的轻度或间断性疼痛,以及首次使用阿片类药物剂量高于 25 mg/h 的患者,不可用于小于 12 岁儿童及体重偏轻的 18 岁以下患者。

【常见不良反应与处理】 可出现与阿片类药物相关的不良反应,可引起恶心、呕吐、便秘、嗜睡、眩晕、呼吸抑制、心动过缓、精神错乱、欣快、瘙痒、汗出及尿潴留等。因芬太尼透皮贴剂达到有效镇痛血药浓度的时间长,10% 患者在由口服缓释吗啡向芬太尼透皮贴剂转换时可能出现吗啡戒断症状,一般出现在转换初的 72 h 之内,表现为恶心、呕吐、腹泻、焦虑、抑郁、震颤等,应适量给予吗啡即释片。

【药物相互作用】 同时应用其他镇静催眠类中枢神经系统抑制药,如阿片类药物、镇静剂、催眠药、麻醉药、吩噻嗪类药物、骨骼肌松弛药、镇静性抗组胺药及酒精饮料,可产生成瘾性抑制作用,可能发生肺通气不足、低血压及深度的镇静或昏迷。因此,在合并使用中枢神经系统活性药物时应对患者进行特别护理和观察。

(三)其他类型疼痛临床用药

其他类型疼痛主要指慢性非癌性疼痛,对于关节炎痛、背痛和纤维肌痛可选用非甾体抗炎药,如为短期、轻度疼痛的突然发作可选用阿片类药物;镰状细胞贫血和周围神经病变疼痛可选用对乙酰氨基酚、非甾体抗炎药或阿片类药物(周围神经病变疼痛只可用短效阿片类)。抗癫痫药、三环类抗抑郁药和局部麻醉药是周围神经病变疼痛一线治疗药物。三环类抗抑郁药和加巴喷丁对糖尿病神经病变和带状疱疹后神经痛治疗效果相当。

(李孔燕 聂 红)

第五节 偏头痛的临床用药

■ **重点内容提要**

偏头痛是一种反复发作的血管性头痛,其发作与遗传因素、饮食及内分泌等因素密切相关。临床常用的抗偏头痛药可分为控制急性发作药和预防发作药。控制急性发作药包括:非甾体抗炎药、麦角类和以舒马曲坦为代表的选择性 $5-HT_{1B/1D}$ 受体激动药。预防发作药包括:β 受体拮抗药、非甾体抗炎药、三环类抗抑郁药、$5-HT$ 受体拮抗药和钙通道阻滞药。本章重点介绍麦角衍生物、$5-HT_{1B/1D}$ 受体激动药和 $5-HT_2$ 受体拮抗药。临床用药须根据发作频率、严重程度、相关症状、病史等制定个体化给药方案。在发作期应尽快缓解疼痛,选用控制急性发作药治疗。对于频繁发作的中、重度偏头痛,应选择预防发作药。

一、概述

偏头痛(migraine)是一种反复发作的血管性头痛,其主要特征为间歇性发作的剧烈头痛,多局限于单侧,部分为双侧,常伴恶心、呕吐,可有视觉、运动或其他感觉异常等先兆。患病率在 10% 以上,男性年患病率为 6%,女性可达 15%,青春期发病多,常有家族史。据报道,偏头痛患者中有 10% 可出现短暂性脑出血,偏头痛型卒中占缺血性脑血管疾病的 $8.47\% \sim 10.4\%$。偏头痛的发病机制尚不十分清楚,但由于脑实质对疼痛反应不敏感,故认为偏头痛发作时疼痛的性质符合血管性头痛,为发作性神经-血管功能障碍所致。

(一)分类

常见的偏头痛类型有典型偏头痛、普通偏头痛和特殊型偏头痛三种。

1. **典型偏头痛** 典型偏头痛的部分病例有前

驱症状,在先兆发生数小时或一日前,患者可感到头部不适、嗜睡、烦躁、忧郁、饥饿、尿少等。前驱症状之后出现先兆,先兆以视觉异常(如幻视、偏盲)最为常见,也偶然表现为咽、舌、唇部或偏侧肢体感觉异常,偏侧麻木、偏侧轻瘫或失语。这些症状可能在视觉先兆之后出现,也可能单独发生。先兆消退后,很快发生偏头痛。头痛部位多从先兆症状对侧眶后部或额颞部开始,逐渐加剧,并扩展至一侧或整个头部,为剧烈的搏动性头痛,常伴有厌食、恶心、呕吐等症状。患者面色苍白,精神委靡,畏光,厌声。疼痛可持续数小时甚至十余小时,患者睡眠后次日可恢复正常。

2. 普通偏头痛　普通偏头痛为最常见的偏头痛类型。前驱症状可有可无。多数完全不发生先兆,亦可表现为短暂而轻微的视物模糊,头痛进行方式同典型偏头痛,时程一般较长,可持续 1~3 日,头痛左右不定,偶见自开始时即为双侧性头痛者。其他症状有恶心、呕吐等。

3. 特殊型偏头痛　特殊型偏头痛包括眼肌瘫痪型、偏瘫型、基底动脉型和等位发作型(闪光暗点、偏瘫、偏侧麻木、腹型偏头痛和精神型偏头痛)。

(二) 发病因素

偏头痛的发作与饮食、内分泌等因素密切相关。

1. 饮食因素　不少患者在摄取某些食物后发作,较常见的为奶酪、熏鱼、酒类(含酪氨酸)和巧克力(含苯乙酸胺)等。

2. 内分泌因素　本症在女性较多,多在月经前期或月经期发作,而妊娠期减少或不发作,更年期后逐渐停止。女性患者服用避孕药时,往往病情加重,发作次数增加,也可成为缺血性脑卒中的危险因子。如果出现血小板聚集力明显增高,应及时改换避孕方法。

3. 其他因素　情绪紧张、饥饿、睡眠缺乏及噪声、强光、气候变化等刺激,均可能诱导发作。

有关偏头痛病因和发病过程涉及许多因素,发病机制尚不清楚,目前认为偏头痛是与血管、神经、遗传等诸多因素有关的神经系统疾病。

20 世纪 30 年代,Wolff 等首先提出血管源性学说,认为偏头痛是颅内血管先收缩(头痛前期)、后扩张(头痛期)的血管源性变化所致。偏头痛发作开始时,从血小板释放的 5-HT 直接作用于颅内血管使之收缩,此时可出现先兆,继之 5-HT 血浆浓度下降,其收缩血管作用消失,出现血管扩张性头痛。患者在发作期尿中 5-HT 代谢产物 5-羟吲哚乙酸

(5-HIAA)增多。

近年来,研究发现硬脑膜属疼痛敏感组织,其上分布的神经来自三叉神经节。刺激三叉神经分布于血管周围的纤维可释放血管活性肽,如 P 物质(substance P,SP)、降钙素基因相关肽(calcitonin generelated peptide,CGRP)、神经肽 A(NKA),引起血管扩张和血浆蛋白渗出,导致神经源性炎症,引起血管扩张。偏头痛的发生是原发性中枢神经系统紊乱引起的,血管改变是继发性的。

遗传因素在偏头痛病理机制中具有重要意义,约 60% 患者有家族史,某些特殊类型,如基底动脉型偏头痛和一部分偏瘫型家族性偏头痛,均为常染色体显性遗传。目前比较公认的观点是偏头痛为遗传因素基础上形成的颅内外局部血管对神经-体液调节机制的阵发性异常反应。气候剧变、精神刺激和某些特殊食物的摄入可诱发本病。

二、药物治疗原则

偏头痛临床用药须根据发作频率、严重程度、相关症状、病史等制订个体化给药方案。在发作期应缓解疼痛,选用控制急性发作药治疗。但部分患者偏头痛发作经休息或睡眠后可缓解,无须特殊治疗。对于频繁发作(如每月 3 次或 3 次以上)的中、重度偏头痛,应选择预防发作药。

(一) 控制急性发作

偏头痛发作期的常用药物有:①非甾体抗炎药,如阿司匹林、对乙酰氨基酚、萘普生等;②阿片类,如吗啡、可待因、哌替啶等;③麦角衍生物,如麦角胺、二氢麦角胺;④曲坦类药物,如舒马普坦;⑤糖皮质激素类,如泼尼松、地塞米松等;⑥抗精神病药,如氟哌啶醇、氯丙嗪等;⑦镇吐药,如甲氧氯普胺、昂丹司琼、多潘立酮等。

轻、中度偏头痛发作多服用非甾体抗炎药、镇静剂或这些药物的复方制剂,重症偏头痛可用阿片受体激动药。头痛伴呕吐者可合并应用镇吐药。中、重度偏头痛急性发作时,可选用麦角胺、二氢麦角胺或舒马普坦。麦角衍生物不良反应明显,临床已很少应用。舒马普坦是 5-HT$_{1B/1D}$ 受体激动药,药效明显优于麦角胺和二氢麦角胺。

(二) 预防发作

偏头痛是一种反复发作的慢性病,因而预防发作很重要。平时注意增强体质,避免紧张、疲劳、摄入某些食物等诱发因素,有利于改善病情。若患者每月有 3 次或 3 次以上的中、重度发作,应考虑预防

性药物治疗。预防发作药有：①5-HT$_2$受体拮抗药(美西麦角、苯噻啶)；②β受体拮抗药(如普萘洛尔)；③钙通道阻滞药(如尼莫地平、氟桂利嗪、维拉帕米)；④三环类抗抑郁药(阿米替林)、选择性5-HT再摄取抑制药(氟西汀、文拉法辛等)；⑤麦角衍生物(美西麦角)；⑥抗惊厥药(丙戊酸钠)等。

上述药物在作用机制、适应证、不良反应、禁忌证、药物相互作用等方面均存在很大差异，临床应根据患者具体情况和药物特点作出正确选择。例如，β受体拮抗药普萘洛尔可预防偏头痛发作，对高血压、冠心病、心律失常也有治疗作用，因此适用于合并上述疾病的偏头痛患者的预防性治疗。但有支气管哮喘、心动过缓、糖尿病的患者应禁用。又如，选择性5-HT再摄取抑制药(如氟西汀)用于预防发作有效，但该药不宜与舒马普坦合用，因为可能使心肺不良反应加重。

三、临床常用药物

(一)控制急性发作药

表13-2列出了临床常用偏头痛控制急性发作药，其中非甾体抗炎药和镇痛药详见相关章节。

舒马普坦

英国药理学家Humphrey于1979年报道5-HT$_1$受体激动药能引起颅内血管收缩，缓解偏头痛；并于20世纪80年代研制出选择性5-HT$_1$受体激动药舒马普坦(sumatriptan)。与以前的药物比较，该药选择性作用强，疗效明显。目前已有多种普坦类药物被批

表13-2　临床常用偏头痛控制急性发作药

类别	药物
非甾体抗炎药(NSAIDs)	阿司匹林(aspirin)
	对乙酰氨基酚(paracetamol)
	布洛芬(ibuprofen)
	萘普生(naproxen)
阿片类镇痛药(opioids)	可待因(codein)
	哌替啶(pethidine)
麦角衍生物(ergots)	麦角胺(ergotamine)
	二氢麦角胺(dihydroergotamine)
普坦类(triptans)	舒马普坦(sumatriptan)
	佐米曲普坦(zolmitriptan)
	那拉曲坦(naratriptan)
	利扎曲普坦(rizatriptan)

准上市，例如佐米曲普坦、那拉曲坦、利扎曲普坦等。

【药理作用与作用机制】　临床应用的剂型有口服片剂和皮下注射剂两种。口服生物利用度低，仅为14%，口服后有明显的首过效应，血中药物浓度于用药后45 min达峰值，血浆蛋白结合率为14%~21%，主要在肝内代谢，约80%失活代谢产物及20%原形药随尿排出，$t_{1/2}$为2 h。皮下注射能迅速吸收，血中药物浓度于用药后30 min达峰值。皮下注射时生物利用度高达96%。

舒马普坦为选择性5-HT$_{1B/1D}$受体激动药，对5-HT$_{1B/1D}$受体有较强的亲和力。目前认为该药通过激动5-HT$_{1D}$受体收缩颅内血管，并阻止降钙素基因相关肽、P物质等神经递质释放，抑制神经源性炎症，发挥抗偏头痛作用。

舒马普坦对生理状态的血管仅有轻微收缩作用，但对已扩张的脑血管及脑膜血管产生强烈收缩。其作用于支配脑膜及颅动脉的神经末梢，抑制降钙素基因相关肽、P物质等神经递质释放，降低偏头痛时血中的降钙素基因相关肽含量。阻止脑膜及脑血管的血浆蛋白外渗，从而减轻动脉的神经源性炎症反应。

【临床应用与评价】　轻、中度偏头痛宜首选其他抗偏头痛药治疗。舒马普坦仅用于其他药物无效的偏头痛发作期治疗，以及丛集性头痛发作的治疗。用药后可迅速减轻发作的严重程度、缩短发作时间，但不能预防偏头痛发作。偏头痛首次发作者，口服一次50 mg，间隔2 h以上可重复用药。24 h内最大用药量为200 mg。皮下注射一次6 mg，如症状复发可在用药间隔1 h以上再注射6 mg。24 h内最大药量12 mg，鼻喷剂吸入单次剂量20 mg，可于2 h后重复给药，一日最大用量40 mg。皮下注射较口服效果好，能迅速发挥疗效。药效持续时间均为3 h左右。

对新诊断的患者如用第一剂舒马普坦无效，应重新诊断，而不应给第二剂。该药价格较昂贵。

【常见不良反应与处理】　该药的不良反应可见头昏、眩晕、疲劳、嗜睡，感觉异常和暂时性血压升高；也可见暂时性胸部压迫感、束缚感或胸痛，有诱发冠状动脉痉挛或肺动脉高压的可能。该药禁用于缺血性心脏病患者，有心肌梗死病史或冠状动脉痉挛病史者、血压未得到控制的高血压者及有肺动脉高压病史的患者禁用，慎用于肝、肾疾病者，有癫痫史者及孕妇。

【药物相互作用】　舒马普坦有轻度升高血压作用，故不宜与血管收缩药、升压药或单胺氧化酶抑制药(如苯乙肼)合用。该药与选择性5-HT再摄取抑

制药(如氟西汀)合用可能增强心肺不良反应。本品亦不宜与锂盐和麦角胺合用。用麦角胺的患者如必须应用本品,至少应在停药 4 h 后。

麦 角 胺

【药理作用与作用机制】 麦角胺(ergotamine)通过激动 5-HT 受体发挥作用,收缩脑血管,可使扩张的血管收缩,搏动恢复正常,能抑制脑膜血管及脑血管的血浆蛋白外渗,减轻动脉的神经源性炎症。该药仅有减轻、缓解偏头痛症状之作用,无根治与预防作用。

【临床应用与评价】 麦角胺主要用于偏头痛,使头痛减轻,亦用于其他神经性头痛。该药应在头痛发作开始时立即使用,如头痛已达高峰,则难以奏效。麦角胺与咖啡因有协同作用,能提高疗效,减少副作用。偏头痛开始发作时可立即服麦角胺咖啡因片(1 mg:100 mg)2 片,如 30 min 后仍不缓解,可再服 1~2 片,但 24 h 内不得超过 6 片,一周内不可超过 10 片。皮下注射制剂为酒石酸麦角胺,疗效优于口服给药。口服每次 1~2 mg,一日不超过 6 mg,一周不超过 10 mg。皮下注射,每次 0.25~0.5 mg,24 h 内不超过 1 mg。

【常见不良反应与处理】 麦角胺用量过大或皮下注射给药时常引起恶心、呕吐、上腹部不适、腹泻、肌无力甚至胸部疼痛。该药禁用于孕妇,哺乳期妇女,周围血管疾病、冠状动脉供血不足、心绞痛及肝肾功能不全患者。每日 1 次给药可引起反跳性头痛。反跳性头痛的主要表现为除偏头痛外,还有双侧额、颞、枕部或全头部的轻、中度钝痛,后者常在睡醒后出现,持续数日;用镇痛药有时反而使头痛加重,再服麦角胺又难以使之完全缓解。麦角胺还可引起药物依赖性,一般每周应用麦角胺制剂 2 次以上即可产生麦角胺依赖性。

二氢麦角胺

【药理作用与作用机制】 二氢麦角胺(dihydroergotamine)为 5-HT 受体激动药,其治疗偏头痛的作用机制可能与其激动 5-HT 受体有关。二氢麦角胺治疗偏头痛的疗效优于麦角胺。

【临床应用与评价】 用于中、重度偏头痛发作期治疗,以及难治性偏头痛与丛集性头痛的治疗。在头痛早期应用疗效好,发作期药效果差。该药的制剂甲磺酸二氢麦角胺有口服制剂和注射剂。口服给药吸收不佳,静脉给药起效快,治疗偏头痛多采用注射给药,但冠心病患者限于口服给

药。如患者头痛尚未达高峰,皮下注射或静脉注射 1~2 mg,对 90% 患者有效。口服一次 2~3 mg,必要时 30~60 min 后需要重复给药,一日用量不得超过 10 mg。如头痛已达高峰,先静注丙氯拉嗪(prochlorperazine)5 mg,然后缓慢静脉注射二氢麦角胺 0.75 mg(2~3 min)。若注射后 30 min 头痛不能缓解,可再次给予本品 0.75 mg。

【常见不良反应与处理】 不良反应较酒石酸麦角胺轻微,发生率低,有恶心、呕吐、腹泻、水肿等,动脉痉挛等不良反应较少,药物依赖性较小。

(二) 预防发作药物

临床常用偏头痛预防发作药见表 13-3。

表 13-3 临床常用偏头痛预防发作药

类别	药物
β 受体拮抗药 (β-blockers)	普萘洛尔(propranolol)
	阿替洛尔(atenolol)
	美托洛尔(metoprolol)
非甾体抗炎药(NSAIDs)	萘普生(naproxen)
	阿司匹林(aspirin)
三环类抗抑郁药	丙米嗪(imipramine)
	阿米替林(amitriptyline)
	多塞平(doxepin)
选择性 5-HT 再摄取抑制药	氟西汀(fluoxetine)
5-HT 受体拮抗药(5-HT antagonists)	苯噻啶(pizotifen)
	赛庚啶(cyproheptadine)
	美西麦角(methysergide)

美 西 麦 角

【药物作用和作用机制】 美西麦角(methysergide)是麦角生物碱的衍生物,能选择性阻断 5-HT$_{2A}$ 和 5-HT$_{2C}$ 受体,拮抗 5-HT 引起的血管收缩、血压升高和多种非血管平滑肌收缩。美西麦角对 5-HT 受体可产生部分激动作用,引起微弱的血管收缩和子宫收缩。该药亦可阻断或模拟 5-HT 对中枢的作用。

该药预防偏头痛的机制可能与其选择性阻断 5-HT 受体有关。美西麦角通过阻断 5-HT$_2$ 受体,抑制神经源性炎症反应产生,预防偏头痛发作,但一旦炎症反应发生,则不产生药效。

美西麦角可迅速经胃肠道吸收,口服后 1 h 血药浓度达峰值,有明显的首过效应。部分在肝代谢为甲麦角新碱,代谢产物和原形药经肾排泄。

【临床应用与评价】 美西麦角主要用于预防性治疗偏头痛和其他血管性头痛,可使发作频率减少

60%～70%，一般在服药后 1～2 天产生药效，停药后药效可维持 1～2 天。对已发作的偏头痛无效。也用于胃部分切除术后的倾倒综合征(dumping syndrome)及缓解类癌(carcinoid)引起的腹泻和消化不良。

美西麦角用法：开始口服一次 1 mg，睡前服用；2 周内逐渐增至一次 1～2 mg，每日 2～3 次。用于类癌综合征时，需增加剂量。

【常见不良反应与处理】　美西麦角常见的不良反应有恶心、呕吐、腹痛、头晕、嗜睡、共济失调或失眠、不安和精神症状(可见欣快、幻觉、精神错乱)等，也可见局部水肿，体重增加，偶见皮疹、脱发、关节和肌肉疼痛、中性粒细胞减少、嗜酸性粒细胞增加，还可见直立性低血压和心率加快等。对某些患者可引起动脉痉挛，严重者可引起心绞痛，如发现该不良反应，应立即停药。少数患者长期用药后可发生腹膜后纤维化、肺纤维化、冠状动脉纤维化或心瓣膜纤维化。一旦发生纤维化，应立即停药并给予糖皮质激素，必要时进行手术治疗。但应注意避免突然停药，需在 2～3 周内逐渐减量。有报道称，为避免引起纤维化，应间断用药。一般连续用药不超过 6 个月，间隔至少 1 个月；也有人认为连续用药不宜超过 3 个月。瓣膜性心脏病、肺疾病、结缔组织病患者禁用。溃疡病患者慎用。

苯 噻 啶

苯噻啶(pizotifen)是 5-HT 受体拮抗药，还有抗组胺和抗乙酰胆碱作用。该药主要用于典型和非典型偏头痛，能减轻症状及发作次数，也适用于红斑性肢痛症、血管神经性水肿、慢性荨麻疹及房性和室性期前收缩。

苯噻啶的主要不良反应有头晕、口干等，长期服用应注意血常规检查各项指标变化。因可导致嗜睡，故驾驶员、高空作业者慎用。青光眼患者及孕妇禁用。

苯噻啶用法：对偏头痛，成人每次口服 0.5～1 mg，每日 1～3 次，为减轻嗜睡副作用，可在第 1～3 天，每晚 1 片，第 4～6 天，每日中午及晚间各 1 片，第 7 天每日早、午、晚各 1 片。病情控制后可酌情递减。对房性及室性期前收缩患者，每日 3 次，每次 1 片。

赛 庚 啶

赛庚啶(cyproheptadine)具有较强的 H_1 受体拮抗作用，较弱的阻断 5-$HT_{2A/1C}$ 受体的作用，抗胆碱能作用及中枢性抑制作用。此外该药可刺激食欲，引起体重增加。

赛庚啶的主要不良反应包括嗜睡、口干、乏力、头晕、恶心等。机动车驾驶员、高空作业者及年老体衰者慎用。青光眼患者，早产儿及新生儿禁用。

赛庚啶可用于治疗荨麻疹、湿疹、过敏性和接触性皮炎、皮肤瘙痒、鼻炎、支气管哮喘等变态反应性疾病。皮肤瘙痒通常在服药后 2～3 日内消失。亦用于预防偏头痛发作。此外，对库欣综合征、肢端肥大症也有一定疗效。

用法：口服每日 4～20 mg 分次服用，一般为每次 4 mg，一日 3 次。

普 萘 洛 尔

普萘洛尔(propranolol)系 β 受体拮抗药，可用于预防偏头痛发作，剂量为每次 20～40 mg，每日 3 次服用，若效果不明显可增加至日剂量 240～300 mg。长效制剂，每日 1 次，起始剂量为每日 80 mg，逐渐加量，有效剂量为每日 160～240 mg。若应用普萘洛尔达最大剂量后 4～6 周尚未见效，则应停用。停药应逐渐进行，在数周内完成，突然停药可引起戒断综合征。

该药的禁忌证包括心源性休克、窦性心动过缓、房室传导阻滞、哮喘、充血性心力衰竭等。有肝肾功能障碍者及应用钙拮抗药者慎用。普萘洛尔与麦角胺合用可引起末梢血管收缩，曾有应用普萘洛尔预防偏头痛引起缺血性脑卒中的报道。

尼 莫 地 平

钙通道阻滞药尼莫地平(nimodipine)和氟桂利嗪常用于预防偏头痛。尼莫地平每日 120～160 mg，分 3～4 次服用。氟桂利嗪 5～10 mg，睡前服用。长期服用尼莫地平和氟桂利嗪可出现嗜睡、无力、体重增加、锥体外系症状、迟发性运动障碍、静坐不能等。

（王怀良）

数字课程学习

⬇ 教学 PPT　　✎ 思考题

第十四章　精神疾病临床用药

第一节　精神分裂症的临床用药

■ **重点内容提要**

　　精神分裂症症状具有多样性,病因复杂,不同患者对药物治疗的反应各异,药物治疗宜个体化。抗精神分裂症药均可影响多种受体而产生广泛的药理作用。经典抗精神病药如氯丙嗪、氟哌啶醇对阳性症状疗效较好,但可产生多种严重不良反应。非经典抗精神病药如奥氮平、利培酮和喹硫平对精神分裂症症状尤其是阴性症状有良效,不良反应轻而少,为目前临床抗精神分裂症治疗的一线药物。精神分裂症患者需要长期用药维持治疗。

一、概述

　　精神分裂症(schizophrenia)属人类常见病,是目前最常见的重型精神病,多起病于青壮年。该病病程较长,进展缓慢,复发率及病残率均很高。我国流行病学调查表明其患病率为 5.9‰,世界各国的精神分裂症发病率相近。精神分裂症的临床表现差异很大,有些患者可主要表现出阳性症状,如妄想、幻觉、思维紊乱、思维与现实脱离等;也有些患者主要表现出阴性症状,如淡漠、快乐缺乏、失语、意志缺失、社交退避等;还有的表现出语无伦次、行动混乱、注意力不集中等。

　　精神分裂症的病因和发病机制尚不清楚。患者脑内可有各种异常,包括结构、生化代谢和(或)功能等方面。这些异常在不同的患者表现出相当大的个体差异,其在精神分裂症发病过程中所起的作用尚不清楚。有关其病因,目前多巴胺(dopamine,DA)假说较为流行。该假说主要是基于观察药物作用而推论出来的,认为 DA 能神经元活性过度增高与本病关系密切,目前也有很多证据对 DA 假说提出质疑。某些精神分裂症的发病可能与遗传有关,但分子生物学研究尚未证明本病与相关基因的关系。最近有研究表明,精神分裂症可能由神经发育异常引起,即易发生位置变化的轴突连接有误,导致脑内放电异常。也有研究表明,精神分裂症患者脑内有脑室扩大、皮质萎缩等变化,提示有退行性病变。

　　综上所述,精神分裂症症状具有多样性,病因复杂,其发病机制可能是多因素、多方面的,不同个体可能有不同的决定性病因。因此不同患者对药物治疗的反应各异,药物治疗宜个体化,不宜一概而论。

二、药物治疗原则

　　非经典抗精神病药奥氮平、利培酮和喹硫平为目前临床抗精神分裂症治疗的一线药物,因为它们对阴性症状效果较好,锥体外系反应和迟发性运动障碍发生率低。一般推荐的药物选择程序为:首选单用一线药物,如果此三种一线药物均无效,改用经典抗精神分裂症药,如经典抗精神分裂症药无效,改用氯氮平,如氯氮平也无效或效果不佳,才考虑联合用药。

　　1. 以患者对药物的反应权衡选药　抗精神分裂症药种类繁多,但总的疗效相近。不同患者可能对不同的药物在药效和不良反应等方面有相当大的差异,因此药物选择不宜以预期疗效为依据,而应在临床权衡有益作用和不良反应的基础上选择用药。因此用药期间应密切观察患者对药物的反应,用药应个体化,使患者得到最佳的药物治疗、最佳的治疗剂量。

2. 依药物特点和患者病情合理选药 对阴性症状明显的患者宜选中枢抑制作用较弱的药物,如非经典抗精神病药、氟奋乃静、三氟拉嗪等;对阳性症状明显的患者宜选镇静性较强的药物,如氯丙嗪等;对伴有木僵或紧张的患者宜选舒必利;要尽量避免锥体外系反应可选用氯氮平、喹硫平、低剂量的奥氮平或利培酮。

2. 用量用法要适当 抗精神分裂症治疗常采用逐渐增加药物(尤其是经典抗精神病药)剂量的方法,增加药物剂量的速度依患者个体耐受情况而定。既要防止用量不足达不到理想的疗效,又要避免剂量过大而引起过多、过重的不良反应。现更多地强调用尽量低的有效剂量,尤其对有心血管疾病和低血压的患者;老年患者不宜使用大剂量。经典抗精神病药宜采用有效日剂量分多次给药的用药方法,而非经典抗精神病药常采用每日1次的用药方法。抗精神分裂症药的有效日剂量见表14-1。由于患者或(和)药物不良反应,患者用药依从性有时较差,为保证药物治疗效果,必要时对精神分裂症患者可采用强制性给药方法。在药物达到有效日剂量时应稳定治疗数周至数月,不宜过早更换药物,因有些药物起效缓慢,而有些症状对药物的反应滞后。

表 14-1 抗精神分裂症药的不良反应、有效日剂量和消除半衰期

药物	锥体外系反应	镇静作用	低血压	最小有效量（mg/d）	日剂量范围（mg）	消除半衰期（h）
经典类						
氯丙嗪	+++	++++	++++	100	100～750	8～35
氟哌啶醇	+++++	+	+	2	2～40	12～36
非经典类						
奥氮平	++	++	++	5	5～20	20～70
氯氮平	+	+++++	++++	25	12.5～450	11～105
利培酮	++	+	++	4	4～16	3～24
喹硫平	++	+++	++	150	150～750	6.88

4. 长期用药防止复发 绝大多数精神分裂症患者需要药物维持治疗。临床双盲试验结果表明,精神分裂症患者治愈后一年内的复发率为60%～80%,而维持用药组的复发率低于20%。鉴于抗精神分裂症治疗时患者用药依从性较差,维持用药患者的实际复发率可能更低。一般维持治疗应持续1年,甚至5年,然后用1/4～1/3有效治疗剂量的药物防止复燃,切忌骤然停药。用药时间过长可引起严重的不良反应,使患者难以接受,愈后停药又难以避免复发。为解决此问题,可采用以下策略:第一次发作治愈后停药以观察患者缓解的持续时间,如停药后很快复发,说明需要维持治疗;如果患者在密切的监控之中,可采用一旦复发就及时治疗的间歇疗法,否则采用最低有效剂量持续治疗。

5. 及时发现并妥善处理不良反应 治疗期间应按时进行有关检查,及时发现并妥善处理药物不良反应。抗精神分裂症药的不良反应发生情况见表14-1,不良反应的出现时间及处理见表14-2。

此外,对精神分裂症患者应采用综合治疗,家庭治疗、精神心理治疗和社会康复等方面的措施至关重要。

三、临床常用药物

临床常用抗精神分裂症药(antischizophrinic)是指临床主要用于治疗精神分裂症的药物,是最重要的抗精神病药,它们化学结构迥异,但大多具有相似的药理作用、作用机制和不良反应。按化学结构可分为吩噻嗪类、硫杂蒽类、丁酰苯类和非经典抗精神病药。前三类又称经典抗精神病药,传统也称作神经安定药。吩噻嗪类:氯丙嗪(chlorpromazine)、奋

表 14-2 抗精神分裂症药的不良反应、出现时间及处理

不良反应	出现时间	处理
急性肌张力障碍	1~5 日	盐酸苯海拉明 25~50 mg 或苯扎托品 1~2 mg 肌内注射
静坐不能	5~60 日	减量或换药，也可用抗帕金森病药，普萘洛尔 20~80 mg/d 有效
帕金森综合征	5~30 日	可用抗帕金森病药
紧张症、木僵症、血压不稳	数周	停药，丹曲林或溴隐亭有效
口周震颤	数月甚至数年	抗帕金森病药可有效
迟发性运动障碍	数月甚至数年	难以治疗，以预防为主

乃静（perphenazine）、氟奋乃静（fluphenazine）、三氟拉嗪（trifluoperazine）、硫利达嗪（thioridazine）。硫杂蒽类：氯普噻吨（chlorprothixene）。丁酰苯类：氟哌啶醇（haloperidol）、氟哌利多（droperidol）、匹莫齐特（pimozide）。非经典抗精神病药：奥氮平、氯氮平、利培酮、喹硫平、舒必利等。目前非经典抗精神病药已成为临床治疗精神分裂症的首选。抗精神分裂症药均可影响多种受体（表 14-3）而产生广泛的药理作用，但这些药理作用可发挥多大的临床疗效尚不完全清楚。临床对照研究证实非经典抗精神病药如利培酮、奥氮平、氯氮平和喹硫平等较经典抗精神病药有显著的优势，表现为：①抗精神病疗效确切，尤其对阴性症状明显的患者疗效优于经典抗精神病药；②不引起或很少引起锥体外系反应；③对神经内分泌系统影响较小。然而氯丙嗪和氟哌啶醇仍为抗精神分裂症药的代表药，本节详述氯丙嗪，其他药物则与其加以比较。

氯 丙 嗪

【药理作用与作用机制】 氯丙嗪可对抗许多受体，如 DA、α、M、5-HT 和组胺受体等。因此，它有广泛的药理作用。一般认为其抗精神病作用机制与阻断中脑-边缘系统和中脑-皮质通路的 D_2 受体有关。此外，氯丙嗪还具有以下作用：①阻断催吐化学感受区的 D_2 受体，表现出较强的镇吐作用；②抑制体温调节中枢；③阻断 α 受体而引起血管扩张、血压下降；④较弱的 M 受体阻断作用；⑤阻断结节-漏斗通路的 DA 受体，影响体内多种激素的水平。口服氯丙嗪吸收慢且不规则，不同个体的血药浓度可有 10 倍之差，故给药剂量应个体化。药物入血后，约 90% 的氯丙嗪与血浆蛋白结合。氯丙嗪于体内分布广泛，脑、肺、肝、脾、肾等组织中药物浓度较高，其中脑内浓度可为血浆中的 4~5 倍。主要经细胞色素 P450 系统代谢为多种产物，然后经肾排泄。因其脂溶性高，易蓄积于脂肪组织，故排泄慢，停药 2~6 周甚至更长时间后尿中仍可见氯丙嗪及其代谢产物。氯丙嗪在体内的消除和代谢随年龄递减，故老年患者应减量。

【临床应用与评价】 大量长期用药能消除精神分裂症患者的阳性症状（如幻觉和妄想），减轻其思维障碍，使患者恢复理智、情绪稳定、生活自理。对阴性症状疗效差，甚至无效或使病情加重。对急性精神分裂症患者疗效好，但无根治作用，需长期维持给药以防止复发；对慢性患者疗效较差。氯丙嗪对其他精神病的兴奋、紧张、妄想和幻想等症状也有良效。

表 14-3 抗精神分裂症药对不同受体的对抗作用强度比较

	D_2	D_4	D_1	D_3	$5-HT_2$	H_1	α_1	M
经典类								
氯丙嗪	++		+		++	+	++	++
氟哌啶醇	+++		±		+	±	+	±
非经典类								
奥氮平	+		+		++	++	++	++
氯氮平	+	++	+		++	++	++	++
利培酮	++	±			++			
喹硫平		±			+	++	+	

本药还可用于某些疾病(如尿毒症、癌症、妊娠中毒、放射病)和药物(如洋地黄、吗啡、四环素等)所致的呕吐。亦用于顽固性呃逆、低温麻醉和人工冬眠。

治疗精神病宜从小剂量开始,轻症口服盐酸氯丙嗪 300 mg/d,重症 600~800 mg/d,好转后逐渐减量。拒服药物者可每次 50~100 mg,加于 25% 葡萄糖注射液 20 mL 内,缓慢静脉注射。急性期治疗可首先采用 25~50 mg 氯丙嗪与等量异丙嗪混合深部肌内注射或静脉滴注,这样能快速有效地控制患者的兴奋和急性精神病症状。急性症状得到控制后改为口服给药。急性期疗程为 6~8 周。病情基本得到控制后,继续应用有效剂量巩固治疗一个月,以防复发。然后酌情递减剂量,最好用治疗剂量的 1/3 维持治疗至少半年甚至数年。如连续用氯丙嗪 6~8 周无效应更换治疗方案。老年患者代谢慢,应酌情减量。

【常见不良反应与处理】 氯丙嗪的药理作用广泛,加之临床抗精神病治疗用药时间长,所以不良反应较多。

1. 一般不良反应 由于中枢抑制出现嗜睡、无力、淡漠。由于 M 受体阻断作用而出现便秘、口干、视物模糊、眼干等。由于 α 受体阻断作用而出现鼻塞、血压下降、直立性低血压、起立时易出现脑缺血而晕倒。由于内分泌紊乱而出现乳房增大、闭经、生长减慢等。

2. 锥体外系反应 长期大量服用氯丙嗪可引起锥体外系反应,常见有三种表现:帕金森综合征、静坐不能和急性肌张力障碍。停药后锥体外系反应可自行消失。锥体外系反应是由于氯丙嗪阻断黑质–纹状体的 DA 受体,使胆碱能神经元作用相对占优势而引起的。因此,氯丙嗪治疗期也可合用抗胆碱药(苯海索或东莨菪碱)、苯海拉明或金刚烷胺等抗帕金森病药缓解锥体外系反应。

3. 过敏反应 较常见的过敏反应有皮疹和光敏性皮炎,少数患者可出现肝损伤、黄疸、再生障碍性贫血等。

4. 可降低惊厥阈 少数患者用药过程中可出现局部或全身抽搐,脑电图有癫痫样放电。

5. 急性中毒 一次吞服大剂量氯丙嗪后可致急性中毒,表现为意识不清、深度昏睡、血压下降、休克、心电图异常。

有癫痫及惊厥史者禁用,昏迷、严重肝功能不全者禁用,乳腺增生症和乳腺癌患者禁用。

【药物相互作用】 氯丙嗪可显著增强镇静药和镇痛药的作用,也可加强乙醇、镇静催眠药、抗组胺药等的中枢抑制作用。氯丙嗪可明显增强哌替啶等阿片生物碱类药物的呼吸抑制作用。氯丙嗪可减弱 DA 受体激动药和左旋多巴的作用。某些肝药酶诱导剂如苯妥英钠、卡马西平等可加速氯丙嗪的代谢。与上述药物联合使用时应注意观察并适当调整氯丙嗪剂量。

氟哌啶醇

氟哌啶醇为丁酰苯类的代表性药物,本类药物选择性阻断 D_2 受体,有很强的抗精神病作用。与氯丙嗪相比,本类药物的特点为:抗精神病作用强,镇吐作用强,锥体外系反应较重;而镇静作用轻,α 和 M 受体阻断作用弱,心血管副作用小;作用时间长,一次给药疗效可维持 3 天至 1 周。氟哌啶醇抗精神病作用和镇吐作用比氯丙嗪约强 50 倍,对躁动、幻觉、妄想有较好疗效,一般 3~7 天起效,对氯丙嗪治疗无效的患者仍可有效。临床还用于治疗焦虑性神经症、抽动秽语综合征、顽固性呃逆、呕吐等。治疗精神病宜从小剂量开始,每次 0.5~2 mg,每日 2~3 次。逐渐增量,常用量为 10~40 mg/d,分 3 次服用。病情得到控制后可以 2~4 mg/d 维持治疗。急性重症患者可采用每次 5~10 mg 肌内注射或用 25% 葡萄糖注射液稀释后缓慢静脉注射,视病情每日可注射 2~3 次,疗程 1~2 周。需长期用药者可用癸酸氟哌啶醇肌内注射,每 4 周一次,剂量视病情而定。

锥体外系反应发生率可达 80%,可表现出肌肉震颤、静坐不能、急性肌张力障碍和迟发性运动障碍等。可引起心律失常或心肌损害等,长期使用本药者应定期进行心脏检查。临床有致畸报道,孕妇禁用;有引起抑郁症的报道,抑郁症患者禁用;心脏病患者禁用;可从乳汁中泌出,哺乳期妇女禁用。

利培酮

利培酮(risperidone)对 D_2 受体和 $5-HT_2$ 受体有较强的阻断作用,对其他受体无作用或作用较弱。临床研究表明,利培酮对急、慢性精神分裂症患者均有效;对阳性症状如幻觉、妄想、思维障碍等有良效;对阴性症状亦有良效且疗效优于氟哌啶醇;对认知障碍和情感障碍亦有改善作用。本药用药方便,起效快,锥体外系反应、抗胆碱及镇静等毒副作用弱,患者易于接受,治疗依从性较好。成人剂量:第 1 天每次 1 mg,每日 2 次;第 2 天每次 2 mg,每日 2 次;第 3 天每次 3 mg;每日 2 次。以后维持此剂量或适当增减。老年人和肝肾功能不全的患者以每次 0.5 mg，每日 2 次开始，逐步增为每次 2 mg，每日 2 次。

利培酮在小或中剂量时其锥体外系反应发生率低，最适剂量为每日口服 4～6 mg，超过每日 8 mg 即可引起锥体外系反应，因而利培酮的剂量应尽量小。其他不良反应有失眠、头晕、头痛、激动，剂量过大可引起直立性低血压。禁用于帕金森综合征和癫痫患者。

奥 氮 平

奥氮平(olanzapine)为噻嗯苯并二氮杂草类衍生物，对 5-HT$_2$ 受体有较高的亲和力和较强的对抗作用；对 D$_2$、D$_1$、M、H$_1$ 和 α$_1$ 受体也有明显的抑制作用。电生理学研究表明，奥氮平对黑质－纹状体系统和中脑－边缘系统有选择性作用。奥氮平能有效抑制 DA 和 5-HT 激动药所诱发的行为，对多种动物精神病模型有效。临床研究表明，奥氮平对精神分裂症的阴性和阳性症状均有良效，对阴性症状的疗效优于氟哌啶醇。与经典抗精神病药相比，奥氮平疗效好、有效率高、作用持久、不良反应轻而少，奥氮平能更大程度地改善患者生命质量。Ⅰ期临床试验结果表明，一次口服奥氮平 2.5～12.5 mg，血药浓度峰时间约为 5 h；峰浓度和血药浓度－时间曲线下面积与剂量成正比。表观分布容积为 10.3～18.4 L/kg。部分被细胞色素 P450 酶代谢为多种无活性产物，消除 $t_{1/2}$ 为 27.0～38.6 h，老年人和女性志愿者消除 $t_{1/2}$ 较长。一般患者对奥氮平耐受良好。奥氮平对患者催乳素的影响较氟哌啶醇小，且为一过性的；锥体外系反应较轻。某些患者可出现直立性低血压、嗜睡、便秘、体重增加、头晕等。禁用于闭角型青光眼患者和哺乳期妇女。成人每日 1 次，每次 5～10 mg。如需增加剂量，应在连续服用同一剂量至少一周后日剂量增加 5 mg，最大剂量为每日 20 mg。儿童不推荐使用。

氯 氮 平

氯氮平(clozapine)属于苯二氮草类，对精神分裂症的阴性和阳性症状均有良好的疗效，对急、慢性患者均有效。对情感淡漠和逻辑思维障碍的改善效果较差。氯氮平的抗精神病作用起效快，多在用药一周内起效。此外，对其他抗精神病药无效的难治性精神分裂症患者，氯氮平的有效率可达 32%～60%，远高于其他抗精神分裂症药，但对此起效较慢，需要较长时间甚至 6 个月。基础研究表明，氯氮平对 M、

H、α$_1$、D$_4$、D$_2$、D$_1$、5-HT$_2$ 受体有明显的对抗作用。其抗精神分裂症机制可能与其对 D$_4$ 受体和 5-HT$_2$ 受体有较强的对抗作用有关，据此有人提出精神分裂症的发病可能与 DA 和 5-HT 平衡失调有关。由于直立性低血压等不良反应，氯氮平的剂量增加速度较其他抗精神分裂症药慢。一般开始每次 12.5 mg，每日 2 次，如不产生低血压则增至每次 25 mg，每日 2 次，连用 3 日，然后每 3 日增加一次剂量，日增加量为 25～50 mg，直至增到 300 mg/d。临床日剂量不应超过 600 mg。

氯氮平的锥体外系反应轻微且是一过性的，不引起内分泌方面的不良反应，尚无氯氮平引起迟发性运动障碍的临床报道。一般不良反应有镇静、直立性低血压、体重增加、恶心、呕吐、白细胞增多等；较严重者是粒细胞减少，发生率为 1.4‰～10‰，常发生在用药初期，其发生机制不明。

喹 硫 平

喹硫平(quetiapine)对 5-HT$_2$、D$_2$、H$_1$ 和 α$_1$ 受体有明显的抑制作用。临床研究表明，本药对精神分裂症的阴性和阳性症状均有良效，疗效与氟哌啶醇、氯丙嗪相近。本药对患者催乳素水平几无影响。可引起嗜睡、镇静、眩晕、便秘、直立性低血压、口干等。禁用于肝肾功能不全、心脑血管疾病、癫痫患者和孕妇。成人开始第 1 日 50 mg，第 2 日 100 mg，第 3 日 200 mg，第 4 日 300 mg，日剂量分 2 次服用。一般采用每日 300～450 mg，最大剂量为每日 800 mg。老年人酌情减量，儿童不推荐使用。

舒 必 利

舒必利(sulpiride)选择性地阻断中脑－边缘系统 D$_2$ 受体，对纹状体的 D$_2$ 受体亲和力较低，对其他受体的影响也较小。对急、慢性精神分裂症均有良效，具有减轻幻觉和妄想的作用，对情绪低落、忧郁、木僵、退缩、紧张等症状也有治疗作用。本药对其他抗精神病药无效的难治性病例也有一定疗效。该药起效快，有"药物电休克"之称。此外，本药还用于治疗抑郁症、顽固性呕吐、溃疡病。与其他抗精神分裂症药相比，舒必利不良反应较少、较轻；锥体外系不良反应和抗胆碱作用较轻，少数患者可出现月经失调、乳汁分泌、失眠、血压升高等，男性可出现乳腺增大、阳痿。舒必利可升高血中儿茶酚胺浓度，高血压和嗜铬细胞瘤患者禁用。舒必利可诱发或加重躁狂症，此类患者禁用。治疗精神分裂症：

开始 100 ~ 300 mg/d,分次服用,逐渐增加至常用量 400 ~ 800 mg/d,起效后逐渐减量维持。治疗呕吐和

溃疡病:100 ~ 200 mg/d。

（张明升　张轩萍）

第二节　睡眠障碍的临床用药

■ 重点内容提要

　　睡眠障碍原因众多,对因治疗比催眠药治疗更重要。大多数催眠药随剂量增加依次可产生镇静、催眠、抗惊厥等作用,催眠时常可引起次日清晨宿醉现象。催眠药多可缩短快速眼动睡眠和慢波睡眠,长期用药患者易产生耐受性、依赖性和成瘾性,骤停时多可出现反跳现象。催眠药最适用于短暂的焦虑和不安引起的失眠,以中断失眠的恶性循环。常用催眠药有苯二氮䓬类、唑吡坦、扎来普隆、水合氯醛等。

一、概述

　　难入睡、频繁觉醒、觉醒过早、睡眠时间缩短、不能使人头脑清醒的睡眠等情况均属于睡眠障碍(dyssomnia)或失眠(insomnia)的范畴,其中入睡困难最为常见。有人将失眠量化为:入睡潜伏期超过 45 min、一夜睡眠少于 6 h、一夜睡眠醒来 6 次或更多次,这种情况每周有 4 个夜晚。

　　失眠是临床上最常见的患者主诉症状之一,发病率非常高,美国一项调查表明,在过去 20 年中,失眠患病率为 30% ~ 35%,其中 10% ~ 15% 程度相当严重。随着人们工作压力的加大和生活节奏的加快,失眠患者日趋增多。失眠严重地影响人们的生活、工作及身心健康,长期失眠者的严重意外事故和外伤发生率明显高于睡眠正常者。

二、药物治疗原则

　　失眠有很多原因,因人而异,消除病因是彻底治愈失眠的关键,对因治疗包括:①消除可能存在的基础原因:有些失眠有明显的原因,如其他疾病、疼痛、工作压力、生活冲突、睡前过量饮用含咖啡因或茶碱的饮料等,对这些失眠患者去除基础原因后睡眠情况会逐渐好转;②改善生活习惯:适当的饮食、体育锻炼、睡前避免刺激、规律睡眠、适当的睡眠氛围等有助于改善睡眠,提高睡眠质量;③解决患者思想问题:在需要治疗的失眠患者中80%是由焦虑引起的,因此从心理角度开导患者,解决好患者思想问题对失眠治疗至关重要。

　　临床常用的催眠药可使机体发生近似生理性的睡眠,最适用于短暂的焦虑和不安引起的失眠。失

眠患者常表现出恶性循环,即晚上睡不好,第二天精神委靡,昏昏欲睡,但躺下想睡时思维又丰富活跃起来;迟迟不能入睡使人心烦意乱、烦躁不安,进而入睡更困难。催眠药旨在中断这种恶性循环,对长期失眠患者进行彻底治疗应主要采用非催眠药疗法。

　　催眠药的临床应用和选药:尽管不同催眠药对睡眠时相的影响不同,其远期临床影响也可能不同,但更值得考虑的是所选的药应该能够缩短睡眠潜伏期,足够延长睡眠时间,且第二天出现的宿醉现象(如嗜睡、烦躁不安、精神或运动受抑制)较轻。理想的催眠药应该具有吸收快、起效快、作用持续时间短、早晨醒来中枢抑制作用恰好消失、在体内消除快、无蓄积性等特点。

　　苯二氮䓬类药物对生理性睡眠时相影响小,不良反应较轻、较少,反跳现象轻,呼吸抑制作用弱,安全范围广,对肝药酶影响小,是目前临床治疗失眠最常用的药物。

　　催眠药的应用旨在诱导睡眠、提高睡眠质量,应从小剂量开始,仅在必要时才考虑增加剂量。老年患者对催眠药的耐受性较低,最好选用 $t_{1/2}$ 短的催眠药,用药剂量可从半量开始。

三、临床常用药物

　　目前临床上应用最多的催眠药为苯二氮䓬类(地西泮、艾司唑仑、三唑仑等)。其次为近年来开发上市的催眠药新药,如唑吡坦、扎来普隆、佐匹克隆、雷美替安。此外,还有一些毒性相对较大的、临床使用较久的但目前仍在使用的一些传统催眠药,如巴比妥类(苯巴比妥、戊巴比妥、司可巴比妥等)、

水合氯醛、H_1受体拮抗药、甲丙氨酯、格鲁米特、甲喹酮等。

苯二氮䓬类(benzodiazepines,BDZ)为临床最常用的催眠药,本类药物有相同的作用谱和作用机制,但作用强度、起效速度、作用持续时间有所差异。按药物(及其活性代谢产物)消除半衰期的长短分为三类:①长效类:地西泮、氟西泮等;②中效类:艾司唑仑、硝西泮、劳拉西泮等;③短效类:三唑仑。BDZ类药物的主要作用为抑制中枢神经系统,对各级中枢神经系统的活动均有影响。但与巴比妥类药物和全身麻醉药相比,本类药物对中枢神经系统有相当高的选择性,不易产生麻醉作用。BDZ类药物抑制中枢神经系统的作用机制尚未完全清楚,现认为主要与γ-氨基丁酸(GABA)能神经元有关。GABA为中枢抑制性神经递质,与镇静、催眠、抗惊厥、情绪稳定有关。GABA能神经元末梢释放GABA,激动突触后膜上的$GABA_A$受体。$GABA_A$受体为配体-门控性Cl^-通道,是一个大分子复合体,由α、β、γ、δ多个亚单位组成。GABA与$GABA_A$受体的β亚单位结合,进而打开Cl^-通道,Cl^-顺浓度差跨细胞膜内流,导致突触后神经元内电位下降,细胞膜超极化,细胞兴奋性降低。耗竭GABA后,BDZ类药物的作用消失,说明其作用依赖GABA的存在,且不直接激动GABA受体。在GABA能神经末梢存在着与BDZ类药物具有高度亲和力的特异结合位点,这一结合位点存在于大脑皮质、中脑、海马、脊髓等,与$GABA_A$受体的分布一致。近年来研究表明,BDZ类药物与$GABA_A$受体的α亚单位结合,并不能直接使Cl^-通道开放,但可促进GABA与$GABA_A$受体的结合而使Cl^-通道开放的频率增加。简言之,BDZ类药物与$GABA_A$受体的α亚单位结合,进而易化GABA能神经元的传递,增强其中枢抑制作用。

地 西 泮

【药理作用与作用机制】　地西泮(diazepam)(安定,Valium)为BDZ类的代表药物。具有镇静、催眠、抗焦虑、抗惊厥、抗癫痫、中枢性肌肉松弛作用,此外还可以引起暂时性记忆缺失和增强其他中枢神经系统抑制药的抑制作用;可轻度抑制慢性阻塞性肺疾病患者肺泡换气功能。其作用机制为在中枢与$GABA_A$受体的α亚单位结合,进而易化GABA能神经元的传递,增强其中枢抑制作用。

地西泮口服吸收快而完全,0.5~1.5 h血药浓度达峰值。肌内注射吸收缓慢而不规则,血药浓度仅

为同剂量口服的60%,故急需时应静脉注射。与血浆蛋白结合率高达97%~99%。地西泮被肝药酶代谢为多种有活性的代谢产物。地西泮和其他BDZ类药物及其代谢产物脂溶性较高,因此,反复用药易在脂肪组织滞留,产生蓄积作用。地西泮在体内消除缓慢,其血浆分布$t_{1/2}$为2.5 h左右,消除$t_{1/2}$为1~2天。消除$t_{1/2}$与年龄有关,20岁时约为20 h,80岁时可达90 h。

【临床应用与评价】　地西泮是目前临床上最常用的镇静催眠药和抗焦虑药,一般在小于镇静剂量时即有抗焦虑作用,对各种焦虑和焦虑症有效。随着剂量增大,可产生镇静及催眠作用。镇静作用表现为使兴奋不安和焦虑状态的患者安静下来。催眠作用表现为明显加快入睡,延长睡眠时间,减少觉醒次数。本药催眠剂量为每次5~10 mg,睡前服用。此外,地西泮的临床应用还有:①各种因素(破伤风、癫痫、小儿高热、药物中毒等)所致的惊厥;②癫痫:静脉注射地西泮是治疗癫痫持续状态的首选方法,口服氯硝西泮可治疗小发作;③中枢性肌强直:脑卒中、脊髓损伤等疾病时出现的肌强直;④腰肌劳损及内镜检查所致的肌肉痉挛。此外,还可用于加强全身麻醉药的肌肉松弛作用。

【常见不良反应与处理】　地西泮和其他BDZ类药物毒性低,安全范围广,副作用小。一般不良反应有嗜睡、乏力、运动失调、轻度头昏、头痛、健忘等。长期应用可出现耐受性、依赖性及成瘾性,停药后可出现戒断症状(失眠、激动、焦虑、噩梦,甚至惊厥、精神失常),但要轻于其他镇静催眠药。不宜长期服用,宜采取短期或间断性用药。急性过量中毒可出现运动失调、肌无力、昏迷、呼吸抑制等。过量中毒时除采用洗胃、对症治疗外,还可采用特效拮抗药氟马西尼(flumazenil)治疗。

地西泮能通过胎盘屏障,也能从乳汁中泌出,故孕妇和哺乳期妇女禁用。可影响操作技巧和驾驶安全,故驾驶员、高空作业者和机器操作者禁用。老年患者,肝、肾和呼吸功能不全者,青光眼和重症肌无力者慎用。不宜与巴比妥类、乙醇等中枢神经抑制药合用。

【药物相互作用】　西咪替丁等肝药酶抑制药可抑制地西泮在肝的代谢,而肝药酶诱导药(如利福平、卡马西平、苯妥英钠、苯巴比妥等)可加速地西泮在肝的代谢。地西泮对肝药酶诱导作用较轻,不易影响其他药物的代谢。地西泮可增强其他中枢神经抑制药对中枢的抑制作用。

艾司唑仑

艾司唑仑(estazolam)(舒乐安定)为中效 BDZ 类药物,具有较强的镇静催眠、抗惊厥、抗焦虑作用,肌肉松弛作用较弱。镇静催眠作用比硝西泮强 2.4～4 倍,为高效镇静催眠药,可明显缩短入睡时间,延长睡眠持续时间。此外还有一定的镇痛作用和抗心律失常作用。本药毒副作用小,治疗安全范围广,临床适用于焦虑、失眠、紧张、恐惧、癫痫和手术前镇静。用于催眠一般无宿醉现象,个别患者有轻度乏力、嗜睡、口干、头胀等不适反应。临床成人用催眠剂量为 2～4 mg,睡前服用。老年高血压患者慎用。

三唑仑

三唑仑(triazolam)为短效 BDZ 类药物,催眠效果优于氟西泮,为临床最常用的催眠药之一。本药诱导入睡快,口服后 15～30 min 即可起效,适用于入睡困难的患者。口服后吸收迅速而完全,血药浓度达峰时间约为 1.3 h。在肝内代谢,代谢产物无催眠作用;本药 $t_{1/2}$ 为 1.5～5.5 h,故宿醉现象轻微,且不易发生蓄积作用。临床用于各种类型的失眠。在等效剂量与唑吡坦可产生基本相同的临床效应,但三唑仑的价格低廉。三唑仑的常见不良反应有倦意、头晕和头痛,长期用药可产生依赖性。临床成人用催眠剂量为 0.25～0.5 mg,睡前服用。老年人和体弱者开始用半量,必要时适当增加。

其他苯二氮䓬类

氟西泮(flurazepam):本身可在体内迅速被代谢,但其活性代谢产物 N- 去烃基氟西泮(N-desalkyl flurazepam)的 $t_{1/2}$ 长达 50～100 h,故氟西泮为长效 BDZ 类药物,如反复用药可产生蓄积作用。药理作用和不良反应与地西泮相似,但其催眠作用较强。催眠一般用量为 15～30 mg,睡前服用。

硝西泮(nitrazepam):又称硝基安定,是中效 BDZ 类药物。本药催眠作用良好,患者服药后 15～30 min 可入睡,睡眠可维持 6～8 h,且醒后无明显宿醉现象。临床还可用于高热惊厥、抗癫痫和麻醉前给药。口服吸收率为 53%～94%,2 h 内达血浆峰值浓度,与血浆蛋白结合率高达 87%。在肝内代谢,消除缓慢,消除 $t_{1/2}$ 为 21～25 h。能通过血脑屏障和胎盘屏障,也可从乳汁泌出。不良反应轻微,偶有嗜睡、倦怠等。老年人对本药较敏感,用量勿超过

成人的 1/2。与乙醇合用有致死的报道,服药期间应禁酒。催眠一般用量为 5～10 mg,睡前服用。

劳拉西泮(lorazepam):口服后 2 h 达血浆峰值浓度,血浆 $t_{1/2}$ 为 10～18 h,血浆蛋白结合率为 90%,表观分布容积为 0.9 L/kg。本药抗焦虑和抗惊厥作用较强,催眠作用较弱。临床主要用于焦虑症和失眠。反复用药较易产生依赖性。催眠剂量为 1～2 mg,睡前服用。

巴 比 妥 类

巴比妥类(barbiturates)为传统催眠药,有许多缺点,作为催眠药其应用日渐减少,已被 BDZ 类药物所取代。目前在临床上主要用于抗惊厥、抗癫痫和麻醉。此类药物有相同的作用谱,但作用强度、起效速度、作用持续时间有所差异。按作用持续时间分为四类:①长效类:苯巴比妥(phenobarbital);②中效类:戊巴比妥(pentobarbital)、异戊巴比妥(amobarbital);③短效类:司可巴比妥(secobarbital)、美索比妥(methohexital);④超短效类:硫喷妥(thiopental)。

本类药物对中枢神经系统的抑制作用选择性较低,随剂量的增加,抑制的范围逐渐扩大,抑制程度逐渐加深,依次产生镇静、催眠、麻醉、呼吸中枢抑制甚至麻痹或死亡。有关巴比妥类药物的作用机制尚未完全明了,有多种假说。本类药物除可用于镇静催眠外,临床还用于抗惊厥、抗癫痫(苯巴比妥)、基础麻醉或诱导麻醉(静脉给硫喷妥和美索比妥)。

巴比妥类药物的临床药代动力学过程与各自的理化特性有关。巴比妥类药物对肝药酶有较强的诱导作用,不仅可加速自身代谢,还可加速其他药物经肝代谢。可明显加速双香豆素、肾上腺皮质激素类、性激素、口服避孕药、强心苷、苯妥英钠、氯霉素及四环素等药物的代谢速度,降低其血药浓度,缩短其半衰期。

巴比妥类药物作为催眠药有许多缺点,故已不作常规镇静催眠药使用。巴比妥类药物禁用于严重肝功能不全、慢性阻塞性肺疾病、有呼吸抑制倾向的患者以及孕妇和哺乳期妇女。低血压,甲状腺功能减退,心、肝、肾功能不全及老年精神病患者等慎用。由于宿醉现象,驾驶员或从事高空作业人员应慎用。

水 合 氯 醛

水合氯醛(chloral hydrate)的作用与巴比妥类相

似。口服易吸收,迅速入脑,大部分在肝还原为活性更强的三氯乙醇。其镇静催眠作用较强且确实可靠,15 min 起效,作用维持 4~8 h,总睡眠时间不增或稍减少。醒后精神清晰,无宿醉现象。临床用于治疗顽固性失眠或其他药物治疗无效的失眠。本药也可用于控制子痫、破伤风和小儿高热惊厥。治疗剂量对呼吸、血压无影响,中毒量可严重抑制呼吸和血压。大量可致麻醉,但安全范围很小。乙醇可增强其作用,可能与三氯乙醇抑制乙醇代谢有关。本药有特殊臭味,刺激性大,有胃肠道反应。偶见过敏反应,如红斑、荨麻疹、皮炎等。也易产生耐受性、成瘾性及戒断症状。临床常用 10% 稀释液 5~15 mL 口服或灌肠。

甲丙氨酯

甲丙氨酯(meprobamate)与 BDZ 类药物相似,具有镇静、催眠、抗焦虑及中枢性肌肉松弛作用,但均较弱。其催眠效果相对较好,主要用于镇静催眠和抗焦虑,尤其适用于老年失眠患者。口服易吸收,血浆 $t_{1/2}$ 为 10 h。对肝药酶有诱导作用,易产生耐受性。乳汁中药物浓度可较血药浓度高 2~4 倍,故哺乳期妇女禁用。可加剧癫痫大发作,故有癫痫病史者禁用。反跳现象不明显。副作用与 BDZ 类药物相似但均较轻。常用剂量为 0.2~0.4 g,睡前服用。

唑 吡 坦

【药理作用与作用机制】 唑吡坦(zolpidem)为短效催眠药。该药与 BDZ 受体结合后,增加 GABA 对 $GABA_A$ 结合位点的亲和力,从而促进 Cl^- 通道开放,引起神经细胞膜超极化而抑制其兴奋。该药选择性地作用于 $BDZ_1(\omega_1)$ 受体,对 $BDZ_2(\omega_2)$ 受体的亲和力很低。由于 ω_1 受体主要分布在小脑,ω_2 受体主要分布在脊髓,而大脑皮质两种亚型共存,因此唑吡坦具有明显的镇静作用,而抗焦虑、肌肉松弛和抗癫痫作用较弱。

唑吡坦口服后吸收迅速,进食可延迟其吸收。健康人口服后血药浓度峰时间为 0.5~2 h,平均 1.6 h。血药峰浓度为 32.6~119.5 μg/L,70 岁以上老年人可增高 50%,肝功能不全者可为健康人的 2 倍。大多数药物与血浆蛋白结合。经肝代谢后,其代谢产物无药理活性,主要经胆汁从粪便中排泄,少量经尿排泄,在体内无蓄积现象。对肝药酶无影响。唑吡坦的消除 $t_{1/2}$ 为 1.4~3.8 h,平均 2.4 h,60 岁以上老年人稍有延长;肝硬化患者可延长至

99 h。动物实验显示脑脊液药物浓度为血药浓度的 30%~50%,乳汁中分泌极少。

【临床应用与评价】 唑吡坦主要用于原发性失眠和精神分裂症、躁狂或抑郁等引起的睡眠障碍。对原发性失眠患者和精神失常所致失眠患者最适剂量为 10 mg,对其他疾病引起的失眠 5~10 mg 即可。必要时 65 岁以下成人可增加到 15~20 mg;65 岁以上患者推荐剂量为 5 mg,不应超过 10 mg。一般睡前 2 h 左右口服。

【常见不良反应与处理】 偶致眩晕、头痛、疲倦、恶心和呕吐、步态不稳。患者对本药耐受良好,几乎无反跳现象,未见有确切的依赖性和成瘾性。对循环和呼吸系统的影响小。

本品儿童、孕妇、哺乳期妇女禁用,肺、肝功能不全者慎用。

扎 来 普 隆

扎来普隆(zaleplon)为短效催眠药。其作用机制类似唑吡坦,通过 GABA-BDZ 受体复合物产生中枢抑制作用,对 ω_1 受体选择性强,对 ω_2 受体作用较弱。扎来普隆能缩短睡眠潜伏期,增加睡眠时间,提高睡眠质量,尤其对入睡困难者效果更佳。适用于抗焦虑、镇静催眠和抗惊厥。

口服给药吸收迅速,单剂量口服 1~40 mg,血药峰浓度为 5.1~124.4 ng/mL。其代谢产物无药理活性,主要从尿和粪便中排泄,消除 $t_{1/2}$ 为 0.9~1.1 h。长期用药在体内无蓄积现象,也几乎不引起耐药性和依赖性。应用常规剂量时,次日清晨无宿醉现象,不影响精神活动和记忆,停药后失眠复发率低。成人每次 10 mg,大于 65 岁的老年人,每次 5 mg,通常在睡前 30 min 或深夜难以入睡时服用。较大剂量(> 20 mg)可引起嗜睡、头晕、精神活动受损、学习记忆力下降。肝、肾功能不全者及孕妇慎用。

佐 匹 克 隆

佐匹克隆(zopiclone)为吡咯环酮类催眠药,与 BDZ 类药物相比具有高效、低毒、成瘾性小的特点。佐匹克隆通过作用于 BDZ 受体,增强 $GABA_A$ 受体功能。对健康志愿者和失眠患者的研究表明,佐匹克隆 7.5 mg 不仅缩短入睡潜伏期,延长睡眠时间,还可提高睡眠质量,对第二天的记忆功能几乎无影响。对精神分裂症患者的睡眠改善作用比 BDZ 类药物更好。研究表明,在失眠的短期药物治疗中,佐匹克隆是 BDZ 类药物适当的替代药。本药亦有抗焦虑、

抗惊厥和肌肉松弛作用,但其肌肉松弛作用较 BDZ 类药物弱。

口服佐匹克隆 7.5 mg,2 h 后血药浓度达峰值 (64~86 ng/mL),生物利用度为 75%~80%,血浆蛋白结合率约为 45%。经肝细胞色素 P450 代谢为活性较低的 N- 氧化物和无活性的 N- 脱甲基物。7%~10% 经尿和粪便以原形排出,约 30% 以 N- 氧化物或 N- 去甲基代谢产物经尿排出,部分从乳汁排出。年轻健康者的总清除率为 14 L/h,肾清除率为 0.83 L/h,$t_{1/2}$ 为 3.5~5 h,体内无蓄积。最常见的不良反应为口干、口苦、晨起嗜睡、眼花,少数患者可出现便秘、恶心等;长期用药突然停药后可出现反跳现象。妊娠和哺乳期妇女禁用。

佐匹克隆治疗急、慢性失眠患者的起始剂量为 7.5 mg,需要时可增至 15 mg,睡前服用。老年患者起始剂量为 3.75 mg,以后酌情增加剂量。本药最好采用间断用药,连续用药一般不宜超过 4 周。

雷美替安

雷美替安(ramelteon)为褪黑激素 MT_1 和 MT_2 受体激动药,与 GABA 神经传导无关。口服后经首过效应,被代谢为多种有活性的作用时间更长的代谢产物。该药不良反应轻微,无反跳现象,也无停药戒断症状,尤其适合于入睡难的患者。

(张明升　张轩萍)

第三节　心境障碍与神经症的临床用药

■ 重点内容提要

心境障碍是一组以情感改变为基本特征的障碍,包括常见的异常情感,如焦虑、抑郁、躁狂及恐惧等。

目前临床使用的抗焦虑药主要包括苯二氮䓬类(BDZ)及作用于 5-HT 系统的药物。BDZ 类药物在小于镇静剂量时即可发挥良好的抗焦虑作用,作用机制与脑内的 BDZ 受体结合,增强脑内 GABA 能神经元的抑制功能有关。作用于 5-HT 系统的药物则主要通过激动 $5-HT_{1A}$ 受体或抑制 5-HT 再摄取发挥抗焦虑作用,与 BDZ 类药物相比,主要优点是镇静作用弱、运动障碍轻、对记忆影响小、无成瘾性,但起效慢。

目前临床使用的抗抑郁药主要包括三环类抗抑郁药、单胺氧化酶抑制药、NA 再摄取抑制药、5-HT 再摄取抑制药及其他抗抑郁药,其作用机制主要涉及影响两种单胺类递质:5-HT 和 NA。最早用于临床的是三环类抗抑郁药,疗效好,但不良反应严重。目前,临床应用最广泛且占主导地位的主要是 5-HT 再摄取抑制药,与三环类抗抑郁药相比,其不良反应小,安全性高,耐受性好,因而被广泛使用。

心境障碍是一组以情感改变为基本特征的障碍,包括常见的异常情感,如焦虑、抑郁、躁狂及恐惧等。心境障碍的病因可能与心理社会因素、遗传因素、神经内分泌及中枢多种神经递质功能异常有关。本节主要介绍常用抗抑郁药和常用抗焦虑药。

一、常用抗抑郁药

(一)概述

抑郁症(depression)是由持续的环境应激与多种易感基因相互作用引起的以抑郁为主要症状的一组心境障碍或情感障碍性疾病,其临床主要表现为情绪低落、思维迟缓、意志行为减退等,严重者可出现自杀倾向,是严重威胁人类身心健康的精神性疾病。目前全世界抑郁症的发病率达 11%。世界卫生组织曾预测,2020 年,抑郁症将成为危害人类健康的第二大疾病。抑郁症患者是自杀的高危人群,据报道,抑郁症患者自杀率比一般人群高 20 倍。另外,抑郁症还增加心脑血管疾病的病死率,使癌症患者的生存率及生活质量下降。

抗抑郁药(antidepressants)是主要用于治疗情绪低落、抑郁、消极的一类药物。双盲对照研究表明,各种抗抑郁药均可使 80% 左右的抑郁症患者病情明显改善,维持治疗可使反复发作的抑郁症减少复发。临床经验表明抗抑郁药对焦虑性障碍、惊恐发作、强迫性障碍及恐怖症也有效。

(二)药物治疗原则

目前临床使用的抗抑郁药包括三环类抗抑郁药(抑制 NA、5-HT 再摄取的药物)、NA 再摄取抑制药、选择性 5-HT 再摄取抑制药及其他抗抑郁药。

各种抗抑郁药疗效相当,主要是不良反应存在差异。目前尚无可靠的方法预测哪种药物更适合某一患者。可根据患者抑郁状态的临床特点选择用药,如激越性抑郁,则选择具有镇静作用的三环类抗抑郁药(tricyclic antidepressants,TCAs),如阿米替林、多塞平等。如为迟滞性抑郁则可首选丙米嗪或 5-HT 再摄取抑制药。患者对药物的耐受性是选择药物的另一重要因素。由于 TCAs、单胺氧化酶抑制药(MAOI)不良反应较明显,甚或具有危险性的不良反应,年老体弱者,伴有躯体疾病者宜慎用。用药方便与否也是考虑的因素之一。5-HT 再摄取抑制药为每日一次给药,每次 1 粒,比起 TCAs 和 MAOI 需多次给药或须调整剂量更具优越性。患者的经济能力给用药带来限制,新一代抗抑郁药多属进口药品,价格昂贵,亦影响药物的选用。

抑郁症治疗可分为三个阶段(三期治疗):

1. 以控制症状为目标的急性治疗期:用足够剂量至症状消失。

2. 以巩固疗效,避免病情反复为目标的继续治疗期;症状消失后至完全康复,需 4~9 个月,如未完全恢复,病情易反复。

3. 防止复发为目标的预防性治疗期,后两期不易截然分开,常统称为维持治疗。一般认为下列情况需维持治疗:① 3 次或 3 次以上抑郁症发作者;② 既往 2 次发作,首次发作年龄小于 20 岁者;3 年内出现两次严重发作或 1 年内频繁发作两次和有阳性家族史者。维持时间长短、剂量需视发作次数、严重程度而定。

(三)三环类抗抑郁药

由于本类药物结构中都有 2 个苯环和 1 个中央杂环,故统称为三环类抗抑郁药(TCAs)。本类药物的应用始于 20 世纪 50 年代末,是第一代抗抑郁药,常用的有丙米嗪、阿米替林、氯米帕明、多塞平、曲米帕明等。

本类药物属于非选择性单胺再摄取抑制药,主要抑制 NA 和 5-HT 的再摄取,从而增加突触间隙这两种递质的浓度,促进突触传递功能而发挥抗抑郁作用。大多数 TCAs 具有抗胆碱作用,引起口干、便秘、排尿困难等不良反应。此外,TCAs 还具有 α_1 受体和 H_1 受体的阻断作用而引起过度镇静。

丙 米 嗪

【药理作用与作用机制】 正常人服用丙米嗪(imipramine)后,出现安静、嗜睡、血压稍降、头晕、目眩,并常出现口干、视物模糊等抗胆碱反应,连用数天后这些症状可能加重,甚至出现注意力不集中和思维能力下降。但抑郁症患者连续服药后,出现精神振奋现象,连服 2~3 周后疗效才显著,使患者情绪高涨,症状减轻,故不作为应急治疗用药。

目前认为,丙米嗪抗抑郁的作用机制主要是阻断 NA、5-HT 在神经末梢的再摄取,从而使突触间隙中的递质浓度增高,促进突触传递功能而发挥抗抑郁作用。此外还有抗胆碱作用,对 α_1 受体、H_1 受体也有阻断作用。

本药口服吸收良好,2~8 h 血药浓度达高峰,血浆 $t_{1/2}$ 为 6~20 h。在体内广泛分布于各组织,以脑、肝、肾及心脏分布较多。丙米嗪主要在肝内经肝药酶代谢,通过氧化变成 2-羟基代谢产物,并与葡糖醛酸结合,自尿排出。

【临床应用与评价】

1. 治疗抑郁症 用于各种原因引起的抑郁症,对内源性抑郁症、更年期抑郁症效果较好,反应性抑郁症次之,对精神分裂症的抑郁症状效果较差。此外,本药尚可用于强迫症的治疗。口服,每次 25~75 mg,每日 3 次。年老体弱者每日自 12.5 mg 开始,逐渐增量。

2. 治疗遗尿症 对于儿童遗尿症可试用丙米嗪治疗。

3. 焦虑和恐怖症 对伴有焦虑的抑郁症患者疗效明显,已有不少报道称三环类抗抑郁药对恐怖症有效。

【常见不良反应与处理】 常见的不良反应主要由于药物对自主神经系统和心血管的作用。如阻断 M 受体的作用,出现口干、扩瞳、视物模糊、便秘、排尿困难、心动过速等抗胆碱作用,还出现多汗、无力、头晕、失眠、皮疹、直立性低血压、反射亢进、共济失调、肝功能异常、粒细胞缺乏等。因该药易致尿潴留和眼内压升高,故前列腺肥大及青光眼患者禁用。

【药物相互作用】 三环类抗抑郁药与血浆蛋白的结合能被苯妥英钠、保泰松、阿司匹林、东莨菪碱和吩噻嗪竞争而减少。肝药酶诱导剂或抑制药也会影响其代谢。与单胺氧化酶抑制药(MAOI)合用,可引起血压明显升高、高热和惊厥,这是由于三环类抗抑郁药抑制 NA 再摄取、MAOI 减少 NA 灭活,最终使 NA 浓度增高所致。三环类抗抑郁药还能增强中枢神经抑制药的作用,如与抗精神分裂症药、抗帕金森病药合用时,其抗胆碱作用可相互增强。此外,抗抑郁药还能对抗胍乙啶及可乐定的降压作用。

阿米替林

【药理作用与作用机制】 阿米替林(amitriptyline)的药理学特点与丙米嗪极为相似,与丙米嗪相比,阿米替林对 5-HT 再摄取的抑制作用明显强于对 NA 再摄取的抑制;镇静作用和抗胆碱作用也较明显。治疗抑郁症剂量也与丙米嗪类似。

口服后可稳定地从胃肠道被吸收,但剂量过大可延缓吸收。在肝生成活性代谢产物去甲替林,最终代谢产物以游离型或结合型从尿中排除。在体内与蛋白质广泛结合,消除 $t_{1/2}$ 为 9~36 h。口服药物后血浆药物峰浓度因人而异,变动极大,且与疗效无明确关系。可通过血脑屏障、胎盘屏障,并可从乳汁分泌。

【临床应用与评价】 与丙米嗪极为相似,可用于治疗抑郁症,也用于治疗焦虑、恐怖症。建议从 25 mg/d 开始逐渐增加剂量到 75~150 mg/d,分 3 次口服。

【常见不良反应与处理】 阿米替林的不良反应与丙米嗪相似,但比较严重,偶有加重糖尿病症状的报道。丙米嗪的禁忌证也适用于此药。

氯米帕明

【药理作用与作用机制】 氯米帕明(clomipramine)的药理作用和应用类似于丙米嗪,但对 5-HT 再摄取有较强的抑制作用,而其活性代谢产物去甲氯米嗪则对 NA 再摄取有相对强的抑制作用。氯米帕明稳定地从胃肠道被吸收,剂量较大时吸收延迟。在肝脱甲基生成活性代谢产物去甲氯米嗪。主要以代谢产物形式从尿中排出。氯米帕明的 $t_{1/2}$ 为 24.7 h,去甲氯米嗪的 $t_{1/2}$ 稍长。

【临床应用与评价】 用于抑郁症、强迫症、恐怖症和发作性睡病引起的肌肉松弛。开始口服剂量 50~100 mg/d,逐渐增加到 200 mg/d,最大用量为 250 mg/d,分次服用,也有人主张睡前一次性口服。

【常见不良反应与处理】基本上与丙米嗪相同,仅抗胆碱作用和诱发惊厥风险比后者要大一些。

多塞平

【药理作用与作用机制】 多塞平(doxepin)作用与丙米嗪类似,抗抑郁作用比后者弱,抗焦虑作用、镇静作用和对血压影响比丙米嗪大,但对心脏影响较小。口服吸收良好,经首过效应,在肝生成活

性代谢产物去甲多塞平,吸收后广泛分布于全身组织并与蛋白结合。V_d 为 9.1~33.3 L/kg,其血浆 $t_{1/2}$ 为 8~24 h,去甲多塞平的 $t_{1/2}$ 更长,为 33.2~80.7 h。可通过血脑屏障和胎盘屏障,并能从乳汁分泌,孕妇和哺乳期妇女应慎用。

【临床应用与评价】 对伴有焦虑症状的抑郁症疗效最佳,焦虑、紧张、情绪低落、行动迟缓等症状数日后即可缓解,显效需 2~3 周。也可用于治疗消化性溃疡。

治疗抑郁症:开始口服剂量:每次 25 mg,每日 3 次,逐渐增加到 150 mg/d,对于严重患者可用到最大剂量 300 mg/d。治疗消化性溃疡:50~100 mg,睡前一次口服。

【常见不良反应与处理】 与丙米嗪类似。因为安全性尚未确定,多塞平一般不用于儿童和孕妇,老年患者应适当减量。

曲米帕明

曲米帕明(trimipramine)药理作用和临床应用与丙米嗪类似。口服易吸收,在肝代谢,代谢产物主要从尿中排出,血浆消除 $t_{1/2}$ 为 9~11 h。主要用于治疗抑郁症,起始口服剂量 50~75 mg/d,逐渐增加到 150 mg/d,最大剂量可用到 300 mg/d。治疗消化性溃疡:50~150 mg,睡前一次口服。

不良反应类似于丙米嗪,镇静作用和抗胆碱作用比后者强,口干、便秘、视物模糊、嗜睡、眩晕等不良反应更多见。

(四) NA 再摄取抑制药

这类药物可选择性抑制 NA 的再摄取,用于脑内以 NA 缺乏为主的抑郁症,尤其适用于尿检 MH-PG(NA 的代谢产物)明显减少的患者。这类药物的特点是起效快,镇静作用、抗胆碱作用和降压作用均比 TCAs 弱。

地昔帕明

【药理作用与作用机制】 地昔帕明(desipramine)可强效选择性抑制 NA 摄取,其效率为抑制 5-HT 摄取的 100 倍以上。对 DA 的摄取亦有一定的抑制作用。对 H_1 受体有强拮抗作用。对 α 受体和 M 受体拮抗作用较弱。有轻度镇静作用,缩短快速眼动睡眠,延长深睡眠。血压和心率轻度增加,偶致直立性低血压,可能是由于抑制 NA 再摄取,阻断 α 受体作用的结果。

口服快速吸收,2~6 h 达血药峰浓度,V_d 为

13～51 L/kg，血浆蛋白结合率为90%，在肝代谢生成具有活性的代谢产物，主要在尿中排泄，少量经胆汁排泄，其中原形占5%。

【临床应用与评价】　主要用于治疗抑郁症，对轻、中度的抑郁症疗效好。开始口服剂量为每次25 mg，每日3次，逐渐增加到每次50 mg，每次3～4次，需要时最大可用到300 mg/d。老年人应适当减量。

【常见不良反应与处理】　与丙米嗪相比，不良反应较小，但对心脏影响与丙米嗪相似。过量则导致血压降低、心律失常、震颤、惊厥、口干及便秘等。

【药物相互作用】　本药不应和拟交感胺类药物合用，以免增强后者的作用；同样，与MAOI合用也要慎重；与胍乙啶及作用于肾上腺素能神经末梢的抗高血压药合用会明显降低降压效果，因为抑制了神经递质经胺泵摄取进入神经末梢。

马普替林

【药理作用与作用机制】　马普替林（maprotiline）为选择性NA再摄取抑制药，对5-HT摄取几无影响。抗胆碱作用与丙米嗪类似，远比阿米替林弱。其镇静作用和对血压影响与丙咪嗪类似。与其他三环类抗抑郁药一样，用药2～3周后才充分发挥疗效。能延长快速眼动睡眠时间。对心脏的影响也与三环类抗抑郁药一样，延长Q-T间期，增加心率。

口服后吸收缓慢而完全，9～16 h之间达血浆药物峰浓度，因脂溶性高，广泛分布于全身组织，肺、肾、心、脑和肾上腺的药物浓度均高于血液，V_d为23～70 L/kg，血浆蛋白结合率约90%，$t_{1/2}$为27～58 h。

【临床应用与评价】　主要用于治疗各型抑郁症。较三环类抗抑郁药起效快，一周内即可起效。开始口服剂量25～75 mg/d，分3次服用；逐渐增加到150 mg/d，对严重病例最大可用到225 mg/d。因为半衰期较长，也可晚间一次服用。

【常见不良反应及处理】　治疗剂量可见口干、便秘、眩晕、头痛、心悸等。也有用药后出现皮炎和皮疹的报道。能增强拟交感胺药物作用，减弱抗高血压药的降压幅度等。

去甲替林

【药理作用与作用机制】　去甲替林（nortriptyline）的药理作用与阿米替林相似，但本药对NA摄取的抑制远强于对5-HT摄取的抑制。与母药阿米替林相比，其镇静、抗胆碱、降血压作用及对心脏的影响

和诱发惊厥作用均较弱。此药有助于抑郁症患者入睡，但缩短快速眼动睡眠时间。由于阻断α_1受体可引起直立性低血压，由于抗胆碱作用可引起心率加快。

口服后完全从胃肠道被吸收，血浆蛋白结合率为90%～95%，V_d值为14～40 L/kg，62%以代谢产物形式从尿中排泄，肾衰竭患者也可安全使用本药，$t_{1/2}$为18～60 h。

【临床应用与评价】　治疗抑郁症。本药治疗内源性抑郁症效果优于反应性抑郁症，去甲替林比其他三环类抗抑郁药治疗显效快。有效的治疗血药浓度为50～150 ng/mL。开始口服20～40 mg/d，逐渐增加到100 mg/d，分次服用；最大可用到250 mg/d。

【常见不良反应与处理】　其镇静作用、抗胆碱作用、降低血压作用、对心脏的影响等虽均比丙米嗪弱，但仍要注意过量引起的心律失常，尤其是心肌梗死的恢复期、传导阻滞或原有心律失常的患者，用药不慎会加重病情。双相抑郁症患者可引起躁狂症发作，应注意。本药与三环类抗抑郁药一样，可降低惊厥发作阈，癫痫患者应慎用。

普罗替林

【药理作用与作用机制】　普罗替林（protriptyline）在中枢和外周都是选择性NA再摄取抑制药，几乎不影响5-HT系统，与其他三环类抗抑郁药相比，拮抗α_1受体、H_1受体和M受体的作用比较弱。镇静作用较弱，缩短快速眼动睡眠，但延长深睡眠。

口服吸收良好，在体内广泛分布，V_d为15～31.2 L/kg，血浆蛋白结合率为90%以上，血浆消除$t_{1/2}$为54～124 h。

【临床应用与评价】　治疗抑郁症充分发挥疗效需2～3周。口服15～40 mg/d，分3～4次服用，需要时剂量可增加到60 mg/d。

【常见不良反应与处理】　与其他三环类抗抑郁药类似，尤其当用较大剂量时注意对心脏的影响。禁与MAOI合用。禁用于心肌梗死后恢复期、传导阻滞和心律失常的患者。

阿莫沙平

【药理作用与作用机制】　阿莫沙平（amoxapine）药理作用类似丙米嗪，但对NA再摄取有选择性抑制作用，其镇静作用、抗胆碱作用均弱于丙米嗪；对血压、心脏和诱发惊厥阈值的影响两者相当，此外还有抗多巴胺作用。

口服可稳定地从胃肠道被吸收,剂量较大时吸收延缓。有两种活性代谢产物:8-羟阿莫沙平和7-羟阿莫沙平。其代谢产物与葡糖醛酸结合后从尿中排泄。血浆消除 $t_{1/2}$ 阿莫沙平约 8 h,8-羟阿莫沙平约 30 h,7-羟阿莫沙平约 6.5 h。

【临床应用与评价】 用于治疗抑郁症。开始每次 50 mg,每日 2～3 次;逐渐增加剂量,需要时可用至每次 100 mg,每日 3 次。老年人适当减量。

【常见不良反应与处理】 除与其他三环类抗抑郁药具有相似的不良反应外,大剂量时还会出现抗精神病药的一些不良反应,如运动障碍、泌乳等。

(五) 选择性 5-HT 再摄取抑制药

选择性 5-HT 再摄取抑制药(selective serotonin reuptake inhibitors,SSRIs)是目前应用最多的一类抗抑郁药。与 TCAs 的结构迥然不同,但对 5-HT 再摄取的抑制作用选择性更强,对其他递质和受体作用甚微,保留了与 TCAs 相似的疗效且克服了 TCAs 的诸多不良反应。这类药物发展较快,已成为一线抗抑郁药。临床常用的 SSRIs 包括氟西汀、帕罗西汀、舍曲林、氟伏沙明等。本类药物很少引起镇静作用,不损害精神运动功能。对心血管和自主神经系统功能影响很小。本类药物具有抗抑郁和抗焦虑双重作用,其抗抑郁效果也需要 2～3 周才显现出来。

这一类药物多用于脑内 5-HT 减少所致的抑郁症,也可用于病因不明但其他药物疗效不佳或不能耐受其他药物的抑郁症患者。

氟 西 汀

【药理作用与作用机制】 氟西汀(fluoxetine)(百忧解)是一种强效选择性 5-HT 再摄取抑制药,比抑制 NA 摄取作用强 200 倍。氟西汀对肾上腺素受体、组胺受体、GABA$_B$ 受体、M 受体、5-HT 受体几乎无亲和力。对抑郁症的疗效与 TCAs 相当。此外该药对强迫症、贪食症亦有疗效。

本药口服吸收良好,达峰时间为 6～8 h,血浆蛋白结合率 80%～95%;给予单个剂量时血浆消除 $t_{1/2}$ 为 48～72 h,在肝经代谢生成活性代谢产物去甲氟西汀,其活性与母体相同,但 $t_{1/2}$ 较长。V_d 为 20～42 L/kg。

【临床应用与评价】 用于治疗伴有焦虑的各种抑郁症、强迫症和神经性贪食症,尤其适用于老年抑郁症。疗效与三环类抗抑郁药相当,且安全有效、耐受性好、不良反应少,为一线抗抑郁药。常用剂量为开始 20 mg/d,早餐后服用。有效治疗剂量 20～40 mg/d,每日 1 次,需要时可用到每日 80 mg。

因药物在肝代谢,肝功能不全时可采取隔日疗法。

【常见不良反应与处理】 偶有恶心、呕吐、头痛、头晕、乏力、失眠、厌食、体重下降、震颤、惊厥、性欲降低等。肝病者服用后 $t_{1/2}$ 延长,须慎用。肾功能不全者,长期用药须减量,延长服药间隔时间。氟西汀与 MAOI 合用时须警惕"5-HT 综合征(serotonin syndrome)"的发生,初期阶段主要表现为不安、激越、恶心、呕吐或腹泻,随后高热、强直、肌阵挛或震颤、自主神经功能紊乱、心动过速、高血压、意识障碍,最后可引起痉挛和昏迷,严重者可致死,应引起重视。此种综合征亦可发生在停用氟西汀不到 5 周的情况下很快换用 MAOI 的时候。心血管疾病、糖尿病患者应慎用。

【药物相互作用】 氟西汀与依靠 CYP2D6 代谢的药物如 TCAs、神经阻滞药合用,药物代谢均减慢,血药浓度增加。

帕 罗 西 汀

【药理作用与作用机制】 帕罗西汀(paroxetine)(赛洛特)为强效 5-HT 再摄取抑制药,增高突触间隙递质浓度而发挥治疗抑郁症的作用,抗抑郁疗效与 TCAs 相当,而抗胆碱、体重增加、对心脏影响及镇静等副作用较 TCAs 轻。停用时可出现停药反应,可能与该药的 $t_{1/2}$ 较短有关。口服吸收良好,消除 $t_{1/2}$ 为 21 h。用于治疗抑郁症,口服 20～50 mg/d。

【常见不良反应与处理】 常见不良反应为口干、便秘、视物模糊、震颤、头痛、恶心等。与其他药物的相互作用较强。禁与 MAOI 联用,避免显著升高脑内 5-HT 水平而致"血清素综合征"。

舍 曲 林

舍曲林(sertraline)(郁乐复)是一选择性抑制 5-HT 再摄取的抗抑郁药,可用于各类抑郁症的治疗,并对强迫症有效。其消除 $t_{1/2}$ 为 26 h,可每日用药一次,有效量为 50 mg/d。最大剂量可用到 200 mg/d。主要不良反应为口干、恶心、腹泻、男性射精延迟、震颤、出汗等。该药与其他药物的相互作用临床资料不多,借鉴氟西汀的经验,禁与 MAOI 合用。

氟 伏 沙 明

氟伏沙明(fluvoxamine)选择性抑制突触前膜对 5-HT 的再摄取,对 NA 及 DA 影响较弱,为目前已知的选择性较高的 5-HT 再摄取抑制药之一。该药无抗胆碱及抗组胺作用,对 MAO 也无影响。氟伏沙明能有效治疗各种类型的抑郁症,该药也可有效治疗强迫症、社交焦虑症、惊恐障碍等。此外,儿童和少年应用该药安全。

西酞普兰

西酞普兰(citalopram)对 5-HT 再摄取抑制作用强,选择性更高,对其他神经递质及其受体的影响较小,不影响认知和精神运动性行为。该药 $t_{1/2}$ 为 33 h,口服给药剂量范围为 20～60 mg/d。尤其适用于躯体疾病伴发抑郁且需多种药物合用者。主要不良反应为出汗、嗜睡、口干、恶心等。

艾司西酞普兰

艾司西酞普兰(escitalopram)主要作用为选择性抑制 5-HT 再摄取,而对 NA 和 DA 再摄取作用微弱。临床用于重症抑郁症和广泛性焦虑症的治疗。主要不良反应有失眠、阳痿、恶心、便秘、多汗、口干、疲劳、头痛、嗜睡、焦虑等,偶见躁狂或低钠血症,有惊厥史者慎用。

(六) 5-HT 及 NA 再摄取抑制药

5-HT 及 NA 再摄取抑制药(serotonin and norepinephrine reuptake inhibitors, SNRIs)是继 SSRIs 后开发研制的抗抑郁药。该类药物可同时抑制 5-HT 和 NA 的再摄取,对肾上腺素能、胆碱能及组胺受体无亲和力,故无 TCAs 常见的不良反应,安全性和耐受性较好。主要用于抑郁症和广泛性焦虑症,也可用于强迫症和惊恐发作,对 SSRIs 无效的严重抑郁症患者也有效。

文 拉 法 辛

【药理作用与作用机制】 文拉法辛(venlafaxine)(凡拉克辛)主要通过阻断 5-HT 和 NA 的再摄取而发挥抗抑郁作用,低剂量时主要抑制 5-HT 的再摄取,高剂量 NA 的再摄取抑制则占主导地位,对 DA 的再摄取也有轻微的抑制作用。文拉法辛对 M 受体、H_1 受体和 α_1、α_2、β 受体几乎无亲和力,故几乎没有抗胆碱能、直立性低血压和镇静等不良反应。

口服吸收快,血浆蛋白结合率低,约 30%。在肝代谢,活性代谢产物为 O-去甲基文拉法辛。文拉法辛消除 $t_{1/2}$ 为 4 h,O-去甲基文拉法辛为 10 h,代谢受 CYP2D6 催化。主要经肾排泄,肝硬化和严重肾病者需减少剂量。

【临床应用与评价】 该药有良好的抗抑郁作用,对难治性抑郁症患者亦有较好疗效。此外,文拉法辛对于伴有焦虑的抑郁、临界型性格紊乱、注意力涣散、恐惧症、不伴有抑郁的焦虑均有一定疗效。治疗抑郁症,起始用量 75 mg/d,分 2～3 次口服,最大剂量可用到 375 mg/d,分 3 次服用。

【常见不良反应与处理】 文拉法辛安全性好,不良反应少,常见的不良反应为恶心、头昏、嗜睡、失眠、出汗和口干。少见的不良反应有性功能障碍、癫痫发作等。文拉法辛还存在与剂量相关的持续性高血压,建议服文拉法辛的所有患者进行常规血压监测。

【治疗药物相互作用】 文拉法辛主要由 CYP2D6 代谢,故可抑制 CYP2D6 的药物如奎尼丁、帕罗西汀、西咪替丁、氟西汀均可使其血药浓度升高。其他经此酶代谢的药物,亦可竞争性抑制其代谢。文拉法辛可引起 5-HT 综合征,与 MAOI 合用时,更易发生这种严重反应,甚至可致死亡。

度 洛 西 汀

度洛西汀(duloxetine)的药理作用与文拉法辛相似,但其抑制 5-HT 和 NA 再摄取作用强于文拉法辛。可治疗抑郁症及压力性尿失禁及疼痛者,尤其适用于女性抑郁症患者。

曲 唑 酮

【药理作用与作用机制】 曲唑酮(trazodone)抗抑郁作用机制可能与抑制 5-HT 摄取有关,对 NA、DA 则无影响,无 M 受体阻断作用;具有 α_2 受体阻断药的特点,可翻转可乐定的中枢性心血管效应。曲唑酮亦有良好的抗焦虑作用,其抗焦虑作用除了它对 5-HT 系统的作用以外,还与阻断 H_1 受体以及阻断 α 受体尤其是突触前 α_2 受体引起明显的镇静作用有关。

口服后吸收快速、完全,2 h 血药浓度达高峰,血浆蛋白结合率为 89%～95%。在肝代谢,其中间代谢产物氯苯哌嗪在动物实验仍显示抗抑郁活性,主要以代谢产物的形式从尿中排泄。

【临床应用与评价】 曲唑酮用于治疗抑郁症,具有镇静作用,适于夜间给药。开始口服剂量 150 mg/d,以后每 3～4 天增加 50 mg,直到 300～400 mg/d,严重病例可用到最大剂量 600 mg/d;一天的剂量可饭后分次服用,也可睡前一次性服用。

【常见不良反应与处理】 不良反应较少,开始时有镇静、嗜睡作用,随着继续用药而逐渐消失;偶有恶心、呕吐、体重下降、心悸、直立性低血压等,过量中毒会出现惊厥、呼吸停止等。

(七) NA 和特异性 5-HT 能抗抑郁药

NA 和特异性 5-HT 能抗抑郁药(noradrenergic and specific serotonergic antidepressants, NaSSAs) 是近年来开发的具有对 NA 和 5-HT 双重作用机制的新型抗抑郁药。代表药物为米氮平。

米 氮 平

【药理作用与作用机制】 米氮平(mirtazapine) 通过阻断突触前 α_2 受体而增加 NA 的释放,间接提高 5-HT 的更新率而发挥抗抑郁作用,抗抑郁效果与阿米替林相当。

口服后在胃肠道很快被吸收,生物利用度为 50%,3~5 h 达稳态血药浓度,血浆蛋白蛋白结合率为 85%。在肝代谢形成去甲基米氮平。血浆 $t_{1/2}$ 为 20~40 h,肝功能不全者血浆 $t_{1/2}$ 可延长 40%,肾功能不全者可降低药物清除率,肝、肾功能不全者服用本药应进行监护。

【临床应用与评价】 治疗各种抑郁症,尤其是伴有焦虑、失眠的抑郁症。米氮平起效比 SSRIs 快,安全、耐受性良好,口服开始 15 mg/d,以后酌情增加至 30 mg/d,最大剂量为 45 mg/d。本药宜晚上一次顿服,也可每日 2 次分服。

【常见不良反应及处理】 其抗胆碱不良反应及 5-HT 样不良反应(恶心、头痛、性功能障碍等)较轻。主要不良反应为食欲增强和体重增加。其他常见不良反应为口干、便秘和头昏。

二、常用抗焦虑药

(一) 概述

焦虑症(anxiety neurosis)是一种具有持久性焦虑、恐惧、紧张情绪和自主神经活动障碍的脑功能失调。患者除烦躁不安、紧张、恐惧失眠等精神方面的异常外,往往伴有生理功能的异常,妨碍机体的休息,形成恶性循环。

焦虑症的发病机制尚未明了,已经提出了几种学说如 γ-氨基丁酸(GABA)受体和 $5-HT_{1A}$ 受体功能失调学说、神经类固醇学说及促肾上腺皮质激素释放因子(CRF)受体上调学说等。

焦虑症的治疗包括心理治疗和药物治疗。急性发作或病情严重的患者应给予药物治疗。抗焦虑药 (anxiolytics)是指能在不明显影响其他生理功能的情况下选择性地消除焦虑症状的药物。苯二氮䓬类、三环类抗抑郁药、β 受体拮抗药及某些抗精神病药均有一定的抗焦虑作用。目前临床常用的抗焦虑药主要是苯二氮䓬类及作用于 5-HT 系统的药物。

(二) 苯二氮䓬类

自 1957 年合成氯氮䓬(chlordiazepoxide)以来,目前已合成了约 2 000 种衍生物,临床应用的制剂已有数十种,如地西泮(diazepam)、硝西泮(nitrazepam)、氟西泮(flurazepam)、奥沙西泮(oxazepam)、氟硝西泮(flunitrazepam)、三唑仑(triazolam)、阿普唑仑(alprazolam)、艾司唑仑(estazolam)、咪哒唑仑(midazolam)、替马西泮(temazepam)、氯硝西泮(clonazepam)、劳拉西泮(lorazepam)等。这些在化学结构上属苯并二氮䓬环的衍生物称为苯二氮䓬类。

BDZ 类药物的药理作用基本相似,但主要作用谱和适应证有区别,各种 BDZ 类药物的药代动力学差异较明显,且其临床重要性往往比药效学的差别更大,值得注意。地西泮是 BDZ 类药物的代表。

【药理作用与作用机制】 BDZ 类药物在小于镇静剂量即有良好的抗焦虑作用,显著改善紧张、忧虑和失眠等症状,一般认为,BDZ 类药物的抗焦虑作用选择性高,作用持久。

BDZ 类药物对中枢神经系统的作用有高度选择性,主要是易化 GABA 能神经元突触传导,增强 GABA 能神经元的抑制效应,对兴奋性突触传导无抑制作用。BDZ 类药物增强 GABA 的抑制作用,与其镇静、抗焦虑、催眠等作用有关。

BDZ 受体与 GABA 受体都位于 GABA 能神经末梢的突触后膜上,GABA 受体亚型 $GABA_A$ 受体与 Cl^- 离子通道偶联,当 $GABA_A$ 受体兴奋时,Cl^- 通道开放,突触后膜电导加大,产生超极化,出现突触后膜的抑制效应。而 $GABA_A$ 受体与 BDZ 受体之间存在着功能联系,$GABA_A$ 受体、BDZ 受体与 Cl^- 通道组成超分子复合体,含有 14 个不同的亚单位,按其氨基酸排列次序分为 α、β、γ、δ 四族,其中 γ 亚单位是对 BDZ 类药物产生高度亲和力结合位点的基本需要。$GABA_A$ 受体、BDZ 受体与 Cl^- 通道组成超分子复合体上有 5 个结合位点,即 GABA、苯二氮䓬类、印防己毒素和类固醇静脉麻醉药结合位点。$GABA_A$ 受体上有两种亲和力不同的部位,一种对 GABA 亲和力高,另一种则亲和力低。在一般情况下,高亲和力部位被一种内源性抑制蛋白(称为 GABA 调控蛋白)所掩盖,妨碍高亲和力部位的暴露与激活,抑制它与 GABA 的结合,BDZ 类药物与 BDZ 受体结合后,可以改变 GABA 调控蛋白的构成,解除 GABA 调控蛋白对 GABA$_A$ 受体高亲和力部位的抑制,从而加强 GABA 与其受体的亲和力。因此,在 BDZ 类药物作用下,只要突触前释放少量 GABA 即可激活 GABA 受体,使 Cl$^-$ 通道开放,Cl$^-$ 大量内流引起膜超极化,产生抑制性突触后电位,降低突触后神经元的兴奋性,从而增强 GABA 的突触后膜效应。

几乎所有 BDZ 类药物口服吸收良好,但不同的 BDZ 类药物吸收的快慢可有差异,口服后达血浆峰浓度时间为 0.5~8 h,地西泮、氟西泮吸收较快,三唑仑、咪达唑仑、阿普唑仑、氯硝西泮其次,奥沙西泮、替马西泮则吸收较慢,且不规则。除氟硝西泮和咪达唑仑外,其余 BDZ 类药物在肌内注射时吸收不稳定,故 BDZ 类药物很少或不做肌内注射。欲快速显效,应静脉注射。

BDZ 类药物及其代谢产物血浆蛋白结合率差异较大,其中地西泮可达 99%,而氟西泮仅 10%。由于 BDZ 类药物脂溶性高,能迅速自血液分布到脑及其他高灌注器官,脑脊液中的浓度与血浆中浓度相等,很快 BDZ 类药物又进行再分布至脂肪组织和肌肉组织中,一般 BDZ 类药物表观分布容积很大,约 1 L/kg,老年患者更大。

BDZ 类药物可通过胎盘,产妇临产前服用大量地西泮,则新生儿可出现肌无力、低血压、低体温及轻度呼吸抑制。BDZ 类药物也易经乳汁分泌,故哺乳妇女服用后可使乳儿产生嗜睡。

BDZ 类药物的生物转化途径有二:一是由肝药酶催化多种氧化(羟化、去烃基等);二是经结合酶系催化与葡糖醛酸结合,含硝基 BDZ 类药物还有硝基还原。BDZ 类药物经氧化代谢产物有许多仍有 BDZ 样活性,如去甲西泮、去甲羟西泮等,这些活性代谢产物的进一步生物转化常比其母药更慢,如去甲西泮的 $t_{1/2}$ 长达 100 h。这类 BDZ 类药物代谢产物有的已成为新的制剂,往往作用时间很长,且与母药的 $t_{1/2}$ 很少相关。肝药酶对 BDZ 类药物的代谢能力可因肝疾病及年龄增长而减退,故长时间作用的 BDZ 类药物及其活性代谢产物易在体内蓄积。新生儿肝功能尚不完善,BDZ 类药物的 $t_{1/2}$ 也较成人延长 1 倍。西咪替丁、奥美拉唑、异烟肼等肝药酶抑制药,可使 BDZ 类药物的作用延长和增强。肝功能不全及老年人使用时必须注意。催化 BDZ 类药物结合反应的酶系一般不受肝病的影响,也不因年龄增长而减退。

BDZ 类药物及其代谢产物及与葡糖醛酸或硫酸的结合产物由肾排出,肾功能严重不良时也会使本类药 $t_{1/2}$ 显著延长。

【临床应用与评价】

1. 焦虑症的应用　BDZ 类药物仍是目前治疗焦虑症的重要药物。该类药物抗焦虑作用选择性较高,小剂量即可明显改善焦虑症的各种症状,适用于急、慢性焦虑状态和各型神经症、躯体病症伴发的焦虑症、更年期综合征、各类疾病伴发的焦虑状态以及手术前后的不安、激动等。

2. BDZ 类药物不能用于中枢神经系统抑制状态的焦虑患者,对高龄、体弱或对药物过敏者应慎用。

3. 药物的选择和使用　选择用药主要应根据病情所需和药物作用特点,对急性焦虑发作可口服作用时间短的奥沙西泮;对需要治疗一个阶段的慢性焦虑可选用排泄缓慢的地西泮、氟西泮等。控制较重的焦虑症状可选奥沙西泮,每日 90 mg。

4. BDZ 类药物使用时限和剂量　因为焦虑多为发作性,故任何药物疗程不能过长,一般使用期限不超过 6 周。若需继续使用,中间需停药 2 周再重复进行治疗,以便观察疗效并防止成瘾。该类药物用作抗焦虑常用的口服剂量见表 14-4。

表 14-4　用作抗焦虑常用的口服量

药品	每日用量范围(mg)
地西泮	5~15
氯氮䓬	15~30
奥沙西泮	30~90
三唑仑	0.25~0.5
劳拉西泮	2~6

【常见不良反应及处理】

1. 一般不良反应　催眠剂量常见口干、有苦味、头晕、无力、头痛、视物模糊以及上腹部不适等症状。

2. 后遗效应　昏睡、乏力、头昏,影响技巧动作和驾驶安全,以至共济失调等。

3. 过敏反应　偶见皮疹、白细胞减少等。

4. 过量中毒　BDZ 类药物安全范围大,毒性较小,过量急性中毒可引起运动功能失调,语言不清,呼吸循环抑制,也可出现昏迷,但较少危及生命。但当其与其他中枢神经抑制药合用或饮酒时,则毒性明显增加,BDZ 类药物的急性中毒可用特异性 BDZ 受体拮抗药氟马西尼治疗,疗效佳。

5. 致畸作用　地西泮可引起畸胎,其中以唇裂和腭裂多见。女性妊娠期,尤其是妊娠前三个月应禁用。

6. 依赖性和戒断症状　连续应用数周或数月可产生依赖性，突然停用可发生戒断症状，如失眠、兴奋、焦虑、震颤，甚至惊厥，尽管 BDZ 类药物依赖性的发生比巴比妥类缓慢，程度也较轻，但是资料表明，BDZ 类药物若长期应用，即使在治疗剂量下也有不少患者产生不同形式的依赖性和戒断症状，主要特征是焦虑、睡眠障碍的反跳，使患者难以中断用药。因此，较长时间(4 周以上)用药的患者需停药时，应徐缓撤药，在 1 周之内撤毕。

7. 由于 BDZ 类药物能引起肌张力低下而导致动作失灵和步态不稳，从事机械操作等危险作业的患者应慎用。肝、肾功能减退，老年体弱和儿童慎用。

8. 重症肌无力、青光眼患者、孕妇、哺乳期妇女禁用。

【药物相互作用】　用药期间饮酒，可增加其吸收率，并能加强其中枢抑制作用，与吩噻嗪类药物合用可引起严重的中枢神经抑制甚至呼吸、心搏停止。

(三) 作用于 5-HT 系统的药物

1. 5-HT$_{1A}$ 受体激动药

丁 螺 环 酮

丁螺环酮(buspirone)是继苯二氮䓬类药物之后第一个获得美国 FDA 批准的治疗广泛性焦虑障碍的抗焦虑药，属于氮杂螺环癸烷二酮化合物。

【药理作用与作用机制】　丁螺环酮是一种新型抗焦虑药，其抗焦虑作用与地西泮相似，但无镇静、肌肉松弛和抗惊厥作用。丁螺环酮为 5-HT$_{1A}$ 受体的部分激动药，其抗焦虑作用可能与激活突触前 5-HT 神经元的 5-HT$_{1A}$ 受体，反馈抑制 5-HT 释放有关。此外，丁螺环酮对中枢 DA 受体和 α$_2$ 受体的拮抗作用可能参与其抗焦虑作用。

口服吸收快而完全，0.5 ~ 1 h 达血药浓度高峰，有肝首过效应，$t_{1/2}$ 为 2 ~ 12 h。吸收后约 95% 与血浆蛋白结合，体外研究显示该药不会与苯妥英钠、普萘洛尔及华法林发生置换，但可置换出地高辛。大部分在肝内代谢，其代谢产物为 5- 羟基丁螺环酮和 1-(2- 嘧啶基)- 哌嗪，仍有一定生物活性。口服后，约 60% 由肾排泄，40% 由粪便排出。肝硬化时，由于首过效应降低，可使血药浓度升高，药物清除率明显降低，肾功能障碍时清除率轻度减低。

【临床应用及评价】　治疗焦虑症，对广泛性焦虑的疗效与标准的 BDZ 类药物(如地西泮、劳拉西泮、阿普唑仑等)相当，对焦虑伴有轻度抑郁症状者有效，对严重焦虑伴有惊恐者疗效不佳。焦虑伴有

严重失眠者应加用催眠药。与 BDZ 类药物比较，主要优点是镇静作用弱，运动障碍轻，对记忆影响小，无成瘾性，但其起效慢，需 2 ~ 4 周起效。口服。起始一次 5 mg，每日 2 ~ 3 次。第二周可加至每次 10 mg，每日 2 ~ 3 次。常用治疗剂量每日 20 ~ 40 mg。

【常见不良反应及处理】　常用剂量下不良反应少，安全范围广。随剂量增加可见有头晕、头痛、恶心、呕吐及胃肠功能紊乱等不良反应。严重肝肾疾病、青光眼、重症肌无力、孕妇、儿童、对本品过敏者禁用。驾驶员及机器操作者不宜使用。

【药物相互作用】　与乙醇或其他中枢神经抑制药合用，可使中枢抑制作用增强。与单胺氧化酶抑制药合用，可使血压升高，应避免合用。与氟哌啶醇合用，可增加后者的血药浓度，引起锥体外系反应。与氟伏沙明、氟西汀和大剂量的曲唑酮合用，可引起 5-HT 综合征。

坦 度 螺 酮

【药物作用与作用机制】　坦度螺酮(tandospirone)作用于 5-HT 受体，在脑内与 5-HT$_{1A}$ 受体选择性结合，主要作用部位集中在情感中枢的海马、杏仁核等大脑边缘系统及投射 5-HT 能神经元的中缝核。药物通过激动 5-HT$_{1A}$ 自身受体，调节从中缝核投射至海马的 5-HT，抑制行动抑制系统的 5-HT 效应，发挥抗焦虑、抗抑郁作用。

口服吸收良好，健康成人单次口服坦度螺酮 20 mg 时，血药浓度达峰时间为 0.8 h，峰浓度为 3.2 μg/mL，消除 $t_{1/2}$ 为 1.2 h。较长时间连续服用后，药物在体内无蓄积。药物在体内代谢完全，70% 从尿液中排泄，21% 从粪便中排泄。

【临床应用及评价】　一般治疗剂量为 30 ~ 60 mg/d，分 3 次饭后口服。根据患者的年龄和疾病的严重程度适当增减剂量。最大剂量可用至 120 mg/d。

【常见不良反应及处理】　本品不良反应较少，且程度较轻。嗜睡的发生率较地西泮低。

2. 5-HT 再摄取抑制药　包括选择性 5-HT 再摄取抑制药(SSRIs)，如帕罗西汀、舍曲林、氟西汀、氟伏沙明等，以及 5-HT、NA 再摄取抑制药(如文拉法辛等)，其中帕罗西汀和文拉法辛是美国 FDA 批准的抗焦虑药。该类药物与传统的治疗药物 BDZ 类药物相比，抗焦虑作用较强且具有良好的耐受性，依赖和停药反应的发生率低，但起效慢，需 1 ~ 3 周。SSRIs 的作用机制均为选择性抑制突触间隙 5-HT

再摄取,从而影响突触间隙 5-HT 的含量。文拉法新比丁螺环酮在治疗伴随抑郁的广泛性焦虑障碍(GAD)时疗效更显著,对焦虑抑郁的治疗更优于氟西汀,且不良反应更小,是一种安全有效的抗抑郁和抗焦虑药。

由于 SSRIs 几乎没有镇静作用,所以在治疗之初,SSRIs 可以和 BDZ 类药物合用,1~3 周以后,待 SSRIs 起效后,再撤掉 BDZ 类药物。

（娄海燕　张岫美）

数字课程学习

📥 教学 PPT　　✏ 思考题

第十五章

心脑血管疾病临床用药

第一节 急性脑血管疾病的临床用药

■ 重点内容提要 ├

缺血性脑血管疾病包括短暂性脑缺血发作、脑血栓形成和脑栓塞，出血性脑血管疾病包括高血压脑出血及蛛网膜下腔出血。本节重点介绍短暂性脑缺血发作、脑血栓形成和脑栓塞急性期、出血性脑血管疾病急性期的药物治疗和脑保护药。

一、概述

脑血管疾病（cerebrovascular diseases）是各种病因所致的脑血管病变或血流障碍引发的脑功能障碍。脑血管疾病与心血管疾病、恶性肿瘤是许多国家的三大致死性疾病。

脑血管疾病分为急性和慢性两种。急性者又可分为缺血性和出血性两种。缺血性脑血管疾病包括短暂性脑缺血发作、脑血栓形成和脑栓塞，出血性脑血管疾病包括高血压脑出血及蛛网膜下腔出血。慢性脑血疾管病发病及进展均缓慢，其涉及的主要疾病包括脑动脉硬化症、血管性痴呆等。缺血性和出血性脑血管疾病均引起局部脑血流障碍，进而引起脑缺血及缺氧。脑细胞是机体对缺血、缺氧最敏感的细胞。血流完全阻断，6 s 后神经元代谢即受影响，2 min 后脑电活动停止，5 min 后能量代谢和离子平衡即可被破坏，5 ~ 10 min 后，神经元发生不可逆损害。因此，在不可逆损害发生前，尽快地恢复血液供应是脑缺血治疗的关键。本节重点介绍短暂性脑缺血发作、脑血栓形成和脑栓塞急性期、出血性脑血管疾病急性期的药物治疗和脑保护药。

二、短暂性脑缺血发作的药物治疗

短暂性脑缺血发作（transient ischemic attack,

TIA）是指短暂的、反复发作的脑局部组织的血液供应不足，使该动脉所支配的脑组织发生缺血。TIA 占急性脑血管疾病的 10%，约有 50% 的脑梗死患者在发病前曾有过 TIA 的病史。该病的危险因素包括高血压、糖尿病、高脂血症、吸烟、饮酒、多量食盐摄入、长期服用口服避孕药等。长期服用抗血小板药可减少脑梗死的危险性。治疗短暂性脑缺血发作常用的药物有阿司匹林、噻氯匹定、氯吡格雷、双嘧达莫和阿昔单抗。短暂性脑缺血发作时，抗凝血药不作为常规治疗药物，但频繁发作时可用肝素或香豆素衍生物等抗凝血药治疗，以降低短暂性脑缺血发作复发率、预防脑梗死发生。

阿 司 匹 林

【药理作用与作用机制】 阿司匹林（aspirin）及其代谢产物水杨酸对环化氧酶（COX）具有显著的抑制作用，与 COX-1 第 530 位丝氨酸、COX-2 第 516 位丝氨酸共价结合，使之乙酰化，不可逆抑制酶活性。具有解热、镇痛、抗炎及抗风湿作用，其作用随剂量加大而增强。阿司匹林抑制血小板 COX-1，减少血栓素 A2（TXA_2）的合成而抑制血小板聚集。故可用阿司匹林防治缺血性心脏病和脑缺血患者，降低患者的病死率、再梗死率和卒中率，但以小剂量为宜。

阿司匹林的 pK_a 为 3.5,口服后迅速被胃肠道吸收。1~2 h 达血药浓度峰值。其口服吸收率和溶解度与胃肠道 pH 有关。组织和血液中的酯酶能迅速将药物水解为水杨酸并以水杨酸盐的形式迅速分布至全身组织,因此阿司匹林 $t_{1/2}$ 仅为 15 min。水杨酸盐主要经肝药酶代谢,以 10% 游离型和其代谢产物形式从尿中排出。肝对水杨酸的代谢能力有限。口服小剂量阿司匹林(1 g 以下)时,因水解产生的水杨酸量较少,其代谢按一级动力学进行,血浆 $t_{1/2}$ 为 2~3 h;但当阿司匹林剂量达 1 g 以上时,甘氨酸、葡糖醛酸的结合反应已达到饱和,则按零级动力学消除,水杨酸血浆 $t_{1/2}$ 延长为 15~30 h。解热、镇痛时血药浓度为 25~50 µg/mL,抗炎、抗风湿时为 150~300 µg/mL。碱化尿液能减少肾小管对其再吸收,加速水杨酸的排出。

【临床应用与评价】 用于缺血性脑血管疾病,推荐剂量为 50~325 mg,每日 1 次,连续服用 12~24 个月。

噻氯匹定

【药理作用与作用机制】 噻氯匹定(ticlopidine)能选择性及特异性干扰腺苷二磷酸(ADP)介导的血小板活化,不可逆地抑制血小板聚集和黏附,是比阿司匹林更特异的抗血小板药。该药作用缓慢,口服后 3~5 日见效,停药后可持续作用 10 天。作用机制:①抑制 ADP 诱导的 α 颗粒分泌(α 颗粒含有黏连蛋白、纤维蛋白原、有丝分裂因子等物质),从而抑制血管壁损伤的黏附反应;②抑制纤维蛋白原与受体结合:噻氯匹定抑制 ADP 诱导的血小板膜 GP Ⅱb/Ⅲa 受体复合物与纤维蛋白原结合位点的暴露,因而抑制血小板聚集;③拮抗 ATP 对腺苷酸环化酶的抑制作用。所以噻氯匹定是血小板活化、黏附和 α 颗粒分泌的抑制药。

【临床应用与评价】 主要用于预防脑卒中、心肌梗死及外周动脉血栓性疾病的复发,疗效优于阿司匹林。

【常见不良反应及处理】 本品最严重的不良反应是中性粒细胞减少(2.4%),甚至全血细胞减少。用药 3 个月内需定期进行血常规检查。其他常见不良反应为腹泻(20%),严重者需停药。此外,尚有轻度出血、皮疹、肝毒性等。

氯吡格雷

氯吡格雷(clopidogrel)与噻氯匹定为同一类药

物,作用、用途均相似。其主要优点在于不良反应较轻,对骨髓无明显毒性,不引起白细胞减少。

双嘧达莫

双嘧达莫(dipyridamole)抑制磷酸二酯酶,升高环腺苷酸(cAMP)水平,从而抑制 ADP 诱发的血小板聚集。该药还提高阿司匹林生物利用度,升高水杨酸血浆浓度。用量为 25~50 mg,每日 3 次,可以连用 12 个月。

阿昔单抗

阿昔单抗(abciximab)是血小板膜 GP Ⅱb/Ⅲa 的人/鼠嵌合单克隆抗体,可竞争性、特异性阻断纤维蛋白原与Ⅱb/Ⅲa 结合,产生抗血小板聚集作用。临床适用于不稳定型心绞痛的治疗。有出血风险,应严格控制剂量。同类药物包括非肽类 GP Ⅱb/Ⅲa 受体拮抗药拉米非班(lamifiban)、替罗非班(tirofiban)及可供口服的珍米洛非班(xemilofiban)、夫雷非班(fradafiban)及西拉非班(sibrafiban)等,抑制血小板聚集作用强,应用方便,不良反应较少。用于急性心肌梗死、溶栓治疗、不稳定型心绞痛和血管成形术后再梗死效果良好。

阿魏酸钠是当归和三七的有效成分,有抑制血小板聚集和抗血栓形成作用。

近年的研究表明,他汀类药物辛伐他汀、氟伐他汀、美伐他汀、洛伐他汀、普伐他汀等,能降低卒中发生的风险。因此,对卒中高风险的患者,无论是否存在高胆固醇血症或冠心病,都应考虑常规进行他汀类药物治疗。

三、脑血栓形成和脑栓塞急性期的药物治疗

缺血性脑血管疾病的主要病因是脑血栓形成和脑栓塞。其治疗包括综合治疗、药物治疗的个体化方案、加强护理、防治并发症、康复治疗以及根据病因及病情采取针对性治疗措施。例如对昏迷患者注意保持呼吸道通畅,防治肺部感染,控制危险因素,恢复期进行认知功能训练,语言训练和肢体运动功能的恢复治疗等。

脑血栓形成和脑栓塞急性期的药物治疗应用的药物包括血液稀释和扩充血容量药、抗凝血药、纤维蛋白溶解药、脑血管扩张药和防治缺血性脑水肿药等。

(一)血液稀释和扩充血容量药

血液稀释和扩充血容量药通过降低血细胞比

容、增加脑脊液和氧释放而改善脑循环。常用药物为右旋糖酐40。

右旋糖酐40

右旋糖酐40（dextran-40）是平均分子质量为40 000的右旋糖酐。临床所用的右旋糖酐40通常是用生理盐水或5%葡萄糖溶液配制成6%或10%的注射液。

【药理作用与作用机制】　右旋糖酐40为一种高渗胶体溶液，输注后通过胶体的渗透作用，使血管外一定量水转移到血管内，产生稀释血液、扩充血容量的效果。由于它可使血浆黏度降低，因此可以增加血流速度，减轻微血管中红细胞的聚集现象，改善组织灌流，抑制血栓形成和改善微循环。右旋糖酐40在血液中可使红细胞和血小板的负电荷增加，降低它们对血管壁的附着性，从而保持血管内壁的完整性和平滑性，使血流通畅，起到抗血栓形成作用。

【临床应用与评价】　用于治疗缺血性脑血管疾病，在治疗脑血栓形成方面疗效比较显著，可降低病死率。应用剂量500 mL，每日1次，14天为一疗程，必要时可重复。

【常见不良反应及处理】　可能出现热原反应和过敏反应，表现为发热、寒战、荨麻疹、恶心、低血压、心律失常和呼吸困难等。偶有过敏性休克，反应一般发生于输注初期，首次输注时应密切观察。有过敏史者应慎用。脑出血患者、严重血小板减少和凝血功能障碍的患者禁用。

（二）抗凝血药

血栓形成过程包括血浆中的纤维蛋白原在凝血酶作用下形成纤维蛋白，然后血液中的有形成分聚集于其中。因此，针对血栓形成的药物治疗包括抗凝血治疗和纤维蛋白溶解治疗。常用抗凝血药有肝素及低分子量肝素。

肝　素

【药理作用与作用机制】　肝素（heparin）在体内、体外均有强大的抗凝血作用。静脉注射后，抗凝血作用立即发生，可灭活多种凝血因子。静脉注射后10 min内血液凝固时间及活化部分促凝血酶原激酶时间（activated partial thromboplastin time, APTT）均明显延长，对凝血酶原时间（prothrombin time, PT）影响弱。作用维持3～4 h。肝素的抗凝血作用主要依赖抗凝血酶Ⅲ（antithrombin Ⅲ, AT Ⅲ）。AT Ⅲ是已活化的凝血因子Ⅱa（凝血酶）、Ⅸa、Ⅹa、Ⅺa、Ⅻa等含

丝氨酸残基蛋白酶的抑制药。AT Ⅲ抑制作用是通过与蛋白酶的精氨酸 - 丝氨酸形成共价键复合物而使酶灭活，进而被清除。肝素可加速这一反应达千倍以上。在肝素存在时，肝素分子与AT Ⅲ结合后，使AT Ⅲ构型改变，活性部位充分暴露，并迅速与因子Ⅱa、Ⅸa、Ⅹa、Ⅺa、Ⅻa等结合，并抑制这些因子。肝素通过AT Ⅲ灭活因子Ⅱa、Ⅸa、Ⅹa时，必须同时与AT Ⅲ以及这些因子结合，而低分子量肝素灭活因子Ⅹa时，仅需与AT Ⅲ结合。一旦肝素 - AT Ⅲ - 凝血酶复合物形成，肝素从复合物上解离，再与另一分子AT Ⅲ结合而反复利用。AT Ⅲ - 凝血酶复合物则被单核吞噬细胞系统所清除。

【临床应用与评价】　肝素在临床上主要用于防治血栓形成和栓塞，如深静脉血栓形成、肺栓塞和周围动脉血栓栓塞等，防止血栓的形成和扩大。也可用于防治心肌梗死、脑梗死、心血管手术及外周静脉术后血栓形成。

【常见不良反应及处理】　出血是肝素最常见的不良反应，主要由于药物过量引起。表现为各种黏膜出血、关节腔积血和伤口出血等。应仔细观察患者，控制剂量及监测血液凝固时间或部分促凝血酶原激酶时间（partial thromboplastin time, PTT），使PTT维持在正常值（50～80 s）的1.5～2.5倍，可减少这种危险。血小板减少症发生率可达2%～5%。偶有过敏反应，如哮喘、荨麻疹、结膜炎和发热等。长期应用可致骨质疏松和骨折。孕妇应用可致早产及死胎。

低分子量肝素

低分子量肝素（low molecular weight heparin, LMWH）指相对分子质量低于6.5×10^3的肝素，可由肝素直接分离而得或由肝素降解后再分离而得。其药理学和药动学特性均优于肝素，近年来发展很快。与肝素相比，LMWH具有选择性强、生物利用度高、出血危险性低等优点。临床常用制剂有依诺肝素（enoxaparin）、替地肝素（tedelparin）、弗希肝素（fraxiparin）、洛吉肝素（logiparin）及洛莫肝素（lomoparin）等。

（三）纤维蛋白溶解药

临床常用纤维蛋白溶解药包括链激酶、尿激酶、阿尼普酶、组织型纤溶酶原激活物和蛇毒酶类，以下介绍前四种。

链　激　酶

链激酶（streptokinase, SK）为天然的第一代溶

血栓药,是由丙组β-溶血性链球菌培养液中提取的一种蛋白质,相对分子质量约为4.7×10^4,现可用基因工程技术制备重组链激酶(recombinant streptokinase,rSK)。其溶解血栓的机制是与内源性纤维蛋白溶酶原结合成复合物,并促使纤维蛋白溶酶原转变为纤维蛋白溶酶(纤溶酶),纤溶酶迅速水解血栓中纤维蛋白,使血栓溶解。主要用于治疗血栓栓塞性疾病。不良反应为出血,局部注射可出现血肿。禁用于出血性疾病、新近创伤、消化道溃疡、伤口愈合中及严重高血压患者。

尿激酶

尿激酶(urokinase,UK)是从人尿中分离而得的一种糖蛋白,相对分子质量约为5.3×10^4。尿激酶可直接激活纤维蛋白溶酶原转变为纤溶酶,发挥溶栓作用。尿激酶血浆$t_{1/2}$约20 min。适应证和不良反应及禁忌证同链激酶。尿激酶无抗原性,不引起过敏反应,可用于链激酶过敏者。

阿尼普酶

阿尼普酶(anistreplase)又称茴香酰化纤溶酶原-链激酶激活剂复合物(anisoylated plasminogen-streptokinase activator complex,APSAC),是链激酶以1∶1分子比例与人赖氨酸-纤溶酶原形成的复合物,为第二代溶血栓药,相对分子质量约1.31×10^5。与链激酶相比,具有选择性强,出血风险小等优点。

组织型纤溶酶原激活物

组织型纤溶酶原激活物(tissue-type plasminogen activator,tPA)为人体内生理性纤溶酶原激活药,临床应用的tPA是通过基因工程方法生产的人重组tPA(rtPA),即阿替普酶(alteplase)。其溶栓机制是激活内源性纤溶酶原转变为纤溶酶。该药不良反应小,是较好的第二代溶血栓药。同类药物还有西替普酶(silteplase)和那替普酶(nateplase)等。

(四) 脑血管扩张药

脑血管扩张药适用于短暂性脑缺血发作和不完全性脑梗死,完全性脑梗死是否适用尚存在争议。但脑梗死并发低血压或脑水肿时应慎用脑血管扩张药。

1. 钙拮抗药 钙拮抗药可改善脑血管疾病引起的脑缺血,对神经元有直接保护作用,能减轻缺血性脑损伤。这类药物通过多个环节发挥防治缺血性脑血管疾病的作用:①抑制细胞外Ca^{2+}内流和细胞内贮Ca^{2+}释放,松弛血管平滑肌,扩张脑血管,增

加脑血流量,改善脑循环及脑代谢;②抑制血小板聚集,增强红细胞变形力,降低血液黏度;③对抗钙超载造成的脑细胞损伤。

治疗缺血性脑血管疾病常用的钙拮抗药有尼莫地平、氟桂利嗪、尼卡地平及桂利嗪等,以下介绍前两种。

尼莫地平

【药理作用与作用机制】 尼莫地平(nimodipine)属第Ⅱ类钙通道阻滞药。尼莫地平对脑缺血、脑损伤及老年性记忆障碍的作用除了扩血管外,还有对神经元的直接保护作用。尼莫地平能改善脑缺血和蛛网膜下腔出血缺血区脑血流量,减小梗死体积,改善神经功能,减轻缺血性脑损伤程度,并能明显降低死亡率,对血压则无明显影响。尼莫地平能阻滞血管平滑肌和神经元电压依赖性钙通道,显著降低神经细胞内钙,对神经元二氢吡啶受体的亲和力明显高于硝苯地平和尼群地平。尼莫地平对脑血管的选择性作用明显强于外周血管,其对高K^+、Ca^{2+}、Bay K8644、5-HT及向蛛网膜下腔注入自身血液引起的脑血管收缩均有明显松弛作用。

尼莫地平可迅速自胃肠道吸收。健康人口服60 mg,生物利用度为5%~13%,血浆蛋白结合率为98%,V_d为0.9~2.3 L/kg,$t_{1/2\beta}$为1.7~7.2 h。静脉注射时,分布半衰期($t_{1/2\alpha}$)为7 min,消除半衰期($t_{1/2\beta}$)为0.9~1.5 h。本药脂溶性高,较易通过血脑屏障。

【临床应用与评价】 防治血栓形成和蛛网膜下腔出血引起的脑血管痉挛。还可用于治疗蛛网膜下腔出血、偏头痛、突发性耳聋、老年痴呆、脑外伤恢复期、冠心病、心绞痛以及各种类型的中、轻度高血压等,对高血压合并脑血管疾病患者可优先选用。目前,尼莫地平已作为预防蛛网膜下腔出血引起血管痉挛所产生的神经功能缺损的标准治疗。尼莫地平一次口服60 mg,每日4次,能明显降低蛛网膜下腔出血后脑缺血和脑梗死发生率。但较大剂量(每次90 mg,每日4次)往往效果不佳,可能与大剂量尼莫地平降低血压,抑制脑血管自动调节,以及诱发脑血管窃血现象有关。

【常见不良反应及处理】 尼莫地平可引起血压下降,发生率为4.7%~8%。少数患者出现头晕、嗜睡、皮疹和胃肠道反应等,反应轻微,一般不需停药。使用该药时应尽可能避免与其他钙拮抗药或β受体拮抗药合用,联合应用时须对患者进行仔细观察。严重脑水肿及颅内压增高患者慎用之。

氟桂利嗪

【药理作用与作用机制】 氟桂利嗪（flunarizine）为双氟哌嗪类衍生物，属第Ⅳ类钙通道阻滞药。氟桂利嗪对血管收缩物质引起的持续性血管收缩有持久的扩张作用、改善脑循环和脑保护作用。

口服易吸收，口服 2～4 h 达血浆药物浓度峰值，连续服用 5～6 周达稳态血浆药物浓度。血药浓度有明显个体差异，氟桂利嗪为亲脂性，在组织浓度高于在血浆浓度，服药 2～4 h 后，乳汁药物浓度亦达高峰，为血浆药物浓度的 20～30 倍。氟桂利嗪与血浆蛋白结合率为 90%，与球蛋白的结合力比与白蛋白的结合力高，9% 与血细胞结合，仅有 0.8% 呈游离状态。氟桂利嗪主要经肝排泄，40%～80% 的氟桂利嗪及其代谢产物经胆汁从粪便排出。每日 10 mg 连续服用 7 日后停药，平均 $t_{1/2}$ 为 19 日。

【临床应用与评价】 临床用于治疗急性脑梗死、外周血管疾病、眩晕、癫痫以及治疗和预防偏头痛等。用法为口服每次 5 mg，每日 1～2 次或睡前 10 mg，一次服用。

【常见不良反应及处理】 最常见的不良反应为嗜睡、乏力、头痛、失眠、抑郁、恶心、胃痛、皮疹等。长期用药可出现锥体外系症状，老年患者发生率较高，出现中、重度帕金森综合征，表现为迟发性运动障碍、震颤和静坐不能，应用左旋多巴治疗无效，可能与阻断多巴胺能受体有关。氟桂利嗪有升高颅内压的作用，颅内压增高者慎用或禁用。

2. 其他血管扩张药

罂粟碱

【药理作用与作用机制】 罂粟碱（papaverine）为阿片中异喹啉类生物碱之一。罂粟碱是非特异性平滑肌松弛药，对血管、支气管、胃肠道、胆道等平滑肌都有松弛作用，能解除内源性或外源性物质引起的平滑肌痉挛。该药通过松弛血管平滑肌，扩张冠状动脉、外周血管及脑血管，使其阻力降低，增加血流量。罂粟碱松弛平滑肌的作用与其抑制多种组织的磷酸二酯酶、提高 cAMP 水平有关。罂粟碱对大血管和小动脉平滑肌均有松弛作用，能降低脑血管和外周血管阻力。

【临床应用与评价】 主要用于脑血栓形成、肺栓塞、肢端动脉痉挛症及动脉栓塞性疼痛等。用于急性脑血管病的不完全性脑栓塞或短暂性脑缺血发作。用法为口服每次 30～60 mg，每日 3 次。皮下注射、肌内注射或静脉滴注每次 30～60 mg。一日不宜超过 300 mg。

【常见不良反应及处理】 不良反应有恶心、厌食、便秘、腹部不适、腹泻、眩晕、头痛、心率加快、呼吸加深、轻度血压上升、面红、皮疹、多汗等，还可因过敏引起黄疸、肝功能异常等。静脉注射过量或过快可引起房室传导阻滞、心室颤动甚至死亡。静脉滴注给药时应充分稀释后缓慢滴注。

川 芎 嗪

【药理作用与作用机制】 川芎嗪（ligustrazine）为川芎的主要成分，化学结构为四甲基吡嗪。该药能扩张脑血管、改善微循环、抑制磷酸二酯酶活性、提高血小板中 cAMP 含量、抑制 TXA_2 的合成、抗血小板聚集等，对已经聚集的血小板有解聚作用。与罂粟碱相比，川芎嗪具有起效快、疗效好等优点。

口服易吸收，给药后 1～3 h 达血浆峰药物浓度。静脉注射后迅速向各组织分布，易通过血脑屏障，在脑中分布较多，仅次于肝、肾。

【治疗药物的选用】 用于脑供血不全、脑血栓形成、脑栓塞、脑动脉硬化等，能改善这些疾病引起的偏瘫、失语、记忆力减退等症状。一般以 40～120 mg 川芎嗪加入 5%～10% 葡萄糖溶液或生理盐水 250～500 mL 中缓慢静脉滴注，每日 1 次，10～15 日为一个疗程。

【常见不良反应及处理】 偶有胃部不适、口干、嗜睡等。脑出血或有出血倾向者忌用。

（五）防治缺血性脑水肿药

缺血性脑血管疾病所致脑水肿多属细胞毒性和血管源性脑水肿的混合型。脑水肿多始于脑梗死发病后 6 h，3～4 日达高峰，2～3 周后逐渐消退。脑水肿可以导致颅内压增高。脑静脉回流受阻，血流减慢，进一步加重脑损伤，扩大缺血范围，形成恶性循环。脑水肿若得不到及时妥善的处理，可发生脑疝，结果使脑干、丘脑下部受压，是患者脑卒中急性期死亡的主要原因。药物治疗是控制脑水肿、抢救脑疝的重要治疗方法，通常应用高渗性脱水药、利尿药、肾上腺皮质激素进行治疗。

1. 高渗性脱水药 甘露醇（mannitol）静脉给药后可提高血浆渗透压，使脑水肿区脑组织水转入血浆中，脑组织体积缩小，颅内压降低。同时，血浆渗透压增高又可通过血管的反射功能抑制脉络丛的滤过和分泌功能，使脑脊液生成减少，脑水肿减轻，颅内压降低。在给药几小时后，血浆高渗状态消失,很快出现反跳现象。20 min 内快速注射甘露醇 0.25～0.5 g/kg,可每 6 h 一次,最大剂量为 2 g/kg。临床试验表明可降低脑卒中患者的病死率。

人体白蛋白可提高血浆胶体渗透压,有较好的脱水、降颅内压作用。在血脑屏障被破坏后,可渗透进入脑实质,起到保护神经元的作用。由于该药价格昂贵一般不主张应用。对于大量脑出血、脑水肿非常严重或者由于严重心功能不全不能应用甘露醇时可考虑应用。

同类药物还有山梨醇、甘油、高渗葡萄糖及尿素等。临床反复应用这些药物容易导致电解质紊乱。因此高渗性脱水剂仅用于严重病例。另外,高渗葡萄糖在急性期无氧糖代谢期会加重酸中毒,因此在急性期不宜应用。

2. 利尿药 利尿药通过增强肾小球滤过率,减少肾血管的重吸收和分泌,使尿量排出增加,从而间接使脑组织脱水。

依他尼酸(ethacrynic acid)利尿、脱水作用快而强。易出现电解质紊乱,需注意补 K^+。

呋塞米(furosemide)(速尿、呋喃苯胺酸)利尿作用迅速、强大而短暂,一般在较重的患者应用,能加强甘露醇的降颅内压效果,对脑水肿合并左心衰竭者尤为适用。由于易出现代谢紊乱,不能长期使用。

3. 肾上腺皮质激素 肾上腺皮质激素为目前临床上防治脑水肿常用药物,其中以地塞米松作用最强,特别有益于血管源性脑水肿。作用机制与稳定溶酶体膜、线粒体膜,减少自由基的产生,降低细胞通透性,稳定血脑屏障,使脑脊液生成减少有关。

四、出血性脑血管疾病急性期的药物治疗

脑出血是最常见的脑血管疾病之一,年发病率为(60～80)/10 万人,常见于中老年人群。主要原因为高血压、脑血管畸形、动脉瘤、血液病、梗死后出血、溶栓治疗后出血、抗凝血治疗后出血、脑肿瘤出血等。出血性脑血管疾病急性期治疗包括病因治疗(例如针对动脉瘤、脑血管畸形、高血压等)的同时应用高渗性脱水药、缓解脑血管痉挛、应用止血药和利尿药等。

(一)蛛网膜下腔出血

蛛网膜下腔出血(SAH)是指脑底部或脑表面或脊髓表面血管破裂,血液流入蛛网膜下腔引起相应临床症状的一种脑卒中。SAH 约占急性脑卒中的10%,占出血性脑卒中的20%。治疗蛛网膜下腔出血常用止血药如氨基己酸(aminoacetic acid)、氨甲环

酸(tranexamic acid)等抗纤维蛋白溶解药降低复发出血率,应用高渗性脱水药如甘露醇等降低颅内压,应用尼莫地平等防治脑血管痉挛。

(二)高血压脑出血

1. 脱水治疗 有效地控制脑水肿是降低脑出血病死率的重要措施。对患者首先限制水量。常用的药物包括晶体渗透性脱水药 20% 甘露醇和胶体渗透性脱水药 20% 人血白蛋白等。近年来,有报道颅内出血时地塞米松可有效控制脑水肿。

2. 利尿药 常用的利尿药有呋塞米和依他尼酸。

五、脑保护药

临床用于改善脑代谢或改善脑循环的脑保护药有数十种。其中许多药物的实验资料以神经功能评分为主,缺乏多中心、随机、双盲和安慰剂对照试验的临床疗效研究,很难评价疗效,有些药物在临床应用数年后应用率已呈下降趋势。目前有多类脑保护药处于临床研究阶段,如兴奋性氨基酸受体阻断药、自由基清除剂、抗细胞间黏附分子 -1 抗体、胞磷胆碱等。

依 达 拉 奉

依达拉奉(edaravone)为强效自由基清除剂,临床用于降低缺血性脑卒中后的神经损伤。该药通过抑制内皮损伤及减轻脑缺血神经损伤发挥神经保护作用。可增加 eNOS,降低 nNOS 和 iNOS。临床研究表明该药与其他药合用如与溶血栓药合用,可降低脑卒中病死率,改善脑卒中患者的神经功能。

甘 露 醇

甘露醇除具有血液稀释及改善微循环作用外,还有较强的自由基清除作用,能较快地清除自由基连锁反应中毒性强、作用广泛的羟自由基,减轻迟发性神经损伤。本药在发病后 6 h 内开始使用,根据病情每日可用 500～1 000 mL,快速静脉滴注,连用7～10 日。

地 塞 米 松

急性脑梗死早期使用中等剂量的地塞米松(dexamethasone)可有效地抑制细胞膜的脂质过氧化反应,稳定细胞膜,减轻脑缺血损伤,对于灰质结构的神经元作用更明显,并有消除水肿和清除自由基作用。

胞 磷 胆 碱

胞磷胆碱(citicoline)为核苷酸衍生物,作为辅

酶参与体内卵磷脂生物合成。能增加脑部血流和氧的消耗,对改善脑组织代谢、促进脑功能恢复和促进苏醒有一定作用。对中枢神经系统受到外伤所产生的脑组织代谢障碍和意识障碍有调节和激活作用。临床用于颅脑外伤和脑手术所引起的意识障碍以及其他中枢神经系统急性损伤引起的功能和意识障碍、神经性耳聋、耳鸣、催眠药中毒等。不良反应有暂时性低血压、面部潮红、兴奋、失眠等。严重脑干损伤及颅内出血时不宜大剂量应用。

艾 地 苯 醌

艾地苯醌(idebenone)可改善脑缺血大鼠神经症状,改善记忆障碍和脑内能量代谢障碍。临床用于改善脑卒中后遗症、脑动脉硬化症等伴随的情绪低落、情感和语言障碍。主要不良反应为消化道症状、偶见肝功能和血液检查异常、皮肤过敏等。

吡 拉 西 坦

吡拉西坦(piracetam)可改善学习、记忆、脑代谢及脑功能,提高脑内 γ- 氨酪酸水平,改善神经传递功能,促进大脑半球经由胼胝体的信息传递。促进大脑蛋白质的合成和增加腺苷激酶的活性,降低脑血管阻力,间接增加脑血流量,从而具有对缺氧脑组织的保护作用。临床主要用于治疗各种原因引起的

脑损伤和脑功能不全,例如先天性或继发性脑功能不全、症状性精神病等。

本药毒性低,副作用少。临床使用中仅发现个别患者有口干、恶心、呕吐或嗜睡。少数人出现荨麻疹,但停药后均可消失。

倍 他 司 汀

倍他司汀(betahistine)为 H_1 受体激动药。对脑血管、心血管,特别是对椎基底动脉系统有较明显的扩张作用,可显著增加心、脑及周围循环血流量,改善血液循环,并降低全身血压。此外,能增加耳蜗和前庭血流量,从而消除内耳性眩晕、耳鸣和耳闭感,还能增加毛细血管通透性,促进细胞外液的吸收,消除淋巴内水肿,能对抗儿茶酚胺的缩血管作用并降低动脉压,并有抑制血液凝固及 ADP 诱导的血小板凝集作用,还有轻微的利尿作用。主要用于梅尼埃病、血管性头痛及脑动脉硬化,并可用于治疗急性缺血性脑血管疾病,如脑血栓形成、脑栓塞、一过性脑供血不足等;对高血压所致直立性眩晕、耳鸣等亦有效。主要不良反应包括食欲不振、恶心、呕吐、口干、头痛、心悸、皮炎等,个别病例可出现头晕、头胀、出汗等。

(娄海燕　张岫美)

第二节　心力衰竭的临床用药

─■ 重点内容提要 ├

　　心力衰竭是多种心脏疾病终末阶段的表现,引起心力衰竭的病因主要是缺血性心脏病、高血压、慢性心脏瓣膜疾病等。心力衰竭的发生机制涉及神经、激素的激活和心肌重构。其他因素还包括细胞因子激活和炎症反应、氧化应激失衡、细胞凋亡和自噬等。心力衰竭治疗的目标已经从传统的改善症状向逆转心肌重构、提高患者生活质量、降低再住院率、提高生存率转变。因此,进行综合性、严格遵循指南、规范化的治疗非常重要。常用的临床治疗药物有血管紧张素转化酶抑制药、血管紧张素Ⅱ受体拮抗药、β 受体拮抗药、利尿药、醛固酮拮抗药和地高辛等。

一、概述

(一) 心力衰竭的病因和临床分级

心力衰竭(heart failure,HF)简称心衰,是由于心脏结构或功能异常导致心室充盈或射血功能受损的临床综合征,主要表现为呼吸困难和乏力(活动耐量受限)以及液体潴留(肺淤血和外周水肿)。心衰

为各种心脏疾病的终末阶段的表现,发病率高,是当今最重要的心血管疾病之一。

引起心力衰竭发生的病因在世界各国不尽相同,但主要原因是缺血性心脏病(约占患者总数的2/3),其次为高血压、慢性心脏瓣膜疾病、甲状腺病、心肌炎、贫血、特发性扩张性心肌病和先天性心脏病等。心力衰竭发生和加重还与年龄、是否患糖

尿病和高血压以及体重和吸烟等因素有关,其中如果存在冠心病或高血压心脏病伴有左心室肥厚,将显著增加心力衰竭的危险性。

根据左心室射血分数(left ventricle ejection fraction,LVEF),心衰可分为 LVEF 降低的心衰(HF-REF)和 LVEF 保留的心衰(HF-PEF)。一般来说,HF-REF 指收缩性心衰,HF-PEF 指舒张性心衰。LVEF 保留或正常的情况下收缩功能仍可能是异常的,部分心衰患者心脏收缩功能异常和舒张功能异常可以共存。LVEF 是心衰患者分类的重要指标,也与预后及治疗反应相关。

根据心衰发生的时间、速度和严重程度可分为慢性心衰和急性心衰。在原有慢性心脏疾病基础上逐渐出现心衰症状和体征的为慢性心衰。慢性心衰症状、体征稳定 1 个月以上称为稳定性心衰。慢性稳定性心衰恶化称为失代偿性心衰,如失代偿突然发生则称为急性心衰。纽约心脏病学会(NYHA)按心衰发展的不同阶段将慢性心衰分为四级:Ⅰ级,体力活动时无明显症状;Ⅱ级,日常活动时有症状,患者的心脏开始发生结构变化;Ⅲ级,轻微活动即有症状,活动受限,并有明显的心脏结构改变;Ⅳ级,即终末期心衰,已发展成为结构性心脏病,休息时即表现心衰症状,需要特殊的治疗,如住院治疗或采用其他非药物治疗等,包括埋藏式自动复律除颤器(AICD)、左心室辅助装置(LVAD)及心脏再同步化治疗(CRT)等方法。此外,尚有心脏移植、干细胞移植和基因治疗等。

(二)心力衰竭的病理生理机制及药物作用的可能环节

心衰的主要发病机制之一为心肌病理性重构,引起心衰进展的两个关键过程包括心肌死亡(坏死、凋亡、自噬等),如急性心肌梗死(AMI)、重症心肌炎等,以及神经内分泌系统过度激活,其中肾素 – 血管紧张素 – 醛固酮系统(RAAS)和交感神经系统过度兴奋起主要作用。其他使心衰发生和加重的因素还包括氧化应激和自由基的产生、细胞因子的激活和细胞凋亡、细胞内信号转导通路的异常、钙稳态失衡、收缩蛋白表达异常、能量代谢异常等。

1. 交感神经激活和 β 受体信号转导的变化 发生心衰时,由于压力感受器反射功能障碍,导致交感和副交感神经平衡失调。在心衰发展的相对早期的阶段,心脏和全身的交感神经系统激活,可以触发多种病理生理学过程,包括心脏的重构,β 受体下调,心率加快和心肌缺血。

现代分子生物学研究已经证实,心衰时心肌细胞的 β 受体信号转导系统亦发生了变化。主要表现有:β_1 受体密度降低,此外,与 β_1 或 β_2 受体偶联的兴奋性 G 蛋白(Gs 蛋白)、腺苷酸环化酶以及细胞内的 cAMP 浓度均降低。心衰时,β 受体激酶(βARK_1)活性升高,增加 β_1 受体的磷酸化,是 β 受体脱敏感的重要原因。此外,β 受体基因的多态性也可能与心衰的快速发展有关。

因此,治疗可以考虑采用 β 受体拮抗药,特别是 β_1、β_2、α_1 受体拮抗药卡维地洛等,它们不仅可以拮抗心衰时过高的交感神经活性,长期应用有的也可能上调 β 受体水平。

2. 肾素 – 血管紧张素 – 醛固酮系统(renin-angiotensin-aldosterone system,RAAS) 心输出量减少和交感神经张力的增加可以作用于肾,促进肾素释放。但稳定的心衰患者,循环中的肾素水平不一定很高,在严重心衰的急性发作或恶化时,可见到 RAAS 的激活和血浆肾素水平的增加。

另外,许多器官也以旁分泌和自分泌的形式产生血管紧张素Ⅱ(angiotensinⅡ,AngⅡ)。局部分泌主要发生在器质性心脏病的早期阶段,如在心肌梗死和心衰的早期,可以见到心脏组织的血管紧张素转化酶(angiotensin converting enzyme,ACE)水平增加,使心脏的 RAAS 局部激活,继而其他器官如肾等 ACE 的活性也会增加,而此时并不表现循环中 RAAS 的激活。

ACE 可以转化 10 肽的血管紧张素Ⅰ(AngⅠ)成为 8 肽的 AngⅡ。另外,生化研究发现,AngⅡ 的产生尚有非 ACE 依赖途径,一些酶如胰蛋白酶、糜蛋白酶、组织蛋白酶 G、激肽释放酶等均可使 AngⅠ 转化为 AngⅡ,其中糜蛋白酶是最重要的非 ACE 依赖的 AngⅡ 生成途径。

AngⅡ 作为 RAAS 的终产物,是强血管收缩和生长促进肽,与心脏的重构有关。AngⅡ 可能促进引起心肌纤维生长的即刻早期基因的表达,导致瘢痕或间质纤维化。AngⅡ 有 4 种受体,其中 AT_1 受体介导 AngⅡ 在心血管及其他方面的绝大部分生理作用。AngⅡ 的生长和促进纤维化作用能被 ACE 抑制药和 AT_1 受体拮抗药所阻断。而 AT_2 受体激活则可能导致抗肥厚或抗增殖效应,但可能促进凋亡。AngⅡ 还可增加中枢交感神经张力,促进神经末梢释放 NA 及醛固酮的分泌等。

3. 醛固酮 人们以往比较重视血管紧张素在心衰发生和发展中的作用。近年来,研究发现醛固酮对心衰的发展及心肌的肥厚也会产生重要的影响。最早认为,醛固酮通过水钠潴留和排钾而影响心衰的病理过程,后来发现它也可以通过其他方式,如引起心肌和血管的纤维化,直接损伤心肌和血管,损伤压力感受器的功能,并可能兴奋交感神经和抑制副交感神经的功能,而且它还可以阻止心肌再摄取 NA。

心肌纤维化是心肌舒张功能和泵功能障碍的重要因素,同时也是诱发心律失常的结构基础,因此心肌纤维化可能与心衰的发展和猝死密切相关。已证实醛固酮拮抗药可以抑制醛固酮的致纤维化作用,并提高严重心衰患者的生存率。

4. 心肌重构　心肌重构(myocardial remodeling)是由于心肌损伤和(或)血流动力学异常导致的心肌细胞肥大、间质纤维化和由于组织坏死和(或)凋亡而发生的心肌细胞减少。宏观可以见到心室体积增大和心室形态的变化。

与心肌重构有关的因素是压力(室壁张力)超负荷,交感神经激活,Ang II 和醛固酮增加等。其他可能因素尚包括内皮素、细胞因子、细胞凋亡、NO 水平减少和氧化应激等。需要提及的是,虽然心肌重构是增加心衰病死率的重要因素,但并不是唯一的因素。

调节心肌重构的药物,可以选用 ACE 抑制药(ACEI)、β 受体拮抗药和醛固酮拮抗药等,它们均已被证实可以明显降低心衰患者的发病率和病死率。

二、药物治疗原则

心衰的治疗目标已经从传统的改善症状向逆转心肌重构、提高患者生活质量、降低再住院率、提高生存率转变。因此进行综合性、严格遵循指南、规范化的治疗是提高心衰患者生存率的确实有效手段。

治疗指南是适应迅速变化和增加的知识,根据国际上多项大规模、随机双盲、有对照的临床试验提出来的疾病诊断和治疗的准则。另外,根据科学证据的水平,治疗指南又分推荐等级。

控制心衰首先应注重原发疾病的治疗,如冠心病、高血压、高脂血症、糖尿病等;其次应保持良好的生活习惯,如限制患者水和盐的摄入、减轻体重、戒烟、规则地锻炼,这些均可以帮助患者缓解症状(如呼吸困难和疲劳等)。在发病初期这样的干预措施能有效地预防和延缓疾病发展进程。

目前心衰的治疗方案一直在完善中,一般的治疗原则如下:所有慢性 HF-REF 患者均须使用 ACEI,且需终生使用;病情相对稳定以及结构性心脏病且 LVEF≤40% 者,均须使用 β 受体拮抗药,且需终生使用;已用 ACEI(或 ARB)和 β 受体拮抗药治疗,仍持续有症状(NYHA II ~ IV),以及 LVEF≤35% 的患者,或急性心肌梗死(AMI)后 LVEF≤40%,有心衰症状或既往有糖尿病史,推荐使用醛固酮拮抗药;LVEF < 40%,不能耐受 ACEI,推荐使用 ARB,或 LVEF≤40%,尽管用了 ACEI 和 β 受体拮抗药仍有症状者,如不能耐受醛固酮拮抗药,可改用 ARB;有液体潴留患者均应给予利尿药;已应用利尿药、ACEI(或 ARB)、β 受体拮抗药和醛固酮拮抗药,LVEF≤45%,且仍有症状者,可用地高辛治疗。

三、临床常用药物

传统的心衰治疗药物的选择和疗效评价是凭借经验的,而当前则以大规模多中心的临床试验结果为依据。表 15-1 列出了心力衰竭治疗药物的类别及常用药物、剂量和用法。

(一)血管紧张素转化酶抑制药

血管紧张素转化酶抑制药(angiotensin converting enzyme inhibitor, ACEI)已经成为治疗心衰的基础药物,是标准治疗的主要药物。20 世纪 80 年代,研究者发现 ACEI 不仅可以扩张血管,而且可以通过其独特的逆转心肌肥厚和心室重构的作用,降低患者的死亡率。可用于心衰治疗的 ACEI 有卡托普利(captopril)、依那普利(enalapril)、赖诺普利(lisinopril)、雷米普利(ramipril)等(见本章第三节)。

【药理作用与作用机制】

1. ACEI 通过减少血液循环中和局部组织中的 Ang II 的产生而拮抗 Ang II 的作用　该类药不仅减少 Ang II 和醛固酮的产生,而且降低交感神经的活性,加强利尿药的利尿作用。由于 Ang II 的产生尚有非 ACE 依赖的途径,故部分治疗后的患者,其 Ang II 水平可以保持不变,另外长期使用 ACEI 后,一些患者降低的 Ang II 水平可回到原来的水平。

2. ACEI 增加缓激肽的水平　临床证实,使用 ACEI 后,不论 Ang II 水平如何,ACEI 仍能产生有益的作用,说明 ACEI 尚有其他的作用机制。已证实 ACE 与激肽酶 II 是同一种物质,能降解缓激肽和其他的激肽。缓激肽通过刺激 NO、cGMP 和血管活性前列腺素的产生,而发挥扩张血管、拮抗 Ang II、抑制血管和心肌重构的作用。

ACEI 可以扩张动脉和静脉,降低全身血管包括肺动脉的阻力,平均动脉压不变或降低,但心率通常不变,可能是其抑制交感神经张力的结果。后负荷

表 15-1 心力衰竭治疗药物的类别及常用药物、剂量和用法

类别及常用药物	剂量和用法
一、血管紧张素转化酶抑制药	
卡托普利（captopril）	每次 6.25 mg，每日 2 次，至每次 50 mg，每日 3 次
依那普利（enalapril）	每次 2.5 mg，每日 2 次，至每次 10 mg，每日 2 次
赖诺普利（lisinopril）	每次 2.5 mg，每日 2 次，至每日 5～20 mg
二、血管紧张素 II 受体拮抗药	
坎地沙坦（candesartan）	目标剂量为 32 mg
缬沙坦（valsartan）	目标剂量为 320 mg
氯沙坦（losartan）	目标剂量为 100～150 mg
三、β 受体拮抗药	
比索洛尔（bisoprolol）	口服起始剂量为 1.25 mg/d，目标剂量 10 mg/d
卡维地洛（carvedilol）	口服起始剂量为 3.125 mg/d，2～3 个月达到目标剂量为 50 mg/d
美托洛尔（metoprolol）	口服起始剂量为 5 mg/d，2～3 个月达到目标剂量为 100～150 mg/d
四、醛固酮拮抗药	
螺内酯（spironolactone）	目标剂量 50 mg，或 20～40 mg
依普利酮（eplerenone）	目标剂量 50 mg，或 20～40 mg
五、利尿药	
氢氯噻嗪（hydrochlorothiazide）	口服剂量，每次 25～50 mg，每日 2 次，针对不同的情况，用药次数可以有所变动
呋塞米（furosemide）	口服每次 20 mg，每日 3 次，或 20 mg，肌注或稀释后缓慢静注，每日或隔日 1 次
六、强心苷	
地高辛（digoxin）	一般用维持剂量约 5 天可达到稳态血浆药物浓度，维持剂量为口服每日 0.125～0.25 mg，70 岁以上或肾功能不全患者，可用小剂量隔日一次，一般耐受性良好。目前认为强心苷治疗心衰不需要大剂量
七、血管扩张药	
硝酸酯类（nitrates）	略，见相应章节
肼屈嗪（hydralazine）	
钙拮抗药（calcium antagonist）	
哌唑嗪（prazosin）	
硝普钠（sodium nitroprusside）	
八、其他增加心肌收缩力的药物	
多巴酚丁胺（dobutamine）	略
氨力农（amrinone）	

的降低，增加了射血容积和射血分数，提高了心输出量。静脉扩张降低了左、右心的充盈压和舒张末容积。

3. ACEI 调节心脏重构的过程　ACEI 抑制心脏的重构和肥厚是其降低心力衰竭病死率的重要原因。Ang II 作用于 AT_1 受体后，可通过 G 蛋白、磷脂酶 C、IP3、DAG 系统介导，调控胞质 Ca^{2+} 浓度与 PKC，促进 c-fos、c-myc 等的转录，表达转录因子，再促进其他基因的转录与表达，引起细胞增殖和心肌的构型重建。

已经证实，ACEI 的逆转和抑制心肌肥厚的作用

与其对血管和血压的影响无关,是由于其减少循环中特别是局部组织中 Ang Ⅱ 的产生,阻止 Ang Ⅱ、NA 和醛固酮的促生长作用,阻止相关原癌基因表达的结果。此外,ACEI 抑制内皮素的激活,提高缓激肽的水平,刺激 NO 和 PGI_2 的生成,对抑制心脏的重构也有一定的作用。

【临床应用与评价】 ACEI 是被证实能降低心衰患者病死率的第一类药物,也是循证医学证据积累最多的药物,是公认的治疗心衰的基石和首选药物。所有 LVEF 下降的心衰患者必须且终生使用 ACEI,除非有禁忌证或不能耐受。对心衰危险人群(如处于前心衰阶段的人群),可考虑用 ACEI 预防心衰。

大规模多中心对照试验证实,ACEI 能降低左心室重构的发生率,提高轻、中、重度心衰患者的生存率。对无症状的左心室功能障碍的患者,ACEI 能预防或延迟症状出现。对心肌梗死后伴随左心室功能障碍的患者,ACEI 可减少心衰的发生,同时明显提高心肌梗死后心衰患者的生存率。此外,ACEI 可以明显提高有症状的心衰患者的运动耐力,提高其生活质量。

【常见不良反应与处理】 ACEI 的主要不良反应是高钾血症、低血压、咳嗽、肾功能不全和喉头水肿。

以下情况慎用:双侧肾动脉狭窄,血肌酐 > 265.2 μmol/L(3 mg/dL),血钾 > 5.5 mmol/L,伴症状性低血压(收缩压 < 90 mmHg),左心室流出道梗阻(如主动脉瓣狭窄、梗阻性肥厚型心肌病)等。

【用药注意事项】 使用 ACEI 治疗心衰应注意:从小剂量开始,逐渐增量,直至达到目标剂量,一般每隔 1~2 周剂量倍增一次。剂量及时间调整需个体化。调整到合适剂量应终生维持,避免突然撤药。需监测血压、血钾和肾功能,如果肌酐增高 > 30%,应减量,如仍继续升高,应停用。

(二)血管紧张素 Ⅱ 受体拮抗药

常用于治疗心衰的血管紧张素 Ⅱ 受体拮抗药(angiotensin Ⅱ receptor antagonists or blocker,ARB)为缬沙坦(valsartan)、坎地沙坦(candesartan)、氯沙坦(losartan)(见本章第三节)等。已有临床试验证实,这三种药可降低心衰患者病死率。

【药理作用与作用机制】 现有的 ARB 主要拮抗 AT_1 受体。对 AT_1 受体拮抗药的血流动力学研究已经发现,它们可以剂量依赖性地降低左心室充盈压,且对神经激素无明显不良影响。AT_1 拮抗药对心衰患者的射血分数,运动耐力和神经激素影响与 ACEI 比较没有明显差别。

【临床应用与评价】 因为患者容易耐受 ARB,故很多心衰患者愿意接受 ARB 而不用 ACEI。但 ARB 是否是一个良好的抗心衰药物还不能确定。ARB 可作为不能耐受 ACEI 的替代品,也可用于经利尿药、ACEI 和 β 受体拮抗药治疗后临床状况改善仍不满意,又不能耐受醛固酮拮抗药的有症状心衰患者。

目前仍然需要大规模的对照试验对 ARB 作进一步的评价,需要解决的问题主要有以下几个方面:第一,AT_1 受体拮抗药对缓激肽无影响,而增加缓激肽水平是 ACEI 治疗心衰的重要作用机制之一;第二,Ang Ⅱ 形成的非 ACE 依赖途径,包括最为重要的糜蛋白酶途径,可能不存在于人类心脏组织;第三,通常 AT_1 受体在心衰时下调,因此会减弱 AT_1 受体拮抗药的作用;第四,由于拮抗了 AT_1 受体,体内的 Ang Ⅱ 可能主要激动能引起细胞凋亡的 AT_2 受体,ARB 仅抑制 AT_1 受体,而对 AT_2 受体没有抑制作用,可能对心衰的治疗不利。

由于 ACEI 和 ARB 作用于 RAAS 的不同环节,联合应用两药来控制心衰应该是合理的,但临床研究表明,ACEI 与醛固酮拮抗药合用能降低心衰患者总病死率,而 ACEI 联合应用 ARB 则不能降低总病死率。

应用时需注意,ARB 可能引起低血压、肾功能不全和高钾血症等,开始应用及改变剂量的 1~2 周内,应监测血压(包括不同体位的血压)、肾功能和血钾。此类药物与 ACEI 相比,不良反应(如干咳)少,极少数患者也会发生血管性水肿。

(三)β 受体拮抗药

常用于心衰治疗的 β 受体拮抗药(β-blockers)有比索洛尔(bisoprolol)、卡维地洛(carvedilol)和美托洛尔(metoprolol)

1975 年,瑞士 Waagstein 等将第一个选择性 β 受体拮抗药普拉洛尔(practolol)用于治疗扩张性心肌病导致的严重心衰,使症状缓解。1980 年代,Fowler 在研究中发现,部分患者用 β 受体拮抗药后取消了心脏移植的治疗计划。1993 年,Waagstein 等相继报道在应用 ACEI 的基础上加用美托洛尔、索他洛尔可进一步改善扩张性心肌病患者的心功能,并抑制心肌肥厚,对心肌缺血引起的心衰亦有良好的疗效,而且可降低患者病死率(特别是对重度心衰和扩张性心肌病的患者)。研究表明,长期应用(> 3 个月时)可改善心功能,提高 LVEF;治疗 4~12 个月,还能降低心室肌质量和容量,延缓或逆转心肌重构。

【药理作用与作用机制】　应用β受体拮抗药治疗心衰的作用和作用机制包括:

1. 抗交感神经作用

(1) 拮抗心衰时过高的交感神经活性、减慢心率,抗心律失常。减慢心率对心肌正常的收缩和舒张功能很重要。

(2) 抑制外周血管收缩。

(3) 抑制 RAAS 激活。

(4) 抑制心衰时高浓度的 NA 对心肌的直接毒性,抑制由于 NA 过多导致的钙超载、细胞能量消耗以及线粒体损伤,从而避免心肌坏死。

2. 久用上调 β_1 受体,增加 β_1 受体的密度可能提高运动能力。

3. 非选择性β受体拮抗药卡维地洛可以阻断突触前膜的 β_2 受体,抑制 NA 释放。

4. 非选择性β受体拮抗药卡维地洛阻断 α_1 受体,在衰竭的心脏,其 α_1 受体是上调的,因而产生血管收缩并刺激心肌肥厚。卡维地洛阻断 α_1 受体,可以扩张血管,抑制心肌重构。

另外,卡维地洛具有强烈的抗氧化作用和抗炎作用,包括抑制氧化应激、抑制 iNOS 的产生、抑制黏附分子蓄积和抑制细胞凋亡。

【临床应用与评价】　用于结构性心脏病伴 LVEF 下降的无症状心衰患者,无论有无心肌梗死,均可应用。有症状或曾经有症状的 NYHA Ⅱ～Ⅲ级、LVEF 下降、病情稳定的慢性心衰患者必须终生应用,除非有禁忌证或不能耐受。NYHA Ⅳa 级心衰患者在严密监护和医师指导下也可应用。LVEF 下降的心衰患者一经诊断,症状较轻或得到改善后应尽快使用β受体拮抗药,除非症状反复或进展。

三个经典的针对慢性收缩性心衰的大型临床试验(CIBIS-Ⅱ、MERIT-HF 和 COPERNICUS)分别应用选择性 β_1 受体拮抗药比索洛尔、琥珀酸美托洛尔和非选择性 β_1 受体拮抗药卡维地洛,结果发现病死率分别降低 34%、34% 和 35%,同时降低心衰再住院率 28%～36%。β受体拮抗药治疗心衰的独特之处就是能显著降低猝死率 41%～44%。

一般来说,达到目标剂量需要缓慢的增量的过程,起始应采用小剂量,并需要根据不同的患者以及患者的不同反应来确定目标剂量。起始剂量一般为目标剂量的 1/8,然后每隔 2～4 周剂量递增一次。在数月内达到最大耐受剂量或已经在各种试验中证明有效的剂量。

静息心率是评估心脏β受体被有效拮抗的指标之一,通常心率降至 55～60 次/min 的剂量为β受体拮抗药应用的目标剂量或最大可耐受剂量。

【常见不良反应与处理】　β受体拮抗药可使血压降低、心率减慢和暂时的心功能恶化。这些不良反应可以通过采用其他的抗心衰药物或暂时减少β受体拮抗药的剂量来避免。要注意长期用药后不能突然停药,以免出现停药反应。

应特别注意,β受体拮抗药应用的初期可出现短暂的(第 3～5 周内)心功能恶化。

有以下情况者,应忌用或慎用β受体拮抗药:

(1) 急性心力衰竭。因为在急性心力衰竭时,交感神经的兴奋是维持心输出量和组织灌注的主要代偿机制。

(2) 伴有哮喘、低血压、心动过缓(心率＜60 次/min)、二度以上房室传导阻滞者。

(四) 醛固酮拮抗药

目前醛固酮拮抗药(aldosterone antagonists)主要有两个:螺内酯(spironolactone)和依普利酮(eplerenone)。螺内酯是非选择性拮抗药,而依普利酮是选择性拮抗药,目前研究认为其副作用较小,对高血压、心衰等的疗效较好,具有广阔的临床使用前景。

【药理作用与作用机制】　螺内酯通过拮抗醛固酮受体而发挥拮抗醛固酮的作用。

醛固酮过去被认为是肾素-血管紧张素-醛固酮系统的一部分,人们对它本身的作用未给予足够的重视,认为 ACEI 能充分调节它的作用。现在发现它是导致左心室肥厚和心衰的重要的病理生理机制之一。

醛固酮可以引起水钠潴留,导致水肿和提高心室充盈压;使 Mg^{2+} 和 K^+ 的丢失,可能诱发心律失常和猝死;减少心肌细胞摄取儿茶酚胺,加强 NA 致心律失常和心肌重构的作用;降低压力感受器的敏感性,减弱副交感神经活性,增加猝死的风险;它还可以影响 Na^+ 通道,增加心肌细胞的兴奋性和收缩性。此外,醛固酮尚能降低高密度脂蛋白胆固醇,引起内皮的功能障碍,介导血管成形术后的再狭窄。最重要的是,醛固酮也是引起心肌纤维化的关键因素。在心肌细胞、成纤维细胞、血管平滑肌细胞中存在大量的醛固酮受体,它们参与心肌重构的过程。

醛固酮的这些作用都能促进心脏功能的障碍和心衰的恶化。

【临床应用与评价】　研究表明,衰竭心脏心室醛固酮生成及活化增加,且与心衰严重程度成正比。长期应用 ACEI 可能会引起醛固酮"逃逸现象"，ARB 相对较少。因此，联合应用醛固酮拮抗药治疗心衰是必要的。

推荐 LVEF≤35%、NYHA Ⅱ~Ⅳ级的患者使用。已使用 ACEI（或 ARB）和 β 受体拮抗药治疗仍持续有症状的患者、急性心肌梗死后且 LVEF≤40%、有心衰症状或既往有糖尿病病史者均可应用。

从小剂量起始，逐渐加量，尤其螺内酯不推荐应用大剂量。依普利酮，起始剂量每次 12.5 mg，每日1 次，目标剂量每次 25~50 mg，每日 1 次；螺内酯，起始剂量每次 10~20 mg，每日 1 次，目标剂量每次20 mg，每日 1 次。

（五）利尿药

心衰时患者有液体潴留，利尿药（diuretics）是唯一能充分控制和有效消除液体潴留的药物，是心衰标准治疗中必不可少的组成部分。利尿药的作用机制是通过抑制肾小管特定部位钠或氯的重吸收，消除心衰时的水钠潴留。在利尿药开始治疗后数天内就可降低颈静脉压，减轻肺淤血、腹水、外周水肿和体重，并改善心功能和运动耐力，控制心衰的症状。

利尿药的使用应从小剂量开始，逐渐增加剂量直至尿量增加，体重每天减轻 0.5~1.0 kg 为宜。一旦症状缓解、病情控制，即以最小有效剂量长期维持，并根据液体潴留的情况随时调整剂量。每天体重的变化是最可靠的监测利尿药效果和调整利尿药剂量的指标。

对进展中的心衰，应使用髓袢利尿药（loop diuretics）。另外，如果肾小球滤过率 < 30 mL/min 和老年患者肾功能减退，噻嗪类（thiazide）利尿药的作用较弱，应采用髓袢利尿药。对有顽固性的体液潴留和对利尿药不敏感者，剂量应该加倍或联合应用髓袢利尿药和噻嗪类。在严重心衰时，应加用螺内酯。

保钾利尿药，如氨苯蝶啶和阿米洛利不宜与ACEI 合用，除非有顽固性的低钾血症。对低钾血症，采用保钾利尿药比口服钾补充剂更有效。

与 ACEI 和 β 受体拮抗药不同，利尿药不能预防心衰的恶化。而且应用利尿药治疗后，可能激活神经激素，反而刺激心肌重构过程，使心衰恶化，但它们也可能通过减小心室容积、室壁张力而抑制重构。因此，单用利尿药治疗并不能维持长期的临床稳定。

（六）强心苷

强心苷（cardiac glycoside）是一类具有强心作用的苷类化合物，临床上除了用于心衰的治疗外，也用于某些心律失常。常用药物为地高辛（digoxin）、洋地黄毒苷（digitoxin）和毛花苷 C（lanatoside C）等。

【药理作用与作用机制】

1. 增强心肌收缩力 即正性肌力作用，其增强心肌收缩力的作用机制如下：

（1）强心苷抑制心肌细胞膜上的钠钾 ATP 酶，从而使细胞内 Na^+ 增多而影响 Na^+-Ca^{2+} 交换，减少细胞 Na^+ 的内流，促进外流，而交换 Ca^{2+}，导致心肌细胞中 Ca^{2+} 增多，心肌收缩力增加。

已证实心肌细胞膜上的钠钾 ATP 酶是强心苷的受体。钠钾 ATP 酶的基本功能单位是一个二聚体，由 α 亚单位和 β 亚单位组成。α 亚单位相对分子质量为 112 000，形成 8 个疏水跨膜 α 螺旋（H_1~H_8）。已证实 H_1~H_2 之间的胞外襻的 12 个氨基酸残基是强心苷结合的部位，H_3~H_4 之间的胞外襻也可能与强心苷结合。α 亚单位的胞内襻还有 Na^+、ATP 等的结合部位及磷酸化部位，胞外襻有 K^+ 的结合部位。β 亚单位是一个 35 000 的糖蛋白，与 α 亚单位紧密连接。

强心苷与钠钾 ATP 酶 H_1、H_2 的胞外襻结合，干扰各跨膜片段间的相互作用，使酶的活性降低。

（2）强心苷尚可以促进 Ca^{2+} 通过电压依赖的 Ca^{2+} 通道或电压依赖的 Na^+ 通道进入心肌细胞内，Ca^{2+} 的内流又进一步触发肌质网释放 Ca^{2+}。

2. 强心苷增敏压力感受器，影响神经内分泌功能 心衰时，窦弓压力感受器细胞膜钠钾 ATP 酶上调，细胞内 K^+ 增多，细胞超极化，不易兴奋，使压力感受器敏感性降低，减压反射减弱。于是对交感神经的抑制减少，交感活性增加，使 NA、肾素等浓度升高。强心苷抑制钠钾 ATP 酶，使压力感受器增敏，减少中枢交感神经的传出活动，增加迷走神经活性，降低循环中 NA、肾素、AVP 等的水平，改善心衰的预后。

3. 提高迷走神经的活性 强心苷除了增敏压力感受器外，尚可以兴奋中枢迷走神经，增进结状神经节的传递功能，提高传出神经纤维的兴奋性，增强心肌对乙酰胆碱的反应性。这些效应主要作用于心房和房室结，因此可用于治疗某些心律失常及伴有心律失常的心衰患者。

【临床应用与其评价】 在很多国家，强心苷曾经是治疗心衰的主要药物，但现在已经逐渐被 ACEI 和 β 受体拮抗药所取代。

目前主张用于已应用利尿药、ACEI（或 ARB）、β 受体拮抗药和醛固酮拮抗药，LVEF≤45%，仍持续有症状的患者,对伴有快速心室率的心房颤动患者尤为适合。已应用地高辛者不宜轻易停用。心功能NYHA I 级患者不宜应用地高辛。

患者如有肾清除率降低(影响地高辛消除),肝功能不全(主要影响洋地黄毒苷的消除)或同时应用抗心律失常药(如胺碘酮等),体内强心苷水平会增多,此时常发生不良反应,主要表现为严重的心律失常,需要注意,应严格监测地高辛中毒等不良反应及血药浓度。

以往强心苷的剂量过大,中毒发生率高。近年来,大规模的临床研究表明,小剂量强心苷(如地高辛每日 0.125 ~ 0.25 mg)不仅可以产生明确的正性肌力作用、较少发生中毒,而且对神经内分泌系统有一定的抑制作用。

(七)血管扩张药

由于心衰时血管收缩,会增加心脏做功的前后负荷,使心衰恶化,故而应用血管扩张药(vasodilators)。但在慢性心衰的治疗中,尚无证据支持应用直接作用的血管扩张药或 α 受体拮抗药。常合用硝酸酯类以缓解心绞痛或呼吸困难的症状,但对治疗心衰的益处则缺乏证据。

常用的血管扩张药包括:硝酸酯类(nitrites),以舒张静脉为主,可用于肺静脉压明显升高,肺淤血症状明显者;肼屈嗪(hydralazine)和钙拮抗药,以舒张动脉为主,适用于外周阻力升高者;哌唑嗪(prazosin)和硝普钠(sodium nitroprusside)舒张动脉和静脉,故适用于伴有上述两种情况的心衰患者。

【临床应用与评价】

1. 肼屈嗪和硝酸酯类联合应用可能对非洲裔美国人有益(A-HeFT 研究),这两种药物在中国心衰患者中应用是否同样获益,尚无研究证据。

有研究表明,这种联合应用的效果仍然比 ACEI 依那普利差。但如果患者不能应用 ACEI,则可以选择这种联合治疗。单独应用硝酸酯类或肼屈嗪治疗心衰,常常效果不佳,患者若同时存在心绞痛或高血压,可以考虑单独应用。

2. 目前尚无资料显示血管扩张药与 ACEI 联合应用能够提高疗效、降低死亡率和发病率。另外,高剂量的肼屈嗪、硝酸酯类和 ACEI 合用会导致低血压。故不主张三者联合应用。

3. 在 V-HeFT I 研究中,研究者发现哌唑嗪对患者生存率无明显改善。

4. 硝普钠作用迅速短暂,可以迅速降低心室的充盈压和外周血管阻力,但低血压是一个常见的不良反应,并可因此而反射性地增加交感神经张力。如果迅速撤除硝普钠,可能会造成心功能的暂时恶化和反跳。适用于急性失代偿性心衰的治疗。

5. 使用血管扩张药的主要问题是患者易产生快速耐受性,如哌唑嗪在治疗的早期会很快丧失其血管舒张的作用。硝酸酯类治疗心衰的主要问题也是耐受性,同它用于治疗缺血性心脏病时一样,使用该药要注意控制给药的次数,每次给药应有 8 ~ 12 h 的间隔。联合应用肼屈嗪可以减轻患者对硝酸酯类药物的耐受。

6. 目前仍未能证实钙拮抗药对心衰有良好的治疗效果。非二氢吡啶类衍生物和短效的二氢吡啶类均会导致心衰患者血流动力学和神经激素方面的恶化。

长效二氢吡啶类对患者既没有负性影响也没有正性的作用,如在 V-HeFT III 研究中发现,非洛地平(felodipine)($t_{1/2}$ 为 25 h)不影响死亡率和发病率;但在 PRAISE I 研究中发现,氨氯地平(amlodipine($t_{1/2}$ 约为 30 h)能改善特发性扩张型心肌病患者的状况。

另外,有研究表明,氨氯地平可以降低心肌炎动物模型的细胞因子活性,这可能是其作用较为突出的原因之一。前瞻性研究 PRAISE II 研究了氨氯地平治疗心衰的效果。

由于在 PRAISE I 和 V-HeFT III 研究中已证明钙拮抗药至少是安全的,可推荐它们用于治疗并发高血压的心衰患者。

(八)其他增加心肌收缩力的药物

本类药包括某些 β 受体激动药,如多巴酚丁胺(dobutamine),磷酸二酯酶 III 抑制药氨力农(amrinone)和米力农(milrinone)等。它们都是 cAMP 依赖的正性肌力药。

【药理作用与作用机制】 β 受体激动药通过兴奋 β 受体,激活腺苷酸环化酶产生 cAMP。磷酸二酯酶 III 型抑制药可通过抑制 III 型磷酸二酯酶减少 cAMP 的降解来增加 cAMP。故这类药物也可称为 cAMP 依赖的正性肌力药。

细胞内 cAMP 增加后可开放电压依赖的 Ca^{2+} 通道,使 Ca^{2+} 内流增加,内流的 Ca^{2+} 促进肌质网释放 Ca^{2+},Ca^{2+} 与收缩蛋白相互作用,产生正性肌力效应。cAMP 也提高肌球蛋白 ATP 酶的活性和收缩性。心肌收缩后,cAMP 也刺激肌质网摄取钙。通过肌钙蛋白 I 的激活诱导的蛋白激酶和受磷蛋白刺激 Ca^{2+} 的摄取。

因此,cAMP 可以直接调节正常心肌和血管的收缩性和舒张性,产生正性肌力作用,并扩张血管。

【临床应用与评价】 多巴酚丁胺可用于治疗急性且可逆性的心衰(如心脏外科手术后或心源性及感染性休克的病例),可采用静脉给药。

氨力农和米力农,它们在化学结构和药理学上很相似,可以改善心衰患者的血流动力学,但患者存活率却会降低,推测可能是诱发心律失常所致。

在心衰时,cAMP 依赖的正性肌力药的作用一般难以体现。原因有以下几个方面:一是因为在心衰时,β_1 受体的密度降低、β 受体激酶(β-ARK$_1$)的活性升高、β 受体脱偶联以及抑制性 G- 蛋白(G1α 蛋白)的表达增多所致,因而拟交感神经药物的作用有限。另外,cAMP 特异的 PDE 亚型在心衰时减少了 30% ~ 50%,因此 PDE 抑制药的作用也减弱。

大多数 cAMP 依赖的正性肌力药,在长期应用后,并不能改善患者的运动能力,反而增加死亡率。因此,这些药物在心衰的治疗中的应用受到限制。以上两类药物均不适于心衰的常规治疗。

(周　虹　杨宝学)

第三节　高血压的临床用药

■ 重点内容提要

　　不同的抗高血压药通过不同的作用机制产生降压作用。目前,应用广泛的抗高血压药是利尿药、钙拮抗药、β 受体拮抗药、ACEI 和血管紧张素 Ⅱ 受体拮抗药五大类药物。其他抗高血压药如中枢性抗高血压药和血管扩张药等较少单独应用。高血压的药物治疗旨在有效、平稳地降低血压,逆转或阻止靶器官损伤,减少并发症的发生。个体化治疗和抗高血压药的联合应用可达到增强疗效、减轻不良反应的目的。

一、概述

高血压指体循环动脉血压增高,是常见的临床综合征。在未服药情况下,成人(年龄大于 18 岁)收缩压≥140 mmHg 和(或)舒张压≥90 mmHg 即为高血压(hypertension)。90% 以上的高血压病因不明,称为原发性高血压,少数高血压有因可查,称为继发性高血压或症状性高血压。

原发性高血压的发生率在成人为 15% ~ 20%。原发性高血压的直接并发症有脑卒中、肾衰竭、心力衰竭等。总体上讲,高血压人群如不经合理治疗,平均寿命较正常人群缩短 15 ~ 20 年。因此,世界各国都在大力研制抗高血压药。1949 年,神经节阻断药作为第一种抗高血压药用于临床。在此后的半个世纪中,抗高血压药大量涌现,如 20 世纪 50 年代的肼屈嗪、利血平,60 年代的胍乙啶、甲基多巴、可乐定、β 受体拮抗药,其后有钙拮抗药、血管紧张素 Ⅱ 受体拮抗药(ARB)等。使用这些药物在一定程度上减少了高血压的并发症,降低了高血压的病死率。

高血压的危险因素分为不可控因素和可控因素两类。年龄、性别、遗传是不可控因素,而超重与肥胖、饮食、吸烟等是可控因素。原发性高血压是遗传与环境长期相互作用的结果,其中不良生活方式起着至关重要的作用。

1. 不可控因素

(1) 年龄　高血压患病率随年龄增长而增加,就总人群来说,35 岁以上,年龄每增加 10 岁,高血压发病的相对危险性增加 29.3% ~ 42.5%。

(2) 性别　女性在更年期以前,患高血压的比例较男性略低,但更年期后则与男性患病率无明显差别,甚至高于男性。

(3) 遗传　高血压是多基因遗传病,具有明显的家族聚集性,约 60% 的高血压患者有高血压家族史。

2. 可控因素

(1) 超重与肥胖　超重与肥胖是高血压的危险因素,同时也是冠心病和脑卒中发病的独立危险因素。

(2) 饮食　高盐膳食是我国人群高血压发病的重要危险因素。钾可以对抗钠的升压作用,低钾亦可导致血压升高。此外,钙和优质蛋白质的摄入不足,以及摄入过多的饱和脂肪酸,或不饱和脂肪酸与饱和脂肪酸比值降低,均可使血压升高。

(3) 吸烟　香烟中大量的尼古丁等有害物质能引起周围血管收缩,致使血压升高。长期大量吸烟可引起全身小动脉硬化,导致高血压的发生。

（4）饮酒　长期过量饮酒能引起高血压。研究表明男性持续饮酒者与不饮酒者比较,4年内发生高血压的危险性增高40%。

（5）精神紧张　长期精神紧张、愤怒、烦恼、环境的恶性刺激(如噪声),都可以导致高血压的发生。人在精神应激状态下,大脑皮质兴奋、抑制平衡失调,交感神经活动增强,儿茶酚胺类介质及肾素释放增加,引起血管的收缩并继发引起血管平滑肌增生肥大,导致并维持血压的升高。

（6）缺少体力活动　缺少体力活动易造成超重及肥胖。正常血压人群中,久坐和体力活动不足者与活跃的同龄对照者相比,发生高血压的危险增加20%~50%。

二、药物治疗原则

确实有效的抗高血压治疗可以大幅度地减少高血压并发症的发生率。高血压最佳治疗(HOT)研究结果指出,抗高血压治疗的目标血压是138/83 mmHg。药物治疗的目的不仅在于降低血压本身,还在于保护靶器官,降低脑卒中、肾衰竭、心力衰竭等高血压并发症的发病率和死亡率。一般而言,降低血压即能减少靶器官损伤,但并非所有的药物均如此。如肼屈嗪虽能降压,但对靶器官无保护作用。根据以往几十年抗高血压治疗的经验,认为对靶器官的保护作用比较好的药物是ACEI和长效钙拮抗药。ARB与ACEI一样具有良好的靶器官保护作用。其他药物对靶器官也有一定的保护作用,但较弱。此外,国内外的研究证明血压不稳定可导致器官损伤。在血压水平相同的高血压患者中,血压波动性高者,靶器官损伤严重。因此,应注意尽可能减少人为因素造成的血压不稳定。使用短效抗高血压药常使血压波动增加,而真正24 h有效的长效制剂比较好。

当前认为抗高血压治疗应采取的原则如下:①最低剂量:开始采用较小的有效剂量以获得可能的疗效,同时不良反应最小,如果降压效果不满意,可逐步增加剂量以获得最佳疗效。②长效:为了有效地防止靶器官损伤,增强患者依从性,平稳降低血压,最好使用药效持续24 h的长效制剂。③合理联合:使用适宜的药联合,以达到最大的降压效果,同时减少不良反应。抗高血压药的联合应用已是大势所趋。血压控制良好的患者中有2/3是联合用药。抗高血压药的联合应用非常复杂,为将复杂的问题

简单化,使之更具可操作性,特提出以下方法,仅供参考。在常用的5类抗高血压药中,ACEI和ARB作用于同一系统的不同环节,可以归为一大类:RAS抑制药。归类以后有四大类药物:利尿药、钙拮抗药、RAS抑制药和β受体拮抗药。这四大类抗高血压药间的联合应用有以下几种:①RAS抑制药和利尿药的合用。这两类药物的联用非常广泛。②RAS抑制药和钙拮抗药的合用。③β受体拮抗药和钙拮抗药的合用,这两类药物联合应用的协同作用可能是最强的。将这三种联合用药方法用图表示,恰成一个"Z"字(图15-1)。根据2018版《中国高血压防治指南》,我国临床主要推荐应用的优化联合治疗方案除了以上三种,还包括钙拮抗药和利尿药的合用,有临床研究证实,该联合治疗方案可降低高血压患者脑卒中发生的风险。除此之外,联合用药要注意个性化,抗高血压药种类很多,应针对不同的患者选用合适的抗高血压药。主要根据患者的年龄、性别、病情、并发症、合并其他疾病等情况制订治疗方案。所选用的药物、剂量在各个患者之间都可能不同。表15-2列出了常用抗高血压药的优选适应证和禁忌证。

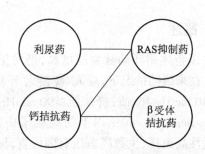

图15-1　四大类抗高血压药联合应用示意图
RAS:肾素-血管紧张素系统

三、抗高血压药分类

根据各种药物的主要作用和作用部位将抗高血压药分为下列几类。

1. 利尿药　如氢氯噻嗪等。

2. 交感神经抑制药

（1）中枢性抗高血压药　如可乐定、利美尼定等。

（2）神经节阻断药　如樟磺咪芬等。

（3）去甲肾上腺素能神经末梢阻滞药　如利舍平、胍乙啶等。

（4）肾上腺素受体拮抗药　如普萘洛尔等。

3. 肾素-血管紧张素系统抑制药

（1）ACEI　如卡托普利等。

表 15-2 常用抗高血压药的优选适应证和禁忌证

药物	优选适应证	禁忌证
利尿药		
噻嗪类	老年收缩期高血压、心力衰竭	痛风、代谢综合征、糖耐量减低、妊娠
袢利尿药	终末期肾病、心力衰竭	
醛固酮拮抗药	心力衰竭、心肌梗死后	肾衰竭、高钾血症
β 受体拮抗药	心绞痛、心肌梗死后、心力衰竭、快速型心律失常、青光眼、妊娠	哮喘,二、三度房室传导阻滞,周围动脉病,代谢综合征,慢性阻塞性肺疾病
钙拮抗药		
二氢吡啶类	老年收缩期高血压、心绞痛、左心室肥大、颈动脉/冠状动脉粥样硬化、妊娠	心动过缓、心力衰竭
非二氢吡啶类	心绞痛、颈动脉粥样硬化、室上性心动过速	二、三度房室传导阻滞,心力衰竭
ACEI	心力衰竭、左心室功能不全、左心室肥大、心肌梗死后、糖尿病/非糖尿病肾病、颈动脉粥样硬化、蛋白尿/微量白蛋白尿、心房颤动、代谢综合征	妊娠、血管性水肿、高钾血症、双侧肾动脉狭窄
ARB	心力衰竭、左心室肥大、心肌梗死后、糖尿病肾病、蛋白尿/微量白蛋白尿、心房颤动、代谢综合征、ACEI 诱发咳嗽	妊娠、高钾血症、双侧肾动脉狭窄

(2) ARB 如氯沙坦等。

(3) 肾素抑制药 如阿利吉仑等。

4. 钙拮抗药 如硝苯地平等。

5. 血管扩张药 如肼屈嗪和硝普钠等。

目前,国内外常用的抗高血压药主要有利尿药、β 受体拮抗药、钙拮抗药、ACEI 和 ARB 五大类药物。此外,其他抗高血压药(如 α_1 受体拮抗药、血管扩张药等)有时亦可应用于某些高血压人群。

四、临床常用药物

(一) 利尿药

利尿药降低动脉血压的机制尚不十分明确。用药初期,利尿药可减少细胞外液容量及心输出量。长期给药后心输出量逐渐恢复至给药前水平而降压作用仍能维持,此时细胞外液容量仍有一定程度的减少。若维持有效的降压作用,血浆容量通常比治疗前减少约 5%,伴有血浆肾素水平持续升高,说明体内 Na^+ 持续减少。利尿药长期使用可降低血管阻力,但该作用并非直接作用,最可能的机制是持续地降低体内 Na^+,包括降低细胞外液容量。平滑肌细胞内 Na^+ 浓度降低可能导致细胞内 Ca^{2+} 浓度降低,从而使血管平滑肌对缩血管物质的反应减弱。

单用噻嗪类进行抗高血压治疗,尤其是长期使用应合并用保钾利尿药或合用 ACEI 亦可减少 K^+ 的排出。大规模临床研究表明,噻嗪类利尿药可降低高血压并发症(如脑卒中、心力衰竭)的发病率和死亡率。长期使用噻嗪类除引起电解质改变外,还对脂质代谢、糖代谢产生不良影响。

氢氯噻嗪

【药理作用与作用机制】 氢氯噻嗪(hydrochlorothiazide)口服易吸收,生物利用度约 80%,与血浆蛋白结合率高(70% ~ 80%),主要以原形从肾排泄。口服后约 1 h 出现利尿作用,约 2 h 达高峰,维持 12 ~ 18 h。肾功能不全时其降压作用明显降低。

氢氯噻嗪主要抑制髓袢升支皮质部及远端肾小管对 Na^+ 和 Cl^- 的重吸收,促进水和钠的排泄,为中效利尿药。使用初期,由于排钠利尿造成体内钠、水负平衡,使细胞外液和血容量减少从而使心输出量降低、血压下降。用药初期外周阻力可因交感神经系统反射活动而增加,在长期用药后,心输出量逐渐恢复但降压作用仍可维持,主要是由于外周阻力降低所致。此时,体内仍轻度失钠,血浆容量轻度降低,小动脉平滑肌细胞内低钠,使 Na^+–Ca^{2+} 交换减弱,因而降低血管平滑肌细胞膜受体对去甲肾上腺素等收缩血管物质的反应性,从而维持降压作用。

【临床应用与评价】 氢氯噻嗪降压作用强度中

等,目前仍为抗高血压治疗的基础药物之一,多与其他抗高血压药合用,可减少后者剂量,减少不良反应。与保钾利尿药合用或与卡托普利合用亦能减轻其低钾血症的不良反应。单独使用噻嗪类利尿药降压时,剂量应尽量小。研究发现许多患者使用小至 12.5 mg 的氢氯噻嗪即有降压作用,超过 25 mg 降压作用并不一定增强,而且可使不良反应发生率增加。因此建议单用氢氯噻嗪降压时的剂量不宜超过 25 mg,若仍不能有效地控制血压,则可联合使用其他类型抗高血压药。口服一次 12.5 ~ 25 mg,每日 1 ~ 2 次。

【常见不良反应与处理】

1. 最常见的不良反应是水、电解质平衡紊乱,引起低钾血症、低钠血症、低氯血症、低镁血症、低血容量,尤其是大剂量使用时,会引起反射性交感神经系统兴奋,可导致心律失常。

2. 长期或大量使用可致代谢紊乱,如引起高尿酸血症、高血糖及高脂血症。长期应用应注意监测上述指标,调整饮食,必要时,改换其他抗高血压药。由于其降低糖耐量,使血糖升高,增加胰岛素抵抗,糖尿病患者应避免使用噻嗪类利尿药。

【药物相互作用】 噻嗪类药物易导致低钾血症,故使用时可同时补充氯化钾或枸橼酸钾。与保钾利尿药、ACEI 及 β 受体拮抗药合用可使钾的丢失减少。但在有肾功能不全、心力衰竭伴发的少尿、糖尿病患者合用保钾利尿药及 ACEI 时应谨慎,以免引起血钾过高。噻嗪类与洋地黄类药物合用时,若有低钾血症,很容易产生心律失常及洋地黄类中毒,尤其是老年患者,应积极采取防治低钾血症的措施。

吲 达 帕 胺

吲达帕胺(indapamide)口服吸收迅速、完全,服药后 30 min 血药浓度达峰值,生物利用度达 93% 以上。其降压机制除与利尿有关外,还涉及降低血管阻力和血管反应性,此外,该药尚有钙拮抗作用。用于轻、中度高血压,单独服用降压效果显著,伴有水肿者更适宜。吲达帕胺是目前应用比较广泛的抗高血压药之一,其不良反应发生率虽然不高,但仍应提高警惕。不良反应可有上腹不适、恶心、食欲减退、头昏、头痛、嗜睡、腹泻、皮疹、阳痿、视物模糊等,可致血糖及血尿酸轻度升高。长期应用可使血钾降低。伴有痛风、高脂血症或糖尿病的高血压患者应在专科医生的指导下使用。严重肾功能不全、肝性脑病或严重肝功能不全、低钾血症、对该药和磺胺类药过敏者禁用。

呋 塞 米

呋塞米(furosemide)为强效髓袢利尿药,起效快,作用强。降压机制与氢氯噻嗪相似,多用于高血压急症。口服后 20 ~ 30 min 内开始利尿,1 ~ 2 h 达高峰,静脉注射后 2 ~ 5 min 起效,0.5 ~ 1.5 h 发挥最大效应,持续 4 ~ 6 h。在高血压伴有肾功能受损出现氮质血症或尿毒症不宜用噻嗪类时可用本药。高血压急症时可作静脉或肌内注射。口服每日 20 ~ 40 mg,肌内注射或静脉注射每次 20 mg。不良反应与噻嗪类相似,主要为水、电解质平衡紊乱。

保钾利尿药

保钾利尿药如螺内酯(spironolactone)可用于高血压的治疗,尤其是醛固酮增多症引起的高血压。其他的如氨苯蝶啶(triamterene)、阿米洛利(amiloride)也可与噻嗪类利尿药合用以增强疗效,减少低钾血症的发生。不良反应可有恶心、呕吐、嗜睡、口干、腹泻、皮疹等,大剂量可致高钾血症。服用钾盐或肾功能不全者禁用保钾利尿药,以防止血钾过高。螺内酯尚可导致泌乳、共济失调等。

(二) β 受体拮抗药

β 受体拮抗药可通过数种机制降低血压。①降低心输出量,这些药物作用于心脏 β_1 受体,可减慢心率、降低心肌收缩力,使心输出量减少;②抑制肾素释放,阻断人球小动脉球旁细胞的 β_1 受体,减少肾素的分泌,从而使血管紧张素 II 的生成减少;③通过血脑屏障,阻断中枢的 β_1 受体,使外周的交感神经活性降低;④拮抗外周去甲肾上腺素能神经末梢突触前膜的 β_1 受体,抑制正反馈调节作用,使去甲肾上腺素的释放减少;⑤促进前列环素的合成。β 受体拮抗药广泛用于各种程度的高血压。长期应用一般不引起水钠潴留,亦无明显的耐受性。不具内在拟交感活性的 β 受体拮抗药可增加血浆三酰甘油浓度,降低高密度脂蛋白胆固醇,而有内在拟交感活性者对血脂影响很少或无影响。

普 萘 洛 尔

【药理作用与作用机制】 普萘洛尔(propranolol)口服吸收完全,肝首过效应显著,生物利用度约为 25%,个体差异较大。$t_{1/2}$ 约为 4 h,但降压作用持续时间较长。

普萘洛尔为非选择性 β 受体拮抗药,对 β_1 和 β_2 受体具有相同的亲和力,缺乏内在拟交感活性。可通过多种机制产生降压作用,即减少心输出量、抑制肾素释放、在不同水平抑制交感神经系统活性(中枢部位、压力感受性反射及外周神经水平)和增加前列环素的合成等。降压作用出现较缓,数周后达到最大降压作用。

【临床应用与评价】 用于各种程度的原发性高血压。可作为抗高血压的首选药单独应用,也可与其他抗高血压药如利尿药、ACEI、钙拮抗药、血管扩张药合用。对心输出量及肾素活性偏高者疗效较好,高血压伴有心绞痛、偏头痛、焦虑症等选用β受体拮抗药较为合适。与其他抗高血压药相比,其优点为不引起直立性低血压,较少引起头痛和心悸。部分老年人及吸烟者对普萘洛尔的降压反应稍弱,但大多数老年人使用该药可有效地降低血压。普萘洛尔亦可减轻高血压患者的心肌肥厚。

口服从小剂量 10 mg,每日 3 次开始,国外报道最大剂量可达每日 400 mg 或更多,国内应用很少超过每日 160 mg。

【常见不良反应与处理】 普萘洛尔可升高血浆三酰甘油水平,使高密度脂蛋白胆固醇降低,其机制不十分明确。高血压合并糖尿病的患者若使用普萘洛尔发生低血糖反应时,因受普萘洛尔的影响,血糖不易恢复,应避免使用。具有选择性 β_1 受体阻断及内在拟交感活性的 β 受体拮抗药对低血糖反应的代偿机制影响较小。

长期应用后骤然停药,可使血压反跳性升高,心绞痛加剧,甚至诱发急性心肌梗死。因此,停药时必须逐渐减量(减药过程 10 ~ 14 天)。

普萘洛尔降低血流量及肾小球滤过率,高血压伴有肾病及老年患者应用时应适当减少剂量,并注意监测血肌酐及尿素氮水平。

普萘洛尔禁用于哮喘、病态窦房结综合征及房室传导阻滞患者。以往认为心力衰竭患者禁用普萘洛尔,但近年的研究表明,小剂量普萘洛尔可抑制心力衰竭患者过度兴奋的交感神经系统活性,有利于改善心力衰竭患者的心功能及预后,故认为高血压合并心力衰竭并非 β 受体拮抗药的禁忌证。高血压伴有心力衰竭的患者开始治疗时不宜用 β 受体拮抗药,以免加重心肌收缩力的抑制及诱发外周血管痉挛,在合用其他药物积极治疗心力衰竭后,可加用 β 受体拮抗药。

阿 替 洛 尔

阿替洛尔(atenolol)降压机制与普萘洛尔相同,但对心脏的 β_1 受体有较大的选择性,而对血管及支气管的 β_2 受体的影响较小。但较大剂量时对血管及支气管平滑肌的 β_2 受体也有作用。无膜稳定作用,无内在拟交感活性。口服用于治疗各种程度高血压。降压作用持续时间较长。用法:口服一次 50 ~ 100 mg,每日 1 次。

拉 贝 洛 尔

拉贝洛尔(labetalol)在阻断 β 受体的同时尚有轻度的 α 受体阻断作用。其中阻断 β_1 和 β_2 受体程度相似,对 α_1 受体作用较弱,对 α_2 受体则无作用。

本药适用于各种程度的高血压及高血压急症、妊娠期高血压、嗜铬细胞瘤、麻醉或手术时高血压。合用利尿药可增强其降压效果。口服:开始一次 100 mg,每日 2 ~ 3 次,如疗效不佳,可增至一次 200 mg,每日 3 ~ 4 次;常用量为 200 ~ 400 mg,每日 2 次。加用利尿药时可适当减量,静脉注射或静脉滴注用于治疗高血压急症。开始宜用 50 mg 缓慢注射,隔 5 min 可重复注射,总量不超过 150 mg。大剂量可致直立性低血压,但心功能不全及支气管哮喘等不良反应并不常见,少数患者用药后可引起疲乏、眩晕、上腹部不适等症状。

卡 维 地 洛

卡维地洛(carvedilol)为 α、β 受体拮抗药,阻断 β 受体的同时具有舒张血管作用(与其阻断血管突触后 α_1 受体有关)。其降压作用主要是由外周血管阻力降低所致。对心输出量及心率影响较小。口服首过效应显著,生物利用度 22%,药效维持可达 24 h。不良反应与普萘洛尔相似,但不影响血脂代谢。用于治疗轻、中度高血压,或伴有肾功能不全、糖尿病的高血压患者。开始用药剂量为口服每次 12.5 mg,每日 1 次。以后可增至每次 25 mg,每日 1 次,但最高剂量不超过每日 50 mg。老年高血压患者应适当减少剂量(每日 12.5 mg),肝功能不全者忌用。

其他 β 受体拮抗药尚有:美托洛尔(metoprolol)、比索洛尔(bisoprolol)、倍他洛尔(betaxolol)等。α、β 受体拮抗药还有阿罗洛尔(arotinolol)等。

(三)钙拮抗药

钙拮抗药通过减少细胞内钙离子含量而松弛血管平滑肌,进而降低血压。钙拮抗药从化学结构上可粗分为二氢吡啶类和非二氢吡啶类两大类。前者对血管平滑肌具有选择性,较少影响心脏,作为抗高血压药常用的有硝苯地平、尼群地平、尼卡地平和尼莫地平。非二氢吡啶类包括维拉帕米等,对心脏和血管均有作用。按开发的先后,分为第一、二、三代。第一代钙拮抗药起效快,可以引起神经体液系统激活,而且作用持续时间短,一日内需多次给药。第二代钙拮抗药包括两类,一类是在第一代的基础上制成的缓释剂,如硝苯地平缓释剂、维拉帕米缓释剂等;另一类是经过结构改造的具有新的特点的药物,如尼索地平(nisoldipine)、尼群地平(nitrendipine)等。与第一代相比,第二代钙拮抗药具有作用时间长、对血管选择性大的特点,由扩血管产生的不良反应较少,而且很少影响心脏的传导及心肌收缩力。然而第二代钙拮抗药远非理想的抗高血压药,例如第二代钙拮抗药降压作用在 24 h 内具有一定的波动性,如非洛地平缓释剂(felodipine extended release),每日给药一次,血浆药物浓度可形成很明显的峰/谷;药物活性的突然降低可导致药效迅速丧失;有潜在的激活交感神经系统活性的作用;生物利用度不稳定,缓释剂的药物释放通常达不到 100% 等。第三代钙拮抗药克服了第一代及第二代的大多数缺点。但第三代中目前只有二氢吡啶类,其中氨氯地平(amlodipine)及拉西地平(lacidipine)最具有代表性。这些药物的显著特点是能与钙通道复合物中的结合位点高特异性结合,作用时间很长。可每日服用一次,血压波动性显著下降。

不同高血压患者采用何种钙拮抗药主要根据各药的药效学及药动学特点而定,并应考虑药物对患者危险因素发生率及死亡率的影响。近年来,在对第一代钙拮抗药安全性的争论中,一些研究者强调不同钙拮抗药对心率的影响不同,其中维拉帕米及地尔硫䓬被称为是"减慢心率的药物"。这种减慢心率的特点对心肌梗死后的患者具有一定意义。维拉帕米是第一代钙拮抗药中唯一的对心肌梗死后患者预后不会产生不利影响或可能产生有益影响的药物。应强调的是,β受体拮抗药是心肌梗死二级预防的主要药物,并可与二氢吡啶类安全地联合应用。相比之下,β受体拮抗药不宜与维拉帕米或地尔硫䓬合用,以免加重抑制心率的作用及诱发传导阻滞。

硝 苯 地 平

【药理作用与作用机制】 硝苯地平(nifedipine)口服易吸收,生物利用度为 65%,$t_{1/2}$ 2.5 h。主要在肝代谢,少量以原形药从肾排出。普通片剂口服后 20 min 内即产生降压作用,舌下含用 2~3 min 后血压即开始下降;喷雾剂喷雾吸入,5 min 内降压。最大降压作用在口服后 1~2 h 出现,作用持续 6~8 h。缓释片口服吸收较慢,血药浓度峰时间为 1.2~4 h,而一般制剂为 0.5~1.9 h。

硝苯地平作用于细胞膜 L 型 Ca^{2+} 通道,通过抑制 Ca^{2+} 从细胞外进入细胞内,而使细胞内 Ca^{2+} 浓度降低,导致小动脉扩张,总外周血管阻力下降而降低血压。由于周围血管扩张,可引起交感神经活性反射性增强而引起心率加快。

【临床应用与评价】 硝苯地平对轻、中、重度高血压均有降压作用,亦适用于合并有心绞痛或肾病、糖尿病、哮喘、高脂血症及恶性高血压的患者。目前多推荐使用缓释片,以减轻迅速降压造成的反射性交感活性增加。普通片口服一次 5~10 mg,每日 3~4 次,缓释片一次 20 mg,每日 1 次,必要时可增至每日 2 次。硝苯地平可能增加急性心肌梗死患者的心律失常发生率及死亡率,故不宜用于急性心肌梗死后的高血压患者。

【常见不良反应与处理】 主要为血管过度扩张造成的症状,如心率加快、面部潮红、眩晕、头痛、踝部水肿(系毛细血管扩张而非水钠潴留所致)。即使是缓释制剂亦有上述不良反应。长期使用可引起牙龈增生。

维 拉 帕 米

【药理作用与作用机制】 维拉帕米(verapamil)口服后经肝代谢,首过效应强,生物利用度为 10%~20%。静脉注射所需量仅为口服的 1/10~1/8。血药浓度在口服后 5 h 或静脉注射后 10~15 min 达峰值。缓释制剂口服 >8 h 达峰值。蛋白结合率为 90%。口服或静脉注射的药物 79% 以代谢产物形式由肾排泄,15% 经胃肠道排出。

维拉帕米阻断钙内流,抑制心肌收缩力,扩张外周血管,从而使血压降低。对心脏传导组织有明显的抑制。可减轻心肌肥厚。

【临床应用与评价】 维拉帕米用于轻、中度高血压的治疗。同时可改善心肌缺血,具有抗心律失常作用,故适用于合并有这两种情况的高血压。不增加急性心肌梗死患者死亡率。口服一次 40~120 mg,每日 3~4 次。长效缓释片每日 1 次。静脉给药一般只用于抗心律失常。

【常见不良反应与处理】 可有眩晕、恶心、呕吐、便秘、阳痿、皮疹、瘙痒反应。此外可有心悸、低血压、传导阻滞、心动过缓。支气管哮喘患者慎用。心力衰竭者慎用或禁用。低血压、传导阻滞及心源性休克患者禁用。

【药物相互作用】 与β受体拮抗药合用,易引起低血压、心动过缓、传导阻滞、窦性停搏。可增加地高辛血药浓度。

地尔硫䓬

地尔硫䓬(diltiazem)可抑制心肌收缩力、松弛血管平滑肌。对心脏及血管平滑肌的作用强度介于硝苯地平和维拉帕米之间,对心脏传导系统的抑制弱于维拉帕米。口服适用于轻、中度高血压,尤其是老年患者。与β受体拮抗药合用可减轻反射性心动过速,但应注意其抑制传导的作用可加强。口服一次 30~60 mg,每日 3~4 次,缓释片一次 30 mg,每日 1 次。

尼群地平

尼群地平(nitrendipine)为第二代钙拮抗药,作用与硝苯地平相似,但对血管松弛作用较硝苯地平强,降压作用温和而持久,适用于各型高血压。口服一次 10~20 mg,每日 1~2 次,维持剂量每日10~20 mg。不良反应与硝苯地平相似,肝功能不全者宜慎用或减量,可增加地高辛血药浓度。

尼索地平

尼索地平(nisoldipine)为第二代钙拮抗药,降压作用最强。作用与硝苯地平相似。口服每次10~20 mg,每日 1~2次,不良反应与硝苯地平相似,突然停药可致明显的停药反应,可诱发心绞痛等。

拉西地平

拉西地平(lacidipine)为第三代钙拮抗药,血管选择性强,不易引起反射性心动过速和心输出量增加。用于治疗轻、中度高血压。降压作用起效慢,持续时间长。具有抗动脉粥样硬化作用。口服 4 mg,每日 1 次。不良反应有心悸、头痛、面红、水肿等。

氨氯地平

氨氯地平(amlodipine)为第三代钙拮抗药,作用与硝苯地平相似,但降压作用较硝苯地平平缓,持续时间较硝苯地平显著延长。口服 5~10 mg,每日 1 次。不良反应同拉西地平。

其他钙拮抗药尚有:非洛地平(felodipine)、贝尼地平(benidipine)、乐卡地平(lercanidipine)、尼卡地平(nicardipine)和尼莫地平(nimodipine)等。尼莫地平的特点是对脑血管的作用比较明显,每日用药3~4 次。

(四) 血管紧张素转化酶抑制药(ACEI)

RAS 是参与心血管功能调节的重要系统,循环及局部 RAS 均在高血压的发生发展中起着十分重要的作用。由于对 RAS 的深入研究,为研制新一代抗高血压药提供了良好的基础。肾素为一种糖蛋白,可催化血管紧张素原转化为血管紧张素 I(Ang I),后者又在 ACE 的作用下转变为具有强大缩血管作用的血管紧张素 II(Ang II)。Ang II 是 RAS 中参与血压调节的主要因素。ACE 还可同时催化缓激肽的降解,后者具有强大的扩血管作用。

ACEI 可使 Ang II 的生成减少及缓激肽的降解减少,扩张血管,降低血压。该类药物对高血压患者的并发症及一些伴发疾病亦可能产生有益作用。如延缓糖尿病肾病的进展、减轻肾小球硬化、减轻左心室肥大、改善左心收缩功能、降低心肌梗死后的并发症及死亡率。因此,该类药物亦作为伴有糖尿病、左心室肥大、左心功能障碍及急性心肌梗死的高血压患者的首选药物。因阻断醛固酮,可增强利尿药的作用。有轻度保钾的作用,因此有高钾血症倾向的患者尤应注意。血管神经性水肿是该类药少见而严重的不良反应。服药后患者发生顽固性咳嗽往往是停药的原因之一。

卡托普利

【药理作用与作用机制】 卡托普利(captopril)口服后 15~30 min 血压开始下降,最大降压作用在口服后 1~1.5 h,持续 9~12 h。$t_{1/2}$ 为 2~3 h。生物利用度约为 65%。本品部分在肝代谢,主要从尿排出,40%~50% 为原形药,其余为代谢产物。卡托普利小部分在肝、肾中进行甲基化,大部分在血中氧化为二硫化物而失活。此氧化型的代谢产物尚可在组织中再还原为活性型,在局部组织继续发挥抑制ACE 的作用,因此卡托普利对局部组织的作用时间比其降压作用持续时间长。肾功能不全者会发生药物蓄积,但能被透析,乳汁中有少量分泌,不通过血脑屏障。

卡托普利具有轻至中等强度的降压作用,可降低外周血管阻力,增加肾血流量,不伴反射性心率加快。其降压机制如下:抑制 ACE,使 Ang I 转变为 Ang II 减少,从而产生血管舒张;同时减少醛固酮分泌,以利于排钠;特异性肾血管扩张亦加强排钠作用;由于抑制缓激肽的水解,使缓激肽增多;卡托普利亦可抑制交感神经系统活性。

卡托普利通过减少组织 Ang Ⅱ 的生成及增加缓激肽,从而减轻心肌及血管肥厚,减少细胞外基质,抑制高血压时的心血管重构。对高血压合并慢性心功能不全者能改善其心脏泵血功能,增加心输出量,减少心律失常,降低死亡率。并通过减轻心脏负荷、扩张冠状血管等作用,降低实验动物急性心肌梗死后梗死面积的扩展及左心室的扩大,提高存活率。卡托普利还可推迟糖尿病肾病的进展。高血压患者若合并糖尿病,出现尿蛋白和肾功能降低,使用卡托普利能降低肾小球对蛋白的通透性,改善胰岛素依赖性糖尿病的肾病变,使尿蛋白减少,改善肾功能。

【临床应用与评价】 适用于各型高血压。目前为抗高血压治疗的一线药物之一。60%~70% 患者单用本品能使血压控制在理想水平,加用利尿药则 95% 患者有效。本品尤其适用于合并有糖尿病及胰岛素抵抗、左心室肥大、心力衰竭、急性心肌梗死后的高血压患者。可明显改善生活质量。无耐受性,连续用药 1 年以上疗效不会明显下降,而且停药不反跳。卡托普利与利尿药及 β 受体拮抗药合用于重型或顽固性高血压疗效较好。口服开始一次 12.5 mg,每日 2~3 次,最大剂量每日 150 mg,常用维持剂量为一次 25~50 mg,每日 3 次。

【常见不良反应与处理】 长期使用本品未见有代谢方面的不良反应,不升高血尿酸,还可增加胰岛素抵抗患者的胰岛素敏感性,降低胆固醇及脂蛋白水平。不良反应有以下几点。

1. 首剂导致的低血压见于高肾素水平的患者,尤其易发生于限盐低钠、合用其他多种抗高血压药及伴有心力衰竭的患者,使用时应先采用低剂量、停止限盐、减少或停用利尿药。

2. 使用本品的患者 5%~20% 出现顽固性干咳。女性多见,往往需停药才能终止咳嗽。

3. 在肾功能不全、补钾、合用保钾利尿药及 β 受体拮抗药、非甾体抗炎药时易诱发高钾血症,故高钾血症者禁用。

4. 本药可引起蛋白尿,原因不明。蛋白尿并非使用本品的禁忌证。本药对糖尿病肾病有益。但在双侧肾动脉狭窄或残存单侧肾动脉狭窄时可导致急性肾衰竭,应禁用。因为在这类患者中 Ang Ⅱ 是收缩血管维持肾灌注压的主要因素。

5. 血管神经性水肿发生率为 0.1%~0.2%,可危及生命,抢救时可应用糖皮质激素、抗组胺药,必要时使用肾上腺素,对本品过敏者禁用。

6. 其他不良反应有青霉胺样反应,如皮疹、嗜酸性粒细胞增多、瘙痒、胃痛、口腔溃疡、味觉减退、白细胞减少、发热、淋巴结肿大、肝功能损害等。妊娠中后期长期应用可致羊水过少、胎儿肺及颅骨发育不良、生长发育迟缓、死胎及新生儿死亡等。

【药物相互作用】 抗酸药可降低本品的生物利用度。辣椒素可加重咳嗽。非甾体抗炎药能抑制前列环素合成,故合用减弱其降压作用。补钾及合用保钾利尿药可诱发高钾血症。本药可增加地高辛血药浓度,增加对别嘌呤醇的过敏反应。

依那普利

【药理作用与作用机制】 依那普利(enalapril)为前体药,在体内被肝脂酶水解转化为依那普利拉(enalaprilat),能与血管紧张素转化酶持久结合而发挥抑制作用。最大降压作用出现在口服后 6~8 h,作用持续 12~14 h。剂量超过 10 mg 后,增加剂量只延长作用持续时间。口服生物利用度约 65%,进食不影响吸收。口服后约 1 h 依那普利血药浓度达峰值,其活性产物依那普利拉 3~4 h 达血药浓度峰值。蛋白结合率为 60%。依那普利拉不再代谢,与依那普利一起主要从尿中排出。肾功能不全者会发生药物蓄积,能被透析除去。肝功能不全时转变为依那普利拉的速率降低。依那普利的 $t_{1/2}$ 为 1.3 h,依那普利拉为 5.9~35 h。本药能通过胎盘,可分泌到乳汁中,不能通过血脑屏障。

本药降压机制与卡托普利相似,但抑制 ACE 的作用较卡托普利强 10 倍,能降低总外周血管阻力,增加肾血流量。

【临床应用与评价】 依那普利为不含巯基(—SH)的长效、高效 ACEI。与卡托普利相似,用于高血压的治疗,有报道称其对心功能的有益影响优于卡托普利。因作用强,引起咳嗽较多,合并有心力衰竭时低血压亦较多见,应适当控制剂量。口服开始每日 2.5~5 mg,治疗剂量为每日 2.5~40 mg,可 1 次或分 2 次服用。静脉给药采用依那普利拉 0.625~1.25 mg。给药时间应 > 5 min,必要时 6 h 后可重复此剂量。

【常见不良反应及处理】 依那普利不良反应、药物相互作用与卡托普利相似。但因为其不含—SH,故无典型的青霉胺样反应(皮疹、嗜酸性粒细胞增多等)。

赖诺普利

赖诺普利(lisinopril)口服后吸收较依那普利稍

慢。生物利用度为 25% ~ 50%。口服后 6 h 血药浓度达峰值,在 4 ~ 6 h 出现最大降压作用。降压作用可持续 24 h 左右。该药以原形药从肾排出,所以有肾功能减退者剂量宜减少,其作用及应用与卡托普利相似。口服起始剂量为 5 mg,每日 1 次,常用量为每日 20 ~ 40 mg。不良反应与卡托普利相似。

贝 那 普 利

贝那普利(benazepril)为前体药,口服后在肝内转变为有活性的贝那普利拉(benazeprilat)。生物利用度约 28%。蛋白结合率为 95%。口服后 1 ~ 2 h 血药浓度达峰值。本品主要由肾排泄。$t_{1/2}$ 为 21 ~ 22 h。降压作用可持续 24 h。作用及不良反应同依那普利。常用剂量为每日 5 ~ 40 mg,分 1 ~ 2 次口服。

其他 ACEI 还有福辛普利(fosinopril)、喹那普利(quinapril)、雷米普利(ramipril)、培哚普利(perindopril)和西拉普利(cilazapril)等。它们均为前体药,其共同特点是长效,每天只需服用一次。作用及临床应用同依那普利。

(五)血管紧张素Ⅱ受体拮抗药(ARB)

AngⅡ 受体分两型,即 AT_1 受体和 AT_2 受体。AngⅡ 的经典作用均是由 AT_1 受体介导的,包括血管收缩、促细胞生长、水钠潴留等。AT_2 受体的功能比较复杂,简单地说,与 AT_1 受体相反,具有血管扩张、利尿排钠、促进细胞凋亡等作用。目前研制的 ARB 主要为 AT_1 受体拮抗药,可拮抗 AngⅡ 已知的所有作用。AT_1 受体拮抗药具有良好的降压作用,而没有 ACEI 的血管神经性水肿、咳嗽等不良反应。

氯 沙 坦

【药理作用与作用机制】 氯沙坦(losartan)口服吸收迅速,生物利用度约 33%。氯沙坦本身的 $t_{1/2}$ 约 2 h,但其降压作用可持续 24 h,是因为其在体内转变为活性代谢产物 EXP-3174 的 $t_{1/2}$ 为 6 ~ 9 h。约 4% 的氯沙坦及 7% 的 EXP-3174 从尿中排出,肝功能不全时剂量酌减,两者均不易通过血脑屏障。

氯沙坦竞争性拮抗 AngⅡ 受体,为第一个用于临床的非肽类 AT_1 受体拮抗药。在体内转化成 5-羧基酸性代谢产物——EXP-3174,其有非竞争性 AngⅡ 受体拮抗作用。它们都能与 AT_1 受体选择性地结合,从而产生降压作用。氯沙坦对 AT_1 受体具有高度的选择性,对其他活性物质如升压素、儿茶酚胺类、乙酰胆碱、缓激肽、组胺、5-HT 等无拮抗作用。其最大降压作用小于 ACEI。本品尚可增加尿酸排

泄,降低血尿酸水平。

【临床应用与评价】 氯沙坦可用于各型高血压,若 3 ~ 6 周后血压下降仍不理想,可加用利尿药。开始口服每日 50 mg,分 2 次服。合用利尿药时有肝功能损害则宜每日 25 mg。

【常见不良反应及处理】 与 ACEI 不同,使用氯沙坦不会出现咳嗽、血管神经性水肿及卡托普利特异性的不良反应。由于抑制 AngⅡ 的作用,与 ACEI 一样,氯沙坦也可引起低血压、肾功能障碍、高钾血症等,在低血压及肾功能障碍时尤易发生。在一些高度依赖 AngⅡ 的患者,包括血容量不足(使用利尿药)、肾血管狭窄、心力衰竭、肝硬化等的患者,必须采用小剂量给药。高钾血症一般仅发生于肾功能不全、摄入过多 K^+ 及同时合用保钾药物的情况。其他不良反应如胃肠不适、头痛、头昏等亦有报道。

氯沙坦不宜用于妊娠中、晚期,早期妊娠一旦确诊应尽早停止使用。本品在动物的乳汁中含量很高,故哺乳妇女不宜应用。

【药物相互作用】 氯沙坦与利尿药合用可显著增强其降压作用。

厄 贝 沙 坦

【药理作用与作用机制】 厄贝沙坦(irbesartan)口服生物利用度为 60% ~ 80%,且不受食物的影响。口服后达血药浓度峰值的时间为 1 ~ 2 h,$t_{1/2}$ 12 ~ 20 h。20% ~ 30% 以原形药从尿及粪便中排泄,其余的在肝代谢失活。

厄贝沙坦为非竞争性 ARB,对 AT_1 受体呈高度特异性的结合,从而抑制已知的 AngⅡ 的绝大多数作用。

【临床应用与评价】 轻至中度高血压患者单独口服厄贝沙坦 150 mg,每日 1 次,可有效地降低血压达 24 h,降压较平稳,对心率无明显影响。

轻至中度高血压患者口服本药每日 75 ~ 300 mg 后可在 2 周左右达到有效的降压效果,治疗 8 周时 67% 的患者产生显著疗效,约 60% 的患者血压降至正常,其降压疗效与同期对照的依那普利、阿替洛尔相似。大多数患者开始服用剂量为每日 50 mg,最大可达每日 300 mg,加用氢氯噻嗪每日 6.25 ~ 25 mg 可使血压进一步下降。

【常见不良反应与处理】 大多数患者对厄贝沙坦耐受良好,常见的不良反应有头痛、诱发上呼吸道感染、骨骼肌酸痛、眩晕、乏力。

这类药物尚有替米沙坦(telmisartan)、奥美

沙坦(olmesartan)、缬沙坦(valsartan)和坎地沙坦(candesartan)等。其中坎地沙坦作用强度大、应用剂量小、作用维持久。

(六) 其他抗高血压药

α₁ 受体阻断药是具有 α₁ 受体阻断作用而不影响 α₂ 受体的药物,可降低动脉血管阻力、增加静脉容量、增加血浆肾素活性,不易引起反射性心率加快,长期使用后扩血管作用仍存在,但肾素活性可恢复正常。许多患者用药后易出现水钠潴留。α₁ 受体拮抗药最大的优点是对代谢没有明显的不良影响,并对血脂代谢有良好作用,可用于各种程度的高血压治疗,对轻、中度高血压有明确疗效。与利尿药及 β 受体阻断药合用可增强其降压作用。主要不良反应为首剂现象(低血压),一般服用数次后首剂现象即可消失。本类药物有哌唑嗪(prazosin)、特拉唑嗪(terazosin)、多沙唑嗪(doxazosin)等。

肾素抑制药阿利吉仑(aliskiren)可抑制肾素活性,继而减少 AngⅡ 的产生,降低高血压患者的血压水平,该药物耐受性良好,最常见的不良反应为皮疹、腹泻。

除以上抗高血压药外,还有中枢性抗高血压药、神经节阻断药、去甲肾上腺素能神经末梢阻滞药、血管平滑肌扩张药、钾通道开放药(钾外流促进药)、5-HT 受体拮抗药等,这些药物由于较少单独应用,在这里不作详述。

(谢和辉)

第四节 缺血性心脏病的临床用药

■ **重点内容提要**

　　常用于治疗缺血性心脏病的药物包括硝酸酯类、钙通道阻滞药和 β 受体拮抗药。

　　硝酸酯类可使血管平滑肌释放出 NO 而增加 cAMP 的生成,降低 Ca^{2+} 内流,导致血管平滑肌松弛,降低心脏前、后负荷,减少心肌耗氧量,改变心肌血流重分布,增加缺血区的血流灌注。用于治疗各种类型的心绞痛。

　　钙通道阻滞药通过阻滞 Ca^{2+} 内流,降低细胞内 Ca^{2+} 含量,使平滑肌松弛,心肌收缩力减弱,心率减慢,这些均可使心肌耗氧量下降,扩张冠状血管,增加缺血区的血液供应;阻滞 Ca^{2+} 内流,还可保护心肌细胞的损伤。对变异型心绞痛疗效最好。

　　β 受体拮抗药通过拮抗 β 受体而使心肌收缩力下降,心率减慢,心肌耗氧量下降,改善心肌缺血区的血液供应。用于硝酸酯类疗效差的稳定型心绞痛。

一、概述

缺血性心脏病是指冠状动脉粥样硬化使管腔狭窄、阻塞或冠脉痉挛,导致心肌缺血、缺氧而引起的心脏病,亦称为冠状动脉粥样硬化性心脏病(coronary atherosclerotic heart disease,CHD),简称冠心病。缺血性心脏病是危害人类健康的常见病和多发病。血脂异常、高血压、糖尿病、吸烟、遗传因素、体力活动减少、年龄、性别、酒精摄入等因素均为其危险因素。

(一) 缺血性心脏病分型

根据冠状动脉病变的部位、范围、血管阻塞程度和心肌供血不足的发展速度、范围和程度的不同,缺血性心脏病可分为以下五种临床类型。

1. **无症状性心肌缺血型** 患者无症状,但心电图运动试验或动态心电图有 ST 段压低,T 波降低、变平或倒置等心肌缺血的心电图改变;病理学检查无明显组织形态改变。

2. **心绞痛型** 为一过性心肌供血不足引起,有发作性胸骨后疼痛;病理学检查心肌无明显组织形态或纤维化改变。

3. **心肌梗死型** 症状严重,由冠状动脉闭塞致心肌急性缺血性坏死所致。

4. **缺血性心肌病型** 表现为心脏增大、心力衰竭和心律失常,为长期心肌缺血导致心肌纤维化引起。临床表现与原发性扩张型心肌病类似。

5. **猝死型** 因原发性心搏骤停而猝死,多为缺血心肌局部发生电生理紊乱，引起严重的室性心律失常所致。

急性冠脉综合征（acute coronary syndrome，ACS）是一组有关急性心肌缺血的临床表现总称，通常由冠状动脉疾病导致，增加心源性死亡的危险。ACS由心肌的急性严重缺血甚至坏死导致的一系列疾病谱组成，包括不稳定型心绞痛、非ST段抬高型心肌梗死及心源性猝死。其共同的病理基础是冠状动脉内粥样斑块破裂、表面破损或出现裂纹，继而引发不同程度的血栓形成和远端血管栓塞，引起冠状动脉不完全或完全性阻塞。

（二）心肌缺血的病理生理

心肌缺血的基本矛盾是心肌灌流不足，导致氧的供需失调，因此，心肌耗氧量及冠脉血流量的变化与心肌缺血密切相关。

1. 心肌缺血的病理生理改变 当心肌发生缺血、缺氧时，能量的供应以糖酵解为主，使组织中乳酸和丙酮酸等代谢产物增多、细胞内 K^+ 外移和 Ca^{2+} 增加，且由于儿茶酚胺释放增多等因素促使游离脂肪酸（FFA）形成增加，从而增加心肌耗氧量，加重心肌缺血，导致进行性细胞膜功能减退、离子平衡失调，以至于细胞水肿，继而引起心肌功能的改变，最终引起细胞超微结构的变化，导致心肌中出现不均一的小灶性病变，使心肌缺血发展为不可逆的心肌坏死。

2. 冠脉血流量和心肌供氧与耗氧量 冠状循环由冠状动脉、毛细血管和静脉组成。冠状动脉分支的起始部行走于心外膜下，不受心肌收缩的压迫，被称为输送血管。心室壁内冠状血管呈直角分支，贯穿心室壁而相互吻合成交通网，由交通网进一步发出冠状微动脉，对冠脉血流量起重要的"括约肌"作用。冠脉阻力血管、小冠状动脉和微动脉的口径可以改变，是调节冠脉血流量的重要场所。

冠脉血流量的变化与心动周期有关。在左室收缩期，由于冠状血管受心肌收缩的挤压，冠脉血流量减少；随着射血开始，主动脉压升高，冠状动脉灌注压也随之升高。在舒张期，主动脉压降低，但由于心肌松弛，冠脉阻力减少，冠脉血流量显著增加，因此冠脉灌注主要发生在舒张期，占 60%～85%。心率加快时，由于舒张期明显缩短，每分钟的舒张时间减少，可减少冠脉血流量。

心脏在不同部位的血流量分布不均匀，其中以左室血流量最多，以下依次为室间隔左壁、右心室、室间隔右壁、左心房和右心房。心室壁各层的血流量亦不均匀，心内膜下层的血流量易受心室壁肌收缩及心室内压的增高的影响而减少，因此心内膜下层极易发生心肌缺血，而心外膜下层则不易发生。

心脏做功需消耗大量能量，要求有大量的氧供应。正常情况下，心肌细胞能摄取氧含量的 65%～75%，对血液中氧的摄取已接近极限，增加氧的供应只能依靠增加冠脉血流量。

影响冠脉血流量的因素很多，如局部代谢产物调节，血压自身调节及神经体液调节等，其中尤以代谢调节最为重要。心肌代谢活动的增强，可使心肌耗氧量增多或氧供应不足，局部组织 PO_2 降低，ATP分解产生 ADP 和 AMP，AMP 可在 5′- 核苷酸酶作用下生成腺苷，作用于平滑肌腺苷受体而强烈扩张冠脉。此外心肌的其他代谢产物如 H^+、CO_2、乳酸等，也可使冠脉舒张，但作用较弱。

3. 心肌耗氧量 心肌代谢以有氧代谢为主，因此心肌耗氧量可作为衡量心肌代谢率的指标。心肌有较强的携氧能力，静息状态下心肌耗氧量占全身耗氧量的 12%，而心肌血流量仅为心输出量的 4%。当需氧量增加时，心肌摄取氧量为静息时的 4 倍。与骨骼肌不同，心肌不能有氧债，数分钟的心肌缺氧可致 70% 的能量由心肌糖原的无氧代谢来提供。

影响心肌耗氧量的主要因素有：

（1）心室壁肌张力 心室壁肌张力越大，维持心肌收缩所需要的能量越多，心肌耗氧量也越大。按 Laplace 定律，心室壁肌张力与心室内压力（相当于收缩期动脉血压）、心室容积成正比，与室壁厚度成反比，即当收缩期动脉血压增加或心室容积增大时，均能增加心室壁肌张力，从而引起心肌耗氧量的增加。因此，降低动脉压和缩小心室容积的药物均能减少心肌耗氧量。此外，当心室舒张期顺应性下降时，左室舒张末期压力（LVEDP）增高，也能影响室壁肌张力而减少心内膜下的血液供应。

（2）心率 因射血时心室壁肌张力最大，若心率加快，每分钟射血时间延长，心室壁肌张力增大，耗氧量增加，心率与心肌耗氧量成正比。因此，减慢心率或缩短射血时间的药物可减少心肌耗氧量。

（3）心肌收缩力和收缩速度 当心肌收缩力增强或收缩速度加快时，也可使心脏做功增多，心肌耗氧量增加，心肌收缩力和收缩速度与心肌耗氧量成正比。凡能减弱心肌收缩力或减慢心肌收缩速度的药物均能减少心肌耗氧量。

上述三者为影响心肌耗氧量的主要因素,临床将其简化为三项乘积(收缩压 × 心率 × 心室射血时间)或两项乘积(收缩压 × 心率),作为估计耗氧量的指标。

稳定型心绞痛的病理基础通常是心外膜冠状动脉固定的动脉粥样硬化性狭窄,使心肌供血减少,此时如过劳、情绪紧张等,则心肌耗氧量增加,引起心绞痛。多数不稳定型心绞痛是由于动脉粥样硬化斑块破裂(有薄纤维帽的斑块更脆而易破裂),随之血小板黏附和聚集,从而减少冠脉血流量。而在变异型心绞痛,常是冠脉病灶或弥漫性的冠状动脉痉挛减少了冠脉血流量。

(三)抗缺血性心脏病药物的作用机制

1. 增加心肌供血和供氧

(1)舒张冠脉,增加冠脉血流量 如钙通道阻滞药、硝酸酯类、双嘧达莫、尼可地尔等。

(2)改变心肌血流分布,促进血液流向缺血区 如β受体拮抗药、硝酸酯类。

2. 减少心肌耗氧量

(1)舒张静脉,减少回心血量,进而降低前负荷 如硝酸酯类。

(2)舒张动脉,降低心脏射血阻力,减少心脏后负荷 如钙通道阻滞药、硝酸酯类。

(3)减慢心率或减弱心肌收缩力 如β受体拮抗药。

3. 改善缺血心肌代谢 应用无内在拟交感活性的β受体拮抗药。

4. 抑制血小板聚集及血栓形成 如抗血小板药阿司匹林、氯吡格雷、抗凝血药肝素及溶血栓药链激酶、尿激酶等。

本章着重介绍治疗心绞痛的药物。临床用于治疗心绞痛的药物主要有硝酸酯类、β受体拮抗药、钙通道阻滞药、抗血小板药及新型的抗心绞痛辅助治疗药物雷诺嗪等。常用的抗心绞痛药只能缓解症状,而不能从根本上改变冠状动脉粥样硬化时心血管的病理改变,如心肌细胞保护药或代谢抑制药曲美他嗪、左卡尼汀及 Na^+-H^+ 交换抑制药等。近年来的研究发现血管紧张素Ⅰ转化酶抑制药可通过其对血管的保护作用起到抗冠状动脉粥样硬化、抗血小板聚集作用。另外通过改善心肌张力等,在抗心绞痛治疗中也起到很好的作用。冠心病的外科治疗,如冠心病介入治疗——经皮腔内冠状动脉成形术(percutaneous transluminal coronary angioplasty,PTCA)

和冠状动脉搭桥术(coronary artery bypass graft,CABG)等,通过改善心肌的供血也取得较好的疗效。分子生物学的发展,给冠心病的治疗带来了新的希望,如寻找与冠心病发病密切相关的高脂血症的基因,进行针对性的治疗,以及在心脏中直接注入血管内皮生长因子(PHVEGF165)的基因,刺激血管的生长等基因疗法,已初见成效。

二、药物治疗原则

1. 无症状性心肌缺血选用降血脂药及抗血小板药。

2. 心绞痛的治疗主要考虑预防心肌梗死和死亡,选用经典治疗心绞痛的药物硝酸酯类、β受体拮抗药及钙通道阻滞药;其次是缓解症状、减轻缺血及改善生活质量,选用抗血小板药、降血脂药及血管紧张素转化酶抑制药。

3. 心肌梗死包括非 ST 段抬高型心肌梗死及急性 ST 段抬高型心肌梗死。前者主要在于即刻缓解缺血症状和避免严重不良后果,可选用硝酸酯类、β受体拮抗药及钙通道阻滞药对抗心肌缺血;用阿司匹林、ADP 受体拮抗药及血小板糖蛋白Ⅱb/Ⅲa 受体阻滞药抗血小板聚集;选用普通肝素、低分子量肝素及水蛭素等抗凝血治疗;用他汀类药物进行降血脂治疗;应用 ACEI 降低急性心肌梗死合并左室功能不全或心力衰竭患者的病死率及心血管事件发生率。后者主要在于保护和维持心脏功能,挽救濒死的心肌,防止梗死面积扩大,缩小心肌缺血范围,防止猝死,在血压正常的情况下选用吗啡或哌替啶、硝酸酯类及β受体拮抗药缓解疼痛;用阿司匹林合用氯吡格雷抗血小板聚集;用肝素抗凝血治疗;在无脑出血及内脏活动性出血的情况下用尿激酶、链激酶进行溶栓再灌注治疗。

三、临床常用药物

硝 酸 酯 类

硝酸酯类(nitrate esters)药物包括:硝酸甘油(nitroglycerin)、硝酸异山梨酯(isosorbide dinitrate,ISDN)、单硝酸异山梨酯(isosorbide mononitrate,ISMN)、戊四硝酯(pentaerythritol tetranitrate,PETN)。此类药物作用相似,只是显效快慢和维持时间有所不同,其中以硝酸甘油最为常用。

常用硝酸酯类药物剂型及剂量和用法见表 15-3。

表 15-3　常用硝酸酯类药物剂型及剂量和用法

药物	剂型	剂量和用法
硝酸甘油	舌下含片	0.25 ~ 0.5 mg，每次相隔 5 min，每日不超过 2 mg
	气雾剂	向口腔及舌下黏膜喷 1 ~ 2 次，相当于 0.5 ~ 1 mg
	口颊片	0.1 ~ 2.5 mg，每日 3 ~ 4 次
	透皮贴剂	2.5 ~ 15 mg，每日 1 次，注意要定时揭去
	针剂	静脉滴注，5 μg/min 开始，可逐渐加至 20 μg/min，根据患者血流动力学指标决定其所需剂量
硝酸异山梨酯	舌下含片	2.5 ~ 5 mg
	气雾剂	向口腔及舌下黏膜喷 3 ~ 4 次
	口服片	5 ~ 10 mg，每日 2 ~ 3 次
单硝酸异山梨酯	口服片	20 mg，每日 2 ~ 3 次
戊四硝酯	口服片	10 ~ 20 mg，每日 3 ~ 4 次

【药理作用与作用机制】

1. 药物代谢动力学　本类药物于 1867 年用于临床，已有百余年的历史。硝酸甘油口服后迅速在肝代谢，首过消除多，生物利用度低，故不宜口服。舌下含服，从口腔黏膜吸收，可避免首过消除，迅速达到有效血药浓度。硝酸甘油含服后，1 ~ 2 min 起效，维持 20 ~ 30 min，血浆半衰期为 2 ~ 4 min，为避免舌下含服给药时血药浓度过高，应注意用药剂量不宜过高。硝酸甘油在肝被代谢生成大量水溶性较高的二硝酸代谢产物，少量为单硝酸代谢产物和无机亚硝酸盐，最后与葡糖醛酸结合由肾排出。

除舌下含服外，硝酸甘油已开发出多种剂型，其中硝酸甘油透皮贴剂(经皮给药)，可将药物按准确剂量稳定而持续释放，达到较恒定的血药浓度，持续时间达 24 h 以上，使用较方便。近来应用渐广的口颊片，起效与舌下含服同样迅速，且维持时间较长，也日益受到重视。此外，硝酸甘油气雾剂、口服缓释剂、静脉注射剂在临床也有应用。

硝酸异山梨酯的口服生物利用度为 20% ~ 25%，舌下给药的生物利用度为 30% ~ 58.8%，口服、舌下给药的半衰期分别为 4 h 和 1 h，其代谢途径与硝酸甘油相似，进入体循环后，被肝代谢为 2- 单硝酸异山梨酯和 5- 单硝酸异山梨酯，后者的扩张血管作用较 ISDN 弱，但半衰期较长，目前认为 5- 单硝酸异山梨酯的药理活性是 ISDN 后期作用的主要原因。

5- 单硝酸异山梨酯作用时间长，口服吸收迅速、完全，无肝首过消除，生物利用度为 100%，血药浓度高且个体差异小，排泄缓慢，消除半衰期为

4 ~ 5 h。

戊四硝酯作用缓慢，口服后 0.5 ~ 1.5 h 起效，持续时间可达 6 h。

2. 药理作用　最初认为本类药物具有扩张冠脉作用，但近年来对其作用机制有了新的认识。对血管平滑肌的直接松弛作用，是其防治心绞痛的作用基础。

(1) 扩张外周血管，改变血流动力学　本类药物通过其对血管平滑肌的直接作用而扩张各类血管，扩张静脉(容量血管)可增加静脉储备量，使回心血量减少(减轻前负荷)，降低心室壁张力而减少心肌耗氧量。但本类药物对卧位心绞痛的效果较差。扩张动脉主要是大动脉，可减少左心室后负荷和左心室做功，心脏前、后负荷的减少均可降低心肌耗氧量。虽然扩张血管后由于血压降低，反射性地引起心率加快可增加心肌耗氧量，但上述作用的结果可使心脏的总耗氧量降低，缓解心绞痛。此反射性心率加快作用可合用 β 受体拮抗药拮抗。

(2) 改变心肌血液的分布，有利于缺血区供血　主要通过以下途径实现：①增加心内膜下的血液供应：冠脉循环的特点是心内膜下区域的血液灌注易受心室壁张力及室内压的影响，故心绞痛急性发作时，左心室舒张末期压力增高，使心内膜下区域缺血最为严重。由于硝酸酯类药物能扩张静脉和动脉，使左室舒张末期的压力降低，改善心肌顺应性，减小了对心内膜下血管的压力，因而增加了心内膜下区域的血液供应。② 选择性扩张心外膜较大的输送血管：因心肌缺血时小动脉主要受局部代谢产物的调节，应用本类药物只能对较大的血管产生舒张作用，从

而增加对缺血区的血液灌注。③开放侧支循环:可刺激侧支生成或开放侧支循环,以增加缺血区的血液供应。

3. 作用机制 本类药物进入机体,在血管平滑肌内释放出一氧化氮(NO),与 NO 受体结合,使之构型改变而活化,促进血管平滑肌细胞内 cGMP 的生成增多。cGMP 具有抑制蛋白激酶磷酸化作用,激活 cGMP 依赖性蛋白激酶,从而引起一系列生物学效应:通过抑制 Ca^{2+} 内流、减少细胞内 Ca^{2+} 释放和增加细胞内 Ca^{2+} 排出而降低细胞内 Ca^{2+} 浓度,减弱收缩蛋白对 Ca^{2+} 的敏感性。上述作用使血管平滑肌松弛而产生抗心绞痛作用。此外,硝酸酯类本身以及释放出的 NO 还能抑制血小板聚集和黏附,具有抗血栓形成的作用,有利于由冠状动脉粥样硬化所引起的心绞痛的治疗。

【临床应用与评价】 硝酸酯类是缓解心绞痛最常用的药物,适用于各种类型心绞痛的治疗。既可用于缓解急性发作,又能作为预防用药,也可用作诊断性的治疗。为稳定型心绞痛患者首选药,控制急性发作时,应舌下含服或气雾吸入。如多次含服无效,可采用口服制剂,选用硝酸异山梨酯口服、单硝酸异山梨酯缓释片或透皮贴剂;对于发作频繁的心绞痛,宜采用静脉给药的方式;对于急性心肌梗死者提倡早期应用,可缩小心室容积,降低前壁心肌梗死的病死率,减少心肌梗死并发症的发生。如果用药过程中出现耐受性,可同时舌下含服硝酸甘油。但必须注意用量,否则过量易造成血压过低,加重心肌缺血,有条件时最好监测肺动脉楔压。此外,尚可用于心功能不全的治疗,急性左心衰时采用静脉给药,慢性心功能不全可采用长效制剂,需与强心药合用。

本类药物与 β 受体拮抗药比较,无加重心力衰竭和诱发哮喘的危险;与钙通道阻滞药比较,无心脏抑制作用。

【常见不良反应与处理】 硝酸酯类药物不良反应轻,临床应用安全。主要不良反应是由血管扩张作用所继发引起,常见的有搏动性头痛、皮肤潮红、颅内压增高等。因此,颅脑外伤、颅内出血者禁用。对眼压影响不大,但青光眼患者仍应慎用。为减轻上述反应,应用时可从小剂量开始。偶见直立性低血压,故低血容量者禁用。偶见过敏反应,以皮疹多见,主要见于戊四硝酯。

大剂量长期应用常导致耐受性,限制了本类药物的临床应用,但停药后又能迅速恢复。其耐受机制可能与细胞内生成 NO 过程中需—SH,使细胞内

的—SH 氧化,造成—SH 耗竭有关。乙酰半胱氨酸可提供—SH,能部分抵消其耐受性。另外,鸟苷酸环化酶活性受损及扩血管后激活具有相反调节作用的神经激素,如肾素及去甲肾上腺素,也可使其作用减弱而出现耐受性。为减少耐受性的产生,静脉给药或经皮给药应尽量减小剂量;选用大剂量时,要减少给药次数;多次给药时应选用短效制剂、缓释片或透皮贴剂。为避免耐受性产生,可日间用药,夜间停药。

【药物相互作用】 本类药物与抗高血压药合用,由于其扩张血管作用可使降压作用增强,易发生直立性低血压,合用时宜减量;与肝素同时应用可减弱肝素抗凝血作用,合用时应增加肝素用量,而停用硝酸酯类药物时因肝素剂量过大,易致凝血障碍导致出血,故停用硝酸酯类药物时应减少肝素用量;与阿司匹林同时应用,可减少硝酸甘油在肝的消除,使硝酸甘油血药浓度升高;与乙酰半胱氨酸合用时,因其可提供—SH,能减缓硝酸酯类药物的耐受性产生。

钙通道阻滞药

钙通道阻滞药(calcium channel blockers)阻止 Ca^{2+} 经细胞膜钙通道进入细胞内,从而降低细胞内 Ca^{2+} 浓度。早在 19 世纪就已经了解到 Ca^{2+} 内流与肌肉收缩的关系,随着 Ca^{2+} 进入细胞的具体机制逐渐被揭示,机体不同组织、不同亚型钙通道的发现,为研制临床有效的钙通道阻滞药奠定了基础。70 年代始,维拉帕米(verapamil)作为罂粟碱的人工合成衍生物,具有扩血管作用,是最先用于临床的钙通道阻滞药。此后,发现多种药物与其具有基本相同的药理学作用。其中常用于心绞痛的有硝苯地平(nifedipine)、地尔硫䓬(diltiazem)、氨氯地平(amlodipine)、非洛地平(felodipine)、尼索地平(nisoldipine)、尼卡地平(nicardipine)、贝尼地平(benidipine)及苄普地尔(bepridil)等。

钙通道阻滞药口服均能迅速而完全地被胃肠道吸收,吸收率都在 90% 以上。但因在肝代谢,生物利用度都很低。钙通道阻滞药中,以氨氯地平生物利用度为最高,其次为硝苯地平 > 地尔硫䓬 > 维拉帕米及其他新的第二代二氢吡啶类。几乎所有的钙通道阻滞药都在肝被氧化代谢为无活性或活性明显降低的物质,然后经肾排出。在肝功能障碍的患者应考虑减少用量。而肾功能不全时,则无明显体内蓄积。硝苯地平、维拉帕米与地尔硫䓬的半衰期极

短，约 4 h，但其缓释制剂和新第二代二氢吡啶类药物（如非洛地平、伊拉地平、拉西地平和尼伐地平等）的 $t_{1/2}$ 较长，药效可保持 24 h，因此，每日 1 次给药即可。缓释剂型或长效药物的血药浓度上升平缓，因而可减少颜面潮红、眩晕、头痛及心动过缓等不良反应（表 15-4）。

表 15-4　常用钙通道阻滞药剂量和用法

药物	剂量和用法
维拉帕米	普通片 40 ~ 80 mg，每日 3 次口服
	缓释片 120 ~ 480 mg，每日 1 次口服
地尔硫䓬	普通片 30 mg，每日 3 ~ 4 次口服
	缓释片 45 ~ 90 mg，每日 2 次口服
硝苯地平	普通片 10 mg，每日 3 次口服，单剂最大量为 30 mg，一日内总量不超过 120 mg
	缓释片 10 ~ 20 mg，每日 1 ~ 2 次口服
	控释片 30 ~ 60 mg，每日 1 次口服
氨氯地平	5 ~ 10 mg，每日 1 次口服
非洛地平	5 ~ 10 mg，每日 1 次口服
尼卡地平	40 mg，每日 2 次口服
贝尼地平	2 ~ 8 mg，每日 1 次口服
苄普地尔	150 ~ 450 mg，每日 1 次口服

【药理作用与作用机制】　钙通道阻滞药以各自不同的方式作用于细胞膜上的钙通道，阻滞 Ca^{2+} 的内流，从而降低细胞内 Ca^{2+} 含量，产生药理作用，如平滑肌松弛，心肌收缩力减弱，窦房结、房室结传导速度减慢等。其抗心肌缺血作用机制主要包括：

1. 降低心肌耗氧量

（1）扩张血管，减轻心脏负荷　钙通道阻滞药作用于血管平滑肌，通过阻止 Ca^{2+} 内流，而使血管平滑肌松弛。不同部位血管的平滑肌对钙通道阻滞药的敏感性不同。本类药物主要舒张动脉，其中又以冠状动脉和脑动脉的平滑肌最为敏感，能舒张大的输送血管和小的阻力血管。同时也可扩张外周血管，使外周阻力下降，减轻心脏后负荷，从而减少心肌耗氧量。与维拉帕米、地尔硫䓬比较，二氢吡啶类药物如硝苯地平对血管平滑肌的扩张作用较强，在较低浓度即可阻断 Ca^{2+} 内流，用药后可出现反射性心率加快，使心肌耗氧量增多。

（2）抑制心肌收缩力，减慢心率　窦房结、房室结主要由慢反应细胞组成，其传导速度和自律性由 Ca^{2+} 内流决定。钙通道阻滞药能通过减少 Ca^{2+} 内流而减慢房室结传导速度，降低窦房结自律性，减慢心率。同时作用于心肌细胞，使心肌收缩力减弱，从而降低心肌耗氧量。心脏抑制作用以维拉帕米最强，地尔硫䓬次之，硝苯地平最弱。维拉帕米、地尔硫䓬阻滞钙通道的作用呈频率依赖性，不仅减少 Ca^{2+} 内流，同时减慢失活钙通道的恢复速率。硝苯地平则仅剂量依赖性地减少 Ca^{2+} 内流，不影响通道恢复速率，在临床剂量不影响窦房结、房室结传导性。

（3）非特异性抗交感作用　交感神经末梢释放递质时需 Ca^{2+} 参与，本类药物能阻滞 Ca^{2+} 进入神经末梢，使递质释放过程发生障碍，对抗交感活性增高所致的心肌耗氧量增多，其中以维拉帕米作用较强。

2. 增加缺血区心肌的血液供应　钙通道阻滞药可扩张冠状血管，解除冠脉痉挛（变异型心绞痛的主要原因），使冠脉阻力降低，同时促进侧支循环开放，从而增加冠脉血流量，增加心肌供血。钙通道阻滞药还可阻滞血小板膜表面的钙通道，抑制心肌缺血时儿茶酚胺所诱发的血小板聚集和活性产物的合成、释放，有利于改善冠脉血流，增加缺血心肌的血液供应。

3. 保护缺血的心肌细胞　心肌细胞缺血或缺血再灌注时，细胞膜去极化，对 Ca^{2+} 通透性增加，Ca^{2+} 内流增多；同时，由于能量产生障碍，ATP 的减少使胞内 Ca^{2+} 的外排及肌质网 Ca^{2+} 的摄取均受影响，导致细胞内的钙超载，造成严重的心肌损伤，钙通道阻滞药可通过减少钙内流,减轻钙超载所造成的损伤。特别是在心肌缺血或再灌注早期,可起到保护心肌细胞的作用。钙通道阻滞药还可通过减少胞内 Ca^{2+} 浓度,抑制 Ca^{2+}-ATP 酶活性,减少组织内 ATP 酶的分解,抑制黄嘌呤氧化酶激活和继发性氧自由基增多,并抑制 cAMP 的过度堆积。亦有报道,钙通道阻滞药可减少心肌梗死范围,并减少微循环中相关酶的含量,降低心律失常的发生率。

【临床应用与评价】 钙通道阻滞药对冠状动脉痉挛所致的变异型心绞痛者最为有效,也可用于治疗稳定型和不稳定型心绞痛。本类药物对支气管平滑肌不但无收缩作用,且具有一定程度的扩张作用,故对伴有哮喘和慢性阻塞性肺疾病患者更为适用。因本类药物能扩张外周血管,故可用于伴有外周血管痉挛性疾病的心绞痛者。但各种钙通道阻滞药又具有不同的特点及不良反应,因此临床选药时应予注意。

硝苯地平以扩血管作用为主。硝苯地平扩张冠状血管作用强,可解除冠脉痉挛,对变异型心绞痛的效果好;因其降压作用很强,可反射性地加快心率,增加心肌耗氧量,故其对稳定型心绞痛疗效不及普萘洛尔,两者合用会提高疗效,不良反应也相应减少;硝苯地平对房室传导无影响,因而对伴有房室传导阻滞的患者较安全;同时,硝苯地平本身对心肌的抑制作用较弱,而扩张血管作用较强,血压的降低可反射性地引起心肌收缩力加强,故本药一般不易诱发心力衰竭。但应注意其扩张外周血管的作用较强,在血压较低时,可使低血压进一步恶化。且本药可能因反射性心动过速而增加心肌梗死的发生。

维拉帕米可用于稳定型和不稳定型心绞痛。维拉帕米扩张冠状血管作用也较强,但扩张外周血管作用弱于硝苯地平,较少引起低血压,抗心律失常作用明显,因此,特别适用于伴有心律失常的心绞痛患者。与 β 受体拮抗药合用可明显抑制心肌收缩力和传导速度,应慎用。维拉帕米可提高地高辛的血药浓度,故洋地黄化患者在合用维拉帕米时易中毒,应慎用。

地尔硫䓬作用强度介于硝苯地平和维拉帕米之间,选择性扩张冠脉,对外周血管作用较弱;具有减慢心率、抑制传导和非特异性拮抗交感神经作用。由于减少心率与血压的乘积,故可明显减少缺血性发作。主要用于冠脉痉挛引起的变异型心绞痛的治

疗,效果好,且不良反应少。对不稳定型心绞痛疗效较好。应用时较少引起低血压,并且可降低心肌梗死后心绞痛的发生率。

【不良反应与处理】 本类药物的不良反应多与其强烈舒张血管、抑制心肌收缩力及对窦房结、房室结的抑制作用有关。一般可出现头痛、颜面潮红、恶心、低血压等。因此,所有的钙通道阻滞药禁用于低血压患者。维拉帕米、地尔硫䓬过度抑制 Ca^{2+} 内流,可引起严重的心脏抑制,表现为心动过缓、房室传导阻滞、窦性停搏及充血性心力衰竭。因此本类药物禁用于严重心功能不全、窦房结功能低下和房室传导阻滞患者。硝苯地平扩张血管作用较强,可引起低血压、反射性心动过速,少数患者可见心肌缺血症状加重,出现心绞痛。回顾性对照研究报道硝苯地平、地尔硫䓬和维拉帕米可增加高血压患者发生心肌梗死的风险。对心肌梗死和不稳定型心绞痛患者,短效的硝苯地平随剂量增加,其死亡风险也相对增加。提示相对短效的钙通道阻滞药有可能增加心脏不良反应的发生,应予慎用。苄普地尔可诱发心律失常,引起 Q-T 间期延长和尖端扭转型室性心动过速。

【药物相互作用】 维拉帕米和硝苯地平能降低地高辛的清除率,使地高辛血药浓度升高约 70%, $t_{1/2}$ 延长,中毒发生率提高,两者合用时,地高辛应减半,或根据血药浓度调整剂量。地尔硫䓬可使地高辛血药浓度增加 20%~30%,合用时也应减少地高辛剂量。西咪替丁可降低钙通道阻滞药的代谢,使硝苯地平的生物利用度提高到 70%,降低其清除率约 40%,使其降压效应增强。西咪替丁也可增加维拉帕米和地尔硫䓬的浓度,因此,与西咪替丁合用时,钙通道阻滞药应减量 50%。地尔硫䓬和维拉帕米可降低卡马西平的代谢,卡马西平、利福平可促进钙通道阻滞药的代谢。地尔硫䓬、维拉帕米可降低环孢素的代谢。

β 受体拮抗药

普萘洛尔(propranolol)是最早应用于临床的 β 受体拮抗药。近年来又有一批新的 β 受体拮抗药相继问世,如美托洛尔(metoprolol)、阿替洛尔(atenolol)、塞利洛尔(celiprolol)、比索洛尔(bisoprolol)及阿罗洛尔(arotinolol)等,这些药物除选择性阻断心脏 β_1 受体外,部分药物还可激动 β_2 受体。常用 β 受体拮抗药剂量和用法见表 15-5。

表 15-5　常用 β 受体拮抗药

药物	剂量和用法
普萘洛尔	10 mg,每日 3~4 次口服,从小剂量开始逐渐加量至 100~200 mg/d
美托洛尔	普通片 25~100 mg,每日 2~3 次口服 缓释片 50~200 mg,每日 1 次口服
阿替洛尔	12.5~50 mg,每日 1~2 次口服
塞利洛尔	100~300 mg,每日 1 次口服
比索洛尔	5~10 mg,每日 1 次口服
阿罗洛尔	5~10 mg,每日 2 次口服

【药理作用与作用机制】

1. 降低心肌耗氧量　心绞痛发作时,交感神经兴奋,心肌局部和血液中儿茶酚胺类含量增多,激动 β 受体,使心肌收缩力增强,心率加快,导致心肌耗氧量增加。β 受体拮抗药可阻断心脏 $β_1$ 受体,使心率减慢,心肌收缩力减弱,从而降低静息和运动时心肌耗氧量。由于减弱心肌收缩力,减慢心率,可使心脏收缩期射血时间延长,心室舒张末期容积增大,又可导致其心肌耗氧量的增多。但多数患者用药后心肌总耗氧量仍可降低,尤其是在运动时更明显。与硝酸酯类药物合用对降低心肌耗氧量可产生协同作用,亦可减少不良反应。

2. 增加缺血区的血液供应　应用 β 受体拮抗药减少了心肌耗氧量,通过冠状动脉的自身调节机制,非缺血区的血管阻力增高,而缺血区的血管则由于缺氧呈现代偿性扩张状态,促使血液更多地流向缺血区。本类药物通过减慢心率而延长心脏的舒张期,从而也增加了对冠状动脉的灌注时间,有利于血液向缺血区流动。多数 β 受体拮抗药无血管扩张作用。

3. 改善心肌代谢　β 受体拮抗药可通过阻断 β 受体,抑制脂肪水解酶,减少 FFA 生成,致使 FFA 水平下降,通过增加心肌缺血区对葡萄糖的摄取和改善葡萄糖的利用而加强糖代谢,减少氧的消耗,使缺血区乳酸产生减少或利用增多,保护线粒体结构功能,维持能量供应,从而发挥抗心肌缺血的作用。此外,β 受体拮抗药可促进组织中氧与氧合血红蛋白分离,增加全身组织(包括心脏)的供氧。

4. 抑制血小板聚集　一些非选择性 β 受体拮抗药(如普萘洛尔)可抑制 ADP、肾上腺素、胶原诱导的血小板聚集作用,有利于改善冠脉循环。

【临床应用与评价】　β 受体拮抗药是治疗心绞痛的有效药物,但对不同类型的心绞痛具有不同的作用。①稳定型心绞痛:主要用于对硝酸酯类不敏感或疗效差的稳定型心绞痛患者,疗效肯定。选择性和非选择性 β 受体拮抗药对心绞痛的疗效差别不大,可减少心绞痛发作的次数和程度,提高运动耐量,改善生活质量。由于其具有减慢心率和降低血压的作用,特别适用于伴有心率快和高血压的心绞痛患者。与硝酸酯类药物合用可减少硝酸酯类药物的用量,从而减缓硝酸酯类耐受性的产生。②不稳定型心绞痛:其发病机制是冠脉器质性狭窄和痉挛,应用 β 受体拮抗药可减少心肌耗氧量,改善冠脉血流量,增加缺血心肌供血,在无禁忌证时效果较好。联合用药可提高疗效。③变异型心绞痛:因本类药物拮抗 β 受体不能缓解冠脉痉挛,不宜应用。

【常见不良反应与处理】　与心脏有关的不良反应为心脏功能抑制、心率减慢,窦房结功能不全者可致心动过缓、房室传导阻滞,心功能不全者可加重心脏抑制,低血压者可使其症状加重。具有内在拟交感活性的药物,对心功能影响较小,但过量也会导致心功能的严重抑制。心动过缓、低血压、严重心功能不全者禁用。本类药物可诱发和加重哮喘,特别是非选择性的 β 受体拮抗药更为严重,选择性的 $β_1$ 受体拮抗药及具有内在拟交感活性的药物相对安全,但较大剂量时仍有诱发哮喘的可能。哮喘或慢性阻塞性肺疾病患者禁用。长期应用 β 受体拮抗药由于受体向上调节,如果突然停药,可出现反跳现象,使心动过速,心绞痛加重,甚至出现室性心律失常、心肌梗死或猝死。故长期应用 β 受体拮抗药,应逐渐减量停药。

【药物相互作用】　本类药物与维拉帕米合用,可加重对心脏的抑制作用及降压作用;与地高辛合用,可使心率明显减慢,而致心动过缓;吲哚美辛和水杨酸可减弱 β 受体拮抗药的降压作用;西咪替丁使 β 受体拮抗药在肝内代谢减少,半衰期延长;本类药物抑制胰高血糖素升高血糖的作用,可使胰岛素的降低血糖作用增强及延长,合用时可掩盖低血糖的症状,必须引起注意。

抗 血 栓 药

抗血栓药包括抗血小板药、抗凝血药及溶血栓药。阿司匹林是使用最多、最广泛的抗血小板药。临床试验证实,阿司匹林能降低稳定型心绞痛和不稳定型心绞痛患者心肌梗死的发生率,对于急性心肌梗死患者,亦可减少其自动溶栓后的再梗死率。

肝素与低分子量肝素(LMWH)均通过与ATⅢ结合而抑制凝血因子Ⅹa,发挥抗凝血作用。LMWH抗Ⅹa作用强,抗凝血酶(Ⅱa)作用弱,故出血危险性小,可用于不稳定型心绞痛的治疗,对急性心肌梗死患者,可减少溶血栓后的再梗死和心绞痛发作。

溶血栓药主要包括链激酶、尿激酶、组织型纤溶酶原激活物。链激酶目前主要用于急性心肌梗死的溶栓治疗,在血栓形成2~4 h内,静脉滴注或冠状动脉内注射可缩小心肌梗死范围,使堵塞的血管再通,而血栓形成后24 h则无上述作用。对于溶栓疗法在不稳定型心绞痛治疗中的作用尚存在争议,不稳定型心绞痛多为白色血栓,血小板成分多,纤维成分少,溶血栓药不易起效,且可能因促发血栓栓塞过程而加重心肌缺血甚至导致心肌梗死。因此,对不稳定心绞痛患者目前主张抗血栓治疗而不溶栓。链激酶具有抗原性,可引起发热、皮疹等过敏反应。链激酶不仅激活血栓中的纤溶酶原,亦可激活血浆中的纤溶酶原,因此可引起出血。有出血倾向者,有脑出血或近期手术史者,胃、十二指肠溃疡者,严重高血压者禁用。尿激酶无抗原性,不引起过敏反应。不良反应较少,但仍可引起出血。临床应用与链激酶相同,因价格较贵,多用于链激酶过敏者。部分临床试验证实,小剂量尿激酶与LMWH、阿司匹林合用治疗不稳定型心绞痛可明显降低急性心肌梗死和频发心绞痛的发生率。组织型纤溶酶原激活物与链激酶、尿激酶不同,该药具有选择性溶栓作用,对血栓的纤维蛋白有较高的亲和力,而对血浆中的纤溶酶原作用弱,较少引起出血。

四、其他药物

其他常用抗心绞痛药剂量和用法见表15-6。

表15-6 其他常用抗心绞痛药剂量和用法

药物	剂量和用法
双嘧达莫	口服:每次25~100 mg,每日3次
曲美他嗪	口服:每次20~60 mg,每日3次。维持剂量10 mg,每日3次
	静脉注射:每次8~20 mg,加于25%葡萄糖注射液20 mL中
	静脉滴注:每次8~20 mg,加于5%葡萄糖注射液500 mL中
尼可地尔	口服:每次5~10 mg,每日3次

双嘧达莫

双嘧达莫(dipyridamole)(潘生丁)是较强的冠脉扩张药,是腺苷的增强剂。双嘧达莫抑制心肌细胞对腺苷的摄取,减少磷酸二酯酶对cAMP的降解,两者的共同作用使冠脉扩张。本药长期使用后,可促进侧支循环开放,对心脏具有负性肌力和负性频率作用,且能抗血小板聚集,但由于本药主要扩张冠脉的阻力血管,心肌缺血时,处于缺血区的阻力血管由于缺氧已呈现代偿性的扩张状态,故此时应用本药只能扩张非缺血区的阻力血管,造成"窃血"现象,减少缺血区的血液供应,不利于心绞痛的治疗。因此,本药现在临床多用于心绞痛的诊断用药。

曲美他嗪

曲美他嗪(trimetazidine)为优化心肌能量代谢的药物,成为全新的缺血性心脏病治疗的选择。该药通过部分抑制耗氧多的游离脂肪酸氧化,促进葡萄糖氧化,利用有限氧产生更多ATP,从而增强心脏收缩功能,防止酸中毒和Ca^{2+}超载,并保护心肌细胞。曲美他嗪通过调节心肌能源底物,抑制脂肪酸氧化,优化心肌能量代谢,改善心肌缺血及左心功能,缓解心绞痛。该药可与β受体拮抗药等抗心肌缺血药物联用,或作为传统药物的替代治疗,常用剂量为每日60 mg,分3次服用。糖尿病患者血糖氧化功能受损,能量更多来源于脂肪酸氧化,心肌脂肪酸氧化增加,心脏收缩功能受到影响。曲美他嗪直接抑制脂肪酸β氧化,增加葡萄糖氧化,优化心肌代谢,减少缺血损伤,增加心脏收缩功能。使用曲美他嗪进行代谢治疗是稳定性心绞痛治疗的新思路之一。针对缺血性心脏病,人们已经从关注供需平衡转变为关注细胞保护,从关注缺血转变为关注缺血再灌注,从关注心肌损害转变为关注内皮细胞、平滑肌细胞、血小板、炎症细胞变化等。随着曲美他嗪在临床应用时间的延长,其在多个领域已积累了大量临床研究证据,目前曲美他嗪已广泛应用于治疗稳定型心绞痛、左心功能不全、糖尿病合并冠心病、老年冠心病、缺血性心肌病等。

尼可地尔

尼可地尔(nicorandil)是新型血管扩张药。通过促进血管平滑肌细胞膜上的ATP敏感性K^+通道(K_{ATP})开放,K^+外流增多,细胞内Ca^{2+}量减少,致使血管平滑肌松弛,外周阻力下降。同时,尼可地尔还具有硝酸酯样作用,增加细胞内 cGMP 的生成,因此具有较强的扩张冠脉输送血管作用,而且持续时间长,对冠脉阻力血管影响弱,无"窃血"现象。临床可用于治疗劳累型心绞痛和冠脉痉挛引起的心绞痛;在治疗不稳定型心绞痛时,也能减少心肌缺血的发作和快速型心律失常的发生。近年发现,K_{ATP} 通道与缺血预适应有关,尼可地尔可诱导药理性预适应,具有心肌细胞保护作用(与 K_{ATP} 有关),可减小心肌梗死面积,改善急性心肌梗死的血流动力学指标。

左 卡 尼 汀

左卡尼汀(L-carnitine)是促进正常心肌细胞脂肪酸氧化过程的重要物质之一,是一种小分子的氨基酸衍生物,可转运长链脂肪酸进入线粒体基质通过 β 氧化提供能量。足够的游离左卡尼汀可以使缺血、缺氧心肌从以无氧酵解为主回到以脂肪酸氧化为主,使心肌细胞内能量代谢得到恢复,同时可通过调节丙酮酸氧化使葡萄糖氧化增加。减少有害物质在心肌细胞内堆积,从而预防和减轻心肌损伤。能使心肌缺血患者心电图的 ST 段下移减轻,减轻缺血损伤程度,促进再灌注时心功能的恢复,并提高心绞痛患者的运动耐量,减少心绞痛发作频率,且副作用少。

雷 诺 嗪

雷诺嗪(ranolazine)为慢性稳定型心绞痛辅助治疗药物。口服吸收个体差异大,血浆蛋白结合率约 62%,主要在肝经 CYP3A 代谢,经肾排泄。雷诺嗪缓释胶囊,每天 2 次连续用药 3 天后血浆药物浓度达稳态,消除半衰期为 7 h。

雷诺嗪与 β 受体拮抗药、硝酸酯类联合应用治疗慢性心绞痛。尤其适用于使用常规药物疗效不佳或出现严重不良反应者,以及用多种药物治疗者,伴有慢性阻塞性肺疾病或慢性心功能不全者。雷诺嗪为哌嗪类衍生物,通过改变心肌能量代谢方式而减少心肌需氧量。其作用特点是抑制脂肪酸 β 氧化,进而活化丙酮酸脱氢酶,增加葡萄糖氧化,提高心脏耐缺氧能力,发挥抗缺血和抗心绞痛作用,同时对血流动力学无影响。

雷诺嗪过量可引起头晕、恶心、呕吐、复视、感觉异常及延迟性意识丧失。其他不良反应包括:①心血管系统:心悸、心动过缓、低血压;②中枢神经系统:耳鸣、眩晕、感觉异常、震颤;③消化系统:上腹疼痛、口干、呕吐;④呼吸系统:呼吸困难;⑤其他:外周

水肿、血尿、视物模糊。禁用于雷诺嗪过敏、Q-T 间期延长、肝功能不全等患者,以及儿童和孕妇。

药物相互作用:维拉帕米、地尔硫䓬、酮康唑为 CYP3A 抑制药,使雷诺嗪平均稳态血浆药物浓度升高,故禁止合用;雷诺嗪能使地高辛的血浆药物浓度提高,合用应调整地高辛的剂量。

血管紧张素转化酶抑制药、血管紧张素 II 受体拮抗药

血管紧张素转化酶抑制药(ACEI)通过抑制血管紧张素转化酶(ACE)活性,使血管紧张素 II 的生成及缓激肽的降解减少;血管紧张素 II 受体拮抗药(ARB)可直接阻断 AT_1 受体。两类药物可抑制 RAS 系统,改善心室重构及心功能,扩张血管,降低心脏负荷。能减轻心肌缺血 – 再灌注损伤,保护心肌对抗自由基损伤,降低心肌梗死并发心力衰竭的病死率。

五、抗心绞痛药的联合应用

治疗心绞痛的单一用药常常导致疗效不佳,联合用药是心绞痛治疗的重要措施,以下联合用药的方案可供参考。

1. β 受体拮抗药和硝酸酯类合用　多选用作用时间相近的药物,通常以普萘洛尔与硝酸异山梨酯合用,两药能协同降低心肌耗氧量;同时 β 受体拮抗药可降低硝酸酯类所致的反射性心率加快,而硝酸酯类缩小 β 受体拮抗药引起的心室容积增大和心室射血时间延长,互相取长补短(表 15-7)。合用时各自用量减少,副作用也减少。但应注意,此两药均可降压,如血压下降过多,冠状动脉血流量减少,对缓解心绞痛不利。故一般应选择口服给药,从小剂量开始逐渐增加剂量,注意剂量的个体差异;同时,停用 β 受体拮抗药时应逐渐减量,防止突然停用导致心绞痛加剧和(或)诱发心肌梗死。严重心功能不全、支气管哮喘及心动过缓者不宜应用 β 受体拮抗药。

2. 硝酸酯类和钙通道阻滞药合用　硝酸酯类主要作用于静脉,钙通道阻滞药主要扩张小动脉并有较强的扩张冠脉作用,两者可联合应用。但硝苯地平与一般硝酸酯类合用时应慎重,因其可导致反射性心动过速、头痛和皮肤潮红。此种联合用药最好选择作用缓和的钙通道阻滞药或新型钙通道阻滞药,如氨氯地平,可取得良好疗效。有报道氨氯地平与硝酸酯类合用可显著增加患者的运动耐力并减少 ST 段的降低。

3. 钙通道阻滞药与 β 受体拮抗药合用　其中

硝苯地平与β受体拮抗药合用较为安全,两者对降低心肌耗氧量起协同作用,β受体拮抗药可消除钙通道阻滞药引起的反射性心动过速,后者可对抗前者的收缩血管作用,临床证明对心绞痛伴高血压及运动时心率加快者最适宜。由于维拉帕米和地尔硫

草具有抑制心功能作用,与β受体拮抗药合用可明显抑制心肌收缩力和传导速度,应慎用。因两药的药动学作用方式互补,早期应用这种疗法可减少对血管再造术和血管成形术的需要。

表 15-7　硝酸酯类、β受体拮抗药、钙通道阻滞药单用和合用治疗心绞痛的效应

作用	硝酸酯类	β受体拮抗药	钙通道阻滞药	硝酸酯类与β受体拮抗药或钙通道阻滞药合用
心率	↑(反射性)	↓	↓*	↓
动脉压	↓	↓	↓	↓↓
左室舒张末期容积	↓	↑	↑	不变或降低
心肌收缩力	↑(反射性)	↓	↓*	不变或降低
射血时间	↓	↑	↑	不变

*硝苯地平可引起反射性的心率加快和心肌收缩力增强。

（石　卓　杨世杰）

第五节　心律失常的临床用药

■ 重点内容提要

　　心律失常系心动规律和频率异常,严重者可导致心脏泵血功能障碍。按心动频率可将心律失常分为缓慢型和快速型两大类型。本节所述抗心律失常药主要针对快速型心律失常的治疗。抗心律失常药的治疗目的是终止心律失常和预防心律失常的复发。目前已有几十种抗心律失常药可供临床选用,这些药物通过作用于心肌细胞膜上的离子通道或受体,从而影响心肌细胞膜对 Na^+、Ca^{2+}、K^+ 等的通透性,使心脏恢复正常节律。然而抗心律失常药安全范围较窄,且有致心律失常作用。因此,认识心律失常的发病机制以及抗心律失常药的作用机制与药物代谢动力学,同时熟悉这类药物的不良反应包括致心律失常作用,才能合理地应用抗心律失常药,降低药物治疗的危险性。

一、概述

　　心律失常(arrhythmia)是指心动规律和频率异常。心脏正常的泵血功能依赖于心脏协调而节律性的舒缩活动。心率过快、过慢或心动节律不同步均可导致心脏泵血功能障碍。临床上心律失常根据心动频率可分为两大类,即缓慢型心律失常和快速型心律失常。缓慢型心律失常有窦性心动过缓、房室传导阻滞等,快速型心律失常包括房性期前收缩、心房颤动、心房扑动、阵发性心动过速、室性期前收缩、室性心动过速及心室颤动等。

　　窦房结是心脏的正常起搏点,窦房结的兴奋沿着正常传导通路依次传导下行,使整个心脏兴奋完成一次心脏节律。当发生心脏疾病、全身血液和电解质紊乱及自主神经系统功能失调时,均可改变心肌电生理状态,使冲动形成和传导的正常顺序受到干扰,从而产生心律失常。心律失常的电生理机制可概括为以下两方面。

(一) 冲动形成障碍

　　1. 自律性异常　自律性异常包括窦房结、房室结、浦肯野纤维等自律细胞活动改变及非自律细胞异常自律机制的形成。正常时窦房结自律性最高,可通过抢先占领抑制其他自律性较低的细胞(如心房传导系统、房室结、浦肯野纤维的细胞)的自律性,控制全心活动。如果窦房结功能降低或其他自律细胞(又称潜在起搏点)的自律性升高,均可导致心

律失常。心房肌、心室肌这些非自律细胞，当其静息电位水平减小到 $-60 \, mV$ 以下时，也可出现自律性，产生心律失常。决定自律性的因素包括最大舒张电位、4 相除极速率（斜率）及阈电位水平。交感神经兴奋、低钾血症、心肌缺血缺氧和代谢障碍及心肌的机械牵拉均可增加 4 相除极速率，从而提高自律性。迷走神经兴奋及一些抗心律失常药可使最大舒张电位负值加大并降低 4 相除极速率，从而降低自律性。

2. 后除极和触发活动　后除极是指在一个动作电位中继 0 相除极后所发生的除极。后除极表现为频率较低，振幅较小，呈振荡波动。当达到阈电位时，易引起异常冲动发放，引起触发活动。后除极可分为早期后除极和延迟后除极两种类型。

（1）早期后除极（early after-depolarization）是一种发生在完全复极前的后除极，常见于 2、3 相复极中，主要是 Ca^{2+} 内流增多所致。诱导早期后除极的因素有药物（延长动作电位时程）、低钾血症等。最常见的形式为 Q-T 间期延长产生的尖端扭转型室性心动过速。

（2）延迟后除极（delayed after-depolarization）是一种在心肌完全复极后发生的继发后除极，常出现于动作电位 4 相开始期，主要是细胞内 Ca^{2+} 超载而诱发 Na^+ 短暂内流所致。诱发延迟后除极的因素有心肌缺血、交感神经兴奋、强心苷中毒等。

（二）冲动传导障碍

1. 单纯传导障碍　包括传导减慢或阻滞和单相传导阻滞，前者系动作电位 0 相除极速率降低所致，后者则可能与邻近的心肌细胞不应期长短不一或病变引起的递减传导有关。由于房室传导主要由副交感神经支配，因此，一些房室传导阻滞可用阿托品来纠正。

2. 折返激动　是指一次冲动经环形通路返回原处，引起再次激动并继续向前传导的现象，是引起快速型心律失常的重要机制之一。产生折返必须具有几个条件：①存在解剖性或功能性环形通路。②环形通路存在单相传导阻滞。③折回的冲动落在原已兴奋心肌不应期之外。对钠通道抑制较强的药物易诱发折返激动。单次折返可引起一次期前收缩（早搏），连续性折返则引起阵发性心动过速、心房或心室的扑动或颤动。抗心律失常药可通过加快传导以取消单向传导阻滞，或减慢传导以变单向传导阻滞为双向传导阻滞的方式而终止折返激动。

二、药物治疗原则

抗心律失常药临床适应证各不相同，又易引发不同类型的不良反应，甚至产生致心律失常作用，是一类临床安全范围较窄的药物。抗心律失常药需重视临床合理用药，应注意以下原则。

（一）消除心律失常的诱发因素

患者体内电解质紊乱（如低钾血症）、心肌缺血缺氧、各种药物（如强心苷类、茶碱类、抗组胺药、红霉素等）和各种病理状态（如甲状腺功能亢进）都是诱发心律失常的常见因素，应通过询问病史和体格检查及早发现，采取有效措施及时消除，有助于在非药物治疗条件下及时控制心律失常的发生。

（二）明确诊断，合理选药

明确心律失常的类型是临床合理用药的基础，缓慢型心律失常（如窦性心动过缓、房室传导阻滞）常用阿托品或异丙肾上腺素治疗；快速型心律失常的选药原则一般如下：

1. 窦性心动过速　应针对病因治疗，需要时可选用 β 受体拮抗药或维拉帕米。

2. 心房颤动或扑动　转律用奎尼丁（宜先用强心苷）、普鲁卡因胺、胺碘酮，控制心室率可用强心苷或加用普萘洛尔或维拉帕米。转律后用奎尼丁、丙吡胺防止复发。

3. 房性期前收缩　一般不需药物治疗，若频繁发生，并引起阵发性房性心动过速，可用 β 受体拮抗药、钙通道阻滞药或 I 类抗心律失常药。

4. 阵发性室上性心动过速　这类心律失常多由房室结折返引起，故常用具有延长房室结不应期作用的药物。急性发作时首选维拉帕米，亦可选用强心苷类、β 受体拮抗药、腺苷等。慢性或预防发作可选用强心苷类、奎尼丁、普鲁卡因胺等。

5. 室性期前收缩　首选普鲁卡因胺、丙吡胺、美西律或其他 I 类抗心律失常药。急性心肌梗死常用利多卡因静脉滴注，强心苷所致心律失常应用苯妥英钠。

6. 阵发性室性心动过速　转律可选用利多卡因、普鲁卡因胺、丙吡胺、美西律、妥卡尼等，维持用药与治疗室性期前收缩相同。

7. 心室颤动　转律可选用利多卡因、普鲁卡因胺和胺碘酮。

（三）减少不良反应

某些心律失常可能通过去除病因而得到控制，可避免药物治疗的不良反应。抗心律失常药有致心律失常作用,在药物治疗中应鉴别患者的心律失常是否为药物所引起,决定是否需要继续用药。抗心律失常药的某些不良反应与血药浓度偏高有关。监测血药浓度,及时调整药物用量,有助于维持有效血药浓度和减少不良反应。而某些患者其血药浓度在治疗范围内,其药物不良反应可能与药物相互作用、电解质紊乱、心肌缺血及心脏疾病的类型和程度有关。此外,还应注意药物代谢产物是否有活性以及与血浆蛋白结合率等因素。

一些特殊患者对某些抗心律失常药应慎用或禁用。如丙吡胺负性肌力作用较强,心功能不全患者勿用;强心苷、钙通道阻滞药、β受体拮抗药延缓房室传导的作用显著,有房室传导阻滞的患者禁用。奎尼丁、索他洛尔延长动作电位时程(action potential duration,APD)作用明显,则Q-T延长综合征患者慎用。此外,一些非心血管疾病亦可能影响抗心律失常药的选择。如前列腺增生患者勿用丙吡胺,以免加重尿潴留;慢性类风湿关节炎患者勿用普鲁卡因胺,以减少发生红斑狼疮的可能性;有慢性肺疾病的患者勿用胺碘酮,以减少药物所致肺纤维化改变。

三、临床常用药物

抗心律失常药通过影响心肌细胞膜离子通道电生理活动或改变自主神经功能而发挥抗心律失常作用。临床上常用 Vaughan Williams 分类法,即根据药物作用的电生理学特点,将治疗快速型心律失常药物归纳为四大类:钠通道阻滞药、β受体拮抗药、延长动作电位时程药(即钾通道阻滞药)和钙通道阻滞药(表 15-8)。

Ⅰ类——钠通道阻滞药　本类药的共同特征为阻滞心肌细胞膜钠通道,根据药物对钠通道的作用强度和对复极过程的影响差异又将其分为三个亚类。

I_a 类:适度阻滞钠通道,降低 0 相最大上升速率,不同程度地降低心肌细胞对 K^+、Ca^{2+} 的通透性,可降低自律性,减慢传导,延长复极时间,呈膜稳定作用。代表药有奎尼丁、普鲁卡因胺等。适用于治疗室性和室上性心律失常,属广谱抗心律失常药。

I_b 类:轻度阻滞钠通道,轻度降低 0 相最大上升速率,促进 K^+ 外流,可降低自律性,缩短复极时间。但对 APD 的缩短较对有效不应期(effective refractory period,ERP)的缩短更为明显,因而相对延长 ERP。代表药有利多卡因、苯妥英钠等。主要用于治疗室性心律失常。

I_c 类:重度阻滞钠通道,显著降低 0 相最大上

表 15-8　抗心律失常药 Vaughan Williams 分类

类别	作用通道和受体	APD 或 Q-T 间期	常用代表药物
I_a	阻滞 I_{Na}　++	延长 +	奎尼丁、丙吡胺、普鲁卡因胺
I_b	阻滞 I_{Na}　+	缩短 +	利多卡因、苯妥英钠、美西律、妥卡尼
I_c	阻滞 I_{Na}　+++	不变	氟卡尼、普罗帕酮、莫雷西嗪
Ⅱ	阻滞 β_1	不变	阿替洛尔、美托洛尔、艾司洛尔
	阻滞 β_1、β_2	不变	纳多洛尔、普萘洛尔、索他洛尔
Ⅲ	阻滞 I_{Kr}	延长 +++	多非利特、索他洛尔
	阻滞 I_{Kr}、I_{to}	延长 +++	替地沙米
	阻滞 I_{Kr}、激活 I_{Nas}	延长 +++	伊布利特
	阻滞 I_{Kr}、I_{Ks}	延长 +++	胺碘酮
	阻滞 I_K、交感神经末梢	延长 +++	溴苄胺
Ⅳ	阻滞 I_{CaL}	不变	维拉帕米、地尔硫䓬
其他	开放 I_K	缩短 ++	腺苷
	阻滞 M_2	缩短 ++	阿托品
	阻滞 Na^+-K^+ 泵	缩短 ++	地高辛

注:I_{Na}:快钠内向电流;I_{Nas}:慢钠内向电流;I_K:延迟整流外向钾电流;I_{Kr}、I_{Ks}:分别代表快速、缓慢延迟整流钾电流;I_{to}:瞬间外向电流;I_{CaL}:L 型钙电流;β、M_2 分别代表 β 受体和毒蕈碱受体。表内"+"表示作用强度。

升速率,对传导速度的抑制作用较强,对复极影响小。代表药有普罗帕酮、氟卡尼等。可用于治疗室性和室上性心律失常。

Ⅱ类——β受体拮抗药　可抑制交感肾上腺素能神经对心脏β受体的兴奋效应,同时也有阻滞钠通道和缩短复极时间的作用。表现为减慢4相舒张期除极速度而降低自律性,降低0相上升速率而延缓传导,代表药有普萘洛尔、美托洛尔,可用于室性和室上性心律失常。

Ⅲ类——延长动作电位时程药(即钾通道阻滞药)　通过抑制K^+外流,延长复极时间,从而延长APD和ERP,而对动作电位幅度和去极化速率影响很小。目前已批准用于临床的Ⅲ类药有胺碘酮、索他洛尔、溴苄胺、多非利特、伊布利特,用于室性和室上性心律失常。

Ⅳ类——钙通道阻滞药　通过阻滞心肌细胞膜L型钙通道,降低窦房结、房室结的自律性,减慢房室传导速度,延长房室结细胞膜钙通道复活时间,从而延长其不应期。代表药为维拉帕米和地尔硫䓬。适用于室上性心律失常。由于负性肌力作用较强,因此在心功能不全时不宜选用。

奎尼丁

奎尼丁(quinidine)是从金鸡纳树皮中分离出的一种生物碱,为奎宁的右旋体,属Ⅰ$_a$类抗心律失常药。

【药理作用与作用机制】

1. 药物代谢动力学　本品口服吸收迅速而完全,血药浓度峰时间为1~2 h,生物利用度为70%~80%。本品与血浆蛋白和组织亲和力高,血浆蛋白结合率约80%,组织中药物浓度较血浆高10~20倍,心肌中浓度最高,表观分布容积为2~4 L/kg。有效血药浓度为3~6 μg/mL,超过6 μg/mL易引起毒性反应。本品主要经肝氧化代谢,主要代谢产物3-羟基奎尼丁仍有药理活性。代谢产物及原形均经肾排泄,其中原形药约占20%。本品血浆消除半衰期为5~8 h。充血性心力衰竭、肝肾疾病患者及老年患者血浆消除半衰期可能延长,故临床用药应酌情减少,酸化尿液可促进其排泄。

2. 药理作用　本药可与心肌细胞膜钠通道蛋白结合,阻滞Na^+内流,还可抑制多种K^+电流和Ca^{2+}电流。低浓度(<1 μmol/L)时即可阻滞I_{Na}和I_{Kr},较高浓度时尚可阻断I_{Ks}、内向整流钾电流(I_{Ki})、I_{to}和I_{CaL}。通过对激活态钠通道的阻滞作用,本药能降低心肌的自律性、兴奋性和传导性。通过阻滞多种钾通道,本药能延缓复极化,延长动作电位时程。本药还可阻断α受体,静脉注射时可引起外周血管扩张、血压下降和反射性的窦性心动过速。此外,本药尚有一定抗迷走神经作用,可减弱其对房室传导的直接抑制作用,加快房性心动过速时的房室传导作用。故用奎尼丁治疗心房颤动或心房扑动时,宜先用强心苷类抑制房室传导以避免心室率加快。

【临床应用与评价】　本药是最早被应用的抗心律失常药,为广谱抗心律失常药,主要用于治疗心房颤动与心房扑动的复律、复律后窦性心律的维持和危及生命的室性心律失常。因其不良反应,且有报道本药在维持窦性心律时使死亡率增加,近年已少用。

【治疗药物的选用】　本药常用制剂为硫酸奎尼丁(每片0.2 g)。用于转复心房颤动或心房扑动时,首先给0.1 g试服剂量,观察2 h如无不良反应,可以两种方式进行复律:①口服0.2 g,每8 h一次,连服3日;②首日0.2 g,每2 h一次,共5次;次日0.3 g,每2 h一次,共5次;第三日0.4 g,每2 h一次,共5次。每次给药前测血压和Q-T间期,一旦复律成功,以有效单剂量作为维持剂量,每6~8 h给药一次。在奎尼丁复律前,先用地高辛或β受体拮抗药减缓房室传导,给予奎尼丁后应停用地高辛。对新近发生的心房颤动,奎尼丁复律的成功率为70%~80%。上述方法无效时改用电复律,复律前应纠正心力衰竭、低钾血症和低镁血症,且无Q-T间期延长。奎尼丁晕厥或诱发尖端扭转型室性心动过速多发生在服药的最初3天内,因此复律宜在医院内进行。近年来由于电复律成功率高且安全,本药主要用于电复律前的准备和复律后窦性心律的维持。方法是口服硫酸奎尼丁0.2 g,每6~8 h一次,对于未复律患者服药第2天即行电复律。复律成功后一般维持剂量为0.2 g,每6~8 h一次。心力衰竭、血压过低、严重窦房结病变、重度房室传导阻滞和妊娠者禁用。

【常见不良反应与处理】　用药初期可见恶心、呕吐、腹泻等消化道反应,发生率为30%~50%。用药时常可出现头痛、眩晕、耳鸣、失听、视觉障碍等症状,称金鸡纳反应(cinchonism)。

奎尼丁心毒性较为严重,治疗浓度可见室内传导阻滞、Q-T间期延长,高浓度可致房室传导阻滞。2%~5%的患者可出现"奎尼丁晕厥"(quinidine syncope),其发作与用药量大小无关。发作时患者意识突然消失,伴有惊厥,出现阵发性心动过速甚至室性心动过速,发作前心电图表现为 Q-T 间期过度延长,发作时心电图显示尖端扭转型室性心动过速。发作可自行终止,但可能反复发作,甚至转变为心室颤动而致命。一旦发作应立即停药,并进行人工呼吸、胸外心脏按压和电除颤等抢救措施。药物抢救可用异丙肾上腺素,同时输注乳酸钠或碳酸氢钠。本药心毒性多在用药最初几天发生,因此应加强用药初期的心电图监测,QRS 波宽增加达 25% 以上可视为发生毒性反应的先兆。

【药物相互作用】 奎尼丁与地高辛合用时,能使 90% 患者的地高辛血药浓度提高 1 倍以上,其机制与降低后者的肾清除率有关;奎尼丁血浆蛋白结合率较高,与华法林合用时通过竞争血浆蛋白,可延长凝血酶原时间;与胺碘酮合用时,奎尼丁血药浓度升高;奎尼丁是一种肝药酶抑制药(强效抑制 CYP2D6),可抑制普罗帕酮和恩卡尼等药物在肝的氧化代谢,增加其血药浓度。

普鲁卡因胺

普鲁卡因胺(procainamide)是局部麻醉药普鲁卡因的酰胺型化合物,属 I$_a$ 类抗心律失常药。

【药理作用与作用机制】

1. 药物代谢动力学 本药可采用静脉注射、肌内注射、口服三种途径给药。口服吸收迅速,1 h 血药浓度达峰值,生物利用度约 80%。有效血药浓度为 4~10 μg/mL,血浆蛋白结合率约 20%。本药主要代谢产物为 N-乙酰普鲁卡因胺,仍具抗心律失常活性。该代谢呈基因多态性,可分快、慢两型。慢代谢型者,普鲁卡因胺血药浓度较高,消除半衰期较长;快代谢型者血药浓度较低,半衰期较短,而活性代谢产物的浓度则较高。原形药和代谢产物均经肾排泄,原形占 30%~60%。

2. 药理作用 本药电生理作用与奎尼丁相似。与奎尼丁相比,本药抑制心脏传导作用以房室结以下为主,对心肌收缩力和迷走神经的抑制较弱,无 α 受体阻断作用。本药具有神经节阻断作用,静脉注射时可降低外周血管阻力,引起血压下降。

【临床应用与评价】 与奎尼丁相同,本药为广谱抗心律失常药,但对心房颤动和心房扑动的转律作用不如奎尼丁,主要用于室性心动过速。比奎尼丁作用快,静脉注射或静脉滴注用于抢救危急病例。

【治疗药物的选用】 有片剂和注射剂,治疗室性心动过速可先给负荷量 15 mg/kg,静脉注射速度不超过 50 mg/min,然后以 2~4 mg/min 静脉滴注维持。注射时注意动态监测血压和心电图。为了避免普鲁卡因胺产生的低血压反应,可另建一条静脉通道,随时滴注多巴胺以维持血压稳定。应用普鲁卡因胺负荷量时可引起 QRS 增宽,如超过用药前 50% 则提示已达最大的耐受量,需及时停药。

【常见不良反应与处理】 口服可引起胃肠道反应,静脉给药可引起低血压。大剂量有心脏抑制作用。过敏反应较常见,出现皮疹、药物热、白细胞减少、肌痛等。长期应用,约 40% 患者发生红斑狼疮综合征(多见于慢乙酰化代谢型者)。由于口服剂型长期应用不良反应较多,故目前临床已少用。

【药物相互作用】 甲氧苄啶和西咪替丁可降低普鲁卡因胺和 N-乙酰普鲁卡因胺的肾清除率,提高其血药水平。与胺碘酮合用,可增加本药的血药浓度。

利多卡因

利多卡因(lidocaine)属 I$_b$ 类抗心律失常药,是目前治疗室性心律失常的首选药。

【药理作用与作用机制】

1. 药物代谢动力学 本药口服吸收良好,但存在首过效应(约 70%),一般采用静脉给药。静脉注射作用迅速而短暂,仅维持 20 min 左右。有效血药浓度 1~5 μg/mL,血浆蛋白结合率为 60%~80%。体内分布广泛,表观分布容积为 1 L/kg。本药几乎完全在肝代谢,经肾排泄,半衰期为 1.5~2 h。

2. 药理作用 对激活和失活态的钠通道均有阻滞作用。主要作用于浦肯野纤维和心室肌细胞。能缩短浦肯野纤维、心室肌细胞的 APD 和 ERP,但缩短 APD 更为显著,故相对延长 ERP。高浓度时,还能减慢动作电位的 0 相上升速率,降低浦肯野纤维的传导速度,对房室结和室内传导影响小。能降低浦肯野纤维 4 相除极速率,提高兴奋阈值,降低自律性,亦能提高心室颤动阈。

【临床应用与评价】 本药主要用于室性心律失常,如急性心肌梗死或强心苷中毒所致室性心动过速及心室颤动。亦可用于心肌梗死急性期,以预防心室颤动发生。

【治疗药物的选用】 本药为注射剂。给药方法:负荷量 1.0 mg/kg,3~5 min 内静脉注射,继以 1~2 mg/min 静脉滴注维持。如无效,5~10 min 后可重复负荷量,但 1 h 内最大用量不超过 200~300 mg(4.5 mg/kg)。连续应用 24~48 h 后半衰期延长,应减少维持剂量。在低心输出量状态,70

岁以上高龄和肝功能障碍者,负荷量不变,但维持剂量减为正常的 1/2。

【常见不良反应与处理】 肝功能不全患者静脉注射过快可出现中枢神经系统症状,如头昏、嗜睡或激动不安、感觉异常等。血药浓度 > 6 μg/mL 可引起心率减慢、房室传导阻滞和低血压,故二、三度房室传导阻滞者禁用。心力衰竭、肝功能不全者长期滴注后可出现药物蓄积,儿童和老年人宜减量使用。

【药物相互作用】 西咪替丁和普萘洛尔可增加利多卡因的血药浓度。

苯妥英钠

苯妥英钠(phenytoin sodium)为乙内酰脲类抗癫痫药,属Ⅰ_b类抗心律失常药。

【药理作用与作用机制】

1. 药物代谢动力学 口服吸收缓慢且不完全(吸收率 57% ~ 85%),8 ~ 12 h 达高峰,3 ~ 4 天才能达到稳态血药浓度。有效血药浓度为 5 ~ 20 μg/mL,生物利用度为 60% ~ 80%,血浆蛋白结合率 70% ~ 95%。主要在肝水解灭活,半衰期约 19 h。仅有少数以原形从尿中排出。

2. 药理作用 主要阻断心脏失活态的钠通道。可降低浦肯野纤维的自律性,并能直接抑制强心苷中毒所致的后除极和触发活动,改善房室传导阻滞。

【临床应用与评价】 主要用于室性心律失常,尤其是强心苷中毒所致室性心律失常的急性和长期治疗,对心肌梗死、心脏手术、麻醉、电复律引起的室性心律失常也有效。

【治疗药物的选用】 常用制剂有片剂和注射剂。口服:每次 0.1 ~ 0.2 g,每日 2 ~ 3 次。口服极量:每次 0.3 g,每日 0.5 g。静脉注射:每次 0.125 ~ 0.25 g,缓慢注入。每日总量不超过 0.5 g。孕妇、低血压、窦性心动过缓者禁用,贫血和白细胞减少者均需慎用。

【常见不良反应与处理】 静脉注射过快容易引发心室颤动、窦性心动过缓和低血压。中枢神经系统的症状常见有嗜睡、眩晕、震颤、共济失调等。孕妇用药可使胎儿致畸,偶可发生巨幼细胞贫血、白细胞减少和血小板减少。

【药物相互作用】 磺胺类、水杨酸类、保泰松、苯二氮䓬类和口服抗凝血药等可与苯妥英钠竞争血浆蛋白结合位点,增高后者游离型血药浓度。肝药酶抑制药氯霉素、异烟肼等可抑制苯妥英钠代谢,升高其血药浓度。苯妥英钠通过诱导肝药酶可加速奎尼丁、美西律等药物代谢。

普 罗 帕 酮

普罗帕酮(propafenone)(心律平)为Ⅰ_c类抗心律失常药。

【药理作用与作用机制】

1. 药物代谢动力学 口服吸收完全,峰时间为 2 ~ 3 h。首过效应强,生物利用度仅为 12%,但由于肝药酶的饱和性,大剂量或长期给药可使其生物利用度增加。血浆蛋白结合率为 77% ~ 89%。肝代谢产物仍保持活性,不同患者该药物的肝代谢酶 CYP2D6 活性不同,"弱代谢"不良反应发生率显著高于"强代谢"者。消除半衰期平均为 3.6 ~ 7.2 h,肝损害者可至 14 h。99% 以代谢产物形式经尿排泄。

2. 药理作用 阻滞心房、心室和浦肯野纤维钠通道,也可轻度阻滞钾通道。主要的电生理作用是降低动作电位 0 相上升速率,减慢快反应细胞的传导速度,在缺血组织更为明显。还可降低窦房结的自律性,增加旁路的不应期。本品还具有弱 β 受体阻断作用及钙通道阻滞作用,可抑制浦肯野纤维的迟后除极。

【临床应用与评价】 用于维持室上性心动过速包括心房颤动患者的窦性节律,也可用于室性心动过速包括频发的室性期前收缩。对致命性室性心动过速,本药有效率可达 25%。由于其他Ⅰ_c类药物(氟卡尼、恩卡尼)可能增加心肌梗死恢复期患者病死率,故此类患者应慎用。

【治疗药物的选用】 有片剂和注射剂。口服起始剂量 150 mg,每 8 h 一次,3 ~ 4 天后加量到 200 mg,每 8 h 一次。如原有 QRS 波增宽,剂量不得超过 150 mg,每 8 h 一次。静脉注射可用 1 ~ 2 mg/kg,以 10 mg/min 速度静脉注射,单次最大剂量不超过 140 mg。有病态窦房结综合征、心力衰竭、房室传导阻滞者禁用或慎用。

【常见不良反应与处理】 常见消化道反应有恶心、呕吐及味觉改变等。心血管系统常见房室传导阻滞,加剧心房扑动患者的心室反应,增加折返性室性心动过速发作的频率和发作次数,加重充血性心力衰竭,还可引起直立性低血压。心电图 QRS 延长超过 20% 以上,或 Q-T 间期明显延长者,宜减量或停药。

【药物相互作用】 与维拉帕米、β 受体拮抗药合用可加重对窦房结的抑制。西咪替丁通过抑制肝药酶可增加本药浓度。

普 萘 洛 尔

普萘洛尔(propranolol)(心得安)为Ⅱ类抗心律失常药。

【药理作用与作用机制】

1. 药物代谢动力学 本药口服吸收迅速完全,但首过效应强,生物利用度仅30%。口服后峰时间为1~2 h。血浆蛋白结合率为90%。脂溶性高,可通过血脑屏障。经肝代谢,半衰期为2~4 h,长期用药时可达3~6 h,肝功能受损者甚至可达30 h。

2. 药理作用 本药为非选择性β受体拮抗药,通过拮抗β受体降低交感神经兴奋性,降低窦房结自律性和房室传导。高浓度时具有膜稳定作用(奎尼丁样作用),抑制浦肯野纤维内向钠离子流,但由于该作用仅在β受体拮抗作用的数倍浓度发生,可能无临床意义。

【临床应用与评价】 主要用于室上性心律失常。对交感神经过度兴奋(如嗜铬细胞瘤、甲状腺功能亢进症)所致的窦性心动过速效果良好。与强心苷合用控制心房扑动、心房颤动及阵发性室上性心动过速时的室性频率过快效果较好。心肌梗死患者应用本药,可减少心律失常的发生,缩小心肌梗死范围,从而降低患者病死率。还可用于由运动或情绪变动引发的室性心律失常,减少肥厚型心肌病所致的心律失常。

【治疗药物的选用】 用于心律失常治疗时可达每天20~240 mg,一般从10~20 mg开始,每天3~4次;梗阻性心肌病用量可达每天100 mg;用于心肌梗死时每天180~240 mg,分2~3次给药。静脉注射应在心电图监控下进行,从0.25~1.0 mg开始,2~3 min内给予,总量不超过4 mg。

【常见不良反应与处理】 主要由于阻断β受体而产生。常见有低血压、房室传导阻滞、心力衰竭、窦性心动过缓等。严重者应立即停药并静脉滴注多巴胺、多巴酚丁胺、阿托品等药物。中枢不良反应有多梦、失眠、抑郁、易疲劳等。可升高糖尿病患者血糖,也可影响脂质代谢。突然停药可加重原有症状,故停药时应逐渐减量。

【药物相互作用】 与维拉帕米合用可致房室传导阻滞、心脏收缩功能下降。肝药酶诱导剂如苯巴比妥、苯妥英钠、利福平可降低其血药浓度,而肝药酶抑制药西咪替丁可增加其血药浓度。

胺 碘 酮

胺碘酮(amiodarone)为Ⅲ类抗心律失常药。

【药理作用与作用机制】

1. 药物代谢动力学 口服吸收良好但缓慢,生物利用度22%~65%。口服后峰时间为3~7 h,一般在1~3周出现作用。静脉注射10 min左右起效,可维持1~2 h。血浆蛋白结合率为95%。分布广泛,表观分布容积约为60 L/kg。主要由肝代谢,形成乙胺碘酮,具有与原药相似的药理效应。代谢产物主要经胆汁向肠道排泄。本药及其代谢产物有高度亲脂性(集中于肝、脂肪、肺、心肌、肾等),故排泄缓慢,停药30~60天仍有作用。可通过胎盘屏障(10%~15%),并能分泌到乳汁,故不宜用于孕妇及哺乳妇女。

2. 药理作用 通过阻滞心肌细胞膜多种K^+通道而延长心房肌、心室肌及传导系统的APD和ERP。也可抑制Na^+通道和Ca^{2+}通道,减低窦房结和浦肯野纤维的自律性和传导性。此外,胺碘酮的化学结构与甲状腺素相似,含有碘原子,其部分抗心律失常作用和毒性可能与其和甲状腺素受体相互作用有关。

【临床应用与评价】 适用于室上性和室性心律失常的治疗,可用于器质性心脏病、心功能不全者,促心律失常反应少。可有效维持心房颤动患者的窦性节律。静脉注射可迅速终止室性心动过速和心室颤动。还可降低急性心肌梗死伴心律失常患者的病死率。

【治疗药物的选用】 本药的治疗浓度范围为0.5~2.0 μg/mL。由于表观分布容积大,通常采用高剂量口服负荷量方案:前7~14天每天1 000~1 600 mg,随后7~30天每天600~800 mg。长期维持剂量为每天200~400 mg,每天1次。对需立即复律的快速性心律失常患者,可静脉给药,静脉注射负荷量150 mg(3~5 mg/kg),10 min注入,10~15 min后可重复,随后1~1.5 mg/min静脉滴注6 h,以后根据病情逐渐减量至0.5 mg/min。24 h总量一般不超过1.2 g,最大可达2.2 g。主要不良反应为低血压和心动过缓,尤其是在用于心功能明显障碍或心脏明显扩大者时,更要注意注射速度,监测血压。此药含碘量高,长期应用的主要不良反应为甲状腺功能改变,应定期检查甲状腺功能。对老年人或窦房结功能低下者,胺碘酮进一步抑制窦房结,窦性心率<50次/min者,宜减量或暂停用药。

【常见不良反应与处理】 由于本药消除极慢,故不良反应较持久。口服负荷剂量方案中不良反应少见,多在几周后出现恶心、低血压及其他心血管不良反应(如窦性心动过缓、房室传导阻滞、心力衰竭等),减量可缓解。本药常引起 Q-T 间期延长,但尖端扭转型室性心动过速发生率较低,多见于并发低钾血症或与 I$_a$ 类抗心律失常药合用者。最严重的不良反应为肺纤维化,应注意进行胸部 X 线及肺功能检查。长疗程中其他不良反应包括角膜微粒沉淀、肝功能不全、甲状腺功能异常等。

【药物相互作用】　本药是许多化合物在肝代谢和肾消除的强效抑制药。治疗期间,华法林、地高辛及其他抗心律失常药(如奎尼丁、普鲁卡因胺、氟卡尼)应减量 1/3 ~ 1/2。

维拉帕米

维拉帕米(verapamil)(异搏定)为Ⅳ类抗心律失常药。

【药理作用与作用机制】

1. 药物代谢动力学　口服吸收迅速但首过效应强,生物利用度仅为 20% ~ 35%。口服 2 h 后起作用,峰时间为 3 h,可维持 6 h 左右。静脉注射后 5 ~ 10 min 起效,可持续 6 h。血浆蛋白结合率为 90%,经肝代谢,其代谢产物去甲维拉帕米仍有活性。单次口服给药半衰期为 3 ~ 7 h,多次给药为 3 ~ 12 h。老年、心房颤动或肝功能异常患者消除时间延长。

2. 药理作用　通过抑制慢钙内流,延长房室结复极时间和有效不应期,也可降低窦房结的自律性和传导,对心房和浦肯野纤维等由快钠内流引起的动作电位影响小,但可以抑制心室或浦肯野纤维产生的触发活动。

【临床应用与评价】　治疗室上性和房室结折返激动引起的心律失常效果好,对急性心肌梗死和心肌缺血及强心苷中毒引起的室性期前收缩有效。阵发性室上性心动过速首选维拉帕米。

【治疗药物的选用】　口服 80 ~ 120 mg,每 8 h 一次,可增加到 160 mg,每 8 h 一次,最大剂量 480 mg/d,老年人酌情减量。静注用于终止阵发性室上性心动过速和某些特殊类型的室性心动过速。剂量 5 ~ 10 mg/5 ~ 10 min 静脉注射,如无反应,15 min 后可重复 5 mg/5 min。高龄患者尤其心、肾功能差者慎用或减量。本药可引起胎儿指(趾)发育障碍、胎心过缓及子宫收缩不良,故不宜用于孕妇。病态窦房结综合征,二、三度房室传导阻滞,心力衰竭,心源性休克忌用。

【常见不良反应与处理】　静脉注射过快或剂量过大可引起血压下降、心动过缓、房室传导阻滞等,偶可诱发心力衰竭。预先静脉给予 1 000 mg 氯化钙可防止血压下降。出现以上不良反应时应立即停药,根据病情可静脉注射阿托品、钙剂或异丙肾上腺素治疗。出现心力衰竭者可用多巴胺或多巴酚丁胺治疗。

【药物相互作用】　本药可降低肾对地高辛的清除率,在给药第一周可增加地高辛血浆浓度达 50% ~ 75%。故两药合用时地高辛应减少 1/3 ~ 1/2,必要时对其进行血药浓度监测。与奎尼丁合用时可出现明显的低血压,与 β 受体拮抗药合用时可增加对心脏的抑制效应。

腺苷

腺苷(adenosine)为内源性嘌呤核苷酸。

【药理作用与作用机制】

1. 药物代谢动力学　静脉注射腺苷后迅速起效,但半衰期极短,约 10 s。在体内可被多种细胞摄取,并由腺苷脱氨酶代谢灭活。使用时需静脉快速注射给药,否则在药物到达心脏前即被失活。

2. 药理作用　本药通过与 G 蛋白偶联的腺苷受体结合,激活心房、窦房结和房室结乙酰胆碱敏感的钾电流,降低窦房结正常自律性,抑制窦房传导。本药还可抑制 cAMP 引起的钙内流,减慢房室传导,延长房室结 ERP,还能抑制由交感神经兴奋引起的迟后除极。

【临床应用与评价】　由于其高效性及短效性,目前主要用于迅速终止折返性室上性心律失常。

【治疗药物的选用】　用于终止室上性心动过速,3 ~ 6 mg、2 s 内静脉注射,2 min 内不终止,可再予 6 ~ 12 mg、2 s 内推注。由于作用时间短,可以反复用药,但需在医生指导下使用。有病态窦房结综合征、房室传导阻滞及哮喘者禁用,冠心病患者慎用。

【常见不良反应与处理】　常见为短暂的心脏停搏(< 5 s),其他不良反应为颜面潮红(20%)、胸闷(> 10%)或呼吸困难(可能与支气管收缩有关),均在用后数分钟内消失。

【药物相互作用】　腺苷摄取抑制药双嘧达莫可加强腺苷作用。腺苷受体拮抗药如茶碱、咖啡因可降低其作用。

(王　韵　胡长平)

第六节 动脉粥样硬化的临床用药

■ 重点内容提要 ┃

　　动脉粥样硬化是动脉硬化中最常见的类型,是动脉壁细胞、细胞外基质、血液成分、自身免疫、环境和遗传、局部血流动力学等多因素综合作用的结果,也是心肌梗死、脑梗死及全身缺血性疾病的主要病因和病理基础。药物治疗多采用他汀类、贝特类、胆汁酸结合树脂类、依折麦布、烟酸及其衍生物、抗氧化剂、多烯脂肪酸类、肝素、泛硫乙胺、阿司匹林、双嘧达莫、噻氯匹定等具有调血脂、抗血小板、抗氧化或保护血管内皮作用药物。临床应用时要注意药物作用特点,针对患者具体情况选择药物,制订长期用药的治疗方案。

一、概述

　　动脉粥样硬化(atherosclerosis,AS)是遗传与环境因素共同作用的慢性炎症过程,是心脑血管疾病的主要病理基础,主要表现为受累动脉的内膜脂质沉积,单核细胞和淋巴细胞浸润,以及血管平滑肌细胞迁移增生形成泡沫细胞、脂纹和纤维斑块,造成血管壁硬化,管腔缩窄和血栓形成。动脉粥样硬化是冠心病和脑卒中的原始病因,与高脂血症和动脉粥样硬化的危险性增加有直接关系。

　　脂蛋白是由脂质和载脂蛋白(apolipoprotein,Apo)组成的大分子,包括乳糜微粒(chylomicron)、极低密度脂蛋白(very low density lipoprotein,VLDL)、低密度脂蛋白(low density lipoprotein,LDL)和高密度脂蛋白(high density lipoprotein,HDL)。其中脂质成分包括游离三酰甘油、酯化三酰甘油、胆固醇和磷脂。

　　目前的流行病学研究和临床试验结果提示,高脂血症特别是高胆固醇血症在致动脉粥样硬化方面起关键作用,血清总胆固醇和低密度脂蛋白胆固醇(LDL-Ch)升高以及高密度脂蛋白胆固醇(HDL-Ch)降低是动脉粥样硬化发病的主要危险因素,而降低胆固醇水平可减少动脉粥样硬化的危险性。

　　为防治AS,应注意尽早改善饮食和生活方式,减少危险因素,并根据具体情况应用抗动脉粥样硬化药防治。本章介绍的抗动脉粥样硬化药包括他汀类、贝特类、胆汁酸结合树脂类、依折麦布、烟酸及其衍生物、抗氧化剂、多烯脂肪酸类和其他药物。

二、临床常用药物

(一)他汀类

他汀类(statins)即羟甲基戊二酰辅酶A还原酶抑制剂(hydroxy-methylglutaryl coenzyme A reductase inhibitro)。羟甲基戊二酰辅酶A(HMG-CoA)还原酶在肝细胞合成,是胆固醇合成过程中催化羟甲基戊二酰生成甲羟戊酸(MVA)的限速酶。抑制该酶活性可以抑制体内内源性胆固醇的合成,因此HMG-CoA还原酶抑制剂是一类重要的降血脂药。目前临床使用的HMG-CoA还原酶抑制剂主要是洛伐他汀(lovastatin)、辛伐他汀(simvastatin)、普伐他汀(pravastatin)、氟伐他汀(fluvastatin)、阿托伐他汀(atorvastatin)和瑞舒伐他汀(rosuvastatin)等。现在有更多的他汀类药物在临床研究阶段。

【药理作用和作用机制】 他汀类的作用机制主要是通过竞争性抑制HMG-CoA还原酶,使机体内胆固醇的合成减少,发挥调血脂作用。此外,他汀类药物还可以使低密度脂蛋白受体增加,降低血浆中LDL-Ch,降低血清三酰甘油和增高血高密度脂蛋白水平。近年来的研究也表明,他汀类在动脉粥样硬化的血管性疾病的一级和二级预防以及预防心血管事件的发生方面都显示了良好的作用。该类药物除了降血脂作用外,还有改善血管内皮功能、抗血栓、抗炎、抗氧化、抗血小板聚集、抑制平滑肌细胞的增殖和迁移、抑制单核巨噬细胞的黏附和分泌以及稳定粥样斑块等非调血脂的多效性作用。他汀类药物从多个方面可以对冠心病和动脉粥样硬化起到预防和治疗的作用。

　　洛伐他汀和辛伐他汀口服后在肝经过代谢才能转化为活性物质,而普伐他汀和氟伐他汀在体内经代谢为无活性产物。该类药物口服后的肠道吸收率为30%~98%,由于首过效应的原因,该类药物的生物利用度只有5%~30%。临床上常用的他汀类药物的药代动力学参数见表15-9。

表 15-9　常用他汀类药物药代动力学参数

药代动力学参数	普伐他汀	氟伐他汀	洛伐他汀	辛伐他汀	瑞舒伐他汀
肠道吸收率（%）	34	98	30	60～80	20
T_{max}（h）	1	0.5～0.7	2～4	1.3～2.4	3～5
血浆蛋白结合率（%）	50	98	95	95	88
生物利用度（%）	18	19～29	5	5	20
肾排泄率（%）	20	5	10	13	10
肠道排泄率（%）	70	90	83	60	90
$t_{1/2}$（h）	1.3～2.7	1.2	3	3	19

【临床应用与评价】　适用于有症状的动脉粥样硬化性疾病患者心肌梗死和脑卒中的二级预防；胆固醇升高等高风险患者，特别是有其他的动脉粥样硬化危险因素患者的一级预防。对2型糖尿病的高脂血症以及肾性高脂血症也有良好的效果。也用于原发性高胆固醇血症、杂合子家族性高胆固醇血症、Ⅲ型高脂蛋白血症的治疗。另外，他汀类还可用于抑制血管成形术后再狭窄，缓解器官移植后的排斥反应和治疗骨质疏松症等。

洛伐他汀的作用随着剂量的增加而增加，辛伐他汀和普伐他汀存在相似的效应，氟伐他汀次之。由于胆固醇的合成以午夜时最高，中午最低，因此该类药物每天仅给药一次，睡前给药效果最佳。该类药物均为口服给药，其用法如表15-10所示。

表 15-10　他汀类药物的用法

	普伐他汀	氟伐他汀	洛伐他汀	辛伐他汀	瑞舒伐他汀
日剂量（mg）	10～20	20～40	10～20	10～20	5～40
次数（次/d）	1	1	1	1	1
服用时间	临睡前	临睡前	晚餐时	晚餐时	晚餐时
日最大剂量（mg）	40	80	80	40	40

【常见不良反应与处理】　不良反应轻微，部分患者有胃肠道反应、眩晕、头痛和皮疹。一般患者耐受良好，不必停药。少数患者会有血清氨基转移酶升高，因此肝病患者慎用该类药物。罕见的不良反应有肌痛、肌炎、横纹肌溶解，在与免疫抑制剂、红霉素、烟酸类、苯氧酸类等药物合用时增加其发生率。一旦出现上述不良反应则应停药。孕妇、儿童、哺乳期妇女以及肝、肾功能异常者不宜应用。有肝病病史者慎用。在使用过程中，一旦机体出现全身性肌肉疼痛、僵硬、乏力应立即停药，过敏者慎用。

【药物相互作用】　与胆汁酸结合树脂类药物考来替泊和考来烯胺合用时可以增强其降血脂作用，但亦可使生物利用度降低。与环孢素、红霉素、烟酸类、吉非罗齐等药合用时会增加横纹肌溶解的危险性。与香豆素类抗凝血药合用时，可使部分患者凝血酶原时间延长，应注意检测凝血酶原时间。

（二）贝特类

贝特类（fibrates）又称苯氧酸类。苯氧酸衍生物是一类降低富含三酰甘油的血浆脂蛋白（如VLDL）和升高HDL的药物，第一个应用于临床的该类药物是20世纪60年代问世的氯贝丁酯（又称氯苯丁酯、安妥明、冠心平），其不良反应较多且不能降低心血管事件的发生，故目前已较少应用。80年代开发的苯氧酸类药物如吉非罗齐（又称诺衡、二甲苯氧戊酸、吉非贝齐）、非诺贝特（又称苯酰降脂丙酯、普鲁脂芬、立平脂）、苯扎贝特（又称必降脂）和环丙见特等，降血脂作用强，不良反应较少，临床应用日益广泛。

苯氧酸类药物通过作用于过氧化物酶体增殖物激活受体（peroxisome proliferator-activated receptors, PPARs）发挥治疗效应。该类受体属于激素受体超家族的配体激活转录因子，已鉴定出α、β/δ、γ三种亚型。苯氧酸类是PPARα的配体，通过激动PPARα

调节下游靶基因的表达,如增加 LPL 和 Apo A I、Apo A II 的生成,抑制 Apo C III 的转录等。LPL 增加可提高富含三酰甘油的脂蛋白的清除率,而 Apo C III 减少将增加 VLDL 的清除率。Apo A I 和 Apo A II 是 HDL 的主要载脂蛋白,它们的表达增加可提高 HDL 水平。本类药物的血浆白蛋白结合率达 95% 以上,在体内经肝微粒体 CYP3A 代谢,主要由肾排泄。当该类药物与白蛋白结合率高且经 CYP3A 代谢的药物合用时可发生药物相互作用,而肾功能不全时 $t_{1/2}$ 延长,血药浓度升高,而导致不良反应的发生。

吉非贝齐

【药物作用和作用机制】 吉非贝齐(gemfibrozil) 口服后能明显降低血浆三酰甘油、VLDL、总胆固醇和 LDL-Ch 水平,升高 HDL 水平,但在 IV 型高脂血症可能使 VLDL 升高;具有抗血小板聚集、抗凝血、降低血液黏度和增强纤溶酶活性等作用。

经胃肠道吸收快而完全,口服 1.5 h 后血药浓度达峰值,血浆蛋白结合率为 92%~96%,$t_{1/2}$ 为 1.5 h。治疗 2~5 天后降血脂作用开始出现,第 4 周达到最大效应。在肝内代谢,70% 以原形经肾排泄。

【临床应用与评价】 用于治疗以三酰甘油或 VLDL 升高为主的高脂血症,如 II b、IV、V 型高脂血症,对家族性高乳糜微粒血症及 LDL 升高的患者无效。口服,成人每次 0.3~0.6 g,每日 2 次。

孕妇、哺乳期妇女、肝肾功能不全、胆石症和原发性胆汁性肝硬化患者禁用,小儿慎用,老年人肾功能不全者剂量酌减。用药早期应监测肝功能。临床试验显示该药可降低心血管事件的发生,但不能明显降低冠心病的总死亡率。由于本药单用或与他汀类合用时发生横纹肌溶解和肾衰竭的概率相对较高,目前倾向于少用本药而采用更安全的贝特类药物。

【常见不良反应及处理】 胃痛、嗳气、胃灼热感较多见;偶有胆石症和横纹肌溶解;可见轻度一过性肝氨基转移酶升高,停药后可恢复。

【治疗药物相互作用】 与口服抗凝血药合用时可明显增加抗凝血作用,故应调整抗凝血药剂量;与他汀类合用时可增加发生横纹肌溶解的危险性。

非诺贝特

【药物作用和作用机制】 非诺贝特(fenofibrate) 降低血浆三酰甘油、胆固醇、LDL 和 VLDL 水平,升高 HDL 水平。高尿酸血症患者服用后能降低其血尿酸水平。

餐后口服吸收快,6~8 h 后血药浓度达峰值,持续治疗后 $t_{1/2}$ 为 21.7 h。重复给药,第 5 天可达稳态血药浓度。V_d 为 0.9 L/kg,主要分布在肝、肾和肠道。在肝、肾代谢,大部分与葡糖醛酸结合后经肾排泄。

【临床应用与评价】 对 II a、II b 及 IV 型高脂血症都有效。口服,成人剂量:①普通片(胶囊):每次 0.1 g,每日 3 次,维持剂量每次 0.1 g,每日 1~3 次;②微粒型:每次 0.2 g,每日 1 次;③微粒型片剂:每次 0.16 g,每日 1 次。本药为第二代苯氧酸类调血脂药,近年来发现长效非诺贝特能明显减少有冠心病病史者心血管事件的再发。

【常见不良反应与处理】 胃肠道反应以腹部不适、腹泻、便秘常见,神经反应有乏力、头痛、失眠等,偶有氨基转移酶升高。孕妇、哺乳期妇女、肝肾功能不全和胆石症患者禁用,老年人、肾功能不全者剂量酌减。用药期间应定期检查肝功能和血三酰甘油、胆固醇、LDL、VLDL 水平。

【药物相互作用】 增强抗凝血作用,同时服用口服抗凝血药时,剂量应减半。

苯扎贝特

【药物作用和作用机制】 苯扎贝特(bezafibrate) 可增强脂蛋白脂酶(LPL)和肝酯酶(HL)的活性,促进 VLDL 的分解,降低血三酰甘油和总胆固醇。降低 LDL 的作用较强,可能通过加强受体介导的 LDL 清除,升高 HDL 水平。此外,本药还可以降低血浆纤维蛋白原。

口服后吸收迅速,2 h 后血药浓度达峰值,$t_{1/2}$ 为 1.5~2 h,缓释片为 26 h,血浆蛋白结合率为 95%。主要经肾排出,50% 为原形,其余为代谢产物。

【临床应用与评价】 对大多数不同类型的原发性和继发性异常脂蛋白血症有效,对高三酰甘油血症和 HDL 不足的患者最有效,特别是 2 型糖尿病同时有纤维蛋白原升高者。口服,成人剂量:①苯扎贝特片:每次 0.2~0.4 g,每日 3 次,疗效佳者维持剂量可为每次 0.4 g,每日 2 次;肾功能障碍时按肌酐清除率调整剂量:40~60 mL/min 时每次 0.4 g,每日 2 次;15~40 mL/min 时每次 0.4 g,每日或隔日 1 次;低于 15 mL/min 时每次 0.4 g,每 3 日一次。②苯扎贝特缓释片:每次 0.4 g,每日 1 次,肾功能障碍时减为每日或隔日半片。

与他汀类相比,本药优势在于更大程度地降低三酰甘油和升高 HDL 的同时对 LDL 和总胆固醇影响较小。本药几乎不发生严重的不良反应，可减缓动脉硬化过程，降低心血管疾病病死率。

【常见不良反应及处理】　不良反应主要有食欲不振、恶心、饱胀感、肌痛和肌乏力，罕见者有免疫变态反应所致荨麻疹、皮疹和血小板减少性紫癜。对本药过敏者、活动性肝病、胆囊病或胆石症患者禁用，孕妇、哺乳期妇女、儿童不推荐使用，肾功能障碍者慎用，用药期间应随访血脂水平和肝肾功能。

【治疗药物相互作用】　能加强香豆素类抗凝血药和降血糖药的作用。

（三）胆汁酸结合树脂类

【药理作用和作用机制】　肝细胞以胆固醇为原料合成胆汁酸是胆固醇的主要代谢方式，而胆汁酸在空肠、回肠有约 95% 被再吸收，形成胆汁酸的肠肝循环。应用胆汁酸结合树脂类药物以后，一方面增加了胆汁酸的排出，从而促使胆固醇在肝内经 $7\alpha-$ 羟化酶更多地生成胆汁酸。另一方面，肠道吸收胆固醇也需要胆汁酸的参与，药物与胆汁酸的络合也影响胆固醇的吸收。两方面的作用使肝内的胆固醇减少。胆固醇的减少使肝产生代偿作用：一是 LDL 受体数量的增加使血浆 LDL 转运到肝内，导致血浆中 LDL 减少。二是 HMG-CoA 还原酶活性增加，使肝合成胆固醇增加。因此，他汀类与该类药合用可以增加其降血脂作用。

该类药物为非水溶性大分子碱性阴离子交换树脂，不被消化酶所作用，在胃肠道不吸收，到达肠道后与胆汁酸络合一起随粪便排出。

【临床应用与评价】　主要用于治疗 LDL 和总胆固醇升高为主的高胆固醇血症，如家族性高胆固醇血症和Ⅱa 型高脂血症。对于肝细胞缺乏 LDL 受体功能的纯合子家族性高脂血症患者，该类药物无效。

考来替泊：口服，成人剂量：15～30 g/d，分 2～4 次餐前服用。考来烯胺（无水）：口服，维持剂量 2～24 g/d，用于止痒，16 g/d，分 3 次饭前服用。小儿剂量：口服，用于降血脂起始剂量 4 g/d，分 2 次服用，维持剂量，2～24 g/d，分 2 次或多次服用。

树脂类多只适用于仅有 LDL 升高的患者。该药不影响 HDL 的水平。与 HMG-CoA 还原酶抑制剂合用效果增强。

【常见不良反应及处理】　最常见的不良反应为便秘，严重者可引起肠梗阻。该类药有异味，可引起消化道症状，如恶心、呕吐和消化不良等。可以干扰脂肪的吸收，引起脂肪泻。由于该类药为结合树脂，

故长期使用可以致多种维生素（如维生素 A、D、K）的吸收减少，引起脂溶性维生素的缺乏和骨质疏松。镁、铁、锌、钙和叶酸等的吸收减少引起出血倾向的增加，其次可影响酸性药物的吸收，包括噻嗪类、香豆素类、洋地黄类等。

由于本类药物不良反应较多，可以引起多种物质的吸收障碍，孕妇、乳母、儿童和老年人需慎用。有下列情况需慎用本类药：便秘、冠心病、痔疮、肾功能不全、胆石症、完全性胆道梗阻或闭锁、甲状腺功能减退、消化性溃疡、脂肪泻、有出血倾向等。使用过程中需严密观察下列指标：血胆固醇浓度、凝血酶原时间、血钙浓度。

【药物相互作用】　与较多药物有相互作用。与下列药物合用时会影响它们的吸收，故需在服用该类药前 1 h 或者后 4 h 才能服用下列药物：他汀类、噻嗪类利尿药、纤维酸类药物、左甲状腺素、华法林、叶酸、青霉素、氢化可的松、铁剂、脂溶性维生素（A、D、E、K）、对乙酰氨基酚、普萘洛尔、甲氨蝶呤、保泰松等。对于洋地黄类药，建议在服用 8 h 后再服用该类药物。由于该药和万古霉素合用明显降低其抗菌活性，因此不宜与万古霉素合用。

（四）依折麦布

依折麦布（ezetimibe）是一类选择性胆固醇吸收抑制药。与胆汁酸结合树脂类不同，它通过阻断小肠上皮刷状缘上的 NPC1L1 蛋白（Niemann-Pick C1-like 1 protein）受体而特异性抑制膳食中胆固醇的吸收。该药不影响脂溶性维生素、三酰甘油或胆汁酸的吸收，该药口服后吸收进入小肠上皮细胞，并集中到刷状缘发挥其作用。代谢后约 80% 成为有药理活性的依折麦布 - 葡糖醛酸结合产物。总依折麦布浓度在用药后 1～2 h 达高峰，$t_{1/2}$ 接近 22 h。该药可通过乳汁分泌，禁用于哺乳期妇女。

依折麦布耐受性较好，但也有报道引起腹痛、腹泻、头痛、皮疹和血管性水肿。

该药所用剂量远远低于胆汁酸结合树脂类，作为胆汁酸结合树脂类的替代品用于对他汀类药物反应性下降及禁用他汀类药物的高胆固醇血症患者。与他汀类合用可增加其降血脂疗效。

（五）烟酸及其衍生物

【药理作用和作用机制】　烟酸（nicotinic acid, niacin）为水溶性维生素，作为药物使用时有明显的降血脂作用。一方面，烟酸抑制脂肪组织的降解，减少游离脂肪酸向肝内移动，减少肝三酰甘油的酯化，减少 VLDL 的产生和分泌，降低血浆 IDL 和 LDL 的

水平。另一方面,烟酸可以增加脂蛋白脂肪酶的活性,增加 VLDL 清除,降低三酰甘油。烟酸可以引起血浆 HDL 的增加,降低 I 型纤维蛋白酶原激活抑制因子的合成,加强纤溶。最近的研究显示,烟酸与他汀类合用,可使粥样斑块消退。对于单用他汀类药物治疗后仍需进一步降低三酰苷油的患者,加用烟酸可加强对血脂的控制。

烟酸口服吸收率为 100%,体内广泛分布,30 ~ 60 min 可达血药浓度峰值,$t_{1/2}$ 20 ~ 45 min。主要经肾排泄。

【临床应用与评价】 作为他汀类的辅助治疗药物,特别用于低 HDL-Ch 和高三酰甘油的他汀类药物禁用的患者。可作为一线药物用于除 I 型以外的所有高脂血症,是目前唯一可以降低脂蛋白 a 的药物。也有报道用于心肌梗死。具体用法用量:普通制剂:50 ~ 100 mg/d,每日 3 次,最好与食物同服,从小剂量开始用药,最多不能超过 2 ~ 3 g/d。缓释制剂:从 370 ~ 500 mg 开始用,每日 1 次,睡前服用,最大剂量 2 g。

【常见不良反应及处理】 最常见的不良反应是血管扩张导致的皮肤潮红和瘙痒,该作用由前列腺素所引起,故可用阿司匹林和吲哚美辛缓解。胃肠道症状也较为常见,如恶心、呕吐、腹泻等,严重者可以发生消化道溃疡。大剂量使用时,可以引起血糖、尿酸增加、肝功能异常。

孕妇、乳母慎用。肝病、糖尿病患者在用药期间需监测肝功能、血糖。与他汀类合用时需警惕发生肌病的可能。过敏、活动性溃疡、显著肝功能异常、痛风患者禁用。

【药物相互作用】 与阿司匹林、吲哚美辛合用时,可能减少该药的代谢。与胆汁酸结合树脂类药物合用时可以增加疗效,但两者服用时间需间隔 4 ~ 6 h。与他汀类药合用增加横纹肌溶解的危险性,须慎用。

阿昔莫司

阿昔莫司(acipimox)为烟酸的衍生物,口服吸收完全,其作用时间较烟酸长,口服后约 2 h 达血药浓度峰值,半衰期约 1.5 h。其药效学和烟酸类似,主要应用于 IIa、III 和 IV 型高脂血症。由于该药不会引起糖尿病患者的血糖改变和胰岛素抵抗,故可用于 2 型糖尿病合并高脂血症患者。不良反应与烟酸类似,孕妇和乳母不推荐使用本药,用药期间需监测血脂,肝、肾功能。使用剂量:成人常用量:口服,每

次 250 mg,每日 2 ~ 3 次,饭后服用,最多一天不超过 1.2 g。肾功能障碍时需按肌酐清除率调整剂量。

(六) 抗氧化剂

普罗布考

【药理作用和作用机制】 普罗布考(probucol)的药效学主要有两方面作用,一方面是降血脂作用,通过降低胆固醇合成和促进胆固醇分解,使血总胆固醇(TC)、LDL-Ch、HDL-Ch 下降;对 VLDL 和三酰甘油(TG)的作用较弱。另一方面是抗氧化作用,作为强效的脂溶性抗氧化剂,本药能抑制 LDL 氧化修饰,具有减少氧化型 LDL(ox-LDL)的形成及其致动脉粥样硬化作用,以及保护血管内膜和消除胆固醇沉积的作用,消退已经形成的动脉粥样斑块。

该药口服吸收差,仅 5% 左右,进餐时同时服用可增加药物吸收,使血药峰浓度增加,服用后约 20 h 血药浓度达峰值。本药在体内主要分布于脂肪组织,消除缓慢,$t_{1/2}$ 长,达 20 ~ 50 天。主要经过胆道排泄,约占 84%,经肾排出仅占 1% ~ 2%。胆道排泄以原形药为主,肾排出代谢产物。

【临床应用与评价】 主要应用于非家族性高胆固醇血症、家族性杂合子和纯合子高胆固醇血症及肾病、糖尿病引起的高胆固醇血症。亦可应用于动脉粥样硬化的预防。用法:成人每次 0.5 g,每日 2 次,早、晚餐时口服。

由于该药降低 HDL 的作用较为强烈,因此一般不作一线药使用,对 LDL/HDL 比值高的患者也不宜使用。但对于杂合子高胆固醇血症患者,该药是唯一可使黄瘤消退和降低胆固醇的药物。

【常见不良反应及处理】 较少见,约 10% 的患者有胃肠道反应如恶心、腹痛、腹泻等。此外,部分患者有头痛、头晕、失眠、皮疹。罕见的不良反应有 Q-T 间期延长,因此有心肌损害和严重心律失常的患者慎用。

儿童、妊娠期和哺乳期妇女应慎用,由于该药可使部分患者 Q-T 间期延长,故服药期间需定期检查心电图。因该药亦可降低 HDL,长时间用药时要密切观察 HDL 的变化。

【药物相互作用】 与烟酸、考来烯胺、HMG-CoA 还原酶抑制剂合用可使其作用加强。此外,本药还可以加强香豆素类抗凝血药和降血糖药的作用。

(七) 多烯脂肪酸类

多烯脂肪酸即不饱和脂肪酸,主要包括亚油酸(linoleic acid)、γ-亚麻油酸(γ-linolenic acid)、α-亚麻油酸、二十碳五烯酸(eicosapentaenoic acid,

EPA)、二十二碳六烯酸(docosahexaenoic acid, DHA)等。该类脂肪酸主要存在于植物油和海洋生物中。研究表明,口服 EPA、DHA 等可以降低血三酰甘油,此外还可改善血液流变学,抑制血管平滑肌细胞的增殖和预防再狭窄,增加斑块的稳定性。该类制品虽已作为降血脂和预防动脉粥样硬化的药物,但单独使用还难以达到临床治疗的效果,往往作为联合用药或者辅助用药。该类药物一般无不良反应,但长期或大量应用有可能使出血时间延长,免疫力降低。

(八) 其他药物

肝素(heparin)有降低 TC、LDL、VLDL、三酰甘油,保护血管内皮,抗炎、抗血栓等多种作用,从而起到抗动脉粥样硬化的作用,但因其抗凝血作用过强而且口服无效,故临床上一般不用于调血脂和抗动脉粥样硬化。但低分子量肝素和天然肝素在一定程度上避免了肝素的副作用,已应用于临床。

泛硫乙胺(pantethine)是辅酶 A 的前体,通过增加 LDL、VLDL 中胆固醇的分解、增加载脂蛋白的合成、加速脂肪酸的 β 氧化等多方面的作用发挥降血脂作用。成人口服用量,每次 0.2 g,每日 3 次。

前蛋白转化酶枯草溶菌素 9(PCSK9)抑制剂是一类新型的抗动脉粥样硬化药。包括阿莫罗布单抗(alirocumab)和依洛尤单抗(evolocumab)。该类药物可阻断 PCSK9 与 LDL 受体的结合,进而阻断 PCSK9 介导的 LDL 受体在肝内降解,增加肝细胞表面 LDL 受体的水平,从而增进 LDL-Ch 的摄取和清除,降低血浆内 LDL-Ch 的水平,用于高脂血症患者的治疗。该药物可单独使用,也可与其他降血脂药(如依折麦布或他汀类)联合使用,该类药物耐受良好。药物不良反应之一是局部注射后的轻微反应,例如红斑、疼痛或瘀斑,还可引起超敏反应,如皮疹、瘙痒和荨麻疹等。

阿司匹林、双嘧达莫、噻氯匹定等抗血小板药由于抗血小板的聚集和黏附可以防止血栓形成,也用来预防动脉粥样硬化。

(娄海燕 张岫美)

第七节 休克的临床用药

■▶ 重点内容提要

休克是指因各种原因(如大出血、创伤、烧伤、感染、过敏、心力衰竭等)引起的急性血液循环障碍,微循环动脉血流量急剧减少,从而导致各重要器官功能代谢紊乱和结构损害的复杂的全身性病理过程。治疗休克应根据不同病因和不同阶段采取相应的措施,常用的治疗药物有:①血管活性药(收缩血管药和扩张血管药);②加强心肌收缩力的药物;③细胞保护药物:自由基清除剂,细胞因子拮抗剂;④代谢性治疗药物;⑤花生四烯酸代谢抑制剂;⑥扩容液体;⑦其他:肝素及抗纤溶系统药物、糖皮质激素等。本章重点介绍血管活性药和加强心肌收缩力的药物,临床可根据患者的症状及体征,休克病因及病情变化的具体情况制订个体化给药方案,调整剂量和给药速度,以减少不良反应,达到治疗目的。

一、概述

休克是指因各种原因(如大出血、创伤、烧伤、感染、过敏、心力衰竭等)引起的急性血液循环障碍,微循环动脉血流量急剧减少,从而导致各重要器官功能代谢紊乱和结构损害的复杂的全身性病理过程。目前认为微循环动脉血流量急剧减少,导致重要生命器官因缺氧而发生功能和代谢障碍,是各型休克发生、发展的共同规律。根据这一新理论,休克的治疗应着重于尽快改善微循环,而不应单纯追求"满意"的血压。目前对休克的研究已进入细胞和分子水平,从代谢、功能和结构多方面进行综合研究。随着人们对休克本质逐步深入的认识,休克的防治水平也将不断提高。

引起休克的因素有很多种,因此分类方法也不统一。根据休克的原因分为:失血性休克、创伤性休克、烧伤性休克、感染性休克(内毒素性休克或中毒性休克)、心源性休克、过敏性休克和神经源性休克;根据休克发生的始动环节分为:低血容量休克、心源性休克、血管源性休克;根据休克时血流动力学的特点分为:低排高阻型休克(低动力型休克)和高排低阻型休克(高动力型休克)。

由于导致休克的因素不同,因此各种休克在其发生发展过程中也具有其各自的特点。根据休克的病理生理发展规律和微循环的变化,其发生发展的过程分为三期。

(一)休克早期——微循环缺血期(缺血性缺氧期)

由于不同原因导致的循环血量不足、血压下降,引起交感神经系统和肾素–血管紧张素系统释放缩血管物质使小动脉、小静脉收缩,进而经代偿机制维持一定血压。一些组织、器官已出现缺血、缺氧,此时如采取适当措施,能使病情较快好转,否则将进入第二期。

此期微循环变化的特点是:①微动脉、后微动脉和毛细血管前括约肌收缩,微循环血流量急剧减少,压力降低;②微静脉和小静脉对儿茶酚胺敏感性较低,血管收缩减弱;③动静脉吻合支可能有不同程度的开放,血液从微动脉经动静脉吻合支直接流入小静脉。

(二)休克期——微循环淤血期(淤血性缺氧期)

由于循环血液灌流持续不足,组织缺血与代谢障碍进一步加重,进而产生毒性产物和使毛细血管扩张的物质,使血压进一步下降,血液浓缩,加重微循环障碍,回心血量减少,心输出量进一步降低,加重休克的发展。

此期微循环变化的特点是:①后微动脉和毛细血管前括约肌舒张,毛细血管大量开放,有的呈不规则侧囊形扩张(微血池形成)而使微循环容积扩大;②微静脉和小静脉对局部酸中毒耐受性较大,儿茶酚胺仍能使其收缩,毛细血管后阻力增加,微循环血流缓慢;③微血管壁通透性升高,血浆渗出,血流淤滞;④血液浓缩,血细胞比容增大,红细胞聚集,白细胞嵌塞,血小板黏附和聚集等血液流变学的改变,可使微循环血流变慢甚至停止;⑤微循环淤血,压力升高,小动脉和微动脉因交感神经作用仍处于收缩状态,此时进入微循环的动脉血更少。

(三)休克晚期——微循环凝血期(弥散性血管内凝血期)

由于弥散性血管内凝血的发生和微循环淤血的不断加重,血压降低所致的全身微循环灌流量严重不足,全身性的缺氧和酸中毒也更加严重;严重的酸中毒又可使细胞内的溶酶体膜破裂,释出的溶酶体酶(如蛋白水解酶)和某些休克动因(如内毒素),都可使细胞发生严重的甚至不可逆的损害,从而使心、脑等重要器官功能代谢障碍更加严重,给治疗造成极大的困难,故本期又称休克难治期。

此期微循环变化的特点是:在微循环淤血的基础上,毛细血管静脉端、微静脉、小静脉有纤维蛋白性血栓形成,并常有局灶性或弥漫性出血;组织细胞因严重缺氧而发生变性坏死。

二、药物治疗原则

休克是多种病因诱发的一个极其复杂的病理过程,因此休克的治疗应该强调的是综合治疗措施。

1. 纠正休克病因 感染性休克应选用有效的抗菌药控制感染;创伤性休克应找出失血原因,迅速止血;过敏性休克应抗过敏治疗,以纠正休克的病因。

2. 扩容治疗 不论何种原因引起的休克都伴有有效循环血量相对或绝对不足,因此抗休克最基本的措施是扩容治疗,应该根据病情选用合适的晶体液及胶体液,并采用合适的晶胶比例进行充分的扩容,必要时应输血。近年来对创伤失血性休克的补容又提出了限制性液体复苏的概念,应用高渗氯化钠溶液(7.5% NaCl)复苏和复方高渗氯化钠溶液(7.5% NaCl + 右旋糖酐或 7.5% NaCl + 6% 新一代中分子羟乙基淀粉溶液)复苏。

3. 给氧及纠正酸中毒 目前主要是使用 5% 碳酸氢钠溶液,其解离度大、中和酸根和扩容作用较强,所以为首选。在纠酸过程中,补充碱也应适量,主张宁酸勿碱。因为酸性环境能增加氧与血红蛋白的解离,从而增加向组织释氧,对休克复苏有利。

4. 抗休克药的选择 当初次测量中心静脉压超过 12 cmH$_2$O 或补充血容量过程中有明显升高而患者仍处于休克状态时,需要考虑使用血管活性药。血管活性药的使用可以辅助扩容治疗,改善微循环和升高血压。抗休克药治疗应依据个体化给药原则,即根据患者的症状及体征、休克病因及病情变化的具体情况,选择不同的抗休克药,并调整给药剂量、给药速度。必要时更换品种或联合用药,以达到治疗目的,并减少不良反应。

(1)过敏性休克首选的药物是盐酸肾上腺素,立即皮下注射或肌内注射。糖皮质激素为次选药物,与首选药物盐酸肾上腺素合用会取得较好疗效。

(2)感染性休克首选的药物是盐酸多巴胺,如升压效果不明显,加用重酒石酸间羟胺,若效果仍不明显,改用重酒石酸去甲肾上腺素联合小剂量盐酸多巴胺。

(3)心源性休克首选的药物是盐酸多巴胺,如效果不好,加用重酒石酸间羟胺,若仍不满意,可给予小剂量的盐酸肾上腺素。

(4)神经源性休克,应尽早皮下注射盐酸肾上腺素,必要时在补充血容量的基础上,应用小剂量的重酒石酸去甲肾上腺素或重酒石酸间羟胺。

(5) 对于末梢循环不良或长时间使用血管收缩药无效的患者,在补足血容量的基础上应用血管舒张药如阿托品、甲磺酸酚妥拉明等。

三、临床常用药物

随着微循环理论和分子生物学技术的不断发展,以及人们对休克本质的认识不断深入,特别是对重症难治性休克的认识,治疗药物已由单纯地使用血管活性药发展到应用促进血管反应性恢复的药物。根据抗休克药作用机制不同,可将抗休克药分为:①血管活性药(收缩血管药和扩张血管药);②加强心肌收缩力的药物;③细胞保护药物:自由基清除剂,细胞因子拮抗剂;④代谢性治疗药物;⑤花生四烯酸代谢抑制剂;⑥扩容液体;⑦其他:肝素及抗纤溶系统药物、糖皮质激素等。详见表15-11。本节重点介绍一些血管活性药和加强心肌收缩力的药物。

表 15-11 抗休克药的分类

类别	作用机制	代表性药物
收缩血管药	激动 α、β 受体	盐酸肾上腺素(adrenaline hydrochloride)
	激动 α 受体	重酒石酸去甲肾上腺素(norepinephrine bitartrate)
		重酒石酸间羟胺(metaraminol bitartrate)
	血管紧张素转化酶抑制药	加压素(vasopressin)
扩张血管药	拮抗 α 受体	甲磺酸酚妥拉明(phentolamine mesylate)
	激动 β₂ 受体	多培沙明(dopexamino)
	直接扩张血管	硝普钠(sodium nitroprusside)
	抗胆碱药	东莨菪碱(scopolamine),阿托品(atropine)
加强心肌收缩力的药物	激动 β 受体或 DA 受体	盐酸多巴胺(dopamine hydrochloride)
		盐酸多巴酚丁胺(dobutamine hydrochloride)
		异丙肾上腺素(isoprenaline)
	强心苷	毛花苷 C(lanatoside C)、毒毛花苷 K(strophanthin K)
	磷酸二酯酶Ⅲ抑制药	米力农(milrinone),维司力农(vesnarinone)
	阿片受体拮抗药	纳洛酮(naloxone)
细胞保护药物	自由基清除剂	超氧化物歧化酶(superoxide dismutase)
	细胞因子拮抗剂	银杏苦内酯(ginkgolide)
代谢性治疗药物		三磷腺苷 – 氯化镁,葡萄糖 – 胰岛素 – 氯化钾
花生四烯酸代谢抑制剂	环氧化酶抑制药	吲哚美辛(indomethacin)
	环氧化酶和脂氧化酶双重抑制药	布洛芬(ibuprofen)
扩容液体		高渗氯化钠溶液,复方高渗氯化钠溶液
其他	糖皮质激素	地塞米松(dexamethasone)
		氢化可的松(hydrocortisone)
	纠正酸碱平衡药物	碳酸氢钠,乳酸钠
	抗凝血药	肝素(heparin)

(一) 收缩血管药

肾 上 腺 素

【药理作用与作用机制】 肾上腺素(adrenaline)口服后在胃肠及肝迅速转化为无效代谢产物。皮下注射因局部血管收缩,吸收慢,6~15 min 起效,作用维持 1~2 h。肌内注射比皮下注射吸收快,作用可维持 10~30 min。药物进入机体后大部分被摄取或代谢而失活,经肾排泄。

肾上腺素对 α、β 受体均有兴奋作用,使心肌收缩力加强,心率加快,心肌耗氧量增加,使皮肤、黏膜及内脏小血管收缩,但使冠状血管和骨骼肌血管扩张。此外,还有抑制肥大细胞释放过敏物质,减轻支气管黏膜水肿,松弛支气管平滑肌的作用。

【临床应用与评价】 ①抢救过敏性休克,如青霉素等引起的过敏性休克,常用 0.5～1 mg 皮下注射或肌内注射,也可用 0.1～0.5 mg 以生理盐水稀释到 10 mL,缓慢静脉注射;②抢救心搏骤停,以 0.25～0.5 mg 以 10 mL 生理盐水稀释后静脉注射;③控制支气管哮喘的急性发作,效果迅速但不持久,皮下注射 0.25～0.5 mg,3～5 min 起效,但仅能维持 1 h,必要时每 4 h 可重复注射一次。

【常见不良反应与处理】 有烦躁、焦虑、心悸和恐惧感,停药后可自行消失。该药在碱性溶液中易氧化失效,故应避免与碱性药物合用,颜色稍变(淡红色)即不可应用。剂量过大,或皮下、肌内注射误入血管,或静脉注射过快,可导致心律失常,血压急剧上升,有诱发脑出血的危险,因此必须严格控制药物剂量,静脉注射时必须稀释后缓慢注入。

【药物相互作用】 与 β 受体拮抗药如普萘洛尔同用,因 β 受体激动作用被拮抗,使血压急剧升高,增加脑出血风险,故脑出血患者禁忌。与地高辛合用诱发或加重室性期前收缩,应予注意。

重酒石酸去甲肾上腺素

【药理作用与作用机制】 重酒石酸去甲肾上腺素(norepinephrine bitartrate)口服后在胃肠道内被破坏,皮下注射或肌内注射吸收差,且易产生局部组织坏死,临床一般用静脉滴注。可通过胎盘,但不可通过血脑屏障,部分在肝内代谢,部分在血浆和交感神经元内被儿茶酚氧位甲基转移酶和单胺氧化酶转化为无活性代谢产物,然后经肾排出。

本药对 α 受体有强兴奋作用,但对 β 受体作用较弱。当剂量较小时(0.4 μg/kg)时,以 β 受体兴奋为主,心肌收缩力增强,心输出量增加;剂量较大时,α 受体兴奋为主,外周血管收缩,尤其皮肤、黏膜、肾血管收缩明显,而冠状血管由于心肌代谢产物腺苷增多而扩张,因能增加心、脑等重要器官的血流灌注,故有利于休克的恢复。

【临床应用与评价】 用于各种休克和低血压(出血性休克禁用)。重酒石酸去甲肾上腺素 2 mg 加入 5% 葡萄糖注射液 500 mL 中静脉滴注。①成人用量:以 8～12 μg/min 速度滴注,维持剂量为 2～4 μg/min。必要时可超越上述剂量,但需保持或补足血容量。②小儿用量:开始以 0.02～0.1 μg/(kg·min) 速度滴

注,可按需要调节滴速;对心搏骤停者,初量可增至 0.1 μg/(kg·min),对血容量不足的休克或低血压患者,需同时补充血容量。该药治疗休克仅是暂时的措施,如果长时间,大剂量应用反而会加重微循环的障碍。

【常见不良反应与处理】 静脉滴注时间过长或药液浓度过大时,沿血管部位皮肤苍白和疼痛。药液外溢可致局部组织坏死,一旦发生,尽快给予酚妥拉明 10 mg 加入 10～20 mL 生理盐水中局部浸润注射。用药过量或过久,可由于血管强烈收缩,造成内脏血流特别是肾血流明显减少,引起急性肾衰竭,所以用药过程中需要监测血压和尿量(尿量应不少于 25 mL/h)。长时间静脉滴注者如果骤然停药可致血压突然下降,故应逐渐降低滴速后停药。

【药物相互作用】 与 β 受体拮抗药合用,各自疗效降低。β 受体拮抗后 α 受体作用突出,可发生血压异常升高、心动过缓。与洋地黄类、奎尼丁合用易致心律失常。与麦角制剂、可卡因、单胺氧化酶抑制药、三环类抗抑郁药合用时,缩血管作用增强,可引起严重高血压。

重酒石酸间羟胺

【药理作用与作用机制】 重酒石酸间羟胺(metaraminol bitartrate)肌内注射 10 min 或皮下注射 5～20 min 后血压升高,持续约 1 h;静脉注射 1～2 min 起效,持续 10～20 min,不被单胺氧化酶破坏,作用较持久。主要在肝内代谢,代谢产物多经胆汁和尿排出。

主要直接兴奋 α 受体,并可促进神经末梢释放去甲肾上腺素,从而显示拟肾上腺素样作用,使血管收缩,血压升高,但其作用比去甲肾上腺素缓慢而持久;对 β₁ 受体有弱的兴奋作用,中度增强心肌收缩力,扩张冠脉增加冠脉血流。心率可因血压升高而反射性地减慢。

【临床应用与评价】 升压作用可靠,维持时间较持久。临床上主要用于脊髓麻醉时,或出血、药物反应等引起的低血压。①成人:肌内注射或皮下注射一次 2～10 mg,必要时 10 min 后可重复注射;②小儿:肌内注射或皮下注射 10 μg/kg。静脉滴注时将 10～20 mg 加入 5% 葡萄糖注射液或生理盐水中,稀释后缓慢静脉滴注,根据病情调整剂量及滴速。重酒石酸间羟胺与去甲肾上腺素相比较少出现心悸、尿少等不良反应,因此常被用作去甲肾上腺素的替代品。

【常见不良反应与处理】 可有头痛、眩晕、震颤、恶心、呕吐。少数可出现心悸或心动过速。甲状腺功能亢进、高血压、糖尿病或充血性心力衰竭患者慎用。血容量不足者,先纠正血容量后再使用本品。本药有蓄积作用,如用药后血压上升不明显,需观察 10 min 以上再决定是否增加剂量。应用后血压过高者,可静脉注射 5～10 mg 酚妥拉明。给药时以选用粗大静脉注射为宜,避免药液外溢引起局部坏死。短期内连续应用,作用会逐渐减弱,出现快速耐受性。

【药物相互作用】 本药不宜与碱性药物共同滴注,因可引起本药分解。若与环丙烷、氟烷或其他卤代烃类麻醉药合用,易致心律失常。与单胺氧化酶抑制药合用,使升压作用增强,引起严重高血压。与洋地黄或其他拟肾上腺素药合用,可致异位节律。

(二) 扩张血管药

甲磺酸酚妥拉明

【药理作用与作用机制】 甲磺酸酚妥拉明 (phentolamine mesylate) 生物利用度低,口服效果仅为注射的 20%。口服 30 min 后达峰值,作用维持时间 3～6 h,肌内注射为 30～45 min。大多以无活性代谢产物从尿中排出。

本药为短效 α 受体拮抗药,无选择性。静脉注射能直接舒张血管平滑肌,大剂量时拮抗 α 受体使血管扩张,肺动脉压和外周血管阻力下降。血管舒张、血压下降反射性地引起心脏兴奋,心肌收缩力加强,心率加快,是阻断神经末梢突触前膜 α_2 受体,从而促进释放去甲肾上腺素,激动心脏 β_1 受体的结果。

【临床应用与评价】 主要用于治疗感染性休克、心源性休克和神经源性休克。单用时,以 0.1～1 mg/kg 加入 5% 葡萄糖注射液中,以 0.3 mg/min 速度静脉滴注。与去甲肾上腺素合用时,用本药 2～5 mg 和去甲肾上腺素 1～2 mg,加入 500 mL 生理盐水中静脉滴注。还可用于治疗嗜铬细胞瘤、外周血管痉挛性疾病和心力衰竭。因能明显降低肺血管阻力,对肺水肿有较好疗效。

【常见不良反应与处理】 常见不良反应有低血压、腹痛、腹泻及诱发溃疡。静脉给药有时可引起严重心律失常和心绞痛,因此,须缓慢注射或滴注。循环血容量不足时,由于大静脉的扩张,可迅速导致心室充盈压下降,故应用之前必须补足血容量,同时监测血压、心输出量和心率等。冠心病、胃十二指肠溃疡患者慎用。

多培沙明

【药理作用与作用机制】 多培沙明 (dopexamino) 是一种短效儿茶酚胺类药物。在血浆中消除速度快,半衰期约 7 min,组织分布广泛,药物经肾排泄。尿中排泄呈双相,终末半衰期为 4 天。

本药具有同时兴奋心脏 β_2 受体和 DA 受体的作用,并能抑制神经元对儿茶酚胺的摄取。化学结构与 DA 相似。其正性肌力作用是通过间接兴奋 β_1 受体、提高压力感受器的反射活性、抑制去甲肾上腺素的再摄取以及直接兴奋心脏 β_2 受体而产生的。此外,还能改善血流动力学、扩张动脉血管、降低后负荷,使心率增快,心肌收缩力增强。通过 DA_1 受体的兴奋作用,还能扩张肾血管,降低肾血管阻力,增加肾血流量、肌酐清除率和肾滤过分数,并有轻微的排钠利尿作用。

【临床应用与评价】 主要用于治疗心源性休克、败血症性休克及其他类型休克伴有心功能低下者,可以增加供氧量和内脏血流量。对心脏手术患者有增加心输出量,改善肾功能和降低胃肠道通透性的作用。静脉滴注:从 0.5 μg/(kg·min) 开始,逐渐增加剂量为 1 μg/(kg·min),最大剂量为 6 μg/(kg·min)。

【常见不良反应与处理】 常见的不良反应有恶心、呕吐、心动过速、低血压、心绞痛。可产生快速耐受性,大剂量时出现剂量依赖性心动过速,应予注意。血小板减少者禁用。缺血性心脏病、高血糖和低钾血症患者慎用。

硝 普 钠

【药理作用与作用机制】 硝普钠 (sodium nitroprusside) 口服吸收少,常用静脉滴注给药。血浆半衰期 3～4 min,经肝代谢,作用短暂。静脉滴注迅速达到峰值,峰浓度随用量而改变。

本药可快速、强效地扩张外周血管,对阻力血管和容量血管,包括小动脉、小静脉及微血管均有扩张作用。其机制主要是通过释放 NO,激活鸟苷酸环化酶,增加血管平滑肌细胞内 cGMP 水平而引起。能降低心脏前、后负荷,增加组织的有效灌注,改善微循环。

【临床应用与评价】 主要用于心源性休克或其他类型休克伴心功能障碍者,常与多巴胺或多巴酚丁胺合用。将本药 50 mg 加入 250 mL 生理盐水或 5% 葡萄糖注射液中静脉滴注(容量泵或微量泵注射),

从小剂量开始,有效剂量为 0.1 ~ 5.0 μg/(kg·min)。

【常见不良反应与处理】 剂量过大可出现恶心、呕吐、出汗、头痛、不安、心悸、胸骨后压迫感,停止滴注或减慢滴注速度后可消失。应用硝普钠时,应补足血容量,监测血压。容量不足可增加血管对药物的敏感性,血压过低可诱发心肌梗死。硝普钠在体内可迅速代谢为硫氰化物,如果肝肾功能不全,或需要量 > 3 μg/(kg·min)超过 72 h,要注意氰化物中毒(血清浓度 > 120 mg/L)。硝普钠遇光易分解,输液时应避光。

【药物相互作用】 慢性充血性心力衰竭急性发作或肺水肿时,可在常规应用洋地黄基础上合用硝普钠,能产生协同效果。

(三)加强心肌收缩力的药物

盐酸多巴胺

【药理作用与作用机制】 盐酸多巴胺(dopamine hydrochloride)口服无效,静脉滴注后在体内广泛分布,不通过血脑屏障。静脉滴注 5 min 内起效,持续作用 5 ~ 10 min,作用时效长短与剂量不相关。在肝、肾、血浆中被单胺氧化酶迅速代谢失活,经肾排泄,另有小部分被肾上腺素能神经末梢摄取,转化成去甲肾上腺素。半衰期仅约 2 min,尿中以代谢产物为主。

激动 DA 受体,也激动 α_1 受体和 β_1 受体。其作用最大特点是与剂量的依赖关系。小剂量 [0.5 ~ 2 μg/(kg·min)]主要兴奋 DA 受体,使肾血管扩张,肾血流增加,促进尿钠排泄;中剂量 [2 ~ 10 μg/(kg·min)]主要兴奋 β_1 受体,兴奋心脏,使心肌收缩力和心输出量增加,收缩压升高,舒张压变化不大;大剂量 [> 10 μg/(kg·min)]主要兴奋 α 受体,使外周阻力增加,肾血流减少,收缩压和舒张压均增高。

【临床应用与评价】 用于各种类型的休克,如感染、中毒、创伤、出血、心源性、中枢性及肾衰竭等引起的休克综合征,对伴有心肌收缩力减弱、尿少、尿闭的休克尤为适宜。由于能增加心输出量,也用于洋地黄、利尿药无效的心功能不全。将本药 20 mg 加入 5% 葡萄糖注射液中静脉滴注,开始速度为 1 ~ 5 μg/(kg·min),以后根据血压情况调整给药速度和给药浓度,但最大剂量不超过 10 μg/(kg·min)。

【常见不良反应与处理】 不良反应一般较轻,偶有恶心、呕吐。剂量过大或给药速度过快可出现呼吸加快、心动过速等心律失常,肾血管收缩导致

肾功能下降等。一旦发生,应减慢滴注速度或停药。长期应用时可有手足疼痛或发冷,严重者可致局部坏死或坏疽。

【药物相互作用】 遇碱分解。氟哌啶醇和吩噻嗪类药物可阻断心、肾、肠系膜等脏器上的 DA 受体,拮抗该药对这些部位血管的作用,故不能合用。本药不宜与环丙烷或卤代烃类麻醉药合用,以免增加心肌应激性而致心律失常。与间羟胺合用升压作用快,但可引起后继性血压过度升高,故合用应慎重。与酚妥拉明合用产生协同的血管舒张作用,适用于伴有心脏后负荷增高的心力衰竭。与普萘洛尔合用,多巴胺对心肌的兴奋作用减弱。

盐酸多巴酚丁胺

【药理作用与作用机制】 盐酸多巴酚丁胺(dobutamine hydrochloride)口服无效,必须静脉给药。在肝内代谢失效,主要经肾排泄。半衰期仅约 2 min。

本药主要兴奋 β_1 受体,增强心肌收缩力,增加心输出量及冠脉血流量和心肌耗氧量,对心率影响小,不易引起心动过速。与多巴胺不同,不能直接释放去甲肾上腺素,也不影响 DA 受体。小剂量时能引起轻度血管收缩,较大剂量时,由于兴奋 β_2 受体引起的扩血管作用大于因兴奋 α 受体引起的缩血管作用,全身血管阻力下降,能有效地降低左室充盈压。在补足血容量的基础上能使患者血压升高,特别是使收缩压升高。

【临床应用与评价】 本药用于心肌梗死后或心脏外科手术后心输出量低的休克,或器质性心脏病时心肌收缩力下降引起的心力衰竭。静脉滴注:将本药 250 mg 加入 5% 葡萄糖注射液中,稀释后滴注,滴速为 2.5 ~ 10 μg/(kg·min),一般从小剂量开始。

【常见不良反应与处理】 不良反应有心悸、恶心、头痛、胸痛、气短等。用前需补足血容量。用药期间应观察心率、血压、心电图,根据病情调节剂量。梗阻性肥厚型心肌病患者禁用。心房颤动、高血压、室性心律失常、心肌梗死急性期慎用。

【药物相互作用】 本药不能与碱性溶液配伍。与环丙烷或卤代烃类麻醉药并用,可增加室性心律失常。与 β 受体拮抗药合用,α 受体占优势,外周血管总阻力增大。

美 芬 丁 胺

美芬丁胺(mephentermine)口服易吸收,肌内注

射后 10 min 生效,维持作用 2~4 h。静脉注射维持作用 30~45 min。本药为 α、β 受体激动药,主要作用是激动心脏 β 受体,增加心肌收缩力,增加心率和心输出量,升高血压。其升压作用较去甲肾上腺素弱而持久,不易引起心律失常、血压突然升高及组织坏死等。可用于心源性休克及严重内科疾病引起的低血压,也可用于麻醉后的升压和消除鼻黏膜充血等。重复应用可产生耐受性。

(王　韵　王怀良)

数字课程学习

⬇教学 PPT　　📝思考题

第十六章　血栓性疾病临床用药

■ 重点内容提要

　　血栓性疾病是指血栓形成或血栓栓塞所引起的疾病。血栓性疾病的药物治疗针对该疾病的主要病理环节,主要包括抗凝治疗和溶栓治疗。抗凝治疗主要用于防治静脉血栓形成、肺动脉栓塞、冠状动脉血栓形成、心肌梗死、弥散性血管内凝血、溶栓疗法后预防冠状动脉血栓形成、肺动脉高压、体外循环和血液透析中的抗凝、心房颤动患者预防血栓形成、人工心脏瓣膜术后血栓形成的预防,以及介入治疗中的抗凝治疗等。溶栓治疗应用溶血栓药,将纤溶酶原激活为纤溶酶,纤溶酶裂解纤维蛋白,或药物本身裂解纤维蛋白,溶解已形成的血栓,从而达到治疗血栓栓塞性疾病的目的。

第一节　概　　述

　　血栓性疾病是指血栓形成(thrombosis)或血栓栓塞(thromboembolism)所引起的疾病。血栓形成是指血液有形成分在血管或心脏内膜局部形成栓子的过程。按组成成分可将血栓分类为血小板血栓、红细胞血栓、纤维蛋白血栓及混合性血栓四种。血栓性疾病按形成部位可分为静脉血栓形成、动脉血栓形成和毛细血管血栓形成。静脉血栓形成最为常见,可引起局部肿胀、血栓远端血液回流障碍。动脉血栓形成多发病突然,伴有局部剧痛,供血部位组织缺血、缺氧并引起功能异常,如心力衰竭、心源性休克、心律失常、意识障碍及偏瘫等。毛细血管血栓形成常见于弥散性血管内凝血(disseminated intravascular coagulation, DIC)、血栓性血小板减少性紫癜及溶血尿毒症综合征等。血栓栓塞是指血栓在形成部位脱落,脱落的栓子随血流移动,在某些血管造成部分或全部堵塞,引起相应器官或系统血液循环障碍。静脉血栓脱落可引起淤血、水肿、肺栓塞等。动脉血栓脱落可引起缺血、缺氧及心、脑、肾、脾等重要脏器栓塞或梗死。血栓性疾病发病率高,严重威胁人类生命健康。

　　血栓性疾病的常见病因包括:①血管内皮损伤:通过凝血机制促使血栓形成,感染、损伤、免疫等因素均可造成血管内皮损伤;②抗凝血活性降低:抗凝血酶Ⅲ(ATⅢ)减少或缺乏,蛋白 C 及蛋白 S 缺乏症等引起的抗凝血活性降低;③纤溶活力低下:由于纤溶酶原结构或功能异常(如异常纤溶酶原血症),纤溶酶原激活物释放障碍或纤溶酶活化剂抑制物过多等引起的机体对纤维蛋白清除能力下降;④血流异常:由于高纤维蛋白原血症、高脂血症、脱水、红细胞增多所致的高黏滞综合征及循环障碍等引起的全身或局部血流淤滞、缓慢,启动凝血过程。

第二节　血栓性疾病药物治疗原则

　　血栓性疾病的治疗包括药物治疗、介入治疗和外科手术治疗。药物治疗可分为针对原发疾病的治疗(如针对动脉硬化、糖尿病及血栓性疾病)和对症治疗(如止痛、纠正器官衰竭等)。血栓形成和溶解与血液凝固、血小板激活和纤溶过程有关。目前临床常见的抗血栓药物治疗主要针对这些过程,有抗凝治疗、抗血小板治疗、溶栓治疗,以及血容量扩充治疗。抗凝治疗主要用于防治静脉血栓形成、肺动脉栓塞、冠状动脉血栓形成、冠心病心肌梗死后室壁血栓形成、DIC、不稳定型心绞痛和急性心肌梗死、溶栓治疗后预防冠状动脉血栓形成、肺动脉高压的治疗、体外循环和血液透析中的抗凝、心房颤动患者血栓形成的预防、人工心脏瓣膜术后血栓形成的预防以及介入治疗中的抗凝治疗等。溶栓治疗通过应用溶血栓药,将纤溶酶原激活为纤溶酶,纤溶酶裂解纤维蛋白,或药物本身裂解纤维蛋白,溶解已形成的血栓,从而达到治疗血栓栓塞性疾病的目的。

抗血小板药和抗凝血药是溶栓治疗中重要的辅助治疗药。其原因有:①血栓中含有大量与纤维蛋白结合的凝血酶,溶栓治疗时大量凝血酶释放,激活血小板并促进新的血栓形成;②溶栓治疗早期血液处于高凝状态;③溶血栓药的 $t_{1/2}$ 均短暂。在溶栓早期联合应用溶血栓药、抗血小板药和抗凝血药不仅发挥协同作用,而且预防溶栓后再梗死的发生。蛇毒酶和蚓激酶具有降低纤维蛋白原、抗凝和溶栓等多种作用。血容量扩充药稀释血液,降低血液黏度,减少血小板的黏附性和聚集活性,抑制凝血因子Ⅱ、Ⅰ和Ⅲ的活性,从而发挥抗血栓和改善微循环作用。

抗凝和溶栓治疗均有严格的禁忌证。一般而言,凡近期有活动性出血、出血性疾病、外科手术、严重高血压、颅内出血、先兆流产、脑卒中史等均属绝对禁忌证;血小板减少症或血友病及其他有出血倾向的疾病属相对禁忌证。

第三节 抗凝血药

肝素和华法林是最早用于临床的抗凝血药,至今已有 50 多年的历史,广泛应用于心血管外科、血液透析及血栓栓塞性疾病的防治等方面。但肝素容易引起出血、血小板减少、骨质疏松症、过敏反应、皮肤坏死,其罕见的不良反应有低醛固酮症、阴茎异常勃起等。华法林所致的大出血各家报告不一,其发生率为 0～19%,疗程越长发生率越高,此外,还有致畸胎作用、少见的皮肤坏死、紫趾综合征、脱发、皮炎等。华法林由于有对抗维生素 K 的作用,因而使蛋白 C 水平下降,也导致出血倾向增强。

近年来,抗凝血药有重大进展。低分子量肝素比肝素有更多的优点,凝血酶直接抑制剂(如基因重组水蛭素等)先后问世,在药效和安全性方面均具优势。

常用的抗凝血药可分为三类,即肝素类、口服抗凝血药和抗凝血酶类。抗凝血药主要适应证包括:①静脉血栓形成的预防和治疗;②肺动脉栓塞的预防和治疗;③心肌梗死后室壁血栓形成的预防、不稳定型心绞痛和急性心肌梗死的治疗、溶栓疗法后预防冠状动脉血栓形成;④心房颤动患者预防血栓形成;⑤人工心脏瓣膜(机械的或生物合成的)术中体外循环的抗凝,术后预防血栓形成;⑥肺动脉高压的治疗;⑦DIC 的预防和治疗;⑧介入治疗中的抗凝;⑨血液透析中的抗凝;⑩对宫内胎儿生长迟缓的治疗。

一、肝素类

肝素和低分子量肝素

肝素(heparin)系从动物肺和肝中提取,属黏硫酸化的糖胺聚糖(glycosaminoglycan,GAG)类物质,带有很强的负电荷。肝素是由不同相对分子质量组分所组成的混合物,相对分子质量在 3 000～30 000 之间,平均相对分子质量为 15 000。肝素不同组分的生物活性和药理作用差别很大。低分子量肝素(LMWH)是普通肝素直接分离后的片段,相对分子质量低于 12 000,通常在 4 000～6 500 之间。

【药理作用与作用机制】 肝素口服不吸收,需非胃肠道途径给药。

肝素具有抗凝血和抗血栓作用,还具有调节补体活性和抑制血管增生,抗动脉粥样硬化及抗病毒等作用。

1. 抗凝血作用 肝素在体内、外均有抗凝血作用,其作用涉及影响凝血过程的多个环节。这些环节包括:①通过与抗凝血酶Ⅲ(ATⅢ)结合,形成肝素–ATⅢ复合物,抑制凝血因子Ⅱ的活性,发挥抗凝作用。与 FⅨ、Ⅹ、Ⅺ、Ⅻ等凝血因子结合,抑制凝血因子活性,抑制 FX_a 对凝血酶原的激活作用。②通过抑制凝血酶的活性,阻止纤维蛋白酶原转变为纤维蛋白。③干扰凝血酶对 FⅧ和 FⅤ等凝血因子的激活作用。④阻止血小板聚集,减少 5-HT 的释放。⑤降血脂作用,活化和释放脂蛋白脂酶,使乳糜微粒的三酰甘油和低密度脂蛋白水解。

2. 抗血栓作用 肝素抗血栓作用的机制有如下方面:①抑制 FII_a 生成,降低 FII_a 活性;②激活纤溶系统,加速血栓溶解;③保护血管内皮细胞,并促进内皮细胞释放内源性肝素样物质,加强抗凝血作用;④增强血细胞表面负电荷,阻止血细胞聚集;⑤降低血脂和纤维蛋白原,稀释 FII_a 等促凝物质,从而改善血液流变学性状,增加血液流速,降低血液的高凝状态。

与肝素不同,LMWH 对 ATⅢ的作用较弱,但仍保持抗FX_a的活性。其原因是肝素与$ATⅢ$的相互作用是通过含18个单糖的寡糖链调节的,而LMWH分子中含18个单糖的寡糖链较少,仅为$25\% \sim 50\%$。与肝素比较,LMWH具有如下特点:①小剂量皮下注射有较好生物利用度;②血浆半衰期较长($110 \sim 200$ min),可每日给药一次;③引起血小板减少症较肝素少,有报道认为引起出血的危险性也可能比肝素小。

【临床应用与评价】 肝素和LMWH的临床适应证相似,均用于预防手术后血栓栓塞和心血管手术的体外循环,治疗血栓形成与栓塞疾病、周围血管疾病、DIC、心绞痛、风湿病、急性虹膜炎、冻疮、早期坏疽的局部外伤等。

临床常用的肝素有肝素钠和肝素钙。两者比较,肝素钙抗FX_a的活性强,引起出血不良反应少。

应用肝素治疗的一般原则是:先用负荷量,再用维持剂量;治疗中进行血液学监护,并随时调整给药量。目前临床应用肝素主要为了抗凝,即达到肝素化的目的。传统的做法是,使活化部分凝血活酶时间(activated partial thromboplastin time,APTT)延长$1.5 \sim 2.5$倍,相当于血浆肝素浓度$0.3 \sim 0.4$ U/mL。血药浓度过低达不到抗凝作用,过高易引起出血。由于个体差异性很大,加上检测方法的差异,文献报告的剂量范围较大($9\,000 \sim 70\,000$ U),标准化剂量较难决定。

LMWH的剂量以抗X_a活性表示,称为国际单位或AX_a单位(anti-factor X_a unit)。用于预防,每天皮下注射$3\,000$ AX_a单位;用于治疗,每天每千克体重皮下注射175 AX_a单位。

其他肝素类药物见表16-1。

表16-1 其他肝素类药物

药物	作用与应用	主要不良反应
依诺肝素(enoxaparin)	比肝素对抗凝血因子X_a和Ⅱ$_a$的活性提高4倍以上,有强而持久的抗血栓形成作用,还具有溶栓作用。用于防治术后静脉血栓形成,血液透析时防止体外循环过程发生凝血	较少引起出血
替地肝素(tedelparin)	相对分子质量为$2\,000 \sim 9\,000$。有很强的抗凝血因子X_a的作用,抗凝血酶作用微弱,因而抗血栓作用明显,抗凝和引起出血的作用很小。主要用于防治静脉血栓栓塞性疾病。过量时可用鱼精蛋白对抗	出血及变态反应
那屈肝素(nadroparin)	用于有血栓形成危险的患者,预防手术期间静脉血栓栓塞	出血及变态反应
类肝素制剂(heparinoids)	是一类硫酸化程度低的肝素,包括硫酸乙酰肝素(heparin sulfate)、硫酸皮肤素(dermatan sulfate)、硫酸软骨素(chondroitin sulfate)等,口服可吸收,$t_{1/2}$长,抗FX_a作用强,抗$FⅡ_a$活性弱,出血不良反应很少	
*藻酸双酯钠(alginic sodium diester)	抑制红细胞之间或红细胞与血管壁之间的黏附,从而降低血黏度,并能抗凝,降低血脂,扩张血管,改善微循环。其抗凝效力为肝素的$1/3 \sim 1/2$。主要用于治疗脑梗死、高脂血症、冠心病、弥散性血管内凝血、慢性肾小球肾炎。有出血病史者禁用	发热、哮喘、过敏性休克

*藻酸双酯钠系从海藻中提取的类肝素多糖硫酸酯,其他均为从猪小肠黏膜提取或化学方法制备。

【常见不良反应与处理】 肝素和LMWH的不良反应相似,主要是引起出血,可引起皮下淤血、血肿,严重者可出现消化道出血及颅内出血,肌内注射的局部血肿,应用过量均可引起自发性出血;也可引起血小板减少,偶见过敏反应、皮肤坏死、一过性脱发等,亦有报道引起自发性流产、早产和性功能异常。肝素和LMWH过量引起大出血时可静脉注射鱼精蛋白对抗,1 mg鱼精蛋白可对抗1 mg肝素。有出血倾向伴凝血延迟的各种疾病、严重肝病及重度高血压者及孕产妇慎用。

二、口服抗凝血药

口服抗凝血药包括香豆素类(coumarin)和茚满酮类(indanone)两大类。常用的香豆素类抗凝血药有双香豆素(dicoumarin)、双香豆乙酯(ethyl biscoumacetate)、环香豆素(cyclocumarol)、华法林(warfarin)和醋硝香豆素(acenocoumarol)等。茚满酮类有苯茚二酮(phenindione)和茴茚二酮(anisindione)。这些抗凝血药均为口服给药,故又称为口服抗凝血药。

口服抗凝血药通过拮抗维生素K(vitamin K)的作用,抑制凝血因子Ⅱ、Ⅶ、Ⅸ和Ⅹ及蛋白C和蛋白S在肝的合成。主要用于预防血栓形成和扩大,必要时需配合肝素应用。此类药物作用易受胃肠吸收功能及肝代谢功能等多种因素影响。口服抗凝血药与多种药物之间存在相互作用。广谱抗生素、保泰松、异烟肼、甲苯磺丁脲等能增强该类药物的抗凝血作用,利福平、巴比妥类、甲状腺素、灰黄霉素等能降低该类药物的抗凝血作用。出血是口服抗凝血药常见的不良反应,用药期间须严密监测凝血酶原时间,及时调整给药剂量。

华法林

【药理作用与作用机制】 华法林(warfarin)是香豆素类衍生物,能从胃肠道被迅速而完全地吸收,生物利用度可达100%,也能从皮肤吸收,血浆蛋白结合率为97%,能通过胎盘,在肝代谢,代谢产物没有或几乎没有活性。半衰期为42~54 h。单次剂量用药后,治疗作用通常在用药后24 h出现,最大作用于2~3天出现,作用持续时间5~6天。

华法林通过拮抗维生素K的作用,抑制肝合成凝血因子Ⅱ(凝血酶原)、Ⅶ、Ⅸ、Ⅹ。华法林亦能抑制蛋白C及其辅助因子蛋白S的合成。该药属间接抗凝血药,只在体内有效,对已生成的血凝块无作用。华法林还能降低凝血酶诱导的血小板聚集反应。该药属中效抗凝血药。

【临床应用与评价】 华法林与肝素的适应证类似,主要用于防治血栓栓塞性疾病,如静脉血栓栓塞症、肺栓塞、周围动脉血栓栓塞、脑梗死、心肌梗死、TIA、心脏瓣膜病、心房颤动、心瓣膜修补术或人工心脏瓣膜(包括人工生物瓣或机械瓣)术后应用等。

成人常用量:不建议给予负荷剂量,从小剂量开始,第1~3日每日3~4 mg(年老体弱及糖尿病患者减半),3日后可给维持剂量每日2.5~5 mg,或者采用每日口服5 mg,连服3日的方法。

【常见不良反应与处理】 华法林的主要不良反应是出血、皮肤损害、肝损害、发热、恶心、呕吐、腹泻、过敏反应、紫趾综合征、脱发等,该药也是已知的致畸药物。

苯茚二酮

苯茚二酮(phenindione)是口服茚满酮类抗凝血药,服后24~48 h抗凝血作用达高峰,作用持续1~4天,血浆$t_{1/2}$为12 h。该药的药理作用与华法林相同,

但不良反应比香豆素类严重,仅用于不能应用香豆素类药物的患者。主要的不良反应有出血、发热、消化系统损害、过敏反应、肝肾损害等,有因对本药过敏而死亡的报道。

三、抗凝血酶类

抗凝血酶Ⅲ

抗凝血酶Ⅲ(antithrombin Ⅲ,AT Ⅲ)又称肝素辅助因子和人抗凝血酶Ⅲ,是肝合成的一种血浆蛋白,近年来从正常人血浆中制备浓缩AT Ⅲ制剂,现已能用基因重组技术制备。AT Ⅲ的血浆半衰期为50~60 h。在急性血栓形成时,由于AT Ⅲ消耗增多,其$t_{1/2}$可小于20 h。AT Ⅲ通过多种机制阻止血栓形成:①与凝血酶结合成复合物而使之灭活;②抑制凝血因子X_a、IX_a、XI_a、VII_a的活性;③抑制纤溶酶、激肽释放酶、补体及血管舒缓素活性;④抑制凝血酶诱发的血小板聚集反应等。在肝素存在时抗凝血作用明显增强,因为肝素能与AT Ⅲ分子上的赖氨酸残基结合,使AT Ⅲ的活性中心暴露,其抗凝活性增加10~20倍。

AT Ⅲ主要用于防治急性血栓形成,治疗先天性AT Ⅲ缺乏症(Budapest病),因弥散性血管内凝血、肝硬化、急性肝衰竭、肾病、妊娠子痫或败血症等引起的继发性AT Ⅲ缺乏症,以及手术、损伤、感染、妊娠或口服避孕药所致的AT Ⅲ缺乏者。

本品为注射剂:500 U、1 000 U。按每千克体重1 U静脉注射或静脉滴注本品可使血浆AT Ⅲ活性提高1%。剂量和用法可根据患者血浆中的AT Ⅲ水平确定。通常第一天剂量为每千克体重40~80 U,第二天起可逐渐减少,维持血浆(AT Ⅲ)水平为正常的100%~180%。先天性AT Ⅲ缺乏者须定期补充,获得性缺乏者则补充至病因去除,病情好转为止。对AT Ⅲ低于50%的严重病例,应每小时补充1次,使AT Ⅲ保持在100%左右。常用量为1 500 U,每月1~4次,可单用,也可与肝素合用。不良反应有出血、发热。

基因重组水蛭素

基因重组水蛭素(recombinant hirudin,r-hirudin)又称去硫酸水蛭素(desulfatihirudin),是从医用水蛭的咽周腺中分离纯化的多肽,有多种变体,多数含65个氨基酸残基,相对分子质量约7 000。天然水蛭素来源受到限制,现用基因工程方法制备,已供药用。

【药理作用与作用机制】 该药口服不吸收,健

康年轻人皮下注射的生物利用度可达 80%,一次注射 0.1 ~ 0.75 mg/kg,30 min 后出现 APTT 的延长,3 ~ 4 h 达高峰。主要由肾排出,肾功能不全者其清除率随程度的增加而降低。

基因重组水蛭素具有强大抗凝血作用,在体内、体外均有效,是典型的抗凝血酶类药。动物实验表明基因重组水蛭素对动脉和静脉血栓的形成均有抑制作用,对结合于血块上的凝血酶亦能灭活。因此还能预防溶栓后的再栓塞。基因重组水蛭素通过与凝血酶形成非共价键结合,对抗凝血酶的所有药理作用,包括纤维蛋白的形成及 FV、FⅧ和 FⅩⅢ的激活等。基因重组水蛭素抗凝血作用的机制与肝素不同,其作用不依赖 ATⅢ 的存在,亦不受肝素酶、内皮细胞、纤维蛋白单体、血浆蛋白和血小板激活物等抑制。它明显延长 APTT,因此可以把 APTT 作为监测药物作用的指标。

基因重组水蛭素亦能对抗凝血酶的非凝血作用,包括:①抑制血管内皮细胞合成和释放前列环素(PGI$_2$)及内皮衍生性松弛因子(EDRF);②抑制组织型纤溶酶原激活物(tPA)、内皮素(endothelin)等合成和释放;③通过血栓调节蛋白机制,抑制蛋白 C 的激活;④抑制成纤维细胞的增殖;⑤抑制平滑肌的分裂和收缩等。基因重组水蛭素大剂量时可产生抗血小板作用,抑制血小板聚集和释放,故亦属于抗血小板药。

【临床应用与评价】 该药可用于各种血栓性疾病,目前应用较多的是急性心肌梗死、不稳定型心绞痛、深静脉血栓形成等。

该药物制剂为粉针剂,每支 2.5 mg,每毫克含 11 580 AXa 单位,1 AXa 相当于中和 1 单位凝血酶的量。对心肌梗死患者,先静脉注射 0.1 mg/kg,随后每小时 0.1 mg/kg,连用 4 天,用 ATPP 检测监控。治疗深静脉血栓形成,采用皮下注射途径给药,0.5 mg/kg,每日 2 次,连用 5 天。

【常见不良反应与处理】 基因重组水蛭素的主要不良反应为出血,特别是有颅内出血危险,但发生率比肝素低,如剂量控制在使 APTT 维持 55 ~ 85 s,不大于 100 s,则少见出血。

第四节 抗血小板药

抗血小板药目前已经成为防治心、脑急性缺血或梗死及外周血管血栓栓塞等疾病的重要药物。常用抗血小板药如表 16-2 所示。本节着重介绍影响花生四烯酸代谢的药物、TXA$_2$ 合成酶抑制药与 TXA$_2$ 受体拮抗、前列腺素类、环核苷酸磷酸二酯酶抑制药和抑制血小板膜受体的药物。

表 16-2 抗血小板药物分类

类别	药物	作用
影响花生四烯酸代谢的药物	阿司匹林(aspirin)	环氧化酶抑制作用
TXA$_2$ 合成酶抑制药与 TXA$_2$ 受体拮抗药	利多格雷(ridogrel)	抑制 TXA$_2$ 合成酶
	匹可托安(picotamide)	阻断 TXA$_2$ 受体
前列腺素类	依前列醇(epoprostenol)	激活腺苷酸环化酶,降低细胞内钙,阻断血小板聚集和
	伊洛前列素(iloprost)	分泌
环核苷酸磷酸二酯酶抑制药	双嘧达莫(dipyridamole)	提高 cAMP 水平
	噻氯匹定(ticlopidine)	
抑制血小板膜受体的药物	氯吡格雷(clopidogrel)	阻止 ADP 与纤维蛋白原结合
	阿昔单抗(abciximab)	作用于血小板 GPⅡ$_b$/Ⅲ$_a$ 受体
凝血酶直接抑制药	阿加曲班(argatroban)	减少血小板集聚和分泌抑制血栓形成
其他类	川芎嗪(ligustrazine)	抑制 ADP、花生四烯酸、血小板活化因子等诱导的血小板聚集

一、影响花生四烯酸代谢的药物

阿 司 匹 林

1829 年,Leroux 首先从柳树皮中分离提纯出阿司匹林(aspirin),并将该药作为解热镇痛抗风湿药用于临床。人们早已认识阿司匹林能延长出血时间,但直到 1971 年才发现其影响血小板功能的作用。

【药理作用与作用机制】 阿司匹林口服后,容易通过胃肠道吸收，吸收后迅速转化为水杨酸。但在口服后 20 min 内血浆中仍以原形为主，可与血浆蛋白结合，并广泛分布于全身。血浆阿司匹林浓度下降很快，$t_{1/2}$ 为 15~20 min，随后血浆水杨酸浓度上升。水杨酸及其代谢产物主要由肝代谢，其消除速度与给药剂量有关，当给予 325 mg 时按一级动力学消除，血清水杨酸的 $t_{1/2}$ 为 2~3 h。但服用大剂量阿司匹林（每日服用 3~5 g）时，则按零级动力学消除，其 $t_{1/2}$ 可长达 15~30 h。水杨酸以原形自尿排出。尿液 pH 为碱性时可促进其排出。

阿司匹林与水杨酸均有解热镇痛及抗炎的药理作用。但阿司匹林通过选择性抑制 TXA_2 的合成过程而产生抗血小板活性。TXA_2 具有强大的血管收缩及促进血小板聚集作用，是血栓形成过程中重要生物活性物质。阿司匹林进入血小板，使血小板内的环氧化酶上第 530 位丝氨酸残基乙酰化，破坏酶活性中心从而阻止环过氧化物（PGG_2，PGH_2）及 TXA_2 的合成。血小板系无核细胞，其本身无合成环氧化酶的功能，因此阿司匹林对血小板环氧化酶活性的抑制作用是不可逆的。环氧化酶活性在新生成的血小板进入外周血液循环之后才能恢复，需 7~10 天。小剂量阿司匹林对血管内皮细胞环氧化酶的抑制作用较弱，不影响内皮细胞合成前列环素（PGI_2）；大剂量（900~1 200 mg）亦能抑制血管内皮细胞环氧化酶活性，使 PGI_2 合成减少。一次服用阿司匹林 75~325 mg，可抑制血小板环氧化酶活性的 90%。每天服用阿司匹林 25~75 mg 维持剂量足够抑制血小板环氧化酶活性，使血浆 TXA_2 水平降低 95%。阿司匹林缓释片，每小时释放药物 10 mg，可完全抑制血小板合成 TXA_2，而对血管内皮细胞合成 PGI_2 无明显影响。

最近发现阿司匹林能抑制肿瘤坏死因子（tumor necrosis factor，TNF），刺激核因子 -κB（nuclear factor-κB，NF-κB）的动员以及抑制 TNF 对细胞间黏附分子 -1（intercellular adhesion molecule-1，ICAM-1）和内皮细胞 - 选择蛋白的诱导作用，从而抑制单核细胞并激活内皮细胞之间的粘连，减轻内皮损伤。

【临床应用与评价】 阿司匹林的抗血小板作用临床上用于心肌梗死、TIA、不稳定型心绞痛及脑卒中的预防及治疗，可单用或与溶血栓药及双嘧达莫合用。对于新发血栓，为控制血栓发展并增加冠脉血流量，可及时采用阿司匹林与肝素、β 受体拮抗药伍用的方法。

阿司匹林用于抗血小板聚集及预防血栓时应用

较小剂量，每日 50~150 mg，一次服用。

【常见不良反应与处理】 阿司匹林的不良反应主要表现为胃肠道反应和过敏反应。胃肠道反应在治疗剂量即可发生，表现为恶心、食欲减退、呕吐、消化道溃疡等。服用肠溶胶囊或与食物同服可减少胃肠道刺激。阿司匹林在过敏体质的患者容易引起过敏反应，表现为荨麻疹、皮疹、血管神经性水肿等症状，严重者甚至引起致死性阵发性支气管痉挛及呼吸困难等。阿司匹林对正常人引起明显的出血时间延长。该作用可能与血小板内环氧化酶的乙酰化导致 TXA_2 合成减少有关。每日药量达 3.6 g 以上时，可出现耳鸣、耳聋等。此外，阿司匹林能从乳汁排泄，使乳儿出现出血倾向，因此孕妇及哺乳者应慎用。

【药物相互作用】 阿司匹林与许多药物之间存在相互作用（表 16-3）。

表 16-3 阿司匹林与其他药物之间的相互作用

药物	相互作用
促皮质素（ACTH）或皮质激素	ACTH 及皮质激素加快水杨酸代谢，使血浆水杨酸浓度降低
双嘧达莫	双嘧达莫提高阿司匹林生物利用度，升高血浆水杨酸浓度
美托洛尔	增加阿司匹林峰值
华法林	阿司匹林抑制肝对维生素 K 的利用，增强其抗凝血作用
巴比妥类、苯妥英钠、丙戊酸钠、胰岛素及磺酰脲类口服降血糖药等	与阿司匹林竞争与血浆蛋白的结合，使游离血浆浓度升高，药效增强

二、TXA_2 合成酶抑制药与 TXA_2 受体拮抗药

利 多 格 雷

利多格雷（ridogrel）有强大抑制 TXA_2 合成酶和中度拮抗 TXA_2 受体作用。在实验犬颈动脉血小板性血栓及狒狒冠状血管血栓的比较研究，发现利多格雷比水蛭素及阿司匹林抗血栓作用更强。在一项对 907 例急性心肌梗死（AMI）患者进行的随机分组研究中，分别给予患者利多格雷和阿司匹林，结果两组患者血管栓塞率及复灌率无差别，但出院后利多格雷组较阿司匹林组患者再栓塞率、反复心绞痛及缺血性脑卒中发生率均显著降低（分别为 13% 和 19%，$P < 0.025$）。但两组在增强链激酶的纤溶作用方面无显著差异。

利多格雷的不良反应较轻,如轻度胃肠反应,易耐受,未见出血性不良反应。

匹 可 托 安

匹可托安(picotamide)与利多格雷为同类药。两者作用相似,但匹可托安作用比利多格雷弱。有报道分别将匹可托安、利多格雷同时应用于 8 名男性下肢动脉粥样硬化性闭塞症患者及同等数量的健康志愿者(49～65 岁),每日 900 mg,分 3 次口服,连续用 7 天。结果表明两组均显著降低血小板 TXA_2 的生成,抑制 ADP 诱导的血小板聚集作用,但对花生四烯酸诱导的血小板聚集则无抑制作用。此外,这两种药物均能减少血小板释放 5-HT,并有扩张血管作用。匹可托安与阿司匹林相似,能减少动脉损伤部位的血小板沉积。本品不良反应轻微。用法为口服每次 300 mg,每日 3 次,连续用 7 天。

三、前列腺素类

前列腺素种类多,其中依前列醇(epoprostenol)和伊洛前列素(iloprost)激活腺苷酸环化酶,降低细胞内钙阻断血小板聚集和分泌,有强大血管扩张作用及抗血小板聚集作用。

依 前 列 醇

依前列醇(epoprostenol)又称前列环素(prostacyclin)、前列腺素 I_2(prostaglandin I_2,PGI_2)、前列腺素 X(prostaglandin X,PGX)。内源性前列腺素 I_2 在内皮细胞合成,依前列醇系其药物制剂名称。细胞膜磷脂释放的花生四烯酸在环氧化酶作用下转变为前列腺素内过氧化物(PGG_2 及 PGH_2),PGG_2 及 PGH_2 在血管内皮细胞 PGI_2 合成酶的作用下转变为 PGI_2。在血小板内,PGG_2 及 PGH_2 在 TXA_2 合成酶作用下则转变为 TXA_2。

【药理作用与作用机制】 依前列醇在体内消除半衰期很短,仅 3 min,静脉滴注后迅速转变为稳定而活性极低的 6-酮前列腺素 $F_{1\alpha}$($6-keto-PGF_{1\alpha}$),其 $t_{1/2}$ 为 30 min。但 PGI_2 与其他前列腺素不同,在肺内不被灭活。

PGI_2 有强大的阻止血小板聚集及松弛血管平滑肌作用。此作用系由于兴奋血小板内腺苷酸环化酶,提高 cAMP 水平;兴奋 cAMP 依赖性蛋白激酶,促使 Ca^{2+} 被摄取进入细胞内储存部位,使胞质内 Ca^{2+} 水平下降;酶活力降低;血小板处于静息状态,对各种化学激动剂均不起反应,而全面抑制血小板聚集。

PGI_2 还能使其他细胞(如血管内皮细胞)内 cAMP 含量增加,使血管平滑肌松弛,血管舒张。TXA_2 则与 PGI_2 作用相反,使血小板聚集及血管收缩。TXA_2 引起明显的肾血管及支气管平滑肌收缩,依前列醇则使肾血管扩张并刺激肾素分泌,支气管平滑肌松弛。

依前列醇及其同类药伊洛前列素还有很强的抗胃肠溃疡作用,对实验性胃黏膜、心肌及肝的损害有保护作用,称为“细胞保护”作用。而 TXA_2 具有与之相反的作用。

【临床应用与评价】

1. 体外循环　在体外循环中常用于血液透析、心肺旁路术及血液灌注。血小板聚集可致滤膜阻塞并导致心肺旁路术后脑功能障碍。应用依前列醇,使之与人工膜表面接触可防止血小板聚集。在心脏手术过程使用本品能保护血小板功能与数目,减少心肺旁路术后失血并减少肝素用量。单用本品在体外循环中曾发生血液凝固,故常与肝素合用,不宜单用。

2. 妊娠高血压　子痫前期及子痫时出现的溶血、血小板减少最终导致的弥散性血管内凝血,可能与 TXA_2 与 PGI_2 失衡有关。对严重的妊娠高血压,一般常规治疗无效时,采用依前列醇每分钟 8 ng/kg 静脉滴注能控制高血压,但对胎盘及脐带的供血无明显改善作用。

3. 缺血性心脏病　依前列醇对正常人有强大的扩张冠状血管及抗血小板聚集作用,但对心绞痛及心肌梗死未见有益作用。在行 PTCA 时应用本品,亦不能防止再狭窄发生。

4. 外周血管疾病　依前列醇对严重的外周血管病具有明显改善作用,如对下肢进行性闭塞性动脉硬化、慢性雷诺病及中心视网膜静脉栓塞的早期均能改善症状,如解除静息性疼痛,治愈缺血性溃疡,改善坏疽。开始用每分钟 2 ng/kg,逐渐增加到每分钟 10 ng/kg,静脉滴注,持续 72 h。小范围双盲研究表明,依前列醇改善临床症状的作用能持续较长时间,但其扩张血管及抗血小板作用则常于静脉滴注停止后迅速消失。

5. 血栓性血小板减少性紫癜　血栓性血小板减少性紫癜的特征是血小板减少、微血管病变、溶血性贫血、神经功能异常、发热及肾疾病。病变与血小板聚集性增强及体内 PGI_2 缺乏有关。应尽早给予依前列醇,且宜用最大耐受量。

该药制剂为粉针剂,每支 500 μg,另附 50 mL 甘氨酸缓冲液作为稀释剂。溶解后以每分钟 5 ng/kg

速度静脉滴注,一次用完。

【常见不良反应与处理】 依前列醇在静脉滴注过程中常见血压下降、心率增加、面红、头痛等。如血压下降过多,应减少剂量或暂停给药。本药可引起迷走反射增强(如心率缓慢并伴有苍白、出汗、恶心及腹部不适),可于数秒内消失。此外,还可引起颌痛、胸痛、血糖升高、嗜睡等。较大剂量可诱发血小板聚集,对冠状动脉疾病患者有可能引起心肌缺血。由于本品有强大的血管扩张及血小板抑制作用,因此患者如同时应用其他血管扩张药或抗凝血药会加强降血压效应,应予以注意。本品不良反应与剂量有关。最大滴注速度应控制在每分钟 4 ng/kg 以下。若在静脉滴注部位皮肤出现红斑,应加以注意。

四、环核苷酸磷酸二酯酶抑制药

双嘧达莫

【药理作用与作用机制】 双嘧达莫(dipyridamole, DPM)口服生物利用度为 27% ~ 59%,在肝代谢,经胆汁排出,少量自尿排出,消除半衰期约为 11 h。口服血浆峰浓度出现时间比静脉给药延迟 2 ~ 2.5 h。长期给药者,药物血浆峰浓度个体间相差可达 10 倍。因此长期用药者应密切观察临床抗血栓效应,必要时进行血药浓度监测。

双嘧达莫对血小板的作用机制尚未完全清楚。体外研究发现其对血小板黏附无影响,但能抑制血小板聚集,通过抑制环核苷酸磷酸二酯酶活性而增加血小板内 cAMP 的浓度,增强前列环素的作用。全血试验研究表明本品与阿司匹林在抗血小板聚集方面有协同作用,可能由于两药作用途径不同,双嘧达莫抑制红细胞 – 腺嘌呤核苷的摄取,兴奋腺苷酸环化酶,增加血小板 cAMP 含量,而阿司匹林则阻止血小板 TXA_2 的合成。

【临床应用与评价】

1. 人工心脏瓣膜术 双嘧达莫用于人工心脏瓣膜术后患者以防止血栓栓塞,使冠状动脉畅通,用于心肌梗死患者以预防再发作,宜与阿司匹林或华法林合用。单用本品的疗效尚有争议。

2. 脑血管障碍 对暂时性脑缺血或防止动脉粥样硬化血栓性脑梗死者,可采用双嘧达莫与阿司匹林伍用,但大样本临床观察未见其疗效优于单用阿司匹林。

3. 周围血管障碍 双嘧达莫 75 mg 及阿司匹林 330 mg,每日 3 次,延缓病程进展,且两药合用优于单用阿司匹林。

4. 血小板增多症 对原发性血小板增多症,给予肠溶片阿司匹林 325 mg 及双嘧达莫 100 mg,每日 3 次,有较好疗效。

5. 其他 对糖尿病性皮肤细胞坏死性损害、肾病晚期的肾小球肾炎的进行性膜增生,可试用阿司匹林和双嘧达莫,有些病例反应良好,其疗效与两药的抑制血小板作用有关。

双嘧达莫:片剂,25 mg;口服每次 25 ~ 100 mg,每日 75 ~ 300 mg;注射液,10 mg/2 mL,每次 10 mg,每日 2 次,深部肌内注射或稀释后静脉滴注。

【常见不良反应与处理】 双嘧达莫常见不良反应有胃肠不适、恶心、呕吐、腹泻、头痛、头晕、颜面潮红、身体虚弱以及皮疹。不良反应一般与剂量有关,过量或快速静脉注射可致血压下降。对极少数不稳定型心绞痛患者可能由于冠脉扩张,产生"窃血"现象而引起心绞痛,可用氨茶碱对抗。因此对低血压者及心肌梗死后血流动力学不稳定者不宜使用本品。

五、作用于血小板膜受体的药物

血小板膜上有 10 种糖蛋白受体,如 $GP I_a/II_a$、$GP I_b$、$GP I/II_a$、$GPIV$、$GP II_b/III_a$ 等。血小板的聚集作用通过 $GP II_b/III_a$ 受体实现。阿昔单抗系通过作用于血小板 $GP II_b/III_a$ 受体发挥抗血小板聚集作用的药物。

阿昔单抗

阿昔单抗(abciximab)又称 C7E3 Fab(C7E3 单克隆抗体)是血小板 $GP II_b/III_a$ 受体的人 – 鼠嵌合单克隆抗体。该药在体内消除较快,$t_{1/2\alpha}$ 仅 10 min,$t_{1/2\beta}$ 约 30 min。心绞痛患者静脉注射 0.15 ~ 0.3 mg/kg,经 2 h,血浆中药物仅存 5%,但与血小板结合的药物则可持续数日。抗 C7E3 的抗体仅有 5.2% 可检测到。

阿昔单抗通过与血小板膜上 $GP II_b/III_a$ 受体结合,抑制血小板聚集。应用 ^{125}I– 纤维蛋白原与受体结合实验,以放射标记的阿昔单抗 0.2 mg/kg 静脉滴注,结果表明,78% ~ 87% $GP II_b/III_a$ 受体被阻断,经 72 h 后恢复游离状态。应用实验犬冠状动脉栓塞及高度狭窄模型进行实验研究,结果发现阿昔单抗比阿司匹林及肝素更有效,能阻止再栓塞与狭窄,并减少死亡发生。但用药后血小板计数减少,出血时间延长。

阿昔单抗有引起出血的危险,临床仅用于严重病例,如不稳定型心绞痛、心肌梗死、溶栓治疗后及 PTCA 术后。对 PTCA 术后伴发的环形循环异常有明显消除作用。本品亦用于预防缺血并发症治疗。

阿昔单抗的主要不良反应为出血和血小板减少症。临床应用时给药剂量须个体化。用法为静脉缓慢注射一次 0.1 ~ 0.25 μg/kg，持续 1 min 以上。然后 10 μg/min，静脉滴注持续 12 ~ 24 h。

噻氯匹定（ticlopidine）通过与血小板膜上 GPⅡ$_b$/Ⅲ 受体结合，抑制血小板聚集，用于治疗短暂性脑缺血发作，每日 250 mg，疗程为 12 ~ 24 个月。

第五节　纤维蛋白溶解药

按照问世的年代，纤维蛋白溶解药分为三代。

一、第一代纤维蛋白溶解药

链 激 酶

链激酶（streptokinase，SK）于 1933 年被发现，1955 年开始用于临床，是 C 族 β 溶血性链球菌产生的一种蛋白质，相对分子质量为 47 000。现已用基因工程技术制备重组链激酶（recombinant SK，rSK）。链激酶本身无活性，对纤维蛋白溶酶原（纤溶酶原）亦无直接激活作用，而是通过间接机制激活纤溶酶原。其过程包括三个阶段：SK 与纤溶酶原结合形成复合物；该复合物中的纤溶酶原变构，转化成有活性的 SK-纤溶酶复合物；血液中的纤溶酶原激活，成为纤溶酶。生成的纤溶酶既可从血栓外部发挥溶栓作用，对于新形成的血栓，又可渗入内部产生溶栓作用。但血栓机化后，链激酶难以渗入血栓内部，而被存在于血液循环的大量纤溶酶抑制因子所中和。因此，在血栓形成性疾病应尽早应用链激酶。链激酶临床主要用于治疗各种急性栓塞，如肺栓塞、急性心肌梗死和动静脉血栓形成。

由于链球菌感染很普遍，人体内普遍存在抗链球菌抗体。当体内输入链激酶时，则发生抗原抗体反应而使链激酶失活。因此，在开始用药时必须给予足够的负荷量以中和抗体。

链激酶最常见的不良反应是出血。对于轻度出血，例如发生在穿刺、切口、外伤等部位的出血，可局部加压止血，继续进行治疗。对于严重自发性出血，应立即停药。对有活动性内出血或出血倾向者，链激酶属禁用药物。该药过量时，可用纤溶抑制剂 6-氨基己酸或纤维蛋白原对抗。

链激酶为异种蛋白，有抗原性，可引起过敏反应如皮疹，较少发生过敏性休克。用药开始时缓慢给药或预先应用泼尼松龙 25 mg，可以防止过敏反应发生。约有 1/4 患者用药后出现体温轻度升高。

链激酶为冻干针剂，应用时首先用负荷量 25 万 U，30 min 内滴完，以后按每小时 10 万 U 速度给药。治疗血栓形成或栓塞时通常给药 24 ~ 72 h。停药后若凝血酶时间降至正常值的 1/2 以下时，给予肝素，使凝血酶时间延长 20 ~ 30 s 为度。以后再改用口服抗凝血药。本品粉针剂用等渗氯化钠溶液或 5% 葡萄糖注射液配制，总量约 45 mL，须在 24 h 内应用。

尿 激 酶

尿激酶（urokinase，UK）是正常肾分泌的一种酶，从健康人新鲜尿中提取，为高度精制而成的冻干制剂。国外由人胚肾细胞培养和基因工程制备而得。尿激酶有单链和双链两种分子型，单链活性强。尿激酶是一种纤溶酶原激活因子，能直接激活纤溶酶原使之转化为有活性的纤溶酶。其溶栓效应、适应范围和疗效与链激酶基本一致。但尿激酶无抗原性，不引起过敏反应，临床最常见的不良反应是出血，注射部位血肿最常见。尿激酶主要用于急性心肌梗死和其他血栓性疾病，亦用于眼外伤性玻璃体积血，可促进凝血块吸收。

二、第二代纤维蛋白溶解药

组织型纤溶酶原激活物

组织型纤溶酶原激活物（tissue-type plasminogen activator，tPA）又称阿替普酶（alteplase），是一种丝氨酸蛋白酶，最初由人黑色素瘤细胞培养液提取，系由 527 个氨基酸组成的多肽单链，是被完全糖基化的蛋白酶，为内源性溶血栓药。现已用 DNA 重组技术生产，故称重组组织型纤溶酶原激活物（rtPA）。rtPA 的 $t_{1/2}$ 为 8 min。rtPA 对纤维蛋白有特殊的亲和力，当血栓形成时，rtPA 促进赖氨酸结合位点与纤维蛋白结合，使同时吸附在纤维蛋白上的纤溶酶原活化为纤溶酶，发挥巨大的溶解纤维蛋白的作用，使血栓溶解，但不引起全身性抗凝作用。与链激酶相比，rtPA 起效快，疗效好。其不良反应有恶心、呕吐、低血压和发热。当总量超过 150 mg 时，可引起致命性颅内出血。临床限定 rtPA 的使用总量不超过 100 mg。活动性出血、两个月内有外伤或手术史及有出血倾向者禁用。

阿 尼 普 酶

阿尼普酶（anistreplase）又称茴香酰化纤溶酶

原 – 链激酶激活剂复合物(anisoylated plasminogen-streptokinase activator complex，APSAC)，是将链激酶 – 纤溶酶原复合物经化学方法处理后所获得的改良型溶血栓药。APSAC 因其分子结构中的茴香酰基掩盖了活性位点，须在体内经过缓慢转化后才有活性。该药进入血液后可弥散到血栓部位，经去乙酰化作用而被激活，通过纤溶酶原的赖氨酸结合部位与纤溶酶原结合，使纤溶酶原活化成纤溶酶，发挥溶栓作用。APSAC 溶栓作用有选择性，较少引起全身性纤溶活性增强，出血少见，但因其结构中含 SK，故具抗原性，可引起过敏反应。

沙芦普酶

沙芦普酶(saruplase)又称单链尿激酶型纤溶酶原激活物(single chain urokinase type plasminogen activator，scu – PA)、单链尿激酶(single chain urokinase)和前尿激酶(pro – UK)，系由人尿、血液或某些条件培养液提取，近年来亦用基因工程技术制备重组单链尿激酶型纤溶酶原激活物(recombinant scu – PA，rscu – PA)。沙芦普酶对结合在纤维蛋白凝块上的赖氨酸纤溶酶原有高度的亲和力，经水解后转变成双链尿激酶(tcu – PA)，后者使纤溶酶原转变成纤溶酶，发挥溶栓作用。本品溶栓作用较强，无抗原性。

三、第三代纤维蛋白溶解药

第三代纤维蛋白溶解药是指正在开发或研制中的溶血栓药，旨在通过基因工程技术改良天然溶血栓药的结构，增强选择性溶栓作用，延长其 $t_{1/2}$，降低不良反应(表 16-4)。

表 16-4　研制开发中的溶血栓药

药物	作用
改造野生型 tPA	其溶栓效果较单纯天然型 tPA 增强了 3.5 倍，$t_{1/2}$ 由 4 min 延长到 25 min
组建嵌合型溶血栓药(chimerical plasminogen activator)	是将 tPA 和 scuPA 二级结构中的区域部分通过基因工程技术重组成"杂交型"的纤溶酶原激活药，溶栓效果较天然的 scu – PA 明显增强
单克隆抗体导向溶血栓药	其中的 C7E3 嵌合型抗体是血小板膜糖蛋白 GP II$_b$/III$_a$ 的单克隆抗体，能特异地阻断纤维蛋白原介导的血小板聚集，可抑制血栓形成，对防止溶栓后再梗死极为有效
葡萄球菌激酶(staphylokinase)	由某些金黄色葡萄球菌菌株培养液分离提取，现已用基因工程技术制备。葡萄球菌激酶对纤维蛋白及富含血小板血栓的溶解作用均较 SK 强

第六节　蛇毒酶类与蚓激酶

属于这类的抗血栓药包括蛇毒酶类及从蚯蚓内脏中提取的蚓激酶等。蛇毒酶类具有降低纤维蛋白原浓度、抗凝和溶栓等多种作用。蛇毒中含有多种毒素如神经毒素、出血毒素、细胞毒素和肌肉毒素等。高纯度制剂一般不良反应较轻，少数患者用药后有发热、过敏反应及出血倾向，有出血性疾病者禁用。

一、蛇毒酶类

常用蛇毒酶类见表 16-5。

表 16-5　常用蛇毒酶类

药物	作用特点
安克洛酶(ancrod)	系从马来西亚蝰蛇(*Calloselasma rhodostoma*)蛇毒中提取的单链糖蛋白，能裂解血浆纤维蛋白原，并能促使血管内皮细胞释放 tPA，有抗血小板作用，可预防血栓形成和溶解血栓。用于预防和治疗各种血栓性疾病
巴曲酶(batroxobin)	从美洲产的巴西矛头蝰蛇(*Bothrops atrox moojeni*)蛇毒提取，作用与安克洛酶相似，用于急性缺血性脑血管疾病、伴有缺血症状的慢性动脉闭塞症、突发性耳聋等
蕲蛇酶(acutase)	是从尖吻蝮蛇(*Deinagkistrodon acutus*)蛇毒分离纯化的凝血酶样制剂。促进纤维蛋白降解产物生成，抗血小板聚集，促进血栓溶解。用于防治脑血栓、心肌梗死、肺栓塞、深静脉血栓形成、外周动脉血栓等血栓性疾病
去纤酶(defibrinogenase)	系从尖吻蝮蛇蛇毒分离的凝血酶样制剂，作用特点和用途与蕲蛇酶相似

二、蚓激酶

蚓激酶(lumbrukinase)系从蚯蚓中提取的一种血栓溶解酶,有类似 tPA 的成分。可改善高黏滞血症、血小板凝集性。适用于血栓和栓塞性疾病,也适用于缺血性脑血管疾病的预防和治疗。无诱发高纤溶状态出血倾向的作用。

第七节 血容量扩充药

血容量扩充药主要用于抢救因循环血量减少引起的休克,以扩充血容量,改善微循环。这类药物包括全血、血浆及人工合成的血容量扩充药。人工合成的血容量扩充药主要有两类。一类是通过提高胶体渗透压发挥扩容作用的高分子化合物,如右旋糖酐、羟乙基淀粉和聚维酮;另一类是具有携氧和去除二氧化碳功能的血红蛋白代用品,如全氟碳乳剂及正在研制中的血红蛋白脂质体,以下仅介绍部分。

一、高分子化合物

右 旋 糖 酐

右旋糖酐(dextran)是蔗糖经肠膜明串珠菌(*Leuconostoc mesenteroides*)发酵产生的葡萄糖聚合物,再经水解分离得到不同平均相对分子质量的右旋糖酐。国内临床应用的右旋糖酐有三种,即右旋糖酐 70(dextran 70,中分子右旋糖酐,平均相对分子质量约 70 000)、右旋糖酐 40(dextran 40,低分子右旋糖酐,平均相对分子质量约 40 000)和右旋糖酐 10(dextran 10,小分子右旋糖酐,平均相对分子质量约 10 000)。国外尚有 dextran 1、60、75、110 等。相对分子质量超过 80 000 的右旋糖酐具抗原性,能增加血液黏稠度,且干扰血型鉴定和配血实验,故临床基本上不用。

【药理作用与作用机制】 右旋糖酐的药理作用包括:扩充血容量、渗透性利尿作用、抗血栓和改善微循环作用。右旋糖酐静脉注射后提高血浆胶体渗透压,扩充血容量。其扩充血容量的强度和持续时间取决于相对分子质量大小、总滴注量和滴注速度。相对分子质量小于 50 000 的右旋糖酐易从由毛细血管壁进入组织间液,也易经肾小球滤过而排出,故作用较弱,维持时间也较短。相对分子质量大的右旋糖酐 70 和右旋糖酐 40 与右旋糖酐 10 相比,扩容作用强而持久。右旋糖酐渗透性利尿作用与相对分子质量有关。右旋糖酐 10 易从肾排出,有强渗透性利尿作用。右旋糖酐 40 利尿作用较弱,右旋糖酐 70 和更大相对分子质量的右旋糖酐则几乎无此作用。

右旋糖酐抗血栓和改善微循环作用通过以下机制:①稀释血液;②覆盖于红细胞、血小板和胶原周围,降低血液黏度,减少血小板的黏附性和聚集活性;③抑制凝血因子Ⅱ、I 和Ⅲ的活性。右旋糖酐 10 抗血栓和改善微循环的作用强,右旋糖酐 40 次之,相对分子质量 70 000 以上的右旋糖酐几乎无这方面的作用。

【临床应用与评价】

1. 治疗低血容量休克,改善微循环和组织灌流量,其 10% 溶液的胶体渗透压略高于血浆蛋白渗透压,比相对分子质量更高的右旋糖酐能产生更大的血浆扩容作用。

2. 降低血浆黏度及抑制红细胞和血小板聚集作用,用以预防术后血栓性疾病。在体外循环中亦可作为主要液体。

【常见不良反应与处理】

1. 右旋糖酐经肾迅速排泄,使尿量减少,尿黏度增加,引起少尿甚至肾衰竭。因此,禁用于少尿患者。对脱水、少尿或无尿病例,应用本品前应预先纠正尿量。

2. 少数患者可发生过敏反应,如皮肤瘙痒、荨麻疹、支气管哮喘等,偶见发热反应,极少数可发生过敏性休克。反应多在开始滴注时发生,故开始滴注时速度应缓慢,并注意观察,发现症状,立即停止滴注。多次或长期使用者,可发生周期性药物热或持续性低热,少数患者出现淋巴结肿大、关节痛。

3. 大量输注可产生出血倾向,与凝血因子被稀释及血小板聚集活性降低有关。因此每日剂量不应超过 1 500 mL,失血超过 35% 时应与全血合用。

4. 充血性心力衰竭、血小板减少者禁用,肝、肾疾病患者慎用。

5. 右旋糖酐与卡那霉素、庆大霉素、巴龙霉素等合用,可增加肾毒性,与维生素 B_{12} 或双嘧达莫有配伍禁忌。

二、血红蛋白代用品

全氟碳乳剂

全氟碳乳剂(perfluorocorbon emulsion)又称全氟萘烷,系全氟化学制品的乳剂,含 14% 全氟萘烷和 6% 全氟三丙烷及乳化剂、非离子表面活性剂、电解质和葡萄糖等,由直径为 0.05～0.25 μm 的乳滴组成,性质稳定。

全氟碳乳剂在体内分布于单核吞噬细胞系统、肝、脾和其他脏器细胞中,存留时间长,在体内不代谢,主要由肺呼出。其在血液和组织中的半衰期与所用剂量有关。

全氟碳乳剂能吸收、转运、释放氧和二氧化碳。其在氧分压高时溶解氧,在氧分压低时释出氧,故可作为血红蛋白的代用品,但它们作血管内液只在氧合情况下才能生效,无血小板和凝血因子作用。实验还证明输注全氟碳乳剂有保护动物心肌作用。全氟碳乳剂临床应用领域:①用于各种大量失血,以暂时维持血容量;②治疗心肌梗死;③经皮腔内冠状动脉成形术(PTCA),作冠状动脉内输注,预防和减少心肌缺血;④外科患者术前矫治贫血,减轻脑贫血影响;⑤治疗镰状细胞危象;⑥治疗末梢血管病时的早期坏疽;⑦放、化疗前提高实体瘤中组织氧合程度,以提高放、化疗疗效等;⑧器官移植前对器官灌注和保存;⑨心肺转流手术时用于膜式氧合器,以及治疗呼吸衰竭等。

全氟碳乳剂的不良反应:① PTCA 期间灌注本品可产生心律失常(室性心动过速、心室颤动、心动过缓)、胸部不适、呼吸困难,血压下降、呼吸急促、咳嗽等,如预先将本品加温至 37℃,上述不良反应发生率可明显下降;②本品可抑制单核吞噬细胞系统,干扰免疫功能,诱发凝血时间延长和其他血液形态学改变;③本品可发生轻微的过敏反应,发生率为 1.2%,应先由静脉注入 0.5 mL 试验量,至少观察 10 min,确认无过敏反应,再由导管灌注。另外,该药在 6 个月内只能应用一次。

(王怀良)

数字课程学习

⬇ 教学 PPT　　✐ 思考题

第十七章　内分泌系统疾病临床用药

根据药物作用的选择性,内分泌系统疾病临床用药分别可拟似或拮抗下列内分泌腺体功能:下丘脑－垂体、垂体后叶、肾上腺皮质、胰岛、甲状腺、甲状旁腺和性腺等,本章重点介绍胰岛素和抗糖尿病药、甲状腺激素和抗甲状腺药。

第一节　糖尿病的临床用药

■ 重点内容提要

口服降血糖药包括:①用于胰岛 B 细胞功能尚存的 2 型糖尿病的磺酰脲类;②用于餐时血糖调节的促胰岛素分泌药(瑞格列奈、那格列奈)和 α- 葡糖苷酶抑制药(阿卡波糖);③用于肥胖和胰岛素抵抗 2 型糖尿病的双胍类(二甲双胍)和噻唑烷二酮类(罗格列酮、吡格列酮)。新型降血糖药如 GLP-1 类似物(艾塞那肽)、DPP-4 抑制剂(西格列汀)、SGLT-2 抑制剂(坎格列净)、胰淀粉样多肽类似物(普兰林肽)等的出现为糖尿病患者提供了新的用药选择。各类糖尿病的治疗中,胰岛素具有不可替代的作用,根据药效持续时间,胰岛素有短、中、长和混合制剂,胰岛素的临床应用包括:①终身连续用于 1 型糖尿病;②配合口服降血糖药用于治疗 2 型糖尿病;③配合辅助治疗,用于抢救糖尿病各种急性并发症。胰岛素抵抗可合并使用胰岛素增敏剂,包括噻唑烷二酮类和二甲双胍,并应用调血脂药、抗高血压药、减肥药、抗血小板药等进行辅助治疗。

一、概述

糖尿病是一种常见的慢性代谢性疾病,2019 年,全球约有 4.63 亿 20～79 岁成人患糖尿病,预计到 2045 年,糖尿病患者将达到 7.002 亿,新增加的糖尿病患者主要集中在中国和印度等发展中国家,我国已成为世界糖尿病患者最多的国家。糖尿病的并发症,如心脑血管病变、神经病变、失明、肾衰竭、肢体坏疽、昏迷等严重威胁人类健康和生命,给患者和社会带来沉重负担。

糖尿病的药物治疗与其分型和病理过程有密切联系,糖尿病的病理变化主要包括胰岛的病理变化和慢性并发症造成的血管改变。

(一)糖尿病的分型

1. **1 型糖尿病**　胰岛萎缩是 1 型糖尿病最为常见的改变,病程较长者胰腺体积及重量均变小。在病程早期,出现胰岛增生、肥大和 B 细胞空泡变性等变化,此时 B 细胞数量减少,提示胰岛素的分泌绝对缺乏。皱缩的胰岛细胞能分泌胰高血糖素、生长抑素和胰多肽等。

2. **2 型糖尿病**　2 型糖尿病患者胰腺病理变化一般不明显,早期 B 细胞数量增多,颗粒减少,常发生胰岛淀粉样变性(透明变化),提示胰岛负担加重,胰岛素分泌相对不足。2 型糖尿病患者胰岛素分泌功能障碍较轻,患者基础胰岛素分泌水平正常或增高。2 型糖尿病患者可分为肥胖型与非肥胖型,由于肥胖患者常伴有胰岛素受体不敏感,造成胰岛素耐受,患者中存在高胰岛素血症。

3. 其他特殊类型糖尿病　是在不同水平上(从环境因素到遗传因素或两者间的相互作用)病因学相对明确的一些高血糖状态。包括:胰岛 B 细胞功能的基因缺陷;胰岛素作用的基因缺陷;胰腺外分泌疾病,如胰腺炎、创伤/胰腺切除术、胰腺肿瘤等;内分泌疾病,如肢端肥大症、库欣综合征、胰高血糖素瘤等;药物或化学品所致的糖尿病,如糖皮质激素、甲状腺激素、烟酸、二氮嗪等;感染,如先天性风疹、巨细胞病毒感染等;不常见的免疫介导性糖尿病,如僵人综合征、抗胰岛素受体抗体等;其他与糖尿病相关的遗传综合征,如 Down 综合征、Klinefelter 综合征、Turner 综合征等。

4. 妊娠糖尿病　指妊娠期间发生的不同程度的糖代谢异常。不包括孕前已诊断或已患糖尿病的患者,后者称为糖尿病合并妊娠。

(二) 糖尿病的病理变化

1. 血管病变　糖尿病患者的血管病变非常广泛,一旦发生,发展迅速,不论大小血管(动脉、毛细血管和静脉)均可受累。在此基础上常并发多脏器病变,如心血管、脑、肾、眼底、神经、皮肤等。心血管病变的各种并发症,是糖尿病的主要致死原因。

2. 代谢异常　胰岛素及胰高血糖素对物质中间代谢的各个环节均有广泛影响。

(1) 糖代谢紊乱　胰岛素可促进葡萄糖载体转运葡萄糖进入肌肉和脂肪细胞,促进葡萄糖的利用。糖尿病胰岛素不足及胰高血糖素增多时,常发生葡萄糖进入细胞和葡萄糖利用障碍及葡萄糖生成增加。糖代谢紊乱最终导致以下临床表现:①高血糖及糖尿。②高渗透压(> 320 mmol/L)。③乳酸性酸中毒。

(2) 脂代谢紊乱　糖尿病患者常见脂代谢紊乱,且与血糖升高程度呈正比。当胰岛素严重不足时,可出现酮血症及酮尿,严重时可发生酮症酸中毒及昏迷。

(3) 蛋白质代谢紊乱　胰岛素不足时,蛋白质合成减少,分解增加。此时糖异生旺盛,肝摄取生糖氨基酸(丙氨酸、甘氨酸、苏氨酸、谷氨酸等)的能力增加,成为血糖升高的原因之一;另外,血浆中生酮氨基酸(亮氨酸、异亮氨酸和 α– 氨基丁酸)也成倍增多,在肝内脱氨生酮,成为酮症酸中毒的原因之一。

二、药物治疗原则

(一) 控制血糖

1. 1 型糖尿病　1 型糖尿病一经诊断就应开始胰岛素治疗,并需终身替代治疗,同时予以饮食及运动控制,口服降血糖药仅作为辅助治疗。由于患者残余胰岛 B 细胞数量和功能有差异,胰岛素治疗方案要注意个体化。

2. 2 型糖尿病　2 型糖尿病患者确诊后,如无应激状态(发热、感染、手术)应先予以饮食治疗,特别是肥胖和超重患者,更应严格控制饮食,并进行适当运动和体育锻炼。经饮食及运动控制,血糖仍未达标,则加用口服降血糖药治疗,可使血糖维持在正常范围,但若无效或应激状况时须用胰岛素治疗。

(1) 2 型糖尿病一经诊断,起始首选生活方式干预和二甲双胍(如果可以耐受)治疗,除非有二甲双胍的禁忌证。

(2) 在新诊断的 2 型糖尿病患者中,如有明显的高血糖症状和(或)血糖及糖化血红蛋白(HbA1c)水平明显升高,一开始即考虑胰岛素治疗,加或不加其他药物。

(3) 如果最大耐受剂量的非胰岛素单药治疗在 3 ~ 6 个月内不能达到或维持 HbA1c 目标,加第二种口服药物、胰高血糖素样肽 –1(GLP–1)受体激动药或胰岛素。

(4) 药物的选择应该用以患者为中心的方案指导。考虑的因素包括有效性、花费、潜在的副作用、对体重的影响、伴发疾病、低血糖风险和患者的喜好。

(5) 由于 2 型糖尿病是一种进行性疾病,大多数 2 型糖尿病患者最终需要胰岛素治疗。

(二) 胰岛素抵抗的药物防治

胰岛素抵抗(insulin resistance,IR)是指胰岛素作用的靶组织(肝、骨骼肌、脂肪组织等)对胰岛素的敏感性下降,导致超常量胰岛素才能引起正常量反应的一种状态,常常伴有高胰岛素血症。IR 的发病原因非常复杂,目前还不十分清楚。很多病理状态都存在 IR,包括 2 型糖尿病、糖耐量减低、高血压、肥胖、血脂代谢紊乱、冠心病、微量白蛋白尿等。上述疾病可以先后发生或同时出现,可统一命名为代谢综合征(metabolic syndrome)。

1. 基础治疗　基础治疗包括:通过饮食控制和适当运动来控制体重,运动可明显增加外周靶组织对胰岛素的敏感性,促进葡萄糖的利用;改善不良生活习惯,戒烟和酒、避免经常熬夜;定期随访、检查,精确检测胰岛素敏感性是药物治疗的根据。

2. 药物治疗

(1) 胰岛素增敏剂(insulin sensitizer)　胰岛素增敏剂主要包括噻唑烷二酮类和二甲双胍。

1）噻唑烷二酮类　能显著改善胰岛素敏感性，从而改善糖耐量。

2）二甲双胍　除显著改善糖耐量外，还有肯定的增敏效应。本药还具有控制高胰岛素血症、调血脂、降血压、抗血小板聚集和不增加体重等优点。

（2）调血脂药　游离脂肪酸（FFA）释放抑制剂有两类：

1）烟酸及其衍生物　阿昔莫司（acipimox）（乐脂平）可显著降低血清 FFA 水平，改善胰岛素敏感性，副作用较少。

2）苯氧酸类调血脂药　氯贝丁酯（clofibrate）可同时降低 FFA 和血糖；苯扎贝特（bezafibrate）可减少糖尿病患者胰岛素用量；非诺贝特（fenofibrate）可降低血清三酰甘油和 FFA 水平，并提高胰岛素效应。

（3）抗高血压药　有肯定增敏效果的有 ACEI 类药物和血管紧张素 Ⅱ 受体拮抗药（氯沙坦）；α 受体拮抗药可能有改善胰岛素抵抗的作用；长效钙拮抗药可能有改善胰岛素抵抗的作用，短效钙拮抗药因为可以引起血压波动，导致交感神经兴奋，有可能加重胰岛素抵抗。利尿药和 β 受体拮抗药可明显加重血脂紊乱，加重胰岛素抵抗，因此不宜使用。

（4）减肥药　除减轻体重外，还可改善胰岛素敏感性，缓解糖代谢紊乱，并有降血压、降血脂的作用。目前批准使用的减肥药只有一类：胃肠脂肪酶抑制剂，如奥利司他（orlistat）（赛尼克）通过减少食物脂肪吸收来达到减肥目的。曾经广泛应用的食欲抑制药：5-HT 再摄取抑制药如西布曲明（sibutramine）（曲美、诺美亭）可能增加心血管疾病风险，减肥治疗的风险大于效益，已经全面撤市。

（5）抗血小板药　心血管危险因素增加的 1 型及 2 型糖尿病患者（10 年风险 > 10%），考虑阿司匹林一级预防治疗（剂量 75 ~ 162 mg/d）。这包括大部分男性 > 50 岁或女性 > 60 岁，并至少合并一项其他主要危险因素（脑血管疾病家族史、高血压、吸烟、血脂异常或蛋白尿）。有脑血管疾病病史的糖尿病患者用阿司匹林（剂量 75 ~ 162 mg/d）作为二级预防治疗。有阿司匹林过敏史的脑血管疾病患者，应该使用氯吡格雷（剂量 75 mg/d）。发生急性冠脉综合征后，阿司匹林（剂量 75 ~ 162 mg/d）联合氯吡格雷（剂量 75 mg/d）治疗一年是合理的。

（6）其他药物　α-葡糖苷酶抑制药：如阿卡波糖、伏格列波糖等，可以明显降低餐后高胰岛素血症和提高胰岛素敏感性。某些微量元素，如铬、钒、硒等，具有类胰岛样作用，能增强胰岛素作用和减少糖尿病患者的胰岛素用量。

（三）糖尿病并发症的药物治疗

随着糖尿病发病率的增高，糖尿病的并发症也越来越多见。糖尿病的并发症分为：①急性并发症：发病紧急，病情危重，死亡率较高，必须及时诊断和抢救。包括糖尿病酮症酸中毒、高渗性糖尿病昏迷、乳酸性酸中毒和低血糖昏迷，上述并发症可合并出现，病情更加危重，需要采用综合措施抢救。②慢性并发症：造成心脏、血管、肾、眼等重要器官和组织的严重损伤，其治疗应遵循糖尿病的一般治疗原则，目前尚无特效方法。

1. 糖尿病酮症酸中毒（diabetic ketoacidosis, DKA）　多并发于 1 型糖尿病，应激时体内胰岛素不足，胰岛素拮抗激素升高，造成包括高血糖、高血酮、代谢性酸中毒、电解质紊乱等的综合征。可出现昏迷，心、脑、肾功能紊乱。胰岛素问世后 DKA 死亡率明显下降。治疗措施包括：

（1）补液　补液是抢救 DKA 极其关键的措施，胰岛素的效应在组织灌注改善后才能发挥。在补液中除注意大量补充所失水（5 ~ 6 L）外，还需补充电解质（钠、钾、氯、钙、磷），24 h 内补入氯化钾 3 ~ 6 g，可合并相应抗休克措施。

（2）胰岛素治疗　迅速用胰岛素纠正糖和脂肪代谢紊乱，多采用小剂量速效胰岛素治疗，一般采用 5 U/h 静脉滴注。

（3）纠正酸中毒　轻、中度 DKA 经过补液和胰岛素治疗后酸中毒可自行缓解，当 pH 低于 7.0 或 7.1 时应输入碳酸氢钠 50 mmol/L（5% 碳酸氢钠 84 mL）。

2. 高渗性非酮症糖尿病昏迷（hyperosmolar nonketotic diabetic coma, HNDC）　常由摄水不足或失水过多、应激、高营养和高糖摄入和药物（糖皮质激素、苯妥英钠、氯噻嗪、呋塞米等）引起的严重高血糖导致。HNDC 属急重病症，但起病隐匿，变化快，误诊率和死亡率很高。

（1）补液　HNDC 常发生严重的脱水和高血糖，根据中心静脉压积极进行补液。应进行双通道静脉生理盐水输液，或同时鼻饲温水补液。

（2）小剂量胰岛素　胰岛素按 4 ~ 6 U/h 静脉滴注，胰岛素剂量不宜过大，给药速度不宜过快，以免引起血糖剧烈下降。

（3）补钾　由于渗透性利尿，钾离子排出增多和钾离子在胰岛素作用下随葡萄糖一起向细胞内转移，使机体处于低钾血症状态。以每小时尿量调整补钾剂量。

(4) 其他对症措施 对合并乳酸性酸中毒者可给予等渗碳酸氢钠。去除诱因,给予抗生素以预防和治疗感染。

3. 糖尿病乳酸性酸中毒(lactic acidosis,LA)常发生于老年 2 型糖尿病且常伴有严重的心血管、脑、肾的病变患者。糖尿病患者饥饿时丙酮酸脱氢酶(pyruvate dehydrogenase,PDH)活性降低,大量丙酮酸转变为乳酸,如果并发肝、肾功能不全,再服用促葡萄糖无氧酵解的双胍类药物极易引起乳酸性酸中毒。

(1) 消除病因 停用双胍类药物,应用小剂量胰岛素使酮体和血糖降低。

(2) 纠正酸中毒 输入生理盐水和等渗碳酸氢钠,一般采用生理盐水葡萄糖溶液加用胰岛素和碳酸氢钠进行静脉滴注。注意纠正循环衰竭,除了补充液体外,中心静脉压过高时,需注射呋塞米。

(四)口服降血糖药治疗失效的对策

1. 原发性失效 多见于肥胖的 2 型糖尿病患者,在严格饮食控制及体育疗法时,最大剂量的磺酰脲类药物 1 个月仍未能控制病情者。如使用第一代磺酰脲类药物失效者,可改服第二代药物,或加用双胍类降血糖药、α- 葡糖苷酶抑制药或噻唑烷二酮类药;如仍无效,则可酌情改用胰岛素治疗。

2. 继发性失效 是指在口服足量磺酰脲类降血糖药,开始治疗时效果满意,之后疗效逐渐减弱,最后失效,并持续 3 个月以上者。继发性失效可能是由于获得性的 B 细胞对葡萄糖浓度识别能力降低所致。继发性失效的发生率为 5%~15%。继发

性失效者可加服双胍类药物,也可用芬氟拉明治疗,严重者可联合或改用胰岛素治疗。但不宜采用两种磺酰脲类药物或两种双胍类药物合用的重叠治疗方法。

3. 应激状态造成糖尿病的病情加重 当发热或感染较重时,改用胰岛素治疗。

三、临床常用药物

目前 70%~80% 的 2 型糖尿病患者采用口服降血糖药治疗。口服降血糖药主要有磺酰脲类、格列奈类、双胍类、噻唑烷二酮类、α- 葡萄糖苷酶抑制剂和二肽基肽酶抑制剂。注射制剂有胰岛素及胰岛素类似物、胰高血糖素样肽 -1 受体激动药和胰淀粉样多肽抑制剂。在饮食和运动不能使血糖达标时应及时应用降血糖药治疗。

(一)口服降血糖药

1. 磺酰脲类降血糖药 磺酰脲类是 20 世纪 50 年代中期第一个问世的口服降血糖药,目前已经研发出三代磺酰脲类降血糖药。它们有着共同的作用机制、适应证和禁忌证,但其代谢过程、作用强度、作用时间及副作用各有差异。临床上常用的第一、二、三代磺酰脲类药物见表 17-1。

(1) 第一代磺酰脲类降血糖药

甲苯磺丁脲

甲苯磺丁脲(tolbutamide)(甲糖宁,D-860)是临床上最常用的第一代磺酰脲类药物,作用最快、最弱、最短,近期疗效达 70%~80%。甲苯磺丁脲不良

表 17-1 常用磺酰脲类降血糖药

药物	最大剂量(mg/d)	高峰时间(h)	半衰期(h)	持续时间(h)	降血糖作用特点	低血糖反应
第一代						
甲苯磺丁脲	3 000	3~4	4.5~6.5	6~12	最弱、快、短	少见
第二代						
格列本脲	20	2~5	10	16~24	强大持久	常见
格列齐特	320	2~6	10~12	24	较温和而持久	大剂量出现
格列吡嗪	30	1~2.5	2~4	12~24	稳定而明显	少见
格列喹酮	180	2~3	1~2	8	短(胆道排泄)	少见,轻度肾功能不全可用
格列波脲	100	2~4.5	8	24	缓和稳定,易耐受	少见,体重增加
第三代						
格列美脲	6	2~3	5~8	16	缓和稳定,易耐受	少见

反应小,多数患者无不良反应,但长期服用可引起厌食、恶心、呕吐、腹胀、便秘或腹泻等。必要时与双胍类药物联合应用。

(2) 第二代磺酰脲类降血糖药

格 列 本 脲

格列本脲(glibenclamide)(优降糖)是最早应用于临床的第二代磺酰脲类降血糖药,目前仍被广泛应用。其降糖作用强大,约为甲苯磺丁脲的 200 倍,持续时间较长,易引起低血糖反应,甚至导致严重或顽固性低血糖。对于老年人、肝肾功能不全者应慎用或不用。

格 列 齐 特

格列齐特(gliclazide)(达美康、甲磺吡脲)降血糖作用比格列本脲低,根据血糖及尿糖变化调整剂量,最大剂量不超过 320 mg/d。老年患者用量可小些,一般用 80 mg/d 即可,用量过大可导致低血糖。

格 列 吡 嗪

格列吡嗪(glipizide)(美吡达)降血糖效果稳定,有效率达 88%,对老年糖尿病患者的降血糖效果较好,对其他口服降血糖药无效者,改用本药仍 50% 有效。此药具有吸收迅速、降血糖作用明显和发生低血糖危险较少等优点。最大剂量不超过 30 mg/d。老年患者不超过 20 mg/d 为宜。

格 列 喹 酮

格列喹酮(gliquidone)(糖适平)主要特点是半衰期短,作用时间短,因而长期使用不会因药物蓄积而发生低血糖。95% 从胆道经肠道排泄,仅 5% 经肾排泄,伴有肾功能不全的患者也可使用,这是本药最突出的特点。

格 列 波 脲

格列波脲(glibornuride)(克糖利)疗效稳定,作用缓和,耐受性好,对格列本脲继发失效的患者,改服此药后仍大部分有效。此药降血糖的强度是甲苯磺丁脲的 40 倍,格列本脲的 1/5 左右。服用此药可引起体重增加,应强调在用药期间严格控制饮食。

(3) 第三代磺酰脲类降血糖药

格 列 美 脲

格列美脲(glimepiride)(亚莫利)效价强度最大,起效快,持续时间长,疗效稳定,作用缓和,毒性低,耐受性好,具有促进胰岛素分泌及改善胰岛素抵抗的双重作用,不仅降低血糖,亦能改善血小板功能。每片 1 mg 或 2 mg,起始剂量为 1 mg,每日 1 次。最大推荐剂量为每日 6 mg。

【药理作用与作用机制】 磺酰脲类降血糖药降低正常人血糖,对胰岛功能尚存的患者有效,而对胰岛素依赖型糖尿病(IDDM)或严重糖尿病患者及切除胰腺之动物无作用。其机制有:①刺激胰岛 B 细胞释放胰岛素。胰岛 B 细胞膜含有磺酰脲受体及与之相偶联的 ATP 敏感的钾通道,以及电压依赖性的钙通道。当磺酰脲类药物与其受体结合后,可阻滞 ATP 敏感的钾通道而阻止钾外流,致使细胞膜去极化,增强电压依赖性钙通道开放,促进胞外钙内流。胞内游离钙浓度增加后,触发胰岛素的释放。②增加胰岛素与靶组织及受体的结合能力。长期服用且胰岛素已恢复至给药前水平的情况下,其降血糖作用仍然存在,这可能与其增加靶细胞膜上胰岛素受体的数目和亲和力有关。③通过激活糖原合成酶和 3- 磷酸甘油脂肪酰转移酶,促进葡萄糖的利用及糖原和脂肪的合成。

【临床应用与评价】 磺酰脲类降血糖药临床应用已 60 多年,降血糖效果确切,不同的磺酰脲类降血糖效果强度顺序为:格列美脲 > 格列本脲 > 格列吡嗪 > 格列波脲、格列喹酮、格列齐特 > 甲苯磺丁脲。临床上经剂量调整可使每片降血糖药效果基本相当。

1) 适应证 磺酰脲类降血糖药临床上多用于尚有一定胰岛素分泌功能,经饮食治疗和运动治疗效果不满意的 2 型糖尿病患者。适应证包括:①非肥胖 2 型糖尿病、病程较短、经饮食和运动治疗血糖控制不满意者;②肥胖 2 型糖尿病患者,对双胍类降血糖药不能耐受或血糖控制不满意者;③病程较长的 2 型糖尿病和缓慢发病的 1 型糖尿病患者,胰岛素和 C 肽释放试验证实胰岛尚有一定分泌功能者;④与胰岛素及其他类降血糖药联合应用于磺酰脲类降血糖药失效者。

2) 禁忌证 禁用于严重糖尿病患者或出现严重情况者,包括:①青少年发病的 1 型糖尿病患者;②胰岛 B 细胞功能几乎完全损害、病程较长的 2 型糖尿病患者,此类患者磺酰脲类药物治疗不仅无效,还可加重胰岛 B 细胞衰竭,诱发酮症酸中毒;③伴有酮症酸中毒、高渗性昏迷和乳酸性酸中毒者;④应激状态,有严重感染、外伤、手术、妊娠、分娩者;⑤严重心、肝、肾、脑等急慢性并发症;⑥对磺酰脲类或磺胺类药过敏,有严重不良反应者,如黄疸、造血系统抑制、白细胞缺乏。

【常见不良反应与处理】 各种磺酰脲类药物的不良反应有差异,但毒性反应都较小,常见的不良反应有:

1) 低血糖反应 为磺酰脲类降血糖药最常见的不良反应,可诱发冠心病患者的心绞痛和心肌梗死,亦可引起脑血管意外。严重而持久的低血糖可引起昏迷,甚至死亡。反复低血糖可造成神经系统的不可逆性损害。因此,老年人和肝肾功能不全者,药物的代谢和排泄较慢,应警惕低血糖的发生。格列本脲降血糖作用持续时间较长,易发生低血糖反应,甚至导致严重而持久的低血糖。格列齐特也有引起严重低血糖的报道。格列吡嗪、格列喹酮半衰期和作用时间较短,较安全。

2) 消化系统反应 少数患者可有上腹不适、恶心、腹泻、肝功能损害等。

3) 过敏反应 偶见皮疹、荨麻疹、皮肤瘙痒及面部潮红,罕见严重过敏反应。

4) 血液系统 第一代磺酰脲类药物可见白细胞、粒细胞及全血细胞减少,第二代磺酰脲类药物罕见。

5) 其他 格列本脲有利尿作用,偶见夜尿多。甲苯磺丁脲可暂时性抑制甲状腺功能,偶见甲状腺功能减退。

【药物相互作用】

1) 拮抗作用 对抗磺酰脲类药物降血糖作用的药物,如糖皮质激素、口服避孕药能抑制胰岛素受体的敏感性;噻嗪类利尿药、呋塞米、苯妥英钠等能抑制胰岛 B 细胞释放胰岛素;甲状腺素、肾上腺素、胰高血糖素、烟酸等能对抗胰岛素的降血糖作用。

2) 协同作用 加强磺酰脲类药物降血糖作用的药物:氯霉素、双香豆素、保泰松、某些磺胺类药是肝药酶抑制药,能竞争抑制肝中的氧化酶,从而抑制磺酰脲类的代谢,使其在血液中浓度增高而导致低血糖;保泰松、水杨酸类、吲哚美辛、青霉素、磺胺类等能与磺酰脲类竞争性与血浆蛋白结合,使血液中游离的磺酰脲类药物增多,从而加强其降血糖作用;普萘洛尔、胍乙啶等能抑制儿茶酚胺和胰高血糖素的肝糖原分解和糖异生作用,作用与磺酰脲类药物相同。

2. 非磺酰脲类促胰岛素分泌药 又称餐时血糖调节药,它通过阻断 ATP 敏感性钾通道(K_{ATP}),能促进胰岛 B 细胞在第一时相分泌胰岛素。这类药物主要包括:

瑞格列奈

瑞格列奈(repaglinide)(诺和龙)吸收迅速,很快达到治疗浓度;代谢快,作用持续时间较短。因此瑞格列奈一般在每次主餐前服用,服药即刻就可以增强餐时胰岛素的分泌反应。瑞格列奈最常使用的起始剂量为每餐 0.5 mg。可逐渐增大剂量为每餐 1.2 mg,最高可达每餐 4 mg。瑞格列奈的不良反应较少,不增加患者体重,与其他降血糖药合用时可出现低血糖。

那格列奈

那格列奈(nateglinide)餐前服用可降低餐后血糖,使早期 2 型糖尿病患者在餐后 15 min 内的胰岛素分泌明显增加,在 3~4 h 内恢复至基础水平,不会出现明显的餐后高胰岛素血症。常用剂量为餐前 30 min 内口服 120 mg,如反应不佳可加至 180 mg,老年患者无须调整剂量。那格列奈可与双胍类药物或胰岛素增敏剂合用,剂量可减少。

3. 双胍类降血糖药 双胍类降血糖药(biguanides)在 20 世纪 50 年代后期开始应用于临床,目前在临床被广泛使用。常用双胍类降血糖药包括:

二甲双胍

二甲双胍(metformin)(甲福明)是广泛使用的双胍类降血糖药,一般每日剂量为 500~1 500 mg,老年人应减量,每日 2~3 次,餐时或餐后服用。服用后经胃肠道吸收,2 h 达血药峰浓度,基本不与血浆蛋白结合,在肝内不被代谢,在尿中以原形排出,血浆半衰期为 1.7~4.5 h,在 12 h 内清除 90%。胃肠道反应较小,不易诱发乳酸性酸中毒,但禁忌证患者大量服用时也可发生。

苯乙双胍

苯乙双胍(phenformin)(苯乙福明)当剂量较大(125~150 mg/d)时较易诱发乳酸性酸中毒。肝、肾功能不全者、心肺疾病及缺氧的糖尿病患者不宜使用本药。

【药理作用与作用机制】 双胍类不刺激胰岛 B 细胞分泌胰岛素,不升高胰岛素水平,对正常人无降糖作用,但可有效降低糖尿病患者的血糖,其主要作用机制包括:①抑制肝糖异生,减少肝葡萄糖的输出;②抑制肠道葡萄糖的吸收;③增加外周胰岛素靶组织对葡萄糖的摄取和利用;④增加糖尿病患者对胰岛素的敏感性;⑤可降低血浆胆固醇、三酰甘油和前β脂蛋白水平。

【临床应用与评价】 双胍类降血糖药适应证包括:①中年以上肥胖2型糖尿病患者,经严格饮食控制和运动治疗不满意时,应首选此类药物;②非肥胖2型糖尿病患者与磺酰脲类或α-葡糖苷酶抑制药合用可增强降血糖效果;③接受胰岛素治疗者,血糖波动大或胰岛素用量大,有胰岛素抵抗者可合用双胍类药物;④糖耐量受损或空腹血糖受损者,使用双胍类药物可防止和延缓其发展为糖尿病;⑤青少年2型糖尿病患者,尤其是肥胖和超重者。

【常见不良反应与处理】

(1) 消化道反应 口苦、恶心、呕吐、食欲不振、腹痛、腹泻等。

(2) 高乳酸血症 可危及生命,与药物增加糖的无氧酵解而不增加有氧氧化有关,尤其以苯乙双胍的发生率高。二甲双胍的高乳酸血症发生率仅为苯乙双胍的1/40～1/20,因此二甲双胍较常用。

(3) 1型糖尿病或中、重度2型糖尿病患者,或有酮症酸中毒、高渗性昏迷,重度心、肝、肾、眼并发症及周围动脉闭塞伴坏疽者,此时必须用胰岛素治疗。

(4) 伴有重度感染、高热、创伤、手术、妊娠、分娩、慢性营养不良、消瘦、心力衰竭及其他缺氧性疾病等。

(5) 有肝肾功能损害者不宜使用,以免发生乳酸性酸中毒。

4. α-葡糖苷酶抑制药 α-葡糖苷酶抑制药是20世纪90年代初研制的新一类降血糖药,能竞争性抑制小肠内α-葡糖苷酶的活性,抑制淀粉、蔗糖、麦芽糖的分解,使葡萄糖的吸收减慢,延缓或抑制葡萄糖在肠道吸收,有效降低餐后高血糖,且不升高血浆胰岛素水平。该类药不抑制营养物质(蛋白质和脂肪)的吸收,具有缓解餐后高胰岛素血症的作用,因此可减少脂肪组织和三酰甘油水平。该类药物研制成功为糖尿病口服降血糖药治疗开辟了新途径。

阿 卡 波 糖

阿卡波糖(acarbose)(拜糖平)可为2型糖尿病的首选药物,也可与磺酰脲类或双胍类合用,还可与胰岛素联合使用。其降血糖作用较为理想,尤其是降低餐后血糖。空腹血糖≤11.1 mmol/L的2型糖尿病患者,可在饮食控制和运动治疗的同时单用阿卡波糖。对于空腹或餐后血糖明显升高者,可与磺酰脲类或双胍类合用。1型糖尿病患者,阿卡波糖

联合胰岛素治疗,可减少胰岛素用量和稳定血糖。

阿卡波糖的使用应从小剂量开始,起始剂量25～50 mg,每日3次,于开始进餐时或与头几口饭同时嚼碎吞下。若无胃肠反应,可逐渐增加用量,一般150 mg/d可取得较满意效果,最大剂量300 mg/d。

服药早期可出现腹胀或腹泻,约3%患者因不耐受而停用。本药较少引起低血糖,但与磺酰脲类、双胍类或胰岛素联合使用时应注意低血糖的发生,发作时应静脉注射葡萄糖。有严重胃肠疾病和功能紊乱、肝肾功能障碍、恶性肿瘤、酗酒者禁用。妊娠期妇女不宜应用,哺乳期妇女应停止哺乳。

米 格 列 醇

米格列醇(miglitol)药理机制与阿卡波糖相似,不同的是米格列醇在小肠中几乎被完全吸收。米格列醇能有效降低1型糖尿病和2型糖尿病患者的血糖。治疗剂量为50～100 mg,每日3次,餐中服。该药与阿卡波糖的吸收和排泄有所不同,但总的临床效果和不良反应类似。较大剂量会产生吸收不良、腹胀和腹泻等。

5. 噻唑烷二酮类药物 噻唑烷二酮类(thiazolidinediones,TZDs)也称格列酮类,是一类胰岛素增敏剂,增加胰岛素在外周组织的作用,包括罗格列酮(rosiglitazone)、吡格列酮(pioglitazone)、环格列酮(norglitazone)、噻格列酮(ciglitazone)、恩格列酮(englitazone)。

【临床应用及评价】 噻唑烷二酮类药物适用于2型糖尿病患者,特别是胰岛素抵抗者,此时可单独使用,或与其他口服降血糖药以及胰岛素合用。各种噻唑烷二酮类药物均可降低患者的空腹血糖和糖化血红蛋白水平,使用最大剂量的二甲双胍仍不能控制血糖的2型糖尿病患者可联合使用。

【不良反应及处理】

(1) 过敏反应 对噻唑烷二酮类药物过敏者禁用。

(2) 肝损伤 肝功能不全者禁用。

(3) 可使绝经前和无排卵的女性恢复排卵,女性患者应注意避孕;妊娠期和哺乳期妇女应避免用药。

(4) 本类药物可引起水钠潴留和水肿,充血性心力衰竭患者慎用本药。

(5) 仅在胰岛素存在下发挥作用,不宜单用于1型糖尿病,酮症酸中毒者禁用。

(二) 新型降血糖药

1. 胰高血糖素样肽-1受体激动剂和二肽基

肽酶-4抑制剂　胰高血糖素样肽-1（glucagon-like peptide 1，GLP-1）是一种肠高血糖素，由肠道 L 细胞分泌。GLP-1 由胰高血糖素原基因表达，在胰岛 A 细胞中，胰高血糖素原基因的主要表达产物是胰高血糖素，而在肠黏膜的 L 细胞表达的为 GLP-1。GLP-1 具有保护 B 细胞的作用，GLP-1 可作用于胰岛 B 细胞，促进胰岛素基因的转录、胰岛素的合成和分泌，并可刺激胰岛 B 细胞的增殖和分化，抑制胰岛 B 细胞凋亡，增加胰岛 B 细胞数量。此外，GLP-1 还可作用于胰岛 A 细胞，强烈地抑制胰高血糖素的释放，并作用于胰岛 D 细胞，促进生长抑素的分泌，生长抑素又可作为旁分泌激素参与抑制胰高血糖素的分泌。GLP-1 可通过多种途径产生降低体重的作用，包括抑制胃肠道蠕动和胃液分泌，抑制食欲，延缓胃内容物排空；GLP-1 还可作用于中枢神经系统（特别是下丘脑），从而使人产生饱胀感和食欲下降。

然而，GLP-1 在体内可迅速被二肽基肽酶-4（dipeptidyl peptidase 4，DPP-4）降解而失去生物活性，$t_{1/2} < 2$ min，从而限制其临床应用。最近上市的长效 GLP-1 受体激动药艾塞那肽、利拉鲁肽及口服 DPP-4 抑制剂西格列汀为 2 型糖尿病的治疗提供了新的用药选择。

艾 塞 那 肽

艾塞那肽（exenatide）（百泌达）是第一个获准上市的 GLP-1 受体激动药。艾塞那肽最初在钝尾毒蜥中发现，其氨基酸序列与人类 GLP-1 部分重叠，可结合并激活 GLP-1 受体，作用与内源性 GLP-1 相似；与 GLP-1 不同的是艾塞那肽不被 DPP-4 降解。艾塞那肽促进胰岛 B 细胞葡萄糖依赖性地分泌胰岛素，抑制胰高血糖素过量分泌，并且能够延缓胃排空。该药在不引起低血糖和增加体重的基础上治疗 2 型糖尿病。临床仅用于皮下注射，适用于服用二甲双胍、磺酰脲类、噻唑烷二酮类、二甲双胍和磺酰脲类联用、二甲双胍和噻唑烷二酮类联用不能有效控制血糖的 2 型糖尿病患者的辅助治疗，以控制血糖。最常见的不良反应是胃肠道反应，如恶心、呕吐、腹泻等。其禁忌证包括严重的胃肠道疾病和明显的肾功能不全。

利 拉 鲁 肽

利拉鲁肽（liraglutide）（诺和力）是通过基因重组技术，利用酵母生产的 GLP-1 类似物，与人 GLP-1 具有 97% 的序列同源性。利拉鲁肽激动 GLP-1 受体导致 cAMP 增加，以葡萄糖浓度依赖的模式刺激胰岛素分泌，同时以葡萄糖浓度依赖的模式降低过高的胰高血糖素分泌。其降血糖机制还包括轻微延长胃排空时间，可通过减轻饥饿感和能量摄入，降低体重和体脂量。利拉鲁肽仅用于皮下注射给药，作用持续时间为 24 h，适合每日一次的给药方案。其作用时间延长的机制包括：使吸收减慢的自联作用；与白蛋白结合；对 DPP-4 和中性内肽酶具有更高的酶稳定性，从而具有较长的血浆半衰期。适用于单用二甲双胍或磺酰脲类药物最大可耐受剂量治疗后血糖仍控制不佳的患者，与二甲双胍或磺酰脲类药物联合应用。与磺酰脲类药物联用时，应当考虑减少磺酰脲类药物的剂量以降低低血糖的风险。

西 格 列 汀

西格列汀（sitagliptin）是第一个获准上市的 DPP-4 抑制剂。它主要通过与 DPP-4 活性部位的 205 位和 206 位谷氨酸形成盐桥，从而抑制 DPP-4 的活性，肠降血糖素经 DPP-4 的降解减少，GLP-1 和葡萄糖依赖性促胰岛素激素（glucose-dependent insulinotropic polypeptide，GIP）的功能增强，增加葡萄糖依赖性胰岛素释放，并降低循环中胰高血糖素水平。本药口服后 1~4 h 达血药峰浓度，$t_{1/2}$ 为 12.4 h。因西格列汀的作用完全依赖于内源性 GLP-1 的分泌，故不适用于 GLP-1 分泌障碍者。

2. 钠-葡萄糖协同转运蛋白 2 抑制剂　肾对葡萄糖的重吸收与钠-葡萄糖协同转运蛋白 2（sodium-glucose cotransporter 2，SGLT-2）密切相关。葡萄糖的重吸收首先由分布于肾小管上皮细胞膜管腔侧的 SGLT-2 以主动方式逆浓度梯度将小管液中的葡萄糖转运至细胞内，进而再被分布于上皮细胞基底膜侧的葡萄糖转运蛋白 2（GLUT-2）以易化扩散方式顺浓度梯度将葡萄糖转运至周围毛细血管网中，从而完成肾小管对葡萄糖的重吸收。SGLT-2 抑制剂通过抑制 SGLT-2，阻止肾小管对葡萄糖的重吸收，并排出过量的葡萄糖，从而降低血糖。坎格列净（canagliflozin）在 2013 年由美国 FDA 批准上市用于治疗糖尿病，目前国内还未引进，该类药物将给糖尿病患者提供新的用药选择。

3. 胰淀粉样多肽类似物　胰淀粉样多肽（islet amyloid polypeptide）与胰岛素共存于分泌颗粒中，由胰岛 B 细胞随胰岛素共同释放，通过以下作用机制影响餐后葡萄糖的产生：①延迟胃排空；②抑制胰高血糖素的分泌，防止餐后血浆胰高血糖素升高；③产生饱胀感,导致热量摄入降低和体重下降。

普 兰 林 肽

普兰林肽(pramlintide)是人工合成的胰淀粉样多肽类似物,该药于 2005 年被 FDA 批准用于 1 型、2 型糖尿病的辅助治疗,不能替代胰岛素,目前只有注射剂。普兰林肽与胰淀粉样多肽的氨基酸序列差异表现在前者第 25、28 和 29 位上由脯氨酸所替代,因此克服了天然胰淀粉样多肽不稳定、易水解、黏稠性大、易凝集的缺陷。研究证实,普兰林肽可以延缓葡萄糖的吸收,抑制胰高血糖素的分泌,减少肝糖生成和释放,因而具有降低血糖,减少血糖波动,改善总体血糖控制的作用。普兰林肽的绝对生物利用度为 30%~40%,峰时间为 20~30 min,$t_{1/2}$ 为 30~50 min,主要经肾代谢和排泄。本药与胰岛素联用可增加胰岛素诱导严重低血糖的风险,尤其是 1 型糖尿病患者。本药严禁与胰岛素混合,应分别给药。对胰岛素治疗耐受性差或需监测血糖浓度者、服用促胃肠动力药者及同时使用降血糖药或其他增强降血糖效应的药物者应慎用本药。

4. 醛糖还原酶抑制药 醛糖还原酶(aldose reductase)是聚醇代谢通路中的关键限速酶,可催化葡萄糖向山梨醇的转化,其活性升高导致多种糖尿病并发症(如白内障和神经系统疾病)的发生。山梨醇能影响神经细胞功能,在神经元内蓄积可引起糖尿病性支配感觉运动的外周神经病症状。醛糖还原酶抑制药可有效改善机体聚醇代谢通路异常,抑制糖尿病患者多器官中山梨醇含量的异常升高,从而预防和延缓糖尿病并发症。代表药有依帕司他等。

依 帕 司 他

依帕司他(epalrestat)为可逆性醛糖还原酶非竞争性抑制药。临床研究表明,本药能抑制糖尿病周围神经病变患者红细胞中山梨醇的积累,改善患者的自觉症状和神经功能障碍。动物试验表明,本药可显著抑制糖尿病模型大鼠的坐骨神经、红细胞、视网膜中山梨醇的累积,提高其运动神经传导速度和自主神经功能;在神经形态学上,可改善轴突流异常,增加其坐骨神经中有髓神经纤维密度、腓肠神经髓鞘厚度、轴突面积、轴突圆柱率;此外,可改善模型动物坐骨神经的血流量,并使其肌醇含量回升。临床用于预防、改善和治疗糖尿病并发的末梢神经障碍(麻木感、疼痛),振动感觉异常及心搏异常(显示糖化血红蛋白高)。本药适用于饮食疗法、运动疗法、

口服降血糖药或胰岛素治疗而糖化血红蛋白值高的糖尿病患者。对伴有不可逆的器质性变化的糖尿病性末梢神经障碍的患者不能肯定其效果。用药 12 周无效时应改用其他方法治疗。

(三) 胰岛素

Banting 和 Best 等于 1921 年首先发现胰岛素(insulin)后,1922 年首次应用胰岛素治疗糖尿病患者。胰岛素制剂多从猪、牛胰腺中提取,猪胰岛素的一级结构与人胰岛素差一个氨基酸残基,而牛胰岛素的一级结构与人胰岛素差 3 个氨基酸残基,因此,牛胰岛素的免疫原性较猪胰岛素强,易产生抗体。生物酶切技术和重组 DNA 技术制备的半合成和生物合成人胰岛素与天然人胰岛素氨基酸顺序完全相同,免疫原性较猪胰岛素弱,但仍能产生少量的胰岛素抗体。

胰岛素制剂可分为短效胰岛素、中效胰岛素、长效胰岛素和混合(预混)胰岛素(表 17-2)。

【药理作用与作用机制】 胰岛素在细胞水平首先与其受体结合,胰岛素受体是由两个 13 000 的 α 亚单位及两个 90 000 的 β 亚单位组成的大分子蛋白复合物。α 亚单位在胞膜外,含胰岛素结合部位;β 亚单位为跨膜蛋白,具有酪氨酸蛋白激酶(tyrosine protein kinase,TPK)活性。胰岛素与其受体的 α 亚单位结合后,激活了 β 亚单位的 TPK 活性,引起受体 β 亚单位自身及胞内胰岛素受体底物(insulin receptor substrate,IRS)的酪氨酸残基磷酸化,由此导致对细胞内其他活性蛋白的一系列磷酸化,最终产生生物效应。同时,胰岛素可使葡萄糖转运蛋白从细胞内重新分布到细胞膜,从而加速葡萄糖的转运。当血中胰岛素水平升高时(如肥胖),可发生胰岛素受体下调,这可能是限制靶细胞过度反应的内在机制。

1. 糖代谢 胰岛素使血糖利用增加,来源减少,从而降低血糖。主要通过以下途径:①可促进细胞膜对葡萄糖的转运,增加外周组织对糖的摄取;②诱导葡萄糖激酶、丙酮酸脱氢酶的活性,促进葡萄糖的酵解和氧化;③促进糖原合成和贮存,同时抑制糖原分解和异生。

2. 脂肪代谢 胰岛素能促进脂肪合成并抑制其分解,从而减少游离脂肪酸和酮体生成。主要通过以下途径:①抑制脂肪酶,使脂肪分解减慢;②促进脂肪酸进入细胞,增加脂肪合成酶活性;③促进脂肪合成及贮存。糖尿病患者因脂肪分解增多,血中游离脂肪酸增加,产生过多酮体而引起酮症酸中毒。胰岛

表 17-2 胰岛素分类

药名	来源	给药途径	开始(h)	高峰(h)	药效持续(h)
短效胰岛素					
普通胰岛素	动物	皮下、静脉	0.5~1	2~4	5~7
中性胰岛素	动物单峰纯化	皮下	0.5~1	1~3	5~7
诺和灵 R	基因合成	皮下	1~2	1~3	8
优泌灵 R	基因合成	皮下	1~2	1~3	8
结晶锌胰岛素	动物	皮下	0.5~1	2~4	5~7
半慢胰岛素	动物	皮下	0.5~1	2~4	5~7
中效胰岛素					
慢胰岛素	动物	皮下	1~4	6~12	24~28
中性鱼精蛋白锌胰岛素	动物	皮下	1~2	6~12	24~28
诺和灵 N	基因合成	皮下	1~2	4~12	24
优泌灵 N	基因合成	皮下	1~2	4~12	24
长效胰岛素					
特慢锌胰岛素	动物	皮下	4~8	18~24	36+
鱼精蛋白锌胰岛素	动物	皮下	4~8	12~24	36+
混合胰岛素					
诺和灵 70/30	基因合成	皮下	1~2	2~8	24
优泌灵 70/30	基因合成	皮下	1~2	2~8	24

素通过抑制脂肪分解,并促进糖的利用而纠正酮症酸中毒。

3. 蛋白质代谢 胰岛素能促进氨基酸的转运,促进蛋白质的合成,抑制蛋白质的分解,与生长激素产生协同作用。

4. 其他 胰岛素还可促进 K^+ 内流,增高细胞内 K^+ 浓度。

【临床应用与评价】 自胰岛素发现并应用于糖尿病治疗已有 90 余年,对降低糖尿病的病死率,延长糖尿病患者的寿命起到关键作用。近年来,高纯度胰岛素和人胰岛素的广泛应用,减少了胰岛素的不良反应;自我血糖监测系统的不断完善,更有利于指导和设计胰岛素的治疗方案,使糖尿病患者胰岛素治疗的适用范围进一步放宽。研究结果证实,胰岛素强化治疗能有效控制血糖,使患者血糖水平达到或接近生理水平,可防止或延缓糖尿病慢性微血管等并发症的发生,改善糖尿病患者的预后。

1. 胰岛素的适应证

(1)1型糖尿病 不论病情有无急、慢性并发症,均须终身胰岛素替代治疗。

(2)2型糖尿病 适应证包括:①经合理的饮食和口服降血糖药治疗血糖控制仍未达标者;②口服降血糖药失效者;③难以分型的消瘦患者;④并发急性代谢紊乱,包括酮症酸中毒、高渗性昏迷、乳酸性酸中毒者;⑤合并严重感染、消耗性疾病、严重肝肾病变或各种并发症者;⑥妊娠、分娩、严重外伤和大中型手术的围手术期。

(3)其他 各种特异型糖尿病,如胰源性糖尿病、类固醇性糖尿病、垂体性糖尿病及妊娠糖尿病等。

2. 治疗方案

(1)1型糖尿病患者的胰岛素治疗方案

1)胰岛素强化治疗 经胰岛素强化治疗,即每日 3 次或 4 次胰岛素注射或胰岛素泵治疗,维持全天血糖水平接近正常,能大幅度降低或延缓视网膜、肾、神经和大血管等糖尿病并发症的发展。2 岁以下幼儿、老年患者、已有晚期严重并发症者不宜采取胰岛素强化治疗。

胰岛素强化治疗要求长期严格控制的指标是:①空腹血糖 4.0~6.5 mmol/L;餐后 1 h < 9 mmol/L,餐后 2 h < 8 mmol/L,餐后 3 h < 7 mmol/L;每 1~3 个月

测 1 次糖化血红蛋白（HbA1c），要求 HbA1c < 6.5%。②患者必须长期保持固定的食量、餐次及进餐时间，并保持相对稳定的运动量。③患者必须掌握血、尿糖自我监测技术，开始治疗时每日需检测 7 次，病情稳定后可改为每日 4 次。操作时可配合尿糖化验，以减少血糖测定次数。④消除其他疾病及应激的干扰。

胰岛素强化治疗方案：①三餐前注射速效胰岛素，睡前注射中效胰岛素；②三餐前注射速效胰岛素，早餐前同时注射长效胰岛素；③早餐前注射中效和速效胰岛素，晚餐前注射速效胰岛素，睡前注射中效胰岛素；④胰岛素泵持续皮下输注胰岛素。采取胰岛素强化治疗时，低血糖症发生率可增加，应注意早识别和早处理。

2）胰岛素常规治疗　即每日 2 次（早、晚餐前）注射短效加中效胰岛素，或短效加长效胰岛素。

（2）2 型糖尿病患者的胰岛素治疗方案

1）早期胰岛素强化治疗　解除胰岛素的抑制，保护胰岛 B 细胞，也称为 B 细胞休息疗法。对早期 2 型糖尿病患者应用胰岛素强化治疗，可以保护胰岛 B 细胞功能，延缓糖尿病的进程，减少并发症的发生。临床常用的胰岛素强化治疗方案有：每日 4 次注射法、每日 2 次混合注射法和每日 3 次混合注射法，还可持续皮下胰岛素注射，即应用胰岛素泵治疗。胰岛素强化治疗以调整和稳定空腹血糖为最低要求，必须确保每日血糖水平最低点（常于清晨 3—4 点）应 > 3.9 mmol/L，以不发生低血糖为宜；目标是尽可能在 3 ~ 4 天内使血糖水平达到正常，使之维持 7 ~ 10 天，以消除高血糖毒性、恢复 B 细胞对葡萄糖的敏感性。

2）补充疗法　饮食、运动及口服药降血糖不理想，此时原口服降血糖药剂量不变，加用长效胰岛素于早晚餐前或睡前一次注射。若用中效胰岛素，每日注射 2 次，则全日总量的 2/3 于早餐前、另 1/3 于晚餐前配给。若用混合胰岛素，短效 + 中效可根据需要以任何比例混合（一般按 1∶1），短效∶长效约为 2∶1 或 3∶2。

3）替代疗法　2 型糖尿病后期胰岛 B 细胞功能衰竭，口服降血糖药继发性失效，只有用胰岛素替代。停用口服降血糖药，胰岛素治疗从起始剂量开始，逐步调整用量，直至达到血糖理想控制剂量即治疗剂量，维持治疗一定时间或长期坚持。完全替代治疗时，胰岛素起始剂量确定后，将全日量分配到三餐前 15 ~ 30 min，用量分配原则为早餐前 > 晚餐前 > 中餐前。

4）半替代疗法　在原使用口服二甲双胍、阿卡波糖基础上，加用短效胰岛素，或在胰岛素替代疗法基础上加用上述口服降血糖药，减少胰岛素用量。

（3）胰岛素治疗的剂量调整　胰岛素是一种灵活性、个体性、随机性很强的药物，很不容易掌握使用方法和剂量。剂量调整过程大致归纳为 4 个过程：①起始剂量的选择。②餐前剂量分配。③剂量缓慢调整过程。④最终治疗方案确定。完成 4 个阶段的全过程需 10 ~ 20 天。胰岛素泵的应用可以明显缩短胰岛素的调量周期，48 ~ 72 h 可以使全日血糖平稳过渡到理想范围。

胰岛素起始剂量使用 2 ~ 3 天后，应根据患者的血糖水平和尿糖情况及时调整用量（表 17-3）。具体操作如下：①根据留置段尿糖调整剂量，定时留置段尿，定性自查尿糖。本方案适用于肾糖阈正常的患者。②根据餐前尿糖调整，在固定饮食数天后，可按饭前尿糖定性"+"号多少估计胰岛素用量。每个"+"号尿糖，需注射胰岛素 2 ~ 4 U。③根据血糖调整，在胰岛素强化治疗和肾糖阈异常者，应根据三餐前及睡前血糖水平调整胰岛素剂量。在胰岛素剂量调整阶段 1 周内，至少测空腹和餐后 2 h 血糖各 1 次。

表 17-3　胰岛素用量参照表

空腹血糖（mmol/L）	尿糖定性	胰岛素用量（U）		
		每日总量	早	中	晚
8.3 ~ 11.1	++	16 ~ 18	8	4	4 ~ 6
11.1 ~ 13.9	+++	20 ~ 24	8 ~ 10	6	6 ~ 8
> 13.8	++++	28 ~ 30	10 ~ 12	8	8 ~ 10

糖尿病患者对胰岛素的敏感性差异较大，特别是肥胖 2 型糖尿病患者对胰岛素不敏感，因此，治疗上必须强调个体化。血糖得到控制后，应注意防止低血糖的发生，维持剂量应有所减少。

【常见不良反应与处理】

1. 低血糖反应　是胰岛素治疗最为常见、最重要的不良反应。一般是由于胰岛素用量过大，注射胰岛素后未按时进食或进食量太少，或活动量过大、时间过长所致。糖尿病患者在胰岛素治疗期间，特别是在剂量调整阶段，应警惕低血糖的发生，应使患者做好自我防护，并随身准备一些糖果，及时发现、及时补充，并携带表明糖尿病身份的卡片，以便他人救治。

早期症状以交感神经兴奋为特点,表现为饥饿感、头晕、乏力、出汗、脸色苍白、心悸等,进食含糖食物后可缓解,较重者静脉注射50%葡萄糖,继而10%葡萄糖静脉滴注;当睡眠中出现低血糖反应时,患者可突然觉醒,皮肤潮湿多汗;后期出现中枢神经系统症状,如烦躁不安、头痛、视物模糊、精神障碍,严重者可出现惊厥、昏迷,甚至死亡,可用氢化可的松100~300 mg加入5%~10%葡萄糖溶液中静脉滴注,亦可采用胰高血糖素1 mg肌内注射。

2. 过敏反应　少数患者可出现过敏反应,如荨麻疹、血管神经性水肿、紫癜,个别严重者可出现过敏性休克。近年来高纯度和人胰岛素的广泛应用,过敏反应极少见。出现过敏反应可采用抗组胺药治疗,或更换制剂或改服口服降血糖药。

3. 胰岛素性水肿　水钠潴留所致,多见于面部及四肢,继续使用常可自行消失,较重者可更换制剂。

4. 屈光不正　多见初治患者,表现为视物模糊(远视),是血糖迅速下降使晶状体和玻璃体内渗透压不平衡所致。当血糖稳定后症状消失,无须处理。

5. 胰岛素抗药性产生　糖尿病患者在无酮症酸中毒、感染及其他内分泌疾病的情况下,成人胰岛素需要量 > 1.5 U/(kg·d)或100~200 U/d,儿童 > 2.5 U/(kg·d),才能使高血糖得到良好控制,并持续48 h以上者,称胰岛素抗药性。其发生率很低,多在胰岛素治疗后1年内发生,常发生于一度停用牛胰岛素4周以上再度使用时。胰岛素抗药性是由于:①产生抗胰岛素抗体。②胰岛素受体不敏感(受体数量减少、亲和力下降)。胰岛素抗药性属自限性,大部分患者1年内自行消失,亦有超过5年的报道。此时,将牛胰岛素改为猪胰岛素或人胰岛素。

6. 局部反应　注射部位皮肤红肿、发痒、皮下硬结或脂肪萎缩。多见于儿童及青少年,近年来采用高纯度或人胰岛素制剂后极少发生。

【药物相互作用】　起拮抗作用使血糖升高的药物有:口服避孕药、呋塞米、利尿酸、噻嗪类利尿剂、普萘洛尔、苯妥英钠、氯丙嗪、碳酸锂、烟酸、尼古丁、咖啡因、吲哚美辛、异烟肼、可乐定等;起协同作用使血糖下降的药物有:水杨酸盐、磺胺类药、甲巯咪唑(他巴唑)、安妥明、胍乙啶、丙磺舒、呋喃唑酮、土霉素、保泰松、乙醇等。

第二节　甲状腺疾病的临床用药

■ 重点内容提要

甲亢药物治疗应首选硫脲类,主要适用于:①甲亢症状较轻,甲状腺轻至中度肿大者;②不易手术或术后复发,不适于放射性^{131}I治疗的甲亢患者;③儿童、青少年(20岁以下)、年老体弱和有妊娠的甲亢患者。由于硫脲类使粒细胞减少,必须定期检查血常规。放射性^{131}I主要适用于:①硫脲类过敏或治疗失败者或停药复发者;②合并心、肝、肾等疾病不宜手术者或术后复发者。甲状腺危象治疗:①持续给予丙硫氧嘧啶;②加用复方碘口服液;③辅助应用普萘洛尔和肾上腺皮质激素。甲亢术前准备:①先用硫脲类控制甲亢病情和使T$_3$、T$_4$水平恢复正常;②然后加用复方碘溶液,维持2周。

一、概述

体内甲状腺素水平过低可导致甲状腺功能减退,需要用甲状腺素制剂治疗;体内甲状腺素水平过高可导致甲状腺功能亢进,需要用抗甲状腺药治疗。

甲状腺功能亢进症(简称甲亢)包括:①毒性弥漫性甲状腺肿(Graves病),最为常见,表现为高代谢综合征、弥漫性甲状腺肿、突眼,主要采用硫脲类抗甲状腺药治疗,也可采用放射性^{131}I和手术治疗;②自主性功能亢进性甲状腺腺瘤,表现为轻度甲亢症状、甲状腺组织呈萎缩性结节、无突眼,多发于中老年;

③结节性甲状腺肿伴甲亢,表现为甲状腺结节性肿大,多年后才出现甲亢症状,多发于老年人,突眼不明显。后两类甲亢主要采用放射性^{131}I和手术治疗。

甲亢治疗药物有不同的适应证,最常用的药物是硫脲类,放射性^{131}I有其严格的适应证,多数患者常需多种药物综合治疗,需要手术的甲亢患者也必须有药物配合。

甲状腺功能减退症(简称甲减)是全身性低代谢综合征,表现为黏液性水肿和基础代谢率降低。本病不可治愈,需要终身替代治疗。

二、甲状腺功能亢进症药物治疗原则

1. 甲亢治疗

(1) 初始阶段 甲巯咪唑用量 20 ~ 30 mg/d，或丙硫氧嘧啶 200 ~ 300 mg/d，分 2 ~ 3 次口服。持续服药 1 ~ 3 个月，待症状明显缓解，T_3、T_4 达正常水平时可进入减药阶段。

(2) 减药阶段 如果病情和 T_3、T_4 水平稳定，每 2 ~ 4 周减量一次。甲巯咪唑每次递减 5 ~ 10 mg，丙硫氧嘧啶递减 50 ~ 100 mg。持续服药 2 ~ 4 个月，待症状完全消失、体征明显消退时可进入维持阶段。

(3) 维持阶段 甲巯咪唑用量 5 ~ 10 mg/d，或丙硫氧嘧啶 50 ~ 100 mg/d，持续 1.5 ~ 2 年，总疗程 2 ~ 2.5 年。如果甲状腺明显缩小，血中促甲状腺激素受体抗体（TRAb）消失，停药后甲亢复发的可能性较小。

2. 甲状腺危象治疗 甲状腺危象是在应激条件下，如感染、手术、创伤、严重疾病时，甲亢患者出现的紧急情况，包括高热、大汗、呕吐、呼吸急促、心率加快（140 ~ 240 次 /min）、室上性心律失常、休克和昏迷等。此时，需要紧急抢救，措施如下。

(1) 抗甲状腺药 疗程如下：①首先抑制甲状腺素释放，给予丙硫氧嘧啶 600 mg（口服或灌胃），1 h 后加用复方碘口服液 30 滴，以后每 8 h 给予 5 ~ 10 滴；②同时抑制甲状腺激素的合成，给予首剂丙硫氧嘧啶后，每隔 6 h 给予 250 mg；待症状缓解后减至一般用量 50 ~ 100 mg。

(2) 普萘洛尔 每 6 ~ 8 h 口服 20 ~ 40 mg，或 1 mg 稀释后静脉缓慢注射。普萘洛尔治疗目的是：①通过 β 受体阻断作用进行对症处理；②抑制 T_4 脱碘转变为 T_3。

(3) 肾上腺皮质激素 氢化可的松 200 mg 或地塞米松 2 mg 加入 5% ~ 10% 葡萄糖溶液中静脉滴注，每 6 ~ 8 h 一次。其治疗目的是：①对症处理危象的症状。②抑制甲状腺激素的释放。③减少 T_4 转变为 T_3。

(4) 一般治疗 清除诱因，对症处理，高热者用物理降温，但应避免用乙酰水杨酸类药物。

3. 浸润性突眼治疗 甲亢可引起严重突眼和眼病变，造成失明。

(1) 免疫抑制剂 口服泼尼松 10 ~ 20 mg，每日 3 次，一个月后逐渐减量。严重者用甲泼尼龙 0.5 ~ 1.0 g 加入生理盐水静脉滴注，隔日一次，连用 2 ~ 3 次后改用口服泼尼松。

(2) 左甲状腺素（L-T_4） 合用 L-T_4 25 ~ 100 μg，以反馈抑制促甲状腺激素(thyroid stimulating hormone，TSH)的分泌。

(3) 局部处理 0.5% 氢化可的松溶液或软膏局部应用。

4. 甲亢术前准备 先用硫脲类控制甲亢病情，使心率恢复至 80 次 /min 或 90 次 /min 以下，T_3、T_4 水平恢复正常；然后加服复方碘溶液（卢戈液，Lugol's solution），开始 3 ~ 5 滴 / 次，每日 3 次，在数日内增加到 10 滴 / 次，维持 2 周。术前药物准备的意义在于：①术前应用硫脲类可避免麻醉和手术刺激甲状腺素释放引起的甲状腺危象；②术前应用复方碘溶液可避免硫脲类反馈 TSH 升高引起的腺体增生和充血，使腺体缩小坚实，便于手术，减少出血。

5. 妊娠期甲亢治疗 首选丙硫氧嘧啶。用最小剂量的丙硫氧嘧啶，使血清游离甲状腺素（free thyroxin，FT_4）维持在正常值上限水平。由于药物可进入乳汁，产后服药不宜哺乳。

三、甲状腺功能亢进症常用药物

1. 硫脲类（thioureas） 硫脲类分为两类：①硫氧嘧啶类，包括甲硫氧嘧啶（methylthiouracil，MTU）、丙硫氧嘧啶（propylthiouracil，PTU）；②咪唑类，包括甲巯咪唑（methimazole）、卡比马唑（carbimazole）（甲亢平）。最常用的硫脲类是甲巯咪唑和丙硫氧嘧啶。

【药理作用与作用机制】 硫脲类的基本作用是抑制甲状腺过氧化物酶所介导的酪氨酸的碘化及偶联，而药物本身则作为过氧化物酶的底物被碘化，使氧化碘不能结合到甲状腺球蛋白上，从而抑制甲状腺激素的生物合成与活化，抑制 β 受体介导的糖代谢活动，但不影响已合成甲状腺素的释放。由于硫脲类药物对已合成的甲状腺激素无效，须待已合成的激素被消耗后才能完全生效，一般用药 2 ~ 3 周甲亢症状开始减轻，1 ~ 3 个月基础代谢率才恢复正常。本类药物长期应用后，可使血清甲状腺激素水平显著下降，反馈性增加 TSH 的分泌而引起腺体代偿性增生，腺体增大、充血，重者可产生压迫症状。

丙硫氧嘧啶还能抑制外周组织的 T_4 转化为 T_3，迅速控制血清中生物活性较强的 T_3 水平，故在重症甲亢、甲状腺危象时该药可列为首选。

【临床应用与评价】

(1) 适应证 主要适用于轻症和不易手术或放射性 ^{131}I 治疗者，包括：①甲亢症状较轻，甲状腺肿大的轻、中度患者；②儿童、青少年（20 岁以下）和年老体弱者;③甲状腺次全切除术后复发,又不适于放射性 ^{131}I 治疗者;④妊娠期甲亢首选丙硫氧嘧啶(用最小剂量,使血 FT_4 维持在正常值上限水平),由于药物可进入乳汁,产后服药不宜哺乳;⑤辅助 ^{131}I 治疗;⑥甲亢术前准备。

(2) 疗程 初始、减药和维持阶段治疗方案见甲状腺功能亢进症药物治疗原则,应按疗程坚持长期药物治疗。

【常见不良反应与处理】

(1) 粒细胞减少 严重时出现粒细胞缺乏症,发生率小于1%,常于服药后3个月内发生,但也可见于药物治疗全过程的任何时期。在服药前3个月内每周检查白细胞总数及其分类,以后每3~4周检查一次。白细胞数低于 $4.0 \times 10^9/L$ 时应停药观察,可试用促白细胞增生药(非格司亭,filgrastim)。白细胞数回升后在严密观察下改用另一种抗甲状腺药,如丙硫氧嘧啶(较少出现粒细胞减少的不良反应)。若白细胞减少不明显(高于 $4.0 \times 10^9/L$),短期加用泼尼松10 mg,每日3次。服药期间,如发生咽喉疼痛、发热等症状,应立即检查白细胞。

(2) 肝功能损害 丙硫氧嘧啶较多出现,在严密观察下改用另一种抗甲状腺药,或改用其他抗甲状腺治疗措施,如放射性 ^{131}I 治疗等。

(3) 药疹 一般较轻,无须停药。可给予抗组胺药。

(4) 一般不良反应 包括一般消化道反应和中枢反应,如厌食、呕吐、腹痛、腹泻、头痛、头昏等,一般无须特殊处理。

2. 放射性 ^{131}I

【药理作用与作用机制】 利用甲状腺高度摄取和富集碘的能力,使富集在甲状腺的放射性 ^{131}I 释放出 β 射线(99%)损毁甲状腺,使腺泡上皮细胞破坏、萎缩、分泌减少,并引起甲状腺细胞的凋亡,使甲状腺功能降低。放射性 ^{131}I 还释放 γ 射线(1%),因其穿透性强,可在体外测得,因此其放射强度可作为判断甲状腺摄碘能力和甲状腺功能的指标。

【临床应用与评价】 放射性质对机体有广泛影响,应严格限制其适应证。

(1) 适应证 ①抗甲状腺药过敏或治疗失败者,或停药复发者;②合并心、肝、肾等疾病不宜手术者,或术后复发者;③甲状腺摄碘功能测定。

(2) 疗程和剂量

1) 甲亢的放射性 ^{131}I 治疗 根据放射性 ^{131}I 最高摄取率、有效半衰期和甲状腺重量推算放射性 ^{131}I 的剂量,但剂量仍不易准确控制,许多患者需要半年后进行第二次给药。一般主张每克甲状腺组织一次给予放射性 ^{131}I 2.6~3.7 MBq,多数患者治疗后2~4周症状减轻,腺体缩小,3~4个月后甲状腺功能恢复正常。

2) 甲状腺摄碘功能测定 测定前2周停用一切可能影响碘摄取的药物和食物,测定当日空腹服用小剂量放射性 ^{131}I,然后1 h、3 h及24 h测定甲状腺的 γ 射线强度,计算摄碘的百分率。甲亢时,3 h摄碘率超过30%,24 h超过45%,可达50%,摄碘高峰前移;甲状腺功能低下时,摄碘率低于15%,高峰在24 h后。

【常见不良反应与处理】 不良反应主要包括:①剂量过大引起甲状腺功能低下,可分为暂时性和永久性两种,一年内发生率4.6%~5.4%,以后每年增加1%~2%;②放射性甲状腺炎;③浸润性突眼。在下列情况下禁忌使用:①妊娠、哺乳期妇女;②25岁以下患者;③严重心、肝、肾衰竭者,活动性肺结核者;④白细胞数少于 $3.0 \times 10^9/L$ 者;⑤重症浸润性突眼和甲状腺危象。

3. 辅助药物治疗

(1) β受体拮抗药 在抗甲状腺药治疗的开始后1~2个月内可联合应用β受体拮抗药,普萘洛尔最为常用,剂量为10 mg,每日3次。普萘洛尔可协同改善心脏和代谢方面的症状,如心悸、精神紧张、震颤、多汗等,疗效明显。

(2) 复方碘口服液 一般仅用于甲状腺危象和术前准备的暂时性治疗。应避免长期服用,否则可诱发甲亢和慢性碘中毒(咽喉和口腔烧灼感等反应);孕妇和哺乳期妇女慎用,可引起新生儿甲状腺肿大。

(3) 甲状腺激素 在硫脲类减药阶段开始时可加用小剂量甲状腺激素,25~50 μg/d,以稳定下丘脑-垂体-甲状腺的反馈调节,避免甲状腺肿大和突眼症状的加重。

四、甲状腺功能减退症的药物治疗

甲状腺功能减退症(甲减)是全身性低代谢综合征,表现为黏液性水肿和基础代谢率降低。原发性甲状腺功能减退症不可治愈,需要终身替代治疗。

1. 替代治疗 治疗目的是维持血清TSH和甲状腺素在正常水平,每年至少监测TSH和 T_3、T_4 水平2次。

(1) 左甲状腺素(levothyroxine,L-T_4) 在体内

转变为 T_3,$t_{1/2}$ 为 8 天,因此作用缓慢持久,一个月后疗效才开始明显。每天晨间服用一次即可维持稳定血药浓度,起始剂量为 25～50 μg,每 2～3 周增加 12.5 μg,达到最佳疗效后维持治疗。

(2) 亚临床甲减的治疗 替代治疗可防止亚临床甲减发展为临床甲减,并防止动脉粥样硬化的发生。

(3) 垂体或肾上腺皮质功能不全患者 应先补充皮质激素,再进行 L-T₄ 替代,以防止肾上腺皮质功能减退。

(4) 过量替代 引起类似甲亢,甚至甲状腺危象的反应,诱发或加重心悸、心律失常、心绞痛,甚至心肌梗死。此时应停药、洗胃和对症处理,药物不良反应消退较缓慢。

2. 黏液性水肿昏迷治疗 病情严重患者在严寒冬季发生嗜睡、昏迷、低体温、代谢低下、休克、肾功能不全的危急情况(冬眠状态)。

(1) 碘塞罗宁(liothyronine) 首选静脉注射,或片剂鼻饲,剂量为 20～30 μg,每 4～6 h 一次。也可在静脉注射 100～200 μg 以后 50 μg/d,至患者清醒和症状缓解后改为口服。

(2) 氢化可的松 200～300 mg/d 持续静脉滴注,至患者清醒后减量。

(3) 适当补液 5%～10% 葡萄糖生理盐水溶液 500～1 000 mL。

(4) 控制感染和对症处理 防治肺和泌尿道感染,抢救休克,保持体内电解质和酸碱平衡。

(陈莉娜 袁秉祥)

数字课程学习

📥教学 PPT　　📝思考题

第十八章　呼吸系统疾病临床用药

■ **重点内容提要**

呼吸系统疾病的常见症状是咳嗽、咳痰和喘息。支气管哮喘的治疗目标为控制哮喘的急性发作,防治慢性气道炎症,预防和最终消除哮喘症状。肾上腺素受体激动药、茶碱类药物、M 受体拮抗剂具有扩张支气管平滑肌的作用,糖皮质激素类药物、抗白三烯药物和抗过敏平喘药等属抗炎性平喘药,有抗炎和抑制过敏介质释放等作用,均可用于防治哮喘发作。慢性阻塞性肺疾病采用支气管扩张药外,稳定期宜用镇咳药、祛痰药、糖皮质激素等,急性加重期加用抗生素、吸氧等。

第一节　支气管哮喘的临床用药

支气管哮喘(简称哮喘)是一种临床常见疾病,以气道炎症和气道高反应性为特征。其主要病理改变为支气管收缩、支气管黏膜充血水肿与呼吸道腺体分泌增加,以致小气道阻塞,引起呼吸困难和喘鸣。哮喘的病因还不十分清楚,患者个体过敏体质及外界环境因素的影响是发病的危险因素,哮喘多与遗传有关。其发病机制涉及免疫 - 炎症反应、神经调节机制、气道高反应性及其相互作用等。哮喘的治疗目标为控制哮喘的急性发作,防治慢性气道炎症,预防和最终消除哮喘症状。

治疗哮喘的药物分为缓解哮喘发作和预防哮喘发作两大类。缓解哮喘发作的药物具有扩张支气管的作用,也称支气管扩张药。预防哮喘发作的药物以治疗哮喘的气道炎症为主。

一、支气管扩张药

支气管扩张药是常用的平喘药,包括肾上腺素受体激动药、茶碱类药物和 M 受体拮抗剂。

(一) 肾上腺素受体激动药

【药理作用与作用机制】肾上腺素受体激动药可松弛气道平滑肌而缓解哮喘发作时气道的收缩状态。其平喘作用机制是:激动支气管平滑肌细胞膜上的 β_2 受体,进而活化腺苷酸环化酶,使细胞内环腺苷酸(cAMP)水平增加,降低细胞内 Ca^{2+} 浓度,从而松弛支气管平滑肌;激动肥大细胞膜上的 β_2 受体,抑制组胺、缓激肽、白三烯等过敏介质的释放;激动 α 受体,使支气管黏膜血管收缩,降低血管通透性,减轻黏膜水肿,有利于改善气道阻塞的症状。

长期应用肾上腺素受体激动药可引起气道 β_2 受体向下调节,受体数目减少,敏感性降低,使药物疗效减弱,甚至引起反跳,加重病情,故此类药物不宜长期连续应用。非选择性 β 受体激动药如肾上腺素(adrenaline)、异丙肾上腺素(isoprenaline)等可激动心脏 β_1 受体,引起心脏兴奋,常导致心律失常等心血管系统不良反应的发生,已较少使用。选择性 β_2 受体激动药较少出现心血管系统不良反应,且其吸入剂型显效迅速,已成为临床常用的平喘药。临床常用的选择性 β_2 受体激动药有沙丁胺醇(salbutamol)、特布他林(terbutaline)、克仑特罗(clenbuterol)、福莫特罗(formoterol)、班布特罗(bambuterol)、沙美特罗(salmeterol)及丙卡特罗(procaterol)等。其中克仑特罗等为强效 β_2 受体激动药,气道扩张作用约为沙丁胺醇的 100 倍。福莫特罗尚有明显的抗炎作用和抑制肥大细胞释放组胺等过敏介质的作用。部分肾上腺素受体激动药的临床应用与评价见表 18–1。

表 18-1 部分肾上腺素受体激动药的临床应用与评价

药 名	剂量及用法	不良反应	临床应用与评价
异丙肾上腺素	气雾吸入剂,每次 20 μg,30~60 s 起效,维持 1~2 h,每日 2~3 次。舌下含服每次 10 mg,每日 3 次	吸入量过大或过于频繁可引起心脏兴奋、心律失常、心绞痛、心力衰竭患者可致心搏骤停	用于控制哮喘急性发作。由于心脏不良反应多见,本品已逐渐被 $β_2$ 受体激动药取代
沙丁胺醇	气雾吸入剂,每次 0.1~0.2 mg,每日 3~4 次。口服每次 2~4 mg,每日 3~4 次。静脉滴注 0.4 mg,用 5% 葡萄糖注射液 100 mL 稀释后滴注	心脏不良反应较轻,可见骨骼肌震颤、代谢紊乱	气雾吸入给药缓解哮喘急性发作症状,口服给药用于慢性哮喘和预防哮喘发作。静脉注射或滴注用于病情紧急需即刻缓解气道痉挛者
克仑特罗	气雾吸入剂,每次 10~20 μg,5 min 起效,维持 2~4 h,每日 3~4 次。口服每次 20~40 μg,每日 3 次,10~20 min 起效,维持 6 h 以上	不良反应少见,偶见短暂头昏、轻度骨骼肌震颤、心悸等	适用于需长期用药的慢性哮喘患者
福莫特罗	气雾吸入剂,每次 12~24 μg,2 min 起效,维持 12 h,每日 2 次。口服每次 40 μg,每日 2 次。儿童口服每次 1.5 μg/kg,每日 2~3 次	不良反应轻微,用量过大可见震颤、心悸、心动过速	用于慢性哮喘、慢性阻塞性肺疾病的维持治疗和预防发作。用于儿童咳嗽、气喘、多痰的治疗,有效率 70%~100%

沙 丁 胺 醇

【药理作用与作用机制】 沙丁胺醇为选择性 $β_2$ 受体激动药,可选择性激动位于支气管平滑肌的 $β_2$ 受体,有较强的支气管扩张作用。此外,沙丁胺醇激活腺苷酸环化酶,增加细胞内 cAMP 的合成,抑制肥大细胞等致敏细胞释放过敏反应介质的作用也与其支气管平滑肌解痉作用有关。与非选择性 β 受体激动药相比,沙丁胺醇扩张支气管的作用约为异丙肾上腺素的 10 倍,而对心脏 $β_1$ 受体的激动作用仅为异丙肾上腺素的 1/10。

【临床应用与评价】 沙丁胺醇用于缓解哮喘或慢性阻塞性肺疾病患者的支气管痉挛,可用于预防运动或其他过敏原诱发的支气管痉挛。

【常见不良反应与处理】 用药后偶见恶心、头痛、头晕、心悸、手指震颤等。使用剂量较大时出现心动过速和血压波动。

(二)茶碱类药物

茶碱(theophylline)是甲基黄嘌呤的衍生物,对气道平滑肌有直接松弛作用。近年发现茶碱还具有一定的抗炎和免疫调节作用,从而为将其用于慢性哮喘的治疗提供了理论依据。根据制剂特点,临床常用的茶碱类药物可分为三类:普通制剂、缓释制剂和控释制剂。普通制剂,如氨茶碱、胆茶碱,作用维持时间短,血药浓度波动较大;缓释及控释制剂,如茶碱缓释片,口服后稳定释放茶碱,血药浓度稳定,作用维持时间长,适用于慢性反复发作性哮喘,特别是夜间哮喘。

【药理作用与作用机制】 茶碱对气道平滑肌有直接松弛作用,但其作用强度不及 β 受体激动药。其作用机制是:抑制磷酸二酯酶活性,减少 cAMP 降解,使细胞内 cAMP 水平升高,从而降低细胞内 Ca^{2+} 浓度,扩张支气管平滑肌;促进内源性肾上腺素和去甲肾上腺素的释放,进而扩张支气管平滑肌。腺苷是哮喘发作时收缩气道的介质之一,能使呼吸道肥大细胞释放组胺和白三烯,导致支气管痉挛、通气功能降低。茶碱阻断腺苷受体,可拮抗上述反应。

茶碱有免疫调节作用与抗炎作用,在较低浓度即可抑制气道炎症,降低气道高反应性,缓解哮喘急性期症状,减轻慢性哮喘患者的病情,改善预后。茶碱能增强膈肌收缩力(特别是在膈肌收缩无力时,此作用更为明显),有利于改善呼吸功能。茶碱能增强心肌收缩力,增加心输出量,改善冠状动脉的血流供应。茶碱还具有利尿作用,增加肾小球滤过率,减少肾小管对 Na^+ 的重吸收,可减轻心脏负荷,可用于心源性哮喘。茶碱还具有中枢兴奋作用。

茶碱口服吸收迅速且完全,生物利用度达 96%。90% 在肝代谢,受肝药酶活性的影响较大。茶碱的血药浓度与临床疗效、毒性反应密切相关,血药浓度个体差异较大,需要个体化设计给药方案并进行血药浓度的监测。

【临床应用与评价】　口服制剂起效较慢，且扩张支气管作用不及β受体激动药，主要用于慢性哮喘患者的维持治疗及预防急性发作，常使用其缓释或控释制剂。急性哮喘患者缓慢静脉注射氨茶碱可缓解气道痉挛，改善通气功能，但疗效不及β受体激动药。重症哮喘或哮喘持续状态的患者使用拟肾上腺素药疗效不显著时，伍用茶碱类药物静脉滴注可提高疗效。本类药物尚可用于治疗慢性阻塞性肺疾病、中枢型睡眠呼吸暂停综合征及心源性哮喘等。

【常见不良反应与处理】　茶碱的安全范围较窄，治疗剂量与中毒量相当接近，易发生不良反应。可见恶心、呕吐、上腹部疼痛等胃肠道症状，不安、失眠、易激动等中枢兴奋症状，以及心动过速等心血管系统症状。剂量过大出现严重的不良反应，如心律失常、血压下降、低镁血症、低钾血症、代谢性酸中毒、惊厥、昏迷，甚至呼吸及心搏停止、死亡。有条件者应监测血药浓度，以指导合理用药。

氨 茶 碱

氨茶碱（aminophylline）为茶碱与乙二胺的复盐，碱性较强，局部刺激性大，口服易引起恶心、呕吐等胃肠刺激症状，可饭后服用或与氢氧化铝同时服用，以减轻胃肠刺激。口服常用量每次 200 mg，每日 3次。儿童 3~5 mg/kg，每日 3次。急性重症哮喘或哮喘持续状态时，缓慢静脉注射或静脉滴注氨茶碱，可迅速缓解症状。静脉给药成人每次 0.25~0.5 g，儿童每次 2~3 mg/kg，用 25%~50% 葡萄糖注射液 20~40 mL 稀释后 5~10 min 内缓慢注射，或用 5% 葡萄糖注射液 100 mL 稀释后静脉滴注，1 h 内滴完。给药速度不宜太快，否则易引起心律失常、血压骤降、惊厥，甚至死亡。给药时应进行血药浓度监测，有效血药浓度范围在 10~20 μg/mL，一旦发现中毒，立即停药，并施行对症治疗。儿童应谨慎用药。

胆 茶 碱

胆茶碱（choline theophyllinate）为茶碱与胆碱的复盐，对胃黏膜刺激较小，可用于不能耐受氨茶碱的患者。

(三) M 受体拮抗剂

目前用于平喘的 M 受体拮抗剂主要为选择性高、不良反应少的阿托品衍生物，多为气雾吸入剂。气雾吸入后不易被气道黏膜吸收，药物在气道内浓度较高，故局部作用明显。咽下后不易从消化道被吸收，故没有全身性不良反应。常用的药物有异丙托溴铵（ipratropium bromide）和噻托溴铵（tiotropium bromide）等。

【药理作用与作用机制】　本类药物选择性地拮抗支气管平滑肌上的 M 受体，扩张支气管平滑肌，解除支气管痉挛。用药后不影响痰量与痰液黏滞性，对支气管的清除能力也无明显改变。解痉作用机制是抑制鸟苷酸环化酶活性，减少环鸟苷酸（cGMP）的合成，使细胞内 cAMP 水平相对升高，从而松弛支气管平滑肌；阻断 M 受体的效应，减少乙酰胆碱的释放，从而降低迷走神经张力，松弛气道平滑肌；降低气道高反应性，抑制肺内某些活性物质的释放。

【临床应用与评价】　主要用于防治支气管哮喘和喘息性慢性支气管炎，用于对 β₂ 受体激动药耐受的患者有效，对某些经由迷走神经诱发的哮喘疗效较好，对老年性哮喘特别有效。

【常见不良反应与处理】　长期应用未见耐药性与明显不良反应。大剂量应用可有口干、口苦、喉部不适及肌肉震颤。青光眼及阿托品过敏者禁用。

二、抗炎性平喘药

抗炎性平喘药抑制气道炎症反应，可防止哮喘发作，已成为一线平喘药。临床使用的有糖皮质激素类药物、抗白三烯药物和抗过敏平喘药。

(一) 糖皮质激素类药物

【药理作用与作用机制】　糖皮质激素（glucocorticoid, GC）类药物具有强大的抗炎作用和免疫抑制作用，能抑制或消除气道的炎性病变，对参与哮喘的各种炎症细胞如肥大细胞、嗜酸性粒细胞、巨噬细胞、T 淋巴细胞等均有抑制作用，并抑制各种细胞因子的释放，从而降低气道反应性、改善症状、提高患者的生活质量。

【临床应用与评价】　糖皮质激素治疗哮喘有两种给药方式：全身用药和吸入给药。全身用药不良反应广泛而严重，仅用于哮喘持续状态或其他药物不能控制的严重哮喘。临床较为常用的是吸入给药，通过气雾吸入，将药物直接送入气道，使其在气道局部达到较高的浓度，发挥局部抗炎作用，而很少引起全身性不良反应。故哮喘急性发作后倡导使用糖皮质激素的气雾吸入剂进行抗感染治疗。常用的吸入用糖皮质激素类药物有丙酸氟替卡松、倍氯米松、曲安奈德和布地奈德，以下仅介绍倍氯米松和布地奈德。

【常见不良反应与处理】　吸入剂型的糖皮质激

素在常用剂量时不良反应很少,主要是局部不良反应,可见声音嘶哑、口咽部念珠菌病。减少每日吸入次数、加用贮雾器、用药后及时漱口可以减少上述不良反应。

倍 氯 米 松

倍氯米松(beclomethasone)为地塞米松的衍生物。气雾吸入后直接作用于呼吸道发挥抗炎平喘的作用,其局部抗炎作用较地塞米松强数百倍。本品起效慢,药效高峰在用药后 10 天出现,故不宜用于哮喘急性发作的治疗。主要用于控制病情,可作为哮喘发作间歇期及慢性哮喘治疗的首选药。本品自肺吸入后被迅速灭活,几乎无全身不良反应。长期应用不抑制肾上腺皮质功能,但少数患者可发生咽部白念珠菌感染和声音嘶哑。每次用药后应及时漱口,去除咽部残留药物,可降低口腔不良反应的发生率。

布 地 奈 德

布地奈德(budesonide)局部抗炎作用较倍氯米松强,主要用于预防或控制哮喘发作,可替代口服激素用于糖皮质激素依赖型哮喘患者。不良反应与倍氯米松相似。

(二) 抗白三烯药物

半胱氨酰白三烯是花生四烯酸经 5- 脂加氧酶途径代谢生产的一类炎症介质。其中白三烯 C_4(LTC$_4$)、白三烯 D_4(LTD$_4$)及白三烯 E_4(LTE$_4$)等由肥大细胞和嗜酸性粒细胞等释放,与分布于人体气道及前炎症细胞的半胱氨酰白三烯受体结合,产生强烈的支气管平滑肌收缩作用。抗白三烯药物,包括白三烯受体拮抗剂和 5- 脂加氧酶活性抑制剂。白三烯受体拮抗剂扎鲁司特、孟鲁司特等通过与位于支气管平滑肌等部位上的白三烯受体选择性结合,竞争性地拮抗白三烯的作用,进而阻断器官对白三烯的反应。5- 脂加氧酶活性抑制剂,如齐留通等通过花生四烯酸的 5- 脂加氧酶途径抑制白三烯的合成。

扎 鲁 司 特

【药理作用与作用机制】 扎鲁司特(zafirlukast)为长效、高选择性半胱氨酰白三烯受体拮抗剂,能与 LTC$_4$、LTD$_4$、LTE$_4$ 等受体选择相结合,从而拮抗其效应。扎鲁司特也可拮抗白三烯的促炎症活性及拮抗由白三烯引起的支气管平滑肌收缩,从而减轻哮喘有关症状,改善肺功能。扎鲁司特不改变平滑肌对 β_2 受体的反应,对抗原、阿司匹林、运动、冷空气等诱发的支气管平滑肌痉挛均有良好的疗效。联合用药可减少 β_2 受体激动药和肾上腺皮质激素的用量。

【临床应用与评价】 扎鲁司特适用于慢性轻度至中度哮喘的预防及治疗,尤其适用于阿司匹林哮喘患者,但不适于急性哮喘的治疗。严重哮喘时加用扎鲁司特可以减少激素的用量。

【常见不良反应与处理】 用药后有轻度头痛、胃肠道反应和肝功能异常,可见咽炎、鼻炎、粒细胞缺乏。

齐 留 通

齐留通(zileuton)为高选择性花生四烯酸代谢途径中 5- 脂加氧酶的抑制剂,抑制 LTC$_4$、LTD$_4$、LTE$_4$ 等白三烯类物质的合成,具有明显的抗过敏及抗炎作用,抑制白三烯引起的支气管平滑肌收缩。用于慢性哮喘的预防和治疗,尤其是对抗原、阿司匹林等引发的哮喘有效,并可改善肺功能。

(三) 抗过敏平喘药

抗过敏平喘药又称过敏介质阻释药(inhibitors of mediator release),具有炎症细胞膜稳定作用,可阻止过敏介质的释放。由于平喘作用起效较慢,本类药物不宜用于治疗哮喘的急性发作,而主要用于预防哮喘发作。抗过敏平喘药主要包括炎症细胞膜稳定剂和 H$_1$ 受体拮抗药。

色 甘 酸 钠

【药理作用与作用机制】 色甘酸钠(sodium cromoglicate)是炎症细胞膜稳定剂,对支气管平滑肌无直接松弛作用,不能对抗组胺、白三烯等过敏介质引起的气道收缩,亦无抗炎作用。但在接触抗原前给药,对速发型和迟发型过敏性哮喘有预防作用,在运动前用药可预防运动诱发的哮喘。

色甘酸钠能稳定肥大细胞细胞膜,加速钙通道的关闭,减少外钙内流,阻止肥大细胞脱颗粒,抑制过敏介质的释放;直接抑制引起气道痉挛的神经反射,如防止二氧化硫、缓激肽、冷空气、运动等刺激引起的支气管痉挛;降低气道内感受器的敏感性,从而抑制非特异性气道高反应性。

此药极性较高,口服不易由胃肠道吸收,生物利用度仅 1%。药物微粒粉末吸入 20 mg 后,5% ~ 10% 由肺吸收,15 min 内血浆药物浓度可达 9 ng/mL,$t_{1/2}$ 约 80 min。大部分药物以原形从尿中排出。

【临床应用与评价】 用于预防各型哮喘的发作,对过敏性哮喘疗效最佳,对发作的哮喘无效。还可用于过敏性鼻炎、过敏性结膜炎等。此药起效缓慢,连用数天后才可见效。

【常见不良反应与处理】 常用量为每次 20 mg,每日 2~4 次,如疗效不佳,每次剂量可增至 40 mg。一般在用药 1 个月内可见效,不良反应少见。因药物制剂是微粒粉末,少数患者可出现咳嗽、气急甚至诱发哮喘,同时吸入 β_2 受体激动药可避免其发生。

酮 替 芬

酮替芬(ketotifen)是 H_1 受体拮抗药。除具有与色甘酸钠相似的作用外,还具有强大的 H_1 受体拮抗作用,并能预防和逆转 β_2 受体向下调节。用于预防各型哮喘的发作,与茶碱类、β_2 受体激动药合用可用于防治轻、中度哮喘。用量为每次 1 mg,每日 2 次。不良反应有短暂的头晕、乏力、镇静、疲倦、口干等。

曲 尼 司 特

【药理作用与作用机制】 曲尼司特(tranilast)可稳定肥大细胞和嗜碱性粒细胞膜,阻止细胞裂解脱颗粒,从而抑制组胺、白三烯和 5- 羟色胺等过敏介质的释放。对乙酰胆碱、组胺、5- 羟色胺无直接对抗作用。其中枢抑制作用弱于酮替芬。

【临床应用与评价】 用于支气管哮喘、过敏性鼻炎的预防性治疗,也用于荨麻疹、血管神经性水肿及过敏性皮肤瘙痒症的治疗。

【常见不良反应与处理】 用药后可见食欲不振、恶心、呕吐、便秘等胃肠道反应;偶见头痛、眩晕、嗜睡等中枢神经系统反应;偶见尿路刺激征、肝功能异常及红细胞、血红蛋白减少等。

奥马佐单抗

【药理作用与作用机制】 奥马佐单抗(omalizumab)是一种重组人源化单克隆抗 IgE 抗体,能特异性地识别循环中 IgE 的 Fc 段,阻止 IgE 与肥大细胞和嗜酸性粒细胞表面的 IgE 受体结合,从而使变态反应在极早期阶段被阻断。

【临床应用与评价】 用于中度或重度持续性哮喘。奥马佐单抗不能用于哮喘急性发作的急救和哮喘持续状态。

【常见不良反应与处理】 用药后可见头痛、头晕、疲乏、皮疹等不良反应。对奥马佐单抗过敏者及肝肾功能不全者慎用。

第二节 慢性阻塞性肺疾病的临床用药

慢性支气管炎是气管、支气管黏膜及其周围组织的慢性非特异性炎症,临床上以咳嗽、咳痰为主要症状,部分患者可发展为慢性阻塞性肺疾病。慢性阻塞性肺疾病是以气流受阻为特征的肺疾病,形成肺气肿。稳定期的治疗采用适于长期口服的支气管扩张药、镇咳药、祛痰药、糖皮质激素等,急性加重期的治疗除上述药物外,采用雾化吸入支气管扩张药、抗生素、吸氧等。

一、镇咳药

咳嗽是一种保护性反射,有利于呼吸道内痰液和异物的排出,从而保持气道清洁与通畅。应用镇咳药前,应查明病因,进行对因治疗。对于剧烈的无痰干咳的患者,为减轻患者的痛苦,避免剧烈咳嗽引起严重的并发症,如反射性心动过缓、尿失禁、咳嗽性晕厥等,应使用镇咳药进行对症治疗。而对多痰、黏痰刺激引起的咳嗽,不宜单独使用镇咳药,否则痰液滞留于气道,易继发感染,并阻塞呼吸道,甚至引起窒息。

镇咳药(antitussives)可抑制咳嗽中枢或抑制咳嗽反射弧中任一环节而发挥镇咳作用。根据作用机制的不同,可分为中枢性镇咳药和外周性镇咳药。

(一)中枢性镇咳药

中枢性镇咳药是一类直接抑制延髓咳嗽中枢而发挥镇咳作用的药物。

可 待 因

【药理作用与作用机制】 可待因(codeine)属于阿片生物碱类,作用与吗啡相似但较弱。对延脑咳嗽中枢有选择抑制作用,镇咳作用迅速,强度约为吗啡的 1/4。亦具有镇痛作用,强度约为吗啡的 1/10。

口服生物利用度 40%~50%,血药浓度达峰时间 0.75~1 h,$t_{1/2}$ 为 3~4 h,表观分布容积为 3~4 L/kg。经肝代谢转化,约 10% 脱甲基成为吗啡。药物的 10% 以原形、37% 转化为葡糖醛酸结合物从尿排出。

【临床应用与评价】 口服主要用于各种原因引起的剧烈干咳,对伴有胸痛的胸膜炎干咳患者尤为适用。也可用于中度疼痛的镇痛。成人口服每次 15~30 mg,每日 3 次。必要时皮下注射每次 15~30 mg。

【常见不良反应与处理】 治疗剂量偶见恶心、呕吐、便秘及眩晕等不良反应,过量可引起呼吸抑制、兴奋、烦躁不安等,久用可成瘾。痰黏且量多的患者不宜应用。小儿过量可引起惊厥。

右美沙芬

右美沙芬(dextromethorphan)为人工合成的吗啡衍生物,是目前临床上应用最广的镇咳药。镇咳作用与可待因相似或较强,起效快。本品无镇痛作用,治疗剂量不抑制呼吸,亦无耐受性和成瘾性。主要用于干咳及频繁剧烈的咳嗽,常与抗组胺药合用。成人口服每次 10 ~ 20 mg,每日 3 ~ 4 次。本品安全范围广,偶见头晕、嗜睡、口干、便秘等不良反应。

喷托维林

喷托维林(pentoxyverine)直接抑制咳嗽中枢,镇咳作用约为可待因的 1/3。尚有轻度 M 受体拮抗作用和局部麻醉作用。局部麻醉作用可抑制呼吸道感受器和传入神经末梢,拮抗 M 受体的效应,能解除支气管平滑肌痉挛,故本品兼有外周性镇咳作用,但较弱。主要用于上呼吸道炎症引起的干咳和小儿百日咳。成人每次 25 mg,每日 3 ~ 4 次。儿童 5 岁以上每次 6.25 ~ 12.5 mg,每日 2 ~ 3 次。本品无成瘾性,偶有轻度阿托品样不良反应,青光眼、前列腺增生及心功能不全者慎用。

氯哌斯汀

氯哌斯汀(cloperastine)为苯海拉明的衍生物,主要抑制咳嗽中枢,镇咳作用不及可待因。兼具较弱的 H_1 受体阻断作用,能缓解支气管痉挛及黏膜充血、水肿,并松弛末梢支气管平滑肌,利于止咳。本品无耐受性。适用于急性上呼吸道炎症、慢性支气管炎等引起的频繁的无痰干咳。成人每次 10 ~ 20 mg,每日 3 次。儿童 0.5 ~ 1 mg/kg,每日 3 次。不良反应较轻,偶有口干和嗜睡等。

(二)外周性镇咳药

外周性镇咳药主要通过抑制咳嗽反射弧外周通路中的任一环节,如末梢感受器、传入神经或传出神经的传导,产生镇咳作用。

苯佐那酯

苯佐那酯(benzonatate)化学结构与丁卡因相似,具有较强的局部麻醉作用,通过抑制肺牵张感受器与感觉神经末梢,抑制肺 - 迷走反射,产生镇咳作

用。本品对咳嗽中枢也有较弱的抑制作用。主要用于急性支气管炎、肺癌等引起的刺激性干咳和阵咳。亦用于支气管镜、喉镜检查及支气管造影前预防咳嗽。口服每次 50 ~ 100 mg,每日 3 次。不良反应有轻度头痛、眩晕、嗜睡、鼻塞、皮疹等。口服时若将药丸咬碎,可引起口腔麻木。

苯丙哌林

苯丙哌林(benproperine)作用与苯佐那酯相似,兼有外周及中枢性镇咳作用。主要阻断肺及胸膜的牵张感受器,抑制肺 - 迷走反射,发挥镇咳作用,且具有平滑肌解痉作用。镇咳作用较可待因强,主要用于各种原因引起的咳嗽,特别是刺激性干咳。口服每次 20 ~ 40 mg,每日 3 次。偶有眩晕、嗜睡、胸闷、皮疹等不良反应。

二、祛痰药

痰是呼吸道炎症的产物。黏痰淤积于小气道,形成黏液栓,可致气道狭窄甚至阻塞,引起喘息,并容易继发感染。

祛痰药(expectorants)是一类能增加呼吸道腺体分泌,使痰液变稀、黏滞度降低,或能促进呼吸道黏膜纤毛运动,使痰易于咳出的药物。呼吸道内积痰的排出,可减轻或消除痰液对呼吸道黏膜的刺激及对小气道的阻塞作用。故祛痰药可间接发挥镇咳和平喘作用,对继发感染也有防治作用。因此,合理使用祛痰药对呼吸系统疾病的治疗有重要意义。常用祛痰药可分为两大类:黏液分泌促进药和黏痰溶解药。

(一)黏液分泌促进药

黏液分泌促进药口服后对胃黏膜有刺激作用,引起恶心,进而反射性促进支气管腺体分泌增加,由于支气管腺体分泌物主要是浆液,故能稀释痰液,使痰易于咳出。氯化铵、愈创甘油醚、标准桃金娘油、碘化钾等均属本类药物,以下介绍前两种。

氯 化 铵

氯化铵(ammonium chloride)有祛痰作用,口服后刺激胃黏膜引起恶心,反射性增加呼吸道腺体分泌,使痰液稀释,易于咳出。同时,少量被吸收的氯化铵可由呼吸道黏膜排出,在渗透压的作用下带出水分,进一步稀释痰液,利于排痰。本品很少单独使用,多与其他药物配伍组成复方制剂,用于急性呼吸道炎症痰稠难于咳出者。口服每次 0.3 ~ 0.6 g,每日

3次。氯化铵为酸性无机盐,可酸化血液和尿液,并有微弱的利尿作用,可用于碱血症、酸化尿液和促进碱性药物的排泄。

大量服用可引起恶心、呕吐、胃痛,甚至酸中毒。溃疡病及肝肾功能不全者慎用。

愈创甘油醚

愈创甘油醚(guaifenesin)除增加呼吸道腺体分泌、稀释痰液外,尚有较弱的抗菌作用。用于急、慢性支气管炎和支气管扩张等。本品无明显不良反应。

(二)黏痰溶解药

黏痰溶解药能改变痰中黏性成分,从而降低痰液黏滞性,使之易于咳出。对于痰液黏稠排痰困难者,黏液分泌促进药疗效差,必须使用黏痰溶解药,促进咳痰。

痰中黏性成分主要是黏蛋白和DNA。痰中的酸性黏蛋白依靠二硫键、氢键等交叉连接,形成凝胶网,增加痰液黏稠度。呼吸道感染时,大量炎症细胞破坏,释放出的DNA亦使痰液黏稠度提高,形成脓痰,不易咳出。多数黏痰溶解药可分解黏痰中的黏蛋白,裂解DNA纤维,降低其黏稠度,促进排痰。

乙酰半胱氨酸

【药理作用与作用机制】 乙酰半胱氨酸(acetylcysteine)分子中含有巯基,可使黏蛋白多肽链中的二硫键断裂,从而使黏蛋白分子裂解成小分子肽链,降低痰液黏稠度,也可裂解脓痰中的DNA纤维,降低痰液黏稠度,使之易于咳出。

【临床应用与评价】 适用于黏痰阻塞气道,咳痰困难者。常用20%溶液5 mL与5% NaHCO₃溶液混合雾化吸入给药,急救时气管内滴入给药,5%溶液每次2 mL,每日2~4次,可迅速降低痰液黏滞度,便于吸引排痰。

【常见不良反应与处理】 有特殊臭味,可致恶心、呕吐。刺激呼吸道可引起呛咳或支气管痉挛,常在溶液中加入异丙肾上腺素对抗之。支气管哮喘患者慎用。气管内滴入给药需吸引排痰,以免大量稀释痰液阻塞气道,无吸痰器时不宜使用。可降低青霉素、头孢菌素、四环素的抗菌活性,不宜与之合用。

溴 己 新

溴己新(bromhexine)直接作用于支气管腺体的黏液分泌细胞,促进溶酶体释出,裂解痰液中的酸性黏蛋白,降低痰液黏稠度。本品还具有黏液分泌促进药的作用,并促进呼吸道纤毛运动,使痰易于咳出。用于白色黏痰难以咳出的呼吸道疾病。口服剂量为每次8~16 mg,每日3~4次。也可用0.2%溶液雾化吸入,每次2 mL,每日1~3次。用药后偶见胃部不适、血清氨基转移酶升高等。溃疡及肝肾功能不全者应慎用。

盐酸氨溴索

【药理作用与作用机制】 盐酸氨溴索(ambroxol hydrochloride)又名沐舒坦,是溴己新在体内的活性代谢产物,其祛痰作用显著强于溴己新。盐酸氨溴索能促进肺表面活性物质的分泌及气道液体的分泌,促使痰中的黏多糖蛋白纤维断裂,促使黏痰溶解,降低痰的黏度。盐酸氨溴索可增强支气管黏膜纤毛的运动,促进痰液排出。

【临床应用与评价】 用于急、慢性支气管炎,长期应用可显著减少支气管炎的急性发作。注射给药可用于早产儿、新生儿呼吸窘迫综合征的治疗。

【常见不良反应与处理】 少数患者出现轻微的胃部不适、胃痛或腹泻。偶见皮疹等过敏反应,如有过敏应立即停药。

(刘艳霞)

数字课程学习

⬇ 教学PPT　　📝 思考题

第十九章　消化系统疾病临床用药

■ **重点内容提要**

　　抗消化性溃疡药主要分为抗酸药、抑制胃酸分泌药、胃黏膜保护剂和抗幽门螺杆菌药。抑制胃酸分泌药中,H₂ 受体拮抗药、质子泵抑制剂等用于临床疗效明显;胃黏膜保护剂、前列腺素衍生物的应用为消化性溃疡的治疗开辟了新的途径;抗幽门螺杆菌的治疗使消化性溃疡可能得到根治。治疗非病毒性肝病的药物包括腺苷蛋氨酸,用于治疗酒精性肝炎;糖皮质激素、硫唑嘌呤用于治疗自身免疫性肝炎;减少肠内氨源性毒物生成与吸收的药物及肝细胞保护药用于治疗肝硬化。炎性肠病是一类病因未明的非特异性慢性肠道炎症性疾病,属免疫性炎症疾病,治疗原则为抑制炎症反应和调节免疫功能,常用的治疗药物有氨基水杨酸类、肾上腺皮质激素类和免疫抑制剂等。

第一节　消化性溃疡的临床用药

　　消化性溃疡(peptic ulcer)主要指发生于胃和十二指肠的慢性溃疡,其发病率约为 10%。胃酸分泌过多、幽门螺杆菌感染和胃黏膜保护作用减弱等是引起消化性溃疡的主要原因。消化性溃疡的发病机制着重于致溃疡和抗溃疡的因素之间失去平衡、个体神经内分泌反应和遗传学的差异等。

　　人们曾经认为胃酸和胃蛋白酶对胃壁组织的消化和攻击作用是消化性溃疡最重要的致病因素,因此临床上常使用弱碱性药物以中和胃酸。胃酸由壁细胞分泌,受神经、体液调节。壁细胞细胞膜上有 H₂ 受体分布,该受体被激活后导致胃酸分泌增加,H₂ 受体拮抗药能有效抑制胃酸的分泌,此类药物的问世成为消化性溃疡治疗上的里程碑。除上述的 H₂ 受体外,壁细胞尚有胆碱能受体、胃泌素受体分布,这些受体被激活后均可导致钙通道的开放和细胞内钙浓度的升高,进一步使壁细胞的质子泵,即 H⁺–K⁺ATP 酶被激活,促进胃酸分泌。在消化性溃疡治疗中,H₂ 受体拮抗药及质子泵抑制剂取得了较好的临床疗效。但是抗酸治疗停药后,溃疡的复发率很高,成为一大难题。

　　其后的研究表明,幽门螺杆菌(*Helicobacter pylori*,Hp)感染是慢性胃炎的主要病因和引起消化性溃疡的重要病因。许多抗生素可以杀灭 Hp,根除 Hp 可缩短溃疡愈合的时间,提高溃疡的愈合率,显著地降低胃、十二指肠溃疡的复发率并减少溃疡并发症的发生。抗 Hp 药的应用成为治疗消化性溃疡的新途径,可使溃疡彻底治愈。

　　此外,壁细胞上尚有前列腺素受体的分布,该受体被激活后可引起胃酸分泌的减少。前列腺素及其衍生物因具有细胞保护及改善黏膜屏障功能的作用,亦用于治疗消化性溃疡。药源性溃疡亦应引起高度重视。一些药物,如某些解热镇痛药、抗肿瘤药、肾上腺皮质激素、利血平等被列为致溃疡药物。

　　消化性溃疡确诊后一般采取综合性治疗措施,包括内科基本治疗、药物治疗、并发症的治疗和外科治疗。治疗消化性溃疡的目的在于:缓解临床症状,促进溃疡愈合,防止溃疡复发和减少并发症。

　　按药物的不同作用方式,抗消化性溃疡药可分为以下几类:

　　1. 抗酸药(antacids)　氢氧化铝(aluminum hydroxide)、氧化镁(magnesium oxide)、碳酸钙(calcium carbonate)、碳酸氢钠(sodium bicarbonate)等。

2. 抑制胃酸分泌药

(1) H$_2$ 受体拮抗药 西咪替丁、雷尼替丁、法莫替丁、尼扎替丁、罗沙替丁。

(2) 质子泵抑制剂 奥美拉唑、兰索拉唑、泮托拉唑、雷贝拉唑、埃索美拉唑。

(3) 胆碱受体拮抗药 哌仑西平。

(4) 胃泌素受体拮抗药 丙谷胺。

3. 胃黏膜保护剂

(1) 前列腺素衍生物 米索前列醇。

(2) 其他药物 硫糖铝、胶体次枸橼酸铋、替普瑞酮。

4. 抗幽门螺杆菌药 阿莫西林、克拉霉素、甲硝唑、替硝唑、喹诺酮类、呋喃唑酮、克拉霉素。

一、抗酸药

抗酸药为弱碱性物质,口服后在胃内直接中和胃酸,升高胃内容物 pH。随着胃内 pH 的升高,胃蛋白酶活性逐渐降低,从而减轻胃酸和胃蛋白酶对胃、十二指肠黏膜的侵蚀和对溃疡面的刺激,缓解消化性溃疡的症状。此外,有些抗酸药如氢氧化铝能形成胶状保护膜,覆盖于溃疡面和胃黏膜,起保护溃疡面和胃黏膜作用,有利于溃疡愈合。常用抗酸药的药理作用、不良反应及剂量和用法见表 19-1。

表 19-1 常用抗酸药的药理作用、不良反应及剂量和用法

药名	药理作用	不良反应	剂量和用法
氢氧化铝	该药在胃内与盐酸作用形成三氯化铝,抗酸作用较弱,缓慢而持久,有收敛作用	无明显毒性,部分患者出现低磷酸血症,长期服用可致便秘	片剂:每片 0.3 g,每次 0.6~0.9 g,每日 3 次。凝胶:每次 4~8 mL,每日 12~24 mL
氧化镁	该药不溶于水,在胃内停留时间较长,中和胃酸作用强,缓慢而持久,不产生二氧化碳。刺激肠道蠕动,有轻泻作用	服药过量时出现过敏反应,可见腹痛、皮疹、皮肤瘙痒;腹泻较多见,肾功能不全者可发生高镁血症	片剂:每片 0.2 g,每次 0.2~1 g,每日 3 次。常用氧化镁合剂或复方氧化镁合剂
碳酸钙	口服后与盐酸作用形成氯化钙和二氧化碳,抗酸作用较强、作用快而持久	引起嗳气,久用可致便秘	片剂:每片 0.5 g,每次 0.5~1 g,每日 3 次
碳酸氢钠	作用强,起效快而作用短暂	引起嗳气、腹胀,继发性胃酸分泌增加	片剂:每片 0.3 g,每片 0.5 g,每次 0.5~2 g,每日 3 次

抗酸药的常用制剂为复方制剂,以增强疗效,减轻不良反应。如兼有铝、镁两种盐类的复方制剂,克服了两者分别应用所致的便秘、腹泻等不良反应。抗酸药的疗效与胃酸的分泌量有关。由于抗酸药中和胃酸的量有限,对高胃酸分泌患者需使用较大剂量的抗酸药。抗酸药的作用尚与胃充盈度有关,当胃内为食物所充盈时服药,因排空延缓,抗酸药有更多的缓冲作用,故餐后服用的效果比餐前服用为佳,建议在餐后 1 h 服用。抗酸药中和胃酸的能力取决于胃排空率,而胃排空率又与抗酸药的服药次数有关,故应以少量多次服用为佳。抗酸药应于溃疡愈合后继续服用,以预防和减少溃疡的复发。

二、抑制胃酸分泌药

(一) H$_2$ 受体拮抗药

壁细胞底部有 3 种与胃酸分泌有关的受体(ACh、胃泌素和 H$_2$ 受体),其中 H$_2$ 受体不仅本身具有很强的刺激胃酸分泌作用,它的存在还可以提高壁细胞对 ACh 和胃泌素的敏感性,因此 H$_2$ 受体拮抗药的治疗价值更大。H$_2$ 受体拮抗药包括西咪替丁(cimetidine)、雷尼替丁(ranitidine)、法莫替丁(famotidine)、尼扎替丁(nizatidine)、罗沙替丁(roxatidine)等。

【药理作用与作用机制】 H$_2$ 受体拮抗药的化学结构与组胺类似,作用于 H$_2$ 受体,竞争性抑制组胺的作用,也抑制由食物、组胺、胃泌素、胰岛素及进餐等诱发的胃酸分泌。雷尼替丁和法莫替丁的抑酸作用较强,其效价强度分别为西咪替丁的 5~12 倍和 20 倍。

常用的 H$_2$ 受体拮抗药口服后均能快速达到血药浓度峰值。西咪替丁生物利用度为 70%,但胃排空缓慢时吸收延迟。服用 300~400 mg,血药浓度峰值可达 1.2~1.8 µg/mL,45~90 min 血药浓度达高峰,持续达 4~5 h。此药血浆蛋白结合率较低。主要在肝代谢,一次口服 24 h 内,约 90% 的药物排出体外。主要从肾排泄,70% 为原形,10%~20% 为亚

砜和羟基代谢产物,10% 随粪便排出。肾功能正常时 $t_{1/2}$ 为 2 h,肾衰竭时为 5 h。此药可通过胎盘屏障及分泌到乳汁中。口服雷尼替丁因有明显首过效应,故生物利用度较低,且变异较大,为 39% ~ 87%。可通过血脑屏障,表观分布容积 1.1 ~ 1.9 L/kg。此药以原形和 N- 氧化物、S- 氧化物和去甲基代谢产物形式自肾排出。肾功能不全时 $t_{1/2}$ 延长。法莫替丁口服生物利用度为 37% ~ 50%。70% ~ 80% 以原形从尿中排除,故肌酐清除率低于 10 mL/min 的肾衰竭患者应注意减量或延长给药间隔。

【临床应用与评价】 H_2 受体拮抗药用于治疗胃和十二指肠溃疡、胃泌素瘤、反流性食管炎。治疗十二指肠溃疡愈合率达到 70% ~ 80%,一般需用药 4 周以上。对胃溃疡的效果不如十二指肠溃疡,一般需用药 6 ~ 8 周。尼扎替丁短期治疗十二指肠溃疡的愈合率超过 90%,胃溃疡的愈合率 87%。消化性溃疡并发出血及不接受口服治疗的患者可静脉给药,出血停止后改用口服制剂继续治疗。常用 H_2 受体拮抗药的剂量和用法见表 19-2。

表 19-2　常用 H_2 受体拮抗药的剂量和用法

药名	制剂	剂量和用法
西咪替丁	片剂:每片 200、400、800 mg;胶囊每粒 200 mg;注射液:200 mg/2 mL	治疗十二指肠溃疡,每次 0.3 g,每日 4 次,进餐时及睡前服,或 0.8 g 睡前一次服。预防溃疡复发,0.4 g 睡前服。肾功能不全用量减为 0.2 g,12 h 一次。肌内注射或静脉注射 0.2 g,6 h 一次,静脉注射应缓慢。急性上消化道出血时,可采用静脉滴注 200 ~ 300 mg/6 h,好转后改口服。肾功能不全者应减量
雷尼替丁	片剂或胶囊:每粒 150 mg;注射液:50 mg/5 mL	口服 150 mg,每日 2 次或 300 mg 睡前一次,疗程为 4 ~ 8 周。维持剂量为每晚 150 mg,预防十二指肠溃疡复发。严重肾病患者,减量至 75 mg,每日 2 次。治疗佐林格 - 埃利森综合征,宜用大剂量,600 ~ 1 200 mg/d。肌内注射和缓慢静脉注射,治疗消化性溃疡出血,每次 25 ~ 50 mg,4 ~ 8 h 一次。术前用药,手术前 1.5 h 静脉注射 100 mg,或 100 ~ 300 mg 加入 50% 葡萄糖注射液 100 mL 静脉滴注,30 min 滴完
法莫替丁	片剂或胶囊:每粒 20 mg;注射液:20 mg/2 mL	口服:每次 20 mg,早晚各一次,或睡前一次服用 40 mg,疗程为 4 ~ 6 周。静脉注射:消化性溃疡合并出血,缓慢静脉注射,20 mg/12 h,病情好转后改口服。肾功能不全者酌情减量

【常见不良反应与处理】 H_2 受体拮抗药的不良反应发生率低,但由于 H_2 受体在体内分布较广,故此类药物的不良反应较多,其中西咪替丁的不良反应较多见。可有头昏、疲乏、口干、腹泻、潮红、肌痛。西咪替丁有轻度抗雄激素作用,用药期间精子浓度可能降低,或出现男性乳房发育、泌乳,停药后可恢复。老年或重病患者用药期间可出现可逆性精神错乱、中毒性肝炎等。与西咪替丁相比,雷尼替丁对肾、性腺和中枢神经系统功能的损伤较轻,少数患者可引起肝功能异常,停药后症状即消失。法莫替丁偶致白细胞减少,轻度氨基转移酶升高。妊娠和哺乳期妇女忌用或禁用 H_2 受体拮抗药,儿童慎用。严重心脏及呼吸系统疾患、慢性炎症如系统性红斑狼疮、器质性脑病、严重肝肾功能不全者均应慎用并减量。

【药物相互作用】 西咪替丁是肝药酶的抑制药,可降低合用药的代谢速度,增强其药理作用或毒性反应,包括普萘洛尔、美托洛尔、苯二氮䓬类、甲硝唑、茶碱类、咖啡因及苯妥英钠等;特别是与双香豆素类抗凝血药合用时,凝血酶原时间进一步延长,故需密切注意病情变化,及时调整抗凝血药剂量,防止不良反应的发生。雷尼替丁对肝药酶的抑制作用和对肝血流的减少作用均不明显,因而较少影响其他药物的代谢。与抗凝血药或抗癫痫药合用时,要比西咪替丁安全。法莫替丁不影响肝细胞色素 P450 酶系,因此不影响其他药物的代谢。

(二)质子泵抑制剂

胃酸的分泌是由胃黏膜壁细胞的一种特殊酶,H^+-K^+ATP 酶介导的,此酶又被称做质子泵。组胺、胃泌素和乙酰胆碱激动相应的受体后,作用于第二信使 cAMP,激活蛋白激酶,最后均激活 H^+-K^+ATP 酶,导致胃酸的分泌增加。质子泵抑制剂可与 H^+-K^+ATP 酶特异性地结合,使其失活,从而达到明显抑制胃酸分泌的作用。质子泵抑制剂是抑制胃酸分泌的最终过程。此类药物包括奥美拉唑(omeprazole)、兰索拉唑(lansoprazole)、泮托拉唑(pantoprazole)、雷贝拉唑(rabeprazole)、埃索美拉唑(esomeprazole)等。奥美拉唑是第一个用于临床的质子泵抑制剂,用于治疗消化性溃疡取得良好的疗效,同时是治疗反流性食管炎的首选药物。奥美拉唑和兰索拉唑是目前最强的抑酸药。

【药理作用与作用机制】　奥美拉唑、兰索拉唑与泮托拉唑均为苯并咪唑衍生物,能特异性地作用于壁细胞中的 H^+–K^+ATP 酶,抑制壁细胞泌酸的最后步骤,使壁细胞内的 H^+ 不能转运到胃腔中去,以致胃液中的胃酸量大为减少。对夜间、胃泌素、进餐等刺激诱导的胃酸分泌有极明显的抑制作用。兰索拉唑在试管内具有抑制 Hp 的作用,但临床上需与抗生素合用方可生效。泮托拉唑的化学稳定性较好,在酸性环境下比兰索拉唑和奥美拉唑更稳定,生物利用度更高,与肝细胞色素 P450 无相互作用。雷贝拉唑的体外抗 Hp 作用较强。

奥美拉唑口服后吸收迅速,1 h 内起效,0.5~3.5 h 血药浓度达峰值,作用持续 72 h 以上,$t_{1/2}$ 为 0.5~1 h。其快速清除主要是由于体内代谢所致,但此药对 H^+ 泵抑制作用持久,作用可持续约 24 h。慢性肝病患者,$t_{1/2}$ 可延长至 3 h。药物代谢完全,主要以砜基、巯基和羟基代谢产物形式迅速排除,大部分由尿排泄,少部分随粪便排出。该药血浆蛋白的结合率高达 95% 左右。正常治疗浓度为 0.19~19.4 μmol/L,但血药浓度与其抑酸作用无相关

性,即使血药浓度明显降低,仍有抑酸作用。此药主要在肝代谢,其代谢产物则由肾排出。

兰索拉唑不耐酸,口服为肠溶制剂,吸收良好,生物利用度较高,约为 85%,但个体差异大。吸收过程受食物影响较大,餐后服药可延缓吸收,生物利用度降低。$t_{1/2}$ 为 1.3~1.7 h。

【临床应用与评价】　用于治疗胃和十二指肠溃疡、佐林格－埃利森综合征、严重的反流性食管炎、难治性急性胃黏膜出血等。与抗生素合用治疗 Hp 感染。

【常见不良反应与处理】　质子泵抑制剂的不良反应不严重。个别患者有轻度恶心、腹泻、腹痛、感觉异常、头晕或头痛,大多不影响治疗。口服给药能可逆性地增加胃中细菌计数和亚硝胺水平,故可诱发胃肠感染和肿瘤,个别患者出现血清氨基转移酶和胆红素增高,孕妇、哺乳期妇女和婴幼儿禁用。

【药物相互作用】　质子泵抑制剂抑制胃酸分泌作用强,持续时间长,故应用本品时不宜同时服用其他抗酸药。该药可与细胞色素 P450 相互作用,竞争性抑制某些药物如地西泮、苯妥英钠经肝代谢,使这些药物的作用时间延长。兰索拉唑为肝细胞色素 P450 诱导剂,与地西泮、普萘洛尔、华法林、泼尼松、苯妥英钠和茶碱无相互作用。常用质子泵抑制剂的剂量和用法见表 19-3。

胆碱受体拮抗药哌仑西平和胃泌素受体拮抗药丙谷胺等对消化性溃疡的治疗效果不理想,现已少用。

表 19-3　常用质子泵抑制剂的剂量和用法

药名	制剂	剂量和用法
奥美拉唑	肠溶片剂:每片 10、20 mg;胶囊:每粒 20 mg;注射用粉针剂:40 mg	早餐前口服 20 mg 或每晚服 10 mg,连用 4~6 周。反流性食管炎一般用 20 mg,每日 1 次或 2 次。慢性肝病和肝肾衰竭患者剂量酌减。治疗消化性溃疡出血可静脉滴注给药,一次 40 mg,每 12 h 一次,连续 3 日
兰索拉唑	片剂或胶囊:每片或粒 15、30 mg	对胃、十二指肠溃疡患者,15~30 mg/d,于清晨口服,疗程一般为 4~8 周。与抗生素合用治疗 Hp 感染时,30 mg/d,服用 2 周。反流性食管炎,30 mg/d,疗程 8 周,愈合后改用维持剂量,15 mg/d 或 30 mg/d,隔日服一次。老年人和严重肝病患者应减量
泮托拉唑	肠溶片剂:每片 40 mg;注射剂:40 mg	治疗消化性溃疡,口服每次 40 mg,4~6 周。治疗消化性溃疡出血用法同奥美拉唑
雷贝拉唑	肠溶片剂:每片 10、20 mg;胶囊:每粒 20 mg	治疗消化性溃疡,口服每次 10~20 mg,每日一次,4~6 周

三、胃黏膜保护剂

(一)前列腺素衍生物

前列腺素(PG)对胃黏膜的保护作用主要体现

在防止或减轻有害物质对胃黏膜上皮下毛细血管内皮的损伤,保持正常血流以保证胃黏膜上皮的血液供应,还能增加黏液分泌,稳定溶酶体和增加黏膜巯基含量等。

前列腺素衍生物包括:米索前列醇、恩前列素,以下介绍米索前列醇。

米索前列醇

【药理作用与作用机制】 米索前列醇(misoprostol)是 PG 衍生物,具有明显的细胞保护作用,包括刺激保护性黏液的分泌,使黏膜层增厚和碱性分泌液增多,促进和维持胃及十二指肠局部黏膜的微循环,增加黏膜含硫化合物和表面磷脂,以及促进黏膜 DNA、RNA 和大分子物质的合成。细胞保护作用是 PG 衍生物最重要的作用。米索前列醇与胃内的前列腺素 E 受体结合,抑制胃壁细胞分泌胃酸,对基础胃酸分泌、组胺、五肽胃泌素等刺激引起的胃酸分泌均有抑制作用。

口服吸收迅速,口服后 70%～80% 被吸收。吸收后很快去酯化转变为有活性的米索前列酸,所以在血浆中不易测到原形药。口服后 30 min～1 h,血浆中米索前列酸浓度达峰值,$t_{1/2}$ 为 1.7 h。24 h 内约 80% 的药物以代谢产物的形式从尿和粪便中排出,尿内含量为粪便内的 2 倍。

【临床应用与评价】 消化性溃疡、应激性溃疡,特别对 NSAIDs 相关性溃疡和出血有效。在使用大剂量 NSAIDs 期间应同时服用米索前列醇。通常口服 200 μg,每日 4 次。

【常见不良反应与处理】 通常在用药后 4 周,14%～40% 的患者可出现轻度腹泻,少数患者有轻度恶心、头痛、眩晕和腹部不适。少数妇女用药后出现绝经后阴道出血。该药可引起子宫平滑肌收缩,有诱发流产的倾向,孕妇禁用。

【药物相互作用】 肝细胞色素 P450 不影响其代谢,不影响氨基比林、西咪替丁和雷尼替丁的代谢。

(二)其他增强胃黏膜屏障作用药

除前列腺素衍生物外,硫糖铝、胶体次枸橼酸铋、替普瑞酮等亦有增强胃黏膜屏障的作用。

硫 糖 铝

【药理作用与作用机制】 硫糖铝(sucralfate)是硫酸化二糖和氢氧化铝的复合物,在酸性胃液中解离为带负电荷的八硫酸蔗糖,聚集成糊状黏稠物,可附着于胃及十二指肠黏膜表面。在溃疡或炎症处,药物可吸附带正电荷的渗出蛋白质并与之结合形成保护膜,抵御胃酸的侵袭,此作用有利于黏膜上皮细胞再生,促进黏膜上皮愈合。硫糖铝有促进前列腺素 E 合成的作用,尚可抑制 Hp 的繁殖,使黏膜中的

Hp 密度降低,阻止 Hp 产生的蛋白酶、酯酶对黏膜的破坏。

硫糖铝难溶于水,微量(0.5%～2.2%)在胃肠道吸收,是一种相对安全的药物。长期服用此药可使血浆铝略有增加,肾功能正常者不会导致蓄积中毒,但铝盐主要从肾排出,肾衰竭者应慎用。

【临床应用与评价】 用于治疗胃及十二指肠溃疡、反流性食管炎,以及防止 NSAIDs、乙醇、应激对胃黏膜的损害。治疗消化性溃疡,每次 1 g,每日 4 次。餐前 1 h 和临睡前服,一个疗程为 4～8 周。预防溃疡复发,每次 1 g,每日 2～3 次。

【常见不良反应与处理】 硫糖铝的不良反应较少,安全,患者能较好耐受。主要的不良反应是便秘,偶见腰痛、腹泻、眩晕、口干、恶心、皮疹、瘙痒及胃痉挛等。习惯性便秘、肾功能不全者不宜长期应用此药。

【药物相互作用】 硫糖铝可干扰苯妥英钠、华法林、四环素、地高辛、氨茶碱、西咪替丁、雷尼替丁、脂溶性维生素(维生素 A、D、E、K)等的吸收。由于硫糖铝在酸性环境下容易凝集而发挥其黏膜保护作用,因此该药不宜与碱性药或抑酸药同服。如为缓解溃疡性疼痛而合并应用抗酸药时,须在服用硫糖铝前 0.5 h 或服后 1 h 给药。

胶体次枸橼酸铋

【药理作用与作用机制】 胶体次枸橼酸铋(colloidal bismuth subcitrate)中和胃酸作用弱,能抑制胃蛋白酶活性。在胃及十二指肠内形成沉淀物覆盖于溃疡面起保护作用。促进黏膜内源性 PG 的释放,增加黏液和 HCO_3^- 盐分泌,增强胃黏膜屏障能力,改善胃黏膜局部的微循环,促进上皮细胞修复。胶体次枸橼酸铋尚能引起 Hp 与胃上皮分离,随后导致 Hp 溶解、坏死,从而抑制 Hp 的致病作用;能延缓 Hp 对抗菌药耐药性的产生。

胶体次枸橼酸铋口服后吸收较少,4 周后测定血清铋浓度仅轻度升高,平均值为 0.04 μmol/L,低于警戒的阈值 0.48 μmol/L。吸收后的药物从尿中排出,未吸收的从粪便中排出。肾功能不全者易出现铋中毒。

【临床应用与评价】 主要用于 Hp 阳性的消化性溃疡和有明显症状的 Hp 阳性的慢性胃炎患者。

【常见不良反应与处理】 常见不良反应有便秘、失眠、乏力等。严重肾功能不全者禁用,孕妇及哺乳期妇女忌用。

【药物相互作用】　此药不宜与食物,特别是牛奶,以及抗酸剂和钙剂同服,应间隔 30 min ~ 1 h。

其他胃黏膜保护剂如替普瑞酮(teprenone)具有增加胃黏膜修复因子合成、促进组织修复、促进溃疡愈合的作用,也是较为常用的胃黏膜保护药。

四、抗幽门螺杆菌药

对 Hp 感染的治疗主要是应用具有杀菌作用的药物,并联合应用减少胃酸分泌的药物。克拉霉素、阿莫西林、甲硝唑、替硝唑等对 Hp 有杀灭作用,单一药物治疗对 Hp 的清除率较高,但根除率均不到 40%。联合药物治疗采用质子泵抑制剂或胃黏膜保护剂与抗生素联合应用可提高 Hp 的根除率,降低耐药菌株的出现。三联疗法可使 Hp 根除率达 80% ~ 90%。Hp 感染的三联疗法见表 19-4。

表 19-4　Hp 感染的三联疗法

质子泵抑制剂及胃黏膜保护剂(任选 1 种)	抗生素(任选 2 种)	疗程
奥美拉唑 20 mg,每日 2 次	克拉霉素,每日 500 ~ 1 000 mg	
兰索拉唑 30 mg,每日 2 次	阿莫西林,每日 1 000 ~ 2 000 mg	药物连续使用 1 ~ 2 周
雷贝拉唑 10 ~ 20 mg,每日 2 次	甲硝唑,每日 800 mg	
胶体次枸橼酸铋,每次 110 mg,每日 3 ~ 4 次	替硝唑,每日 200 mg	

第二节　非病毒性肝病的临床用药

肝病严重影响人体的生理功能,肝衰竭直接危及患者的生命。肝病的病因较为复杂,包括病毒感染、药物中毒、酒精中毒、遗传代谢、自身免疫、肿瘤等。本节重点讨论非病毒性肝病中酒精性肝炎、自身免疫性肝炎和肝硬化的临床用药。

一、酒精性肝炎的临床用药

酒精性肝炎是长期和大量饮酒引起的,治疗的主要原则是禁酒,早期采用腺苷蛋氨酸(ademetionine)和抗氧化剂治疗,重症患者采用肾上腺皮质激素治疗。

腺苷蛋氨酸

【药理作用与作用机制】　肝硬化时肝细胞内腺苷蛋氨酸合成酶的活性显著降低,蛋氨酸向腺苷蛋氨酸的转化明显减少,肝细胞内腺苷蛋氨酸的减少使肝细胞细胞膜的流动性发生障碍,从而产生胆汁淤积。同时,肝硬化患者饮食来源的蛋氨酸的血浆清除率降低,造成高蛋氨酸血症,增加并发肝性脑病的可能性。腺苷蛋氨酸减少导致谷胱甘肽、牛磺酸、半胱氨酸等氨基酸的生物利用度下降和肝解毒功能的降低。腺苷蛋氨酸是细胞代谢的甲基供体,在肝内可通过质膜磷脂甲基化而调节肝细胞细胞膜的流动性,防止胆汁淤积的出现。腺苷蛋氨酸还有转硫基作用,促进巯基化合物如谷胱甘肽、牛磺酸、半胱氨酸和辅酶 A 等的生物合成,从而增加肝的解毒作用。此外,应用腺苷蛋氨酸不增加循环血中蛋氨酸的浓度。

口服腺苷蛋氨酸的生物利用度仅为 5%,$t_{1/2}$ 为 2 ~ 6 h;肌内注射的生物利用度为 95%,$t_{1/2}$ 为 1.5 h。在体内分布迅速,在血中几乎不与血浆白蛋白结合,在体内生成肌酐、磷脂等代谢产物或硫酸盐等与转硫基作用有关的化合物,如肌酐和磷脂,亦生成与转硫基作用的有关化合物如硫酸盐等。50% 以原形经尿排出体外。

【临床应用与评价】　主要用于肝炎、肝硬化所致的肝内胆汁淤积及妊娠期肝内胆汁淤积、酒精性肝炎等。开始每日 0.5 ~ 1 g,静脉滴注或分 2 次肌内注射,或静脉缓慢注射,共 2 ~ 4 周。随后每日 0.5 ~ 2 g,口服维持疗效。

【常见不良反应与处理】　有些患者服用本药后出现胃灼热和上腹痛,偶可引起昼夜节律紊乱,有血氨升高的患者应监测血氨水平。

二、自身免疫性肝炎的临床用药

自身免疫性肝炎病因不明,可能与免疫功能障碍有关。采用糖皮质激素可明显改善症状,促进肝功能恢复,延缓病情进展。与硫唑嘌呤合用可减少糖皮质激素剂量,减轻长期大量应用激素的不良反应。

糖皮质激素

常用的糖皮质激素有泼尼松（prednisone）、泼尼松龙（prednisolone）等。

【药理作用与作用机制】 糖皮质激素对肝有多种作用，包括促进肝蛋白质合成，刺激肝内糖原异生，增强肝糖原沉积，增加脂肪分解，促进胆汁分泌，使血清胆红素下降，有退黄利胆的作用。药理剂量的糖皮质激素还具有抗炎、免疫抑制及稳定肝细胞溶酶体膜的作用，因而在自身免疫性肝炎中有治疗意义。

【临床应用与评价】 本药主要用于乙型肝炎表面抗原（HBsAg）阴性、有自身免疫标记的慢性活动性肝炎患者（多见于白种人中），以及急性重型肝炎、急性淤胆型肝炎的辅助治疗。口服泼尼松：40～60 mg/d，服用4～8周，如病情明显好转可逐渐减量，经治疗3个月左右，维持剂量平均10 mg/d，一般维持6～12个月，稳定后逐渐减量至停药。

【常见不良反应与处理】 不良反应同糖皮质激素类药物。对于慢性活动性乙型肝炎患者和HBsAg阳性患者，糖皮质激素虽在近期内有改善症状、使血清胆红素和氨基转移酶下降的作用，但可使体内乙型肝炎病毒的复制加，远期的病死率和不良反应比对照组高，所以这类患者以不用激素为宜。各种病毒性肝炎均为其禁忌证，其他不良反应见第二十五章糖皮质激素类药物临床应用。

硫唑嘌呤

硫唑嘌呤（azathioprine）是常用的免疫抑制剂。对于糖皮质激素治疗效果不佳或对糖皮质激素依赖的慢性活动性肝炎患者，合用硫唑嘌呤可逐渐减少糖皮质激素的用量甚至可以停用。硫唑嘌呤用药量1.5～2.5 mg/kg。硫唑嘌呤在体内缓慢分解出6-巯基嘌呤而发挥作用，故产生作用较慢，有时需要3～6个月才能达到较好疗效。

三、肝硬化的临床用药

肝硬化是各种原因引起肝病发展的最终结果，可并发多种严重的并发症，如肝性脑病、上消化道出血、感染性腹膜炎、腹水、肝肾综合征和肝癌。对肝硬化及其并发症的治疗药物较多，分为对因治疗和支持与对症治疗。对因治疗主要是抗病毒治疗，常用的抗病毒药有核苷类似物如拉米夫定（lamivudine）、阿糖腺苷（vidarabine）、阿昔洛韦（acyclovir）、阿德福韦（adefovir）等。支持与对症治疗主要是改善症状和防止并发症的发生。常用的药物有减少肠内氨源性毒物生成与吸收的药物（如乳果糖和新霉素等）、肝细胞保护药如联苯双酯（bifendate）、甘草酸苷（glycyrrhizin）、马洛替酯（malotilate）、水飞蓟宾、硫普罗宁（tiopronin）等。以下介绍肝细胞保护药水飞蓟宾和肝性脑病治疗药乳果糖。

水飞蓟宾

【药理作用与作用机制】 水飞蓟宾（silibinin）具有明显的保护及稳定肝细胞细胞膜、降低毒物对肝细胞损伤的作用。还可促进肝细胞超微结构复原，促进正常肝细胞的分裂及生长，提高肝细胞合成RNA及蛋白质的能力，提高单核吞噬细胞系统制造巨噬细胞的能力，加强巨噬细胞的活性，加速病毒的清除，并具有利胆和抗X射线的作用。

药物口服后48 h约排出给药量的20%，静脉注射排出量约为8%，主要从胆汁和尿排泄。

【临床应用与评价】 主要用于各种类型的急性肝炎、慢性迁延性肝炎、慢性活动性肝炎、初期肝硬化、脂肪肝、淤胆引起的肝损害及中毒性肝损伤。口服：每次70～140 mg，每日3次。

【常见不良反应与处理】 偶见头晕、恶心。

乳果糖

【药理作用与作用机制】 乳果糖（lactulose）在小肠内不被双糖酶水解，绝大部分进入结肠，主要在右侧结肠内被乳酸杆菌、厌氧杆菌及大肠埃希菌等分解为乳酸和醋酸，因而显著降低肠腔内的pH，使肠腔内游离的氢离子增加。本品的作用机制可能包括：①肠道内的氨与氢离子结合形成季铵盐（NH_4^+），后者不易被吸收而随粪便排出，而血中的氨通过肠黏膜不断扩散入肠腔，使静脉血氨迅速降低，减少内毒素的蓄积和吸收，使患者由昏迷转为清醒；②本品具有双糖的渗透活性，引起渗透性腹泻，促进氨和其他含氮物质的排出；③酸化肠道，有利于乳酸杆菌等有益菌的生长，抑制大肠埃希菌和肠链球菌等分解蛋白质的细菌的生长；④增加细菌对氨的利用，使氨进入细菌体内，从而降低肠道内的氨量。

本品口服在肠道吸收甚微，24～48 h起效，在结肠广泛代谢，经肾排泄，约有3%不被代谢随尿排出。

【临床应用与评价】 本药主要用于各种肝病引起的高氨血症，血氨增高所致的肝性脑病及便秘等。

口服：肝性脑病，起初 1～2 日，每次 10～20 g，每日 2～3 次，后改为每次 3～5 g，每日 2～3 次，以每日排软便 2～3 次为宜。便秘，每次 5～10 g，每日 1～2 次。灌肠：肝性脑病，可将本品 200 g 加于 700 mL 水或生理盐水中保留灌肠 30～60 min，每日 4～6 次。

【常见不良反应与处理】　剂量大时偶见恶心、呕吐及腹泻，减量或停药后可消失。对本品过敏者、阑尾炎患者、胃肠道梗阻患者、不明原因腹痛者、尿毒症及糖尿病酸中毒患者禁用。对乳糖或半乳糖不耐受者、糖尿病患者及妊娠 3 个月内者慎用。

【药物相互作用】　与新霉素合用可提高对肝昏迷的疗效。与抗酸剂合用，可使肠内 pH 升高，减弱本品的疗效。

第三节　炎性肠病的临床用药

炎性肠病是一类病因未明的非特异性慢性肠道炎症性疾病，主要包括溃疡性结肠炎（ulcerative colitis，UC）和克罗恩病（Crohn disease，CD）。UC 好发于直肠，并由远段直肠向乙状结肠及近段结肠扩展，以肠黏膜慢性炎症性病变和溃疡为其特征。CD 好发于末段回肠，亦可发生于结肠，以肠壁非干酪性肉芽肿为特征。两种疾病均属免疫性炎症疾病，病因尚未完全明确，治疗原则均为抑制炎症反应和调节免疫功能。常用的治疗药物有氨基水杨酸类、肾上腺皮质激素类和免疫抑制剂等。

一、溃疡性结肠炎的临床用药

柳氮磺吡啶

【药理作用与作用机制】　柳氮磺吡啶（sulfasalazine，salicylazosulfapyridine，SASP）在肠道先被肠道细菌分解为 5-氨基水杨酸（5-aminosalicylic acid，5-ASA）和磺胺吡啶。5-ASA 在结肠内与肠上皮接触而发挥抗炎和免疫抑制作用，其机制可能与抑制肠黏膜局部炎症反应、全身抗炎反应、清除活性氧自由基有关。磺胺吡啶发挥抗菌作用。

SASP 口服后小部分在胃肠道吸收，通过胆汁进入肠道后形成肝肠循环，大部分未被吸收的 SASP 在回肠末端和结肠被肠道细菌分解为 5-ASA 和磺胺吡啶，未被吸收部分经肠道排出。5-ASA 几乎不被吸收，在肠道局部发挥治疗作用，而磺胺吡啶却大部分被吸收入血，SASP 的主要不良反应是磺胺吡啶引起的。

【临床应用与评价】　SASP 是治疗轻度和中度 UC 的主要药物，也是治疗重度 UC 的辅助药物。口服起始剂量为每次 0.5 g，每日 2 次，无不良反应者每 1～2 日增加 0.5 g，至 3～4 g/d，维持 2～3 周，若无效再增至 4～5 g/d，疗程 8 周，然后减量至 2 g/d，维持 6～12 个月。也可在药物片剂研成的粉末中加入肾上腺皮质激素和生理盐水行灌肠治疗。SASP 应与食物同服，以减轻胃肠道反应。SASP 禁用于磺胺及水杨酸过敏者，应慎用于血小板和粒细胞减少、肝功能不全者。

【常见不良反应与处理】　SASP 不良反应较多，主要有剂量相关不良反应和特异性变态反应两类。前者多发生在 SASP 摄入量超过 4 g/d 时，包括恶心、呕吐、食欲减退、头痛、脱发、叶酸缺乏等。后者表现为皮疹、溶血性贫血、粒细胞缺乏、嗜酸性粒细胞增多症、肝炎、纤维性肺泡炎等。SASP 用药时间一般较长，需要定期进行血常规和肝功能检查。

其他药物（包括肾上腺皮质激素、免疫抑制剂、抗生素）的使用见表 19-5。

二、克罗恩病的临床用药

克罗恩病对药物治疗反应有较大的个体差异，疗效不佳，复发率高，药物治疗应个体化（表 19-6）。

表 19-5　溃疡性结肠炎其他药物的使用

类别	药物	用途	剂量和用法
肾上腺皮质激素	氢化可的松、甲泼尼松	用于 SASP 疗效不佳者及重症急性发作期或暴发型患者	口服，每日给药，症状缓解后 2～4 周减量至停药，疗程 6～8 周
免疫抑制剂	硫唑嘌呤、6-巯基嘌呤、甲氨蝶呤、环孢素	用于顽固性、使用水杨酸制剂和糖皮质激素无效者	6-巯基嘌呤从 50 mg/d 开始，逐渐增加至 2 mg/(kg·d)。硫唑嘌呤从 50 mg/d 开始，逐渐增加至 2.5 mg/(kg·d)
抗生素	甲硝唑、氨基糖苷类、第三代头孢菌素类、喹诺酮类	用于重症或有中毒性巨结肠者	根据病情给药

表 19-6　克罗恩病的药物治疗

类别	药物	用途	剂量及用法
肾上腺皮质激素	泼尼松、间苯磺酸泼尼松龙	小肠型或回肠型克罗恩病	泼尼松口服,40 ~ 60 mg/d,疗程 6 ~ 8 周或更长
氨基水杨酸类	SASP	结肠型克罗恩病	4 ~ 6 g/d,分 4 次口服,3 ~ 4 周后减量,再经 3 ~ 4 周后采用维持剂量 2 g/d,分次口服。疗程 1 ~ 2 年
免疫抑制剂	硫唑嘌呤、6- 巯基嘌呤、甲氨蝶呤、环孢素	用于顽固性、使用水杨酸制剂和糖皮质激素无效者。使用硫唑嘌呤和 6- 巯基嘌呤无效者可选用甲氨蝶呤,重度患者可选用环孢素	硫唑嘌呤从 50 mg/d 开始,逐渐增加至 2.5 mg/(kg·d);6- 巯基嘌呤从 50 mg/d 开始,逐渐增加至 2 mg/(kg·d)
抗生素	甲硝唑、氨基糖苷类、第三代头孢菌素类、喹诺酮类	用于重症或有感染者	根据病情给药
生物制剂	英夫利昔单抗	用于接受常规治疗效果不佳的中、重度活动性克罗恩病	首次给药 5 mg/kg,其后在首次给药的第 2 周、第 6 周及以后每隔 8 周给予 1 次相同剂量。疗效不佳者可考虑将剂量调为 10 mg/kg

（刘艳霞）

数字课程学习

⬇ 教学 PPT　　📝 思考题

第二十章　恶性肿瘤临床用药

■ 重点内容提要

　　手术治疗、化学治疗与放射治疗是临床治疗恶性肿瘤的三大重要方法。根据化学结构和来源,抗恶性肿瘤药主要分为烷化剂类、抗代谢药、抗肿瘤抗生素、抗肿瘤植物药、激素类、铂类配合物及其他作用于DNA的药物、生物反应调节剂。由于大多数抗恶性肿瘤药对癌细胞和人体正常细胞的选择性较低,所以在临床应用时易引起多种不良反应。另外,耐药性及多药耐药性也是化学治疗药物临床应用时常遇到的问题。本章分别介绍各类抗恶性肿瘤药的药物作用与应用特点、不良反应、药物相互作用等,以期有助于制订合理的肿瘤化学治疗方案。

第一节　概　　述

　　恶性肿瘤常称癌症,是严重危害人类健康的常见病和多发病,具有较高的死亡率。恶性肿瘤按死亡率高低,依次为肺癌、肝癌、胃癌、结直肠癌、食管癌、白血病、淋巴瘤、子宫颈癌、鼻咽癌及乳腺癌等。恶性肿瘤多发于中老年(白血病常见于儿童与青少年),主要临床表现有:①多为局部肿块,并可引起梗阻或压迫症状;②疼痛,尤以夜间明显;③出血;④局部溃烂;⑤发热以及不明原因的进行性消瘦。晚期患者出现贫血、水肿、剧烈疼痛、极度消瘦、衰弱等机体衰竭现象。

一、恶性肿瘤的致病因素

　　1. 外界致癌因素　包括化学致癌因素、物理致癌因素及生物致癌因素等。化学致癌因素大多数是致突变剂,现已确知的对动物有致癌作用的化学致癌物有1 000多种,如烷化剂、多环芳烃、芳香胺、亚硝胺、氯乙烯、苯、砷等。已证实的物理致癌因素主要是电离辐射。生物致癌因素包括病毒、真菌及某些细菌,如RNA病毒、DNA病毒、人乳头瘤病毒及乙型肝炎病毒等;黄曲霉菌、杂色曲霉菌可产生黄曲霉毒素,诱发肝癌;幽门螺杆菌(Hp)已正式被列为胃癌的首要致癌因子。

　　2. 机体致癌因素　主要包括遗传、性别、年龄及生活方式等因素。某些恶性肿瘤具有遗传性,如视网膜母细胞瘤、肾母细胞瘤呈常染色体显性遗传。恶性肿瘤的发生在性别上有很大差异,生殖器官恶性肿瘤及乳腺癌在女性较多见;肺癌、食管癌、肝癌、胃癌、鼻咽癌和结直肠癌等则以男性多见。年龄在恶性肿瘤的发病上也有一定的意义,一般而言,其发生率随年龄的增大而增加,这可用体细胞突变累积来解释。生活方式、营养和膳食结构也与某些恶性肿瘤的发生有关。例如吸烟与30%的恶性肿瘤的发生有关,吸烟不仅是肺癌的主要危险因素,而且与口腔癌、咽喉癌、食管癌、膀胱癌、胰腺癌、肾癌发生有关。膳食中高脂肪、高蛋白、高热量和高纤维素可能是乳腺癌、大肠癌及胰腺癌发生的危险因素。

二、恶性肿瘤的发病机制

　　恶性肿瘤是以细胞异常增殖及转移为特点的一大类疾病,其发生及发展涉及复杂的诱因、环境与遗传因素交互作用,发病方式多样、病程呈多阶段性。虽然其发病机制至今尚未完全被阐明,但随着生命科学领域的迅速发展,通过癌基因和肿瘤抑制基因的研究,某些恶性肿瘤的发病机制已经初步被揭示。

目前的研究表明,恶性肿瘤本质上是基因的改变,引起 DNA 损害(突变)的各种环境因素与遗传的致癌因子可能以协同或序贯的方式,激活癌基因和(或)灭活肿瘤抑制基因,使细胞发生转化。被转化的细胞可先呈多克隆性增生,经过漫长的、多阶段的演进过程,其中一个克隆可相对无限制地扩增,通过附加突变,选择性地形成具有不同特点的亚克隆,从而获得浸润和转移的能力(恶性转化),形成恶性肿瘤,也有研究表明,肿瘤的发生与肿瘤干细胞密切相关。

三、恶性肿瘤的分类

按恶性肿瘤的起源组织不同,发生于上皮(表皮)组织,如皮肤、内脏的黏膜的恶性肿瘤被称为癌,例如胃癌、肝癌、肺癌、食管癌、子宫颈癌、乳腺癌、结直肠癌、鼻咽癌、卵巢癌、肾癌、膀胱癌、甲状腺癌和皮肤癌等。发生于间叶组织,如肌肉、脂肪、骨骼、血管、淋巴等的恶性肿瘤称为肉瘤,例如横纹肌肉瘤、平滑肌肉瘤、纤维肉瘤、脂肪肉瘤、骨肉瘤、软骨肉瘤、血管肉瘤、淋巴肉瘤等。还有一些恶性肿瘤由于历史原因,临床仍保留原命名,如白血病、霍奇金淋巴瘤、肾母细胞瘤(Wilms tumor)、黑色素瘤、视网膜细胞瘤、精原细胞瘤、颗粒细胞瘤、尤因肉瘤、恶性血管内皮细胞瘤等。

四、抗恶性肿瘤药的发展和分类

目前治疗恶性肿瘤的三大重要方法包括手术治疗、化学治疗(化疗)和放射治疗(放疗)。化学治疗配合手术治疗和放射治疗可使临床疗效显著提高,在恶性肿瘤的综合治疗中占有极为重要的地位。部分恶性肿瘤如绒毛膜上皮癌、恶性淋巴瘤等可能通过化疗得以治愈。虽然对占恶性肿瘤 90% 以上的实体瘤的治疗目前仍未能达到满意的疗效,但是对于防止癌细胞扩散、转移,减慢恶性肿瘤的生长速度以及减轻肿瘤引起的症状,提高患者的生存质量仍具有重要的意义。

恶性肿瘤化学治疗的发展大约经历三个阶段:氮芥是 20 世纪 40 年代初发现的第一个细胞毒制剂,用于治疗淋巴瘤,继之甲氨蝶呤用于临床。20 世纪 50 年代,抗代谢药(如嘌呤阻断药 6- 巯基嘌呤和嘧啶阻断药氟尿嘧啶)和抗肿瘤抗生素(如多柔比星)问世。20 世纪 70 年代中期以来,抗恶性肿瘤药开发研究的目标由抗细胞繁殖药转向多因素的免疫调节。近年来,生物反应调节剂、单克隆抗体、细胞分化诱导剂、细胞凋亡诱导剂、抗肿瘤侵袭及转移药、抗肿瘤血管生成药、肿瘤耐药性逆转药以及肿瘤基因治疗药物等不断进入临床试验研究或上市。

目前临床应用的抗恶性肿瘤药种类较多,但对其分类尚未完全统一。可根据药物化学结构和来源分类,也可根据药物抗肿瘤作用的生化机制及其对肿瘤细胞增殖动力学的作用影响分类。

(一) 根据化学结构和来源分类

①烷化剂类:氮芥、环磷酰胺、塞替派及白消安等;②抗代谢药:甲氨蝶呤、氟尿嘧啶、阿糖胞苷及 6- 巯基嘌呤等;③抗肿瘤抗生素:多柔比星及柔红霉素,博来霉素、丝裂霉素及放线菌素 D 等;④抗肿瘤植物药:长春碱类、紫杉醇、三尖极酯碱、喜树碱类、鬼臼毒素类等;⑤激素类:雌激素类、雄激素类、糖皮质激素类、甲羟孕酮酯、他莫昔芬、托瑞米芬等;⑥铂类配合物及其他作用于 DNA 的药物:顺铂、甲基苄肼等;⑦生物反应调节剂:酪氨酸激酶抑制剂、单克隆抗体、抗血管生成药物等。

(二) 根据抗肿瘤作用的生化机制分类

①干扰核酸合成:甲氨蝶呤、氟尿嘧啶、阿糖胞苷及 6- 巯基嘌呤等;②直接影响 DNA 结构与功能:氮芥、环磷酰胺、塞替派、丝裂霉素、博来霉素、喜树碱类、鬼臼毒素类及顺铂等;③干扰转录过程和阻止 RNA 合成:多柔比星、放线菌素 D 等;④干扰蛋白质合成与功能:长春碱类、紫杉醇、三尖杉生物碱类等;⑤影响激素平衡:糖皮质激素、雌激素、雄激素等。

(三) 根据药物对肿瘤细胞增殖动力学的作用影响分类

①细胞周期特异性药物:药物选择作用于某一时期,如干扰核酸合成的抗代谢药作用于 S 期,长春新碱、秋水仙碱类及鬼臼碱类主要作用于 G_2 期和 M 期。此类药物起效快,作用较强。②细胞周期非特异性药物:药物可直接影响和破坏 DNA 的功能,对增殖期和静止期的肿瘤细胞都有杀伤作用,如烷化剂和抗肿瘤抗生素。此类药物起效缓慢,作用较弱。

第二节 恶性肿瘤药物治疗原则

临床常根据恶性肿瘤的病理类型、癌细胞分化程度、有无转移和患者的机体状况等因素,制定合理的、有效的治疗原则,以期较大幅度地提高恶性肿瘤治愈率、延长生存期及改善患者的生活质量。恶性肿瘤化学治疗的适应证主要是:①造血系统恶性肿瘤,如白血病、多发性骨髓瘤、恶性组织细胞病、恶性淋巴瘤等,这些肿瘤易在全身扩散,采用化学治疗已取得良好效果;②对化学治疗药物比较敏感的某些实体瘤,如皮肤癌、绒毛膜上皮细胞癌、侵蚀性葡萄胎、精原细胞瘤、小细胞肺癌等;③晚期或已发生转移的恶性肿瘤,不适合手术治疗或放射治疗等局部治疗手段,化学治疗成为唯一切实可行的全身治疗方法;④实体瘤以手术治疗和放射治疗作为主要手段除去原发病灶后,针对可能存在的微小转移病灶,应用化学治疗作为辅助治疗,可提高疗效;⑤临床上某些相对较为局限,但手术或放射治疗有一定难度的肿瘤,可先使用化学治疗缩小肿瘤的体积,减少切除的范围,缩小手术造成的伤残;⑥某些化学治疗药物可增加放射治疗疗效,二者合用可产生协同作用,如顺铂、紫杉醇、氟尿嘧啶、羟基脲、长春新碱等。

目前常用的抗恶性肿瘤药对癌细胞选择性差,在杀伤肿瘤细胞的同时,对正常的组织细胞也有不同程度的损伤,因此,单用时疗效不够理想,且长期用药后,癌细胞会对药物产生耐药性。其中最常见的是癌细胞对一种抗恶性肿瘤药产生耐药性的同时,对其他结构和机制不同的药物也产生耐药性,即多药耐药性(multiple drug resistance,MDR),或称多向耐药性。研究表明,多药耐药性基因 *mdrl* 过度表达 P 糖蛋白(P-gp)是形成多药耐药性的重要机制。P-gp 是一种跨膜蛋白,依赖 ATP 介导药物转运,降低细胞内药物浓度,又称为药物外排泵(drug efflux pump)。此外,多药耐药蛋白、谷胱甘肽及谷胱甘肽 S-转移酶、Ⅱ型DNA拓扑异构酶和蛋白激酶C(PKC)等机制也起重要作用。耐药性的产生严重影响了化学治疗的成功率,是化学治疗失败的主要原因之一。因此,根据抗恶性肿瘤药的特性和肿瘤的不同类型,采用联合化疗方法,提高其疗效、降低毒性及延缓耐药性的产生,已成为恶性肿瘤药物治疗的重要原则。联合用药有先后使用几种不同药物的序贯疗法,也有同时采用几种药物的联合疗法,应遵循的原则如下:

(一) 药物的抗瘤谱

由于肿瘤和药物的种类繁多,不同的药物具有不同的抗瘤谱,因此,可根据动物实验研究和临床研究,证明某些药物对肿瘤的实际治疗效果而选用。如胃肠道癌宜选用氟尿嘧啶、环磷酰胺、丝裂霉素、羟基脲等。鳞癌宜用博来霉素、甲氨蝶呤等。肉瘤选用环磷酰胺、顺铂、多柔比星等。骨肉瘤则以多柔比星及大剂量甲氨蝶呤加救援剂亚叶酸钙等治疗为佳。脑的原发或转移癌首选亚硝脲类,亦可用羟基脲等。

(二) 药物的抗瘤机制和特点

序贯阻断同一代谢产物合成的各个不同阶段,如甲氨蝶呤与 6-巯基嘌呤合用可增加疗效,且使对 6-巯基嘌呤有抗药性的白血病细胞对甲氨蝶呤更敏感。同时,阻断产生同一代谢产物的几条不同途径,如阿糖胞苷与 6-巯基嘌呤合用,前者阻断 DNA 多聚酶,后者可阻断嘌呤核苷酸互变,又能掺入 DNA 分子中。互补性阻断是指直接损伤生物大分子的药物与抑制核苷酸生物合成的药物合用,如阿糖胞苷与烷化剂合用,在临床可见明显的增效作用。

(三) 药物毒性

尽量选择毒性反应类型不同的抗恶性肿瘤药联合应用,一方面可增强疗效,另一方面可减小毒性。如大多数抗恶性肿瘤药均有抑制骨髓作用,而泼尼松、长春新碱、博来霉素等无明显抑制骨髓作用,将它们与其他药物合用,以提高疗效并减少骨髓毒性的发生。

(四) 细胞增殖动力学

1. 招募作用　即设计细胞周期非特异性药物和细胞周期特异性药物的序贯使用方法,招募更多的 G_0 期细胞进入增殖周期,以增加杀灭癌细胞的数量。其策略是:对增长缓慢的实体瘤,可先用细胞周期非特异性药物杀灭增殖期及部分 G_0 期细胞,使瘤体缩小而驱动 G_0 期细胞进入增殖周期,继而用细胞周期特异性的药物杀灭之。对增长快的恶性肿瘤如急性白血病等,宜先用细胞周期特异性药物(作用于 S 期或 M 期药物),使大量处于增殖周期的癌细胞被杀灭,然后再用细胞周期非特异性药物杀伤其他各时相的细胞,待 G_0 期细胞进入细胞周期时,再重复上述疗法。

2. 同步化作用　即先用细胞周期特异性药物将癌细胞阻滞于某时相(如 G_1 期),待药物作用消失后,癌细胞即同步进入下一时相,再使用作用于后一时相的药物。

第三节　常用抗恶性肿瘤药

一、烷化剂类

烷化剂(alkylation agent)也称烃化剂,是一类分子中含烷基、化学性能活跃的化合物。属细胞周期非特异性药物,对 G_1、S、G_2、M 期细胞及 G_0 期细胞均有作用。抗肿瘤的作用机制是烷化剂所含的烷基与细胞 DNA、RNA、蛋白质结合,从而干扰 DNA 结构和功能,导致细胞死亡。烷化剂的分类及常用药物见表20-1。

表 20-1　烷化剂的分类及常用药物

分　类	常用药物
氮芥类	氮芥、环磷酰胺、苯丁酸氮芥
乙烯亚胺类	塞替派
亚硝脲类	卡莫司汀、洛莫司汀、司莫司汀
甲烷磺酸酯类	白消安
环氧化物	二溴甘露醇、二溴卫矛醇、二曲氢卫矛醇

氮　芥

【药理作用与作用机制】　氮芥(mechlorethamine, HN_2)属细胞周期非特异性药物,不仅对细胞增殖周期各时期有细胞毒作用,而且对静止细胞 G_0 期亦有明显的杀伤作用。杀伤机制为药物与鸟嘌呤7位氮(N_7)呈共价键结合,使DNA的双链间交叉联结,或链内不同碱基的交叉联结,干扰DNA复制,导致DNA断裂、有丝分裂停止。

【临床应用与评价】　氮芥是第一个用于恶性肿瘤治疗的药物,主要用于恶性淋巴瘤,如霍奇金淋巴瘤(采用MOPP方案)及非霍奇金淋巴瘤等。尤其适用于纵隔压迫症状明显的恶性淋巴瘤患者,用药后,短时期内可缓解症状。亦可用于肺癌,对未分化的肺癌疗效较好。

由于该药水溶液不稳定,需临用时配制,10 min内用完。按体表面积每次注射 6 mg/m²,每月2次,间隔1周。皮肤用药时将已配制的溶液用敷料覆盖于受损处,待其干燥,3 h内切勿洗涤。

【常见不良反应与处理】

1. 胃肠道反应　用药1~2 h内出现恶心、呕吐,可持续24 h。预先应用氯丙嗪类药物可防止胃肠道反应。

2. 骨髓抑制　白细胞减少。

3. 皮肤症状　皮疹、接触性皮炎、湿疹、色素沉着、刺激感及烧灼感。

4. 其他　轻度休克、血栓性静脉炎、月经失调及男性不育。

【药物相互作用】　氮芥与长春新碱、甲基苄肼、泼尼松合用(MOPP方案)提高对霍奇金淋巴瘤疗效。

环 磷 酰 胺

【药理作用与作用机制】　环磷酰胺(cyclophosphamide, CTX)口服吸收良好,生物利用度为75%~90%,经肝转化成磷酰胺氮芥产生细胞毒作用。主要具有抗肿瘤和免疫调节作用。

1. 抗肿瘤作用　体外无细胞毒作用,在体内活化后才能产生细胞毒和抗肿瘤作用,为广谱抗肿瘤药。口服或注射给药均有效。抗肿瘤作用机制为:无活性的CTX进入体内后,经肝转化为磷酰胺氮芥后,分子中的β-氯乙基可与DNA双螺旋起交叉联结作用,破坏DNA结构,抑制癌细胞分裂。CTX对细胞周期中各期均有杀伤作用,属于细胞周期非特异性药物。

2. 免疫调节作用　在不同条件下可对体液及细胞免疫产生增强或抑制作用。在一般抗肿瘤剂量下,CTX引起明显的体液和细胞免疫功能的全面抑制,使抗体反应、迟发性变态反应及淋巴细胞对植物血凝素(PHA)及刀豆蛋白A(ConA)诱导的淋巴细胞增殖反应明显下降。临床上亦有少量报道,于抗原刺激前给予CTX,可使肿瘤患者对抗原刺激的反应性增强。

【临床应用与评价】　CTX抗瘤谱广,为目前广泛应用的烷化剂。①恶性淋巴瘤:对霍奇金淋巴瘤、非霍奇金淋巴瘤效果良好,且毒性反应较低。最近采用CTX与长春碱、甲基苄肼、泼尼松合用(CVPP方案)疗效更佳。②对急性白血病、慢性淋巴细胞白血病有一定疗效,但其缓解率不及甲氨蝶呤或6-巯基嘌呤。③对其他肿瘤如肺癌、乳腺癌、卵巢癌、多发性骨髓瘤、神经母细胞瘤、胸腺瘤等均有一定疗效,亦有人主张在肺癌、胃癌手术后应用环磷酰胺以延缓或减少复发、提高生存率。

用法与用量:①成人:静脉注射,按体表面积每次 500 mg/m²,每周1次,2~4周期为一个疗程。口服,每日按体重 2~3 mg/kg。②小儿:口服,每日按体重 2~6 mg/kg;静脉注射,每次 2~6 mg/kg,每日或隔日1次,或每次 10~15 mg/kg,每周1次,以氯化钠注射液 20 mL 稀释后缓慢静脉注射。

【常见不良反应与处理】

1. 骨髓抑制　主要为白细胞减少,对血小板影响小,骨髓抑制程度与剂量有关,多于停药后2周恢复。

2. 出血性膀胱炎　系由CTX代谢产物丙烯醛对膀胱刺激引起,可出现血尿,血尿出现之前,可产生尿频和排尿困难,发生率及严重程度与剂量有关。

多饮水同时应用 2-巯基乙烷磺酸钠或 *N*-乙酰半胱氨酸能预防，此两药能提供—SH 基团以中和丙烯醛并使之失去活性，但不影响 CTX 的抗肿瘤活性。该药也可引起膀胱纤维化。

3. 心毒性 大剂量可引起心肌病变，可致心内膜、心肌损伤。起病急骤，可因急性心力衰竭而死亡。

4. 胃肠道反应 恶心、口腔炎、胃肠黏膜溃疡等。

5. 其他 可引起肝损害，出现黄疸，肝功能不全者慎用；还可致脱发、皮疹、色素沉着、月经失调及精子减少。

【药物相互作用】 CTX 在细胞色素 P450 作用下转化为具有活性的代谢产物而起作用。影响细胞色素 P450 的药物亦影响 CTX 的作用。苯巴比妥可诱导细胞色素 P450 活性，预先给药可增强 CTX 的转化。氯霉素抑制细胞色素 P450 活性，减少 CTX 活化。泼尼松可抑制 CTX 活化。二者均降低 CTX 药效。氯丙嗪能抑制高能磷酸键的产生，与 CTX 合用，作用增强。

塞 替 派

【药理作用与作用机制】 塞替派（thiotepa）属细胞周期非特异性抗恶性肿瘤药，分子中 3 个乙烯亚氨基，能与细胞内 DNA 的碱基如鸟嘌呤结合，从而改变 DNA 功能。还可抑制人体正常细胞和癌细胞的分裂。

【临床应用与评价】 抗瘤谱较广，主要用于治疗卵巢癌、乳腺癌、肝癌、恶性黑色素瘤和膀胱癌等。对卵巢癌有良好疗效，可使肿瘤缩小或消失，晚期腹腔积液明显病例，腹腔注射可使腹腔积液消失。与睾酮合用可提高乳腺癌疗效。伴胸腔积液者，可胸腔给药，早期病例，手术前后给药 4 次，每次 10 mg，可降低复发率。对于膀胱癌，可膀胱内灌注给药。

本品为粉针剂，静脉注射成人 0.2 mg/kg，每日 1 次，连续 5 天，以后改为每周 3 次。动脉注射，每次 10~20 mg，每日 1 次，总量 200~300 mg。与羊毛脂混合制成软膏（10 mg/10 g）局部涂抹。

【常见不良反应与处理】 骨髓抑制，可致白细胞和血小板减少，偶见贫血，用药后 1~6 周出现。胃肠道反应较轻，主要为食欲减退、恶心及呕吐，偶见腹泻。

【药物相互作用】 酸性环境可使之作用加强。

白 消 安

【药理作用与作用机制】 白消安（busulfan）又名马利兰，易经胃肠道吸收，口服吸收良好。主要在肝代谢，$t_{1/2}$ 为 2~3 h，主要经肾以代谢产物形式排出。

本药属细胞周期非特异性药物，双功能烷化剂，在体内可与细胞内多种成分起反应，可使 DNA 双链交叉联结，从而破坏 DNA；与蛋白质及氨基酸的—SH 反应，去除其 S 原子。对粒细胞敏感，低剂量即产生明显抑制，高剂量可抑制红细胞和淋巴细胞的生成。

【临床应用与评价】 对慢性粒细胞白血病有显著疗效，缓解率可达 80%~90%，但显效慢，用药 2 周左右，白细胞数下降。对慢性粒细胞白血病急性病变和急性白血病无效，对其他肿瘤的疗效也不明显。常用量为口服每日 6~8 mg，儿童 0.05 mg/kg，当白细胞数下降至 1 万~2 万后停药或改为每日每次 1~3 mg，或每周用药 2 次的维持剂量。

【常见不良反应与处理】

1. 骨髓抑制 可出现白细胞及血小板减少，用量过大或用药时间过长，可产生全血抑制和骨髓再生障碍。

2. 内分泌障碍 可出现闭经、睾丸萎缩、皮肤色素沉着，偶见肾上腺皮质功能减退。

3. 肺部毒性 长期服用可出现持续性干咳及呼吸困难，少数患者可发展为肺纤维化。

4. 其他 可引起腹泻及性功能障碍。

二、抗代谢药

抗代谢药是一类化学结构与核酸、蛋白质代谢产物极其相似的化合物。这类药物通过与内源性代谢产物竞争酶或以伪物质形式干扰 DNA、RNA 生物合成，阻止癌细胞分裂，导致细胞死亡，属细胞周期特异性药物。其分类及常用药物见表 20-2。

甲 氨 蝶 呤

【药理作用与作用机制】 甲氨蝶呤（methotrexate，MTX）属广谱抗恶性肿瘤药，作用强，同时还具有免疫抑制作用。本品的化学结构与叶酸相似，可与叶酸竞争二氢叶酸还原酶（DHFR），MTX 与该酶的亲和力比叶酸大 10^6 倍，可使四氢叶酸减少。四氢叶酸主要参与一碳单位的转移，一碳单位是合成胸腺嘧啶核苷酸、嘌呤及某些氨基酸的物质，由于上述物质的合成受阻，导致 DNA、RNA 及蛋白质的合成障碍。因此，该药选择性作用于细胞增殖周期中的 DNA 合成期（S 期），故对于增殖比率较高的恶性肿

表 20-2　抗代谢药的分类及常用药物

分类	常用药物
抗叶酸类	甲氨蝶呤、三甲氧苯胺喹唑啉、CB3717
抗嘧啶类	氟尿嘧啶及其衍生物、去氧氟尿苷、阿糖胞苷、安西他滨
抗嘌呤类	6-巯基嘌呤、硫鸟嘌呤、喷司他丁
多胺合成抑制药	米托胍腙、氟甲鸟氨酸
核苷酸还原酶抑制药	羟基脲、胍唑
嘧啶合成抑制药	布利喹啉、地西他滨
蛋白质合成抑制药	L-门冬酰胺酶

瘤(如白血病)作用较强。

【临床应用与评价】 ①急性白血病:对于急性淋巴细胞白血病和急性粒细胞白血病均有较好疗效,对儿童急性淋巴细胞白血病的疗效尤佳,对于成人白血病疗效有限,但可用于白血病脑膜炎的预防;②绒毛膜上皮癌、侵蚀性葡萄胎:疗效较为突出,大部分患者可得到缓解,对于早期诊断的患者疗效可高达90%;③骨肉瘤、软组织肉瘤、肺癌、乳腺癌、卵巢癌:使用大剂量有一定疗效;④头、颈部肿瘤:以口腔、口咽癌疗效最好,其次是喉癌,对鼻咽癌疗效较差。

本药常与其他抗恶性肿瘤药联合应用,如 CMP(环磷酰胺、甲氨蝶呤和氟尿嘧啶)主要用于治疗乳腺癌,COMP(环磷酰胺、长春新碱、甲氨蝶呤和泼尼松)及 CAMP(环磷酰胺、多柔比星、甲氨蝶呤和泼尼松或甲基苄肼)主要用于恶性淋巴瘤等。

治疗儿童急性白血病时,每日 1.25~5 mg 口服或静脉注射,疗程总剂量为 50~150 mg;成人恶性肿瘤,每天 10~15 mg 静脉滴注,疗程总剂量为 200~300 mg;中枢神经系统白血病,采用鞘内注射,每周 1~2 次,共 5 次,以后每 6~8 周 1 次,持续 1~2 年;头、颈部肿瘤患者,每次 25~50 mg,4~7 天静脉注射 1 次。

【常见不良反应与处理】

1. 胃肠道反应　常见于用药后数天内,最常见为恶心、呕吐、食欲不振,一般停药后 3~5 天可消失。早期中毒症状表现为唇、牙龈、颊部、咽部出现溃疡、疼痛,继而腹痛、呕吐、腹泻,连续用药可在食管、小肠、结肠等部位产生水疱性溃疡,出现胃肠道出血,严重者可致死。

2. 骨髓抑制　与剂量及年龄有关,大剂量、老年者易发生。主要表现为粒细胞减少,严重者可引起全血抑制。故大剂量用药应注意:①治疗前骨髓及外周血常规检查必须正常;②患者无腹腔积液,肝、肾功能必须正常;③注射 MTX 以 5% 葡萄糖氯化钠注射液 500 mL 稀释后静脉滴注 6 h,第一次 MTX 剂量为 50 mg/kg,以后酌情增加剂量;④可在应用大剂量 MTX 一定时间后肌内注射亚叶酸钙作为救援剂,以保护骨髓正常细胞。

3. 肝损害　与用药时间长短有关,长期应用小剂量 MTX 可引起氨基转移酶升高,可致肝脂肪变性、纤维化及坏死性肝硬化。

4. 肾损害　可见结晶尿,多饮水、碱化尿液可减轻。

5. 其他　鞘内注射 MTX,可引起蛛网膜炎,出现脑膜刺激症状;长期大量用药可产生坏死性脱髓性白质炎;可引起间质性肺炎,出现咳嗽、发热、气急等症状,部分患者可致肺纤维化;也可致皮疹、脱发;妊娠早期应用可致胎儿发育不良、流产、死胎或畸胎。

【药物相互作用】 该药蛋白结合率高,与磺胺类、水杨酸盐、巴比妥类、苯妥英钠合用,可竞争与血浆蛋白结合,使 MTX 浓度增高。糖皮质激素、头孢菌素、青霉素、卡那霉素可抑制细胞摄取 MTX,减弱其作用。甲氨蝶呤可增加白血病细胞中的二氢叶酸还原酶浓度,减弱 MTX 的作用。该药与氟尿嘧啶序贯应用,可使 MTX 作用增强,反之可产生阻断作用。长春新碱于 MTX 用前 30 min 给予,可加速细胞对 MTX 的摄取,并阻止其逸出,加强 MTX 的抗肿瘤作用。L-门冬酰胺酶可减轻 MTX 的毒性反应。在给 MTX 24 h 后加用 L-门冬酰胺酶,可提高 MTX 对急性淋巴细胞白血病的疗效。

氟 尿 嘧 啶

【药理作用与作用机制】 氟尿嘧啶(5-fluorouracil,5-FU)是尿嘧啶 5 位上的氢被氟取代的衍生物,在体内、体外均有较强的细胞毒作用,且抗瘤谱广。进入体内经转化后形成氟尿嘧啶脱氧核苷(5-FudRP),5-FUdRP 可抑制脱氧胸苷酸合成酶的活性,从而阻断尿嘧啶脱氧核苷酸(dUMP)甲基化形成胸腺嘧啶脱氧核苷酸(dTMP),从而影响 DNA 的合成,使细胞增殖停止于 S 期。5-FU 在体内还可转化为三磷酸氟尿嘧啶,并以伪代谢产物的形式参与 RNA 合成,干扰 RNA 的正常生理功能,从而影响蛋白质的合成,故对其他各期细胞也会有一定作用。

【临床应用与评价】　①消化道癌:为胃癌、结直肠癌的最常用药物,但单用疗效差,与其他药物合用可提高疗效。注射给药可使瘤体缩小,甚至消失。②绒毛膜上皮癌:我国采用大剂量及与放线菌素 D 合用,治愈率较高。③头、颈部肿瘤:采用全身用药或动脉插管注射、滴注。④皮肤癌:局部用药对多发性基底细胞癌、浅表基底细胞鳞癌有较好疗效。⑤对乳腺癌、子宫颈癌、卵巢癌、膀胱癌、胰腺癌有效。

用法:每次 750 mg,每周 1 次,静脉注射或静脉滴注;或每次 500 mg,每周 2 次,静脉注射或静脉滴注。治疗皮肤癌时可局部用药。临床常采用联合用药如 FM 方案、DF 方案等,见本章附录。

【常见不良反应与处理】

1. 胃肠道反应　常呈迟发性,于用药后 5~7 天出现,主要表现为口腔黏膜溃疡、恶心、呕吐及胃肠道黏膜溃疡,可致排便次数增多、腹泻、腹痛、血便,少数严重病例可致命。

2. 骨髓抑制　主要为白细胞及血小板减少,一般于用药后 10~14 天降至最低,停药后 2~3 周恢复,对红细胞影响小。

3. 神经系统毒性　为远期毒性反应,主要为小脑症状,如共济失调、乏力等,也可见发音困难。

4. 其他　心毒性,出现胸痛、心率加快,心电图表现为 ST 段抬高,T 波升高或倒置,同时可见血中乳酸脱氢酶活性升高。可有脱发、皮炎、皮肤及指甲色素沉着。

【药物相互作用】　甲酰四氢叶酸、胸腺嘧啶核苷、甲氨蝶呤、顺铂、尿嘧啶、双嘧达莫、磷乙天冬氨酸可增强 5-FU 的抗肿瘤作用。别嘌醇可降低 5-FU 的毒性,但不影响抗肿瘤作用。

阿糖胞苷

【药理作用与作用机制】　阿糖胞苷(cytosine arabinoside,araC)抗肿瘤作用强大,另外还具有促分化、免疫抑制(对体液及细胞免疫均抑制)及抗病毒作用。

抗肿瘤作用的机制是经主动转运进入细胞后,转化为阿糖胞苷三磷酸(Ara-CTP)而产生如下作用:① Ara-CTP 可抑制 DNA 聚合酶而抑制 DNA 合成;② Ara-CTP 也可掺入 DNA,干扰 DNA 的生理功能;③ Ara-CTP 可抑制核苷酸还原酶活性,影响 DNA 合成;④ Ara-CTP 还可抑制膜糖脂及膜糖蛋白的合成,影响膜功能;⑤ Ara-CTP 亦可掺入 RNA,干扰其功能。

【临床应用与评价】　①急性白血病:对急性粒细胞白血病疗效最好,对急性单核细胞白血病及急性淋巴细胞白血病也有效,但单独使用缓解率差,常与 6-MP、长春新碱、环磷酰胺等合用;②对恶性淋巴肉瘤有一定疗效,对多数实体瘤无效。

用法:①静脉注射:1~3 mg/kg,每日 1 次,连续 8~15 日;②鞘内注射:每次 10~25 mg,每周 2 次,共约 5 次;③皮下注射:维持治疗,每次 1~3 mg/kg,每周 1~2 次。

【常见不良反应与处理】

1. 消化道反应　如恶心、呕吐、腹泻等。

2. 骨髓抑制　常引起白细胞及血小板减少,停药后 5~7 天可恢复。

3. 肝损害　可见氨基转移酶升高、轻度黄疸,停药后可恢复。大剂量可致阻塞性黄疸。

4. 其他　大剂量使用可引起结膜炎、皮疹、小脑或大脑功能失调及异常抗利尿激素分泌综合征。

【药物相互作用】　与硫鸟嘌呤合用可提高对急性粒细胞白血病的疗效;与四氢尿嘧啶核苷合用,使 araC 的 $t_{1/2}$ 延长,增强骨髓抑制作用。大剂量胸腺嘧啶核苷酸、羟基脲可增强其抗肿瘤作用,阿糖胞苷亦可增强其他抗肿瘤药物的作用。

6-巯基嘌呤

【药理作用与作用机制】　6-巯基嘌呤(6-mercaptopurine,6-MP)是腺嘌呤 6 位上的—NH₂被—SH 取代的衍生物。在体内先经过酶的催化变成硫代肌苷酸(TIMP)后,阻止肌苷酸转变为腺核苷酸及鸟核苷酸,干扰嘌呤代谢,阻碍核酸合成,对 S 期细胞作用最为显著,使细胞周期停止于 S 晚期及 G₂ 期,为细胞周期特异性药物。此外,还具有免疫抑制作用,主要影响细胞免疫。

【临床应用与评价】　该药起效慢,主要用于急性淋巴细胞白血病的维持治疗及慢性粒细胞白血病或慢性粒细胞白血病急性变的患者,大剂量对绒毛膜上皮癌亦有较好疗效。

用法:白血病患者成人每天 2~2.5 mg/kg,分次服用。妊娠绒毛膜上皮癌:每天 6~6.5 mg/kg,分早、晚两次服用,10 天为一疗程,间隔 3~4 周重复一疗程。儿童每日 1.5~2.5 mg/kg 或按体表面积 50 mg/m²,一次或分次口服。

【常见不良反应与处理】

1. 胃肠道反应　恶心、呕吐、食欲减退,偶致腹泻、口腔炎和口腔溃疡。

2. 骨髓抑制 可致白细胞、血小板明显减少，严重可致全血抑制。

3. 其他 大剂量可致肝损害，出现黄疸，一般停药后可恢复。本品具有肾毒性，个别敏感者出现尿酸血症，尿中出现尿酸结晶。

【药物相互作用】 与别嘌醇合用，可使6-MP的抗肿瘤作用加强，还可减少6-硫代尿酸的生成。

三、抗肿瘤抗生素

抗肿瘤抗生素是由微生物产生的具有抗肿瘤活性的化学物质，是在抗生素研究基础上发展起来的，属细胞周期非特异性药物，其抗肿瘤的生化机制为干扰转录，阻止mRNA合成，抑制DNA复制，影响细胞分裂、繁殖，杀伤肿瘤细胞。此类药物对肿瘤选择性差，不良反应较多，毒性大。其分类及常用药物见表20-3。

表20-3 抗肿瘤抗生素的分类及常用药物

分类	常用药物
烯二炔类	由放线菌产生，包括放线菌素D、卡利奇霉素和力达霉素
糖肽类	主要是平阳霉素族抗生素，包括平阳霉素、博来霉素
蒽环类	多柔比星、柔红霉素、表柔比星、吡柔比星
苯并二吡咯类	分子中有独特的环丙烷基团。包括DUM-A、CC-1065、DUM-SA等
核苷类	嘌呤霉素
β-内酰胺类	G0069A
苯醌类	格尔德霉素、除莠霉素A、macbecin

多柔比星及柔红霉素

【药理作用与作用机制】 多柔比星（doxorubicin，ADM）及柔红霉素（daunorubicin，DNR）属于蒽环类抗生素，能嵌入DNA碱基对之间，并紧密结合到DNA上，阻止RNA转录过程，抑制RNA合成，也能阻止DNA复制，属细胞周期非特异性药物，S期细胞对它更为敏感。DNR的细胞毒作用比ADM小。两药的抗肿瘤作用机制相似，经主动转运机制进入细胞内，其分子可插入DNA分子中，影响DNA功能。ADM在体外还可抑制DNA聚合酶，引起合成障碍及DNA双链断裂。

【临床应用与评价】 ADM抗瘤谱广，可用于恶性淋巴瘤、肺癌、肝癌、食管癌、胃癌、胰腺癌、乳腺癌、膀胱癌、骨及软组织肉瘤、卵巢癌、前列腺癌、甲状腺癌。DNR主要用于白血病的治疗，对急性淋巴细胞或粒细胞白血病有较好的疗效。

ADM静脉注射，每次50~60 mg，每3周1次；或每周20~30 mg，连用3周，每2~3周重复。对浅表性扩散型膀胱癌以ADM 60 mg溶于30 mL生理盐水中作膀胱内灌注，保留2 h，每周2次，每3周重复1次。DNR每日静脉注射按体表面积30~40 mg/m²，连续3天，每3~6周为一疗程。联合化疗方案最常用COAP、CAP、ABVD、ACV、AMF方案等，见本章附录。

【常见不良反应与处理】

1. 骨髓抑制 ADM与DNR均可出现骨髓抑制，是剂量依赖性毒性反应。

2. 心毒性 是最严重的毒性反应，成人与儿童均可发生，心毒性表现为两种类型：一种为心脏急性毒性，主要表现为心律失常，用药后数小时或数天内发生；另一种为迟发性心肌病变，严重可致充血性心力衰竭。

3. 其他 ADM和DNR可引起脱发、口腔炎、恶心、呕吐、皮疹及发热等。ADM偶致肝功能障碍及蛋白尿，还可引起皮肤色素沉着及过敏反应。局部刺激性强，静脉注射可引起静脉炎，外漏可引起局部组织坏死，该药的代谢产物可使尿液变红，一次给药可持续1~2天。

【药物相互作用】 多柔比星等蒽环类抗生素在体外可与硫酸黏多糖类（如肝素及硫酸软骨素等）结合产生沉淀，应避免与肝素及硫酸软骨素同时应用。苯巴比妥钠可加强ADM的心毒性，维生素E及乙酰半胱氨酸可减轻ADM所致心肌病变，丙亚胺及其右旋体ICRF-187可对抗ADM的心毒性。ICRF的同系化合物乙双吗啉及吗丙嗪等亦有相似作用。放线菌素D可增强ADM的抗肿瘤作用，两性霉素B可部分降低癌细胞对ADM的抗药性。

博来霉素

【药理作用与作用机制】 博来霉素（bleomycin，BLM）是从轮状链丝菌（*Streptomyces verticillata*）培养液中提取的一种糖肽类抗生素。与铁离子络合产生游离氧破坏DNA，使DNA链断裂，阻止DNA的复制，属于细胞周期非特异性药物，抗瘤谱广。

【临床应用与评价】 主要用于治疗鳞状上皮癌，包括鼻咽癌、食管癌、子宫颈癌、阴茎癌及皮肤鳞癌等,常可取得较好效果,另对淋巴瘤类如霍奇金淋巴瘤、非霍奇金淋巴瘤、睾丸癌和黑色素瘤也有一定疗效。

一般剂量 15～30 mg,每周 2 次肌内或静脉注射或第一次 20～30 mg,此后 10 mg,每周 2 次,总剂量不超过 400 mg。皮肤癌可局部涂抹 0.2% BLM 软膏。

【常见不良反应与处理】

1. 肺毒性 发生率为 5%～10%,是最严重的不良反应,与剂量有关。主要表现为肺炎样症状及肺纤维化,死亡率较高。

2. 皮肤黏膜反应 常为迟发性,于用药后 2～3 周出现,与剂量累积有关,发生率为 50%。

3. 发热 发生率约为 33%,于用药后 3～5 h 内发生,数小时可自行消退,是由于宿主细胞产生内热原所致,事先给予保泰松、抗组胺药可减轻。

4. 急性暴发性反应 出现在恶性淋巴瘤患者,发生率为 1%～6%,表现为高热、血压下降、不同程度的呼吸困难,某些患者还出现持续性心力衰竭、呼吸衰竭,于给药后即刻至数小时发生,机制不明。恶性淋巴瘤患者应于用药前 24 h 用 1 U 博来霉素作为初试剂量。

5. 其他 长期静脉注射可致静脉炎、血管闭塞及硬化等,还可致肿瘤局部疼痛,少数患者还可以出现厌食、恶心、呕吐等,个别患者可出现血小板减少。

【药物相互作用】 半胱氨酸及谷胱甘肽等含巯基化合物的药物可减弱 BLM 的作用,与环磷酰胺、长春新碱、ADM 或泼尼松合用可增加肺毒性。

丝 裂 霉 素

【药理作用与作用机制】 丝裂霉素(mitomycin, MMC)是从放线菌 *Str.Caespitosus* 培养液中分离出的一种抗生素,具有烷化作用,能与 DNA 的双链交叉联结,抑制 DNA 复制,高浓度时使 DNA 崩解、细胞核溶解,还可抑制 RNA 合成。具有广谱抗肿瘤作用,对细胞周期中各期细胞均有杀伤作用,其中 G_1 期细胞尤其是 G_1 晚期及 S 期最为敏感,对 G_2 期细胞则敏感性低。除具有抗肿瘤作用外,还具有较强的抗菌作用,其抗菌谱广,对革兰氏阳性及阴性菌作用强,对立克次体及病毒亦有作用,同时具有免疫抑制作用。

【临床应用与评价】 ①对消化系统癌的胃癌、大肠癌、食管癌、胰腺癌及原发性肝癌等疗效较好。②对乳腺癌、膀胱癌、子宫颈癌、肺腺癌也有效。③对恶性淋巴瘤有效。

常用静脉注射:剂量为每次 6～8 mg,用氯化钠注射液溶解后静脉注射,每周 1 次。也可一次 10～20 mg,每 3～4 周重复疗程。腔内注射:剂量为 8～16 mg,每 5～7 日一次,4～6 次为一疗程。

【常见不良反应与处理】 毒副作用大,常见的不良反应有:

1. 骨髓抑制 常见且发生率高,可见白细胞及血小板减少,血小板减少可致出血。骨髓抑制 2～4 周恢复,也有部分患者不能恢复到正常水平。

2. 消化系统症状 厌食、恶心、呕吐、口腔炎及腹泻。

3. 肺毒性 与剂量有关,主要表现为间质性肺炎,出现呼吸困难、干咳,肺部 X 线可见肺部浸润性阴影,应立即停药,并服用糖皮质激素类药物。

4. 心毒性 与剂量有关,表现为少数患者于停药后突发心力衰竭而死亡。心脏病患者应慎用。

5. 肾毒性 与剂量有关,表现为血肌酐升高、血尿、尿蛋白及贫血,常伴有微血管病变性溶血性贫血。

6. 肝性静脉阻塞性疾病综合征 表现为进行性肝功能损害、腹腔积液、胸腔积液。

7. 其他 可引起发热、头痛、四肢乏力、视物模糊、肌肉酸痛、脱发和注射部位蜂窝织炎及致畸、致癌作用。

【药物相互作用】 鸟嘌呤及黄嘌呤可使 MMC 的抗大肠埃希菌作用减弱;维拉帕米可逆转其抗药性,也可加强 6-MP 的免疫抑制作用。

放线菌素 D

放线菌素 D(dactinomycin, DACT)是从 *Str. Parvullus* 培养液中提得的一种多肽抗生素。与鸟嘌呤和胞嘧啶结合,抑制 RNA 聚合酶,从而阻断 mRNA 的合成,干扰细胞的转录过程。抗瘤谱广。口服疗效不佳,在体内主要从胆汁和尿中以原形排出。对霍奇金淋巴瘤和神经母细胞瘤有突出的疗效,对绒毛膜上皮癌疗效也较好,但对睾丸绒毛膜上皮癌疗效较差,与放疗合用可提高癌组织对放疗的敏感性。成人每次静脉注射或静脉滴注 0.2～0.4 mg,每日或隔日 1 次,连用 5 次,每 4 周为一疗程。儿童每日 0.45 mg/m^2,连用 5 日,3～6 周为一疗程,1 岁以下幼儿慎用。

毒副作用大,常见的不良反应为食欲减退、恶心、呕吐、口腔炎、食管炎及肠炎,预先给予氯丙嗪可减轻。用药 8～15 天白细胞和血小板可降至最低,停药后可恢复。此外,可致药物热、脱发,少数患者可见肝大及肝功能异常,还有致突变和致畸作用。

四、抗肿瘤植物药

从植物中提取有效的抗肿瘤活性药物已成为国内外重要的研究课题。我国植物资源十分丰富,植物种类居世界前 3 位,共有 3 万多种高等植物,其中药用植物就有 700 余种。近几十年来广大医药工作者进行了大量的研究工作,从中发现一些有效的抗肿瘤药物。抗肿瘤植物药的分类及常用药物见表 20-4。

表 20-4　抗肿瘤植物药的分类及常用药物

分类	常用药物
生物碱	长春碱类、三尖杉酯碱类、喜树碱类
木脂类	鬼臼毒素的半合成衍生物
二萜类化合物	紫杉醇、雷公藤内酯

长春碱类

长春碱类是从长春花[Catharanthus roseus (L.) G. Don]中提得的生物碱,临床常用的是长春碱(vinblastine,VLB)、长春新碱(vincristine,VCR)及人工半合成的长春地辛(vindesine,VDS)。

【药理作用与作用机制】　VLB、VCR、VDS 皆有广谱抗肿瘤作用,均属于周期特异性抗肿瘤药,VCR 抗肿瘤作用强度与 VDS 相似,强于 VLB。VDS 还具有增强皮肤迟发性过敏反应及淋巴细胞转化率的作用。

作用机制主要是抑制微管蛋白聚合,妨碍纺锤体的形成,使纺锤体主动收缩功能受到抑制,使核分裂停止于中期,可致核崩解,呈空泡状或固缩成团。VCR 可干扰蛋白质代谢,抑制细胞膜类脂质的合成,抑制氨基酸在细胞膜上的转运,还可抑制 RNA 聚合酶的活力,从而抑制 RNA 合成。

【临床应用与评价】　VLB 主要用于恶性淋巴瘤、睾丸癌、泌尿系统肿瘤,对乳腺癌、卡波西肉瘤亦有一定疗效。VCR 可用于急性淋巴细胞白血病、恶性淋巴瘤、儿童肿瘤及作为晚期肺鳞癌同步化药物。VDS 可用于白血病,如急性淋巴细胞白血病、急性非淋巴细胞白血病及慢性粒细胞白血病急性变,还可用于肺癌、乳腺癌、食管癌、恶性黑色素瘤。

VLB:一般用量为 0.1～0.2 mg/kg,每周 1 次,2 周为一疗程,休息 2 周,通常给 6 个周期以上。VCR:常用量为 1.5 mg/m²,每周 1 次,静脉注射。VDS:每周 1 次,每次 3 mg/m²,快速静脉注射,连用 4～6 次。

【常见不良反应与处理】　本类药物不良反应基本相似。

1. 骨髓抑制　主要为白细胞减少,为剂量依赖性反应。VCR 的骨髓抑制较轻。

2. 胃肠道反应　如食欲减退、恶心、呕吐、腹泻、腹痛、便秘,VLB 亦可致口腔炎、口腔溃疡等,严重可产生胃肠溃疡,甚至危及生命的血性腹泻。VDS 很少引起胃肠道反应。

3. 神经系统毒性　表现为感觉异常、指端麻木、刺痛、灼痛、膝及腰反射减退甚至消失,严重可致肌无力、肌萎缩、腕下垂及共济失调。VCR 还可累及中枢神经系统,引起脑神经麻痹,出现双侧眼睑下垂或复视;亦可引起小脑症状如抽搐等。VCR 的神经系统毒性较重,VDS 较轻。

4. 其他　可致脱发,为暂时性,另外还可引起精神抑郁、眩晕、皮疹、精子减少及静脉炎,外漏可造成局部坏死、溃疡,VCR 还可致复发性低钠血症。VDS 还可引起肌痛及咽痛、碱性磷酸酶升高及药物热。

紫杉醇

【药理作用与作用机制】　紫杉醇(taxol)是 20 世纪 70 年代初,从北美洲西部太平洋紫杉(Taxus brevifolia)中分离得到的一种二萜类抗肿瘤有效成分。作用靶点为微管,促使微管蛋白组装成微管,形成一稳定的微管束,且不宜拆散,破坏了组装－拆散之间的平衡,使微管功能被破坏,从而影响纺锤体功能,抑制肿瘤细胞的有丝分裂。属细胞周期特异性药物,可使细胞周期停止于 G_2 及 M 期。

【临床应用与评价】　适用于晚期卵巢癌,乳腺癌,肺癌,食管癌,头、颈部肿瘤,恶性淋巴瘤及膀胱癌。

每 3 周给药一次,每次 135～175 mg/m²,用生理盐水或葡萄糖注射液稀释后静脉滴注,持续 3 h、6 h 或 24 h。现在很多应用改为每周给药 1 次,每次 50 mg/m²,连用 2～3 周。每 3～4 周重复一次。

【常见不良反应与处理】

1. 骨髓抑制　剂量依赖性毒性,主要为白细胞及血小板减少。

2. 过敏反应　与赋形剂(聚乙基蓖麻油)促使肥大细胞释放组胺等血管活性物质有关。主要表现为 I 型变态反应。

3. 心毒性　可引起不同类型的心律失常,常见心动过缓,个别病例心率可降低至 40 次/min。

4. 神经毒性　感觉神经毒性最常见,表现为手套－袜状分布的感觉麻木、刺痛及灼痛,还可出现口周围麻木感,常于用药后 24~72 h 出现,呈对称性及蓄积性。

5. 其他　可引起脱发、恶心、呕吐、腹泻和黏膜炎症,肝肾轻度损伤。局部刺激性大,可致静脉炎,外漏可致局部组织红肿、坏死。

【药物相互作用】　肿瘤组织对紫杉醇的抗药性可被维拉帕米等钙通道阻滞药、他莫昔芬、环孢素等逆转。与顺铂、长春碱类药物合用,可加重紫杉醇的神经毒性,与顺铂合用还可加强紫杉醇的心毒性。

三尖杉酯碱

三尖杉酯碱(harringtonine)是从三尖杉科三尖杉属植物所分离出的生物碱,属细胞周期非特异性药物。抑制蛋白质生物合成,抑制 DNA 合成,还可促进细胞分化,促进细胞凋亡。对急性粒细胞白血病和急性单核细胞白血病有较好疗效,其次对恶性淋巴瘤也有效。剂量为成人每日 0.1~0.15 mg/kg,儿童为 0.15 mg/kg,溶于 250~500 mL 葡萄糖液中静脉滴注,4~6 日为一疗程,间歇 2 周重复一疗程。不良反应包括骨髓抑制、消化道反应和心肌损害,应静脉缓慢滴注。

喜树碱类

喜树碱类包括喜树碱(camptothecin,CPT)及羟喜树碱(hydroxycamptothecin,10-OHCPT),是从植物喜树中提得的生物碱,其中羟喜树碱亦可人工合成。羟喜树碱抗肿瘤作用较喜树碱更明显,毒性也较小。二者抗肿瘤作用原理相似,作用靶点为Ⅰ型DNA拓扑异构酶(TOPO-Ⅰ)。真核细胞 DNA 的拓扑结构由两类关键酶Ⅰ型DNA 拓扑异构酶和Ⅱ型DNA 拓扑异构酶(TOPO-Ⅱ)调节,这两类酶在 DNA 复制、转录及修复中,以及在形成正确的染色体结构、染色体分离浓缩中发挥重要作用。喜树碱类能特异性抑制 TOPO-Ⅰ 活性,从而干扰 DNA 结构和功能。主要作用于 S 期,对 G_1、G_2 与 M 期细胞有轻微杀伤力,属细胞周期非特异性药物。对胃癌、结肠癌、绒毛膜上皮癌有效,对急性和慢性粒细胞白血病,膀胱癌,肝癌,头、颈部恶性肿瘤等有一定效果。CPT 静脉注射每日一次,每次 5~10 mg,或 15~20 mg 隔日一次,总剂量140~200 mg 为一疗程。10-OH CPT静脉注射,每日 1 次,每次 4~8 mg,亦可隔日 1 次,5 日为一疗程。CPT 毒性反应较大,主要有骨髓抑制;尿路刺激征如尿频、尿急、尿痛,严重时出现血尿。10-OH CPT 的尿路刺激征显著小于喜树碱,可引起恶心、呕吐、腹

泻、白细胞及血小板减少,少数可见心律失常,一般不需处理,可自然恢复。

鬼臼毒素类

依托泊苷(etoposide,vepeside,VP-16)及替尼泊苷(teniposide,vumon,VM-26)是从小檗科鬼臼属植物鬼臼中提取的鬼臼毒素的衍生物。鬼臼毒素能与微管蛋白相结合,抑制微管聚合,从而破坏纺锤丝的形成。但 VP-16 和 VM-26 则不同,主要抑制 TOPO-Ⅱ 活性,从而干扰 DNA 结构和功能。VM-26 对 TOPO-Ⅱ 的作用较 VP-16 强 1.4 倍。主要作用于 S 及 G_2 期细胞,使 S 及 G_2 期延缓,从而杀伤肿瘤细胞。属于细胞周期非特异性药物。临床用于治疗肺癌及睾丸癌,有良好效果。也可用于恶性淋巴瘤治疗。VM-26 对脑瘤亦有效。VP-16:静脉注射每日 50~100 mg/m²,连用 3~5 日,每 3~4 周为 1 个疗程;胶囊每日口服 70~100 mg/m²,连服 5 日,隔 10~15 日重复一疗程。VM-26:使用前用 5% 葡萄糖或氯化钠注射液配成 0.5~1.0 mg/mL 溶液,静脉滴注 30~60 min。单药治疗每个疗程总剂量为 300 mg,3~5 日内给予,每 3 周待骨髓象恢复后可重复一个疗程。不良反应主要有骨髓抑制和胃肠道反应,少数患者于静脉注射给药后出现发热、寒战、皮疹、支气管痉挛、血压下降,应用抗组胺药可缓解,减慢静脉滴注速度可减轻低血压症状。

五、激素类

激素是一类对机体功能起调节作用的化学物质。某些恶性肿瘤如乳腺癌、前列腺癌、甲状腺癌、子宫颈癌、卵巢癌和睾丸肿瘤与相应的激素失调有关。因此,应用某些激素或其拮抗药来改变激素平衡失调状态,以抑制这些激素依赖肿瘤的生长。

雌激素类

常用于恶性肿瘤治疗的雌激素类(estrogens)是己烯雌酚(diethylstilbestrol),可通过抑制下丘脑及脑垂体,减少脑垂体促间质细胞激素的分泌,从而使来源于睾丸间质细胞与肾上腺皮质的雄激素分泌减少,也可直接对抗雄激素促进前列腺癌组织生长发育的作用,故对前列腺癌有效。雌激素还可用于治疗绝经期乳腺癌,机制未明。

雄激素类

常用于恶性肿瘤治疗的雄激素类(androgens)有二

甲基睾酮、丙酸睾酮和氟羟甲酮,可抑制腺垂体分泌促卵泡激素,使卵巢分泌雌激素减少,并可对抗雌激素作用,雄激素对晚期乳腺癌,尤其是骨转移者疗效较佳。

糖皮质激素类

常用于恶性肿瘤治疗的糖皮质激素类(glucocorticoids)有泼尼松和泼尼松龙等。糖皮质激素类能作用于淋巴组织,能诱导淋巴细胞溶解。对急性淋巴细胞白血病及恶性淋巴瘤的疗效较好,作用快,但不持久,易产生耐药性。对慢性淋巴细胞白血病,除减少淋巴细胞数目外,还可降低血液系统并发症(自身免疫性溶血性贫血和血小板减少症)的发生率或使其缓解。常与其他抗肿瘤药合用,治疗霍奇金淋巴瘤及非霍奇金淋巴瘤。对其他恶性肿瘤无效,而且可能因抑制机体免疫功能而助长恶性肿瘤的扩展。仅在恶性肿瘤引起发热不退、毒血症状明显时,可少量、短期应用以改善症状。

甲羟孕酮酯

【药理作用与作用机制】　甲羟孕酮酯(medroxyprogesterone acetate, MPA)为黄体酮衍生物,其作用与天然黄体酮相似。能促进子宫黏膜的增殖分泌,完成受孕准备,有保护胎儿安全生长的作用。大剂量应用具有抗肿瘤作用。

1. 治疗乳腺癌机制　可能通过抑制下丘脑促性腺激素释放激素(GnRH)的释放,从而抑制促卵泡激素(FSH)及促黄体素(LH)的分泌,最终减少卵巢的雌激素分泌;另一方面,也通过抑制ACTH分泌,减少肾上腺皮质中的雌激素分泌;还可调节催乳素(PRL)分泌,阻断了雌激素对乳腺癌细胞的生长促进作用。

2. 治疗子宫内膜癌机制　通过对垂体的负反馈作用减少雌激素分泌。有人认为,孕激素对子宫内膜癌有直接作用。有报道认为,将黄体激素注入子宫腔后使癌细胞变性、坏死,还观察到超微结构的改变,以及癌细胞向正常细胞转化。

3. 治疗前列腺癌机制　通过负反馈降低血浆促性腺激素,使睾酮水平极度下降。在细胞内与二氢睾酮竞争和雄激素受体的结合,阻断其作用。抑制5α-还原酶,阻止睾酮变成有活性的二氢睾酮。诱导肝α-还原酶,加速雄激素的降解。

【临床应用与评价】　用于对激素敏感的肿瘤,如乳腺癌、子宫内膜癌、前列腺癌和肾癌。也可用于晚期肿瘤患者的食欲不振和恶病质。与化疗药物联

合应用,减轻其所致的骨髓抑制。

剂量与用法:①乳腺癌:500 mg,每日2~3次,至少8周;②子宫内膜癌和前列腺癌:250 mg,每日1~2次,至少8周。口服大剂量片剂(500 mg)时应采用坐位或立位,并饮足量的水,必要时可将药片掰开服用。

【常见不良反应与处理】

1. 乳房痛、溢乳、阴道出血、闭经、子宫颈糜烂或宫颈分泌改变。

2. 水肿、满月脸、手颤、出汗、夜间小腿痉挛等。

3. 恶心、呕吐、食欲不振等,少见且较轻。

4. 皮疹、痤疮、瘙痒、多毛、脱发,也有引起阻塞黄疸的报道。

5. 其他　过敏反应、静脉炎或肺栓塞、嗜睡、失眠、疲倦、头晕等均少见。

他莫昔芬

【药理作用与作用机制】　他莫昔芬(tamoxifen, TAM)为合成的抗雌激素类药。结构与雌激素类似,能与雌二醇竞争结合雌激素受体,形成稳定的复合物,进而阻断雌激素信号传导道路而抑制癌细胞增殖。

【临床应用与评价】　主要用于治疗乳腺癌:用于雌激素受体阳性乳腺癌患者术后辅助治疗,特别是对60岁以上的绝经后患者疗效较好。对晚期乳腺癌,或治疗后复发者亦有效。对皮肤、淋巴结及软组织转移者疗效较好。

剂量与用法:口服,每次20 mg,每日1次,或每次10 mg,每日2次。可连续服用。

【常见不良反应与处理】

1. 胃肠道反应　食欲减退、恶心、呕吐、腹泻。

2. 继发性抗雌激素作用　面部潮红、外阴瘙痒、月经失调、闭经、白带增多、阴道出血等。

3. 神经精神症状　头痛、眩晕、抑郁等。

4. 其他　大剂量长期应用可导致视力障碍,如白内障。少数患者可有一过性白细胞和血小板减少。偶有皮疹、脱发、体重增加、肝功能异常等。近年来,有TAM致子宫内膜癌的报道,故用药期间及用药后应注意定期检查。本品禁用于孕妇。

托瑞米芬

【药理作用与作用机制】　托瑞米芬(toremifene)为非甾体类三苯乙烯的衍生物。能竞争性地与乳腺癌细胞细胞质内的雌激素受体(ER)结合,阻止癌细胞增殖分化,还能诱导转化具有肿瘤抑制作用的生

长因子(β-TGF)的产生和通过癌细胞的基因调节诱导癌细胞的程序性死亡。本药抗雌激素作用强,而类雌激素作用轻微,其抗雌激素作用与类雌激素作用的比值是 TAM 的 4 倍。

【临床应用与评价】　临床用于治疗乳腺癌和子宫内膜癌。对乳腺癌的疗效与 TAM 相同或略高,但不良反应轻微,长期用药未发现类似 TAM 所致的子宫内膜癌、视力障碍等不良反应。

目前推荐一线治疗乳腺癌用量为 60 mg,每日 1 次,口服。

【常见不良反应与处理】

1. 消化道反应　恶心、呕吐、腹部不适、厌食、腹泻、便秘、食欲增加等,多不严重。

2. 内分泌症状　面部潮红、阴道排液、阴道出血、眩晕、失眠等。

3. 其他　偶有过敏、高钙血症、血栓栓塞、口痛、乳房痛、视力减弱、眼干、血小板及白细胞减少等。

六、铂类配合物及其他作用于 DNA 的药物

顺　　铂

【药理作用与作用机制】　顺铂(cisplatin,DDP)具有广谱抗肿瘤作用,细胞毒作用明显,可与 DNA 的碱基对发生链内或链间交叉连接,从而破坏 DNA 的功能。对细胞周期各期均有不同程度的影响,对 G_1 期最敏感,并延缓 G_1 期进入 S 期及 G_2 期进入 M 期,对静止期细胞作用更为明显,还具有短暂的免疫抑制作用。

【临床应用与评价】　为目前联合化疗中常用的药物之一。①睾丸肿瘤:对睾丸胚胎癌及精原细胞瘤均有较好疗效,因与其他常用抗肿瘤药无交叉耐药性,故联合用药可根治;②对恶性淋巴瘤,头、颈部肿瘤,卵巢癌,膀胱癌及肺癌也有较好的疗效。对食管癌及乳腺癌有一定疗效。其见效较快但缓解期短。

每日静脉滴注 20 mg/m²,连用 5 日,间隔 3~4 周重复,连用 3~4 个疗程;亦可用大剂量疗法,即一次 80~100 mg/m²,每 3~4 周一次,配合水化、利尿等措施以防止肾毒性。

【常见不良反应与处理】

1. 胃肠道反应　主要为食欲减退、恶心、呕吐(偶见剧烈呕吐),发生率可达 90% 以上,一般镇吐药难以奏效,可用昂丹司琼或大剂量皮质类固醇控制。

2. 肾毒性　为剂量限制性毒性,可出现氮质血症,较大剂量及连续用药则可产生严重而持久的肾毒性,血清非蛋白氮升高及肌酐清除率下降,肾功能受损,甚至出现肾衰竭。

3. 耳毒性　具有剂量限制性毒性,表现为耳鸣及耳聋,发生率低(10%),为可逆性。还可致听力异常,发生率高,有时呈不可逆性。

4. 骨髓毒性　为剂量限制性毒性,主要表现为白细胞和血小板减少,停用药物一段时间可恢复,也可出现贫血,与剂量无关,是由于损伤肾小球中促红细胞生成素形成细胞所致。

5. 其他　可致神经毒性,还可致过敏,偶致心力衰竭、低镁血症。

【药物相互作用】　与环磷酰胺、丙亚胺、喜树碱、甲氨蝶呤、硫鸟嘌呤合用可相互加强抗肿瘤作用。谷氨酰胺可使 DDP 抗肿瘤作用减弱。氨基糖苷类抗生素加强 DDP 的耳毒性及肾毒性,磷霉素可降低 DDP 的耳毒性。

甲基苄肼

实验证明,甲基苄肼(procarbazine,PCZ)在体内氧化为偶氮甲基苄肼具有抗肿瘤活性,而在体外无细胞毒作用。主要抑制 DNA 及 RNA 合成并干扰其功能。对霍奇金淋巴瘤效果好,且与烷化剂、激素及放射治疗之间无交叉耐药性。对脑瘤亦有较好疗效,常与泼尼松合用。口服,每次 50~100 mg,每日 2~3 次,疗程因病而异;静脉注射,每日 2~7 mg/kg。骨髓抑制出现较晚,常于给药后 2~8 周内出现。胃肠道反应与剂量有关,日剂量超过 200 mg 时症状明显,可见食欲不振、恶心、呕吐、口腔炎、口干、吞咽困难、腹泻及便秘,继续用药上述症状可逐渐消退。可引起镇静、抑郁、不安、精神错乱等神经精神症状,严重可出现幻觉及躁狂性精神病;也可出现肢体感觉异常、腱反射减退及弥漫性肌痛等周围神经病变症状;也可引起皮下出血、鼻黏膜出血、咯血及黑便甚至溶血。

七、生物反应调节剂

自 20 世纪 80 年代中期以来,肿瘤生物治疗已成为继手术、化疗和放疗之后的第四种治疗肿瘤的方法,它已被广泛研究并用于临床,取得了一定疗效。肿瘤的生物治疗主要包括免疫治疗、基因治疗以及抗血管生成三方面。其中,酪氨酸激酶抑制剂、单克隆抗体、抗血管生成药物在临床应用日益广泛。

（一）酪氨酸激酶抑制剂

蛋白酪氨酸激酶在细胞内的信号转导通路中占据十分重要的地位,调节细胞体内生长、分化、死亡等一系列生理生化过程。已有资料表明,超过50%的原癌基因和癌基因产物都具有蛋白酪氨酸激酶活性,其异常表达将导致细胞增殖调节发生紊乱,进而导致肿瘤发生。此外,酪氨酸激酶的异常表达还与肿瘤的侵袭和转移、肿瘤新生血管的生成、肿瘤化疗耐药性密切相关。因此,以酪氨酸激酶为靶点进行药物研发已成为国际上抗肿瘤药研究的热点。酪氨酸激酶抑制剂(TKIs)的抗肿瘤作用机制可能是:抑制肿瘤细胞的损伤修复,使细胞分裂停滞在 G_1 期,诱导和维持细胞凋亡,抗新生血管形成等。目前越来越多的酪氨酸激酶抑制剂(如伊马替尼、吉非替尼、埃罗替尼、索拉非尼、凡德他尼、舒尼替尼等)研制成功并被批准用于临床,取得了一定的疗效,抗肿瘤治疗已经开始进入"分子靶向治疗"的时代。

伊马替尼

【药理作用与作用机制】 伊马替尼(imatinib)是一种特异性很强的酪氨酸激酶抑制剂。其作用的分子机制是作为 ATP 竞争性抑制剂,阻滞酪氨酸激酶的磷酸化,抑制 BCR-ABL 酪氨酸激酶(该酶是在慢性髓细胞性白血病患者中由于费城染色体异常所产生的一种异常酪氨酸激酶),从而阻止细胞的增殖和肿瘤的形成。但由于 BCR-ABL 酪氨酸激酶的产物具有多重作用,单一途径的抑制并不能全部消除癌细胞的恶性增殖,故本品仅为高效而非特效的抗恶性肿瘤药。

【临床应用与评价】 伊马替尼抑制 BCR-ABL 酪氨酸激酶的半数抑制浓度平均为 0.25 μmol/L (0.05～0.3 μmol/L),且呈渐进性和剂量依赖性。主要适用于费城染色体呈阳性(Ph+)的慢性粒细胞白血病加速期、急变期和慢性期干扰素耐药的患者。对不能手术的胃肠道基质瘤、小细胞肺癌和胶质母细胞瘤有效。具有不良反应轻微、耐受性好等优点。目前本品推荐剂量:对慢性粒细胞白血病慢性期为每次 400 mg,每日 1 次,加速期与急性期为每次 600 mg,每日 1 次,均为餐时服用。

【常见不良反应与处理】 大多数患者的不良反应呈轻、中度。主要有恶心、呕吐、水肿、腹泻、头痛、皮疹、疲劳、发热、腹痛、肌痛以及肌痉挛等。剂量超过每日 750 mg 可能发生血小板减少和中性粒细胞减少。肝毒性的发生率为 1.1%～3.5%,少于 0.5% 患者因此而停药。有报道称有患者在使用伊马替尼后发生脾破裂,需行脾切除术。

【药物相互作用】 肝药酶抑制药或诱导剂可明显改变伊马替尼的血药浓度,如与抑制药酮康唑、伊曲康唑、红霉素、克拉霉素等并用时,可使其平均 C_{max} 增加 26%,AUC 增加 40%。诱导剂如地塞米松、苯妥英、卡马西平、利福平类、巴比妥类可明显降低伊马替尼的血药浓度。

吉非替尼

【药理作用与作用机制】 吉非替尼(gefitinib)为苯胺喹唑啉衍生物,是第一代选择性表皮生长因子受体(EGFR)酪氨酸激酶抑制剂,通过抑制 EGFR 酪氨酸磷酸化,阻断表皮生长因子(EGF)与 EGFR 介导的下游信号转导通路,RAS 系统、PI3K/AKT/mTOR 系统、PLC/KT 系统从而抑制细胞生长。由于多种上皮源性肿瘤均存在 EGFR 的功能异常,因此吉非替尼可显著抑制肿瘤增生。吉非替尼还有抑制微血管生成、调节细胞周期和增加化疗敏感度的作用。

【临床应用与评价】 适用于 EGFR 基因具有敏感突变的局部晚期或转移性非小细胞肺癌。推荐剂量为 250 mg(1 片),每日 1 次,空腹或与食物同服。在吉非替尼单药治疗的基础上加用培美曲塞和卡铂作为一线治疗可显著延长 EGFR 突变阳性晚期非小细胞肺癌患者的无进展生存期和总生存期,但同时联合治疗的毒性也会增加。吉非替尼＋培美曲塞＋卡铂可作为 EGFR 突变阳性晚期非小细胞肺癌一线治疗的一种选择。

【常见不良反应与处理】 最常见的不良反应为腹泻、皮疹、瘙痒、皮肤干燥和痤疮,发生率 20% 以上,一般见于服药后 1 个月内,通常是可逆性的,当患者出现不能耐受的腹泻或皮肤不良反应时,可通过短期暂停治疗(最多 14 天)解决,随后恢复每天 250 mg 的剂量。

【药物相互作用】 避免与 CYP3A4 诱导剂(苯妥英、卡马西平、利福平、巴比妥类)联合使用。避免与 CYP3A4 酶抑制药(如酮康唑、异烟肼)等联合使用,其联合使用可能导致血药浓度升高而增加不良反应。服用华法林的患者应定期监测凝血酶原时间。

埃罗替尼

埃罗替尼(erlotinib)属喹唑啉类化合物,是小分子 EGFR 酪氨酸激酶抑制剂。其抗肿瘤作用机制主要为抑制 EGFR 酪氨酸激酶胞内磷酸化。主要用于至少一种化学治疗方案失败的局部晚期或转移性非小细胞肺癌。推荐剂量为 150 mg/d,餐前至少 1 h 或餐后 2 h 口服,直至疾病进展或出现不能耐受的毒副作用。最常见的不良反应是皮疹和腹泻。也可出现食欲降低、疲劳、呼吸困难、咳嗽、恶心、感染、呕吐、口腔炎等。个别接受埃罗替尼治疗的非小细胞肺癌患者或其他实体瘤患者中可出现严重的间质性肺病(ILD),甚至导致死亡。埃罗替尼治疗可引起无症状的肝氨基转移酶升高。

(二)单克隆抗体

曲妥珠单抗

【药理作用与作用机制】 曲妥珠单抗(trastuzumab)是 DNA 重组人源化抗 P185 糖蛋白单克隆抗体,能与细胞核内表皮生长因子 2(*HER-2/neu*)基因调控的 P185 糖蛋白结合。*HER-2/neu* 是一种原癌基因,在正常情况下该基因处于非激活状态,参与细胞分化的调节,当受到体内外某些因素作用后,其结构或表达调控失常,从而被激活而具有肿瘤转化活性。曲妥珠单抗可与 HER-2/neu 受体结合,干扰其自身磷酸化,从而实现下列生物机制:①拮抗整个网络的生长信号传递,显著下调 *HER-2/neu* 基因表达;②加速 HER-2 蛋白受体的内化和降解;③通过抗体依赖性细胞介导的细胞毒作用(ADCC)增强免疫细胞攻击和杀伤肿瘤靶细胞的功能;④下调血管内皮生长因子(VEGF)和其他血管生长因子的活性,恢复 E-钙黏素的表达水平,遏制肿瘤转移。

【临床应用与评价】 适用于治疗 HER-2 过度表达的转移性乳腺癌。可作为单一药物治疗已接受过一个或多个化疗方案的转移性乳腺癌,也可与紫杉类药物合用治疗未接受过化疗的转移性乳腺癌。曲妥珠单抗起始剂量为 4 mg/kg,以后 2 mg/kg,每周 1 次,3~4 周为 1 个周期,有效者可连续使用直到病情出现改善。初次静脉滴注时间要超过 90 min,以后缩短为 30 min。

【常见不良反应与处理】 主要有胸痛、腹痛、肌痛、呼吸困难、心肌收缩力减弱,但骨髓抑制、肝损害较少发生。单用曲妥珠单抗心功能不全发生率约 3%,联合化疗可明显增加到 26%~29%,所以应用曲妥珠单抗治疗时应注意监测患者的心功能。

【药物相互作用】 曲妥珠单抗与紫杉醇联用可降低曲妥珠单抗的清除率,与顺铂、多柔比星或表柔比星加环磷酰胺联用,不影响血清曲妥珠单抗水平。

利妥昔单抗

利妥昔单抗(rituximab)是一种小鼠/人嵌合的单克隆抗体,能够与跨膜 CD20 抗原特异性结合。此抗原位于前 B 细胞和成熟 B 淋巴细胞,但在造血干细胞、前 B 细胞、正常血细胞,或其他正常组织中不存在。该抗原表达于 95% 以上的 B 淋巴细胞型非霍奇金淋巴瘤。与抗体结合后,B 淋巴细胞表面 CD20 抗原不会发生内化或从细胞膜上脱落到周围环境中。CD20 不会作为游离抗原在血浆中循环。利妥昔单抗与 B 淋巴细胞上的 CD20 结合并引起 B 淋巴细胞溶解,细胞溶解的机制可能包括补体依赖的细胞毒作用(CDC)和 ADCC。此外,还可使耐药的 B 淋巴细胞系对某些化疗药物再次敏感。主要用于治疗复发或对化疗耐药的 B 淋巴细胞型非霍奇金淋巴瘤。成年患者使用单药治疗的推荐剂量按体表面积为 375 mg/m²,每周静脉滴注一次,在 22 天内使用 4 次。不良反应多为与注射相关的症状,如发热、畏寒和寒战等流感样反应,也可出现面部潮红、血管性水肿、荨麻疹、头痛、咽喉刺激、鼻炎等症状。大约 10% 的患者症状加重伴随低血压和支气管痉挛。

(三)抗血管生成药物

肿瘤的生长和转移依赖于新生血管的形成,VEGF 在肿瘤新生血管形成中起关键作用。以 VEGF 及其受体为靶点,通过抑制肿瘤血管生长,从而遏制肿瘤的生长和转移的研究已经取得了一定的成果。VEGF 抑制剂是一种目前最有可能抗血管生成的药物。

贝伐珠单抗

贝伐珠单抗(bevacizumab)是世界上首个被批准上市的 VEGF 抑制剂。它是一种人源化抗 VEGF 单克隆抗体,可结合 VEGF 并防止其与内皮细胞表面的受体(Flt-1 和 KDR)结合,抑制能够促进新生血管生成 VEGF 的生物学活性,达到抗肿瘤作用。适用于联合以 5-FU 为基础的化疗方案,为治疗转移性结直肠癌一线用药。推荐剂量为 5 mg/kg,每 2 周给药一次。手术患者开始贝伐珠单抗治疗前,手术切口应完全愈合。常见不良反应有高血压、出血、血栓形成、蛋白尿、心毒性等,严重的、罕见的不良反应有胃肠道穿孔和伤口愈合不良,发生率约 2%。多数患者耐受良好。

可溶性 VEGF 受体

可溶性 VEGF 受体(VEGF Trap)是一种强力

VEGF 阻断药，包含 VEGFR1 和 VEGFR2 细胞外区的融合蛋白，通过阻止 VEGF 与细胞膜上受体的结合而抑制肿瘤新生血管形成。它可以抑制多种类型的肿瘤生长，与单克隆抗体相比，在较低剂量时就能产生极大的药效。VEGF Trap 对肾癌和结肠癌患者会产生稳定病情的作用。

附录　常用联合化疗方案

常用联合化疗方案见表 20-5。

表 20-5　常用联合化疗方案

联合化疗方案	常用药物	适应证
ABVD 方案	多柔比星 + 博来霉素 + 达卡巴嗪	恶性淋巴瘤
ACV 方案	多柔比星 + 环磷酰胺 + 依托泊苷	恶性淋巴瘤
AMF 方案	多柔比星 + 甲氨蝶呤 + 氟尿嘧啶	胃癌
BLM+DDP+VDS 方案	博来霉素 + 顺铂 + 长春地辛	食管癌
BEP 方案	博来霉素 + 依托泊苷 + 顺铂	睾丸癌
CA 方案	环磷酰胺 + 多柔比星	乳腺癌
CAF 方案	环磷酰胺 + 多柔比星 + 氟尿嘧啶	乳腺癌
COPP 方案	环磷酰胺 + 长春新碱 + 甲基苄肼 + 泼尼松	非霍奇金淋巴瘤
CP 方案	环磷酰胺 + 顺铂	卵巢癌
CMF 方案	环磷酰胺 + 甲氨蝶呤 + 氟尿嘧啶	乳腺癌
CAP 方案	环磷酰胺 + 多柔比星 + 顺铂	卵巢癌、支气管肺癌
COAP 方案	环磷酰胺 + 长春新碱 + 多柔比星 + 泼尼松	恶性淋巴瘤
COMP 方案	环磷酰胺 + 长春新碱 + 甲氨蝶呤 + 泼尼松	恶性淋巴瘤
CVPP 方案	环磷酰胺 + 长春碱 + 甲基苄肼 + 泼尼松	恶性淋巴瘤
DAT 方案	柔红霉素 + 阿糖胞苷 +6- 巯基嘌呤	急性非淋巴细胞白血病
DF 方案	顺铂 + 氟尿嘧啶	食管癌
ELF 方案	依托泊苷 + 亚叶酸钙 + 氟尿嘧啶	胃癌
FA 方案	氟尿嘧啶 + 多柔比星	胃癌
FM 方案	氟尿嘧啶 + 丝裂霉素	胃肠道癌、乳腺癌
FAM 方案	氟尿嘧啶 + 多柔比星 + 丝裂霉素	胃肠道癌、乳腺癌
MOPP 方案	氮芥 + 长春新碱 + 甲基苄肼 + 泼尼松	恶性淋巴瘤
MMC+5-FU 方案	丝裂霉素 + 氟尿嘧啶	胰腺癌
MVPP 方案	氮芥 + 长春碱 + 甲基苄肼 + 泼尼松	恶性淋巴瘤
M-VAC 方案	甲氨蝶呤 + 长春碱 + 多柔比星 + 顺铂	膀胱癌
PVB 方案	顺铂 + 长春碱 + 博来霉素	睾丸癌
PAC 方案	顺铂 + 多柔比星 + 环磷酰胺	卵巢癌
STZ+5-FU+MMC 方案	链脲霉素 + 氟尿嘧啶 + 丝裂霉素	胰腺癌
VAC 方案	长春碱 + 放线菌素 D+ 环磷酰胺	卵巢癌
EP 方案	依托泊苷 + 顺铂	儿童急性淋巴细胞白血病

（李　晶　陈　立）

数字课程学习

📥 教学 PPT　　📝 思考题

第二十一章　抗菌药临床应用

■ 重点内容提要

　　抗菌药是指对病原菌具有抑制或杀灭作用,主要用于防治细菌感染性疾病的一类药物。抗菌药作用机制为:①干扰病原菌细胞壁合成。②损伤病原菌细胞膜。③影响病原菌蛋白质合成。④抑制病原菌核酸合成。⑤抑制病原菌叶酸代谢。与其他作用于人体各系统的药物不同,抗菌药的治疗作用并不表现为对人体功能的影响,而是对侵入人体病原菌的抑制或杀灭,其对人体的作用则会引起机体损伤。因此,除了必须充分了解它们的药效学和药动学特点外,还要特别重视它们的不良反应。另外,随着抗菌药的过量使用或滥用以及新药的上市,病原菌耐药性日益增加,抗菌药的合理应用已成为临床医生必须注意的问题。

第一节　概　　述

　　细菌感染性疾病是一类复杂的疾病,是病原菌组织侵袭、组织损伤、毒素作用和宿主应答多方面共同作用的结果。病原菌引发疾病的主要原因是病原菌进入正常无菌组织并生长繁殖,然后引发由某些特殊因子介导的组织损伤性宿主炎症反应。尽管几十年来感染性疾病在治疗和预防方面取得了令人瞩目的发展,但它目前仍旧是致死、致残以及千百万患者生活质量下降的主要原因。

　　治疗和预防细菌感染药物的发展对人类长寿和生活质量的提高作出了重要贡献,特别是抗生素的出现,曾使一些医学权威专家认为细菌感染性疾病即将被彻底消灭。事实上,自第二次世界大战以来,已有数百种对多种病原菌安全有效的抗菌药得到发展,在世界范围内的药物之中,抗菌药位居最常用药物之列。然而,现实使我们认识到,随着抗菌药的发展,病原菌的逃避能力也在发展,并以新的生存策略予以反击。现在,病原菌出现抗生素耐药的比例越来越大,有些在数年前易于治疗的病原菌感染逐渐成为难以解决的临床问题。

　　抗菌药(antibacterial drugs)包括抑菌药

(bacteriostatic drugs)和杀菌药(bactericidal drugs),是指对病原菌具有抑制或杀灭作用、主要用于防治细菌感染性疾病的一类药物。和所有的抗微生物药一样,抗菌药也直接作用于细菌细胞所特有的、宿主细胞没有的特定的靶位,其目的是使抗菌药对宿主的毒性尽可能降至最小,而对入侵的微生物发挥最大的药物作用。抗菌药包括抗生素(如β- 内酰胺类、氨基糖苷类、大环内酯类、四环素类、林可霉素类、糖肽类等)、合成抗菌药(如磺胺类、喹诺酮类、噁唑酮类)及抗真菌药等。抗菌药用于细菌、结核分枝杆菌、非结核分枝杆菌、衣原体、支原体、立克次体、螺旋体、真菌及部分原虫等病原微生物所致的感染性疾病。

　　青霉素是人类发现的第一个抗生素,其问世不仅开辟了感染性疾病化学治疗的新纪元,也使抗菌药在随后的几十年中迅猛发展。近年来,新的抗菌药的研制与开发最为活跃的领域为:β- 内酰胺类、大环内酯类、氟喹诺酮类、全身用抗真菌药以及新结构抗菌药。目前对抗菌药研究热点主要集中在寻找对耐药菌株有效,具有新的抗菌谱、作用机制或靶位,不良反应少的药物。

　　抗菌药广泛应用,特别是不合理应用导致病原菌耐药性的发生和发展。质粒或染色体介导的耐药性一般只发生在少数细菌内，但当本来占优势的敏感菌因抗菌药的应用被大量消灭后，耐药菌株便有机会迅速繁殖，引发感染。因此，细菌耐药性问题应予以充分注意，应当加强抗菌药的临床应用监管，进行细菌耐药性监测，严格掌握抗菌药的适应证，合理应用抗菌药。

第二节　抗菌药临床应用基本原则

一、抗菌药治疗性应用的基本原则

抗菌药临床应用是否合理基于两方面：一是有无应用抗菌药的指征，二是选用的品种及给药方案是否正确。诊断为细菌感染者，方有指征应用抗菌药，应尽早查明感染病原菌，并根据病原菌种类及细菌的药物敏感试验结果选用抗菌药，尽量避免经验用药。但对一些危及生命的细菌感染性疾病如细菌性脑膜炎、败血症等，或对于临床表现符合用药指征的可能感染者，都必须在明确致病菌之前根据经验选择应用抗菌药。抗菌药治疗方案应综合患者病情、病原菌种类及抗菌药特点制定，既要考虑抗菌药的抗菌作用机制、药代动力学特点、药物毒性及药物间的相互作用，又要考虑细菌耐药机制及细菌对抗菌药的敏感性。

轻症感染患者应选用口服吸收完全的抗菌药，不必采用静脉或肌内注射给药。重症感染、全身性感染患者初始治疗应予静脉给药，以确保药效，病情好转时应及早转为口服给药。应尽量避免抗菌药的局部应用，仅限全身给药后在感染部位难以达到治疗浓度时可加用局部给药作为辅助治疗，如治疗中枢神经系统感染时，某些药物同时予鞘内给药；包裹性厚壁脓肿脓腔内注入抗菌药；眼部感染的局部用药等；某些皮肤表层及口腔、阴道等黏膜表面的感染采用抗菌药局部应用或外用。局部给药时应避免将主要供全身应用的药物作局部用药，宜采用刺激性小、不易吸收、不易导致耐药性和不易致过敏反应的杀菌药，青霉素类、头孢菌素类等易产生过敏反应的药物不可局部应用，氨基糖苷类因其耳毒性不可局部滴耳。

抗菌药的应用应按各种抗菌药的治疗剂量范围给药，治疗重症感染（如败血症、感染性心内膜炎等）和抗菌药不易达到的部位的感染（如中枢神经系统感染等），抗菌药剂量宜较大；而治疗单纯性下尿路感染时，由于多数药物尿药浓度远高于血药浓度，则可应用较小剂量。

为保证药物在体内能最大地发挥药效，应根据药代动力学和药效学相结合的原则给药。青霉素类、头孢菌素类和其他 β- 内酰胺类、红霉素、克林霉素等消除半衰期短者，应一日多次给药。氟喹诺酮类、氨基糖苷类等浓度依赖性药物可一日给药一次。

抗菌药疗程因感染不同而异，一般宜用至体温正常、症状消退后 72~96 h。但是，败血症、感染性心内膜炎、化脓性脑膜炎、伤寒、布鲁氏菌病、骨髓炎、溶血性链球菌咽炎和扁桃体炎、深部真菌病、结核病等需较长的疗程方能彻底治愈，并防止复发。

单一药物可有效治疗的感染，不需联合用药，仅在下列情况时有指征联合用药：病原菌尚未查明的严重感染，包括免疫缺陷者的严重感染；单一抗菌药不能控制的需氧菌及厌氧菌混合感染，2 种或 2 种以上病原菌感染；单一抗菌药不能有效控制的感染性心内膜炎或败血症等重症感染；需长疗程治疗，但病原菌易对某些抗菌药产生耐药性的感染，如结核病、深部真菌病。联合用药时宜选用具有协同或相加抗菌作用的药物联合，如青霉素类、头孢菌素类等其他 β- 内酰胺类与氨基糖苷类联合，两性霉素 B 与氟胞嘧啶联合。由于药物协同抗菌作用，联合用药时应将毒性大的抗菌药剂量减少。联合用药通常采用 2 种药物联合，3 种或 3 种以上药物联合仅适用于个别情况，如结核病治疗。此外，必须注意联合用药后可能增多的药物不良反应。

二、抗菌药预防性应用的基本原则

有许多情况适于预防性应用抗菌药，但在可能的情形下应选用抗菌谱尽可能窄的抗菌药。外科手术预防用药应根据术野有无污染或污染可能，决定是否预防用抗菌药。清洁术野无污染，通常不需预防用抗菌药，仅在下列情况时可考虑预防用药：手术范围大、时间长、污染机会增加；手术涉及重要脏器，一旦发生感染将造成严重后果者；异物植入手术；高龄或免疫缺陷者等高危人群；清洁-污染手术由于手术部位存在大量人体寄殖菌群，手术时可能污染术野引致感染；由于胃肠道、尿路、胆道体液大量溢出或开放性创伤未经扩创等已造成术野严重污染的手术。术前已存在细菌感染的手术，如腹腔脏器穿孔腹膜炎、脓肿切除术、气性坏疽截肢术等，属抗菌药治疗性应用，不属预防性应用范畴。

预防术后切口感染，应针对金黄色葡萄球菌选用药物；预防手术部位感染或全身性感染，则需依据术野污染或可能的污染菌种类选用，如结肠或直肠手术前应选用对大肠埃希菌和脆弱拟杆菌有效的抗菌药。抗菌药的有效覆盖时间应包括整个手术过程和手术结束后 4 h，总的预防用药时间不超过 24 h，个别情况可延长至 48 h。接受清洁手术者，在术前 0.5~2 h 内给药，或在麻醉开始时给药，使手术切口暴露时局部组织中已达到足以杀灭手术过程中入侵切口细菌的药物浓度；如果手术时间长或失血量大，可手术中给予第二剂。接受清洁 - 污染手术者的手术时预防用药时间为 24 h，必要时延长至 48 h。污染手术可依据患者情况延长。

另外，当前一个重要的新变化是较多的患者被认为需要预防性使用抗菌药以降低发生感染性心内膜炎的危险。

三、肾功能减退患者抗菌药的应用

肾功能减退的感染患者应尽量避免使用有肾毒性的抗菌药，确有应用指征时，必须根据患者肾功能减退程度以及抗菌药体内排出途径调整给药剂量及方法，必要时可进行血药浓度监测。主要由肝、胆排泄或由肝代谢，或经肾和肝、胆同时排出的抗菌药用于肾功能减退者，维持原治疗剂量或剂量略减。主要经肾排泄，药物本身并无肾毒性，或仅有轻度肾毒性的抗菌药，肾功能减退者可应用，但剂量需适当调整。

四、肝功能减退患者抗菌药的应用

患者肝功能减退时抗菌药的选用及剂量调整应考虑肝功能减退对药物体内过程的影响程度，以及药物及其代谢产物发生毒性反应的可能性。主要由肝清除的药物，肝功能减退时清除明显减少，若无明显毒性反应发生，肝病时仍可正常应用，如红霉素等大环内酯类(不包括酯化物)、林可霉素、克林霉素等，但需谨慎，治疗过程中需严密监测肝功能。对于主要经肝清除或代谢，且当肝功能减退时可因清除减少而导致毒性反应的药物，肝功能减退患者应避免使用，如氯霉素、利福平、红霉素酯化物等。可经肝、肾两条途径清除的药物，如青霉素类和头孢菌素类抗生素，虽然药物本身的毒性不大，但可因肝功能减退而使血药浓度明显升高，若患者同时伴有肾功能减退，则其血药浓度升高更为明显。因此，严重肝病患者，尤其肝、肾功能同时减退的患者，在使用此类药物时需减量。药物主要由肾排泄，肝功能减退者

不需调整剂量，如氨基糖苷类抗生素。

五、特殊群体抗菌药的应用

老年人组织器官呈生理性退行性变性，免疫功能亦减退，一旦发生感染，在应用抗菌药时需注意。老年患者，尤其是高龄患者，接受主要自肾排出的抗菌药时，应按轻度肾功能减退情况给予正常治疗剂量的 1/2~2/3。青霉素类、头孢菌素类和其他 β- 内酰胺类的大多数药物即属此类情况。老年患者宜选用毒性低并具杀菌作用的抗菌药，青霉素类、头孢菌素类等 β- 内酰胺类为常用药物，毒性大的氨基糖苷类、万古霉素、去甲万古霉素等药物应尽可能避免应用。

新生儿的一些重要器官尚未完全发育成熟，感染时应避免应用毒性大的抗菌药，包括主要经肾排泄的氨基糖苷类、万古霉素、去甲万古霉素等，以及主要经肝代谢的氯霉素。避免应用或禁用可能发生严重不良反应的抗菌药，包括可影响新生儿生长发育的四环素类、喹诺酮类，可导致脑性核黄疸及溶血性贫血的磺胺类和呋喃类。新生儿期由于肾功能尚不完善，主要经肾排出的青霉素类、头孢菌素类等 β- 内酰胺类药物需减量应用，以防止药物在体内蓄积导致严重中枢神经系统毒性反应的发生。

小儿患者在应用抗菌药时应注意：氨基糖苷类抗生素有明显耳、肾毒性，小儿患者应尽量避免应用。万古霉素和去甲万古霉素也有一定肾、耳毒性，小儿患者仅在有明确指征时可选用。四环素类抗生素可导致牙齿黄染及牙釉质发育不良，不可用于 8 岁以下小儿。因喹诺酮类抗菌药对骨骼发育可能产生的不良影响，该类药物避免用于 18 岁以下未成年人。

妊娠期抗菌药的应用需考虑药物对母体和胎儿两方面的影响。对胎儿有致畸或明显毒性作用者，如四环素类、喹诺酮类等，妊娠期避免应用。对母体和胎儿均有毒性作用者，如氨基糖苷类、万古霉素、去甲万古霉素等，妊娠期避免应用。药物毒性低，对胎儿及母体均无明显影响，也无致畸作用者，妊娠期感染时可选用，如青霉素类、部分头孢菌素类和磷霉素等。

哺乳期患者使用抗菌药后，药物可自乳汁分泌，通常母乳中药物含量不高，不超过哺乳期患者每日用药量的 1%；少数药物乳汁中分泌量较高，如氟喹诺酮类、四环素类、大环内酯类、氯霉素、磺胺甲噁唑、甲氧苄啶、甲硝唑等。青霉素类、头孢菌素类等

β- 内酰胺类和氨基糖苷类等在乳汁中含量低。然而无论乳汁中药物浓度如何，均存在对乳儿潜在的影响，并可能出现不良反应。治疗哺乳期患者感染时应避免选用氨基糖苷类、喹诺酮类、四环素类、氯霉素、磺胺药等。哺乳期患者应用任何抗菌药时均应暂停哺乳。

第三节　常用抗菌药临床应用

一、β- 内酰胺类抗生素

β- 内酰胺类抗生素是指化学结构中具有内酰胺环的一类抗生素，根据其结构特点可分为青霉素类、头孢菌素类和其他 β- 内酰胺类。β- 内酰胺类抗生素是临床上广泛应用、安全有效的一类重要抗菌药。

（一）青霉素类

【药理作用与作用机制】　青霉素类主要通过与菌体上的青霉素结合蛋白（PBPs）相结合，后者可活化细胞壁中转肽酶和羧肽酶，与青霉素结合后可丧失活性，导致细胞壁肽链交联中止，影响正常糖肽结构的形成，从而抑制细胞壁的合成，使细菌细胞壁缺损，菌体膨胀裂解而死；也能通过活化细菌的自溶酶使细菌溶解、死亡，发挥抗菌作用。

1. 天然青霉素　主要包括青霉素 G（penicillin G）、普鲁卡因青霉素（procaine penicillin）和苄星青霉素（benzathine penicillin）等。主要对革兰氏阳性球菌和杆菌（A、D 组溶血性链球菌、不产生 β- 内酰胺酶的金黄色葡萄球菌、肺炎链球菌、肠球菌、白喉棒状杆菌、炭疽杆菌、李斯特菌、破伤风梭菌、产气荚膜梭菌、肉毒杆菌、双歧杆菌属及丙酸杆菌属等）、革兰氏阴性球菌（脑膜炎双球菌、淋病奈瑟球菌、卡他莫拉菌中不产生 β- 内酰胺酶的敏感菌株）、螺旋体（梅毒螺旋体、钩端螺旋体）及放线菌属等有强大抗菌活性。对分枝杆菌、支原体、衣原体、立克次体、真菌和原虫等无效。

2. 不耐酶青霉素类　主要为青霉素 V（penicillin V）。抗菌活性较天然青霉素弱，适用于轻症患者。

3. 耐酶青霉素类　主要包括甲氧西林（methicillin）、苯唑西林（oxacillin）、氯唑西林（cloxacillin）、双氯西林（dicloxacillin）、萘夫西林（nafcillin）和氟氯西林（flucloxacillin）等。主要对葡萄球菌（金黄色葡萄球菌和凝固酶阴性葡萄球菌）有良好的抗菌作用，对其他细菌的抗菌活性弱于天然

青霉素。体外抗菌活性以氟氯西林最强（对金黄色葡萄球菌的作用可达 100%），其次是双氯西林（对金黄色葡萄球菌的作用可达 50%），甲氧西林最差。

4. 广谱氨基青霉素类　主要包括氨苄西林（ampicillin）、阿莫西林（amoxicillin）、舒他西林（sultamicillin）、匹氨西林（pivampicillin）、巴氨西林（bacampicillin）等。氨苄西林最常用，抗菌活性与天然青霉素相似，对链球菌属的作用弱于天然青霉素，对肠球菌属的活性则强于天然青霉素，对流感杆菌、沙门菌属、志贺菌属、大肠埃希菌以及其他肠杆菌属、类杆菌属也有一定的抗菌活性。对 β- 内酰胺酶不稳定，80% 以上革兰氏阴性杆菌对其耐药。口服吸收较少（＜1/3），以静脉给药多见。阿莫西林的作用与氨苄西林基本相似，其中对淋病奈瑟球菌、溶血性链球菌、肺炎链球菌等的作用强于氨苄西林，对痢疾杆菌、志贺菌作用弱于氨苄西林。口服吸收好（可达 90%），常口服给药。

5. 广谱羧基青霉素类　主要包括羧苄西林（carbenicillin）和替卡西林（ticarcillin）。抗菌谱和氨苄西林相仿，对革兰氏阳性菌的作用弱，对革兰氏阴性菌的作用强，对铜绿假单胞菌的作用强于氨苄西林。替卡西林常与其他抗铜绿假单胞菌抗生素合用或与酶抑制剂联合应用。

6. 酰脲类青霉素类　主要包括呋布西林（furbucillin）、阿洛西林（azlocillin）、美洛西林（mezlocillin）和哌拉西林（piperacillin）等。抗菌谱与氨苄西林相似，对铜绿假单胞菌作用强于羧基青霉素类。

7. 抗阴性杆菌青霉素类　主要包括美西林（mecillinam）、匹美西林（pivmecillinam）和替莫西林（temocillin）等。对肠杆菌属有良好的抗菌作用，对革兰氏阳性菌、铜绿假单胞菌和类杆菌属无抗菌活性。美西林与其他 β- 内酰胺类合用常有协同作用，匹美西林需水解形成美西林后才有抗菌活性。替莫西林的主要特点是对 β- 内酰胺酶稳定。

8. 青霉素类抗生素与酶抑制剂联合制剂　临床常用的酶抑制剂有舒巴坦（sulbactam）、克拉维酸（clavulanate）和他唑巴坦（tazobactam），对广谱 β- 内酰胺酶和部分超广谱 β- 内酰胺酶均有抑制作用。青霉素类抗生素与酶抑制剂联合制剂主要有氨苄西林 / 舒巴坦、阿莫西林 / 克拉维酸、替卡西林 / 克拉维酸、哌拉西林 / 他唑巴坦、哌拉西林 / 舒巴坦等。

细菌对青霉素类易产生耐药性，其机制主要有：①细菌产生 β- 内酰胺酶，使青霉素类水解、灭

活;②通过非水解屏障机制,仅见于产生Ⅰ型β-内酰胺酶的铜绿假单胞菌、肠杆菌等;③通过靶位的变化;④使细菌细胞壁对青霉素类的渗透性减低。

不同青霉素类药物酸稳定性和蛋白结合率不同,其口服吸收程度也有较大差别。甲氧西林对酸不稳定,萘夫西林不易被胃肠道吸收,故两者不能口服。苄星青霉素对酸稳定,但口服吸收不完全。双氯西林、氨苄西林和阿莫西林对酸稳定,口服较易吸收。阿莫西林和氯唑西林口服后分别有75%~90%和50%可经胃肠道吸收,1~2 h可达血药浓度高峰;氟氯西林和苯唑西林口服可吸收,30%~50%可经胃肠道吸收,0.5~1 h可达血药浓度高峰。大多数口服青霉素类(阿莫西林除外)的吸收受食物影响,故应至少在饭前1~2 h服用。大多数青霉素类注射给药后吸收迅速而完全,由于大剂量肌内注射可引起刺激和局部疼痛,通常采用静脉途径给药。普鲁卡因青霉素肌内注射吸收慢,2 h方达血药浓度高峰,苄星青霉素肌内注射吸收更慢,48 h才达血药浓度高峰。

青霉素类可广泛分布在体液和组织,在细胞内液的浓度低于细胞外液。青霉素G分布广泛,以肾、肺中浓度最高,在大多数组织中的浓度与血清浓度相同,也可进入胎盘和炎症组织,不易透过眼、前列腺及骨和血脑屏障。血中药物仅部分以游离形式存在,游离药物量取决于青霉素类的血浆蛋白结合率,阿莫西林最低,仅为17%~20%,青霉素G为45%~65%,氟氯西林、苯唑西林和氯唑西林为90%~94%。

青霉素类可从肾迅速排泄到尿中,其中10%经肾小球滤过,90%经肾小管分泌。青霉素G和苄星青霉素主要以原形从尿液中排出,氯唑西林有40%~50%、氟氯西林和阿莫西林有50%~60%、普鲁卡因青霉素有60%~90%的药物以原形从尿中排出。青霉素类半衰期较短,均在0.5~1.5 h之间,如青霉素G正常半衰期为0.5 h,氨苄西林和广谱青霉素为1 h。但肾衰竭时,青霉素G的半衰期可延长至10 h,因此,对于经肾清除的青霉素类,其用药剂量必须按患者肾功能进行调整,如果肌酐清除率低于10 mL/min,则剂量可调整至正常剂量的1/4~1/3。萘夫西林主要经胆汁排泄,苯唑西林、氯唑西林和双氯西林既经肾排泄又经胆汁排泄,故肾衰竭时服用这些药不必调整剂量。也有少量药物可经其他途径排泄,如青霉素G有3%~15%的血清药物从唾液和乳汁排泄。

【临床应用与评价】

1. 天然青霉素 主要用于治疗多种革兰氏阳性菌感染(如白喉杆菌、厌氧球菌、梭状芽孢杆菌、溶血性链球菌、肺炎链球菌和螺旋体等感染);也可用于脑膜炎球菌、敏感淋病奈瑟球菌等革兰氏阴性菌所致的感染。

2. 不耐酶青霉素类 主要用于轻、中度感染。

3. 耐酶青霉素类 主要用于对甲氧西林敏感的葡萄球菌感染或耐药的葡萄球菌感染。

4. 广谱氨基青霉素类 其中常用的氨苄西林主要用于伤寒沙门菌、某些沙门菌属、奇异变形杆菌、李斯特菌属、肠球菌属和流感杆菌等感染。阿莫西林主要用于口服给药的患者。

5. 其他 对于铜绿假单胞菌、多数肠杆菌属和厌氧菌属感染,由于羧苄西林、替卡西林等剂量较大,目前临床应用较多的为哌拉西林以及替卡西林/克拉维酸。

【用法和用量】

1. 青霉素G 肌内注射,成人80万~200万U/d,每日3~4次,儿童2.5万U/kg,每12 h一次;静脉滴注,成人200万~1 000万U/d,儿童5万~20万U/(kg·d),分2~4次。

2. 普鲁卡因青霉素 肌内注射,60万~120万U,每日1~2次。

3. 苄星青霉素 肌内注射,常用量60万~120万U,2~4周一次;用于梅毒,一次240万U,每周1次。

4. 苯唑西林 肌内注射或静脉滴注,一次0.5~1 g,每4~6 h一次,病情严重时可增加至每日12 g。

5. 青霉素V 口服,一次125~500 mg,每日2~4次。

6. 氯唑西林钠 肌内注射,成人2 g/d,儿童25~50 mg/(kg·d),分3~4次;静脉滴注,成人4~6 g/d,儿童50~100 mg/(kg·d),每日2~4次;口服剂量同肌内注射。

7. 双氯西林 肌内注射或静脉滴注,成人2~3 g/d,儿童40~60 mg/(kg·d),每日3~4次;口服,成人每次0.25~0.5 g,儿童每次50~150 mg,每日3~4次。

8. 氟氯西林 肌内注射,成人每次250~500 mg,儿童30~50 mg/(kg·d),每日3~4次;静脉滴注,成人每次500 mg,每日4次,儿童25~50 mg/(kg·d),每日3次;口服,成人每次250~500 mg,儿童每次100~125 mg,每日3次。

9. 氨苄西林 肌内注射,成人 2～4 g/d,儿童 50～100 mg/(kg·d),每日 4 次;静脉滴注,成人 4～12 g/d,儿童 100～200 mg/(kg·d),每日 2～4 次;口服,成人 1～2 g/d,儿童 25 mg/kg,每日 4 次。

10. 阿莫西林 肌内注射或静脉滴注,成人每次 0.5～1 g,儿童 50～100 mg/(kg·d),每日 3～4 次;口服,成人一次 0.5 g,儿童 20～40 mg/kg,每日 3～4 次。铜绿假单胞菌引起的尿路感染或敏感菌感染,成人每 6 h 1～2 g,儿童 12.5～50 mg/kg。

11. 羧苄西林 肌内注射,每次 1～2 g,每日 3～4 次;静脉滴注,成人 5～20 g/d,儿童 100～400 mg/(kg·d),每日 2～3 次。铜绿假单胞菌所致的败血症、肺部感染、脑膜炎等严重感染,成人 20～30 g,儿童 0.1～0.3 g/kg,分 4～6 次注射。

12. 美洛西林 肌内注射、静脉注射或静脉滴注,成人 2～6 g/d,严重感染者可增至 8～12 g,最大可增至 15 g。儿童 0.1～0.2 g/(kg·d),严重感染者可增至 0.3 g/(kg·d),分 2～4 次给药。

13. 哌拉西林 静脉注射或静脉滴注,成人 8～24 g/d,儿童 80～200 mg/(kg·d),分 3～4 次给药。

14. 替卡西林 肌内注射,成人每次 1 g,儿童 200～300 mg/(kg·d),每日 3～4 次;静脉注射,每次 50～100 mg,每日 4 次。

15. 阿洛西林 静脉滴注,成人每次 3～4 g,儿童 100～125 mg/(kg·d),每日 2～4 次。

【常见不良反应与处理】

1. 过敏反应 以皮疹最常见,也可表现为药疹、药物热、接触性皮炎等,而以过敏性休克最为严重。过敏反应主要包括三种形式:①立即反应:一般发生在给药后 30 min 内,出现手掌、腋下或全身发痒、皮肤发红、荨麻疹、咳嗽、呕吐、不安,严重者可有发热、腹泻、腹痛、血管神经性水肿、呼吸困难、低血压、心律失常、休克等反应;②快速反应:发生在给药后 1～72 h 内,表现为发热、荨麻疹、皮肤潮红、血管性水肿、喉头水肿、哮喘等症状;③延迟反应:多发生于注射 72 h 后,表现为血清样反应、水肿、神经炎、剥脱性皮炎、肾炎等。过敏性休克发生快,死亡率高,一旦发生过敏性休克,应立即皮下或肌内注射 0.1% 肾上腺素 0.5 mL,若第一次注射肾上腺素无效,可重复一次,同时静脉注射氢化可的松或地塞米松 50～100 mg;伴有呼吸困难时,可静脉注射氨茶碱 0.25～0.5 g,同时可采取人工呼吸、气管切开、保温、应用呼吸兴奋药或升压药等相应的措施来改善患者的一般状况。青霉素类药物(包括口服制剂)使用前必须先做青霉素皮肤试验;门诊注射青霉素类药物的患者注射后应观察 30 min;凡对青霉素或半合成青霉素有过敏史者禁用;有过敏性疾病或正处于高敏状态的患者原则上不用。

2. 毒性反应 少见,鞘内注射和全身大剂量的应用(每日 2 000 万～2 500 万 U)可引起腱反射增强、肌肉痉挛、抽搐、惊厥、昏迷等神经系统反应(称为青霉素脑病),常见于老年人和肾功能减退患者;偶可诱发精神失常;少数患者应用普鲁卡因青霉素后可出现焦虑、发热、呼吸急促、高血压、心率快、幻觉、抽搐、昏迷等反应;臀部肌内注射可发生坐骨神经损伤,个别患者可出现截瘫。

3. 赫氏反应(又称吉海反应) 常见于梅毒初始治疗时,一般在给药后 2～8 h 发生,主要表现为发热、头痛、心动过速、局部病变加重等反应,可在 12～24 h 内自行消失。应用肾上腺皮质激素可减轻该反应。

4. 造血系统反应 大剂量应用(每日 4 000 万 U 或尿毒症患者每日 1 000 万 U)可引起溶血性贫血及白细胞减少,干扰血小板功能和纤维蛋白原转变为纤维蛋白,使抗凝血酶Ⅲ活性增加,导致凝血障碍。

5. 二重感染 长期、大剂量应用可引发由金黄色葡萄球菌、革兰氏阴性杆菌、白假丝酵母菌及其他对青霉素不敏感致病菌引起的二重感染。

6. 胃肠道反应 口服可引起恶心、呕吐、腹泻等胃肠道反应,氨苄西林与阿莫西林可引发假膜性肠炎。

7. 其他 大剂量应用半合成青霉素时,常可引起肝氨基转移酶一过性升高;也可引起一定的肾损害,如肾衰竭、间质性肾炎等;可出现水、电解质代谢紊乱,如高钠血症、低钾血症等。

【药物相互作用】

1. 与丙磺舒、阿司匹林、磺胺、吲哚美辛合用可抑制青霉素从肾小管的排泄,可增加血药浓度,延长作用时间。

2. 与华法林合用 可增强华法林抗凝血作用。

3. 与氨基糖苷类抗生素合用 有协同作用,但同瓶滴注可导致抗菌活性降低,因此不能置同一容器内给药。

4. 与四环素、氯霉素和红霉素合用 可产生拮抗作用。

5. 与重金属铜、铁和汞合用 有配伍禁忌。

6. 与考来烯胺、考来替泊合用 可减少本品吸收。

（二）头孢菌素类

【药理作用与作用机制】　头孢菌素类作用机制与青霉素类相似。根据抗菌谱和抗菌活性，头孢菌素类可分为四代。

1. 第一代头孢菌素　主要作用于革兰氏阳性球菌（包括产 β- 内酰胺酶的金黄色葡萄球菌），对大肠埃希菌、奇异变形杆菌、肺炎杆菌、沙门菌属和志贺菌属也有一定活性，对 β- 内酰胺酶稳定性不及第二、三代头孢菌素；对铜绿假单胞菌、产气杆菌、吲哚阳性变形杆菌、枸橼酸杆菌、假单胞菌、沙雷菌属、脆弱拟杆菌等无效。

主要药物分为：①注射用药：包括头孢噻吩（cefalotin）、头孢噻啶（cefaloridne）、头孢唑林（cefazolin）、头孢替唑（ceftezole）、头孢乙腈（cefacetrile）、头孢匹林（cefapirin）、头孢硫脒（cefathiamidine）和头孢拉定（cefradine）等。应用最早、对产 β- 内酰胺酶葡萄球菌作用最强的是头孢噻吩，但其对耐甲氧西林的金黄色葡萄球菌无效；应用最广、对革兰氏阴性杆菌作用最强的是头孢唑林，其抗阳性球菌作用与头孢噻吩相似；头孢噻啶有一定肾毒性。头孢唑林是目前临床上最常用的第一代注射用头孢菌素类，既可静脉给药，也可肌内注射给药，主要经肾排泄，肾功能不全时，需调整剂量。②口服用药：包括头孢拉定、头孢氨苄（cefalexin）、头孢羟氨苄（cefadroxil）等。头孢拉定、头孢氨苄与头孢羟氨苄的口服生物利用度高（可达 90%），从胃肠道吸收程度不同，口服 500 mg 后，其血药浓度可达 15 ~ 20 μg/mL，尿药浓度高，但在不同组织中的浓度不同，通常低于血药浓度，主要经肾小球滤过和肾小管分泌排泄到尿中，肾功能损伤的患者剂量应降低，肾小管分泌阻滞药，如丙磺舒可增加其血药浓度。

2. 第二代头孢菌素　对革兰氏阳性菌的作用与第一代相仿或略差，对革兰氏阴性杆菌的作用则较强，对肠杆菌属、铜绿假单胞菌有抗菌作用，对 β- 内酰胺酶比较稳定，肾毒性较低。

主要药物分为：①注射用药：包括头孢呋辛（cefuroxime）、头孢孟多（cefamandole）、头孢替安（cefotiam）、头孢尼西（cefonicid）、头孢雷特（ceforanide）、头孢氮氟（cefazaflur）、头孢西丁（cefoxitin）、头孢美唑（cefmetazole）和头孢替坦（cefotetan）等。最常用、对 β- 内酰胺酶最稳定的是头孢呋辛；头孢美唑与头孢西丁对厌氧菌属有较好的抗菌活性，后者是第二代头孢菌素中抗菌作用较弱的一种，主要用于厌氧菌感染，常与林可霉素等

抗生素联合应用。②口服用药：包括头孢呋辛酯（cefuroxime axetil）、头孢克洛（cefaclor）和头孢普罗（cefprozil）等。头孢呋辛酯口服吸收好，不受食物影响，可用于轻、中度感染的门诊患者；头孢克洛作用与头孢呋辛酯相似，但对 β- 内酰胺酶的稳定性略差。

大多数第二代头孢菌素静脉输入 1 g，可使血药浓度达 75 ~ 125 μg/mL，但头孢尼西可达 200 ~ 250 μg/mL，这些药物的半衰期、血浆蛋白结合率差别较大，头孢尼西血浆蛋白结合率最高。一般说来，此类药物因引起局部疼痛不宜选用肌内注射，肾衰竭时需调整剂量。

3. 第三代头孢菌素　对肠杆菌属有强大的抗菌活性，但不动杆菌属、枸橼酸杆菌属、沙雷菌属的部分菌株对其耐药。对葡萄球菌属（包括产酶菌株）的敏感性略低于第一代，对溶血性链球菌、肺炎链球菌、流感杆菌和奈瑟菌属则有较高的敏感性，体内分布广泛，对组织的穿透力强，在脑脊液中浓度高，对肾的毒性略低于第一、二代。

主要药物分为：①注射用药：包括头孢他啶（ceftazidime）、头孢噻肟（cefotaxime）、头孢曲松（ceftriaxone）、头孢哌酮（cefoperazone）、头孢唑肟（ceftizoxime）、头孢甲肟（cefmenoxime）、头孢磺啶（cefsulodin）、头孢地嗪（cefodizime）和头孢匹胺（cefpiramide）等。头孢他啶对革兰氏阴性杆菌抗菌作用强，对 β- 内酰胺酶稳定，是临床最常用、效果最好的一种第三代头孢菌素；头孢唑肟、头孢地嗪、头孢甲肟作用与头孢噻肟相似；头孢匹胺对铜绿假单胞菌感染有效；头孢地嗪可影响免疫系统。②口服用药：包括头孢克肟（cefixime）、头孢妥仑匹酯（cefditoren pivoxil）、头孢泊肟酯（cefpodoxime proxetil）、头孢布坦（ceftibuten）、头孢他美酯（cefetamet pivoxil）、头孢特仑酯（cefteram pivoxil）和头孢地尼（cefdinir）等。头孢妥仑匹酯对革兰氏阳性球菌的作用，特别是对产 β- 内酰胺酶的耐药金黄色葡萄球菌作用优于头孢克肟，不良反应少，主要用于中、重度感染患者；头孢泊肟酯抗菌作用与头孢妥仑匹酯相似，且不良反应多；头孢布坦、头孢他美酯抗菌谱窄，但对敏感菌所致的中度感染、部分重症感染有效。

第三代头孢菌素与 β- 内酰胺酶抑制药的联合制剂主要为注射剂，头孢哌酮 / 舒巴坦的抗菌谱广，抗菌作用也明显增强，对革兰氏阳性、阴性菌包括肠杆菌属的抗菌作用强于第三代头孢菌素，对有些菌种的抗菌作用与第四代头孢菌素相似，主要用于一

般耐药菌引起的重症感染。

静脉输入 1 g 可使血药浓度达 60 ~ 140 μg/mL，除头孢哌酮、头孢克肟、头孢布坦和头孢泊肟酯以外，其他药物均易进入体液和组织，并在脑脊液中达到足以抑制病原菌的有效浓度，此类药物的半衰期差别较大，头孢曲松为 7 ~ 8 h，头孢哌酮为 2 h，其他药物为 1 ~ 1.7 h。头孢曲松和头孢哌酮主要经胆汁排泄，肾功能不全时，不需调整剂量。其他药物主要经肾排泄，因而肾功能不全时，必须调整剂量。

4. 第四代头孢菌素　低浓度时即表现出杀菌作用，杀菌力强，对革兰氏阳性球菌、产 β- 内酰胺酶葡萄球菌属的活性强于第三代，但弱于第一代；对枸橼酸菌属、肠杆菌属、沙雷菌属较敏感，对铜绿假单胞菌、假单胞菌属也有抗菌作用；对 β- 内酰胺酶稳定；对细菌细胞膜的穿透作用强于第三代头孢菌素。

主要是注射用药，包括头孢吡肟(cefepime)、头孢匹罗(cefpirome)、头孢噻利(cefoselis)和头孢克定(cefclidin)。头孢吡肟肌内注射吸收快，生物利用度可达 100%，主要分布在细胞外液，用于敏感菌所致的各种感染，头孢匹罗不良反应发生短暂，可自行消失。

第四代头孢菌素主要经肾清除，半衰期为 2 h，药代动力学特性与头孢他啶相似。

【临床应用与评价】

1. 第一代头孢菌素　主要用于耐青霉素金黄色葡萄球菌感染及革兰氏阴性杆菌引起的各种感染(呼吸系统、泌尿系统、胆道感染及皮肤、软组织等的感染)及各种感染轻症的治疗。

2. 第二代头孢菌素　主要用于治疗克雷伯菌属、变形杆菌属、肠杆菌属等所致的各种感染，亦可用于流感杆菌、肺炎链球菌、各种链球菌引起的呼吸道感染。

3. 第三代头孢菌素　主要用于肠杆菌属引起的严重全身感染，如败血症、肺炎、骨髓炎等，革兰氏阴性杆菌引起的脑膜炎，铜绿假单胞菌引起的感染，可作为病原菌尚未查明的严重感染经验用药。

4. 第四代头孢菌素　主要用于革兰氏阳性球菌、产酶且对第二、三代头孢菌素耐药的革兰氏阴性杆菌所致感染。

【用法和用量】

1. 头孢噻吩　肌内注射或静脉滴注，成人每次 0.5 ~ 1 g，每日 2 ~ 4 次；儿童 50 ~ 100 mg/(kg·d)，分 2 ~ 4 次给药。

2. 头孢唑林　肌内注射、静脉注射或静脉滴注，成人每次 0.5 ~ 1 g，儿童 25 ~ 50 mg/(kg·d)，每日 2 ~ 4 次；严重感染者 4 ~ 6 g/d，儿童 100 mg/(kg·d)。

3. 头孢硫脒　肌内注射、静脉注射或静脉滴注，成人每日 2 ~ 8 g，分 3 ~ 4 次给药；儿童 25 ~ 50 mg/kg，每日 3 ~ 4 次。

4. 头孢拉定　口服，成人一次 0.25 ~ 0.5 g，儿童 6.25 ~ 12.5 mg/kg，每日 4 次；肌内注射、静脉注射或静脉滴注，成人每次 0.5 ~ 1 g，儿童 25 mg/kg，每日 4 次。

5. 头孢氨苄　口服，成人每次 0.25 ~ 0.5 g，每日 4 次，严重感染可增至 6 g/d；儿童 25 ~ 50 mg/kg，每日 3 ~ 4 次，宜空腹服用。

6. 头孢羟氨苄　口服，成人每次 0.5 ~ 1 g，每日 2 次，严重感染 2 ~ 4 g/d；儿童 15 ~ 20 mg/kg，每日 2 次。

7. 头孢呋辛　口服，每次 0.25 ~ 0.5 g，每日 2 次；肌内注射或静脉注射，成人每次 0.75 ~ 1.5 g，儿童 50 ~ 100 mg/(kg·d)，每日 2 ~ 3 次。

8. 头孢孟多　静脉滴注，每次 0.5 ~ 1 g，每日 3 ~ 6 次，最大剂量不超过 12 g；儿童 50 ~ 100 mg/kg，每日 3 ~ 4 次。

9. 头孢替安　肌内注射或静脉注射，0.5 ~ 2 g/d，每日 2 ~ 4 次；儿童 40 ~ 80 mg/kg，每日 2 ~ 4 次。

10. 头孢西丁　肌内注射、静脉注射或静脉滴注，成人每次 1 ~ 2 g，每日 3 ~ 4 次。

11. 头孢美唑　静脉滴注，成人 2 ~ 3 g/d，儿童 25 ~ 100 mg/(kg·d)，每日 2 次。

12. 头孢克洛　口服，0.25 ~ 1 g/d，每日 3 次，较重感染或低敏感菌感染剂量加倍，最大剂量不超过 4 g；儿童 20 ~ 40 mg/(kg·d)，最大剂量 1 g/d。

13. 头孢他啶　肌内注射、静脉注射或静脉滴注，1.5 ~ 6 g/d，儿童 50 ~ 150 mg/(kg·d)，分 3 次给药。

14. 头孢噻肟　静脉注射或静脉滴注，成人一般感染每日 2 ~ 6 g，严重感染每次 2 ~ 3 g，每日 3 ~ 4 次；儿童 100 ~ 150 mg/(kg·d)，每日 2 ~ 3 次。

15. 头孢曲松　肌内注射、静脉注射或静脉滴注，成人 0.5 ~ 2 g/d，每日 1 ~ 2 次，最大剂量每日 4 g；儿童 50 ~ 75 mg/(kg·d)。

16. 头孢哌酮　肌内注射、静脉注射或静脉滴注，成人每次 1 ~ 3 g，每日 2 ~ 3 次；儿童 50 ~ 100 mg/(kg·d)。

17. 头孢唑肟　肌内注射或静脉注射，0.5 ~ 2 g/d，重症 4 g/d。

18. 头孢吡肟　肌内注射、静脉注射或静脉滴注，成人 1 ~ 2 g/d，重症 4 g/d，每日 2 次。

19. 头孢匹罗　肌内注射、静脉注射或静脉滴注，成人 2 ~ 4 g/d，重症 6 g/d。

20. 头孢噻利　静脉滴注,1~2 g/d,严重感染4 g/d;儿童30~40 mg/(kg·d)。

【常见不良反应与处理】

1. 过敏反应　主要表现为皮疹、瘙痒、荨麻疹、发热等,很少发生过敏性休克。对头孢菌素过敏者禁用。5%~10%的青霉素类过敏者对头孢菌素类也发生过敏反应,故应避免使用或慎用头孢菌素。

2. 血液系统反应　偶见白细胞、中性粒细胞、红细胞及血小板减少,嗜酸性粒细胞增高;头孢哌酮、头孢噻肟与头孢吡肟可引起凝血障碍,如凝血酶原时间延长,出血,凝血时间延长等;与其他抗凝血药、水杨酸制剂、非甾体抗炎药等合用可增加出血的危险性。

3. 消化系统反应　口服制剂常可引起胃肠道反应,如恶心,呕吐,腹泻;可引起 AST、ALT、ALP 与胆红素升高;应用头孢哌酮时多可引发假膜性肠炎。

4. 局部反应　注射部位出现疼痛,静脉滴注可发生静脉炎。

5. 肾毒性　可出现肌酐升高、尿量减少、蛋白尿和血尿。肾功能不全者慎用,必须使用时应调整剂量与给药间隔时间,头孢噻吩、头孢唑林肾毒性较大,应避免剂量过大,与其他有肾毒性药物联合应用时(如氨基糖苷类)需注意监测肾功能。

6. 中枢神经系统反应　大剂量应用可发生抽搐等。

7. 其他　连续使用2周以上患者应注意监测是否有菌群失调,避免发生二重感染。

【药物相互作用】

1. 头孢菌素类药物联用,头孢菌素类药物与强效利尿药、氨基糖苷类抗生素合用可加重肾损害。

2. 绝大多数头孢菌素类药物与丙磺舒合用,导致体内血药浓度升高。

3. 头孢菌素类静脉输液中加入红霉素、四环素、两性霉素 B、血管活性药(间羟胺、去甲肾上腺素等)、苯妥英钠、氯丙嗪、异丙醇、维生素 B 族、维生素 C 等时将出现混浊。

4. 应用本品期间饮酒或服含酒精药物时在个别患者可出现双硫仑样反应,故在应用本品期间和停药以后数天内,应避免饮酒和服含酒精药物。

5. 头孢曲松不能加入哈特曼液及林格液等含钙溶液中使用,因其与含钙剂或含钙产品合用可能导致死亡。

(三) 其他 β- 内酰胺类

其他 β- 内酰胺类主要分为头霉素类、碳青酶烯类、单环 β- 内酰胺类、氧头孢烯类、β- 内酰胺酶抑制药和甘氨酰环素类。

1. 头霉素类　是自链霉菌获得的 β- 内酰胺类抗生素。在其头孢烯母核的 7a 位碳原子上甲氧基化,增强了对 β- 内酰胺酶的稳定性;主要有头孢西丁、头孢美唑、头孢替坦、头孢拉宗和头孢米诺等。目前常将头霉素类列为头孢菌素类。

2. 碳青霉烯类　主要包括亚胺培南(imipenem)、帕尼培南(panipenem)、美罗培南(meropenem)、法罗培南(faropenem)、厄他培南(ertapenem)、比阿培南(biapenem)等。其特点是化学结构中噻唑环中 C_2 和 C_3 间有不饱和双键,部分品种在 1 位的硫原子被甲基所取代,因而对肾脱氢肽酶稳定,并有一定的抗生素后效应(PAE)。另外,其对人体中不含的靶体蛋白和青霉素结合蛋白有良好的选择性毒性。

亚胺培南的抗菌谱极广,对革兰氏阳性和阴性菌、多重耐药菌、铜绿假单胞菌有强大的抗菌活性,但对 β- 内酰胺酶不稳定;但亚胺培南在肾可被肾肽酶破坏,常与肾肽酶抑制剂西司他丁(cilastatin)制成复方制剂,有神经毒性、肾毒性、易出现二重感染。帕尼培南对青霉素敏感和耐药的金黄色葡萄球菌的作用强于亚胺培南;美罗培南可单独使用,对中枢神经系统毒性低,酶诱导作用低,可用于中枢神经系统感染和中枢神经系统障碍的感染患者;法罗培南作用与头孢菌素相似,对铜绿假单胞菌无效;厄他培南对需氧革兰氏阳性细菌和革兰氏阴性细菌以及厌氧菌都有效,对一系列 β- 内酰胺酶引起的水解均有较好的稳定性,包括青霉素酶、头孢菌素酶以及超广谱 β- 内酰胺酶,但可被金属 β- 内酰胺酶水解;比阿培南对革兰氏阳性、阴性需氧菌和厌氧菌包括产生 β- 内酰胺酶的菌株均具有广谱的抗菌活性,其中大肠埃希菌、肺炎克雷伯菌、摩氏摩根菌、奇异变形杆菌、枸橼酸杆菌、莫拉菌对本品高度敏感,对上述菌株的抗菌活性高于亚胺培南。

用法和用量:

(1) 帕尼培南 / 倍他米隆　静脉注射或静脉滴注,成人 1~2 g/d,每日 2~3 次;儿童 30~60 mg/kg,每日 3 次。

(2) 美罗培南　静脉注射或肌内注射,成人每次 0.5~1 g,儿童 10~20 mg/kg,每日 2~3 次。

(3) 法罗培南　口服,成人每次 0.2~0.4 g,儿童 5~10 mg/kg,每日 2~3 次。

(4) 亚胺培南 / 西司他丁　肌内注射或静脉给药,每次 0.25~1 g,每日 2~4 次。

3. 单环 β- 内酰胺类　单环 β- 内酰胺类对革兰氏阳性菌、厌氧菌的作用弱；对革兰氏阴性菌的作用强。主要包括氨曲南（aztreonam）、卡芦莫南（carumonam）。氨曲南抗菌谱窄，仅对革兰氏阴性菌有强大作用，对革兰氏阳性菌无抗菌作用，对铜绿假单胞菌有良好的作用；卡芦莫南对 β- 内酰胺酶高度稳定，很少产生耐药。氨曲南：肌内注射或静脉注射，3~4 g/d，每日 2~3 次，最大剂量 8 g/d。

4. 氧头孢烯类　氧头孢烯类抗生素为新型 β- 内酰胺类抗生素，主要包括拉氧头孢（latamoxef）、氟氧头孢（flomoxef）、氯碳头孢（loracarbef）。拉氧头孢具有广谱、对革兰氏阴性菌作用强、对酶稳定、维持时间长的特点；氟氧头孢则对革兰氏阳性、阴性菌均有强大的作用，对铜绿假单胞菌无效；氯碳头孢对耐甲氧西林的金黄色葡萄球无效。

拉氧头孢用于敏感菌引起的各种感染，静脉注射、静脉滴注或肌内注射，成人 1~2 g/d，分 2 次；小儿 40~80 mg/(kg·d)，分 2~4 次；难治性或严重感染时成人增加至 4 g/d，小儿 150 mg/(kg·d)。

5. β- 内酰胺酶抑制药　临床常用的有舒巴坦（sulbactam）、克拉维酸（clavulanic acid）（棒酸）和他唑巴坦（tazobactam）（三唑巴坦），对广谱 β- 内酰胺酶和部分超广谱 β- 内酰胺酶均有抑制作用。青霉素类和酶抑制药的联合制剂有：氨苄西林 / 舒巴坦，阿莫西林 / 克拉维酸钾，替卡西林 / 克拉维酸，哌拉西林 / 他唑巴坦，美洛西林 / 舒巴坦等。

6. 甘氨酰环素类　替加环素（tigecycline）为近年上市的甘氨酰环素类抗生素，不受四环素类两大耐药机制的影响，也不受 β- 内酰胺酶、靶位修饰、大环内酯类外排泵或酶靶位改变等耐药机制的影响，尚未发现替加环素与其他抗生素存在交叉耐药。对革兰氏阳性菌、粪肠球菌、金黄色葡萄球菌、化脓性链球菌、革兰氏阴性菌、大肠埃希菌、肺炎克雷伯菌、厌氧菌等具有抗菌活性。

组织分布广泛，肺泡细胞、胆囊、结肠的药物浓度较高，而滑液和骨骼的药物浓度较低。血清蛋白结合率为 71%~89%，半衰期约为 27 h，给药剂量的 59% 通过胆道 / 粪便排泄消除，33% 经尿液排泄。

用于 18 岁以上患者复杂性皮肤软组织感染、复杂性腹腔内感染。首剂 100 mg，然后每 12 h 给予 50 mg。

二、氨基糖苷类抗生素

【药理作用与作用机制】　氨基糖苷类主要作用于细菌核糖体，通过阻止氨酰 tRNA 在 A 位的正确定位，尤其是妨碍甲硫氨酰与 tRNA 的结合，进而干扰功能性核糖体的组装，抑制 70 S 始动复合物的形成；诱导 tRNA 与 mRNA 密码三联体错误匹配，引起三联密码辨认错误；阻碍终止因子与 A 位结合，使已合成的肽链不能释放，抑制 70 S 复合物解离。由于氨基糖苷类阻碍多核糖体的组装和解聚过程，故可造成细菌体内的核糖体耗竭，发挥抗菌作用。

氨基糖苷类为广谱抗生素，对需氧革兰氏阴性杆菌（如大肠埃希菌、克雷伯菌属、变形杆菌属等肠杆菌科细菌、嗜血杆菌属）、葡萄球菌、假单胞菌属、不动杆菌属有强大抗菌活性；但对淋病奈瑟球菌、脑膜炎奈瑟菌等革兰氏阴性球菌的作用较差；对链球菌、肺炎链球菌的作用弱。氨基糖苷类为静止期杀菌药，其特点：①杀菌速率和杀菌时程呈浓度依赖性；②仅对需氧菌有效；③具有较长时间 PAE，且为浓度依赖性；④具有初次接触效应，即指细菌首次接触氨基糖苷类抗生素时，能被迅速杀死，当未被杀死的细菌再次或多次接触同种抗生素时，其杀菌作用明显降低；⑤在碱性环境中抗菌活性增强。

1. 链霉素（streptomycin）　对铜绿假单胞菌、革兰氏阴性杆菌的抗菌活性最低，对分枝杆菌具有良好的抗菌活性，对肠球菌属、厌氧菌无作用。目前仍被用作治疗结核病的二线药物；最易引起变态反应，较少引起毒性反应，最常见的毒性反应为耳毒性，前庭反应较耳蜗反应出现为早，且发生率为高。

2. 新霉素（neomycin）　其中只有新霉素 B 仍在临床使用，可引起严重的肾毒性和耳毒性，仅局部外用或口服用于肠道感染。

3. 卡那霉素（kanamycin）　主要用于革兰氏阴性杆菌所致的严重感染，特别是其治疗粟粒性结核的效果优于链霉素；用于肝昏迷或腹部术前准备的患者，以代替新霉素。耳毒性主要为耳蜗神经损伤，肾毒性低。

4. 庆大霉素（gentamicin）　主要用于各种革兰氏阴性杆菌感染，对沙雷菌属作用更强；可用于术前预防和术后感染；局部用于皮肤、黏膜表面感染和眼、耳、鼻感染；耳毒性是庆大霉素最重要的不良反应，对耳前庭损伤大于对耳蜗损伤，为双侧性；是肾毒性最高的一种氨基糖苷类抗生素。

5. 妥布霉素（tobramycin）　对肺炎杆菌、肠杆菌属、变形杆菌属的作用强，适用于治疗铜绿假单胞菌所致的各种感染；对其他革兰氏阴性杆菌的抗菌活性不及庆大霉素，在革兰氏阳性菌中仅对葡萄球菌有效。

6. 阿米卡星（amikacin）和奈替米星（netilmicin）均对耐庆大霉素和耐卡那霉素的菌株有效；均对能灭活氨基糖苷类抗生素的多种钝化酶稳定，且与 β–内酰胺类抗生素联合应用有协同作用。奈替米星的耳、肾毒性发生率较低，损伤程度低于阿米卡星。

7. 异帕米星（isepamicin） 对敏感菌的活性优于庆大霉素。

本类药物口服吸收差或不吸收，但肌内注射吸收迅速而完全，0.5～1 h 血药浓度达峰值。血浆蛋白结合率低（0～25%），大多低于 10%。吸收后主要分布在细胞外液，尿中浓度高，其次是胸腔液和腹腔液。半衰期一般为 2～2.5 h，可随年龄增加或剂量增加而延长。在体内不代谢或极少代谢，主要以原形经肾排泄，尿中药物浓度高。妥布霉素在肾皮质中聚积，在肾皮质中的半衰期达 74 h。庆大霉素在肾皮质中的药物浓度高于血浆浓度，停药 20 日后仍能在尿液中检测到本品。

【临床应用与评价】 氨基糖苷类主要用于敏感需氧的革兰氏阴性杆菌所致严重全身感染；亦可用于葡萄球菌属或病原未查明的严重感染。在多数情况下，常与其他抗菌药联合应用，如与哌拉西林联合治疗铜绿假单胞菌感染，与青霉素联合治疗肠球菌性心内膜炎或败血症，与头孢菌素类联合治疗肺炎杆菌感染，与苯唑西林联合治疗葡萄球菌属感染等。

1. 链霉素 肌内注射，成人每次 0.5 g，每日 2 次，或每次 1 g，每日 1 次；儿童 15～25 mg/(kg·d)，每日 1～2 次。

2. 新霉素 成人口服常用量，每次 0.25～0.5 g，每日 1～2 g，儿童常用量按体重每日 25～50 mg/kg，分 4 次口服。

3. 卡那霉素 肌内注射、静脉滴注，每次 0.5 g，每日 2 次，儿童 15～25 mg/(kg·d)。

4. 庆大霉素 肌内注射，成人每次 80 mg，每日 2～3 次；静脉滴注，儿童 2～2.5 mg/kg，每日 3 次。

5. 妥布霉素 静脉滴注或肌内注射，成人 1～1.7 mg/kg，每日 3 次，儿童 2 mg/kg，每日 3 次。

6. 阿米卡星 肌内注射，成人 5 mg/kg，每日 3 次或 7.5 mg/kg，每日 2 次。

7. 异帕米星 肌内注射或静脉滴注，成人每日 400 mg，分 1～2 次给药。

【常见不良反应与处理】

1. 耳毒性 包括耳蜗听神经损害与前庭功能障碍。前者多见于新霉素、卡那霉素、阿米卡星，出现耳鸣，进行性听力减退至完全丧失，后者多见于链霉素、庆大霉素、妥布霉素，出现眩晕、共济失调等反应。老年人、儿童如非特殊需要，原则上不用。

2. 肾毒性 可出现蛋白尿、管型尿、血肌酐升高、血尿素氮升高等肾功能异常，严重时可发生少尿、急性肾衰竭，用药剂量大、疗程长及与其他肾毒性药物合用均可产生肾毒性。脱水、肾功能不全患者慎用。当疗程超过 7～10 日时，肾功能不全、老人、严重失水等患者，最好监测血药浓度，不能监测血药浓度时，应根据肌酐清除率或血肌酐值调控给药剂量。

3. 神经肌肉阻滞作用 可引起血压下降，呼吸肌麻痹而抑制呼吸。重症肌无力、帕金森病患者慎用。

4. 过敏反应 常见皮肤瘙痒，皮疹等，偶可发生过敏性休克。对本类药物过敏者禁用。

5. 周围神经炎 如面部麻木，有针刺感，或面部烧灼感，严重可致全身麻木。

6. 其他反应 偶见中性粒细胞、血小板减少，嗜酸性粒细胞增多，贫血，血清氨基转移酶升高，恶心，呕吐，头痛，视物模糊等反应。

【药物相互作用】

1. 本类药物之间合用，可增加耳毒性、肾毒性和神经肌肉阻滞作用。本品不宜与其他有肾毒性或耳毒性药物或神经肌肉阻滞药合用，以免加重毒性。

2. 与异烟肼、利福平合用可增强抗菌作用，减少耐药菌株的产生。

3. 本品与其他 β– 内酰胺类混合可导致相互失活，故需联合应用时必须分瓶滴注。本品亦不宜与其他药物同瓶滴注。

三、大环内酯类抗生素

大环内酯类是一类具有 12～22 个碳内酯环化学结构的抗生素，按其母核结构中所含碳原子数目的不同，可分为 14、15 和 16 元环大环内酯类。大环内酯类抗生素主要包括：

1. 红霉素与红霉素制剂 红霉素（erythromycin）、依 托 红 霉 素（erythromycin estolate）、琥 乙 红 霉素（erythromycin ethylsuccinate）、红霉素硬脂酸盐（erythromycin stearate）和红霉素乳糖酸盐（erythromycin lactobionate）。

2. 14 元大环内酯类（红霉素衍生物） 主要为罗红霉素（roxithromycin）、克拉霉素（clarithromycin）和地红霉素（dirithromycin）。

3. 15 元大环内酯类 阿奇霉素（azithromycin）。

4. 16 元大环内酯类 吉他霉素（kitasamycin）、

交沙霉素（josamycin）、麦迪霉素（midecamycin）、乙酰螺旋霉素（acetylspiramycin）、罗他霉素（rokitamycin）。

5. 新型大环内酯类 替利霉素（telithromycin）。

【药理作用与作用机制】 大环内酯类抗生素可通过：①不可逆地与细菌核糖体 50 S 亚基结合，阻止 70 S 亚基始动复合物形成；②也可结合到细菌核糖体 50 S 亚基 23 S rRNA 的特殊靶位上，阻止肽酰基 tRNA 和 mRNA 自"A"位移向"P"位，进而阻止新的氨酰基 tRNA 结合至"A"位，选择性抑制细菌蛋白质合成；③还可与细菌核糖体 50 S 亚基的 L22 蛋白质直接结合，导致核糖体结构破坏，从而使肽酰 tRNA 在肽链延长阶段较早地从核糖体上解离，从而阻断肽链延长，抑制细菌蛋白质合成。

大环内酯类抗生素对革兰氏阳性菌有很强的抗菌活性，对部分革兰氏阴性菌也有抗菌活性，特别是耐药金黄色葡萄球菌、部分厌氧菌、支原体、衣原体、军团菌、弯曲杆菌、螺旋体和立克次体均有抗菌作用，与其他抗感染药有协同作用。吉他霉素、麦迪霉素、乙酰螺旋霉素的抗菌活性较红霉素弱。克拉霉素的抗菌活性强，代谢产物也具有抗菌活性，是对幽门螺杆菌作用最强的药物之一，PAE 长。阿奇霉素抗菌作用是红霉素的 4 倍。酮内酯对呼吸系统的致病菌作用强，酰内酯作用则强于克拉霉素，氮内酯对酸的稳定性强于阿奇霉素。

大环内酯类除红霉素外口服均易吸收，红霉素易被胃酸破坏，常用肠溶红霉素碱或其酯化物，生物利用度与其制剂质量有关，肠溶型药物生物利用度较差。阿奇霉素对酸稳定，生物利用度高。体内分布广泛，可到达脑脊液以外的各种组织和体液，在某些组织中浓度高于在血中浓度。如红霉素在肝中的浓度高，是在血中浓度的 30 倍，炎症可促进红霉素的组织渗透。阿奇霉素在巨噬细胞、成纤维细胞内浓度高。但大部分血浆蛋白结合率低。大部分药物主要在肝代谢，红霉素等能通过抑制细胞色素 P450 系统而抑制许多药物的代谢。大部分药物从肾排出。红霉素和阿奇霉素主要以活性形式聚积和分泌在胆汁中，部分药物经肝肠循环被重吸收，尿中浓度低。红霉素的半衰期为 1.4 ~ 2.0 h，麦迪霉素为 2.4 h，阿奇霉素为 48 ~ 72 h。

【临床应用与评价】 本类抗生素主要用于肺炎支原体感染、军团菌病、衣原体感染（妊娠期泌尿生殖系统衣原体感染、婴儿期衣原体肺炎和新生儿眼炎等）、白喉、链球菌感染（治疗化脓性链球菌引起的咽炎、猩红热、丹毒）。一般用于轻、中度感染，严重感染时可作为其他药物的替代治疗。红霉素是治疗军团菌病、百日咳、空肠弯曲菌肠炎和支原体肺炎的首选药，由于胃肠道反应和耐药性，已逐渐为其他大环内酯类药物所取代。

用法用量：

1. 红霉素 口服，成人 1 ~ 2 g/d，儿童 30 ~ 50 mg/（kg·d），每日 3 ~ 4 次，空腹；静脉滴注，成人每日 1 ~ 2 g；外用，每日 1 ~ 2 次；滴眼，每次 1 ~ 2 滴，每日 3 ~ 4 次。

2. 罗红霉素 口服，成人每次 150 mg，每日 2 次，或每次 300 mg，每日 1 次；儿童 25 ~ 50 mg/（kg·d），每日 2 次。

3. 克拉霉素 口服，成人 250 ~ 500 mg/d，儿童 15 mg/（kg·d）；静脉滴注，每次 500 mg，每日 2 次。

4. 阿奇霉素 口服，成人 500 mg/d，每日 1 次；儿童 10 mg/（kg·d），每日 1 次；静脉注射 500 mg/d，每日 1 次。

5. 吉他霉素 口服，1 ~ 1.6 g/d，每日 3 ~ 4 次。

6. 交沙霉素 口服，成人 0.8 ~ 1.2 g/d，儿童 30 mg/（kg·d）。

7. 乙酰螺旋霉素 口服，成人每次 200 ~ 300 mg，每日 4 次；儿童 20 ~ 30 mg/（kg·d），分 4 次服用。

8. 替利霉素 口服，每次 800 mg，每日 1 次。

【常见不良反应与处理】

1. 消化系统 恶心，呕吐，胃部不适等不良反应。以红霉素胃肠道刺激反应最为明显，常在用药后 10 ~ 12 日出现，可出现氨基转移酶增高、胆红素增高、黄疸等，停药后可自行消退，罕见假膜性肠炎和二重感染。

2. 过敏反应 偶见皮疹、药物热、嗜酸性粒细胞增多。对本类药物过敏者禁用。

3. 耳毒性 静脉给药，浓度过高时可引起耳鸣和暂时性耳聋。肝、肾功能不全者、孕妇及哺乳妇女慎用。

4. 局部反应 静脉给药可能引起静脉炎，药液外漏可引起局部硬结、剧痛甚至坏死。局部刺激性大，不作肌内注射。

【药物相互作用】

1. 含铝或镁的抗酸药可降低大环内酯类抗生素的血药峰浓度，应在服用上述药物前 1 h 或服后 2 h 给予大环内酯类抗生素。

2. 大环内酯类与口服避孕药合用可使后者作用降低。

3. 大环内酯类能提高茶碱血浆浓度,合用时应注意监测血浆茶碱水平。

4. 与三唑仑、咪达唑仑合用可降低其清除率而增加其作用。

5. 与经细胞色素 P450 系统代谢的药物卡马西平、特非那定、环孢素、巴比妥、苯妥英钠合用,可使其血药浓度升高。

6. 与林可霉素、克林霉素、氯霉素合用有拮抗作用。

7. 某些大环内酯类抗生素可降低地高辛的代谢,使地高辛血药浓度升高。

8. 与麦角胺或二氢麦角胺合用可致急性麦角毒性。

9. 大环内酯类可增加利福布汀的毒性。

四、四环素类抗生素

四环素类抗生素是一组带有共轭双键 4 元稠合环结构的抗生素,按其化学结构主要可分为:①来源于放线菌属四环素类:土霉素(oxytetracycline)、四环素(tetracycline)和地美环素(demeclocycline);②半合成四环素:多西环素(doxycycline)、美他环素(metacycline)和米诺环素(minocycline)。

【药理作用与作用机制】　四环素类为快速抑菌剂,高浓度时对某些细菌呈杀菌作用,属广谱抗菌素。其抗菌机制:与细菌核糖体 30 S 亚基在 A 位上特异性结合,阻止氨基酰 –tRNA 进入 mRNA– 核糖体复合物,从而抑制肽链增长和蛋白质合成;增加细菌细胞膜通透性,使细菌细胞内核苷酸和其他重要物质外漏,抑制其复制。

四环素为广谱、快效抑菌药,可作用于各种革兰氏阳性、革兰氏阴性菌、立克次体、螺旋体、支原体、衣原体及某些原虫等。以米诺环素的抗菌作用最强,美他环素和多西环素次之,四环素与土霉素最差。多西环素对肠道菌群影响极小,很少引起腹泻或二重感染,常用剂量给药,甚至肾衰竭患者也不引起体内积蓄,可安全地治疗肾外感染;抗菌活性比四环素强 2~10 倍,对耐四环素的金黄色葡萄球菌仍有效。米诺环素抗菌活性比四环素强 2~4 倍,对耐四环素菌株也有良好抗菌作用,常作为四环素类中的首选药物。

四环素类口服能吸收但不完全,易受食物中钙、锌、镁、铁、铝等二价或三价离子的影响;半合成四环素吸收较完全,且受食物影响小。组织分布广泛,主要集中在肝、肾、肺、前列腺、脾、皮肤、牙齿和骨骼等组织;也可渗透到大多数组织和体液中,易进入细胞内;胆汁中药物浓度较高,除米诺环素外均不易通过血脑屏障;均可通过胎盘屏障并沉积在胎儿骨骼和牙齿。四环素、土霉素血浆蛋白结合率低,地美环素、米诺环素血浆蛋白结合率高。大部分在肝代谢,主要经肾排泄。半合成四环素具有较高的脂溶性,血浆半衰期长。

【临床应用与评价】

1. 主要作为各种衣原体感染、布鲁氏菌病、霍乱、回归热和立克次体病的首选药。

2. 用于支原体肺炎、兔热病、寻常痤疮、酒糟鼻,或与其他药物联合用于炭疽、鼠疫等疾病;

3. 用于淋病奈瑟球菌性尿道炎、敏感菌引起的胆道感染、尿路感染和皮肤软组织等感染。治疗尿路感染时宜酸化尿液,以增强其抗菌作用。

【用法用量】

1. 四环素　口服,每次 250~500 mg,每日 4 次。

2. 多西环素　口服,每次 50~100 mg,每日 2 次;儿童 2.2~4.4 mg/kg,每日 2 次,疗程 3~7 日。

3. 米诺环素　口服,成人首剂为 200 mg,以后每 12 h 100 mg。

【常见不良反应与处理】

1. 消化系统反应　与用药剂量有关,一日用量大于 2 g 或长期应用时,约有 10% 的患者可出现食欲减退、恶心、呕吐、腹胀、舌炎、腹泻,严重者可能引起假膜性肠炎;大剂量口服或注射给药可致肝毒性,有时伴有胰腺炎。口服剂量不宜过大,可在饭后服用,以减轻胃肠道反应。

2. 肾毒性　肾功能不全者应用天然四环素类可加重氮质血症及尿毒症,地美环素能引起肾性尿崩症,多西环素和米诺环素则较少引起肾损害。肝、肾功能不全者慎用。

3. 骨骼和牙齿损害　四环素与发育的牙齿和骨骼中的钙整合,形成四环素 – 正碳酸钙复合体,可使牙齿黄染和骨骼生长抑制。孕妇、哺乳期妇女和 8 岁以下儿童不宜使用。

4. 神经系统反应　可出现眩晕、头痛、恶心等症状,通常发生于给药后的 2~3 日,婴幼儿可出现颅内压升高,剂量过大可诱发精神异常。

5. 过敏反应　可见皮疹、荨麻疹、血管神经性水肿、各种皮炎,偶见过敏性休克。

6. 血液系统反应　可出现溶血性贫血、血小板减少、中性粒细胞减少、嗜酸性粒细胞增多。

7. 其他反应　可见二重感染,光敏反应等。对易于接触阳光和紫外线的患者在服药期间应采取适当的避光措施。

【药物相互作用】

1. 与抗酸药、含铁、镁、铝、锌等金属离子的药物、葡萄糖酸钙、乳酸钙、H_2 受体拮抗药等合用,可减少四环素类吸收。

2. 与利尿药合用可加重肾功能损害。

3. 与甲氧氟烷合用可引起肾毒性和死亡。

4. 地美环素可干扰青霉素的杀菌作用。

5. 多西环素与苯巴比妥、卡马西平、苯妥英钠合用,可使其代谢加快。

五、氯霉素类抗生素

氯霉素类包括氯霉素(chloramphenicol)及甲砜霉素(thiamphenicol),因其可导致致死性再生障碍性贫血和灰婴综合征,极大地限制了它在临床的使用,目前仅限用于治疗那些危及生命而又无其他药物可用的疾病。

【药理作用与作用机制】 氯霉素主要作用于细菌 70 S 核糖体的 50 S 亚基,通过与 rRNA 分子可逆性结合,抑制由 rRNA 直接介导的转肽酶反应而阻断肽链延长,从而抑制细菌蛋白质合成。

本类药物为广谱抑菌药,对革兰氏阴性菌的作用较对革兰氏阳性菌强,在低浓度时即对流感杆菌、脑膜炎奈瑟菌和淋病奈瑟球菌具有强大杀菌作用,对奈瑟菌属、伤寒沙门菌、多数肠杆菌属、各种厌氧菌、螺旋体、支原体属、立克次体属、衣原体属等均具有良好的抗菌作用。

口服后吸收迅速而完全,吸收率为 75% ~ 90%,2 ~ 3 h 达血药峰浓度,生物利用度 76% ~ 93%。体内分布广泛,可进入胸腔、腹水、滑膜液、乳汁、胎盘中,易通过血脑屏障,脑脊液浓度可达血药浓度的45% ~ 99%。在肝代谢为多种无活性的代谢产物,90% 的代谢产物及 5% ~ 10% 的原形药物从肾排出。半衰期为 1.5 ~ 3.5 h。

【临床应用与评价】 氯霉素类主要用于细菌性脑膜炎和脑脓肿,特别适用于耐氨苄西林菌株的感染或青霉素过敏患者,氯霉素与青霉素合用是治疗脑脓肿的首选方案。还可用于伤寒沙门菌及其他沙门菌属感染、细菌性眼部感染、厌氧菌感染、立克次体感染,也用于回归热、鼠疫、鹦鹉热及气性坏疽等的治疗。

【用法和用量】 氯霉素,口服,每次 250 ~ 500 mg,每日 4 次,儿童 20 ~ 50 mg/(kg·d);静脉滴注,每日

1 ~ 2 g;滴眼,0.25% 溶液,每次 1 ~ 2 滴,每日 3 ~ 5 次;滴耳,0.25% 溶液,每次 2 ~ 3 滴,每日 3 ~ 5 次。

【常见不良反应与处理】

1. 骨髓抑制 常见再生障碍性贫血,可引起贫血、白细胞减少、发热、褐色尿、脾大等。

2. 灰婴综合征 主要发生在早产儿和新生儿大剂量应用时,于用药后数日出现腹泻、呕吐、进行性苍白、呼吸抑制、发绀和休克。

3. 神经毒性 可引起失眠、幻视、幻听和中毒性精神病。

4. 胃肠道刺激 可出现恶心、呕吐、舌炎等。

5. 哺乳期患者避免使用。哺乳期患者避免应用或用药期间暂停母乳。

6. 肝功能减退者避免应用本药。

7. 其他 偶见各种皮疹、药物热、血管神经性水肿及接触性皮炎等过敏反应,长期应用可诱发出血倾向,还能引起二重感染。

【药物相互作用】 氯霉素类抗生素与抗癫痫药、降血糖药、骨髓抑制药、阿芬太尼等药合用,可使这些药物的作用或毒性增强;与青霉素合用可干扰青霉素的杀菌作用;与林可霉素、红霉素等药物合用产生拮抗作用;与雌激素类避孕药合用,可以降低避孕药的避孕效果;与苯巴比妥、苯妥英钠、利福平等肝药酶诱导剂合用,可使该药的血药浓度降低。

六、林可霉素类抗生素

林可霉素类是由变种链霉菌所产生的抗生素,目前常用的有林可霉素(lincomycin)和克林霉素(clindamycin)。

【药理作用与作用机制】 抗菌谱与红霉素相似,对革兰氏阳性需氧菌有显著活性,克林霉素的抗菌活性比林可霉素强 4 ~ 8 倍。两者对肠球菌无效,但仍能有效地对抗非肠球菌的革兰氏阳性球菌,而且当庆大霉素等与它们联合用药时,对以上诸菌的抑制活性呈协同作用。林可霉素类的最主要特点是对各类厌氧菌有强大杀菌作用,包括梭状芽孢杆菌属、丙酸杆菌属、双歧杆菌属、拟杆菌属、奴卡菌属及放线菌属,是抗脆弱拟杆菌最有效的抗生素之一。主要作用机制是作用于核蛋白体的 50 S 亚基,干扰氨酰基 tRNA 与核蛋白体的结合,从而使肽链延长受阻,抑制细菌蛋白质的合成。

林可霉素口服 20% ~ 30% 可被吸收,且易受食物影响;2 ~ 4 h 达血药峰浓度。克林霉素口服吸收完全,受食物影响小,1 ~ 2 h 达到血药峰浓度,半衰

期约 2.9 h,明显优于林可霉素。药物体内分布广泛,可分布除脑脊液外的各种组织和体液中。林可霉素在肾、胆汁和尿液中浓度高,可通过胎盘屏障,在脐带血中浓度可达母体血药浓度的 1/4,在乳汁中的浓度约与血浓度相当,血浆蛋白结合率为 77% ~ 82%;克林霉素在骨组织中浓度高,骨髓内浓度与血浆浓度中相当,血浆蛋白结合率为 90%。林可霉素类药物可在肝代谢,部分代谢产物可保留抗菌活性,代谢产物主要由胆汁和尿液排出。

【临床应用与评价】

1. 需氧革兰氏阳性球菌感染　林可霉素类,尤其克林霉素治疗此种感染优于其他药物,但易引起腹泻和结肠炎。

2. 厌氧菌感染　治疗敏感厌氧菌引起的严重感染特别有效,尤其对脆弱拟杆菌所致的感染,但不包括消化球菌和除产气荚膜梭菌以外的梭状芽孢杆菌属的厌氧菌感染。对吸入性肺炎、阻塞性肺炎和肺脓肿的治疗优于青霉素类。

【用法和用量】

1. 林可霉素　口服,成人 1.5 ~ 2 g/d,儿童 30 ~ 60 mg/(kg·d),分 3 ~ 4 次;肌内注射,成人每 8 ~ 12 h 0.6 g,儿童 10 ~ 30 mg/(kg·d);静脉滴注,成人每次 0.6 g,儿童 10 ~ 20 mg/(kg·d),每日 2 ~ 3 次。

2. 克林霉素　口服,重症感染,成人每次 150 ~ 300 mg,儿童 8 ~ 16 mg/(kg·d),每日 4 次;肌内注射或静脉滴注,成人 0.6 ~ 1.2 g/d,严重感染每日 2 ~ 4 g,分 2 ~ 4 次给药;儿童 15 ~ 25 mg/(kg·d),重症感染 25 ~ 40 mg/(kg·d),分 3 ~ 4 次给药。

【常见不良反应与处理】

1. 疼痛和静脉炎　肌内注射后,在注射部位偶可出现轻微疼痛。长期静脉滴注可出现静脉炎。

2. 胃肠道反应　偶见恶心、呕吐、腹痛及腹泻。

3. 过敏反应　少数患者可出现药物性皮疹。

4. 中性粒细胞减少或嗜酸性粒细胞增多　偶见。

5. 一过性碱性磷酸酶、血清氨基转移酶轻度升高及黄疸　少数患者可发生。

6. 假膜性结肠炎　极少数患者可产生。

【药物相互作用】

1. 与吸入性麻醉药、神经肌肉阻滞药合用,加强神经阻滞作用。

2. 与氯霉素、红霉素合用可发生拮抗作用。

3. 与阿片类镇痛药合用可加重呼吸抑制作用。

4. 与止泻药合用,可引起伴严重水样腹泻的假膜性肠炎,不宜合用。

5. 与新生霉素、卡那霉素在同瓶静滴时有配伍禁忌。

七、糖肽类抗生素

糖肽类抗生素是一类结构中含有游离的氨基、羧基的高分子化合物,目前常用的药物有万古霉素(vancomycin)、去甲万古霉素(norvancomycin)、替考拉宁(teicoplanin)。

【药理作用与作用机制】　糖肽类抗生素仅对革兰氏阳性菌,包括敏感葡萄球菌及抗甲氧西林金黄色葡萄球菌(MRSA)和耐甲氧西林表皮葡萄球菌(MRSE),有强大杀菌作用,对肺炎链球菌、草绿色链球菌、化脓性链球菌、棒状杆菌和梭形杆菌有一定敏感性,但放线菌则敏感性较差。对革兰氏阴性杆菌和分枝杆菌则耐药。

糖肽类主要是通过与敏感菌细胞壁前体肽聚糖末端的丙氨酰丙氨酸结合,阻断构成细菌细胞壁坚硬结构的高分子肽聚糖合成,造成细胞壁缺陷而杀灭细菌,尤其对正在分裂增殖的细菌呈快速杀菌作用。其对细胞质中的 RNA 合成也有抑制作用。

万古霉素能够杀灭那些对其他抗生素有较强耐药性的菌株(特别是 MRSA),对一般肠球菌无杀菌作用,万古霉素对耐青霉素和耐甲氧西林的菌株及多重耐药的肺炎链球菌也均有很强的抗菌活性。去甲万古霉素对大多数金黄色葡萄球菌的作用强于万古霉素,对表皮葡萄球菌的作用与万古霉素相似。替考拉宁对 MRSA 与肠球菌均有很强抗菌作用,对葡萄球菌作用略低于万古霉素,对肠球菌的作用强于万古霉素,是迄今抗肠球菌作用最强的抗生素,可避免万古霉素静脉注射引起的危险性组胺释放。

糖肽类口服不吸收,亦不做肌内注射。万古霉素成人静脉注射 500 mg 后血浆浓度可达 10 ~ 30 mg/L,去甲万古霉素血药浓度为 10 mg/L,替考拉宁为 53.4 mg/L。万古霉素和去甲万古霉素血浆蛋白结合率较低,约 55%,替考拉宁为 90% ~ 95%。在血清、胸膜液、心包液、滑膜液、腹水、骨组织及脑膜炎时的脑脊液、尿液中浓度高,胆汁中浓度低。糖肽类在体内很少代谢,90% 以上经肾小球滤过由肾排泄,万古霉素的半衰期为 6 h,去甲万古霉素为 6 ~ 8 h,替考拉宁长达 47 ~ 100 h。

【临床应用与评价】

1. 适用于耐青霉素、耐头孢菌素的革兰氏阳性菌严重感染,尤其 MRSA 感染和耐青霉素肺炎链球菌感染。

2. 治疗对青霉素类和头孢菌素类过敏患者的严重葡萄球菌感染。

3. 对青霉素联合氨基糖苷类抗生素耐药或治疗失败的肠球菌、链球菌心内膜炎也能奏效。

【用法和用量】

1. 万古霉素 静脉滴注,成人 2 g/d,分 2~4 次给药,每次静脉滴注在 60 min 以上;儿童 20~40 mg/(kg·d)。

2. 去甲万古霉素 静脉滴注,成人 0.8~1.6 g/d,分 2~3 次;儿童 16~24 mg/(kg·d),分 2~3 次。

3. 替考拉宁 肌内注射或静脉滴注,成人每次 200~400 mg,儿童 10 mg/(kg·d),每日 1~2 次。

【常见不良反应与处理】

1. 变态反应 可引起斑块皮疹、过敏性休克,也出现寒战、皮疹及高热。万古霉素过敏反应率约为 5%,主要表现为皮疹,发热。静脉滴注过量或速度过快时可能发生"红颈综合征",表现为红斑,颈部、胸部潮红,药物热,低血压甚至发生休克样反应。去甲万古霉素和替考拉宁很少引起"红颈综合征"。

2. 耳毒性 肾功能不全患者或服药剂量过大可致听力减退,甚至听力丧失,引起不可逆耳聋。用常规剂量万古霉素很少发生耳毒性,替考拉宁仅偶见。

3. 肾毒性 万古霉素较常见,发生率为 14.3%,肾毒性主要表现为肾小管损伤,轻者为蛋白尿和管型尿,重者则出现少尿、血尿甚至肾衰竭。但若能避免与氨基糖苷类等其他肾毒性的药物同服,肾毒性发生率则可降低到 5%。替考拉宁肾毒性只有 2.7%。

4. 用药方式不同引起的一般不良反应 口服时可引起恶心、呕吐和眩晕,静脉注射时偶见注射部位发生血栓性静脉炎和疼痛,偶见血清氨基转移酶升高。

5. 低血压或休克样反应 本品过量或快速给药可能发生低血压或休克样反应,故不应静脉注射,应静脉滴注,并按规定的浓度与速度滴注。

6. 其他 可通过胎盘损害胎儿第 8 对脑神经,孕妇一般禁用。哺乳期患者用药时应暂停母乳喂养。

【药物相互作用】

1. 与环孢素、利尿药、阿司匹林、两性霉素、氨基糖苷类等合用可增加肾毒性和耳毒性。

2. 与琥珀胆碱合用可增加神经肌肉阻滞作用。

3. 与麻醉药合用可增加过敏反应的发生率,或引起血压下降。必须使用时,两药应分瓶滴注,并减慢滴注速度,注意观察血压。

4. 与抗组胺药、布克利嗪、赛克力嗪、吩噻嗪

类、噻吨类、曲美苄胺等合用时,可能掩盖耳鸣、头昏、眩晕等耳毒性症状。

5. 与碱性溶液有配伍禁忌,遇重金属可发生沉淀。

八、喹诺酮类抗生素

【药理作用与作用机制】 喹诺酮类药物的抗菌机制主要是抑制 DNA 促旋酶。细菌 DNA 分子需要形成负超螺旋结构,但负超螺旋结构在细菌 DNA 复制和转录时必须先行解旋,导致过多的正超螺旋 DNA 形成,DNA 促旋酶可使细菌恢复负超螺旋结构。DNA 促旋酶为 2 个 A 亚基和 2 个 B 亚基组成的四聚体,A 亚基先将正超螺旋后链切开缺口,B 亚基结合 ATP 并催化其水解,使 DNA 的前链经缺口后移,A 亚基再将此切口封闭,形成 DNA 负超螺旋。喹诺酮类药物则作用在 DNA 促旋酶 A 亚基,通过抑制其切口和封口功能而阻碍细菌 DNA 合成,最终导致细胞死亡。

1. 第一代喹诺酮类 萘啶酸(nalidixic acid),抗菌谱窄、抗菌力弱、血浆浓度较低,仅对大肠埃希菌、变形杆菌属、沙门菌属、志贺菌属的部分菌株具有抗菌作用。初始仅用于治疗泌尿系统感染,现已被淘汰。

2. 第二代喹诺酮类 吡哌酸(pipemidic acid),抗菌活性有所提高,对肠杆菌属细菌的作用增强,对铜绿假单胞菌也具较弱抗菌活性,仅限于治疗肠道和尿路感染,现亦少用。

3. 第三代喹诺酮类 诺氟沙星(norfloxacin)、依诺沙星(enoxacin)、氧氟沙星(ofloxacin)、左氧氟沙星(levofloxacin)、培氟沙星(pefloxacin)、环丙沙星(ciprofloxacin)、氟罗沙星(fleroxacin)、洛美沙星(lomefloxacin)、芦氟沙星(rufloxacin)等,抗菌活性明显增强,对各种肠杆菌属、流感杆菌均具有强大的抗菌作用,对铜绿假单胞菌等假单胞菌属、不动杆菌属作用较强,对革兰氏阳性菌也具一定作用,对厌氧菌不敏感或耐药,血浆药物浓度高,组织和体液内分布广。

诺氟沙星抗菌作用弱,不及环丙沙星与氧氟沙星。环丙沙星的抗菌作用最强,氧氟沙星抗菌作用与环丙沙星相似,且氧氟沙星口服同剂量的血药浓度高于环丙沙星,但对某些细菌如阴沟肠杆菌、铜绿假单胞菌、淋病奈瑟球菌、金黄色葡萄球菌作用环丙沙星稍弱,依诺沙星、氟罗沙星与培氟沙星的不良反应较多,氟罗沙星与培氟沙星抗菌作用较强,对敏感菌引起的感染可获得满意疗效。

4. 第四代喹诺酮类 托氟沙星(tosufloxacin)、

司帕沙星(sparfloxacin)、格帕沙星(grepafloxacin)、曲伐沙星(trovafloxacin)、加替沙星(gatifloxacin)、莫西沙星(moxifloxacin)等,抗菌谱更广,对厌氧菌的抗菌活性增强,不良反应少。

除诺氟沙星和环丙沙星外,大部分药物口服吸收迅速而完全,可达给药量的80%~100%,服药后1~2 h达到血药峰浓度。血浆蛋白结合率较低,大多在14%~40%。在体内分布广泛,在肺、肝、肾、膀胱、前列腺、卵巢等组织中的药物浓度高,除培氟沙星、氧氟沙星和环丙沙星外均不易通过血脑屏障。主要在肝代谢,除培氟沙星、诺氟沙星和环丙沙星外,大多数药物主要是以原形经肾排出。氧氟沙星和环丙沙星在胆汁中的浓度可远远超过血药浓度。半衰期以氟罗沙星最长,可达13 h,诺氟沙星和环丙沙星则相对较短。

【临床应用与评价】 适用于敏感菌引起的:

1. 泌尿生殖系统感染,包括单纯性、复杂性尿路感染、细菌性前列腺炎、淋病奈瑟球菌尿道炎或宫颈炎(包括产酶株所致者)。

2. 呼吸道感染,包括敏感革兰氏阴性杆菌所致支气管感染急性发作及肺部感染。

3. 胃肠道感染,由志贺菌属、沙门菌属、产肠毒素大肠埃希菌、亲水气单胞菌、副溶血弧菌等所致。

4. 伤寒。

5. 骨和关节感染。

6. 皮肤软组织感染。

7. 败血症等全身感染。

【用法和用量】

1. 诺氟沙星 口服,成人每次300~400 mg,每日2次。

2. 依诺沙星 口服,成人200~400 mg/d,每日2次。

3. 氧氟沙星 口服,每次200~400 mg,每日1~2次;静脉滴注,每次200~400 mg,每日2次;滴眼,每次2~3滴,每日3~4次;滴耳,每次6~10滴,浸泡10 min。

4. 左氧氟沙星 口服或静脉滴注,每次200 mg,每日2次。

5. 培氟沙星 口服,每次400 mg,每日1~2次;静脉滴注,每次400 mg,每日2次。

6. 环丙沙星 口服,成人每次250~500 mg,每日2次;静脉滴注,每次200~400 mg,每日2次。

7. 氟罗沙星 口服,200~400 mg/d,每日1~2次。

8. 洛美沙星 口服或静脉滴注,每次400 mg,

每日1次。

9. 司帕沙星 口服,每次200 mg,每日1次。

10. 加替沙星 口服,400 mg/d,每日1次;静脉滴注,200 mg/d,每日2次。

11. 莫西沙星 口服或静脉滴注,400 mg/d,每日1次。

【常见不良反应与处理】 以培氟沙星和环丙沙星的不良反应最多见。

1. 胃肠道反应 最为常见,出现恶心、腹泻、便秘等。

2. 神经系统反应 包括头痛、头晕、失眠、耳鸣、嗜睡等症状,多不严重,一旦发生,立即停药。有癫痫病史者应在医护人员观察随访下使用。

3. 过敏反应 可见皮疹、瘙痒、荨麻疹、血管神经性水肿。

4. 肝功能异常 可见血清氨基转移酶、碱性磷酸酶升高,胆红素一过性升高。肝功能异常者慎用。

5. 其他常见不良反应 骨关节软骨病变,脚跟炎,跟腱炎,光敏反应,QT延长(见于格帕沙星,已撤销申请),低血糖症(见于坦马沙星,已取消上市),溶血性尿毒综合征(仅见于坦马沙星),急性肝坏死(见于曲伐沙星)。有过敏疾患或对光敏感者、肾功能减退者慎用。

6. 关节病变 用于幼龄动物时可致关节病变,因此不宜用于18岁以下的小儿及青少年。妊娠期及哺乳期患者避免应用本类药物。

【药物相互作用】

1. 尿碱化剂可减低本品在尿中的溶解度,导致结晶尿和肾毒性。

2. 丙磺舒可减少本品自肾小管的分泌,合用时血浓度增高而产生毒性。

3. 喹诺酮类抗生素可导致茶碱类、咖啡因、华法林的肝消除减少,血消除半衰期延长,血药浓度升高,毒性增加。

4. 本品与环孢素合用,可使环孢素的血药浓度升高,必须监测环孢素血浓度,并调整剂量。

5. 含铝、镁的抗酸药可减少本类抗生素的口服吸收,不宜合用。

九、磺胺类抗生素

磺胺类药包括局部应用及全身应用磺胺类,全身应用磺胺类又可分为:①短效磺胺类,如磺胺异噁唑(sulfafurazole,SIZ)和磺胺二甲嘧啶(sulfadimidine,SM2);②中效磺胺类,如磺胺嘧啶(sulfadiazine,SD)

和磺胺甲噁唑(sulfamethoxazole,SMZ);③长效磺胺类,如磺胺间甲氧嘧啶(sulfamonomethoxine,SMM)和磺胺多辛(sulfadoxine,SDM)。局部应用磺胺类如磺胺嘧啶银(sulfadiazine silver)和磺胺米隆(mafenide)。

【药理作用与作用机制】 磺胺类药与对氨基苯甲酸(PABA)的结构相似,可与PABA竞争二氢叶酸合成酶,因而阻止细菌二氢叶酸的合成,不能进一步合成四氢叶酸,四氢叶酸作为一碳基团载体的辅酶参与细菌分裂增殖所必需的嘌呤、嘧啶及氨基酸等物质的合成,从而抑制细菌的生长繁殖。

口服易吸收,吸收率90%以上,其差异为吸收速度不同,血药浓度峰时间范围在2~6h。除磺胺嘧啶(20%~25%)外,大多数磺胺药的血浆蛋白结合率为80%~90%。在体内分布广泛,可渗入全身组织及各种细胞外液(如胸膜液、腹膜液、滑膜液、房水、唾液、汗液、尿液、胆汁等)。可通过血脑屏障,也通过胎盘屏障,进入乳汁中。主要在肝经乙酰化代谢,主要经肾小球滤过而排泄,少量从乳汁、胆汁及粪便排出。

【临床应用与评价】 用于脑膜炎链球菌所致的脑膜炎、流感杆菌所致的中耳炎、葡萄球菌和大肠埃希菌所致的单纯性尿路感染,包涵体结膜炎,沙眼,奴卡菌病,弓形体病,用于青霉素过敏患者的链球菌感染和风湿热复发,与甲氧苄啶(TMP)合用治疗复杂性尿路感染、呼吸道感染、肠道感染和伤寒等,烧伤、创伤感染选用磺胺米隆或磺胺嘧啶银乳膏。

【用法和用量】

1. 磺胺嘧啶 口服,每次1g,每日2次,首剂加倍;静脉注射或静脉滴注,首次剂量50mg/kg,以后每日100mg/kg,分3~4次静脉滴注或缓慢静脉注射。

2. 磺胺甲噁唑 口服,每次1g,每日2次,首剂加倍。

3. 复方磺胺甲噁唑 口服,每次2片,每日2次。

4. 联磺甲氧苄啶 口服,每次2片,每日2次。

【常见不良反应与处理】

1. 可引起结晶尿,可适当增加饮水量和碱化尿液。

2. 常见皮疹、血管神经性水肿。

3. 6-磷酸葡萄糖脱氢酶缺乏的患者易引起溶血性贫血,也可见粒细胞减少和血小板减少。

4. 核黄疸主要发生在新生儿,故磺胺类不宜用于2岁以下的婴儿及临产孕妇。

5. 可出现黄疸、肝功能减退,严重者可发生急性肝坏死,故肝功能损害者应避免使用。

【药物相互作用】 磺胺类抗生素可增强甲苯磺丁脲的降血糖作用、华法林的抗凝血作用和甲氨蝶呤的游离浓度;减少苯妥英钠在肝的代谢,加重不良反应;与酸性药物合用可加重肾的损伤,可降低环孢素的作用;与有肝毒性药物合用,可增加毒性反应的发生率。

十、噁唑酮类抗生素

利奈唑胺

【药理作用与作用机制】 利奈唑胺(linezolid)为合成的抗革兰氏阳性菌药,其作用为抑制细菌蛋白质合成。其突出特点是与细菌50 S亚基附近界面的30 S亚基结合,阻止70 S初始复合物的形成而发挥杀菌作用。对葡萄球菌、链球菌(包括肠球菌)敏感。由于本品的特殊结构,因此与其他抗菌药无交叉耐药性,特别对MRSA、耐万古霉素肠球菌(VRE)等微生物有良好的抗菌作用,为治疗VRE感染的有效药物。

研究表明,本品对革兰氏阳性球菌特别是多重耐药的革兰氏阳性球菌具有抗菌活性,包括MRSA、耐青霉素肺炎链球菌(PRSP)、耐头孢菌素肺炎链球菌(CRSP)及VRE等。本品耐药率很低,尚未发现对葡萄球菌属、链球菌属、肺炎链球菌产生耐药。

口服给药后,本品吸收迅速而完全,生物利用度约100%,T_{max}为1~2h,高脂饮食可推迟到2.2h。本品血浆蛋白结合率约为31%,分布容积为40~50L。其代谢主要通过吗啉环的氧化,细胞色素P450不参与本品代谢。本品为双通道排泄,即肾与非肾途径,尿中原形药约占30%,粪便里无原形药。口服消除半衰期为5.5h,静脉给药为4.5h。

【临床应用与评价】 用于VRE感染,肺炎及并发的皮肤软组织感染,无并发的皮肤软组织感染。

1. VRE感染 静脉注射或口服,每次600mg,每12h一次,一疗程14~28日。

2. 肺炎及并发的皮肤软组织感染 静脉注射或口服,每次600mg,每12h一次,一疗程10~14日。

3. 无并发的皮肤软组织感染 口服,每次400mg,每12h一次,一疗程10~14日。

【常见不良反应与处理】

1. 不良反应有腹泻、头痛、恶心,口腔念珠菌、阴道念珠菌感染,低血压、消化不良、局部腹痛、瘙痒和舌变色等。

2. 本品可能引起血小板减少症,对于易出血者、有血小板减少症、与有减少血小板药物同服或使用本品超过2周的患者,均应监测血小板计数。

3. 本品可引起假膜性结肠炎。轻者停药,中度和重度的患者应补充电解质、蛋白质和使用对难辨梭状芽孢杆菌有效的抗菌药。

【药物相互作用】　本品具有单胺氧化酶抑制作用,如与肾上腺素神经药物同服,可引起可逆性血压增高;如与5-HT再摄取抑制药联合应用,应注意发生5-HT综合征。

十一、抗真菌药

具有杀灭或抑制真菌生长或繁殖的药物,称为抗真菌药,抗真菌药根据其作用部位可分为抗浅表真菌感染药和抗深部真菌感染药。根据化学结构可分为多烯类、咪唑类、烯丙胺类、抗生素类、棘白菌素类及其他共六类。多烯类抗真菌药主要包括两性霉素B(amphotericin B)、制霉菌素(nystatin)、曲古霉素(hachimycin),咪唑类包括克霉唑(clotrimazole)、益康唑(econazole)、咪康唑(miconazole)、酮康唑(ketoconazole)、伊曲康唑(itraconazole)、氟康唑(fluconazole)、伏立康唑(voriconazole)和泊沙康唑(posaconazole),烯丙胺类包括萘替芬(naftifine)、特比萘芬(terbinafine),抗生素类如灰黄霉素(griseofulvin),棘白菌素类包括卡泊芬净(caspofungin)和米卡芬净(micafungin),其他包括氟胞嘧啶(flucytosine)、西卡宁(siccanin)、托萘酯(tolnaftate)等。

两性霉素B

【药理作用与作用机制】　本品为多烯类抗真菌药。对本品敏感的真菌有新型隐球菌、皮炎芽生菌、组织胞浆菌、球孢子菌属、孢子丝菌属、念珠菌属等,部分曲菌属对本品耐药;皮肤和毛发癣菌则大多耐药;本品对细菌、立克次体、病毒等无抗菌活性。常用治疗量所达到的药物浓度对真菌仅具抑菌作用。作用机制为本品通过与敏感真菌细胞膜上的固醇相结合,损伤细胞膜的通透性,导致细胞内重要物质如钾离子、核苷酸和氨基酸等外漏,破坏细胞的正常代谢,从而抑制其生长。

由于毒性明显,本品主要用于诊断已确立的深部真菌感染,且病情较重呈进行性发展者。对临床真菌感染症状不明显,仅皮肤或血清试验呈阳性的患者不宜选用,也不宜用于非侵袭性真菌病。

口服吸收少而不稳定,在体内分布广泛,以肾中浓度最高,可通过血脑屏障,但浓度较低,脑膜炎时略高;血浆蛋白结合率为91%~95%,半衰期为18~24 h,静脉注射后排泄缓慢。停药后数周仍可自尿液中检测出,肾功能不全时,半衰期延长。

【临床应用与评价】　本药用于敏感真菌所致的深部真菌感染且病情呈进行性发展者,如败血症、心内膜炎、脑膜炎、腹腔感染、肺部感染、尿路感染和眼内炎等。常与氟胞嘧啶联合应用,常可增加疗效,减少两性霉素B服药量而相应减轻不良反应。

静脉滴注,开始1~5 mg,以后逐渐增加至1 mg/(kg·d)。每日或隔日1次,用灭菌注射用水溶解后加入5%葡萄糖注射液中,浓度不超过0.1 mg/mL,静脉注射速度常为1~1.5 mL/min,避光缓滴。疗程总量:白念珠菌感染约1 g,隐球菌脑膜炎约3 g;鞘内注射,从每次0.05~0.1 mg开始,逐渐增至每次0.5 mg(浓度不超过0.3 mg/mL),每周2~3次,总量15 mg。必要时可同时并用地塞米松或氢化可的松注射液,以减轻反应。

【常见不良反应与处理】

1. 本品是毒性最大的抗生素,每日总剂量不应超过1.5 mg/kg。

2. 可出现的毒性反应有寒战、发热、头痛、呕吐、贫血、厌食、静脉炎等。

3. 肾毒性大,可出现肾小球滤过率和肾小管功能降低,低钾血症、高镁血症,有蛋白尿、颗粒管型尿。

4. 血液系统可出现贫血,偶见白细胞或血小板减少。

5. 可致低钾血症,进而诱发心律失常。

6. 鞘内注射可引起炎症反应,头痛、背部及下肢疼痛,还可出现感觉异常、神经麻痹、排尿困难、视力障碍、化学性脑膜炎等。

【药物相互作用】

1. 肾上腺皮质激素在控制两性霉素B的不良反应时可合用,但一般不推荐两者同时应用,因可加重两性霉素B诱发的低钾血症。如需合用时则肾上腺皮质激素宜用最小剂量和最短疗程,并需监测患者的血钾浓度和心脏功能。

2. 本品所致的低钾血症可增强潜在的洋地黄毒性。两者合用时应严密监测血钾浓度和心脏功能。

3. 氟胞嘧啶与两性霉素B具有协同作用,但本品可增加细胞对前者的摄取并阻碍其经肾排泄,从而增强氟胞嘧啶的毒性反应。

4. 本药与咪唑类抗真菌药如酮康唑、氟康唑、伊曲康唑等在体外具拮抗作用。

5. 氨基糖苷类、抗肿瘤药、卷曲霉素、多黏菌素类、万古霉素等有肾毒性药物与本品同用时可增强其肾毒性。

6. 骨髓抑制药、放射治疗等可加重患者贫血，与两性霉素 B 合用时宜减少其剂量。

7. 本药诱发的低钾血症可加强神经肌肉阻滞药的作用，两者同用时需监测血钾浓度。

8. 应用尿液碱化药可增强本品的排泄，并防止或减少肾小管酸中毒发生的可能。

制 霉 菌 素

【药理作用与作用机制】 制霉菌素为广谱抗真菌药，对白念珠菌、新型隐球菌、荚膜组织胞浆菌、芽生菌、毛癣菌、表皮癣菌等有效，以对念珠菌属的抗菌活性最高。对细菌、原虫及病毒无作用，但对阴道滴虫有一定作用。

口服不易吸收，且血药浓度极低，对全身真菌感染无治疗作用，皮肤、黏膜用药及局部用药也不易吸收，主要由粪便排出。

【临床应用与评价】 临床上主要用于治疗皮肤、黏膜和肠道念珠菌的感染。口服用于消化道念珠菌感染，多聚醛制霉素钠能制成水溶液，除局部应用外，也可供气雾剂吸入或局部器官冲洗，分别治疗支气管和膀胱念珠菌感染。可用于预防长期应用广谱抗生素后所致的真菌二重感染。

口服：成人每次 50 万 ~ 100 万 U，每日 3 次。小儿每日 5 万 ~ 10 万 U/kg。

皮肤念珠菌病　用软膏涂患处。阴道念珠菌病：用阴道栓剂，每日 1 ~ 2 粒。支气管和膀胱真菌病：气雾剂或器官冲洗。

【常见不良反应与处理】 局部应用时少见，口服后可引起暂时性恶心、呕吐、食欲不振、腹泻等胃肠道反应。肌内或静脉注射毒性太大，故一般不采用。阴道栓剂可引起白带增多。

克 霉 唑

【药理作用与作用机制】 广谱抗真菌药，对念珠菌、曲霉菌、隐球菌、粗球孢子菌、芽生菌、癣菌和荚膜组织胞浆菌、阴道滴虫和某些革兰氏阳性细菌等有效，对皮肤真菌的抗菌谱和抗菌活性均与灰黄霉素相似，而对内脏致病真菌作用不及两性霉素 B。

口服易吸收，3 ~ 4 h 达血药峰浓度，体内分布较广，绝大部分组织内浓度高于血液内浓度，脑膜炎时，脑脊液可达有效浓度，血浆蛋白结合率为 50%，

主要在肝内代谢，代谢产物由胆汁排出，少部分由肾排出。半衰期为 3.5 ~ 5.5 h。

【临床应用与评价】 预防和治疗免疫抑制患者口腔和食管念珠菌感染，但由于本品口服吸收差，治疗深部真菌感染疗效差，不良反应多见，现已很少应用，仅作局部用药。临床上主要采用局部用药治疗各种浅表真菌感染或皮肤黏膜的念珠菌感染，如外用治疗耳表真菌病、阴道念珠菌感染、体癣、手足癣及阴道滴虫病等，或以口腔药膜治疗口腔念珠菌病。

栓剂：外用，用于阴道真菌感染，150 mg 阴道栓塞，每日 1 次睡前用，2 ~ 10 日为一个疗程。

霜剂：外用，可涂在外阴部或皮肤真菌感染部位。

软膏：用于皮肤癣外涂，每日 1 ~ 2 次。

【常见不良反应与处理】

1. 口服后常见胃肠道反应，一般在开始服药后即可出现纳差、恶心、呕吐、腹痛、腹泻等，严重者常需中止服药。由于本品大部分在肝内代谢，故可出现肝损害，引起血清胆红素、碱性磷酸酶和氨基转移酶升高，停药后可恢复。偶可发生暂时性精神异常，表现为抑郁，幻觉和定向力障碍等。此类反应一旦出现，必须中止治疗。

2. 局部应用可发生皮疹、水疱、烧灼感、瘙痒、充血等。

酮 康 唑

【药理作用与作用机制】 对皮肤癣菌、假丝酵母菌、球囊酵母菌、副球囊酵母菌、皮炎酵母菌、双态真菌、皮肤念珠菌病、阴道念珠菌病、散播性组织胞浆菌病、球孢子菌病和胃肠道念珠菌病等有效。对革兰氏阳性球菌、某些寄生虫（如恶性疟原虫、利什曼原虫）也有一定的抑制作用。除了抗真菌活性外，也能阻断 C17 ~ C20 裂解酶，11-β- 羟化酶和胆固醇侧链分裂而抑制人类性腺和肾上腺固醇的合成。

口服吸收良好，与食物同服可增加吸收量，在体内分布广泛，不易通过血脑屏障，血中消除半衰期为 8 h，血浆蛋白结合率为 80% ~ 84%，在肝代谢，主要由胆汁排出，13% 由尿液排出。

【临床应用与评价】 临床用于治疗全身、皮下及浅表真菌感染，可预防白念珠菌的感染和用于前列腺癌的缓解治疗。

口服，成人 0.2 ~ 0.4 g/d，进餐时顿服。2 岁以上小儿 3 ~ 6 mg/(kg·d)，顿服。外用，治疗浅表真菌感染。

【常见不良反应与处理】

1. 肝毒性　本品可引起血清氨基转移酶升高，属可逆性。偶有发生严重肝毒性者，主要为肝细胞型，其发生率约为 0.01%，临床表现为黄疸、尿色深、异常乏力等，通常停药后可恢复，但也有死亡病例报道，儿童中亦有肝炎样病例发生。治疗前及治疗期间应定期检查肝功能。血清氨基转移酶的升高可能不伴肝炎症状，然而，如果血清氨基转移酶值持续升高或加剧，或伴有肝毒性症状时均应中止酮康唑的治疗。

2. 胃肠道反应　如恶心、呕吐、纳差等。

3. 男性乳房发育及精液缺乏　此与本品抑制睾酮和肾上腺皮质激素合成有关。

4. 其他　皮疹、头晕、嗜睡、畏光等不良反应。

【药物相互作用】

1. 乙醇和肝毒性药物与本品合用，肝毒性发生机会增多。

2. 本品与华法林、香豆素、茚满二酮衍生物等抗凝血药同时应用，可增强其作用。

3. 本品可升高环孢素的血药浓度，使肾毒性发生的危险性增加。

4. 抗胆碱能药、解痉药、H_2 受体阻滞药、奥美拉唑、硫糖铝等同时应用时可使本品吸收明显减少，因此应于服用本品 2 h 后应用此类药物。

5. 与利福平、异烟肼与本品同用，本品血药浓度降低。

6. 咪唑类可使苯妥英钠的代谢减缓，血药浓度升高，同时咪唑类血药浓度降低。

7. 本品与西沙必利、阿司咪唑、特非那定合用可导致心律失常。

8. 本药与两性霉素 B 有拮抗作用，合用时疗效减弱。

氟　康　唑

【药理作用与作用机制】　对隐球菌属、念珠菌属、球孢子菌属、曲霉菌病和念珠菌病有效。但对芽生酵母菌、组织胞浆菌和弥散性非脑膜球囊酵母菌感染的疗效低于其他咪唑类抗真菌药。

口服吸收良好，生物利用度为 90%～100%，1 h 达血药峰浓度，可广泛、均匀分布在各组织中，表观分布容积为 0.75 L/kg，可通过血脑屏障，脑膜炎时脑脊液中浓度可达血浓度的 60%～80%，血浆蛋白结合率为 11%，主要以原形由尿中排出，半衰期为 17～34 h。肾功能不全时半衰期延长。

【临床应用与评价】　本药首选用于治疗艾滋病患者的隐球菌性脑膜炎，也可用于艾滋病和癌症患者的口咽、食管假丝酵母菌感染、念珠菌性尿路感染。

口服，成人 100～400 mg/d，每日 1 次；静脉滴注 200～400 mg/d，每日 1 次。

【常见不良反应与处理】　不良反应发生率低，常见的是恶心、腹痛、腹泻、胃肠胀气、皮疹等。

【药物相互作用】

1. 与异烟肼或利福平合用时，可使本品的浓度降低。

2. 本品与磺酰脲类降血糖药合用时，可使此类药物的血药浓度升高而可能导致低血糖。

3. 高剂量本品和环孢素合用时，可使环孢素的血药浓度升高。

4. 与氢氯噻嗪合用，可使本品的血药浓度升高。

5. 本品可使茶碱血药浓度升高，可导致毒性反应。

6. 本品可增强抗凝血药的抗凝血作用，致凝血酶原时间延长。

7. 本品可使苯妥英钠的血药浓度升高。

伏　立　康　唑

【药理作用与作用机制】　本药对曲霉菌属、隐球菌属、念珠菌属、耐氟康唑的白念珠菌、克柔念珠菌、光滑念珠菌、皮炎芽生菌、粗球孢子菌、巴西副球孢子菌和荚膜组织胞浆菌等均有效，但对申克孢子丝菌效果差。对多种耐氟康唑、两性霉素 B 的真菌全身感染有显著治疗作用。

本药口服吸收迅速，生物利用度为 96%，1～2 h 达血药峰浓度，食物可影响其吸收，宜饭后 1～2 h 服用，体内分布广泛，唾液浓度为血药浓度的 66%，脑脊液浓度与血药浓度相同，血浆蛋白结合率为 65%，主要在肝代谢，仅 1%～5% 原形药由尿排出，半衰期为 5～6 h。

【临床应用与评价】　本药临床用于治疗口咽念珠菌病及急、慢性侵袭性曲霉菌病，肺及颅内隐球菌病。

口服用于控制白念珠菌感染，每次 200 mg，每日 2 次。静脉注射每次 3～6 mg/kg，每日 2 次。

【常见不良反应与处理】　不良反应主要为胃肠道反应，其发生率较氟康唑低，患者更易耐受。

【药物相互作用】

1. 肝药酶诱导剂利福平、卡马西平和苯巴比妥可使伏立康唑血药浓度降低。

2. 伏立康唑禁止与特非那定、阿司咪唑、西沙必利、匹莫齐特或奎尼丁合用。因为本品可使上述药物的血药浓度增高,从而导致 QT 间期延长,并且偶可发生尖端扭转性室性心动过速。

3. 与伏立康唑合用时,西罗莫司、他克莫司的 C_{max} 和 AUC 增高,禁止合用。

4. 与伏立康唑合用时,麦角生物碱的血药浓度可能增高,从而发生麦角中毒。

5. 伏立康唑与华法林合用,凝血酶原时间延长。

6. 伏立康唑可能增高磺酰脲类药物的血药浓度,从而引起低血糖。

7. 伏立康唑可使他汀类药物血药浓度增高,可能引起横纹肌溶解。

8. 与伏立康唑合用,长春花生物碱的血药浓度有增高可能,从而产生神经毒性。

9. 应尽量避免同时应用苯妥英、利福布汀和伏立康唑。

卡 泊 芬 净

【药理作用与作用机制】 卡泊芬净是一种由 Glarea Lozoyensis 发酵产物合成而来的半合成脂肽(棘白菌素)化合物,能抑制丝状真菌和酵母菌细胞壁的基本成分即 β(1,3)-D- 葡聚糖的合成(哺乳类动物的细胞中不存在)。卡泊芬净对致病性曲霉菌属和念珠菌属真菌具有抗菌活性。

单剂量卡泊芬净经 1 h 静脉输入后,其血浆浓度下降呈多相性:输入后立即出现一个短时间的 α 相,接着出现一个半衰期为 9 ~ 11 h 的 β 相,最后出现一个半衰期为 40 ~ 50 h 的 γ 相。本品与白蛋白的结合率高达 97%,通过水解和 N- 乙酰化作用缓慢代谢。大约 75% 的药物得到回收:其中有 41% 在尿中、34% 在粪便中,少量以原形药形式从尿中排出,原形药的肾清除率低。

【临床应用与评价】 用于成人患者和儿童患者(3 个月及以上)经验性治疗中性粒细胞减少、伴发热患者的可疑真菌感染,治疗对其他治疗无效或不能耐受的侵袭性曲霉菌病。

成人,第一天单次 70 mg 负荷剂量,随后每天 50 mg;中等程度肝功能不全者首次 70 mg,随后每日 35 mg。

儿童,第一天 70 mg/m² 负荷剂量(日实际剂量不超过 70 mg),之后给予 50 mg/m² 的日剂量(日实际剂量不超过 70 mg)。

【常见不良反应与处理】 不良反应包括可能由组胺介导的症状,其中包括皮疹、颜面肿胀、瘙痒、温暖感或支气管痉挛。有过敏反应报告,罕见肝功能失调。

【药物相互作用】

1. 本品对于细胞色素 P450 系统中的任何一种酶都不抑制,不会诱导改变其他药物经 CYP3A4 代谢;本品不是 P 糖蛋白或细胞色素 P450 的底物。

2. 环孢素能使卡泊芬净的 AUC 增加大约 35%,但本品不会使环孢素的血浆浓度升高。与环孢素同时使用时,会出现肝酶 ALT 和 AST 水平的一过性升高。

3. 本品的药代动力学不受伊曲康唑、两性霉素 B、麦考酚酸盐、奈非那韦或他克莫司的影响,本品对伊曲康唑、两性霉素 B、利福平或有活性的麦考酚酸盐代谢产物的药代动力学也无影响。

4. 本品能使他克莫司的 12 h 血浓度下降 26%,对于同时接受这两种药物治疗的患者,建议对他克莫司的血浓度进行检测并调整剂量。

5. 利福平既诱导又抑制卡泊芬净的消除,稳态显示净诱导作用。

6. 本品与其他药物清除诱导剂(依非韦伦、奈韦拉平、苯妥英钠、地塞米松或卡马西平)同时使用时,可能使卡泊芬净的浓度下降,应每日 70 mg 给药。

米 卡 芬 净

【药理作用与作用机制】 本药为半合成脂肽类化合物,能竞争性抑制真菌细胞壁的必需成分即 1,3-β-D 葡聚糖的合成,对深部真菌感染的主要致病真菌曲霉菌属和念珠菌属有广谱抗真菌活性,对耐氟康唑或伊曲康唑的念珠菌属有强效。米卡芬净对念珠菌属有杀灭作用,而对曲霉菌属可抑制孢子发芽和菌丝生长。

重复剂量给药第 4 天,血浆药物浓度达稳态;主要经肝 CYP1A2、2B6、2C 和 3A 催化代谢,消除半衰期为 14 h;主要经粪便排泄,尿液和粪便中原形药物的排泄率分别为剂量的 0.7% 和 11.71%,其他均为代谢产物;血浆蛋白结合率 99.8% 以上。

【临床应用与评价】 用于由曲霉菌和念珠菌引起的下列感染:真菌血症、呼吸道真菌病、胃肠道真菌病。

曲霉病:成人一般每日单次剂量为 50 ~ 150 mg,每日一次,静脉输入。对于严重或者难治性曲霉病患者,根据患者情况剂量可增加至每日 300 mg。

念珠菌病:成人一般每日单次剂量为 50 mg,每日一次,静脉输入。对于严重或者难治性念珠菌病患者,根据患者情况剂量可增加至每日 300 mg。

【常见不良反应与处理】

1. 血液学异常　可能发生中性粒细胞减少症(发生率 1.5%)、血小板减少或溶血性贫血(自发报告注)。应通过定期检查等密切监测患者,如果观察到类似异常必须采取适当措施如停止治疗。

2. 休克、过敏样反应　可能发生休克或过敏样反应。必须密切观察患者,一旦发现异常如血压下降、口腔不适、呼吸困难、弥漫性潮红、血管神经性水肿或荨麻疹等,应停止治疗。必要时必须采取适当措施如保持呼吸道通畅或者使用肾上腺素、类固醇激素或抗组胺药等。

3. 肝功能异常或黄疸　可能出现 AST 上升、ALT 上升、γ-GT 上升等肝功能异常或黄疸。应通过定期检查等严密监测患者,如果观察到此类异常必须采取适当措施如停止治疗。

4. 急性肾衰竭　严重肾功能不全如急性肾衰竭可能会发生。应通过定期检查等对患者密切监测,如果观察到此类异常必须采取适当措施,如停止治疗。

【药物相互作用】

1. 本品在碱性溶液中不稳定,效价会降低。

2. 下列药物与本药混合后会立即产生沉淀:盐酸万古霉素、硫酸阿贝卡星、硫酸庆大霉素、妥布霉素、硫酸地贝卡星、盐酸米诺环素、环丙沙星、甲磺酸帕珠沙星、西咪替丁、盐酸多巴酚丁胺、盐酸多沙普仑、喷他佐辛、甲磺酸萘莫司他、甲磺酸加贝酯、硫胺素(维生素 B_1)、盐酸吡哆醇(维生素 B_6)、醋酸羟钴胺、四烯甲萘醌(维生素 K_2)、冻干胃蛋白酶处理的正常人免疫球蛋白、盐酸阿霉素。

3. 本品与下列药物混合会降低效价:氨苄西林、磺胺甲基异噁唑、甲氧苄啶、阿昔洛韦、更昔洛韦、乙酰唑胺。

氟 胞 嘧 啶

【药物作用和作用机制】　对制念珠菌属、隐球菌属、假丝酵母菌、光滑球拟酵母菌、烟色曲霉菌和申克孢子丝菌有效,对皮炎芽生菌、荚膜组织胞浆菌和粗球孢子菌无效。用于隐球菌病、念珠菌病和着色霉菌病,疗效不如两性霉素。但对于隐球菌性脑膜炎,有较好的疗效,对念珠菌关节炎、心内膜炎及念珠菌皮肤黏膜感染等疗效欠佳。与两性霉素 B 合用对念珠菌和隐球菌有协同作用。

口服吸收迅速而完全,生物利用度为 76% ~ 89%,峰时间为 2 ~ 4 h,在肝、肾、心、脾和肺中的浓度与血浓度相同,炎症时脑脊液中浓度为血中浓度的 50% ~ 100%,血浆蛋白结合率低于 5%,90% 原形药物由尿排出。半衰期为 2.5 ~ 8 h,肾功能不全时可达 200 h,血浆浓度可达中毒水平。

【临床应用与评价】　主要用于隐球菌病、念珠菌病和着色霉菌病。

口服,0.1 ~ 0.15 g/(kg·d),分 4 次服;静脉给药,0.1 ~ 0.15 g/(kg·d),分 2 ~ 3 次服。

【常见不良反应与处理】　不良反应主要为胃肠道反应,偶见血清氨基转移酶及碱性磷酸酶升高,有时肝细胞发生坏死,白细胞及血小板减少,头痛、头晕、精神错乱、幻觉及脱发。氮质血症患者常有骨髓中毒现象。

【药物相互作用】

1. 阿糖胞苷可通过竞争抑制灭活本品的抗真菌活性。

2. 本品与两性霉素 B 具协同作用,两性霉素 B 亦可增强本品的毒性,此与两性霉素 B 可使细胞摄入药物量增加以及肾排泄受损有关。

3. 同时应用骨髓抑制药可增加毒性反应,尤其是造血系统的不良反应。

(朴莲荀　王永利　张志清)

数字课程学习

⤓教学 PPT　　✐思考题

第二十二章 抗病毒药临床应用

■ **重点内容提要**

由于病毒感染所造成的疾病始终高居人类疾病的榜首,并且由于 HIV 感染等对人类的巨大威胁,所以抗病毒药成为近年来最受重视的药物之一,其新药的种类也日益增多。而另一方面,由于病毒利用宿主细胞进行繁殖的特性,所以大多数抗病毒药有较为明显的不良反应。掌握种类繁多的抗病毒药各自的临床适应证,并且恰当衡量其治疗作用和不良反应对具体患者的利与弊,是使用抗病毒药的关键。本章以临床常见主要病毒性疾病(呼吸道病毒感染、肝炎、疱疹和 HIV 感染)的治疗为纲,结合各种药物的作用机制,强调它们的临床应用要点及不良反应的处置。限于篇幅,本章并未对疫苗进行介绍,但必须指出,疫苗及激活宿主先天免疫系统后释放的一些细胞因子,如干扰素,也是预防和治疗病毒感染的主要手段之一。

第一节 概 述

一、病毒感染和抗病毒药的一般状况

在当今世界范围内,病毒感染仍然名列发病率和死亡率最高的疾病之中。据估计,即使是发达国家也有 60% 的疾病由病毒感染引起,而细菌感染性疾病仅占 15%。常见的病毒感染包括:普通感冒、水痘、麻疹、流行性腮腺炎、流感(包括人禽共患的禽流感)、支气管炎、胃肠炎、肝炎、脊髓灰质炎、狂犬病以及由于疱疹病毒造成的多种疾病。虽然疫苗可以预防或治疗某些病毒性疾病,但有些疾病尚无有效疫苗,而且病毒的变异常使疫苗失效。而化学治疗药物则通过不同的手段达到杀灭或抑制病毒的目的。分子病毒学的进展使我们可以针对病毒生活周期的特点设计特异的抗病毒药,使其疗效更高,不良反应更少。但由于病毒是细胞内寄生的微生物,它们没有细胞膜或细胞壁,并且病毒本身不能进行代谢活动,而是利用宿主的代谢机制在宿主细胞内进行复制。目前的抗病毒药在宿主和病毒间的选择性仍然不能令人满意,无法做到对宿主细胞完全无害。另

外,病毒性疾病往往是病毒颗粒在细胞内复制完成之后才出现临床症状。因此在症状期才开始抗病毒药的治疗常常为时已晚,已经不能有效地防止病毒在体内的复制和扩散。病毒的上述特点是限制抗病毒药临床疗效的主要原因之一。另一方面,致病细菌虽然种类繁多,但它们仍然有基本相同或相似的细胞壁结构和代谢机制,以这些共同点为药靶,可以发展广谱抗生素和抗菌药。而不同种类的病毒之间却更多地表现其结构和致病机制的异质性。因此很难发展如广谱抗生素一样的广谱抗病毒药。

二、抗病毒药的主要作用靶点及其作用机制

病毒生活周期中的每一个步骤都可能成为药物干预的靶点。目前临床应用的各种抗病毒药就是以病毒生活周期中的特定步骤为靶点设计、筛选的,并且药物的靶点也决定了药物对病毒的选择性和对机体的不良反应等。

1. 抑制病毒的附着 宿主细胞的感染起始于病毒的附着。附着的过程有赖于病毒表面特异的蛋白质与宿主细胞膜特异蛋白质的识别和相互作用。

病毒只有成功地附着于宿主细胞才能通过病毒包膜和细胞膜的融合,进入细胞。恩夫韦肽(enfuvirtide,T-20)是一种合成多肽,它与病毒介导附着的蛋白GP41的某些关键序列相关,能干扰 HIV 与宿主 CD4 细胞附着,防止病毒进入。

2. 抑制病毒脱壳 流感病毒进入宿主细胞时包裹在内体(endosome)之内。内体通过其本身的质子泵发生酸化,使病毒外壳与内体膜融合,释出病毒核糖核蛋白(ribonucleoprotein),并且使核糖核蛋白水解释放出病毒基因,才能使之重组到宿主细胞的基因内进行病毒复制。金刚烷胺和金刚乙胺通过抑制内体的质子泵阻断病毒核糖蛋白的释出和水解,从而抑制病毒复制。

3. 抑制病毒基因组复制 抑制病毒基因组复制是抗病毒药的主要作用机制之一。大多数病毒编码自身的聚合酶以复制其基因组。对 DNA 病毒而言是核酸聚合酶;而反转录病毒(如 HIV 等)则主要是反转录酶。目前常用的核酸聚合酶或反转录酶的抑制剂有核苷类药物和非核苷类药物。一方面,核苷类药物与天然的三磷酸核苷竞争聚合酶的同一位点,抑制天然的核苷酸掺入核酸,从而抑制核酸链的延长。另一方面,此类药物本身也会掺入核酸链,生成异常的核酸,抑制病毒复制。而非核苷类药物同样可以抑制聚合酶,但它们并不与天然的三磷酸核苷竞争同一位点,而是作用在聚合酶的其他调节部位,产生对酶的抑制作用。

福米韦生(fomivirsen)是一种硫代磷酸寡核苷酸。其设计本意是通过寡核苷酸与巨细胞病毒编码 IE2 蛋白的 mRNA 结合,阻断 IE2 蛋白的合成。但实验结果表明,虽然福米韦生在适当的浓度能有效抑制巨细胞病毒,但它并不抑制 IE2 蛋白的生成。此药目前用于治疗巨细胞病毒导致的视网膜炎,并且需要玻璃体注射。

利巴韦林(ribavirin)是一种"广谱"抗病毒药。在离体和在体试验均能对抗多种病毒。在人体内也对多种病毒感染有效。目前主要用于治疗呼吸道合胞病毒感染和丙型肝炎病毒感染。

4. 抑制病毒成熟 对于包括 HIV 在内的许多病毒而言,病毒蛋白和核酸装配成为病毒颗粒后必须经过成熟阶段才能成为具有感染性的病毒。而病毒编码的蛋白酶在病毒的成熟起关键作用。因此蛋白酶抑制剂成为抗病毒,尤其是抗 HIV 的新型药物。由于 HIV 蛋白酶的结构较为独特并保守,且与人类蛋白酶有非常明显的不同,其酶活性易受小分子药物调节,因此可以保证药物作用有较高的特异性。目前临床常用的抑制病毒成熟的蛋白酶抑制剂种类颇多,例如沙奎那韦(saquinavir)、利托那韦(ritonavir)、氨普那韦(amprenavir)、茚地那韦(indinavir)、奈非那韦(nelfinavir)、洛匹那韦(lopinavir)、阿扎那韦(atazanavir)和替拉那韦(tipranavir)等。此类药物已经成为抗 HIV 感染的重要药物。

5. 抑制病毒释放 流感病毒的神经氨酸酶能切除细胞膜糖蛋白上的唾液酸,使与之结合的新生病毒能顺利释出。抗流感病毒药扎那米韦(zanamivir)与唾液酸有类似的结构,它与神经氨酸酶有很高的亲和力,因此对 A 型和 B 型流感均有效。奥司他韦(oseltamivir)是扎那米韦的类似物,但其药代动力学特点有所改进,口服后利用率可达 75%。虽然两种药物均可以缩短流感的病程,但与对照组比较却仅有 1 天之差,因此其临床应用价值仍存在争议。但近来发现,奥司他韦能有效地预防由于 H5N1 禽流感病毒感染造成的人类死亡,使得此药受到特别的重视,也使得神经氨酸酶抑制剂类抗病毒药受到特别的关注。

6. 影响宿主免疫系统以预防和治疗病毒感染 属于这一范畴的有疫苗类、干扰素类药物和咪喹莫特(imiquimod)。

主动和被动免疫能使机体产生针对病毒外壳蛋白的抗体,以阻断病毒附着和进入宿主细胞,并且有助于清除病毒颗粒。通过主动免疫对抗病毒的例证很多,其中包括预防性接种的麻疹、风疹、乙型肝炎疫苗和治疗性接种的狂犬病疫苗。狂犬病疫苗可以在患者感染了病毒之后接种以防止其发病。在高危儿童人群中,预防性接种人类抗呼吸道合胞病毒混合球蛋白或帕利珠单抗(palivizumab)可以通过被动免疫防止病毒感染。

天然干扰素包括 I 型干扰素(α 干扰素和 β 干扰素)和 II 型干扰素(γ 干扰素)。干扰素与宿主细胞膜上各自的受体结合后,通过复杂的细胞信号转导过程,激活或者产生一些特定的蛋白质对抗病毒。它并不直接影响病毒基因产物,而是通过宿主的先天免疫反应达到治疗目的。α 干扰素用于治疗乙型和丙型肝炎病毒感染、人乳头瘤病毒引起的尖锐湿疣、卡波西肉瘤相关病毒引起的卡波西肉瘤等,其作用机制目前仍不十分清楚。

咪喹莫特用于治疗某些人乳头瘤病毒感染所致的疾病。咪喹莫特与细胞表面的 Toll 样受体 TLR7

和 TLR8 结合,激活人体先天免疫机制,包括分泌干扰素,增加细胞对抗病毒感染的能力。

第二节　抗病毒药及其临床应用

一、治疗呼吸系统病毒感染的抗病毒药

使用疫苗预防 A 型流感仍然是最理想的手段。但如果患者对疫苗过敏,无法进行预防接种,或者由于病毒免疫性的变异使疫苗无效时,都应该在患者发病后使用抗病毒药治疗。此外,在有密切接触的未免疫危险人群中发生暴发流行时,也应该使用药物控制其发展。

奥司他韦和扎那米韦

奥司他韦(oseltamivir)和扎那米韦(zanamivir)是神经氨酸底物唾液酸的类似物,能抑制神经氨酸酶活性,防止新生病毒颗粒的释放和在细胞间的扩散。对 A 型和 B 型流感病毒均有效,并且不干扰 A 型流感疫苗的免疫作用。在暴露于病毒之前使用这两种药物,可以预防感染。而在感染发生后 24 ~ 48 h 之间,可以中等程度地减轻感冒症状和缩短症状持续时间。

奥司他韦口服后经肝代谢成为其有效成分发挥抗病毒作用。而扎那米韦口服无效,须经吸入或鼻黏膜局部给药。二者皆经肾以原形从尿中排出。

奥司他韦青少年及成人(13 ~ 65 岁)口服剂量每次 75 mg,每日 2 次。儿童体重 > 40 kg:每次 75 mg,每日 2 次;体重 24 ~ 40 kg:每次 60 mg,每日 2 次;体重 16 ~ 23 kg:每次 40 mg,每日 2 次;体重 < 15 kg:每次 30 mg(2.5 mL),每日 2 次,均连服 5 天。1 岁以下患儿禁用。扎那米韦气溶胶吸入,每日 2 次。

奥司他韦主要的不良反应是胃肠道不适和恶心,进食时服药可以缓解上述反应。由于扎那米韦不能口服,所以没有胃肠道不良反应,但其可能对直接接触药物的呼吸道造成刺激。由于扎那米韦可能导致支气管痉挛,严重哮喘和慢性呼吸道阻塞的患者应禁用,否则有可能导致致命的后果。这两种药物目前尚无与其他药物相互作用的报告。

成年患者使用这两种药物有可能导致神经氨酸酶的突变,使药物疗效减低。

金刚烷胺和金刚乙胺

金刚烷胺(amantadine)和金刚乙胺(rimantadine)是病毒脱壳抑制剂,它们仅对 A 型流感病毒有效。

临床表现其预防和治疗作用相当。如果在接触病毒之前或接触病毒的同时使用药物,其预防效果可达 70% ~ 90%。如果在感染后 48 h 之内用药,两者均可减轻全身症状的严重程度和缩短病程。金刚烷胺和金刚乙胺并不影响 A 型流感疫苗的免疫过程。通常健康人接种疫苗后需要 2 周才能产生抗体反应,而在此期间,可以使用金刚烷胺或金刚乙胺,在抗体产生之前预防病毒感染。

两药口服均吸收良好,但其分布和代谢有明显的不同。金刚烷胺分布于全身,并能通过血脑屏障进入中枢神经系统。临床上此药还用于帕金森病的治疗。金刚乙胺不易通过血脑屏障。金刚烷胺较少被代谢,通过尿液排出体外,在肾衰竭的患者,有可能在体内蓄积达到中毒浓度。而金刚乙胺能在肝被充分代谢,其代谢产物和原形药物均经肾排出。

金刚烷胺成人剂量为 100 mg,每日 2 次,症状和体征消失后仍需持续用药 24 ~ 48 h,老年人剂量可减半。金刚乙胺成人口服剂量为 100 mg,每日 2 次,老人剂量可减半,症状和体征消失后仍需持续用药 24 ~ 48 h。

金刚烷胺的不良反应主要与其中枢神经系统作用相关,包括失眠、眩晕和共济失调等。也有产生幻觉和惊厥等严重不良反应的报告。对有精神疾病、脑动脉硬化、肾功能不全或癫痫的患者应慎用此药。金刚乙胺不能有效地通过血脑屏障,所以造成的中枢神经系统不良反应较少。由于发现两药对大鼠都有胚胎毒性和致畸性,所以两者均应慎用于孕妇。此外,两者均能导致胃肠道不适。

大约 50% 接受这两种药物治疗的患者能很快产生耐药性,并且耐药毒株很快传播到与之密切接触的其他个体。造成耐药的原因可能是作为药物靶点的病毒包膜上的 M_2 蛋白发生单点氨基酸突变。两药之间有交叉耐药性。

利 巴 韦 林

利巴韦林(ribavirin)是一种合成的鸟嘌呤核苷类似物,对多种 RNA 和 DNA 病毒有效,是一种广谱抗病毒药。它用于治疗新生儿和幼儿严重的呼吸道合胞病毒感染。利巴韦林与干扰素 –α–2b 联合用药,对慢性丙型肝炎有效。它还能降低拉沙热患者的病毒血症,并降低死亡率。

本药对不同种类的病毒可能有不同的作用机制,目前尚未完全阐明。药物在体内首先被转化成以三磷酸利巴韦林为主的 5′– 磷酸衍生物。它能抑

制三磷酸鸟苷的合成,阻止病毒的 mRNA 帽的形成,并且阻断 RNA 依赖的 RNA 多聚酶。

利巴韦林口服和静脉注射均有效,随脂肪性食物一起服用可以增加药物的吸收。在治疗呼吸道合胞病毒感染时也可使用气溶胶制剂直接吸入。药物分布于除脑以外的所有器官。原形药物及其代谢产物均通过肾排出。

口服每日 80~100 mg,分 3 次服用。老年人剂量酌减。

利巴韦林口服或静脉注射均能造成剂量依赖的短暂贫血,其气溶胶制剂可能较为安全。但新生儿使用气溶胶制剂后有可能使呼吸道功能急剧下降,因此在使用中应密切监控。由于其在实验动物中表现出致畸作用,故孕妇禁用。

二、治疗病毒性肝炎的抗病毒药

目前已经鉴定的肝炎病毒有甲、乙、丙、丁、戊五型。它们虽然都在肝细胞中复制并破坏肝细胞,但却各有其致病特点。乙型和丙型肝炎病毒导致慢性肝炎、肝硬化和肝癌,是最严重威胁人类健康的疾病之一,尤其在我国其发病率很高。目前常用治疗慢性乙型肝炎的药物有:聚乙烯乙二醇干扰素 -α-2a(peginterferon-α-2a),口服药物有拉米夫定(lamivudine)、阿德福韦(adefovir)、恩替卡韦(entecavir)和替比夫定(telbivudine)等。干扰素与拉米夫定联合用药的治疗效果并不优于单用拉米夫定。而同时罹患艾滋病和乙型肝炎的患者,对干扰素治疗反应很差。治疗丙型肝炎的疗法有聚乙烯乙二醇干扰素 -α-2a 或聚乙烯乙二醇干扰素 -α-2b 与利巴韦林联合用药。

干 扰 素

干扰素(interferon)是一族天然糖蛋白细胞因子,至少有 α、β 和 γ 三种,它们降低病毒侵袭细胞的能力。目前用于治疗乙型和丙型肝炎的是干扰素 -α-2b。同时此药也获得批准用于尖锐湿疣、多毛细胞白血病等癌症以及卡波西肉瘤的治疗。β 干扰素则用于多发性硬化。目前常用的干扰素是用重组 DNA 技术生产的聚乙二醇制剂。干扰素 -α-2a 或干扰素 -α-2b 与双单甲氧聚乙二醇共价结合,使其相对分子质量增大,减慢其从注射部位向全身的扩散,延长了药物作用时间,并且将减少药物的排出,增加药物疗效。

干扰素诱导宿主细胞特定的酶,抑制病毒 RNA

的翻译,最终导致病毒 mRNA 和 tRNA 降解。其他可能的机制尚在研究之中。

干扰素不能口服,皮下、静脉和病变部位注射均可。血浆中发现的干扰素活性成分很少,并且其存在量与药物的临床反应并不成比例。血浆中干扰素被肝和肾细胞摄取,几乎不经肾排出。

干扰素的主要不良反应是注射后发热、寒战、肌痛、关节痛以及胃肠道反应等类似感冒的症状,也常见乏力和精神抑郁,持续用药上述症状逐渐减轻。主要的剂量限制毒性反应是骨髓抑制导致的粒细胞减少和神经毒性导致的嗜睡和行为异常。此外,可见严重的乏力和体重下降,自身免疫病如甲状腺炎,充血性心力衰竭,以及少见的急性过敏反应和肝衰竭等。

干扰素影响肝的药物代谢,有导致茶碱蓄积中毒的报道,并且可能强化其他药物的作用,如齐多夫定的骨髓抑制作用。

拉 米 夫 定

拉米夫定是胞嘧啶核苷衍生物,抑制乙型肝炎病毒(HBV)DNA 聚合酶和人类免疫缺陷病毒(HIV)的反转录酶。拉米夫定在宿主细胞内被宿主细胞的酶转化为三磷酸活性形式。它在很低的浓度就能竞争性抑制 HBV 的 DNA 聚合酶,而此浓度的药物对宿主细胞的 DNA 聚合酶并无明显抑制作用。三磷酸拉米夫定在宿主细胞内存在的时间要比其在血浆中半衰期长。长期用药,可以降低血浆中病毒 DNA 的载量,改善相关生化指标,减轻肝部炎症。

拉米夫定口服吸收良好,广泛分布于全身,血浆半衰期为 9 h 左右,70% 以原形从尿中排出体外。中度肾功能不全(肌酐清除率小于 50 mL/min)的患者应考虑减低剂量。患者对拉米夫定的耐受性良好,极少数患者出现头痛和眩晕。

阿 德 福 韦

阿德福韦也是核苷类似物。它在宿主细胞内被转化成三磷酸阿德福韦,渗入病毒的 DNA。终止病毒 DNA 复制,阻断了病毒繁殖。阿德福韦能减少血浆病毒载量和改善肝功能。本药与其他抗病毒药合用时,单独停用本药可以造成高达 25% 的患者病情严重恶化。本药每日 1 次,45% 以活性成分从尿中排出。肾功能影响本药清除,肾功能不全的患者应慎用本药。

恩替卡韦

恩替卡韦(entecavir)是核苷类似物,用于治疗乙型肝炎。在细胞内被转化成三磷酸恩替卡韦后,与天然三磷酸脱氧鸟苷竞争病毒的反转录酶。本药对耐拉米夫定的 HBV 有效,肝的炎症和瘢痕均有好转。药物经肾以肾小球滤过和肾小管分泌的方式以原形排出。使用本药,必须定期检查肾功能,并避免使用其他损害肾功能的药物。患者停用本药后应持续密切观察数月,以防出现重症肝炎。

三、治疗疱疹病毒和巨细胞病毒感染的抗病毒药

已知有 8 种疱疹病毒导致人类疾病。主要治疗药物有阿昔洛韦(acyclovir)、西多福韦(cidofovir)、泛昔洛韦(famciclovir)、更昔洛韦(ganciclovir)、喷昔洛韦(penciclovir)、伐昔洛韦(valaciclovir)、缬更昔洛韦(valganciclovir)和阿糖腺苷(vidarabine)等。它们都是能抑制病毒 DNA 聚合酶的嘌呤和嘧啶核苷的衍生物。此外,膦甲酸(foscarnet)通过结合 DNA 聚合酶的焦磷酸位点,抑制其活性;寡核苷化合物福米韦生(fomivirsen)则抑制病毒 mRNA 翻译。现择其要者介绍之。

阿昔洛韦

阿昔洛韦是抗疱疹病毒的代表药物。可用于治疗 1 型和 2 型疱疹病毒、带状疱疹病毒和一些 EB 病毒的感染。本药是治疗单纯疱疹病毒脑炎的首选药物,其疗效优于阿糖胞苷并且能提高患者生存率。临床上最普遍的用途是治疗生殖器疱疹。对血清病毒反应阳性的骨髓移植和心脏移植患者,可以在移植前预防性给予本药,以防移植后免疫抑制治疗导致病毒感染。

阿昔洛韦是鸟嘌呤核苷类似物,在体内被病毒编码的胸腺嘧啶激酶转化为一磷酸阿昔洛韦,然后被宿主细胞转化为二磷酸阿昔洛韦和三磷酸阿昔洛韦。后者与脱氧三磷酸鸟苷竞争病毒的 DNA 聚合酶并且其本身可以渗入病毒 DNA 抑制病毒复制。本药对宿主细胞的酶活性影响较小。

本药可以口服、静脉注射或局部给药。药物分布于全身,包括脑脊液,部分被代谢为非活性产物。经肾小球滤过或肾小管分泌从尿中排出体外。肾功能不全可使药物蓄积体内。缬氨酰酯化的阿昔洛韦制剂口服生物利用度较高,并且能很快在体内水解为阿昔洛韦,达到与静脉注射相似的血浆药物浓度。

成人静脉滴注剂量为 5～10 mg/kg(滴注时间 1 h 以上),每 8 h 一次,每日总剂量为 15 mg/kg,连续用药 7 日。急性期生殖器疱疹患者,口服 1 000 mg/d,分 5 次用,连服 10 日;慢性患者口服 400 mg,每日 2 次,连续用药可长达 12 个月。外用药物应覆盖全部病变区域,每日 6 次,连续用药 7 日。

不良反应与给药途径相关。外用有局部刺激。口服可造成头痛、腹泻、恶心、呕吐。大剂量静脉注射可能导致暂时性肾功能障碍。艾滋病患者大剂量使用本药可能导致血栓性血小板减少性紫癜。

胸腺嘧啶激酶和 DNA 聚合酶活性减低的病毒对本药耐药,而这种病毒感染常见于免疫功能受损的患者。巨细胞病毒缺乏胸腺嘧啶激酶,对本药耐药。

西多福韦

西多福韦用于治疗艾滋病患者巨细胞病毒(CMV)引起的角膜炎。本药的活性产物在细胞内存留较长,因此不必频繁给药。可静脉注射、玻璃体内注射或局部用药。成人静脉滴注 5 mg/kg,每周 1 次,连用 2 周,然后改为每 2 周 1 次维持治疗。每次滴注本药 3 h 之前必须口服丙磺舒 2 g,滴注后 1 h 和 8 h 口服各 1 g。

本药肾毒性明显,肾功能不全患者和同时服用其他有肾毒性药物和非甾体抗炎药患者均禁用本药。神经毒性、代谢性酸中毒和眼压降低也有发现。丙磺舒可以减轻其肾毒性,但应注意丙磺舒本身引起的头痛、皮疹、发热、恶心等不良反应。

用于治疗 CMV 角膜炎的抗病毒药还有更昔洛韦。它是阿昔洛韦的类似物。但其抗病毒活性比阿昔洛韦强 8～20 倍。本药还可用于器官移植患者预防 CMV 感染。本药静脉注射后分布广泛,可进入脑脊液。有较明显的肾毒性。实验动物发现有致畸作用。

四、抗人类免疫缺陷病毒药

人类免疫缺陷病毒(human immunodeficiency virus,HIV)是一种反转录病毒。HIV 感染人类后致病的关键是耗竭 CD4+ 淋巴细胞,导致细胞免疫功能缺失。自 1981 年报告第一例病例以来,世界上导致人类患病的主要是 HIV-1。在西非发现有 HIV-2 感染的病例。成熟的 HIV 有 2 条单链 RNA。HIV 在人体细胞内的感染过程包括:①吸附及穿入:HIV-1 感染人体后,选择性地吸附于靶细胞的 CD4 受体上,

在辅助受体的帮助下进入宿主细胞。②环化及整合：病毒 RNA 在反转录酶作用下，形成 cDNA，在 DNA 聚合酶作用下形成双链 DNA，在整合酶的作用下，新形成的非共价结合的双链 DNA 整合入宿主细胞染色体 DNA 中。这种整合的病毒双链 DNA 即前病毒。③转录及翻译：前病毒被活化而进行自身转录时，病毒 DNA 转录形成 RNA，一些 RNA 经加帽加尾成为病毒的子代基因组 RNA；另一些 RNA 经拼接而成为病毒 mRNA，在细胞核蛋白体上转译成病毒的结构蛋白和非结构蛋白，合成的病毒蛋白在内质网核糖体进行糖化和加工，在蛋白酶作用下裂解，产生子代病毒的蛋白和酶类。④装配、成熟及出芽：HIV 基因组中的 Gag 蛋白与病毒 RNA 结合装配成核壳体，通过芽生从胞浆膜释放时获得病毒体的包膜，形成成熟的病毒颗粒。目前抗 HIV 药主要通过抑制反转录酶或 HIV 蛋白酶发挥抗病毒作用。根据药物的化学结构，又可以把它们分成如下五类：核苷类反转录酶抑制剂（nucleoside reverse transcriptase inhibitor，NRTI）、非核苷类反转录酶抑制剂（non-nucleoside reverse transcriptase inhibitor，NNRTI）、蛋白酶抑制剂（protease inhibitor，PI）、进入抑制药（entry inhibitor）和整合酶抑制剂（integrase inhibitor）。虽然 HIV-1 和 HIV-2 的基因有 50% 以上同源，但是药物对不同病毒的作用强度仍然有所不同，且所有的非核苷类反转录酶抑制剂对 HIV-2 都没有作用。

对 HIV 的深入研究及相应的预防和治疗措施的改进，使得发达国家 HIV 感染的发病率和死亡率都有所降低。值得指出的是随着病因学、发病机制以及药理学研究的不断进展，HIV 感染治疗药物及其治疗策略都处在不停地改进之中。目前的主要治疗策略是多种药物的联合或序贯应用。临床实践表明，这样可以减慢病情发展，延长患者生命，降低死亡率。对各种药物及其组合作用的深入理解以及对患者病情的正确判断，是治疗成败的关键。

HIV 感染的晚期表现是对各种病原体的易感性和恶性肿瘤的易患性增加。一旦感染了 HIV，几乎所有未经治疗的患者都有持续性的病毒血症，即使在尚未发病的患者也是如此。在 HIV 研究的早期，曾经有一种错误的说法认为：HIV 有一个很长的潜伏期，并且在潜伏期并无病毒的复制。造成这种错误认识的原因是由于当时检测手段有限，无法发现早期被感染者血液中的病毒。使用敏感的病毒培养技术或病毒核酸测定技术就能够发现。血浆中 HIV-1 的 RNA 浓度可能用来预测患者艾滋病病情

的进展程度以及预测其死亡时间。这种里程碑式的发现，使人们把治疗的可行性策略集中在如何有效地控制血液中 HIV-1 的复制。

目前所用的高效抗反转录病毒药物能打破病毒复制和清除之间的平衡。研究表明，无论是反转录酶抑制剂还是蛋白酶抑制剂，使用 1 周之后，血浆中的病毒浓度就能下降 10~100 倍。血浆中的病毒有 99% 来自新感染的 CD4+ 细胞。这种细胞的生存期大约 2.2 天。另外一部分来自巨噬细胞（生存期为 2 周）。如果没有其他体内的 HIV 来源，药物完全抑制病毒复制 2~3 年，患者就有可能被治愈。然而不幸的是，患者体内存在带有病毒的静息 CD4+ 细胞，虽然这些细胞在体内的数量很少，但其存活时间很长，可达到数月甚至数年，根据计算，要根除这些细胞，可能需要完全抑制病毒复制 100 年。临床治疗实践也表明，有效治疗达数年的患者中断治疗后就会重新出现病毒血症。

自 20 世纪 90 年代以来，抗 HIV 药的研制进展颇为迅速，不断有新产品问世。加以临床上采用综合治疗 HIV 感染，即抗 HIV 治疗、预防和治疗机会性感染、增加机体免疫功能、支持疗法及心理咨询等，使艾滋病的治疗有了明显改观。其中仍以抗病毒治疗最为关键。抗病毒治疗可能取得的效果是：最大限度地抑制病毒复制，重建机体免疫功能，提高感染者生活质量，从而降低和减少与 HIV 相关疾病的发生率和死亡率。限于篇幅，本节将常用抗 HIV 药和应特别注意的药物严重不良反应列表加以介绍（表 22-1 和表 22-2）。

对 HIV 感染者实施治疗时，除了应了解所用药物的临床疗效、基本的药理学特性、耐药性问题外，特别重要的是充分了解各种药物之间的相互作用。HIV 患者往往还同时接受多种其他药物以预防或控制机会性感染，接受阿片类镇痛药和戒毒用美沙酮等，因此，抗 HIV 药的使用必须依据每个患者的用药情况进行适当调整。例如控制鸟分枝杆菌复合感染时使用的克拉霉素可使多种抗 HIV 药的血浆浓度升高（如茚地那韦、利托那韦等），而这些药物也可使克拉霉素的血浆浓度升高。利福布汀是克拉霉素的替代药物，与奈韦拉平、地拉韦啶和茚地那韦等同时使用时可使它们的浓度降低。因此，当利福布汀和依法韦伦同时使用时，前者剂量增加 50%；与茚地那韦或奈非那韦同时使用时，剂量减少 50%。利托那韦与利福布汀同时使用时，利福布汀相关的眼色素层炎的发生率上升，故这两种药物禁止同时使用。

表 22-1 常用抗 HIV 药

药物名称	种类	推荐剂量(成人)	服药建议	常见不良反应	注意事项
阿巴卡韦	NRTI	每次 300 mg,每日 2 次		高敏反应:恶心、呕吐、腹泻等	出现高敏反应终生停用本药
氨普那韦	蛋白酶抑制剂	每次 1 200 mg,每日 2 次	与去羟肌苷或抗酸药同时用药时,至少间隔 1 h	皮疹、腹泻、恶心	
地拉韦啶	NNRTI	每次 400 mg,每日 3 次	与去羟肌苷或抗酸药同时用药时,至少间隔 1 h	皮疹、氨基转移酶升高、头痛	
去羟肌苷	NRTI	体重 < 60 kg:每次 125 mg,每日 2 次 体重 > 60 kg:每次 200 mg,每日 2 次	进食前 30 min 或进食后 2 h 服用	外周神经病变、胰腺炎、腹泻、高尿酸血症	含抗酸药、禁止酒精摄入、肾功能不全者酌减剂量
依法韦伦	NNRTI	每次 600 mg,每日 1 次	不宜与高脂食物同时摄入	皮疹、头晕、失眠、氨基转移酶升高	禁用克拉霉素
茚地那韦	蛋白酶抑制剂	每次 800 mg,每日 3 次(8 h 一次)	进食前 1 h 或进食后 2 h 服用,禁高脂食物。与去羟肌苷同时用药时,至少间隔 1 h	肾结石、恶心、肝功能异常	用含有干燥剂的原包装容器储存
拉米夫定	NRTI	每次 150 mg,每日 2 次		恶心、头痛、无力	对 HBV 亦有效。肾功能不全者酌减剂量
奈非那韦	蛋白酶抑制剂	每次 750 mg,每日 3 次或每次 1250 mg,每日 2 次	与食物同时摄入	腹泻、恶心、腹胀	
奈韦拉平	NNRTI	每次 200 mg,每日 2 次		皮疹、恶心、头痛、肝炎	以 200 mg/d 开始治疗,逐渐于 2 周内达到标准剂量,可减轻不良反应
利托那韦	蛋白酶抑制剂	每次 600 mg,每日 2 次	与食物同时摄入,与去羟肌苷同时用药时,至少间隔 1 h。	恶心、腹泻、肝炎	以半剂量开始治疗,10 日内逐渐加大至标准剂量,可减轻不良反应,胶囊须置 4℃保存
沙奎那韦(硬胶囊)	蛋白酶抑制剂	每次 600 mg,每日 3 次	进餐后 2 h 内服用	恶心、腹泻、视网膜炎	与利托那韦联合使用时,剂量下调为每次 400 mg,每日 2 次
沙奎那韦(软胶囊)	蛋白酶抑制剂	每次 1 200 mg,每日 3 次或每次 1800 mg,每日 2 次	进餐后 2 h 内服用	恶心、腹泻、腹痛、消化不良	4℃保存
司他夫定	NRTI	体重 < 60 kg:每次 20 ~ 40 mg,每日 2 次 体重 > 60 kg:每次 30 mg,每日 2 次		胃炎、外周神经病变	肾功能不全者酌减剂量
扎西他滨	NRTI	每次 0.75 mg,每日 3 次	避免抗酸药	外周神经病变、口腔溃疡	
齐多夫定	NRTI	每次 200 mg,每日 3 次或每次 300 mg,每日 2 次		贫血、白细胞减少、恶心、失眠、氨基转移酶升高	

表 22-2　应特别注意的药物严重不良反应

抗 HIV 药	药物严重不良反应
阿巴卡韦、齐多夫定（AZT）、拉米夫定	致命的过敏反应： 1. 症状包括：发热、皮疹、乏力、消化道症状（恶心、呕吐、腹泻、腹痛）、呼吸道症状（咳嗽、呼吸困难） 2. 一旦怀疑发生过敏反应，需停药 3. 不可重新应用 4. 若重新应用，严重的不良反应可数小时内复发，包括致命的低血压和死亡 5. 乳酸酸中毒和肝脂肪变性所致的严重的肝大；单独或联合应用核苷类药物临床有致死病例报道
氨普那韦	因内加大量丙二醇等赋形剂，故风险很大，所以以下人群禁服此药： 1. 小于 4 岁儿童 2. 孕妇 3. 肝、肾功能不全者 4. 服用双硫仑或甲硝唑的患者
去羟肌苷（DDI）	致命的和非致命的胰腺炎可发生于 DDI 单独应用或联合其他抗病毒药治疗中 1. 怀疑胰腺炎的患者禁用 DDI 2. 确诊为胰腺炎的患者，DDI 禁止继续应用 3. 致命的乳酸酸中毒被报道出现于接受 DDI+D4T 或联合其他抗病毒治疗的孕妇中 4 在孕妇中，只有在治疗的益处明确大于治疗风险时，才可将 DDI+D4T 联合应用 5. 乳酸酸中毒和肝脂肪变性所致的严重的肝大，单独或联合应用核苷类药物临床有致死病例报道
奈韦拉平	1. 可出现严重的、致命的肝毒性，包括暴发性的脂肪变性所致的肝炎、肝坏死、肝衰竭。当患者出现肝炎的症状时，需立即进行药物评估 2. 严重的、威胁生命的皮肤反应，包括史 – 约综合征 3. 中毒性表皮溶解坏死，过敏性反应为皮疹；治疗过程中还可出现器官功能障碍 4. 患者在治疗的前 12 周内密切监测，防止出现致命的肝毒性和皮肤反应 5. 如出现严重的肝炎、皮肤反应及过敏反应，不应再次使用
利托那韦	合并某些特定药物会引起严重的或致命的不良反应，因为这些药物会引起其在肝的代谢
司他夫定（D4T）	1. 乳酸酸中毒和肝脂肪变性所致的严重的肝大；单独或联合应用核苷类药物临床有致死病例报道 2. 致命的乳酸酸中毒被报道出现于接受 DDI+D4T 或联合其他抗病毒治疗的孕妇中 3. 在孕妇中，只有在治疗的益处明确大于治疗风险时，才可将 DDI+D4T 联合应用 4. 有报道致命和非致命的胰腺炎发生于 DDI+D4T 治疗时
扎西他滨	1. 如发生周围神经病变需要中断或停用。如治疗即刻停止，神经病变可缓慢恢复，但如症状发生后继续治疗，神经病变可能不可逆。对已患有神经病变患者要避免应用 2. 胰腺炎发生的概率较小，但胰腺炎排除前治疗应停止 3. 肝衰竭和死亡的病例有报道发生于有乙型肝炎病毒感染的患者，比较少见 4. 乳酸酸中毒和肝脂肪变性所致的严重的肝大；单独或联合应用核苷类药物临床有致死病例报道
双汰芝和三协唯	1. 血液系统影响：白细胞下降，严重贫血，特别是进展的 HIV 患者 2. 长期的 AZT 治疗可导致肌病症状 3. 乳酸酸中毒和严重的脂肪变性所致的肝大，包括致命的病例被报道出现于单独或联合应用核苷类药物中

　　另一类情况是两种药物的毒性反应的叠加。如 HIV 感染者使用抗病毒药更昔洛韦治疗巨细胞病毒性视网膜炎时,就不宜采用齐多夫定,因两者均有骨髓抑制作用。此时必须改用其他无骨髓毒性的抗 HIV 药,或同时给患者使用集落细胞刺激因子。

　　第三类情况是药物间的相互干扰。例如使用去羟肌苷时,若患者同时还使用氨苯砜预防肺包囊虫病,氨苯砜需要在酸性环境下才能吸收,而去羟肌苷含有缓冲剂以提高胃液 pH,故这两种药物的口服至少应间隔 2 h。

　　乙醇对抗 HIV 化学治疗的影响亦不容忽视。有酗酒史的患者使用去羟肌苷时发生胰腺炎的风险较大。乙醇可使阿巴卡韦的 AUC 下降 41%,制剂中含乙醇的利托那韦不得不与双硫仑同时使用。

　　新药的出现和临床治疗学的进展使 HIV 感染的治疗出现了新面貌。同时,针对患者个体化的治疗又需要多方面的估量。本章仅择其原则作简要介绍,具体药物还应参酌文献及进展选用。

(朴莲荀　张德昌)

数字课程学习

📥 教学 PPT　　📝 思考题

第二十三章 免疫调节药与抗变态反应药

第一节 免疫调节药

■ 重点内容提要

正常的免疫应答反应在抗感染、抗肿瘤及抗器官移植排斥方面具有重要意义。影响免疫功能的药物称免疫调节药,分为免疫抑制剂和免疫增强剂,通过影响以上一个或多个环节而发挥免疫抑制或免疫增强作用。免疫抑制剂可分为糖皮质激素类、钙调磷酸酶抑制药、抗增殖与抗代谢类、生物制剂类和中药类五类。大多数药物缺乏选择性和特异性,对初次免疫应答抑制作用强,对再次免疫应答反应抑制作用弱,药物作用与给药时间、抗原刺激时间间隔和先后顺序密切相关,多数免疫抑制剂还有非特异性抗炎作用。免疫增强剂主要用于免疫缺陷病、慢性感染性疾病,也常用作肿瘤的辅助治疗药物。

一、概述

机体免疫系统接受抗原刺激后,淋巴细胞特异性识别抗原,发生活化、增殖、分化或失能、凋亡,进而发挥生物学效应的过程称为免疫应答(immune response)。正常的免疫应答在抗感染、抗肿瘤以及排斥异体物质方面具有重要作用。免疫系统中任何环节的功能障碍都会导致发生免疫病理反应,如变态反应、自身免疫病、器官移植的排斥反应、免疫缺陷病等。

影响免疫系统的药物称免疫调节药,分为两类:①免疫抑制剂(immunosuppressant),指能抑制免疫活性过强者免疫反应的药物;②免疫增强剂(immunoenhancer),指能增强、兴奋和恢复免疫功能低下者免疫功能的药物。

二、免疫抑制剂

1. 免疫抑制剂的临床应用

(1)防治器官移植的排斥反应 免疫抑制剂可用于肾、肝、心、肺、角膜和骨髓等组织器官的移植手术,以防止排斥反应,需要长期用药。常用环孢素和

雷公藤多苷,也可将硫唑嘌呤或环磷酰胺与糖皮质激素联合应用。当发生明显排斥反应时,可在短期内大剂量使用,控制后即减量维持,以防用药过量产生毒性反应。

(2)治疗自身免疫病 免疫抑制剂可用于自身免疫溶血性贫血、特发性血小板减少性紫癜、类风湿关节炎、系统性红斑狼疮、结节性动脉周围炎等,首选糖皮质激素类。对糖皮质激素耐药的病例,可加用或改用其他免疫抑制剂。免疫抑制剂的联合应用可提高疗效,减轻毒性反应。但该类药物只能缓解自身免疫病的症状,而无根治作用。而且毒性较大,长期应用易导致严重不良反应,包括诱发感染、恶性肿瘤等。

2. 常用的免疫抑制剂 可分为5类:

(1)糖皮质激素类 如泼尼松、甲泼尼龙等。

(2)钙调磷酸酶抑制药 如环孢素、他克莫司、西罗莫司等。

(3)抗增殖与抗代谢类 如霉酚酸酯、雷帕霉素、硫唑嘌呤、环磷酰胺等。

(4)生物制剂类 如抗淋巴细胞球蛋白、莫罗单抗-CD3、阿达木单抗(TNF-α单抗)。

（5）中药类　如雷公藤多苷等。

糖皮质激素类

20 世纪 60 年代，糖皮质激素类药物是治疗器官移植排斥反应的主要免疫抑制剂。目前，糖皮质激素类药物作为综合治疗的药物之一，用于器官移植排斥反应、自身免疫病和过敏性疾病，但只能缓解症状，且停药后易复发。

1. 防治器官移植的排斥反应　糖皮质激素用于肾、肝、心、肺、角膜和骨髓等组织器官的移植手术，以防止排斥反应发生。糖皮质激素用于抗慢性排斥反应时，常将泼尼松与环孢素、硫唑嘌呤等其他免疫抑制剂合用，于器官移植前 1~2 天开始用药。用于抗急性排斥反应时，多采用甲泼尼龙大剂量给药。若与环孢素等免疫抑制剂合用，疗效更好，并可减少两者的剂量。

2. 治疗自身免疫病　糖皮质激素类药物是治疗多发性皮肌炎、重症系统性红斑狼疮的首选药，对严重风湿热、风湿性心肌炎、结节性动脉周围炎、风湿性及类风湿关节炎、自身免疫性贫血和肾病综合征等，一般采用综合疗法，不宜单独使用糖皮质激素类药物，以免引起毒性反应。常采用中剂量、长疗程。

3. 治疗过敏性疾病　通常不作为首选药物。对于血清病、变应性鼻炎、支气管哮喘、荨麻疹、过敏性休克、湿疹、输血反应、血管神经性水肿和过敏性血小板减少性紫癜等，主要用抗组胺药和肾上腺受体激动药。对严重患者和用其他药物无效时，可用糖皮质激素作辅助治疗，旨在抑制抗原-抗体反应引起的组织损害性炎症过程。

环 孢 素

环孢素（cyclosporin）是从真菌的代谢产物中分离的中性多肽。1972 年发现其抗菌作用微弱，但有免疫抑制作用。1978 年开始用于临床防治排斥反应并获得满意效果，1980 年实现全合成。因其毒性较小，是目前较受重视的免疫抑制剂之一。

【药理作用与作用机制】　本药溶于橄榄油，可以肌内注射。口服吸收慢且不完全，口服绝对生物利用度为 20%~50%，首过消除可达 27%。单次口服 3~4 h 血药浓度达峰值。在血中约 50% 被红细胞摄取，4%~9% 与淋巴细胞结合，约 30% 与血浆脂蛋白和其他蛋白质结合，血浆中游离药物仅占 5% 左右。$t_{1/2}$ 为 14~17 h。大部分经肝代谢自胆汁排出，0.1% 药物以原形经尿排出。主要选择性抑制细胞免疫和胸腺依赖性抗原的体液免疫。环孢素抑制抗原刺激所引起的 T 细胞信号转导过程，减弱白细胞介素-1（IL-1）和抗凋亡蛋白等细胞因子的表达，增加转化生长因子-β（transforming growth factor-β，TGF-β）表达。TGF-β 对白细胞介素-2（IL-2）刺激 T 细胞的增殖有较大抑制作用。环孢素与环孢素受体（cyclophilin）结合形成复合物，抑制钙调磷酸酶（calcineurin）对活化 T 细胞核因子去磷酸化的催化作用，从而抑制活化 T 细胞核因子（NFAT）进入细胞核并阻止其诱导基因转录的过程。

【临床应用与评价】　环孢素主要用于器官移植排斥反应和某些自身免疫病。

1. 器官移植　主要用于预防和治疗同种异体器官移植或骨髓移植的排斥反应或移植物抗宿主反应，常单独应用于肾、肝、心、肺、角膜和骨髓等组织、器官的移植手术。新的治疗方案则主张环孢素与小剂量糖皮质激素联合应用。临床研究表明，环孢素可使器官移植后的排斥反应与感染发生率降低，存活率增加。

2. 自身免疫病　用于治疗大疱性天疱疮及类天疱疮，改善皮肤损害，使自身抗体水平降低。还可局部用药，治疗接触性过敏性皮炎、银屑病。

3. 其他　治疗血吸虫病，防治某些植物损害等。

【常见不良反应与处理】　环孢素的不良反应发生率较高，其严重程度与用药剂量、用药时间及血药浓度有关，多具可逆性。

1. 肾毒性　是该药最常见的不良反应，发生率为 70%~100%。用药时应控制剂量，并密切监测肾功能，若血清肌酐水平超过用药前 30%，应减量或停用。

2. 肝损害　多见于用药早期，表现为高胆红素血症及氨基转移酶、乳酸脱氢酶、碱性磷酸酶升高。大部分出现肝损害的患者在减少用药剂量后可缓解。应用时注意检查肝功能，严重肝功能损害者禁用或慎用。

3. 神经系统毒性　在器官移植或长期用药时发生，表现为震颤、惊厥、癫痫发作、神经痛、瘫痪、神经错乱、共济失调、昏迷等，减量或停用后可缓解。

4. 继发感染　长期用药可引起病毒感染、肺孢子虫感染或真菌感染，病死率高。治疗中若出现上述感染应及时停药，并进行有效的抗感染治疗。感染未控制者禁用。

5. 诱发肿瘤　用于治疗自身免疫病时，肿瘤发生率明显增高。器官移植患者使用该药后，肿瘤发生率亦高达一般人群的 30 倍。

6. 其他 如肠道反应、过敏反应、多毛症、牙龈增生、嗜睡、乏力、高血压、闭经等。对本品过敏者、孕妇和哺乳期妇女禁用。

【药物相互作用】

1. 增加环孢素血药浓度的药物 大环内酯类抗生素、多西环素、酮康唑、口服避孕药、钙拮抗药、大剂量甲泼尼龙等。

2. 降低环孢素血药浓度的药物 苯巴比妥、苯妥英钠、安乃近、利福平、异烟肼、卡马西平、萘夫西林、甲氧苄啶及静脉给药的磺胺二甲异噁啶等。

3. 与肾毒性药物合用 与氨基糖苷类、呋塞米、两性霉素 B 等合用,可加重肾毒性。

他克莫司

他克莫司(tacrolimus,FK506)是一种强效免疫抑制剂,于 1984 年从日本筑波山土壤链霉菌属中分离而得,其化学结构属于 23 元大环内酯类。

【药理作用与作用机制】 他克莫司口服吸收快但不完全,与其存在首过效应有关。$t_{1/2}$ 为 5~8 h,有效血药浓度可持续 12 h。在体内经肝细胞色素 P450 3A4 异构酶代谢后,由肠道排泄。他克莫司与细胞内 FK506 结合蛋白(FKBP)相互作用,通过抑制钙调磷酸酶而抑制 NFAT 的脱磷酸作用及向细胞核易位,从而抑制了 T 细胞的激活。他克莫司具体作用及机制如下:

1. 抑制淋巴细胞增殖 作用于细胞 G_0 期,抑制不同刺激,包括刀豆素 A、T 细胞受体单克隆抗体、CD3 复合物所致的淋巴细胞增殖。但对 IL-2 刺激引起的淋巴细胞增殖无抑制作用。

2. 抑制钙离子依赖型 T、B 细胞的活化。

3. 抑制 T 细胞依赖的 B 细胞产生免疫球蛋白的能力。

4. 预防和治疗器官移植时的排斥反应。能延长移植器官的生存时间。

【临床应用与评价】

1. 肝移植 他克莫司对肝有较强的亲和力,并可促进肝细胞的再生和修复。降低急性排异反应的发生率和再次移植率,可减少糖皮质激素用量。

2. 其他器官移植 对肾移植和骨髓移植有较好疗效,与环孢素相比,在减少急性排异反应的发生率、增加移植物的存活率和延长患者的生存方面具有更大的优越性。

【常见不良反应与处理】 静脉注射常发生神经毒性,轻者表现头痛、震颤、失眠、畏光、感觉迟钝等,重者可出现运动不能、缄默症、癫痫发作、脑病等,大多在减量或停用后消失。可直接或间接地影响肾小球滤过率,诱发慢性或急性肾毒性。对胰岛素 B 细胞具有毒性作用,可导致高血糖。大剂量应用时可致生殖系统毒性。

西罗莫司

西罗莫司(sirolimus),又称雷帕霉素,化学结构属于 31 元大环内酯类,原为一种抗真菌药,1988 年发现其有免疫抑制作用。可单独或与环孢素联合应用,延长移植物的存活时间。

【药理作用与作用机制】 口服吸收迅速,约 1 h 达到血药峰浓度,主要由细胞色素 P450 3A4 异构酶代谢,一些转化产物仍有免疫抑制作用,主要经 P 糖蛋白转运,由肾排泄,血浆 $t_{1/2}$ 为 62 min。西罗莫司通过与免疫亲和蛋白 FK506 结合蛋白 12(FKBP12)形成活性复合物,抑制 mTOR(mammalian target of rapamycin,mTOR)/P70 S6 通路的活性,阻滞细胞周期从 G_1 期向 S 期过渡,抑制 T、B 细胞活化。此外,还可减少 IL-2 及 IFN-γ 的产生及其受体的表达,抑制 IL-2 和 IL-4 及生长因子诱导的成纤维细胞、内皮细胞、肝细胞和平滑肌细胞增殖。

【临床应用与评价】 单独或与环孢素联合应用,能延长移植物的存活时间,治疗多种器官和皮肤移植物的急性排斥反应,尤其对慢性排斥反应疗效更为明显。与环孢素有协同抑制作用,减轻环孢素的肾毒性,扩大两种药物的治疗指数。西罗莫司与他克莫司均与胞质内 FKBP 结合,但是作用路径不同,因此低剂量两药联合使用,能达到有效的免疫抑制作用。

【常见不良反应与处理】 包括厌食、呕吐和腹泻,严重可出现消化道溃疡、间质性肺炎和脉管炎。可引起剂量依赖性的血清胆固醇和三酰甘油升高。联合用药和监测血药浓度是减少不良反应并发挥最大免疫抑制作用的有效措施。

霉酚酸酯

霉酚酸酯(mycophenolate mofetil,MMF)是霉酚酸(mycophenolic acid,MPA)的 4- 吗啉基乙酯,是一种低毒的免疫抑制剂

【药理作用及作用机制】 MMF 口服吸收迅速,并转化为活性代谢产物 MPA,MPA 继而在肝内代谢形成失活的霉酚酸葡糖苷酸(mycophenolic acid glucuronide,MPAG)。MPA 的平均相对生物利用度

为 94%。MMF 能够抑制淋巴细胞增殖和功能,通过其活性代谢产物 MPA 非竞争性可逆地抑制次黄嘌呤单核苷磷酸脱氢酶(hypoxanthine mononucleoside phosphate dehydrogenase,IMPDH),选择性抑制淋巴细胞的增殖和功能,包括抑制淋巴细胞的 DNA 合成,抑制 T、B 细胞对抗原刺激的反应性,抑制 B 细胞增殖和抗体的分泌。与环孢素 A 不同,MMF 能抑制 EB 病毒诱导的 B 细胞增殖,降低淋巴瘤的发生率。MMF 还能抑制单核巨噬细胞增殖,迅速减轻炎症反应,抑制丝裂原活化导致的血管平滑肌增殖。

【临床应用与评价】 主要用于肾和心脏移植术后的患者,MMF 具有维持免疫抑制治疗的作用,可作为移植术后患者接受环孢素治疗发生严重肾毒性、溶血性尿毒症综合征等反应时的替代药物。此外,MMF 还可用来治疗多种风湿性疾病如血管炎、皮肌炎、肾疾病如狼疮肾炎、肾病综合征和银屑病、天疱疮等。

【常见不良反应与处理】 MMF 具有较好的耐受性,尚无报道证实其具有肾毒性与肝毒性;但少数患者可有一过性肝酶升高。常见的不良反应主要包括消化不良、恶心、呕吐、腹泻、腹痛、白细胞减少、感染等。服药期间,需定期监测血常规、肝功能等指标。MMF 有一定的生殖毒性,孕妇在妊娠期间使用 MMF 会增加流产和胎儿先天畸形的风险。

抗淋巴细胞球蛋白

用人的淋巴细胞免疫动物而获得的抗淋巴细胞血清,经提纯可得到抗淋巴细胞球蛋白(antilymphocyte globulin,ALG),为直接抗淋巴细胞的多克隆抗体,能与人 T 细胞表面 CD2、CD3、CD4、CD8、CD11a、CD18、CD25、CD44、CD45 等分子结合,在补体的共同作用下,能使淋巴细胞裂解,因此对细胞免疫的作用较强。临床常与硫唑嘌呤、肾上腺皮质激素合用,预防器官移植的排斥反应。由于制剂来源未标准化,治疗效果不稳定,故多在其他免疫抑制剂无效时使用。

莫罗单抗 –CD3

莫罗单抗 –CD3(muromonab–CD3,OKT3)是采用细胞融合技术生产的一种纯度很高的单一抗人 T 细胞表面 CD3 的抗体,属于鼠 IgG2a 单克隆抗体。OKT3 对淋巴细胞的作用有溶解、调理素作用、抗原调整三方面,抗原调整是其主要的作用方式。OKT3 与人 T 细胞表面的抗原 CD3 特异性结合,阻断抗原与抗原识别复合物的结合,最终诱导 T 细胞丧失 CD3 抗原,并丧失 CD3 抗原识别构造,而使具

有 CD3 抗原的 CD4 和 CD8 阳性细胞的功能也丧失。OKT3 主要用于肾、肝、心脏移植的排斥反应,特别是急性排斥反应,亦可用于骨髓移植前从供体骨髓中清除 T 细胞。可与环孢素、糖皮质激素类合用。常见不良反应有细胞因子释放综合征,常在初始剂量时产生,临床表现为感冒样症状直至威胁生命的休克样反应;类变态反应不同于一般的变态反应,多发生在给药后 1~4 h,可能与细胞因子释放有关;中枢神经毒性包括癫痫、脑病、脑水肿、无菌性脑膜炎和头痛。其免疫抑制剂作用可诱发感染和感染的发生。

阿达木单抗

阿达木单抗(adalimumab)为重组抗人肿瘤坏死因子 α(TNF–α)的人源化单克隆抗体。通过特异性对抗 TNF–α,阻断其与 p55 和 p75 细胞表面 TNF 受体的相互作用,从而阻断其生物学功能;阿达木单抗还可以调节由 TNF 介导或调控的白细胞游走、白细胞位移粘连分子水平改变等生物学效应。主要用于类风湿关节炎、强直性脊柱炎、银屑病等治疗。最常见的不良反应为感染,可诱发上呼吸道感染。

雷公藤多苷

雷公藤多苷(tripterygium glycosides)系从卫茅科雷公藤去皮的根中提取,具有较强的免疫抑制作用,抑制丝裂原及抗原刺激的 T 细胞分裂与繁殖,减少淋巴细胞数量,抑制 IL-2 的分泌,抑制延迟型变态反应。雷公藤多苷还具有较强的抗炎作用,能拮抗和抑制炎症介质的释放及实验性炎症及关节炎的反应程度。主要用于自身免疫病的治疗,如类风湿关节炎、原发性肾小球肾病、肾病综合征、过敏性紫癜肾炎、狼疮肾炎、红斑狼疮、过敏性皮肤脉管炎、银屑病关节炎、麻风反应、贝赫切特综合征等。主要的不良反应为胃肠反应,一般可耐受,偶可见血小板减少,可致月经紊乱及精子活力降低。上述不良反应停药多可恢复。

三、免疫增强剂

免疫增强剂又称免疫刺激剂,主要用于治疗免疫缺陷病、恶性肿瘤及难治性细菌或病毒感染。

免疫佐剂

卡介苗(bacillus Calmette-Guérin vaccine,BCG)是牛型结核杆菌的减毒活菌苗,为特异性免疫增强剂。具有免疫佐剂作用,能增强巨噬细胞的吞噬功

能,促进 T 细胞增殖和 IL-1 产生,增强抗体反应和抗体依赖性淋巴细胞介导的细胞毒性,增强自然杀伤细胞的活性。除用于预防结核病外,临床上常用于治疗恶性黑色素瘤、白血病、肺癌,亦可用于乳腺癌、消化道肿瘤,延长患者生存期。不良反应包括接种部位红肿、溃疡形成、过敏反应。免疫功能严重低下者,可出现播散性 BCG 感染,剂量过大可降低免疫功能,甚至加快肿瘤生长。

流感样症状及神经系统症状、皮疹、肝功能损害。

转 移 因 子

转移因子(transfer factor,TF)是从健康人白细胞提取的一种多核苷酸和低相对分子质量多肽,无抗原性。可起佐剂作用,但不起抗体作用。临床用于先天性和获得性免疫缺陷病的治疗,也适用于难以控制的病毒和真菌感染及肿瘤辅助治疗。

干 扰 素

干扰素(interferon,INF)具有抗病毒、抗肿瘤和免疫调节作用,INF-α 和 INF-β 的抗病毒作用强于 INF-γ,INF-γ 的免疫调节活性最强。肌内或皮下注射 INF-α 4~8 h 达血药峰浓度,INF-γ 吸收不稳定,全身给药后再分布到呼吸道分泌物、脑脊液、眼和脑;INF-α、INF-β 和 INF-γ 血浆消除 $t_{1/2}$ 分别为 2、1、0.5 h,主要在肝和肾发生生物转化。不良反应主要有发热、

胸 腺 素

胸腺素(thymosin)是从胸腺分离的一组活性多肽,可诱导 T 细胞分化成熟,还可调节成熟 T 细胞的多种功能,从而调节胸腺依赖性免疫应答反应。用于治疗胸腺依赖性免疫缺陷病、肿瘤及以自身免疫病和病毒感染。少数患者出现过敏反应。

第二节 抗变态反应药

■ 重点内容提要

变态反应是指人体与抗原物质接触后发生的不正常免疫反应,常导致生理功能紊乱或组织的损伤。各种变态反应性疾病严重影响身体健康。临床常用抗变态反应药分为抗组胺药、过敏反应介质阻释剂、钙盐类与脱敏制剂、糖皮质激素类及抗变态反应的中草药类。变态反应的药物治疗主要是迅速缓解急性症状,还要防止复发和各种并发症的发生。

一、概述

变态反应(allergy)是指人体与抗原物质接触后发生的不正常免疫反应,常导致生理功能紊乱或组织的损伤。男女变态反应的发病率基本相似,可见于任何年龄,但大多发生在青少年时期。多数变态反应具有发作性、反复性、可逆性、特应性和间歇性等共同特征。在各种变态反应性疾病中,以过敏性皮肤病,支气管哮喘,食物、药物过敏较为多见,严重影响人民身体健康,应给予足够的重视。变态反应的分类及常见临床疾病见表 23-1。

表 23-1 变态反应的分类及常见临床疾病

类型	反应成分	靶部位	常见临床疾病
Ⅰ型(速发型)	IgE、IgG₄	呼吸道、皮肤、肠道、胃	支气管哮喘、变应性鼻炎、药物过敏症、食物过敏症
Ⅱ型(细胞毒型)	IgM、IgG	红细胞、白细胞、血小板	溶血性贫血、输血反应、粒细胞减少症、血小板减少性紫癜、肾病综合征
Ⅲ型(免疫复合物型)	IgG	细胞核、肾、关节血管	系统性红斑狼疮、慢性肾小球肾炎、类风湿关节炎、脉管炎
Ⅳ型(迟发型)	T 细胞	皮肤、肾、中枢神经系统、甲状腺	接触性皮炎、结核病、甲状腺炎、移植排斥反应、变态反应性脑脊髓膜炎

（一）变态反应性疾病的发病机制

1. 变应原 引起变态反应的抗原称变应原,致病性变应原通常是可溶性蛋白,在正常功能状态下,为溶解蛋白的酶。变应原的特性与其酶的活性(增加黏膜通透性)和气体动力学(取决于颗粒的大小)特点相关。正常成人和儿童吸入空气中的花粉、灰尘和猫的皮屑等变应原时,仅引起低水平的免疫反应,体内产生特异性的 IgG_1 和 IgG_4 抗体;在体外,T 细胞仅中等程度增生,Th1 产生 INF-γ。但出现变态反应的患者则反应强烈,产生特异性的 IgE 抗体,血清 IgE 抗体水平升高。一些环境中的变应原可以通过胎盘,诱导胎儿 T 细胞,因此新生婴儿的免疫反应主要是 Th2 细胞介导。出生后,婴儿由于吸入变应原,免疫系统在随后的正常发育中转为主要由 Th1 介导的反应,这称为免疫偏离。但有过敏倾向的婴儿,Th2 细胞仍进一步增加。

2. IgE 及其受体 变态反应性疾病主要是由 T 细胞介导的疾病,IgE 是一重要的启动剂,变应原与 IgE 结合后,作用于肥大细胞和嗜碱性粒细胞上高亲和力 IgE 受体 α 链(FcεRI-α),使细胞脱颗粒,释放膜脂质介质、细胞因子、化学趋化因子,导致急性变态反应。CD23 是另一 IgE 受体,它与 IgE 的亲和力远比 FcεRI-α 与 IgE 的亲和力低,因而称为低亲和力 IgE 受体或 FcεR Ⅱ。IL-4 和 IL-13 是产生 IgE 最重要的诱导剂。变应原,包括一些感染性微生物(如曲霉菌)和肠道寄生虫的产物,可激活 Th2 介导的反应,其特点为血清中 IgE 水平高;而另一些细菌抗原(如李斯特菌属和结核分枝杆菌)可诱发 Th1 介导的反应,这主要为细胞免疫(出现细胞毒性 T 细胞和迟发型变态反应)。

3. 变态反应性炎症 发生变态反应患者的皮肤、鼻腔、气道单次接触变应原后,皮肤数分钟内会出现水泡、红肿,以及打喷嚏、流涕、喘息等症状。依据变应原的量,速发相反应后出现迟发相反应,暴露于变应原 6～9 h 变态反应达高峰,然后慢慢缓解。迟发相反应特点是皮肤水肿、红、轻度硬性肿胀,持续的鼻塞及喘息等。急性变态反应的基础是速发的高敏状态。这是由变应原与肥大细胞上的 IgE 相互作用,变应原 IgE 和 FcεRI 复合物触发肥大细胞脱颗粒,释放组胺、类胰蛋白酶及膜脂质分解产生白三烯、前列腺素和血小板活化因子。根据靶器官的不同,迟发相反应可由活化的肥大细胞或 T 细胞启动。抗原提呈细胞在启动和控制变态反应性炎症中至关重要,Th2 型细胞因子如 IL-4、5、9 和 13 对慢性变

态反应性炎症产生广泛影响。

（二）变态反应性疾病的特点

1. 主要通过 IgE、肥大细胞(嗜碱性粒细胞)、嗜酸性粒细胞介导。

2. 主要病变为血管扩张、渗出增加、分泌增加、平滑肌收缩和心嗜酸性粒细胞为主的变应性炎症。

3. 上述病变在临床的表现包括荨麻疹、血管水肿、喉头水肿、变应性鼻炎、哮喘和过敏性休克等。

4. 一般呈慢性过程。

二、药物治疗原则

变态反应性疾病的药物治疗要达到两个目的:一是迅速缓解急性症状,二是预防发作、防止各种并发症的发生。

三、临床常用药物

（一）抗组胺药

组胺系无活性形式存在的内源性物质,在组织损伤、炎症、神经刺激、某些药物或抗原－抗体反应条件下,以活性形式释放,肥大细胞是其主要储存部位。组胺受体可分为 H_1、H_2、H_3 和 H_4 四种亚型。激活 H_1 受体可引起血管扩张,支气管平滑肌收缩,对其他平滑肌有种属差异;激活 H_2 受体主要刺激胃腺分泌胃酸和胃蛋白酶;H_3 受体在组胺合成分泌中起负反馈调节作用;H_4 受体是近年发现的组胺受体,主要分布于与炎症反应有关的组织和造血细胞中,介导炎症和过敏反应。1920 年首次发现组胺是变态反应性疾病的病理介质。1972 年研制 H_2 受体拮抗药获得成功,主要用于消化道溃疡的治疗。迄今已有"第一代抗组胺药""第二代抗组胺药"两代抗组胺药,有 50 余种 H_1 受体拮抗药供临床使用。H_3 和 H_4 受体拮抗药尚处于研究中,目前临床应用较少。

H_1 受体拮抗药

H_1 受体拮抗药具有与组胺分子类似的乙基叔胺结构,能可逆性竞争组胺与 H_1 受体的相互作用。已有第一代、第二代两代药物供临床使用。常用的第一代药物包括苯海拉明(diphenhydramine)(苯那君)、异丙嗪(promethazine)(非那根)、氯苯那敏(chlorphenamine)(扑尔敏)等,其对中枢活性强,受体特异性差,常引起明显的镇静和抗胆碱作用,表现出引起服用者困倦,耐药,作用时间短,口、鼻、眼干等缺点;第二代药物包括西替利嗪(cetirizine)(仙特

敏)、左卡巴斯汀(levocabastin)(立复汀)及咪唑斯汀(mizolastine),该类药对打喷嚏、流清涕和鼻痒效果好,而对鼻塞效果差。第一代、第二代 H_1 受体拮抗

药的药理作用和临床应用基本相似。哌啶类无明显中枢镇静作用,消化道不良反应少,作用时间持久。常用 H_1 受体拮抗药的比较见表23-2。

表23-2 常用 H_1 受体拮抗药的比较

药物	持续(h)	镇静催眠	防晕止吐	主要应用	单次剂量(mg)
乙醇胺类					
苯海拉明	4~6	+++	++	皮肤黏膜过敏、晕动病	25~50
茶苯海明	4~6	+++	+++	晕动病	25~50
吩噻嗪类					
异丙嗪	6~12	+++	++	皮肤黏膜过敏、晕动病	12.5~50
乙二胺类					
曲吡那敏	4~6	++		皮肤黏膜过敏	25~50
烷基胺类					
氯苯那敏	4~6	+		皮肤黏膜过敏	4
哌嗪类					
西替利嗪	7~10	+		皮肤黏膜过敏	10
哌啶类					
阿司咪唑	10(日)	—	—	皮肤黏膜过敏	10
其他					
阿伐斯汀	1.5	—	—	皮肤黏膜过敏	8~16
左卡巴斯汀	12	—	—	皮肤黏膜过敏	50 μg(喷雾剂)
咪唑斯汀	>24	—	—	皮肤黏膜过敏、鼻塞	10

【药理作用与作用机制】 口服或注射 H_1 受体拮抗药吸收迅速、完全。大部分在肝内代谢,以代谢产物形式从肾排出。消除速度快,一般不易蓄积。口服后多数在 15~30 min 起效,1~2 h 作用达高峰,一般持续 4~6 h,咪唑斯汀的 $t_{1/2}$ 长于 24 h。阿司咪唑口服后血药浓度达峰时间为 2~4 h,排泄缓慢,且由于其去甲基代谢产物仍具有 H_1 受体拮抗活性,存在肝肠循环,故其 $t_{1/2}$ 可达 10 日以上。

H_1 受体被激动后可通过 G 蛋白激活磷脂酶 C(PLC),产生肌醇三磷酸(IP3)与二酰甘油(DAG),导致细胞内钙离子增加,蛋白激酶 C 活化,从而使胃、肠、气管、支气管平滑肌收缩,同时释放内皮细胞源性血管舒张因子(EDRF)和前列环素(PGI2)使小血管扩张,通透性增加。H_1 受体拮抗药可拮抗这些作用。

治疗量 H_1 受体拮抗药有镇静与引起嗜睡的中枢抑制作用,以苯海拉明、异丙嗪作用最强,其中枢抑制作用可能与中枢 H_1 受体有关。它们还有抗晕、镇吐作用,可能与其中枢抗胆碱作用有关。第二代 H_1 受体拮抗药特非那定和阿司咪唑因不易通过血

脑屏障几乎无中枢抑制作用。多数 H_1 受体拮抗药有较弱的抗乙酰胆碱、局部麻醉和奎尼丁样作用。

【临床应用与评价】

1. 皮肤黏膜变态反应性疾病 本类药物对组胺释放引起的荨麻疹、枯草热、花粉症、变应性鼻炎和血管神经性水肿等皮肤黏膜变态反应性疾病效果较好,可作为首选药物,通常选用镇静作用较弱的第二代 H_1 受体拮抗药。对昆虫咬伤所致的皮肤瘙痒和水肿亦有良效。对血清病、药疹和接触性皮炎也有一定的疗效。对支气管哮喘疗效差,对过敏性休克无效。

2. 晕动病及呕吐 苯海拉明、异丙嗪、布可利嗪、美可洛嗪对晕动病、妊娠呕吐以及放射病呕吐有镇吐作用。防晕动病应在乘车、船前 15~30 min 服用。

【常见不良反应与处理】 第一代药物多见镇静、嗜睡、乏力等中枢抑制现象,以苯海拉明和异丙嗪最为明显,故服药期间应避免驾驶车、船和高空作业。少数患者则有烦躁不安。此外尚有消化道反应及头痛、口干等。美可洛嗪可致动物畸胎,妊娠早期禁用。局部外敷可致皮肤过敏。特非那定大剂量或

长期应用,可能发生 Q-T 间期延长,产生尖端扭转型室性心动过速。阿司咪唑过量可引起心律失常、晕厥、心搏停止。所以第二代药物在应用时应注意观察心脏的毒性反应。

【药物相互作用】 避免同时使用康唑类抗真菌药或大环内酯类抗生素。

特非那定

特非那定(terfenadine)对组胺诱发哮喘有明显拮抗作用,中枢抑制不良反应极低。在北美,已用作防治花粉性哮喘的首选药,亦用于治疗各种过敏性皮肤病。常用量每日 2 次,每次 60 mg。近年来,陆续发现此药对心脏有一定的毒性,临床应慎重使用。

阿司咪唑

阿司咪唑(astemizole)亦称息斯敏(hismanal),与 H_1 受体结合有很高选择性。在各种新型抗组胺药中半衰期最长,可达 9～11 日。除对各型荨麻疹、特应性皮炎、血管神经性水肿、变应性鼻炎及花粉症有效外,对药物过敏、食物过敏、眩晕、支气管哮喘等亦有一定疗效。一般成人剂量 10 mg,每日 1 次,即可维持疗效。

西替利嗪

西替利嗪(cetirizine)商品名为仙特敏(zyrtec),此药经严格的预入睡试验、驾驶模拟试验,认为无明显中枢抑制作用。其作用除拮抗组胺外,还对变态反应性炎症中嗜酸性粒细胞有较强的抑制趋化及活化作用。起效快、作用持久。对变态反应的速发相、迟发相反应及炎症细胞细胞膜的脂质代谢均有抑制作用。对皮肤、鼻变态反应和支气管哮喘均有一定疗效。常用量 10 mg,每日 1 次。

左卡巴斯汀

左卡巴斯汀(levocabastine)又称立复汀(livostin),该药以局部喷雾代替药物口服,由于直接作用于病变组织,故起效快,用药剂量小,毒性反应少。适用于各种变应性鼻炎。用量:配制为每毫升含药 0.5 mg 的水溶液,用特制的压力喷雾器局部喷雾,每日 2 次。

(二)过敏反应介质阻释剂

色甘酸钠

【药理作用与作用机制】 色甘酸钠(sodium cromoglicate)又称咽泰,口服吸收少,约 1%,一般采

用粉末吸入剂或溶液气雾剂吸入疗法。粉末吸入给药,50%～80% 沉着于口腔和咽部,仅 8% 经肺及胃肠道进入血液,在肺中吸收迅速,吸入 15～20 min 后可达血药峰浓度,$t_{1/2}$ 为 1～1.5 h。由于在胃肠道吸收极少,口服或灌肠后可在胃肠道内维持较高浓度发挥良好的局部抗变态反应作用。

色甘酸钠能稳定肥大细胞细胞膜,阻止肥大细胞脱颗粒,从而抑制组胺、5-HT 慢反应物质及白三烯等炎症介质的释放。其机制可能与下列作用有关:①抑制细胞内环腺苷酸磷酸二酯酶,致使细胞内环腺苷酸(cAMP)的浓度增加,阻止钙离子转运进入肥大细胞,从而稳定肥大细胞细胞膜,阻止过敏反应介质的释放;②直接抑制引起支气管痉挛的某些反射;③抑制嗜酸性粒细胞等炎症细胞的激活,降低支气管的高反应性。

【临床应用与评价】 色甘酸钠的吸入主要用于预防过敏性支气管哮喘的发作,疗效显著,可明显改善主观症状。须在接触哮喘诱因前 7～10 天用药,亦可预防运动性哮喘。常用量:20 mg,每日 4 次。症状减轻后每日 40～60 mg,维持剂量每日 20 mg。对激素依赖的患者,服用本品后可使激素减量或完全停用。该药对慢性哮喘也有效,但对感染性哮喘疗效差。用于变应性鼻炎和季节性枯草热,能迅速控制症状。口服和灌肠对溃疡性结肠炎、溃疡性直肠炎也有一定疗效。治疗变应性鼻炎,常用鼻吸入,每次 10 mg,每日 4 次。胃肠道变态反应性疾病,可每次口服 100～600 mg,每日 3 次,连服 1～6 个月。

【常见不良反应与处理】 色甘酸钠是较安全的药物,不良反应少而轻,主要是咽喉部不适或水肿,胸部紧迫感及恶心,必要时可同时吸入 β_2 受体激动药加以预防。

酮替芬

酮替芬(ketotifen)又称萨地同(zaditen),为一新型抗变态反应药。其特点是兼具很强的 H_1 受体拮抗作用和抑制过敏反应介质释放的作用。酮替芬的抗组胺作用较氯苯那敏强约 10 倍,且作用时间长。该药不仅抑制支气管周围黏膜下肥大细胞释放组胺、慢反应物质,而且也抑制血液中嗜酸性粒细胞释放组胺、慢反应物质等,产生很强的抗变态反应作用。酮替芬能抑制抗原、组胺、阿司匹林和运动诱发的气道痉挛,防治支气管哮喘。因此,适用于多种类型的支气管哮喘,尤其对过敏性支气管哮喘疗效显著。对外因性哮喘、运动或阿司匹林等引起的哮喘,

口服酮替芬,每次 1 mg,每日 2 次,可减少哮喘的发作频率与严重程度,可连服 2~6 周。不良反应有嗜睡、头晕、口干等,往往在数日后自行减轻或消失。驾驶员、精密仪器操作者慎用。

曲尼司特

曲尼司特(tranilast,TNL)从南天竹提取,并经结构改造而得,药理作用与色甘酸钠相似。早期用于治疗 I 型变态反应性疾病如支气管哮喘和变应性鼻炎,随后发现具有良好的抗 II、III、IV 型变态反应等多种作用,因此被临床广泛应用。TNL 能稳定肥大细胞和嗜碱性粒细胞的细胞膜,防止其脱颗粒和释放组胺等化学介质,降低血清中 IgE 的水平等。口服 TNL 后 2~3 h 血药浓度达到峰值,$t_{1/2}$ 约 8.6 h,相对生物利用度约 93%,给药后约 96 h 从尿中排泄。TNL 对于支气管哮喘等疾病兼有预防和治疗作用;对于变应性鼻炎的治疗效果明显优于色甘酸钠;还可用于荨麻疹、特应性皮炎等的治疗。文献报道不良反应发生率为 2.4%~17.8%。消化系统常见不良反应有胃部不适、口干、恶心、腹泻及便秘,轻微肝、肾功能异常。

(三) 钙盐类与脱敏制剂

钙盐类在临床上常作为辅助治疗药物用于荨麻疹、湿疹、接触性皮炎、血清病、血管神经性水肿等过敏性疾病。这是由于钙离子能增加毛细血管的致密度、降低血管的通透性、减少渗出,从而减轻或缓解变态反应症状,是一类缓解症状的药物,代表药物有氯化钙、葡萄糖酸钙等。

脱敏制剂是一类变应原制剂,其抗变态反应作用机制是使患者少量、多次地接触某种变应原,逐渐产生较多的特异性阻断 IgG,减少 IgE 而使机体脱敏。临床用于过敏性支气管哮喘、变应性鼻炎、特应性皮炎、泛发性湿疹均有显著疗效。国内研制并经

临床试验的有螨注射液,临床证明其对过敏性支气管哮喘疗效显著。值得注意的是脱敏疗法有局限性,不一定对所有病例都适用,但脱敏疗法在 I 型变态反应性疾病的治疗中仍占有极其重要的地位。

(四) 糖皮质激素类

以地塞米松、倍他米松为代表的糖皮质激素抗变态反应作用机制是抗炎、抗变态反应作用。广泛用于治疗各型变态反应性疾病,治疗 I 型变态反应适应证有变应性鼻炎、过敏性支气管哮喘、花粉症、各种速发皮肤变态反应、速发药物过敏反应、食物过敏反应、虫螫反应、物理因子所致的变态反应等;治疗 II 型变态反应适应证有严重的输血反应、变态反应所致的溶血性贫血、变应性粒细胞减少、变应性血小板减少性紫癜等;治疗 III 型变态反应适应证有变应性血管炎、血清病、各类自身免疫病、变应性肺泡炎、虹膜睫状体炎等;治疗 IV 型变态反应适应证有接触性皮炎、移植排斥反应、桥本甲状腺炎、重症肌无力等。

目前认为,糖皮质激素仍是哮喘急性发作的重要抢救药物,需尽早应用足量激素(口服泼尼松,成人 40~80 mg/d,儿童 1~2 mg/kg)一般于用药后 3 h 开始出现药效,6~12 h 可达最大药效。连续治疗 5~10 日。对危重患者应尽早静脉注射糖皮质激素(甲泼尼龙 60~120 mg,每 6 h 一次),治疗 24~48 h 后,改服泼尼松龙(40~60 mg/d),为防止再发作,一般需治疗 10~14 日;其后改隔日疗法。

(五) 抗变态反应的中草药类

中药黄芩对变态反应性疾病有确切效果。其主要有效成分为黄芩苷和黄芩苷元,其中黄芩苷元的抗变态反应作用尤为显著,黄芩苷元为单色酮衍生物,结构上与双色酮衍生物色甘酸钠相似,其作用机制也与色甘酸钠相似,可阻止肥大细胞释放组胺、5-HT 等过敏反应介质。

第三节　风湿性疾病与类风湿关节炎的临床用药

■ 重点内容提要

风湿性疾病和类风湿关节炎是异质性的疾病,发病机制不是单一的因素,往往都伴有炎症的发生。药物治疗主要是缓解症状,预防或减少器官损害和避免或最小化药物毒性。药物有不同的作用机制,某些尚不清楚,但均有抑制炎症作用。临床常用非甾体抗炎药和免疫抑制剂。近年来,生物制剂因其疗效好和毒性反应小也开始广泛应用于临床。

一、风湿性疾病的临床用药

(一) 风湿性疾病概述

风湿性疾病(rheumatic diseases)泛指影响骨、关节及其周围组织(如肌肉、肌腱、筋膜、滑膜囊)的一组疾病,可以由感染、免疫、内分泌、代谢、遗传、肿瘤、退化及地理环境等因素所致。风湿性疾病可以是系统性的,也可以是局限性的。

1. 风湿性疾病的免疫学发病机制 机体免疫系统对自身抗原丧失耐受,产生自身抗体和特异性自身反应性淋巴细胞导致自身组织、器官的损伤是风湿性疾病的主要发病机制。免疫反应的启动与抗原提呈细胞(APC)、主要组织相容性复合体(MHC)和具有相应T细胞受体(TCR)的T细胞三者相关联。抗原经APC加工处理后被特异性淋巴细胞识别,从而触发抗原特异性淋巴细胞活化、增殖、分化,免疫应答形成的效应细胞、效应分子与相应抗原产生进一步相互作用。APC加工、提呈抗原多肽的过程受到MHC的限制,也就是抗原多肽与MHC分子须同时被TCR识别才能完成抗原提呈过程,同时参与识别的还有CD3、CD4/CD8分子、CD28/CD80等辅助刺激因子和黏附分子。

T细胞可分为CD4$^+$辅助性T细胞(Th cell)、CD8$^+$细胞毒性T细胞(Tc cell)和抑制性T细胞(Ts cell)。Th细胞又可按其功能分为Th1细胞和Th2细胞,Th1细胞分泌白细胞介素-2(IL-2)、γ干扰素(IFN-γ)和肿瘤坏死因子β(TNF-β),主要介导细胞免疫反应;Th2细胞分泌IL-4、IL-5和IL-6,主要介导体液免疫反应,并有相互制约作用。B细胞在Th细胞和其他细胞因子作用下活化、增殖、分化为浆细胞,分泌特异性抗体。抗体与游离抗原结合形成循环免疫复合物(CIC),引起Ⅲ型变态反应;抗体与靶细胞或靶器官的抗原结合引起Ⅱ型变态反应。通过补体的激活或通过与具有Fc受体的巨噬细胞、粒细胞、NK细胞结合,产生依赖抗体的细胞毒性(ADCC)。致敏T细胞与相应抗原结合后释放各种淋巴因子可致Ⅳ型变态反应,Tc细胞为效应细胞,可直接杀伤靶细胞,造成以单核细胞浸润和细胞变性坏死为特征的变态反应性炎症。

2. 风湿性疾病的分类 从病因学、组织学、病理学、生物化学、遗传学、免疫学以及临床医学等不同角度对风湿性疾病进行归纳后分为十大类,包括100余种风湿性疾病,简述如下:

(1) 弥漫性结缔组织病 包括类风湿关节炎、幼年型类风湿关节炎、系统性红斑狼疮、多发性肌炎与皮肌炎、坏死性血管炎及其他血管疾病、干燥综合征等。

(2) 与脊柱炎相关的风湿病 包括强直性脊柱炎、赖特综合征、银屑病关节炎等。

(3) 退行性关节病 包括骨关节痛、骨关节炎等。

(4) 与感染因素有关的风湿病 包括风湿热、莱姆病等。

(5) 与风湿状态有关的代谢性和内分泌病 包括痛风、肢端肥大症等。

(6) 肿瘤引起的骨关节病变 包括滑膜瘤、滑膜肉瘤、绒毛结节性滑膜炎等。

(7) 与风湿病有关的神经病变性疾病 包括神经病性关节炎、椎管狭窄等。

(8) 伴有骨、骨膜和软骨病变的风湿病 包括骨质疏松、骨软骨炎等。

(9) 非关节性风湿病 包括肌腱炎和(或)滑囊炎、腱鞘囊肿、雷诺病和雷诺现象等。

(10) 与风湿病有关的其他疾病 包括结节性脂膜炎、药物诱发的风湿性综合征等。

(二) 药物治疗原则

风湿性疾病为慢性疾病,治疗目标是最大限度地保护患者的日常功能性活动,解除不适感,预防或减少器官损害和避免或最小化药物毒性。治疗风湿性疾病的药物有不同的作用机制,但均有抑制炎症作用。

(三) 常用治疗药物

非甾体抗炎药

【药物作用和作用机制】 非甾体抗炎药(NSAIDs)主要通过抑制环氧化酶(COX)发挥药理作用。COX为前列腺素合成的关键,前列腺素为有许多生理学效应包括促进炎症的一组物质。现已发现有2种类型COX受体,某些用于治疗成人类风湿关节炎的NSAIDs为选择性的环氧化酶2(COX-2)抑制药。

【临床应用与评价】 NSAIDs为幼年型类风湿关节炎和轻症系统性红斑狼疮患者基本治疗用药,能用于急性和慢性关节炎、胸膜炎、心包炎、葡萄膜炎和某些类型血管炎。NSAIDs不能改变疾病的病程。临床常用的有阿司匹林、萘普生和布洛芬等。

【常见不良反应】 NSAIDs最常见的不良反应是恶心、食欲减退和腹痛,少数患儿出现情绪改变、肝酶升高、蛋白尿和血尿。

糖皮质激素

糖皮质激素通过不同的给药途径治疗风湿性疾病,包括口服、静脉注射、眼部给药和关节内注射。口服糖皮质激素是治疗中、重度系统性红斑狼疮、皮肌炎、多数血管炎的基本药物。静脉注射途径可给予更高的治疗剂量以取得迅速、强大的抗炎作用。甲泼尼龙静脉注射,每次 10 ~ 30 mg/kg,最大量为 1 g。与口服激素相比不良反应较少,静脉注射偶有危及生命的毒性,如心律失常、急性高血压、低血压和休克。糖皮质激素长期使用的不良反应包括严重感染、库欣综合征、生长发育迟缓和骨量减少。

甲氨蝶呤

甲氨蝶呤(methotrexate,MTX)通过抑制对嘌呤合成有重要作用的二氢叶酸还原酶而产生抗炎作用。治疗风湿性疾病时较低剂量的 MTX 毒性非常轻微,与 MTX 治疗肿瘤时观察到的毒性反应有本质上的不同。MTX 主要不良反应为胃肠毒性、口腔炎、肝酶升高、白细胞减少和皮疹。MTX 因其低毒性和高接受性及可能使慢性炎症明显改善和长时间保持疾病稳定而成为治疗儿童风湿性疾病的基本药物之一。

环磷酰胺

环磷酰胺(cyclophosphamide,CTX)属烷化剂,为细胞周期非特异性药物,通过影响 DNA 合成发挥细胞毒作用。其对体液免疫的抑制作用较强,能抑制 B 细胞增殖和抗体生成,且抑制作用较持久,是治疗重症系统性红斑狼疮的有效药物之一,尤其是在狼疮肾炎和血管炎的患者中,CTX 与激素联合应用能有效地诱导疾病缓解,阻止和逆转病变的发展,改善远期预后。目前普遍采用的 CTX 冲击疗法是:每次 CTX 750 mg,加入生理盐水 200 mL 中静脉滴注,每月一次,共 6 次;继之为每 2 ~ 3 个月一次,至完全缓解 1 年,但不超过 3 年。大剂量冲击治疗前必须先查血常规,应注意避免导致白细胞数过低,一般要求白细胞计数 > 3.0×10^9/L。CTX 冲击疗法的不良反应除白细胞减少外,主要包括出血性膀胱炎、感染、性腺抑制、胃肠道反应、脱发、肝功能损害。

抗疟药

抗疟药(antimalarial drug)治疗风湿性疾病的作用机制较为复杂,至今尚未完全清楚。现认为该类药物通过改变细胞内溶酶体中的酸性微环境来影响细胞的功能。潜在的不良反应包括骨髓抑制、兴奋、胃刺激、肌无力样乏力和皮疹。最重要的不良反应为视网膜毒性,不常发生但可致失明或中心视觉丧失。羟氯喹治疗过程中,至少每 4 ~ 6 个月进行一次眼科(包括周边视觉和视野)检查。

柳氮磺吡啶

柳氮磺吡啶(sulfasalazine)用于治疗多关节炎型幼年型类风湿关节炎、少关节炎型幼年型类风湿关节炎和脊椎关节病,主要不良反应为胃肠刺激和皮疹。

霉酚酸酯

霉酚酸酯(mycophenolate mofetil,MMF)为次黄嘌呤单核苷酸脱氢酶的抑制药,可抑制嘌呤从头合成途径,从而抑制淋巴细胞活化。MMF 治疗狼疮肾炎有效,能够有效地控制Ⅳ型狼疮肾炎活动。每日剂量 20 ~ 30 mg/kg,分 2 次口服。MMF 选择性作用于淋巴细胞,对肝和骨髓细胞生长无影响,因而无肝和骨髓毒性反应。

环孢素

环孢素(cyclosporin)可特异性抑制 T 细胞 IL-2 的产生,发挥选择性的细胞免疫抑制作用,是一种非细胞毒免疫抑制剂。在治疗系统性红斑狼疮方面,对狼疮肾炎有效,环孢素 A(CsA)剂量为每日 3 ~ 5 mg/kg,分 2 次口服。用药期间血药浓度应维持在 200 ~ 300 ng/mL。CsA 不良反应是肝、肾功能损害及高血压、高钾血症、多毛和牙龈增生。

静脉注射免疫球蛋白

本药对多种临床疾病有效,其作用机制包括抑制 Fc 受体介导的单核吞噬细胞系统的破坏作用、抗独特型抗体作用、调节 Th1/Th2 以及一些细胞因子的分泌。一般用量每日 300 ~ 400 mg/kg,连续 3 ~ 5日。本药不良反应较少,偶有发热、皮疹、低血压或一过性肾功能受损,严重可出现全身性过敏反应和输入后无菌性脑膜炎。

生物制剂

TNF-α 拮抗药,包括英夫利昔单抗、依那西普,对滑膜炎症性疾病具有特效,可能具有比现阶段应用的其他药物更小的毒性。除 TNF-α 拮抗药外,多种生物制剂正应用于成人,更多的是调整个体与炎症过程有关的细胞群或分子。抑制特异性 T 细胞亚群、结合特殊细胞因子或细胞因子受体和抑制抗双链脱氧核糖核酸自身抗体的单克隆抗体已广泛用于成人风湿性疾病。

二、类风湿关节炎的临床用药

(一)类风湿关节炎概述

类风湿关节炎(rheumatoid arthritis,RA)是一种以关节滑膜炎为特征的、以对称性多关节炎为主要临床表现的异质性、系统性、慢性自身免疫功能障碍疾病。主要表现为进行性侵蚀性关节炎及晨僵,部分患者可以出现发热、贫血、皮下结节和淋巴结肿大。全世界发病率为 1%,我国发病率为 0.3%,发病一年内致残率高达 20%,严重影响人类的健康和生活质量。

1. 发病机制

(1)感染因素　大量资料证明,RA 与 EB 病毒感染有关,一般而言,在经济发达、生活水平较高地区人群中,原发感染的年龄相对大,我国 3~5 岁儿童 EB 病毒 IgG 抗体的阳性率达 90%~100%。原发感染发生在幼年时大多数为隐性感染,此后终身携带病毒,若原发感染发生在青春期以后,则相当一部分为显性感染。EB 病毒感染是 RA 始动因子,与类风湿沉淀素的产生直接相关,但据报道,RA 患者血、滑液、滑膜标本中未测到 EB 病毒的 DNA,故推测 RA 可能不是由 EB 病毒直接感染关节滑膜所致。RA 患者约 80% 血清中可检出高滴度的抗 EB 病毒抗体,提示 EB 病毒感染引起自身免疫系统调节紊乱。EB 病毒参与 RA 的发病机制归纳起来有两种学说:①分子模拟学说:EB 病毒衣壳的某些多糖成分和 HLA-n 的第三多形区的结构有相似之处,已知 RA 患者滑膜内衬细胞表面的 HLA-DR4 多肽表达很强,可能体内被 EB 病毒致敏的 T 细胞错将这些 HLA-nR4 阳性的细胞当成 EB 病毒抗原而发生免疫反应,因而引起有关的免疫病理和临床症状。此外,EB 病毒还具有与 II 型胶原蛋白相似的 α1 链表位,易感宿主感染 EB 病毒后亦可通过分子模拟出抗胶原蛋白免疫反应,造成关节软骨和骨的破坏;②交叉抗原学说:Boudier 发现 EB 病毒糖蛋白 gp110 的 α螺旋区含有 ORRAA 序列,它们使用合成的含有此段序列的 gp110 和 DR 多肽,发现抗 DW₄ 抗体可与 gp110 结合,抗 gp110 抗体可与 DW₄ 结合,因此可能机体对 EB 病毒感染的免疫反应与 DR₄ 多肽这种自身抗原发生交叉反应,诱导了自身免疫反应。

(2)遗传　大于 80% 的 RA 患者携带被称为共

同表位的人类白细胞抗原。这些等位基因在 HLA-DR 分子 β 链表达高度同源的氨基酸序列,是 HLA-DRB1 抗原结合槽的主要构成序列。与 RA 有关抗原通过分子模拟或模糊识别机制与该抗原结合槽结合,并被 T 细胞受体识别,激活 T 细胞及其下游的自身免疫反应。

2. 细胞因子在 RA 发病机制中的作用　T、B 细胞活化后分泌大量细胞因子,如肿瘤坏死因子 α(TNF-α)、IL-1、IL-6、IL-2 等,它们刺激滑膜组织中新生血管形成、滑膜细胞增殖、单核吞噬细胞浸润。同时,细胞因子又反作用于免疫细胞,进一步使自身免疫反应扩大。

(二)药物治疗原则

早期、长期使用抗风湿药已经成为治疗 RA 的共识。药物治疗 RA 主要能减轻关节炎患者的炎症反应,缓解症状,提高患者的活动能力。临床应用的药物主要有非甾体抗炎药和缓解病情的抗风湿药。

(三)常用治疗药物

1. 非甾体抗炎药(NSAIDs)　NSAIDs 是目前临床上治疗风湿、类风湿关节炎的主要药物。它们具有明显的抗炎止痛作用,能减轻关节炎患者的炎症反应,缓解症状,提高患者的活动能力。但是它们不能根除病因,亦不能阻止病程的发展和并发症的发生,而且不良反应较多。先通过改变 NSAIDs 的化学结构或制剂类型,提高对 COX-2 的选择性抑制,达到增强其药理作用、减轻不良反应的目的。

阿司匹林

【药理作用与作用机制】　阿司匹林(aspirin)口服迅速从胃肠黏膜吸收。因吸收转运过程中易被胃肠黏膜、肝和红细胞中的酯酶水解,故血中主要是水杨酸形式,并以此形式分散到全身各组织器官。主要经肝代谢,由肾排出。$t_{1/2}$ 为 2~3 h。阿司匹林抗炎作用是通过抑制前列腺素合成中的关键酶环氧化酶实现的,主要是对 COX-1 的抑制作用,而对 COX-2 的抑制作用不强。

【临床应用与评价】　使用阿司匹林最大耐受剂量(3~4 g/d)有明显的抗炎、抗风湿作用,使急性风湿热患者用药后 24~48 h 内临床症状缓解,血沉下降。可作诊断用药。能明显减轻风湿性关节炎和类风湿关节炎的炎症和疼痛。

【常见不良反应与处理】　本药在使用解热镇痛剂量时不良反应较少,患者多能耐受。

(1)胃肠道反应　最常见。阿司匹林抑制

COX-1,干扰胃蛋白酶原合成,刺激胃黏膜,引起上腹部不适、胃灼痛,甚至诱发和加重溃疡和出血。抗风湿剂量阿司匹林可刺激延髓催吐化学感受器兴奋而引起恶心和呕吐,并可损伤胃黏膜,呈无痛性出血。

(2) 过敏反应 主要为荨麻疹和血管神经性水肿等皮肤黏膜过敏反应。罕见"阿司匹林哮喘",此病发生与本药抑制COX,而脂加氧酶活性相对升高,白三烯合成增加有关。

(3) 凝血障碍。

(4) 水杨酸反应 过量使用出现的中毒反应,表现为头痛、头晕、耳鸣、视力障碍、汗出、神情恍惚、恶心、呕吐等,甚至出现惊厥和昏迷。静脉滴注碳酸氢钠碱化尿液可加快药物从尿中排出。

(5) 对肝、肾功能的影响 血药浓度超过150 μg/mL时可产生剂量依赖性肝毒性,主要表现为氨基转移酶活性升高,个别患者出现肝大、厌食、恶心和黄疸。与其他NSAIDs相比,本药致肾功能损伤的发生率较低。

布洛芬

布洛芬(ibuprofen)是苯丙酸衍生物,对COX-2和COX-1的抑制作用相当,胃肠不良反应较阿司匹林少。效应强度和疗效与阿司匹林相似,可用于解热镇痛和抗炎。口服吸收迅速,99%与血浆蛋白结合经肝代谢后自尿中排出。$t_{1/2}$为2 h,药效持续时间短。需每4 h服药,患者依从性差。不良反应相对较少、较轻,偶可引起视物模糊和中毒性弱视,发现后立即停药。抗风湿:口服起始剂量每次400~800 mg,每4~6 h一次,最大日剂量2.4 g。

尼美舒利

【药理作用与作用机制】 尼美舒利(nimesulide)口服吸收良好,在1~2 h内达到血药峰浓度,$t_{1/2}$大约为5 h,主要在肝代谢为羟基衍生物,代谢产物仍具有药理活性,大部分通过尿液排泄。

本药活性基团为磺基,选择性抑制COX-2,体外抑制前列腺素的程度与体内相同,其解热镇痛作用较对乙酰氨基酚强200倍,镇痛作用为阿司匹林的25倍;抑制激活的白细胞产生氧自由基,减轻炎症时氧自由基导致的组织损害,抑制蛋白酶、金属蛋白酶的活性,防止软骨介质降解。

【临床应用与评价】 适用于急、慢性骨关节炎,关节外风湿病,手术和急性创伤后的疼痛和炎症,癌性疼痛,神经疼痛,急性上呼吸道感染引起的疼痛和发热、痛经。

【常见不良反应】 偶见短暂及轻微上腹部烧灼感、恶心和胃痛。罕见过敏性皮疹、头痛、眩晕。

美洛昔康

美洛昔康(meloxicam)口服吸收良好,能穿透进入滑膜液,浓度接近血浆中的一半,主要代谢产物从尿中或粪便中排泄。$t_{1/2}$为20 h。肝、肾功能不全或轻、中度肾功能不全对本药药代动力学无较大影响。

美洛昔康在滑膜液中的浓度较高,对各种骨关节炎和类风湿关节炎镇痛效果较好,也适用于手术和急性创伤后的疼痛和炎症,毒性反应轻,而且由于药物持续时间长,显示出较好的耐受性和依从性。不良反应偶表现为消化不良、恶心、呕吐、腹痛和肝功能异常。

赛来昔布

赛来昔布(celecoxib)为特异性COX-2抑制药,治疗剂量对人体COX-1无明显影响,也不影响血小板的TXA_2合成,但可抑制PGI_2合成。有解热镇痛和抗炎作用。口服吸收良好,但进食食物,特别是高脂食物可减少其吸收,吸收率可降低10%。血浆蛋白结合率高,$t_{1/2}$为11 h,主要在肝通过CYP2C9代谢,严重肝功能不全时消除率降低80%。用于风湿性、类风湿关节炎和骨关节炎的治疗,也可用于手术后疼痛、牙痛、痛经。胃肠道不良反应、出血和溃疡发生率均较其他非选择性非甾体抗炎药低,但仍可能有其他非甾体抗炎药可能引起的水肿、多尿和肾损害。对有血栓形成的患者要慎用。口服日剂量200 mg,抗风湿治疗可增至200~400 mg,分2次给药。

2. 缓解病情的抗风湿药 治疗RA的抗风湿药包括MTX、柳氮磺吡啶、硫唑嘌呤、羟氯喹、金诺芬、环孢素、雷公藤等,都存在毒性和耐受性的矛盾。相对而言,MTX较其他抗风湿药而言,安全性和耐受性均较好。MTX是一种抗叶酸代谢药物,临床研究显示不仅有较好的疗效,而且在其他治疗失败后,仍能发挥良好的控制病情作用,是RA早期治疗的首选。MTX最严重的不良反应是血液系统和肝损害,但是这种不良反应是可逆的,患者在治疗中通过禁酒和药物剂量的调整可以避免氨基转移酶的升高和血清白蛋白下降。另外,在服用MTX的同时,加服四氢叶酸或叶酸,能显著减轻MTX的不良反应,并且不影响MTX的疗效。

第四节 系统性红斑狼疮的临床用药

■ **重点内容提要**

系统性红斑狼疮是一种累及全身多个系统的自身免疫病,病因较复杂。目前对于系统性红斑狼疮的常规治疗以糖皮质激素和免疫抑制剂为主,糖皮质激素是全部治疗方案的基础;环磷酰胺是目前治疗重症狼疮肾炎的重要药物,但其不良反应限制了其临床使用。目前许多新的免疫抑制剂以及中药类不断应用于临床,取得了较好的疗效。

一、概述

系统性红斑狼疮(systemic lupus erythematosus, SLE)是一种复杂的异质性自身免疫病,以出现多种自身抗体为特征,可以累及多个系统。SLE 的发病机制中有多种因素的参与,其具体的病因和发病机制迄今未明。有研究认为,SLE 是在遗传因素导致的遗传易感性的基础上,在病毒感染或激素环境等促发因素的作用下机体的免疫系统发生功能紊乱导致自身耐受丧失而引起的。其病理生理机制如下:

1. SLE 患者发病机制与 T 细胞多种异常有密切关系 ①抑制性 T 细胞(Ts 细胞)数量减少,多种细胞因子分泌异常,T 细胞表面受体表达下降,导致对抗原刺激的免疫反应减弱;②Th1/Th2 细胞的失衡在 SLE 发病中有着重要的作用,表现为以 Th1 细胞下降,Th2 细胞相对占优势;③T 细胞受体(TCR)表达异常:SLE 患者 TCRY8 链基因组成发生了很大变化,使 SLE 患者外周血中产生某种特异性的 γ/δ T 细胞,识别自身组织抗原,启动体液或细胞免疫应答,导致免疫系统失衡,造成多器官组织的损伤;④T 细胞 *Bcl-2* 异常表达:*Bcl-2* 为一种细胞凋亡抑制基因,*Bcl-2* 转基因鼠自身反应性 B 细胞克隆消除功能抑制,B 细胞记忆和生存期均延长,可产生许多自身抗体,形成 SLE 样病损;⑤自然杀伤 T 细胞异常活化。

2. 细胞因子参与 SLE 的发病过程 SLE 存在多种细胞因子的异常,异常增高的细胞因子可引起免疫系统网络的紊乱,导致免疫损伤。SLE 患者血清 IL-1、SIL-2R、IL-6、IL-8 水平显著高于健康对照组,随着 SLE 患者活动积分的增加而增加,且和 SLE 的活动度呈正相关;肿瘤坏死因子 α、转化生长因子 β、γ 干扰素、IL-1、IL-2、IL-6、IL-10、IL-12、IL-16、IL-18 等细胞因子参与调节 SLE 的活动状态并决定其受累器官,均与狼疮肾炎(LN)有关。

3. 信号转导异常在 SLE 发病机制中的作用 研究表明,SLE 患者和动物模型存在共同刺激传导途径的异常,自身免疫反应的产生与共同刺激信号转导途径异常密切相关。B7-CD28 转导途径促进自身免疫反应的发生,SLE 外周血单个细胞中存在介导细胞内信号转导的转录因子 NF-AT 和 AP-1 表达异常。

4. 淋巴细胞凋亡 现已证明细胞凋亡在免疫系统的发育以及免疫反应的过程中起重要作用。SLE 的主要免疫学特征是患者血液中含有大量的抗核(如核心蛋白、DNA 等)抗体及抗其他自身抗原(如红细胞表面抗原等)的抗体,抗原-抗体复合物在结缔组织中沉着而引起病理损害。Emlen 等认为,凋亡时核小体可进入细胞外基质,并刺激淋巴细胞,增加 DNA 及免疫球蛋白合成。因此,凋亡越多,提供核抗原越多,进一步增加疾病活动性。并发 LN 者,其外周血淋巴细胞凋亡率较无 LN 者高,凋亡率的变化可作为评估 SLE 病情的一种指标。

二、药物治疗原则

SLE 目前尚无根治的方法,糖皮质激素结合细胞毒性药物仍是目前治疗 SLE 的首选方案,但其不良反应限制了临床使用。目前许多新的免疫抑制剂以及中药类不断应用于临床,取得了较好的疗效。

三、临床常用药物

(一)糖皮质激素及细胞毒性药物

糖皮质激素(GC)结合细胞毒性药物仍是目前治疗 SLE 的首选方案。起始剂量需较大,以期在 1~2 周内抑制病情,必要时可应用 GC 冲击疗法或加用免疫抑制剂治疗。在 SLE 治疗中通常选用中短效 GC,泼尼松和甲泼尼龙是最常用的口服和静脉制剂。GC 对下丘脑-垂体-肾上腺轴(HPA)的外源性抑制作用除了与剂量和疗程成正相关外,不同的给药方式对 HPA 的抑制程度为:一日多次给药 > 每晚单剂给药 > 每早单剂给药 > 隔日给药。但重症患者常需一日多次给药才能达到最佳控制病情活动的作用,病情稳定后可以调整为每早单剂给药。

最常用的细胞毒性药物是环磷酰胺(CTX)、硫唑嘌呤和甲氨蝶呤。CTX 的用法有以下几种:①每日 50 ~ 150 mg,分 2 ~ 3 次口服;②每周 0.4 g,静脉滴注;③ 0.5 ~ 1.0 g,加入生理盐水 250 mL 中静脉滴注,每 3 ~ 4 周 1 次。硫唑嘌呤不及 CTX,尤其在控制肾和神经系统病变较差,而对浆膜炎、血液系统病变、皮疹等效果较好。临床上可用硫唑嘌呤 1 ~ 2.5 mg/(kg·d),4 ~ 8 周起效,见效后 2 ~ 4 周减量,每日 25 ~ 50 mg 维持。甲氨蝶呤主要用于治疗关节炎、肌炎和浆膜炎等为主要损害的 SLE,剂量为每周 10 ~ 15 mg。其疗效不如 CTX,但长期使用耐受性好。

(二)免疫抑制剂

霉 酚 酸 酯

霉酚酸酯(mycophenolate mofetil,MMF)是一种选择性、非竞争性、可逆的次黄嘌呤单核苷酸脱氢酶抑制剂,它选择性地抑制活化的淋巴细胞和肾小球膜细胞,降低自身抗体和免疫球蛋白水平,较环磷酰胺更有效,明显减少对性腺毒害和感染,故安全性更高。

来 氟 米 特

来氟米特(leflunomide,LFM)为异草唑类免疫抑制剂,抑制二氢乳清酸脱氢酶的活性,同时抑制酪氨酸磷酸化和抑制嘧啶核苷酸合成,从而抑制 IL–2 等的产生,阻断活化淋巴细胞的增生,减少抗体产生。来氟米特联合激素治疗 SLE 的诱导缓解率有较明显的疗效,耐受性尚好。主要不良反应有皮疹、恶心、呕吐、腹泻、脱发、白细胞减少和肝损害等,但发生率低。

(三)中药类

近年来的研究表明,中药类在糖皮质激素的撤减及克服其所引起的不良反应等方面扮演重要角色,受到众多医家的重视。

雷 公 藤 多 苷

雷公藤多苷(tripterygium glycosides)是由雷公藤提取而得的糖苷,其免疫抑制作用已为人们所公认。基础药理研究已证明它具有免疫抑制剂活性,

近 20 年来已被广泛用于治疗 SLE 等自身免疫病。临床观察发现雷公藤不仅能改善 SLE 患者的临床症状,对免疫学上的异常变化也有一定的改善作用,能降低 γ 球蛋白,使抗核抗体(ANA)转阴或滴度下降,雷公藤治疗 SLE 的机制可能在于它能对 SLE 亢进的多个免疫环节起作用,它不仅能抑制 T 细胞的功能,还能直接抑制亢进的 B 细胞功能。

冬 虫 夏 草

冬虫夏草对 SLE 大鼠有一定的治疗作用,能够抑制 SLE 大鼠淋巴结增生、降低蛋白尿以及抗 ds–DNA 抗体的水平和改善肾功能。冬虫夏草对 SLE 模型大鼠的作用,为临床上 SLE 的治疗开拓新的药物治疗提供理论基础,但其机制尚需进一步研究。

抗 疟 药

抗疟药(氯喹、羟氯喹和米帕林)通过抗炎、免疫抑制、光保护作用、抗血小板聚集及降血脂等作用,主要应用于轻、中度脏器受累的 SLE,在改善病情、维持病情稳定及预防疾病复发中可发挥重要作用。该类药物安全有效、耐受性良好。

(四) SLE 的特殊治疗

1. LN 的治疗　LN 是不能治愈的疾病,其特点是治疗后患者只能达到某一程度的缓解,尤其是病程较长、反复复发的病例在治疗后仍会有持续性蛋白尿、血尿及其他尿沉渣异常和肾功能损害等表现。治疗中用激素和细胞毒性药物的严重不良反应不容忽视,一些研究也表明过度治疗和治疗措施不当也是 SLE 患者死亡的主要原因。狼疮肾炎的治疗目标是实现最佳疗效和最少药物不良反应之间的平衡。包括:①肾功能恢复正常、好转或趋于稳定,Scr 值上升 < 30 μmol/L;②尿蛋白和尿沉渣阴性,若不能完全阴性,则应低于原尿蛋白量的 50% 和(或)仍有异常尿沉渣;③没有全身症状和血管炎的表现,患者感觉良好,可恢复工作和正常生活,或仅有轻微症状和疲劳;④皮肤损害恢复到患者可以接受的程度,或恢复到复发前的状态;⑤ ESR、C3 和 C4 正常,ANA 和抗 ds–DNA 抗体滴度下降至阴性。治疗分为三期:①首始治疗期;②持续治疗期;③维持治疗期。要求达到实验室和临床的完全缓解是不现实的,应注意避免过度治疗带来的各种危险的不良反应。制定数个等级的治疗缓解目标并追踪。

2. 双冲击疗法治疗 SLE　人们早已认识到,SLE 的预后与 LN 的发作有关,LN 反复发作可使

SLE 的病情不断恶化,直接影响到 SLE 的预后。近年来,双冲击疗法同时加强心理护理、消除患者紧张情绪取得明显疗效,并可改善患者生存质量。联合应用 CTX 和 GC 治疗 LN 方面已有不少的观察和研究,这种联合治疗方案对 LN 有较好的疗效,但是在治疗过程中药物不良反应和并发症及患者对治疗耐受性等问题,已较为突出。疗程为 3 期:①泼尼松 1 mg/(kg·d),于清晨顿服,共 8 周;CTX 8 ~ 12 mg/(kg·d)加入生理盐水 100 mL 静脉滴注,连续 2 天,每 2 周重复一次,CTX 累计总量 150 mg/kg。②泼尼松每周递减 5 mg,至 0.5 mg/(kg·d)时,持续服药 3 个月;CTX 用法同上,但改为每 3 个月重复一次,持续用药 2 年后停用。③泼尼松每 2 周递减 5 mg,直至隔日 20 ~ 30 mg,并以此低剂量长期维持。若对治疗敏感者,泼尼松不需在 0.5 mg/(kg·d)这个剂量上持续服药 3 个月,而是直接递减至维持治疗期。若患者对治疗敏感性较差,病情改善缓慢,则激素撤减速度放缓,延长整体治疗疗程;对复发者,重新开始如上治疗,但 CTX 冲击每年只宜进行一次。激素维持的低剂量选择,是以能够维持病情缓解,或仅有轻微症状及实验室改变,能保持正常生活规律为准,不强求尿蛋白完全阴性。在治疗期间,每 2 ~ 3 个月复查血生化一次,在追踪期每 6 个月复查一次。

第五节 器官移植的临床用药

■ 重点内容提要 ┃

移植是将细胞、组织或器官从某一个体或部位植入另一个体或部位的过程。排斥反应是器官移植发展中的关键问题之一。免疫抑制剂在器官移植抗排斥反应中发挥重要作用,但有很强的毒性反应。为扬长避短,目前临床上常采用"联合用药"。

一、概述

移植(transplantation)是将细胞、组织或器官从某一个体或部位植入另一个体或部位的过程。被移植的细胞、组织或器官称为移植物,提供移植物的个体称为供者,接受移植物的个体称为受者或宿主。经移植后,如果供、受者的遗传背景有差异,移植物即可刺激受者的免疫系统,诱发免疫应答,此谓移植免疫。由此而引起的免疫反应导致移植物的炎症反应和坏死,称为移植排斥反应。研究移植排斥反应发生的机制以及如何防治排斥反应的发生以维持移植物的正常功能和长期存活的科学称作移植免疫学。

1. 移植排斥反应的特点 现代研究揭示移植排斥反应的本质乃移植抗原诱导的免疫应答,是由同种异型或异种移植抗原激发宿主产生的免疫应答,常导致宿主对移植物产生排斥反应,从而成为影响移植物功能及存活的主要障碍。由于移植术并非自然存在的现象,故机体对移植物的免疫应答与对其他"非己"抗原的应答机制不完全相同。除具备经典抗原的免疫应答的抗原特异性、免疫记忆性和区分"自己"与"非己"的一般特征外,移植排斥反应还有其自身的一些特点和规律:初次排斥和再次排斥;免疫应答强烈;多种抗原提呈细胞参与。

2. 移植排斥反应的类型 同种移植排斥反应包括宿主抗移植物反应(HVGR)。根据临床器官移植术后发生排斥反应的时间,习惯上将其分为超急性排斥反应、速发性排斥反应、急性排斥反应以及慢性排斥反应四种类型。

(1) 超急性排斥反应 器官移植术后数分钟至数小时内发生的排斥反应称为超急性排斥反应(hyperacute rejection)。当移植物与受者血管接通后,预存抗体与移植组织相应抗原结合,迅速激活补体系统,引起出血、水肿和血管内血栓形成等病理改变,导致移植器官急性坏死。以血管内凝血为主要病理变化。

(2) 速发性排斥反应 速发性排斥反应(accelerated rejection)一般发生于术后 1 周内,多发生在异种移植中,在同种异型移植中不常见。以抗 MHC 分子抗体和抗内皮细胞表面分子抗体结合相应抗原,激活补体系统,致血管损害为主,兼有炎性 CD4+T 细胞的效应机制参与,导致血管炎。其主要病理学特征是移植物血管内皮细胞坏死,类似血管炎,故也称为急性血管排斥反应。

(3) 急性排斥反应 急性排斥反应(acute

rejection)多发生于移植1周后,3个月后反应强度逐渐减弱。主要由细胞免疫应答所致,以 CD8$^+$ 细胞毒性 T 细胞(CTL)的细胞毒效应机制为主,Th1 细胞的致炎作用、CD8$^+$CTL 的杀伤作用也参与急性排斥反应的发生。病理特征表现为实质性细胞坏死并伴有淋巴细胞和吞噬细胞浸润。

(4) 慢性排斥反应　慢性排斥反应(chronic rejection)可发生于移植后数月,甚至数年,是急性排斥细胞坏死的延续和结果,是影响移植器官长期存活的主要障碍。主要由炎性 CD8$^+$T 细胞/巨噬细胞相关的慢性炎症,反复多次抗体或细胞介导的内皮损害而造成的。其病变特征是组织结构损伤、纤维增生和血管平滑肌细胞增生,导致移植器官功能进行性丧失。

二、药物治疗原则

钙调磷酸酶抑制药(环孢素 A/他克莫司/西罗莫司)+ 霉酚酸酯 + 糖皮质激素(泼尼松/泼尼松龙)组成的三联疗法是目前权威的器官移植免疫抑制治疗用药方案,联用的各药作用于淋巴细胞激活的不同时期而发挥着协同作用。

三、临床常用药物

(一)皮质类固醇类药物

泼尼松用于防止器官移植排斥反应的一般用法为:口服给药,术前 1~2 天开始给药,每日 100 mg,术后 1 周改为每日 60 mg,以后逐渐减量。发生急性排斥反应的一线治疗为糖皮质激素冲击治疗,给予甲泼尼龙每日 1 g 或 500 mg 冲击治疗,3~5 天,然后改为口服泼尼松 1~0.5 mg/(kg·d),逐渐减量至冲击前的剂量。长期、大量使用皮质类固醇类药物的不良反应有盐、糖、蛋白质和脂肪等代谢紊乱。表现为向心性肥胖、痤疮、多毛、高血压和尿糖等,可诱发或加重感染,诱发消化道溃疡致出血和骨质疏松、肌肉萎缩,易诱发精神病等。

(二)抗代谢药

硫唑嘌呤

硫唑嘌呤(azathioprine,AZP)为 6-巯基嘌呤的甲硝咪唑取代物,在体内主要作用于 S 期细胞。干扰嘌呤类代谢,导致 DNA 合成障碍。并可抑制淋巴细胞的增殖,阻止抗原敏感型淋巴细胞转化为淋巴母细胞。AZP 的作用具有细胞特异性。长期应用易造成肝损害和骨髓抑制而出现白细胞减少、血小板减少和严重贫血等。故一般不单独应用。目前,临床上多在三联疗法中应用 AZP(即 AZP+ 环孢素 A+ 泼尼松)。近年来硫唑嘌呤常与糖皮质激素或(和)他克莫司等联合使用,可用于预防各种排斥反应。只要患者能耐受,硫唑嘌呤可以长期服用,有益于移植物的长期存活。其毒性反应为骨髓抑制、感染、肝功能损害和诱发肿瘤等。

霉酚酸酯

霉酚酸酯(MMF)是霉酚酸(MPA)的 2-乙基酯类衍生物,具有较强的免疫抑制力。MMF 能通过控制细胞和抗体介导的排斥反应,抑制抗体的形成,能明显延长移植物的存活时间。MMF 口服生物利用度高,在体内脱酯形成具有免疫抑制活性的代谢产物 MPA;MPA 能选择性、非竞争性、可逆性地抑制次黄嘌呤单核苷酸脱氢酶(IMPDH),可抑制 T、B 细胞中嘌呤的合成;还能通过直接抑制 B 细胞增殖阻止抗体的形成。与传统的抗代谢药甲氨蝶呤(MTX)、AZP 等相比,具有疗效显著、不良反应轻微等特点,故在临床得到越来越多的应用。MMF 可用于预防同种器官移植患者的排斥反应,能与环孢素 A(CsA)合用,与 AZP 相比,MMF 较少引起严重的骨髓抑制。亦无致高血压、糖尿病、胰腺炎及骨质疏松等不良反应。MMF 无明显肝、肾毒性,可用于肝、肾功能不全的器官移植患者,以降低肝、肾毒性的发生率。其毒性反应主要有胃肠道症状如恶心、呕吐、腹泻和胃炎等。有时可出现白细胞减少和皮肤感染等。ERLO80A 是霉酚酸酯的肠衣制剂,可减轻消化道不良反应。

(三)T 细胞抑制药

单克隆 T 细胞抗体

单克隆 T 细胞抗体(OKT3,muromonab CD3)为鼠 IgG$_2$ 的免疫球蛋白,能特异性与人 T 细胞抗原(OKT3 抗原)相结合,直接作用于淋巴细胞亚群,阻断 T 细胞的再生及其功能,从而起到有效的免疫调节作用,可获得比常规免疫调节药更好的效果。作为一种免疫抑制剂,主要用于预防和治疗同种异体肾移植等器官移植后的急性排斥反应。OKT3 最常见的不良反应为首剂效应,即首次使用 OKT3 后 0.5~6 h 可能出现明显的寒战、呼吸困难、恶心、呕吐和腹泻或血压不稳定等症状。用药 2~3 日后症状会逐渐减轻。为减少首剂效应,可于首剂前 6~12 h 给予甲泼尼龙,首剂后 30 min 给予氢化可的松,此外还可适当给予对乙酰氨基酚、苯海拉明、雷尼替丁等，以对抗首剂效应。

（四）新型免疫抑制剂

FIY720

FIY720 是一种新合成的、第四代免疫抑制剂，是将冬虫夏草提取物中具有免疫抑制作用的成分 IsP-I 进行结构改造而得。FIY720 具有强烈的免疫抑制作用和高度的细胞选择性，其作用为 CsA 的 30 倍。各种动物移植模型实验结果表明，FIY720 能明显延长移植物存活期，包括延长异种移植物的存活期，存活时间与药物剂量呈正相关；FIY720 可预防急性排斥反应发生，也可逆转已发生的排斥反应。研究表明，FIY720 与 CsA 有协同作用，与 CsA 和西罗莫司的三联疗法具有更强的协同作用。因 FIY720 具有高度的细胞选择性，即它不侵犯正常细胞，故毒性反应小，且生物利用度较高。FIY720 与 CsA 联合应用时，CsA 的剂量只需达到亚临床剂量（3 mg/kg）即可达到满意的疗效，从而避免了 CsA 过量导致的肝、肾毒性。

来 氟 米 特

来氟米特（leflunomide，LFM）是一种具有抗炎及免疫作用的异噁唑类化合物，LFM 在体内迅速转化成活性代谢产物，而起免疫抑制作用。其主要机制为抑制嘧啶核苷酸的合成，诱导转化生长因子（TGF）的产生；直接抑制 T 细胞和 B 细胞的增殖，从而抑制体液免疫反应。LFM 除具有免疫抑制作用、可广泛作用于免疫反应中多个环节外，还有抗炎、抗肿瘤和抗病毒作用。在器官移植领域，LFM 同时具有强大的抗排斥反应作用，故有较高的研究、开发价值。LFM 的毒性反应有胃肠道症状、皮疹、过敏反应、体重减轻和可逆性脱发，以及血细胞比容下降、血红蛋白减少和血小板减少等。

他 克 莫 司

他克莫司（tacrolimus）可抑制多种细胞因子如 IL-2、γ 干扰素的产生，阻断 T 细胞的活化，同时抑制细胞毒性 T 细胞的增殖和 IL-2 受体的表达。

（刘　雅　李晓辉）

数字课程学习

⤓ 教学 PPT　　📝 思考题

第二十四章　泌尿系统疾病临床用药

■ **重点内容提要**

　　泌尿系统疾病形式多样,发病率高,其发生与感染、性别、遗传等因素相关,临床常分为尿路感染用药、前列腺用药和性功能障碍用药。尿路感染用药包括抗生素、抗泌尿系统结核药、抗尿路衣(支)原体感染药、抗尿路真菌感染药及抗尿路病毒感染药等。前列腺用药包括α受体拮抗药以及抗雄激素类药。性功能障碍用药包括西地那非等。其他泌尿系统疾病还有尿崩症和尿路结石等,本章重点介绍前三类。临床用药必须根据对象、年龄、症状、病史及用药史制订个体给药方案,标本兼治,合理用药。

第一节　概　　述

　　尿路感染是致病微生物侵入泌尿系统生长繁殖,并引起相应病理改变和症状的结果。其发病率介于呼吸道和消化道感染之间,是最常见的感染性疾病之一。急性尿路感染是仅次于呼吸道感染的疾病,反复发作的尿路感染在慢性肾衰竭发生过程中起重要作用。女性由于尿道较短,易反复出现膀胱和肾的感染,儿童也经常有这些问题。使用导尿管的患者易发膀胱感染这可能是由于细菌伴随导尿管等器具进入膀胱,尿路的阻塞还能导致膀胱的感染向肾转移。尿路感染的症状包括尿频、尿急、尿道灼痛、发冷、发热、腹痛、腰部触痛(和急性肾盂肾炎相似)等。治疗这些感染,根据不同病症,临床常选用不同的制剂,尿路感染治疗用药包括抗生素、抗泌尿系统结核药、抗尿路衣(支)原体感染药、抗尿路真菌感染药及抗尿路病毒感染药等。对于尿道痉挛、疼痛可用一些松弛尿道平滑肌的药物,减少尿道疼痛。

　　良性前列腺增生(benign prostatic hyperplasia,BPH)又称良性前列腺肥大,是中老年男性病,也是一种多发病和慢性病。人类的平均寿命越长,其发生率越高。主要表现为膀胱刺激征和尿路出口的梗阻症状,前者包括尿频、尿急、夜尿及急迫性尿失禁,后者常见排尿阻力增加,排尿时间延长,尿潴留和充

盈性尿失禁等。治疗药物包括:①α受体拮抗药;②激素类包括雌激素、孕酮类、5α-还原酶抑制药和芳香化酶抑制药;③其他类等。

　　勃起功能障碍(erectile dysfunction,ED)为阴茎持续3个月以上不能勃起或不能维持勃起,不能达到满意的性生活,是男性的常见病。在40～70岁的男性中的发病率高达52%,全球有数亿男性患有不同程度的ED。就目前而言,勃起功能障碍的治疗药物包括口服药物、阴茎海绵体内注射药物及局部外用药物,口服药物是首选的治疗药物和方法。

　　其他泌尿系统疾病还包括尿崩症和尿路结石等。

第二节　尿路感染治疗用药

　　尿路感染常由革兰氏阳性肠球菌、金黄色葡萄球菌和革兰氏阴性大肠埃希菌引起,而肺炎球菌和奇异变形杆菌感染少见且多为单一菌感染,86%以上的尿路感染是大肠埃希菌引起的,可以用尿路抗菌药来治疗,这些药物在血液循环中不发挥抗菌作用,但是因为它们集中在尿液中,所以能有效清除尿路内的病菌。还有一些尿路感染是由结核分枝杆菌、衣(支)原体、真菌及病毒引起的。根据病症不同,临床选用不同的药物治疗。

一、治疗常见细菌性尿路感染的抗菌药

用于治疗细菌性尿路感染的抗菌药,在尿和肾内浓度要高,肾毒性和不良反应要小。在未得到细菌培养和药敏试验结果时,可根据经验选用对革兰氏阴性细菌有效的抗菌药。

青霉素 G

【药理作用与临床应用】 在良好的环境下,大约有 1/3 口服量的青霉素 G(penicillin G)从肠道内吸收。pH 为 2 的胃液可迅速破坏这种抗生素,故不宜口服,通常作肌内注射,吸收迅速且安全。青霉素 G 广泛分布全身,但各种体液如组织液中浓度却相差甚大,在肝、胆汁、肾、精液、淋巴和肠内会有较多的分布,房水和脑脊液中分布量较少,但炎症时药物较易进入,可达有效浓度。正常情况下,青霉素 G 主要经肾迅速从体内排泄,但也有少部分经胆汁和其他途径排泄。

青霉素类主要干扰细菌细胞壁的合成而产生抗菌作用,青霉素类与细菌体内的青霉素结合蛋白有高度亲和力,两者结合后干扰细菌细胞壁的合成,导致细菌生长停止、溶解和死亡。

青霉素 G 适用于化脓性链球菌、敏感金黄色葡萄球菌、草绿色链球菌、粪肠球菌所致尿路感染及淋病奈瑟球菌引起的淋病、梅毒螺旋体引起的梅毒。

青霉素可与氨基糖苷类抗生素联合应用,有协同作用,但不可同瓶滴注。在医师的指导下可与大环内酯类抗生素联用,可扩大抗菌谱。

使用方法:本药常用于肌内注射或静脉滴注。肌内注射成人每日量为 80 万 ~ 320 万 U;儿童每日量为 3 万 ~ 5 万 U/kg,分为 2 ~ 4 次给予。静脉滴注适用于重病,如感染性心内膜炎、化脓性脑膜炎患者。成人每日量为 240 万 ~ 2 000 万 U,儿童每日量为 20 万 ~ 40 万 U/kg,分 4 ~ 6 次加入注射液中作间歇快速滴注。

【常见不良反应与处理】

1. 过敏反应 过敏反应是青霉素类最常见的不良反应,表现为斑丘疹、荨麻疹、发热、支气管痉挛、脉管炎、血清病、剥脱性皮炎、史－约综合征和过敏性休克等。

为避免将青霉素用于最易发生过敏反应患者,详细询问病史是最可行的措施。大多数有青霉素过敏史的患者应采用其他类型的抗生素治疗。对于一些对青霉素过敏而必须应用的患者,应采用“脱敏”的方法,逐次增加青霉素剂量以避免发生严重反应,且需在有监护的情况下。一旦出现过敏性休克,应首选立即皮下或肌内注射肾上腺素 0.5 ~ 1.0 mg,严重者应稀释后缓慢静脉注射或滴注,必要时加入糖皮质激素和抗组胺药,同时采用其他急救措施。

2. 久用可致溶血性贫血、出血倾向及白细胞减少等。

3. 可造成耐青霉素金黄色葡萄球菌、革兰氏阴性菌及念珠菌等二重感染。

4. 可发生恶心、呕吐、腹泻及腹痛等反应。

氨苄西林

【药理作用与临床应用】 氨苄西林(ampicillin)耐酸、可口服,但吸收不完全,严重感染需注射给药。正常人空腹口服达峰时间为 2 h,肌内注射峰时间为 0.5 ~ 1 h。体内分布广,尤以肝、肾浓度最高,在胆汁中的浓度为平均血药浓度的 9 倍。在正常情况下难通过血脑屏障,但脑膜炎时通过率增加,主要以原形(80%)从肾排出。$t_{1/2}$ 为 1 ~ 1.5 h。

本品为广谱半合成青霉素,对 β- 内酰胺酶不稳定,对非产酶金黄色葡萄球菌、溶血性链球菌、淋病奈瑟球菌、奇异变形杆菌有很强的抗菌作用。但对耐青霉素 G 的金黄色葡萄球菌无效,特点是对革兰氏阴性菌有效,但对铜绿假单胞菌无效。适用于淋病奈瑟球菌所致淋病和敏感菌所致尿路感染。

使用方法:口服,每日量 50 ~ 100 mg/kg,分 4 次空腹服用。肌内注射,每次 0.5 ~ 1 g,每日 4 次。静脉滴注,每次 1 ~ 2 g,必要时可用到 3 g,溶于 100 mL 输液中,滴注 0.5 ~ 1 h,每日 2 ~ 4 次,必要时每 4 h 一次。儿童用量每日 100 ~ 150 mg/kg,分次给予。

【常见不良反应与处理】 本品可与青霉素 G 有交叉过敏反应。尚可引起胃肠道反应和二重感染。

阿莫西林

【药理作用与临床应用】 阿莫西林(amoxicillin)对胃酸稳定,口服后迅速吸收且完全,不受食物影响,峰时间为 2 h。在血中浓度约为口服同量氨苄西林的 2.5 倍。$t_{1/2}$ 为 1 ~ 1.3 h。本品在体内分布良好,但不易通过血－脑脊液屏障,可通过胎盘屏障。

本品为青霉素类抗生素,通过抑制细菌细胞壁合成而发挥杀菌作用,使细菌迅速溶解、破裂而死亡,抗菌谱与抗菌性与氨苄西林相似,对肺炎链球菌、溶血性链球菌等链球菌属、粪肠球菌、不产青霉素酶葡萄球菌、需氧革兰氏阳性杆菌、奇异变形杆

菌、大肠埃希菌、流感嗜血杆菌、沙门菌属、淋病奈瑟球菌、需氧革兰氏阳性菌的不产 β- 内酰胺酶菌株及幽门螺杆菌具有良好的抗菌活性。

使用方法:口服,成人每日 1~3 g,分 3~4 次服用,最小剂量为 0.75 g/d,分 3 次服用。小儿一日剂量按体重 20~40 mg/kg,每 8 h 一次。3 个月以下婴儿每日剂量按体重 30 mg/kg,每 12 h 一次。肾功能严重损害患者需调整给药剂量。

【常见不良反应与处理】 常见不良反应以恶心、呕吐、腹泻等消化道反应和皮疹为主。少数患者的血清氨基转移酶升高,偶有嗜酸性粒细胞增多、白细胞降低和二重感染。罕见假膜性肠炎。对青霉素 G 过敏者禁用,有药物过敏体质患者、支气管哮喘、湿疹、荨麻疹、肾功能不全患者慎用。丙磺舒可阻止本品排泄,延长作用时间。

哌拉西林

【药理作用与临床应用】 哌拉西林(piperacillin)口服很少吸收,注射后可完全吸收,故可采用肌内注射和静脉给药,血浆蛋白结合率低(17%~22%)。脑中药物浓度较高。$t_{1/2}$ 为 1 h。药物在体内分布广,周围器官均可达有效浓度。本品主要为肾排泄,12 h 内尿中可排出药量的 1/3~2/3,长期使用无蓄积作用,比氨苄西林、羧苄西林更为安全。

大肠菌属、假单胞菌属、变形杆菌、枸橼酸杆菌对本品敏感,大肠埃希菌对本品不敏感。本品适用于敏感菌所致的尿路感染。

使用方法:静脉滴注,给药前先加适量灭菌注射用水使其溶解,加入输液内,每日 4~12 g,分次给药。小儿,每日 100~200 mg/kg,分 3~4 次给药,每日最大量为 300 mg/kg。儿童,每日 100~300 mg/kg,分 3~4 次使用。肌内注射,成人每日 4~6 g,儿童按每日 80~100 mg/kg,分 3~4 次注射。

【常见不良反应与处理】 与青霉素 G 有交叉过敏反应。可出现皮疹、皮肤瘙痒等反应,约 3% 的患者可发生以腹泻为主的胃肠道反应。偶见有氨基转移酶一过性增高。可被氨基糖苷类抗生素灭活,应避免混合使用。

头孢氨苄

【药理作用与临床应用】 头孢氨苄(cefalexin)为口服头孢类广谱抗生素。对青霉素酶稳定,杀菌力强,很多对抗生素耐药的微生物对它敏感。对大肠埃希菌、克雷伯杆菌、肠球菌属、奇异变形杆菌和

部分沙门杆菌抗菌作用良好,对金黄色葡萄球菌、溶血性链球菌、肺炎球菌有较高敏感性。细菌耐药性产生慢。本品适用于敏感菌致尿路感染。

本品与考来烯胺(消胆胺)合用时,可使头孢氨苄的平均血药浓度降低。丙磺舒可延迟本品的肾排泄。

使用方法:成人每日 1~2 g,分 3~4 次服用,空腹服用。小儿每日 25~50 mg/kg,分 3~4 次服用。

【常见不良反应与处理】 恶心、呕吐、腹泻和腹部不适等胃肠道反应较多见,皮疹、药物热等过敏反应少见。头孢菌素类与其他有肾毒性的药物合用可加重肾损害,如氨基糖苷类、强效利尿药。与乙醇同时应用可产生“醉酒样”反应,故在用药期间或停药 3 天内应忌酒。肌酐清除率下降时应减少给药次数。

氨曲南

【药理作用与临床应用】 氨曲南(aztreonam)口服不吸收。其分布广,在肾、肺、胆囊、骨骼肌、脑脊液、皮肤等组织均有较高的药物浓度。在前列腺、支气管分泌物中均有一定的分布,$t_{1/2}$ 为 1.7 h。

本品与细菌细胞膜上青霉素结合蛋白 3(PBP3)紧密结合而阻止细胞壁的合成。本品不诱导细菌产生 β- 内酰胺酶,且对革兰氏阴性菌产生的 β- 内酰胺酶高度稳定。适用于大肠埃希菌、克雷伯杆菌、变形杆菌、铜绿假单胞菌、阴沟肠杆菌、枸橼酸菌、黏质沙雷菌所致尿路感染及呼吸道、软组织感染和脑膜炎、败血症的治疗。与氨基糖苷类联用,有协同抗菌作用。

使用方法:一般感染 3~4 g/d,分 2~3 次给予。严重感染每次 2 g,每日 3~4 次。无其他并发症的尿路感染只需用 1 g,分成 1~2 次给予。

【常见不良反应与处理】 不良反应少而轻,主要有恶心、呕吐、腹泻的胃肠道反应及皮疹、血清氨基转移酶升高等。与头孢西丁有拮抗作用,不宜合用。

诺氟沙星

【药理作用与临床应用】 诺氟沙星(norfloxacin)生物利用度较低。消除 $t_{1/2}$ 为 3~4 h,尿中药物浓度超过尿路感染时大多数致病菌最低有效抑菌浓度数倍以上。本品几乎不被代谢,80% 以原形从尿中排出。

本品可干扰细菌合成 DNA 所需的 DNA 螺旋酶,具有抗菌谱广,作用强的特点。对铜绿假单胞菌、奇异变形杆菌和大肠埃希菌等革兰氏阴性杆菌均有较强的抗菌活性;对金黄色葡萄球菌也有抗菌活性;对耐庆大霉素等的细菌也有一定抗菌作用。主要用于

治疗泌尿系统和胃肠道的细菌感染。

使用方法：口服，成人每次 0.1~0.2 g，每日 3~4 次。空腹服药吸收较好。一般疗程为 3~8 日，少数患者可达 3 周。对于慢性尿路感染患者，可先用一般量 2 周，再减量为每日 200 mg，睡前服用，持续数月。

【常见不良反应与处理】 一些患者可出现周围神经刺激症状，加用维生素 B$_{12}$ 可减轻症状。少数患者服药后可引起氨基转移酶升高，停药后能自行消失。孕妇及未成年人禁用。

环丙沙星

【药理作用与临床应用】 环丙沙星(ciprofloxacin)为杀菌剂，通过作用于细菌 DNA 螺旋酶的 A 亚单位，抑制 DNA 的合成和复制而导致细菌死亡。具有广谱抗菌作用，尤其对需氧革兰氏阴性杆菌的抗菌活性高，但对专性厌氧菌无效。适用于大肠埃希菌、肺炎杆菌、阴沟肠杆菌、奇异变形杆菌、流感嗜血杆菌、副流感杆菌和肺炎链球菌所致尿路感染。

使用方法：口服，成人每次 0.25 g，每日 2~3 次或每次 0.5~0.75 g，12 h 一次。静脉滴注，每次 0.1~0.2 g，每日 2 次，可用生理盐水或葡萄糖注射液稀释，滴注时间不少于 30 min。

【常见不良反应与处理】 胃肠道反应、皮疹、皮肤瘙痒等过敏反应；少数患者可发生血清氨基转移酶升高；偶可引起癫痫发作，精神异常等现象。孕妇及未成年人禁用，抗酸药减少本品吸收。其他治疗常见细菌性尿路感染的抗菌药见表 24-1。

表 24-1 其他治疗常见细菌性尿路感染的抗菌药

药物名称	适应证	作用特点	注意事项
甲氧西林	主要用于治疗葡萄球菌属所致的尿路感染	耐青霉素酶，但不耐酸	大剂量静脉给药可引起间质性肾炎
头孢拉定	敏感菌致泌尿系统感染	体外抑菌作用同头孢氨苄，大多数厌氧菌对本品敏感	孕妇、哺乳期妇女、过敏体质者及肝、肾功能不全者慎用
头孢呋辛	敏感菌致泌尿系统感染	对金黄色葡萄球菌和部分革兰氏阴性杆菌产生的 β-内酰胺酶稳定，对革兰氏阴性杆菌感染更有效	本品为第二代头孢菌素
头孢克洛	敏感菌致泌尿系统感染	对革兰氏阳性菌如金黄色葡萄球菌、表皮葡萄球菌和链球菌有很强的抗菌活性，对革兰氏阴性菌如沙门菌、淋病奈瑟球菌、大肠埃希菌和奇异变形杆菌也敏感	对青霉素类有部分交叉过敏性，长期应用引起继发性感染
头孢哌酮	适用于各种敏感菌引起的感染，对胆道感染疗效较好	抗菌谱广，抗菌活性强。对耐甲氧西林金黄色葡萄球菌和肠球菌无效	用药期间禁止饮酒
大观霉素	淋病奈瑟球菌引起的泌尿系统感染	为氨基糖苷类抗生素，主要对革兰氏阴性菌有效，尤其对淋病奈瑟球菌有良好抗菌作用	肾病患者、孕妇及新生儿禁用
呋喃妥因	金黄色葡萄球菌、大肠埃希菌、白色葡萄球菌、化脓性链球菌等所致尿路感染	抗菌谱广，对大多数革兰氏阳性和阴性菌均有抗菌作用	在酸性尿中作用良好，与萘啶酸之间有拮抗作用，两者不宜合用

二、抗泌尿系统结核药

有些肺结核继发结核分枝杆菌顺血流、淋巴或直接蔓延侵入肾，进而扩散至泌尿系统，引发泌尿系统结核。目前常用的抗泌尿系统结核药为异烟肼、利福平、乙胺丁醇和吡嗪酰胺，以前三者最有效。常用抗泌尿系统结核药的主要特点见表 24-2。

三、抗尿路衣(支)原体感染药

尿路衣(支)原体感染是由多种病原体引起的以尿道炎为主要表现的一组疾病。可能由沙眼衣原体、解脲脲原体，也可能是阴道毛滴虫、真菌等引起。常用抗尿路衣(支)原体感染药的主要特点见表 24-3。

四、其他抗尿路感染药

其他抗尿路感染药如抗尿路真菌感染药。能对

表 24-2　常用抗泌尿系统结核药物的主要特点

药物	作用特点	注意事项
异烟肼	干扰生长活跃的结核分枝杆菌合成脂质和核酸,杀菌力强	禁用于既往有异烟肼相关性肝损害史的患者
利福平	杀菌剂,通过抑制 DNA 依赖性 RNA 聚合酶活性杀灭结核分枝杆菌	可致肝功能异常和黄疸,用药期间应定期检查肝功能,可致畸胎,孕妇禁用
乙胺丁醇	抑菌剂,用于对异烟肼和其他常用抗结核药耐药的泌尿系统结核	不宜单独应用
吡嗪酰胺	体外仅有抑菌作用,进入细胞内可起杀菌作用。抗结核分枝杆菌作用弱于异烟肼与链霉素,但对在细胞内偏酸环境中持续存活的结核杆菌有杀灭作用	本品可致严重肝损害

表 24-3　常用抗尿路衣(支)原体感染药的主要特点

药物	作用特点	注意事项
四环素	抑制细菌蛋白质合成,对多种革兰氏阳性和阴性菌有抑菌作用,高浓度时有杀菌作用。用于治疗敏感立克次体、衣原体、螺旋体、分枝杆菌和支原体感染	禁用于孕妇、哺乳期妇女及 8 岁以下儿童
米诺环素	一种快速、高效、长效的新半合成四环素,在此类药物中该药作用最强。作用机制和抗致病微生物谱同四环素	禁用于四环素过敏者和孕妇、哺乳期妇女及 8 岁以下儿童
多西环素	抑制致病微生物蛋白合成,用于衣原体引起的尿道、子宫颈内和直肠感染,如非淋球菌型尿道炎、黏液脓性宫颈炎、睾丸附睾炎等	禁用于孕妇、哺乳期妇女及 8 岁以下儿童
琥乙红霉素	在体内水解后释放出红霉素,与敏感菌核糖体 50 S 亚单位结合,抑制其蛋白质合成。用于不宜用四环素类治疗的非复杂性尿道、子宫颈内和直肠衣原体感染,尤其是孕妇和哺乳期妇女	严重肝损害者禁用

人体致病的真菌有 20 多种,真菌不同于细菌,为真核生物,具有线粒体及含麦角甾醇的细胞膜。治疗细菌感染的抗生素一般对真菌无效。用于治疗尿路真菌感染的常用药物有两性霉素 B、氟胞嘧啶、三唑类和咪唑类。

除此之外还有尿路病毒感染,主要见于性传播疾病及与感染相关的肾疾病。目前抗尿路病毒感染的有效药物主要有阿昔洛韦和酞丁胺。

第三节　尿道解痉药、尿道镇痛药和膀胱保护剂

一、尿道解痉药

由多种原因引起的尿道痉挛可用解痉药治疗。黄酮哌酯(flavoxate)可特异地预防尿道平滑肌的痉挛。但它也有中枢神经系统的不良反应(视物模糊、头晕、嗜睡)。

奥昔布宁(oxybutynin)是强效阻断胆碱受体的尿道解痉药。但它有抗胆碱样不良反应,如少汗、尿潴留、心动过速和胃肠道紊乱。该药可口服或贴剂用于治疗膀胱痉挛。

托特罗定(tolterodine)、达非那新(darifenacin)和索利那辛(solifenacin)是更新的胆碱受体拮抗药,可防治膀胱收缩的痉挛。适应证如尿频、尿急和尿失禁。托特罗定已经广泛用于有以上症状患者。曲司氯铵是刚被批准用于治疗尿道痉挛的药物,该药特异性地阻断胆碱受体,并减少膀胱的张力。适应证为尿急、尿失禁引起的膀胱痉挛(表 24-4)。

【药理作用与临床应用】以上尿道解痉药吸收较快,分布广,经肝代谢,从尿排泄。但肝肾功能不良者慎用。能通过胎盘屏障和进入乳汁。权衡用于怀孕及哺乳期妇女及新生儿。

尿道解痉药可治疗尿路感染。一些膀胱炎、前列腺炎、尿道炎、尿道膀胱炎、膀胱三角炎会引起尿道平滑肌痉挛,某些神经源性膀胱症也会引起膀胱

表 24-4 常用的尿道解痉药

药名	常用剂量	适应证
达非那新	口服：每日 7.5 mg，可增至每日 15 mg	尿频、尿急、尿失禁引起的膀胱痉挛
黄酮哌酯	口服：每次 100~200 mg，每日 3 次或 4 次，患者症状改善可减量	>12 岁的尿道膀胱痉挛症状患者
奥昔布宁	口服：每次 5 mg，每日 2~3 次。5 岁以上儿童口服每次 5 mg，每日 2 次	减轻尿道膀胱痉挛
索利那辛	儿童 >5 岁：口服：每次 5 mg，每日 2 次，直到每次 5 mg，每日 3 次	治疗尿频、尿急、尿失禁引起的膀胱痉挛
托特罗定	口服：每次 1~2 mg，每日 2 次，肝功能不全者减为口服：每次 1 mg，每日 2 次	治疗尿频、尿急、尿失禁引起的膀胱痉挛
曲司氯铵	口服：每次 20 mg，每日 2 次，饭前 1 h 服。肝肾功能不全者减量	减轻膀胱痉挛症状

痉挛，这些痉挛会引起排尿困难、尿痛、尿急、尿失禁、夜尿症、耻骨上疼痛。

【常见不良反应与处理】 尿道解痉药不良反应涉及副交感神经的阻断，包括恶心、呕吐、口干、神经质、心动过速。

药物之间不良反应：吩噻嗪、氟哌啶醇和这些药合用会减效，如果必须合用，应密切观察并调整剂量。

二、尿道镇痛药

尿道疼痛会引起尿潴留和感染的风险。非那吡啶是一种用于减轻疼痛的药物。

非那吡啶

【药理作用与临床应用】 非那吡啶（phenazopyridine）（苯偶氮二氨基吡啶）吸收快、起效快、分布广，能通过胎盘屏障，并分泌到乳汁中，在肝代谢，经尿排泄。妊娠和哺乳期妇女慎用。

当非那吡啶随尿液排出时，可产生一个直接的表面镇痛作用。用于减轻症状灼热、尿急、尿频、疼痛不适以及相关的尿道外伤和感染手术等刺激症状。

使用方法：口服，每次 200 mg，每日 3 次，饭前服。儿童每次 100 mg，每日 3 次，饭前服用。

【常见不良反应与处理】 该药不良反应包括胃肠功能紊乱、头痛、皮疹、尿液呈橙红色，这些既和药物的化学作用有关，也有潜在的肝肾毒性。该药使用不超过 2 天，因毒性反应会增强。该药和抗生素一起使用治疗急性尿路感染会产生严重的不良反应，应慎用。如果合用，非那吡啶使用不超过 2 天。

该药禁用于过敏及严重肾功能不全患者，由于该药潜在的对新生儿和胎儿的不良反应，慎用于妊娠和哺乳期妇女。9 岁以下儿童禁用。

三、膀胱保护剂

木聚硫钠

【药理作用与临床应用】 木聚硫钠（pentosan polysulfate sodium）（戊聚硫钠）很少吸收（3%），它分布于胃肠道、肝、脾、皮肤、骨髓和骨膜，在肝和脾代谢，经肾排泄。孕妇和哺乳期妇女用药没有相关资料，在孕妇、哺乳期妇女和新生儿用药时应权衡使用。

木聚硫钠是一个类肝素化合物，具抗凝血和溶栓作用。该药吸附到膀胱壁黏膜上可起到缓冲作用，保护膀胱壁的细胞免受尿液渗透刺激。常用于间质性膀胱炎引起的疼痛和不适。

【常见不良反应与处理】 木聚硫钠有肝素样作用，故使用时可能会诱发出血、头痛、脱发和胃肠道紊乱。不能用于有出血倾向的患者，如外伤者、孕妇、应用抗凝血药者和血友病患者，可增加出血危险。有肝素诱发的血小板减少症史的患者禁用此药。肝、脾功能不全患者慎用该药，孕期和哺乳期妇女使用可能有潜在的对胎儿和新生儿的不良反应。

该药和抗凝血药、阿司匹林、非甾体抗炎药合用有潜在的增加出血的风险。必须合用时，需密切观察出血症状并调整剂量。

第四节 前列腺增生和勃起功能障碍临床用药

一、前列腺增生临床用药

良性前列腺增生（BPH）也称为良性前列腺肥大，BPH 是多发于中老年男性的疾病，随着男性年龄的增加，环绕尿道的腺体肥厚导致不适，在排尿时很难形成尿线，感觉膨胀，并增加膀胱疾病的发病率。

BPH 常发生于 60~80 岁的男性中,BPH 的发展过程,组织学上经历了上皮细胞逐步减少到基质增多;形态学上经历了前列腺基质小结节的形成到普遍肥大和结节性肥大。BPH 的发病机制极为复杂,可能由静力和动力两因素共同导致膀胱流出道梗阻(BOO),即前列腺增大所致的静力性梗阻和前列腺平滑肌张力增加所致的动力性梗阻。也有人认为碱性成纤维细胞生长因子(bFGF)可使成纤维细胞和基质细胞增生,从而导致成纤维性结节的形成,造成前列腺增生。

其他多种激素如雌激素、催乳素、胰岛素等,各种不同的生长因子如转化生长因子、上皮生长因子、胰岛素样生长因子等,饮食和感染等环境因素以及不同的遗传背景等,均可通过多种不同或相同的途径,作用于前列腺组织的固有细胞(间质细胞和上皮细胞),导致前列腺增生、肥大。

BPH 的药物治疗是针对尿路梗阻的两个因素即动力学因素和静力因素。其治疗药物大致可分为三类:α 受体拮抗药、抗雄激素类药和其他药物等。α 受体拮抗药治疗主要针对平滑肌张力,即针对动力因素;激素治疗则针对增大的腺体,即针对静力因素;其他药物的作用机制尚待进一步证实。

(一) α 受体拮抗药

导致膀胱出口梗阻的主要因素之一是平滑肌张力增加。使用 α 受体拮抗药则可使前列腺平滑肌松弛,尿道闭合力下降,梗阻症状改善,尿道通畅,残余尿量减少,从而预防尿潴留。根据对 α 受体亚型的选择性和药物半衰期分类,α 受体拮抗药可分为非选择性和选择性药物,后者又分为短效和长效制剂。酚苄明(phenoxybenzamine)无选择性拮抗 α_1 和 α_2 受体,不良反应较大,动物实验又发现有致癌的可能,故近年国外已少用,逐渐被 α_1 受体拮抗药所代替。哌唑嗪(prazosin)、特拉唑嗪、阿呋唑嗪、坦洛新为选择性 α_1 受体拮抗药,因半衰期长,每天只需用药一次。其他 α 受体拮抗药还有酚妥拉明(phentolamine)、麦角溴烟脂(nicergoline)和莫西赛利(moxisylyte)等。

特 拉 唑 嗪

【药理作用与作用机制】 特拉唑嗪(terazosin)口服吸收较好,生物利用度约 90%,同服食物不影响其生物利用度。服药后 1 h 血药浓度达峰值,其血浆蛋白结合率 90%~94%,$t_{1/2}$ 为 12 h。主要在肝代谢,代谢产物自尿中排泄约 40%,粪便中排泄约 60%。

本品为选择性 α_1 受体拮抗药,能降低外周血管阻力,特别是扩张小动脉,从而使血压下降。对收缩压和舒张压都有降压作用,而舒张压下降更明显。本品阻断前列腺和膀胱颈上的 α_1 受体,具有松弛膀胱和前列腺平滑肌的作用,可改善排尿障碍,缓解前列腺增生的症状,但不能逆转前列腺组织的肥大。

【临床应用与评价】 本品用于良性前列腺增生。可减轻前列腺及膀胱出口平滑肌的紧张度,可用于改善良性前列腺增生患者的排尿症状,如尿频、尿急、尿线变细、排尿困难、夜尿增多等症状。适用于无前列腺切除手术指征或不能接受手术者、择期手术等待期间。

使用方法:口服,每日 1 次,首次睡前服用,开始每次 1 mg,之后逐渐加量至出现满意疗效。常用剂量每日 5~10 mg。停药后如需重新开始服用,也必须从 1 mg 开始逐渐加量。

【常见不良反应与处理】 主要不良反应有头痛、头晕、鼻塞、四肢无力、心悸、肢端水肿等血管扩张反应,可出现直立性低血压。也可有恶心、胃部不适、腹泻等消化道症状。这些反应通常轻微,继续治疗可自行消失,必要时可减量。

服用药物时应注意:①首次服药可能出现直立性低血压,因此首次用药剂量不宜超过 1 mg,且最好睡前服用,另外整个服药期间自坐位或卧位起立时需缓慢进行;②孕妇、哺乳期妇女及儿童慎用,因安全性未确定;③驾驶员及高空作业人员慎用,因药物可致嗜睡;④药物过量时患者应平卧并进行常规的低血压治疗,如补充血容量,给予升压药。最适宜的解救药是直接作用于平滑肌的血管收缩药。由于蛋白结合率较高,血液透析解毒疗效不好。

阿 呋 唑 嗪

【药理作用与作用机制】 阿呋唑嗪(alfuzosin)口服吸收,由于有中等程度的首过效应,平均生物利用度 64%。服后 0.5~3 h 血药浓度达峰值,$t_{1/2}$ 为 3~5 h,血浆中药物的蛋白结合率约 90%。本品大部分经肝代谢,未经代谢的药物由尿排出的约占 11%;代谢产物 15%~30% 经尿排泄,75%~91% 经粪便排泄。

阿呋唑嗪为高选择性 α_1 受体拮抗药,本品对 α_1 受体亲和力比 α_2 受体强大很多,选择性比特拉唑嗪好。它可阻断尿道、膀胱三角区和前列腺包膜中平滑肌部位的 α_1 受体,松弛平滑肌,降低尿流阻力,改善前列腺肥大引起的功能性症状。与特拉唑嗪相比对血压的影响较小。本品仅能改善前列腺增生引起的症状，而对腺体的大小没有任何影响。

【临床应用与评价】 用于良性前列腺增生所致的症状治疗，对由于各种原因暂缓手术治疗的患者及前列腺增生症状严重的患者均可应用，尤其是高龄患者。

使用方法：口服，每次 2.5 mg，每日 3 次。65 岁以上老人，起始剂量每次 2.5 mg，每日 2 次，最大量每日 10 mg。肾功能不全者每次 2.5 mg，每日 2 次，随后根据临床反应调整剂量。肝功能轻、中度不全患者每日 2.5 mg，然后根据临床反应增至每次 2.5 mg，每日 2 次。

【常见不良反应与处理】 常见的不良反应有恶心、胃痛、腹泻等肠胃紊乱症状，眩晕、头晕、头痛和晕厥、水肿等血管扩张反应，甚至出现直立性低血压，也可有心动过速、胸痛等心血管不良反应及口干、乏力、嗜睡、皮疹、瘙痒、发热等。

使用时应注意：①大剂量易出现直立性低血压，如有眩晕、疲劳、出汗等症状出现，患者应平卧直到这些症状消失；②对于全身麻醉患者，此药可导致血压不稳定；③此药可引起反射性心率加快，故冠状动脉粥样硬化性心脏病患者不应单独使用，如果心绞痛复发或加重时，应停用；④肝、肾功能障碍及老年患者需减量；⑤与钙通道阻滞药和其他的 α 受体拮抗药同用，可产生严重低血压的危险。

坦 洛 新

【药理作用与作用机制】 坦洛新（tamsulosin）为缓释制剂，一次口服 0.2 mg 血药浓度峰时间平均为 6~8 h。$t_{1/2}$ 期约为 10 h。连续口服，血药浓度可在第 4 日达到稳定状态。本品主要在肝内代谢，其代谢产物 70%~75% 经尿排出，25%~30% 通过胃肠道排泄，因用量极低，故一般对肝、肾功能几乎无影响。

本品可选择性阻断 α_1 受体，它对 α_1 受体的亲和性比对 α_2 受体强 5 400~24 000 倍。可明显改善前列腺增生引起的排尿困难、夜间尿频、残尿感染等症状，且可减少服药后发生直立性低血压的概率。理论上其引起周围血管扩张的不良反应低于特拉唑嗪和阿呋唑嗪。

【临床应用与评价】 适用于良性前列腺增生所致的症状治疗，如尿频、夜尿增多、排尿困难等；对由于各种原因暂缓手术治疗的患者，对前列腺增生症状严重的患者均可应用，尤其是高龄患者。已发生

严重尿潴留时不应单独服用此药。

使用方法：口服，每次 0.2 mg，每日 1 次，饭后服用。根据年龄、症状的不同可适当增减。

【常见不良反应与处理】 偶有头晕、血压下降、心率加快、恶心、呕吐、胃部不适、食欲下降、氨基转移酶升高以及鼻塞、四肢水肿、倦怠感、吞咽困难等。罕见过敏者，如出现皮疹，应停止服药。

服药时应注意：①过量使用会引起血压下降，需注意用量，尤其是与抗高血压药合并使用时，应密切注意血压变化；②肾功能不全患者，有时会出现血药浓度过度升高，应慎用；③胶囊内容物为缓释小颗粒，服用时不要嚼碎胶囊内的颗粒；④因患者多为老年人，故常有肾功能低下情况，这类患者服药后应稍作休息并注意观察用药反应，如得不到期待的效果，不应继续增加，而改用其他适当的方法处置；⑤对本品过敏或有过敏史患者、肾功能不全患者禁用。

（二）抗雄激素类药

非 那 雄 胺

【药理作用与作用机制】 非那雄胺（finasteride）口服吸收，且不受食物影响，生物利用度 80%，口服 2 h 内绝大部分被吸收。药物主要分布于血液及组织中，也可通过血脑屏障，脑脊液中的浓度大致相当于血液中游离药物浓度。血液中约有 90% 药物与血浆蛋白结合，$t_{1/2}$ 为 6 h，70 岁以上可延长为 8 h。药物在肝内代谢，口服剂量的 60% 通过粪便排出，40% 在尿中以代谢产物形式排出。因本品排泄变化不大，故对不同程度的肾功能不全者剂量无须调整。

良性前列腺组织的增生有赖于雄性激素的存在，雄激素缺失可使增生的前列腺萎缩。在前列腺雄性激素中双氢睾酮是最主要成分，约占总量的 90%。

双氢睾酮（DHT）可刺激前列腺增生，造成尿路狭窄，排尿困难。本品可选择性抑制 5α-还原酶，抑制由该酶作用下的睾酮转化为 DHT 的还原过程，从而降低 DHT 的含量，使增大的前列腺组织萎缩，最大尿量增加，出口梗阻症状改善。

【临床应用与评价】 临床用于治疗良性前列腺增生。

本品是激素疗法治疗前列腺增生的较好品种，不良反应少且轻微，可使双氢睾酮的含量下降 90%，但起效缓慢，适用于治疗和控制良性前列腺增生以及预防泌尿系统病症，使肥大的前列腺缩小，以及改

善前列腺相关的症状。

使用方法：口服，每次 5 mg，每日 1 次，饭前饭后均可服用。70 岁以上患者和肾功能不全者一般不需要调整剂量。因药物起效缓慢，一般应连续服用 6 个月以上，以评价是否取得有效效果。

【常见不良反应与处理】 常见的不良反应是对性功能的影响。可能发生阳痿、性欲降低、射精量减少。也有乳房增大和压痛、过敏反应的不良反应报告。

用时注意：①妇女及儿童禁用此药；②本品药效出现较慢，对于残余尿量大或尿速严重降低者，需密切监视，以防尿道梗阻；③本品可降低前列腺特异性抗原水平，当检测前列腺癌时，不宜服用本品，以免影响对疾病的判断。

（三）其他治疗前列腺增生的药物

护 前 列

【药理作用与临床应用】 护前列（urgenin）（吾真宁）含锯叶棕浸出物和紫锥花叶浸出物。锯叶棕浸出物所含的谷甾醇有抗炎作用和减少血液回流障碍作用，紫锥花叶浸出物能加强机体的自然抗病能力。因此护前列可消除因梗死引起的前列腺、膀胱等部位的肿胀，还能增强以上部位的血液循环，起到抗炎作用。

本品用于前列腺炎及刺激性膀胱炎。

使用方法：每次 1～2 片，每日 3 次，饭前服用或遵医嘱。

【注意事项】 同时进行理疗，效果会更好。用药期间忌食刺激性食物。

太 得 恩

【药理作用与临床应用】 太得恩（tadenan）是从蔷薇科天然植物非洲臀果木树皮提取的脂甾类复合物，含 β 谷甾醇、β 谷甾醇苷、齐墩果酸及熊果酸等。据介绍可作用于前列腺及膀胱，具有抗炎及抗水肿功能；促进前列腺表皮细胞再生及分泌活性，使前列腺功能恢复；可抑制成纤维细胞生长因子导致的成纤维细胞增生；防止前列腺肿大；也可改善膀胱功能。

本品适用于良性前列腺肥大和膀胱功能紊乱引起的排尿困难、尿频等症状。

【常见不良反应与处理】 偶见恶心、腹泻等轻度胃肠不适。

二、勃起功能障碍临床用药

（一）勃起功能障碍口服治疗药物

西 地 那 非

【药理作用与作用机制】 西地那非（sidenafil）口服吸收迅速，绝对生物利用度约 40%。空腹状态下药峰时间 30～120 min；在与高脂肪饮食同服时，吸收速率降低，药峰时间平均延迟约 4 h。西地那非的代谢产物为 N- 去甲基西地那非，强度约为西地那非的 50%，因此西地那非的药理作用大约 20% 来自代谢产物。口服剂量的 80% 从粪便排泄，其余从尿中排泄。

本品药用品为枸橼酸盐，是治疗男性勃起功能障碍的口服药物。西地那非是磷酸二酯酶 V（PDE5）选择性抑制药，在性刺激下能增强 NO 释放引起的阴茎勃起生理反应。本品可抑制 PDE5，增加海绵体内 cGMP 水平，松弛平滑肌，动脉血流入，使阴茎充血、坚硬、勃起。

【临床应用与评价】 本品可治疗男性勃起功能障碍。对器质性、精神性或混合性勃起障碍患者均有效。

治疗时应注意：①没有性刺激时，推荐剂量的西地那非不起作用；②本品为外源性药物，长期服用会产生药物依赖性和心理依赖性，久而久之容易造成永久性阳痿；③西咪替丁、红霉素、酮康唑、伊曲康唑和米贝雷地等能减少该药代谢，增加该药浓度；④利福平能降低本品作用；⑤有严重心血管病既往史，不宜于性生活和严重肝损害者禁用。

使用方法：口服，每次 50 mg，推荐在性生活前 1 h 服用，以后的剂量按反应程度增减，最大剂量 100 mg；最大给药频率，每日 1 次。65 岁以上老年人、肝功能不全者、重度肾功能损害者，每次 25 mg。

【常见不良反应与处理】 常见不良反应有：①约有 10% 的患者出现头痛、面部潮红、心悸、皮疹、嗜睡、恶心、腹泻、鼻塞等，且服用剂量越大，出现概率越高，症状越明显；②复视、短暂性视力丧失、视力降低、眼渗血、眼压升高等；③可能出现心肌梗死、心源性猝死、室性心律失常、脑出血、一过性脑缺血、高血压等严重心血管不良反应。

育 亨 宾

【药理作用与作用机制】 育亨宾（yohimbine）$t_{1/2}$ 为 35 min，需经 2～3 周的蓄积作用才能显效。

本品是从育亨宾树皮中提取的吲哚类生物碱，

能选择性阻断突触前膜的 α_2 受体,促进去甲肾上腺素的释放。可使阴茎海绵体释放较多的去甲肾上腺素,减少阴茎静脉血液回流,利于充血勃起。少量应用时,可使会阴部肿胀,刺激脊髓勃起中枢而使性功能亢进,从而增加阴茎勃起频率和勃起时间。

【临床应用与评价】 本品适用于男性勃起功能障碍。亨育宾树皮自古以来在非洲作为催欲药,但因其不良反应较多,且缺乏可靠的数据证明其有效性,多年来临床对它就持慎重态度。随着西地那非的问世,此药的临床使用率进一步下降。

使用方法:口服,每次 5.4 mg,每日 3 次。10 周为一疗程。本品可与睾酮合用增强其疗效。

【常见不良反应与处理】 恶心、呕吐、皮肤潮红,偶有心悸、失眠、眩晕、直立性低血压等。本品服用量大时,可出现流涎、焦虑不安、血压升高、心动过速、痉挛,以至出现中枢性麻痹症状、心力衰竭、血压下降、呼吸麻痹。

(二)阴茎海绵体内注射治疗药物

前 列 地 尔

【药理作用与作用机制】 局部使用药物后,前列地尔(alprostadil)通过透皮被快速吸收而被传递至尿道海绵体,5 ~ 10 min 即可达到有效血药浓度,10 ~ 15 min 起效。前列地尔在体内半衰期很短,只有 30 s 至 10 min。

本品局部用药后可被吸收,通过阴茎海绵体和尿道海绵体间的血管床的舒张,进而松弛小梁平滑肌和舒张海绵体动脉而引起阴茎勃起。

【临床应用与评价】 本品适用于治疗男性勃起功能障碍。

患有可致异常勃起的疾病如镰状细胞贫血、血小板增多症、红细胞增多症及多发性骨髓瘤患者禁用;阴茎解剖异常者如龟头炎,严重尿道下裂、弯曲及急性尿道炎患者禁用。

用 0.945% 苯甲醇保存的无菌注射用水或用含有苯甲醇的无菌注射用水配制。阴茎海绵体内注射剂量,应根据每位患者的具体情况而定,一般为每次 10 ~ 20 μg。

第五节 其他泌尿系统疾病临床用药

一、尿崩症临床用药

尿崩症(diabetes insipidus)是由于抗利尿激素(ADH)缺乏,导致肾小管吸收水功能障碍,从而引起的一种病症,其主要表现是多尿、烦渴、多饮、低比重尿和高钠血症。内源性升压素分泌不足是本症的主要原因,因此升压素及其类似物是治疗本病的主要药物,其他非激素类抗利尿药则是辅助治疗药物。

(一)完全性垂体性尿崩症的药物治疗

去 氨 加 压 素

【药理作用与临床应用】 给予去氨加压素(desmopressin)0.3 μg/kg 的剂量注射,1 h 后其峰值血浆浓度约为 600 pg/mL。$t_{1/2}$ 为 3 ~ 4 h。抗利尿效应可持续 8 ~ 20 h。促凝血效应可持续 8 ~ 12 h。

本品与人体升压素相类似,但显著增强了抗利尿作用,而对平滑肌作用却很弱,因此避免了引起升压的不良反应。正常人和中枢性尿崩症患者应用去氨加压素,可使外周血管阻力下降,血压降低,心率加快,血浆肾素活性增高。另外,可增加血浆中凝血因子Ⅷ的活性,促进血中血管性抗血友病因子的释放,激活纤维蛋白酶原。

鼻内应用本品对中枢性尿崩症患者的长期治疗效果良好,可代替水溶性升压素应用于头颅创伤或外科术后,可试用于 5 岁以上儿童的遗尿症。可用于肾尿液浓缩功能试验,有助于对肾功能的鉴别,对于诊断不同部位的尿道感染尤其有效。

【常见不良反应与处理】 常见不良反应:患者易耐受,少数患者出现一过性头痛和恶心。大剂量可致反射性心率加快、面红和眩晕、疲劳和短暂的血压降低等,减少剂量症状即可消失。用药期间需监测患者的尿量、渗透压和体重,对有些患者还需测试血浆渗透压。对无症状性的体液潴留和低钠血症患者,应停用本品,限制饮水。婴儿及老年患者、体液或电解质代谢紊乱及易产生颅内压增高的患者,应慎用。

赖 氨 加 压 素

【药理作用与临床应用】 赖氨加压素(lypressin)为人工合成的与赖氨酸 -8- 加压素结构相似的多肽。能由鼻黏膜迅速吸收。可用于单独治疗轻至中度中枢性尿崩症。不宜用于较重症患者,因其半衰期短,治疗中易出现严重的突发性多尿。

【常见不良反应与处理】 尚未见局部反应或全身反应的报道,但皮肤试验阳性表明有过敏可能。本品比去氨加压素更易形成抗体。上呼吸道感染和变应性鼻炎患者,对本品的吸收可能异常。

（二）部分性尿崩症的药物治疗

氯磺丙脲

【药理作用】 氯磺丙脲（chlorpropamide）可加强抗利尿激素作用于肾远曲小管上皮细胞受体，也可刺激抗利尿激素的分泌，以起到减少尿量，治疗尿崩症的目的。

【临床应用与评价】 本品为磺酰脲类口服降血糖药，对尿崩症也有一定疗效。与噻嗪类合用有协同作用。但该药对肾性尿崩症无效。

使用方法：清晨口服一次，每次 100～300 mg，作用时间较长，可持续 3～4 日，甚至 7 日。

【常见不良反应与处理】 白细胞减少，引起肝损害以及低血糖反应，幼儿及垂体前叶功能低下者不宜使用。

二、尿路结石临床用药

醋羟胺酸

【药理作用与临床应用】 醋羟胺酸（acetohydroxamic acid）（乙酰氧肟酸）为尿素酶抑制药，能抑制尿素酶活性，从而阻止尿素的分解，减少尿氨形成和降低尿液的 pH。此外还有一定的抗菌和溶解肾结石的作用。临床上适用于防治感染性尿石症和尿路感染。

使用方法：口服，成人每次 1 粒，每日 3～4 次。

【常见不良反应与处理】 少数患者可有轻度头痛，胃肠道不适和皮肤瘙痒等症状，一般不需停药可自行消失。本品有潜在的致畸可能，孕妇和可能受孕的妇女禁用本品。能螯合铁，故需补铁以矫治低色素性贫血，所以铁剂不可与本品同时服用。可能发生上肢和面部丘疹性皮疹，长期用药和饮用酒精性饮料者尤甚。故应忌用酒精性饮料。服用本品可发生下肢浅静脉炎，有时伴继发性肺栓塞。故有血栓性静脉炎病史者，禁用本品。

别嘌醇

【药理作用与临床应用】 别嘌醇（allopurinol）口服生物利用度约为 80%。不与蛋白质结合。

70%～80% 迅速代谢为羟嘌醇即别嘌二醇，$t_{1/2}$ 为 18～30 h，经肾排泄。

本品适用于伴高尿酸血症和高尿酸尿症者。伴高尿酸尿症的特发性钙盐结石患者，加用一种噻嗪类药物，疗效更好。

【常见不良反应与处理】 最常见的不良反应是斑丘疹性皮疹。偶见不良反应是恶心、呕吐、腹泻、腹痛不适、嗜睡、头痛和金属味；一旦出现皮疹或其他过敏反应，应立即停药；大量乙醇及维生素 C，往往能干扰别嘌醇的作用。

青霉胺

【药理作用与临床应用】 青霉胺（penicillamine）口服易吸收，口服后 0.5～2 h 血药浓度达高峰，80% 在数小时内自尿中排出，其余贮存在皮肤和血浆中。$t_{1/2}$ 为 90 h，甚至停药 3 个月后血浆中还可查出该药。

本品是一种螯合剂，主要应用于半胱氨酸结石，它可与半胱氨酸形成水溶性混合二硫化螯合物，减少半胱氨酸水平，从而防止结石形成，并可使已形成结石溶解。

青霉胺毒性较大，应用时需碱化尿液，且使每日尿量大于 2 L。在治疗时应注意药物间的相互作用。例如含铁制剂可干扰青霉胺作用，两者分别服用至少须间隔 2 h。另外在接受金盐或抗疟药治疗者不得应用本品。

【常见不良反应与处理】 本品不良反应发生率高，有些反应可致死。故长期应用时，必须加强监护。大多数反应都发生于治疗开始后不久。患者可能发生速发性斑丘疹或迟发性顽固性皮疹。前者可用赛庚啶或羟嗪防治。停用青霉胺后，皮疹往往迅速消失，以后再用较小的剂量恢复治疗时，很少复发。迟发性顽固性皮疹通常在患者治疗 6 个月后才发生，停药后，皮疹仍可持续数周，且亦复发。味觉减退亦为常见不良反应，多数暂时性，但铜盐治疗无效。消化道常见食欲不振、恶心、呕吐和上腹痛等不良反应。另外，严重可导致骨髓抑制及系统性红斑狼疮、弥漫性肺炎等自身免疫功能异常疾病。

（朴莲荀 李海涛 顾程远）

数字课程学习

📥教学PPT 📝思考题

第二十五章　糖皮质激素类药物临床应用

■ **重点内容提要**

糖皮质激素具有影响物质代谢和抗炎、免疫抑制、抗内毒素、抗休克等作用,还对血液、中枢、消化、骨骼等系统有明显作用。合理使用对严重感染、休克、哮喘急性发作、急性脑水肿、造血系统疾病、结缔组织病等疾病有明显效果;应用糖皮质激素可产生明显的不良反应,如类肾上腺皮质功能亢进综合征、诱发或加重感染、消化道溃疡、骨质疏松、青光眼、高血压、精神失常等;停药或停药过快可诱发肾上腺皮质功能不全和反跳现象等。

肾上腺皮质激素(adrenocortical hormone)是肾上腺皮质所分泌的激素的总称,属类固醇类化合物。可分为3类:①盐皮质激素(mineralocorticoid):由球状带分泌,有醛固酮(aldosterone)和脱氧皮质酮(deoxycorticosterone)等;②糖皮质激素(glucocorticoid):由束状带合成和分泌,有氢化可的松(hydrocortisone)和可的松(cortisone)等,其分泌和生成受促肾上腺皮质激素(ACTH)调节;③性激素:由网状带分泌。通常指肾上腺皮质激素,不包括性激素。临床常用的皮质激素是指糖皮质激素,目前临床上用的皮质激素制剂,大都是以薯蓣属植物提取的薯蓣皂苷元(diosgenin)为原料进行半合成制取的。人工合成的糖皮质激素类药物具有比天然激素的抗炎作用更强、对水盐代谢影响更小的优点,应用也更广泛。

生理情况下所分泌的糖皮质激素主要影响物质代谢过程,分泌缺乏时将引起代谢失调,甚至危及生命。机体处于应激状态时,机体分泌大量糖皮质激素,调节和激活其他激素(如儿茶酚胺、胰高血糖素),发挥允许作用,使机体适应外界环境的变化。超生理剂量(药理剂量)的糖皮质激素不但影响机体物质代谢,还具有抗炎、免疫抑制、抗休克等广泛作用。

第一节　糖皮质激素临床应用原则

1. 糖皮质激素作用很多,在临床应用广泛,疗效和不良反应均很明显,与其他类药物相比,更应严格掌握适应证和禁忌证。

2. 要充分理解糖皮质激素的利弊两重性,努力做到趋利避害。炎症反应是机体的防御功能,炎症后期的反应是组织修复的重要过程,糖皮质激素在抑制炎症、减轻症状的同时,也降低机体的防御功能,可致感染扩散、伤口愈合迟缓。免疫抑制作用抑制因过敏反应产生的病理变化,如充血、水肿、渗出、皮疹、平滑肌痉挛及细胞损害等,因而能减轻过敏症状,同时也抑制了正常免疫反应。当适应证和不良反应并存时,应全面分析、权衡利弊、慎重取舍,一般用药原则为:①病情危急的适应证,虽有不良反应存在,甚至有禁忌证,仍不得不用,待危急情况过去后,应尽早停药或减量;②慢性疾病,尤其需要大剂量糖皮质激素时,必须严格掌握适应证;③急重感染时必须同时应用足量有效抗菌药,因为糖皮质激素抗炎不抗菌,抗菌药不能控制的病毒感染,如水痘、麻疹以及真菌感染应严格禁用糖皮质激素。

3. 糖皮质激素除用于替代疗法外,其余临床应用的药理学基础主要是抗炎、免疫抑制作用,而炎症与免疫性疾病种类繁多,临床应用甚广,容易造成滥用。糖皮质激素对许多疾病仅能缓解症状,疾病易复发,不能根治,造成长期、反复使用,极易引起严重不良反应。

4. 糖皮质激素疗效和不良反应与用法、用量有密切关系,因此应严格掌握其剂量和疗程。根据疾病的性质、病情严重程度选择合适的用法、用量及疗程,做到足量、足疗程。在抢救严重危及生命的适应证时,用量要足,可短期用药者应避免长期应用。为使患者及时度过危险期,可采用短期冲击疗法,病情稳定后务必逐渐减量;对停药后易复发的疾病,疗程一定要足够长。在长期用药过程中,按时辰药理学规律给药,还应严密观察疗效和不良反应、并发症,以便及时调整剂量和周期。

5. 糖皮质激素种类较多,应根据需要和药物药效学和药动学特点选择合适的激素和剂型,有些疾病可选用局部用药剂型。

6. 及时并逐步减量至停药,以防引起旧病复发或出现肾上腺皮质功能不全。

7. 及时应用其他辅助药物,如果需要长期使用糖皮质激素,应及时给予促皮质激素,以防肾上腺皮质功能减退,同时给予补钙、补钾,并限制钠盐的摄入量。

第二节 常用糖皮质激素类药物

氢化可的松的血浆 $t_{1/2}$ 为 80～144 min,但在 2～8 h 后仍具有生物活性。显然,其生物学半衰期比血浆半衰期长。剂量大或肝、肾功能不全者可使 $t_{1/2}$ 延长;甲状腺功能亢进时,肝灭活皮质激素加速,使 $t_{1/2}$ 缩短。泼尼松龙因不易被灭活,$t_{1/2}$ 可达 200 min。根据糖皮质激素类药物的 $t_{1/2}$,可将药物分为短效类、中效类和长效类,常用糖皮质激素类药物的 $t_{1/2}$ 和药理活性比较见表 25-1。

表 25-1 常用糖皮质激素类药物的比较

药 物	$t_{1/2}$(h)	药理活性			等效剂量(mg)
		抗炎作用(比值)	糖代谢(比值)	水盐代谢(比值)	
短效类					
氢化可的松	8～12	1	1	1	20
可的松	8～12	0.8	0.8	0.8	25
中效类					
泼尼松	12～36	4	3.5	0.3	5
泼尼松龙	12～36	5	4	0.3	5
甲泼尼龙	12～36	5	5	0	4
甲泼尼松	12～36	5	—	0	4
曲安西龙	12～36	5	5	0	4
对氟米松	—	10	—	0	2
氟泼尼松龙	—	15		0	1.5
长效类					
倍他米松	36～54	25～40	30～35	0	0.6
地塞米松	36～54	30	30	0	0.75

【药理作用与作用机制】 糖皮质激素在小剂量应用时产生生理作用,大剂量还同时产生药理作用。

1. 生理作用 主要是对代谢的影响。

(1) 糖代谢 糖皮质激素能增加肝糖原、肌糖原含量并升高血糖,其机制为:促进糖原异生;减慢葡萄糖分解;减少机体组织对葡萄糖的利用。

(2) 蛋白质代谢 促进蛋白质分解,抑制蛋白质合成,久用可致生长减慢、肌肉萎缩、皮肤变薄、骨质疏松、淋巴组织萎缩和伤口愈合延缓等。

(3) 脂肪代谢 促进脂肪分解,抑制脂肪合成。久用升高血胆固醇,激活四肢皮下脂肪酶,使四肢脂肪减少,脂肪重新分布于面部、胸、背及臀部。

（4）水和电解质代谢　有较弱的潴钠排钾作用。增加肾小球滤过率和拮抗抗利尿激素，而产生利尿作用。过多时还可引起低钙血症，长期应用可致骨质脱钙。

（5）增强应激能力　糖皮质激素能提高机体对内外环境刺激的应激能力。

（6）允许作用　糖皮质激素对其他激素在有些组织细胞发挥作用创造有利条件，称为允许作用。例如糖皮质激素可增强儿茶酚胺的血管收缩作用和胰高血糖素的升高血糖作用等。

2. 药理作用

（1）抗炎　糖皮质激素有强大的抗炎作用，其特点：①能对抗各种原因如物理、化学、生理、免疫等所引起的炎症；②对炎症各期均有效，在炎症早期，能增强血管的紧张性、减轻充血、降低毛细血管通透性、减轻渗出和水肿；抑制白细胞浸润及吞噬反应，减少各种炎症因子的释放，改善红、肿、热、痛等症状；在炎症后期，通过抑制毛细血管和成纤维细胞的增生，延缓胶原蛋白、黏多糖的合成及肉芽组织增生，防止粘连及瘢痕形成，减轻后遗症。

（2）免疫抑制与抗过敏　糖皮质激素抑制免疫过程的许多环节和阶段：①小剂量主要抑制细胞免疫，大剂量则能抑制由 B 细胞转化成浆细胞的过程，减少抗体生成，干扰体液免疫；②抑制巨噬细胞对抗原的吞噬和处理，使淋巴细胞移行至血液以外的组织，而暂时性减少血中的淋巴细胞；③糖皮质激素能减少过敏介质的产生，过敏性反应由肥大细胞脱颗粒而释放的组胺、5- 羟色胺、过敏性慢反应物质、缓激肽等引起。

（3）抗内毒素　糖皮质激素有强大的抗细菌内毒素的作用，提高机体对内毒素的耐受力，减少内源性热源物质的释放，抑制体温中枢对致热原的反应，有良好的退热和改善中毒症状的作用。

（4）抗休克　超大剂量的糖皮质激素广泛用于各种休克，特别是中毒性休克。其作用与其抗炎、抗内毒素和免疫抑制与抗过敏因素有关：抑制炎症因子的产生，减轻全身炎症反应及组织损伤；提高机体对细菌内毒素的耐受力；扩张痉挛的血管和加强心脏收缩；降低血管对缩血管活性物质的敏感性，恢复微循环；稳定溶酶体膜，减少心肌抑制因子的形成。

（5）血液系统　糖皮质激素能刺激骨髓造血功能，增加红细胞和血红蛋白含量；大剂量增加血小板，提高纤维蛋白原浓度，缩短凝血时间；刺激骨髓中的中性粒细胞释放入血而使中性粒细胞数目增多，降低其游走、吞噬、消化及糖酵解等功能，减弱对炎症区的浸润和吞噬活动。

（6）中枢神经系统　糖皮质激素能提高中枢神经系统兴奋性，出现欣快、激动、失眠等，偶可诱发精神失常。降低大脑兴奋阈，大剂量可致儿童惊厥，促使癫痫发作。

（7）消化系统　糖皮质激素能增加胃蛋白酶和胃酸分泌，提高食欲，促进消化，但可诱发或加重溃疡病。

（8）骨骼　糖皮质激素抑制成骨细胞活力，减少骨中胶原合成，促进胶原和骨基质的分解，抑制骨质形成。长期大量应用可出现骨质疏松。

（9）结缔组织与皮肤　糖皮质激素可抑制结缔组织中成纤维细胞的增生，抑制胶原的合成，用于治疗以增生为主的慢性炎症，防止瘢痕及粘连的形成。糖皮质激素也可影响创伤及手术切口的愈合。

【临床应用与评价】

1. 替代疗法　用于急、慢性肾上腺皮质功能减退症（包括肾上腺危象）、脑垂体前叶功能减退及肾上腺次全切除术后作替代疗法。

2. 严重感染　严重感染时，病原体可使机体产生严重的炎症、毒血症、免疫反应，甚至休克。糖皮质激素具有显著的抗炎、抑制免疫、抗内毒素和抗休克作用，许多严重感染在化学治疗的基础上并用糖皮质激素能明显改善症状。糖皮质激素应用的目的不是抑制或杀灭病原体，而是改善人体处于感染中的凶险状态。由于糖皮质激素具有明显的抗炎和抑制免疫反应的作用，必定会降低机体的防御机能，甚至使感染扩散，因而必须同时使用足量、有效的抗感染药物。

（1）急重细菌感染　急重感染及其引起的急性肾上腺皮质功能不全是绝对适应证，包括：①严重的败血症。②暴发型流行性脑脊髓膜炎休克型。③其他急重感染。此时，除应用抗生素控制感染、纠正休克外，应立即用氢化可的松 100 mg 加入 50% 葡萄糖注射液 20 mL 中静脉注射或加入 5% 葡萄糖注射液 500 mL 中静脉滴注，24 h 内不少于 300 mg；第 2 天 200～300 mg 静脉滴注。情况改善后，改为泼尼松口服，并逐渐减至维持量。亦可应用等效剂量的地塞米松静脉滴注。

严重急性细菌性感染还包括：①暴发型流行性脑脊髓膜炎：对于脑膜脑炎型，糖皮质激素有减轻脑水肿，降低颅内压的作用；②中毒性菌痢：当存在休克或脑病时，宜静脉滴注氢化可的松或地塞米松；

③重症伤寒：伴有严重毒血症、溶血尿毒综合征和心肌炎者，常用小剂量氢化可的松(50~100 mg/d)或地塞米松(3~5 mg/d)静脉滴注；④急性粟粒型结核伴有严重中毒症状的治疗：在对症处理和抗感染治疗同时，加用糖皮质激素3~5日。根据症状严重情况，首日可静脉滴注氢化可的松300 mg以上或地塞米松10~20 mg，情况允许也可口服泼尼松，然后逐日减量。

(2) 病毒性感染　糖皮质激素的非特异性抗炎作用能改善病毒性感染的症状。但由于其降低了免疫功能，有促进病毒扩散的危险，不用于一般病毒性感染病例，下列病毒性感染可短期应用：

1) 病毒性肝炎　急性重型肝炎可采用早期、短程、中量激素疗法。如地塞米松5~10 mg/d静脉滴注或泼尼松30~60 mg/d，3~5日。对减轻脑水肿，防止黄疸加剧，改善消化道症状，逆转病情有帮助。

2) 传染性单核细胞增多症　重症患者出现严重并发症，如咽喉水肿、昏睡、颅内压增高、心肌炎、溶血性贫血或黄疸、肝损害，可用氢化可的松100~200 mg/d，疗程5~7日。

3) 流行性乙型脑炎及其他病毒性脑炎　早期应用糖皮质激素配合免疫增强剂，有一定疗效。对重型乙型脑炎早期(发病4日以内)应用糖皮质激素治疗，能缩短热程，改善脑水肿，提高治愈率，减少恢复期神经精神症状的出现。

4) 流行性出血热　糖皮质激素能降低毛细血管通透性，减少血浆外渗，可用于流行性出血热的发热期和低血压休克期。

5) 流行性腮腺炎　中毒症状严重或并发脑膜脑炎、心肌炎者，可用地塞米松5~10 mg静脉滴注，疗程5~7日。

3. 治疗炎症和预防炎症后遗症　糖皮质激素可对抗炎症反应引起的重要组织器官损伤，以及炎症后期修复产生的粘连和瘢痕所引起的功能障碍或后遗症。如结核性脑膜炎、脑炎、心包炎、风湿性心瓣膜炎、损伤性关节炎、睾丸炎以及烧伤后瘢痕挛缩等，早期应用糖皮质激素可防止后遗症发生。对虹膜炎、角膜炎、视网膜炎和视神经炎等非特异性眼炎，应用后也可迅速消炎止痛、防止角膜混浊和瘢痕粘连的发生。

4. 休克治疗　结合病因治疗，大剂量糖皮质激素可用于各种原因引起的休克。

(1) 过敏性休克　应首选肾上腺素，对病情较重或进展较快者，应尽早突击静脉给予氢化可的松200~300 mg/d或地塞米松20 mg/d，连用3日，可同时应用异丙嗪、苯海拉明等抗过敏药物。

(2) 感染性休克　常规抗休克治疗效果往往不佳，在有效抗生素支持下，试用泼尼松龙30 mg/kg或地塞米松2 mg/kg，取得一定疗效。

5. 支气管哮喘　糖皮质激素是治疗哮喘最有效的类固醇抗炎药物，可以全身给药或经气道给药，包括：①大剂量、短疗程静脉给药以控制哮喘持续状态；②早期口服给药以防止急性哮喘发作的加重；③长期吸入给药可有效预防哮喘发作，并可减少全身不良反应。同时合并使用支气管扩张药、抗变态反应药等。

(1) 静脉给药(急性期快速疗法)　哮喘的急性发作、持续和加重往往在数小时或1日内发展成呼吸衰竭。为尽早控制症状，可在哮喘严重发作的早期快速静脉给予糖皮质激素。常用静脉注射甲泼尼龙60~80 mg，每隔6~8 h一次，病情稳定后转为口服，并逐渐减量。氢化可的松琥珀酸钠注射液(注意不用含乙醇的氢化可的松)、地塞米松、倍他米松也常用于快速疗法。

(2) 口服给药　适用于中、重度非急性发作期哮喘患者，给药方案包括：①短程突击疗法：疗程2~3周，第1周为突击治疗期，每日服泼尼松20~60 mg，第2和3周为撤停期，逐渐减量至停药，然后转为糖皮质激素吸入给药；②中程疗法：适合于短程疗法不能奏效者，疗程1个月至数月，初用泼尼松每日20~60 mg，2~3周，症状控制后每5~7日减量2.5~10 mg，逐渐停药。由于该疗法可抑制下丘脑－垂体－肾上腺轴，可产生对激素的依赖；③长程维持疗法：用于糖皮质激素吸入给药不能控制的哮喘患者，选择最低维持剂量，应定期尝试减量治疗，采用清晨1次或间日给药。

(3) 吸入给药　吸入型糖皮质激素已成为治疗哮喘的一线药物，与吸入型长效$β_2$受体激动药合用是安全有效的治疗方案。常用吸入型糖皮质激素包括：曲安西龙(triamcinolone)、倍氯米松(beclomethasone)、布地奈德(budesonide)、氟替卡松(fluticasone)。

6. 造血系统疾病　糖皮质激素能刺激骨髓造血，影响血液系统功能，可用于急性白血病、恶性淋巴瘤、多发性骨髓瘤和免疫有关的自身免疫性血小板减少性紫癜、自身免疫性溶血性贫血等疾病。为减少激素的不良反应，可采用清晨一次给予全天剂量。

（1）急性白血病（AL）　AL 分为急性淋巴细胞白血病（ALL）和急性非淋巴细胞白血病（ANLL）。糖皮质激素与抗肿瘤药联合应用可作为 ALL 的诱导缓解方案，对儿童患者的缓解率高达 80%～90%，但对成人患者缓解率较低。国内经常应用 VDCP（长春新碱 + 柔红霉素 + 环磷酰胺 + 泼尼松）方案，缓解率较高，缓解期较长。

（2）恶性淋巴瘤　淋巴瘤分为霍奇金淋巴瘤（HD）及非霍奇金淋巴瘤（NHL）。糖皮质激素与局部淋巴瘤放疗、抗肿瘤药联合应用可以明显提高霍奇金淋巴瘤的缓解率。MOPP 方案（氮芥 + 长春新碱 + 甲基苄肼 + 泼尼松）作为综合治疗方案对晚期霍奇金淋巴瘤的预后已大为改善，可连续 6 个疗程以上，复发患者仍可再用，近 60% 复发者可获得第 2 次缓解。手术后常用 COAP 方案（环磷酰胺 + 长春新碱 + 多柔比星 + 泼尼松）。糖皮质激素使用对胃肠道恶性淋巴瘤容易引起消化道出血或穿孔，所以，在化学治疗的第 1～2 疗程应尽量避免应用激素。

（3）多发性骨髓瘤（MM）　许多 MM 的化学治疗方案都含有糖皮质激素，例如化学治疗 AOD 方案（多柔比星 + 长春新碱 + 地塞米松）中的地塞米松可阻滞溶骨细胞活动因子，改善临床症状。用量 40 mg/d，每 4 周为一个周期，与化学治疗药同用 4 日后，并在 9～12 日和 17～20 日单独应用。MM 复发率很高，复发后应选用新的有效化学治疗方案。

（4）特发性血小板减少性紫癜（ITP）　ITP 分为急性 ITP 和慢性 ITP：①急性 ITP：80% 以上的患者可自行恢复，无须特殊处理，对血小板严重减少者，可短期给予泼尼松治疗 1～3 mg/(kg·d)，颅内出血者应紧急切除脾，并加大激素剂量；②慢性 ITP：糖皮质激素是首选药物，常用泼尼松 1 mg/(kg·d) 治疗，用药数日出血停止，2 周血小板上升，3 周后逐渐减量（5～10 mg/d），维持 3～6 个月。停药复发后可重复用药。

（5）自身免疫性溶血性贫血（AIHA）　首选糖皮质激素，常用泼尼松口服，开始剂量 40～60 mg/d，用药 8 日左右见效，待红细胞数接近正常后逐周减量 10 mg，直至每日量为 30 mg，然后逐周减量 5 mg，等到剂量降到 10～15 mg/d 时，维持 2～3 个月。危重患者考虑用静脉滴注。

7. 结缔组织病　该病为系统性疾病，包括系统性红斑狼疮、肌炎/皮肌炎、原发性干燥综合征、类风湿关节炎、脊柱关节病、系统性血管炎等。这些疾病均可以造成不同程度的组织炎症和损伤，甚至功能丧失。糖皮质激素具有明显的抗炎和免疫抑制作用，在治疗中起重要作用。

8. 局部应用　对接触性皮炎、湿疹、肛门瘙痒、牛皮癣等都有疗效。宜用氢化可的松、泼尼松龙或氟轻松。对天疱疮及剥脱性皮炎等严重患者仍需全身用药。

【常见不良反应与处理】　临床常见的激素不良反应有向心性肥胖、痤疮、血压升高、高血糖症、低钾血症、诱发或加重感染、消化性溃疡、出血或穿孔等。

1. 类肾上腺皮质功能亢进综合征　见于长期服用肾上腺皮质激素者，呈向心性肥胖、多毛、痤疮、血压升高、高血糖症、低钾血症、肌无力等。为减轻不良反应可采用：每日激素量早晨顿服，对高血糖症者应限糖限食，对血压升高者服用抗高血压药，发生低钾血症者及时补钾纠正。

2. 诱发或加重感染　激素可抑制机体的防御功能，长期应用容易诱发细菌或真菌感染或使原有感染加重，此时应予以足量有效的抗生素或抗真菌药。

3. 消化系统反应　长期服用激素者常胃酸增多，胃蛋白酶分泌增加，胃黏膜的抵抗力下降，易有反酸、胃灼热等症状，也可能形成消化性溃疡，甚至并发出血或穿孔。可适当服用抑制胃酸分泌药和胃黏膜保护药，控制出血。

4. 骨质疏松　糖皮质激素具有：抑制成骨细胞的活性，增加甲状旁腺分泌，抑制肠钙的吸收，增加肾钙排泄。糖皮质激素可致骨质疏松或坏死，尤其绝经后妇女或老龄患者发生率高。应适当给予钙剂预防，同时调整激素用量。

5. 肾上腺皮质功能不全　长期服用激素者肾上腺皮质萎缩，功能降低，停用激素时可出现肾上腺皮质功能不全表现。在给药时可清晨一次服用；在撤药时应逐渐进行；或停药前使用促肾上腺皮质激素，促进肾上腺皮质恢复功能。

6. 反跳现象　激素减量太快或突然停药可使原病复发或加重，有时会出现肌痛、肌强直、关节痛、疲乏无力、情绪消沉、发热等停药症状。此时应酌情加大激素的用量，减慢减药速度。

7. 其他　滥用激素滴眼液可诱发青光眼、白内障、葡萄膜炎、角膜变厚及角膜伤口愈合减慢等。

8. 禁忌证　糖皮质激素抑制机体防御功能，可使感染播散，病情恶化，因而不用于一般的病毒感染，如水痘、牛痘疹、单纯疱疹及疱疹性角膜炎、带状疱疹等；也不用于真菌感染；不用于无有效抗生素控制的细菌感染和其他不明病原体的感染。禁忌证还包括：严重精神病和癫痫，活动性消化性溃疡，骨折、创伤和手术修复期，角膜溃疡，肾上腺皮质功能亢进症，严重高血压，糖尿病等。

【药物相互作用】　糖皮质激素与其他药物相互作用广泛，主要表现为：①解热镇痛药与糖皮质激素可相互加重致消化道溃疡作用；②抗胆碱药（阿托品）与糖皮质激素可相互加重升高眼压作用；③与降血糖药合用，可抑制降血糖药的降血糖效果；④与抗酸药合用，可使糖皮质激素吸收减少；⑤可增加强心苷的毒性反应和心律失常的发生率；⑥与排钾利尿药合用，可致严重低血钾和使利尿作用减低；⑦肝药酶诱导剂（苯巴比妥、苯妥英钠、利福平）可加快糖皮质激素的代谢，降低其疗效；⑧肝药酶抑制药（西咪替丁、大环内酯类、避孕药等）可减少糖皮质激素的代谢，增强其疗效。

（陈莉娜　袁秉祥）

数字课程学习

⬇ 教学 PPT　　✐ 思考题

主要参考文献

［1］Rollins D，Blumenthal D. Workbook and Casebook for Goodman and Gilman's The Pharmacological Basis of Therapeutics （ebook）［J］. 2016.

［2］陈新谦，金有豫，汤光．新编药理学 .18 版．北京：人民卫生出版社，2017.

［3］国家药典委员会．中华人民共和国药典·临床用药须知（化学药和生物制品卷）．北京：中国医药科技出版社，2015.

中英文对照索引

郑重声明

高等教育出版社依法对本书享有专有出版权。任何未经许可的复制、销售行为均违反《中华人民共和国著作权法》，其行为人将承担相应的民事责任和行政责任；构成犯罪的，将被依法追究刑事责任。为了维护市场秩序，保护读者的合法权益，避免读者误用盗版书造成不良后果，我社将配合行政执法部门和司法机关对违法犯罪的单位和个人进行严厉打击。社会各界人士如发现上述侵权行为，希望及时举报，本社将奖励举报有功人员。

反盗版举报电话 （010）58581999　58582371　58582488
反盗版举报传真 （010）82086060
反盗版举报邮箱 dd@hep.com.cn
通信地址 北京市西城区德外大街4号　高等教育出版社法律事务与版权管理部
邮政编码 100120

防伪查询说明

用户购书后刮开封底防伪涂层，利用手机微信等软件扫描二维码，会跳转至防伪查询网页，获得所购图书详细信息。也可将防伪二维码下的20位密码按从左到右、从上到下的顺序发送短信至106695881280，免费查询所购图书真伪。

反盗版短信举报

编辑短信"JB，图书名称，出版社，购买地点"发送至10669588128

防伪客服电话

（010）58582300